JN218628

女性医学ガイドブック

更年期医療編 2019年度版

日本女性医学学会 編

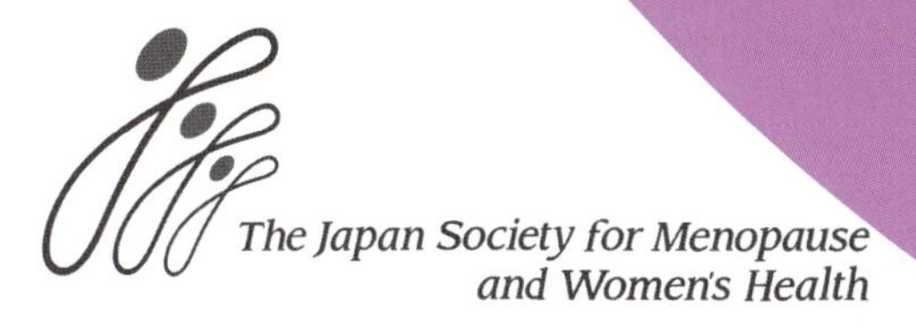

金原出版株式会社

『女性医学ガイドブック 更年期医療編 2019年度版』刊行によせて

この度，『女性医学ガイドブック 更年期医療編 2014年度版』を5年ぶりに改訂し，2019年度版を発刊する運びとなりました。『女性医学ガイドブック 思春期・性成熟期編 2016年度版』が完成してからは更年期のみならず思春期からの女性の一生の健康管理が可能となりました。今回のガイドブックは最新のエビデンスや報告に基づき改訂されております。内容は，Ⅰ これからの更年期医療のあり方，Ⅱ 更年期の生理と病理，Ⅲ 更年期における主要な疾患・症状とそれに対する対応，Ⅳ 検査，Ⅴ 治療，Ⅵ ヘルスケア，Ⅶ 更年期医療の歴史，Ⅷ 大規模研究の結果，Ⅸ 日本の医療制度と更年期医療・女性医学，付 現在わが国で使用できるホルモン剤一覧で構成されており，更年期から老年期にわたり生活習慣病も含めた疾患群の病態や検査，管理方法が全て網羅できています。

日本女性医学学会の前身は日本更年期医学会ですが，更年期のみならず思春期から老年期に至る女性の一生の健康管理が必要との考えから，2011年に学会名称を変更し，2014年には日本産科婦人科学会の4つ目のサブスペシャルティーに認定され，女性医学が広く周知されるようになりました。また，会員数も増加して学会も活性化してきましたが，女性医学の全国的な普及はまだ十分とはいえず，女性のQOL向上にはさらなる努力が必要です。今後，本ガイドブックが日常診療の中で広く活用され，適切な診療の手引きになることを期待しております。

最後になりますが，今回の改訂版を統括いただいた尾林 聡先生に深謝申し上げますとともに，編集・執筆や査読をしていただいた多くの先生方に心より感謝申し上げます。

令和元年10月

日本女性医学学会 理事長　若槻 明彦

『女性医学ガイドブック 更年期医療編 2014年度版』刊行によせて

治療学から予防医学へという医療に対するパラダイムシフトの流れを受けて，日本更年期医学会は平成23年4月をもって日本女性医学学会と改称されました。女性医学が目的とするところは「QOLの維持・向上のために女性に特有な心身にまつわる疾患を主として予防医学的観点から取り扱うこと」とされましたが，女性医学が産婦人科の専門領域の一つと定義されたことに特に大きな意義があります。そのような中，わが国の更年期医療の普及と標準化を目指して作成された『更年期医療ガイドブック』の改訂が行われ，『女性医学ガイドブック 更年期医療編2014年度版』として発行する運びとなりました。『更年期医療ガイドブック』が発行されて6年ぶりの改訂ですが，新しいエビデンスに基づき内容をアップデートしたこと，および女性医学の視点から改訂されたことが本編の特徴となっています。

健康寿命の延長に関心が持たれてきたわが国において，ますます増加することが確実である中高年，高齢女性の健康問題は，極めて真剣に取り組まれるべき課題です。更年期は女性にとって単なる通過点に過ぎませんが，高齢女性の健康問題を考えるにあたっては出発点であり，この時期をどのように過ごせるかがその後の健康管理に影響を及ぼすことは間違いありません。

本書は学会が総力を挙げて編集したものであり，更年期女性のヘルスケアにおける最新の考え方，方向性，そして実践法についてまとめたものです。これから女性医学，更年期医療を学ぼうとする者にとどまらず，更年期医療を専門としない医師にとっても重宝できる一冊と思います。日常の診療の中で本書が広く利用されることを期待しております。

最後になりますが，本書の改訂に関わられた諸先生方に，心より感謝申し上げます。

平成26年3月

日本女性医学学会 理事長　水沼 英樹

『更年期医療ガイドブック』刊行によせて

念願でありました日本更年期医学会編集の『更年期医療ガイドブック』が上梓の運びとなりました。

高齢化社会の到来を迎えた我が国では，高齢女性の QOL をいかにして守り，かつ維持していくかが最もプライオリティの高い課題の一つとなっています。1986 年に発足した産婦人科更年期研究会を前身とする日本更年期医学会は，閉経後女性の健康維持と改善を図ることを目標として以来，確実な歩みを進めて参りました。更年期障害を単なる不定愁訴として捉えていた時代が過ぎ，今や女性におけるエストロゲン欠落の意義が認識され，それが高齢女性に特有な疾患の発生要因になっている事実が広く理解される時代となりました。加えて治療法も単に臓器を標的とするのではなく，全身的全人的な観点から更年期女性や高齢女性のライフスタイルそのものを捉えるべきであるとする時代へと大きな変化が起こっています。そして治療の個別化が強調され，さらには治療から予防へと医療に関するパラダイムシフトが起こり，今日に至っています。

しかし，その一方で，標準化された更年期医療を広く提供していくにはどうあるべきかという大きな疑問も提示されて参りました。その問題の解決法の一つとして学会の認定制度の導入も検討されておりましたが，更年期医療の専門家と認定するためにはどのような技術，どのような知識を備えた者とすべきかという根本的な問題が未解決の状態のままで，それが見えない限り認定制度の導入も画竜点睛を欠いてしまいます。これは更年期医療がその対象とする疾患があまりにも多岐に及ぶこと，さらにはその治療手段も薬物療法，心理療法，生活療法など多くの手段に分かれるために，それぞれが独自に得意とする分野で更年期医療を捉え関与していたという特殊事情も関係しています。

このような背景の中で，日本更年期医学会が中心となってガイドブックを作成しようという動きが持ち上がり，今回の上梓の運びとなりました。この『更年期医療ガイドブック』は日本更年期医学会が総力を挙げて編集を行ったもので，理事，幹事が委員として中心的に執筆に携わりましたが，自前では足りない部分は会員以外の専門家に原稿を依頼し執筆していただきました。また，標準化というガイドブックの最も重要な趣旨を徹底するために多くの委員が査読を行い，執筆者の失礼も顧みず玉稿に手直しを要求したこともありました。この場をお借りしまして失礼の段を深くお詫びするとともに，ご多忙中にも拘らず本書の作成に貢献してくださいました諸姉諸兄に心より感謝申し上げます。

本書が更年期医療を学びかつ実践するものにとり有用な書となり，さらには我が国の更年期医療の発展に寄与することを期待しております。

平成 20 年 10 月吉日

日本更年期医学会 理事長　水沼 英樹

執筆者一覧（五十音順）

秋吉美穂子　文教大学健康栄養学部管理栄養学科 教授
有馬牧子　東京医科歯科大学 学生支援・保健管理機構 学生・女性支援センター 助教
飯岡由紀子　埼玉県立大学大学院 保健医療福祉学研究科・研究開発センター 教授
五十嵐豪　聖マリアンナ医科大学産婦人科学 講師
石谷　健　北里大学北里研究所病院婦人科 副部長
伊藤加代子　新潟大学医歯学総合病院口腔リハビリテーション科 病院講師
伊藤公一　伊藤病院 院長
糸賀知子　越谷市立病院産科・婦人科 副科部長
内出容子　精神科医
江頭活子　九州大学医学部婦人科学産科学教室 助教
江川美保　京都大学大学院医学研究科婦人科学産科学 助教
大石　元　国立国際医療研究センター 産婦人科診療科長・第一婦人科 医長
大島乃里子　東京医科歯科大学大学院医歯学総合研究科生殖機能協関学 助教
太田　剛　山形大学医学部産科婦人科学講座 講師
岡野浩哉　飯田橋レディースクリニック 院長
小川真里子　東京歯科大学市川総合病院産婦人科 准教授
尾林　聡　獨協医科大学産婦人科 教授
加藤剛志　徳島大学大学院産科婦人科学分野 講師
加藤友康　国立がん研究センター中央病院婦人腫瘍科 科長
加藤育民　旭川医科大学産婦人科学講座 講師
金井雄二　北里大学医学部産婦人科 医局長
河野宏明　熊本大学大学院生命科学研究部環境社会医学部門 教授
菊池典子　いとう女性クリニック
北島道夫　長崎大学医学部産婦人科 准教授
金城芳秀　沖縄県立看護大学・大学院保健看護学研究科 教授
久具宏司　東京都立墨東病院産婦人科 部長
久布白兼行　公益財団法人東京都予防医学協会検査研究センター細胞病理診断部 部長
倉澤健太郎　横浜市立大学大学院医学研究科産婦人科学講座 准教授
倉林　工　新潟市民病院産科・婦人科 産科部長
小林範子　北海道大学病院婦人科 講師
小林陽一　杏林大学医学部産科婦人科 主任教授
駒井　幹　久留米大学医学部産科婦人科学教室 講師
小松浩子　慶應義塾大学看護医療学部・大学院健康マネジメント研究科 教授
古山将康　大阪市立大学大学院医学研究科女性生涯医学 教授
坂本秀一　獨協医科大学埼玉医療センター産科婦人科 教授
佐々木浩　大阪医科大学産婦人科学教室 医局長
澤田健二郎　大阪大学大学院医学系研究科産科婦人科学教室 講師
篠原康一　愛知医科大学産婦人科学講座 特任教授
島﨑　潤　東京歯科大学市川総合病院眼科 教授

須賀万智	東京慈恵会医科大学環境保健医学講座 教授
進　伸幸	国際医療福祉大学医学部産婦人科 教授
千場直美	神戸大学大学院保健学研究科看護学領域母性看護学分野 准教授
高橋一広	あかねヶ丘高橋レディスクリニック 院長
高橋眞理	順天堂大学大学院医療看護学研究科 特任教授
髙松　潔	東京歯科大学市川総合病院産婦人科 教授
武田　卓	近畿大学東洋医学研究所 所長・教授
茶木　修	横浜労災病院産婦人科・分娩部 産婦人科部長・分娩部長
寺内公一	東京医科歯科大学大学院医歯学総合研究科女性健康医学講座 教授
永瀬　智	山形大学医学部産科婦人科学講座 教授
中田真木	三井記念病院産婦人科 医長
西ケ谷順子	杏林大学医学部産科婦人科学教室 講師
林　邦彦	群馬大学大学院保健学研究科保健学専攻 教授
檜垣祐子	若松町こころとひふのクリニック 院長
樋口　毅	弘前大学大学院保健学研究科看護学領域 教授
平松祐司	岡山市立市民病院産婦人科 顧問
藤野敬史	手稲渓仁会クリニック 院長
牧田和也	牧田産婦人科医院 院長
松村康弘	文教大学健康栄養学部管理栄養学科 教授
三上幹男	東海大学医学部専門診療学系産婦人科学 教授
水沼英樹	福島県立医科大学ふくしま子ども・女性医療支援センター センター長
宮原富士子	特定非営利活動法人 Healthy Ageing Projects for Women 理事長
安井敏之	徳島大学大学院医歯薬学研究部生殖・更年期医療学分野 教授
矢野　哲	JCHO 東京山手メディカルセンター 病院長
横山良仁	弘前大学医学部産科婦人科学教室 主任教授
若槻明彦	愛知医科大学産婦人科学講座 教授

目次

日本女性医学学会編『女性医学ガイドブック 更年期医療編 2019年度版』では，エビデンスレベルを下記のごとく設定した。

エビデンスの質評価基準（レベル）

レベルⅠ	複数のランダム化比較試験のメタアナリシス，または複数のランダム化比較試験のエビデンス
レベルⅡ	少なくとも1つのランダム化比較試験のエビデンス，または複数のよくデザインされた非ランダム化比較試験のエビデンス
レベルⅢ	少なくとも1つの他のタイプのよくデザインされた準実験的研究のエビデンス，または比較研究，相関研究，症例比較研究など，よくデザインされた非実験的記述研究によるエビデンス
レベルⅣ	専門委員会の報告や意見，または権威者の臨床経験

第 I 章

これからの女性医療のあり方

CQ 01 これからの更年期医療はどうあるべきか？

女性のライフステージは卵巣機能の活動に伴い，小児期，思春期，性成熟期，更年期，老年期と区分される。わが国では高齢者の割合が21％を超える，いわゆる超高齢社会を迎え，高齢者特有の疾患はますます増加し，かつ有訴者数も増加の一途にある（図1）[1)]。高齢化社会では，個人的には健康で幸福感あふれる老後をいかに過ごせるかに大きな関心が寄せられ，また社会的には医療福祉の面ばかりでなく，医療経済の面でも重要な課題となっている。一方，高齢女性に特有な疾患は老年期になって突然発症してくるわけではなく，それまでの生活習慣における様々な要因が蓄積し相互に影響し，これに閉経や加齢といった生物学的要因が加わり，やがて機能異常や疾患として現れてくる。更年期は性成熟期から老年期への移行期間を指す表現であるが，この時期には閉経，すなわち卵巣機能の低下，廃絶という女性にとっては極めて重要な生理変化が起こる時期である。同時に閉経を境として女性に見られる疾患はその頻度において様相が変わる。閉経前の性成熟期には月経異常，妊娠，分娩，不妊などエストロゲンに依存する疾患が産婦人科医療の中核を占めるが，閉経後には更年期症状，更年期障害，排尿障害，骨盤臓器脱，さらには骨粗鬆症，動脈硬化症，高血圧症など高齢女性のQOLを低下させる疾患が多数を占める（図2）[2)]。したがって，更年期は来るべき老年期に向けての準備期間として，女性にとっては極めて重要な時期と位置付けられる。一方，近年，更年期医学における予防医学領域がさらに発展し，女性医学，女性のヘルスケアと呼ばれる新しい診療領域が産婦人科の中に誕生してきた。この新しい診療領域が発展する中で，更年期医療はどう変わるのか，またどうあるべきかについて概説する。

❶ 日本女性の平均寿命の延びと健康寿命の阻害要因

1955年に67.75歳であった日本女性の平均寿命は2017年には87.26歳となり，2060年には女性で91.06歳に達すると推測されている[1)]。しかしその反面，高齢になるほど生活習慣病の発症率が高まり，それに起因する寝たきりや認知症などの発症も増えてきた。健康な生活の一つの指標とし

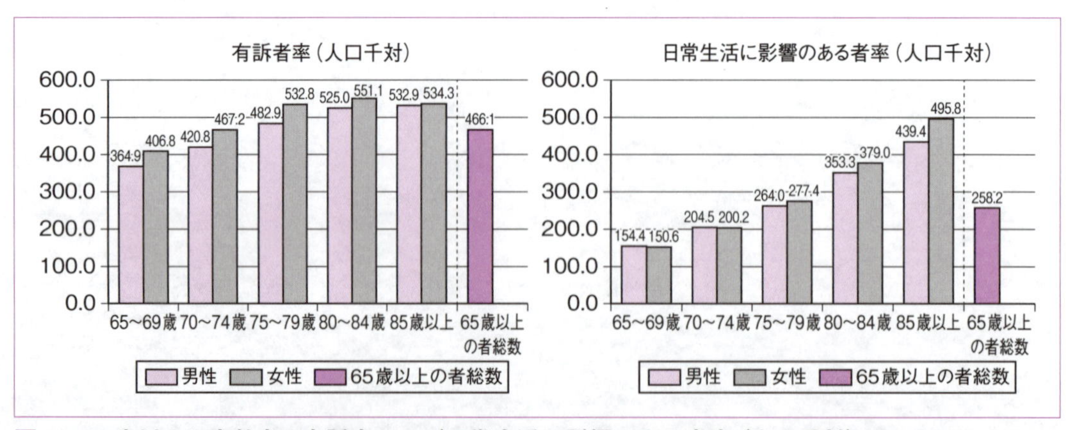

図1 **65歳以上の高齢者の有訴率および日常生活に影響のある者率（人口千対）**（厚生労働省：「国民生活基礎調査」〔平成25年〕）

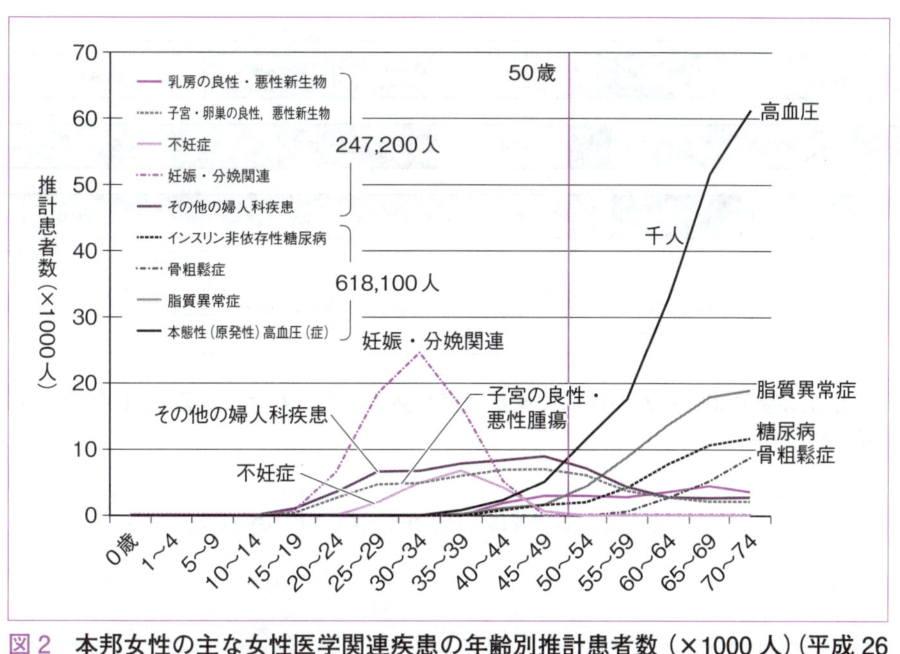

図2　本邦女性の主な女性医学関連疾患の年齢別推計患者数（×1000人）（平成26年度）（大臣官房統計情報部人口動態・保健社会統計課保健統計室資料より作図）

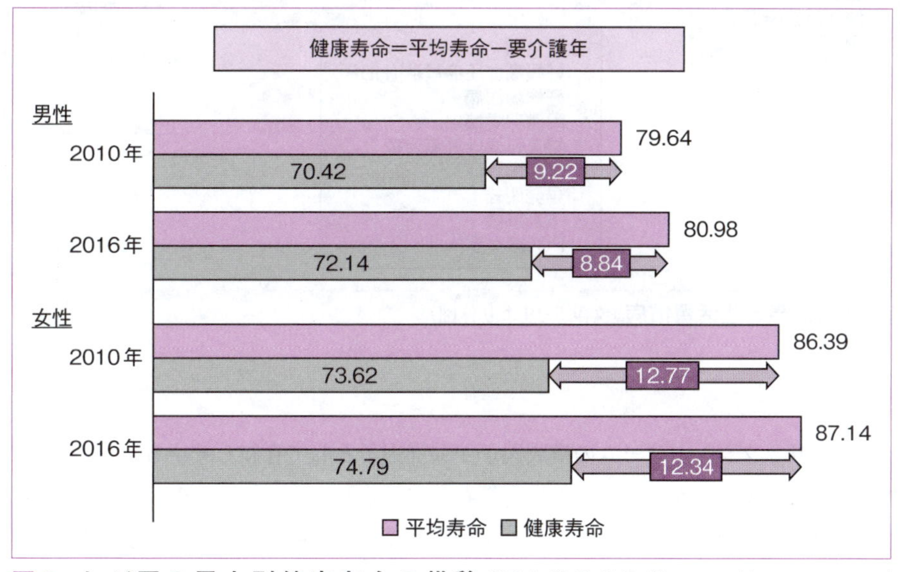

図3　わが国の男女別健康寿命の推移（厚生労働省資料：http://toukei.umin.jp/kenkoujyumyou/houkoku/H29.pdf より作図）

て用いられるようになった健康寿命は，平均寿命から要介護年を差し引いた寿命で，2016年のわが国の健康寿命は男性72.14歳，女性74.79歳であり，2010年に比べて男女共若干の伸びが見られたが，それでも平均寿命との差は男性で約9年，女性で約12年の開きがある（図3）[3]。

図4に健康寿命の阻害要因となる主な疾患の構成比率を示す[1]。脳血管疾患，認知症，高齢による衰弱，関節疾患，骨折・転倒等が上位を占めており，その背景には高血圧，脂質異常症，耐糖能

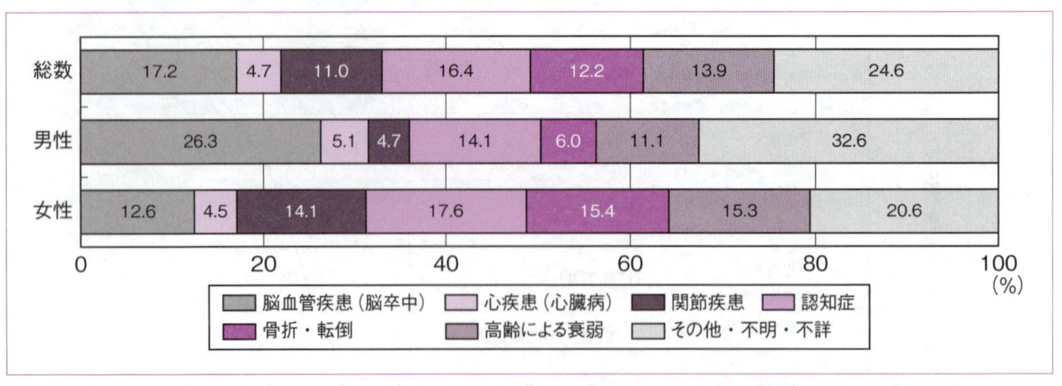

図4 **65歳以上の要介護者などの性別に見た介護が必要となった主な原因**（厚生労働省：「国民生活基礎調査」〔平成25年〕）

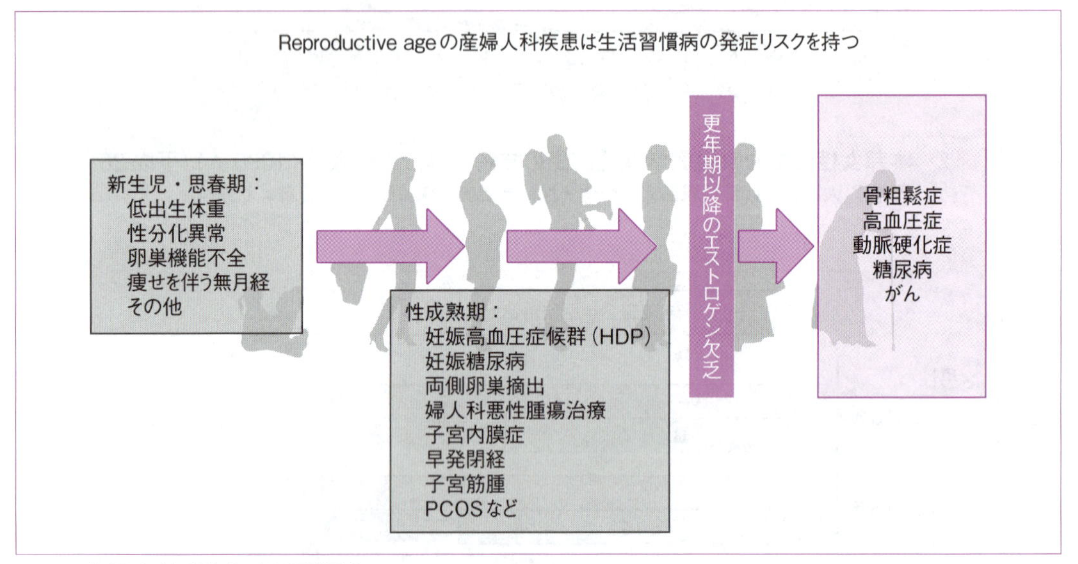

図5 **産婦人科疾患と生活習慣病**（文献5-19より作図）

異常などメタボリックシンドロームの構成因子が共通因子として存在している。しかも，これらの病態は閉経以降に著増し，かつ，多くの場合併存して発症してくる。したがって，健康寿命を延伸させるためにはこれらの疾患，すなわちメタボリックシンドロームの早期対策が重要であり，閉経期はその対策を見直す上で極めて重要な時期となる。

❷ 産婦人科疾患とメタボリックシンドローム

妊娠高血圧症候群（HDP）がその後の高血圧発症の，また妊娠糖尿病が2型糖尿病のリスクとなること，両側卵巣摘出後や早発卵巣不全（POI）が骨粗鬆症や動脈硬化症のリスクとなることはよく知られた事実であるが，最近では性成熟期の子宮内膜症，月経困難症，子宮筋腫，多嚢胞性卵巣症候群（PCOS）などの婦人科疾患も，その後の生活習慣病の発症と相関していることが知られてきた（図5）[5-19]。これらの知見は，性成熟期における疾患や病態が閉経後の生活習慣病の発症リスクとなりうることを強く示唆するものである。性成熟期の女性の疾患がどのようなメカニズムにより閉経後のメタボリックシンドロームの発症につながっていくかの詳細なメカニズムは未だ詳らかにされていないものの，このような事実は，これらの疾患を取り扱う産婦人科医療のあり方そのものにも大きな影響を与える可能性がある。

③ 産科婦人科学の中における女性医学

わが国の産科婦人科学は周産期医学，婦人科腫瘍学，生殖内分泌学の3領域がそれぞれ専門領域を形成し発展してきた。日本産科婦人科学会は，周産期委員会，婦人科腫瘍委員会，生殖・内分泌委員会の専門委員会を設け，それぞれの領域における実態調査研究などを行ってきたが，2010年には「女性医学」を扱う専門委員会として女性ヘルスケア委員会を新設した。この委員会の扱う領域は文字通り予防医学を目的とした女性のヘルスケア，すなわち女性医学であり，具体的には更年期障害，骨粗鬆症，脂質異常症，メタボリックシンドローム，ホルモン補充療法（HRT），排尿障害，骨盤臓器脱，婦人科心身症，セクシュアリティ，卵巣摘出後の術後管理，さらには思春期，無月経女性のヘルスケア，産婦人科診療に必要な法律知識，ホルモン剤の基礎知識など極めて多彩な疾患，多岐の分野を網羅することになった[4]。このように，女性医学はまさに女性の健康管理を女性の生涯にわたって実践する領域であり，更年期医学で培ってきた予防医学を拡大し応用するものである。女性医学は，これまでの産婦人科の3つの専門領域と並立すると同時に，これらの領域を有機的に結び付け，全人的な医療を展開する上で必須の診療領域を目指すものである。さらには周産期医学，婦人科腫瘍学，生殖内分泌学の各領域のさらにその先にある専門領域ということができる。

④ 更年期医学から女性医学へ

日本更年期医学会は，この四半世紀においてわが国の更年期への認識を学術的にもまた社会的にも不動のものとし，女性の健康維持を実践していく上で大きな足跡を残してきた。日本更年期医学会は女性の健康維持，すなわちヘルスケアの担い手として，2011年には「日本女性医学学会」と改称され，女性医学は「女性の特有な心身にまつわる疾患を主として予防的観点から取り扱うこと」を目的とする産婦人科の専門領域の一つと認識され，2014年には日本産科婦人科学会のサブスペシャリティに認定されている。

更年期医学が女性医学へ発展してきた背景には，治療学から予防医学へという医療に対するパラダイムシフトの存在が大きく影響している。更年期医学・更年期医療では，更年期障害に対する治療学と，高齢女性に特有な疾患である骨粗鬆症，動脈硬化症，認知症，肥満などの疾患の予防医学の2つの領域を基本として更年期以降の女性の健康管理を担ってきたが，女性医学ではそれをより若年期から開始することになり，対象とする疾患も治療法も大幅に拡大していくことになった。その結果，日本女性医学学会はすべての女性を対象に，すべての産婦人科疾患のゲートキーパーの役割を担うこととなった。

女性医学は，しばしば「オフィスギネコロジー」とも呼ばれる。これは，対象とする疾患が外来診療で対応できるという意味を持たせた呼称である。しかし，すべての患者は，その軽重にかかわらず，まず外来診療を通してその後の治療方針が決められる。したがって，オフィスギネコロジーの担当者は正確な診断のもと，その疾患に対する適切な初期対応を行うと同時に，その疾患の長期的な影響を理解し，必要に応じて継続的かつ統合的に必要とされるケアをその後も提供していくことが要求される。そうすることで，女性医学の担当者は産婦人科医療ばかりでなく保健制度そのものの中核的な役割を果たすことが可能になるといっても過言ではない。換言するなら，女性医学では，①従来の産婦人科疾患の急性期の対応を短期的に行うことから始まり，②それらの産婦人科疾患を通して，包括的に患者の長期的なヘルスケアを視野においているということである。女性医学はその発展過程から明らかなように，更年期医学を飲み込む形で発展してきたが，その基本的概念は更年期医学そのものである。女性における更年期の理解と更年期医療の方法論の習得はより高度な女性医学を行う上で極めて重要であると言える。

●文献

1) 内閣府：高齢社会白書 https://www8.cao.go.jp/kourei/whitepaper/index-w.html
2) 厚生労働省：平成26年（2014）患者調査の概況より https://www.mhlw.go.jp/toukei/saikin/hw/kanja/14/
3) 橋本修二：健康寿命の全国推移の算定・評価に関する研究—全国と都道府県の推移— 厚生労働科学研究費補助金（循環器疾患・糖尿病等生活習慣病対策総合研究事業）分担研究報告書 http://toukei.umin.jp/kenkoujyumyou/houkoku/H29.pdf
4) 水沼英樹：更年期医療から女性医学へ その歩みと今後の展望．日本女性医学学会雑誌 25：175-178，2018
5) Kurabayashi T, Mizunuma H, Kubota T, et al：Pregnancy-induced hypertension is associated with maternal history and a risk of cardiovascular disease in later life：Japanese cross-sectional study. Maturitas 75：227-231, 2013（レベルIII）[PMID：23664317] ＊
6) Bellamy L, Casas JP, Hingorani AD, et al：Type 2 diabetes mellitus after gestational diabetes：a systematic review and meta-analysis. Lancet 373：1773-1779, 2009（レベルI）[PMID：19465232]
7) Brown MC, Best KE, Pearce MS, et al：Cardiovascular disease risk in women with pre-eclampsia：systematic review and meta-analysis. Eur J Epidemiol 28：1-19, 2013（レベルI）[PMID：23397514]
8) Nagai K, Hayashi K, Yasui T, et al：Disease history and risk of comorbidity in women's life course：a comprehensive analysis of the Japan Nurses' Health Study baseline survey. BMJ Open 5：e006360, 2015（レベルIII）[PMID：25762230] ＊
9) Mu F, Rich-Edwards J, Rimm EB, et al：Endometriosis and Risk of Coronary Heart Disease. Circ Cardiovasc Qual Outcomes 9：257-264, 2016（レベルIII）[PMID：27025928]
10) Katanoda K, Noda M, Goto A, et al：Impact of birth weight on adult-onset diabetes mellitus in relation to current body mass index：The Japan Nurses' Health Study. J Epidemiol 27：428-434, 2017（レベルIII）[PMID：28645520] ＊
11) Kugishima Y, Yasuhi I, Yamashita H, et al：Risk factors associated with the development of postpartum diabetes in Japanese women with gestational diabetes. BMC Pregnancy Childbirth 18：19, 2018（レベルIII）[PMID：29310607]
12) Rocca WA, Gazzuola-Rocca L, Smith CY, et al：Accelerated Accumulation of Multimorbidity After Bilateral Oophorectomy：A Population-Based Cohort Study. Mayo Clin Pros 91：1577-1589, 2016（レベルIII）[PMID：27693001]
13) Kavoussi SK, Christman GM, Smith YR：Healthcare for adolescents with Turner syndrome. J Pediatr Adolesc Gynecol 19：257-265, 2006 [PMID：16873029]
14) Castelo-Branco C：Management of Turner syndrome in adult life and beyond. Maturitas 79：471-475, 2014（レベルI）[PMID：25438673]
15) Joy E, Kussman A, Nattiv A：2016 update on eating disorders in athletes：A comprehensive narrative review with a focus on clinical assessment and management. Br J Sports Med 50：154-162, 2016 [PMID：26782763]
16) Jellinger PS, Handelsman Y, Rosenblit PD, et al：American association of clinical endocrinologists and American college of endocrinology guidelines for management of dyslipidemia and prevention of cardiovascular disease - Executive summary. Endocr Pract 23：479-497, 2017（レベルIV）[PMID：28156151]
17) Kurabayashi T, Mizunuma H, Kubota T, et al：Ovarian infertility is associated with cardiovascular disease risk factors in later life：A Japanese cross-sectional study. Maturitas 83：33-39, 2016（レベルIII）[PMID：26417693] ＊
18) Uimari O, Auvinen J, Jokelainen J, et al：Uterine fibroids and cardiovascular risk. Hum Reprod 31：2689-2703, 2016（レベルIII）[PMID：27733532]
19) Atsma F, Bartelink ML, Grobbee DE, et al：Post-

menopausal status and early menopause as independent risk factors for cardiovascular disease：a meta-analysis. Menopause 13：265, 2006（レベルⅠ）［PMID：16645540］

＊JNHS より

Exercise 01

正しいものはどれか。1つ選べ。

a　女性医学は更年期医学の一領域である。

b　わが国の女性の健康寿命は男性に比べて短い。

c　メタボリックシンドローム対策は健康寿命の改善につながる。

d　産婦人科疾患はメタボリックシンドロームの病態にほとんど関与しない。

e　わが国の女性の平均寿命は頭打ちとなり，これ以上延びる可能性は少ない。

解答は 537 頁へ

第Ⅱ章

更年期の生理と病理

1 更年期とは

1 加齢に伴う身体的変化

CQ 02 更年期以降の女性に現れる身体機能の変化はどのように推移するか？

① 女性の加齢

人口の高齢化の加速により，わが国における死因は疫学的にみて，感染症と急性疾患によるものから高齢者の慢性疾患によるものへと大きく転換しつつあり，平成 29 年度の女性の死因では悪性新生物，心血管系疾患，老衰，脳血管系疾患，肺炎の順であり，慢性および変性疾患が増加傾向にある[1)]。

加齢は身体構成要素の変化と関連している。加齢とともに女性も男性も筋骨量は減少し，脂肪は増加傾向となる。このような現象により，骨強度や筋力の低下などの高齢者の身体構造の変化や耐糖能障害などの代謝における変化を生じ，身体的脆弱性，および心疾患，高血圧，骨粗鬆症や変形性関節症などを含む加齢性疾患の罹患率は上昇する。

女性の加齢に関連した疾患の病因をより理解するためには，閉経自体のもつ意味と加齢の相互関係を明らかにする必要がある。なかでも病的な変化と加齢自体による生理的変化を明確に区別することが重要である。現状では健常者の加齢における閉経の意義には不明な点が多く，閉経後の生理学的あるいは心理学的変化についてはさらなる研究・観察が必要である。

② 加齢と更年期症状

症状チェックリストを用いると，中高年女性は愁訴が様々であり，更年期症状を一般化することは困難である。更年期症状は卵巣機能の低下に加え生物学的要因，社会的・環境的要因，心理的・性格的要因によって影響を受ける。多くの症状のうち，血管運動神経症状（ホットフラッシュ〔hot flash/hot flush〕，発汗），外陰部・腟萎縮の症状は，閉経の時間経過に伴って変化する[2,3)]。血管運動神経症状は閉経移行期に始まり閉経後 1～2 年でピークを迎える[4)]。腟乾燥は閉経前から閉経後にかけて徐々に増加傾向にあり，閉経後 3～5 年でピークとなる[5)]。

更年期以降の女性における卵巣機能とエストロゲン欠落の変化には時間的関連性が存在する（図 1）。エストロゲンの低下と欠乏に伴い，ホットフラッシュ，発汗が早期に出現する。このような自律神経失調症状が出現した後に，倦怠感，うつ，不眠などの精神症状が出現する。一方，エストロゲン欠落に伴って起こるエストロゲン標的臓器の機能変化としては，泌尿生殖器の萎縮，骨量減少（骨吸収亢進），脂質異常症，動脈硬化が徐々に進行する[6)]。このような疾患の多くは閉経後しばらくして認知され，不可逆的な変化を来すものであり，老年期障害とも呼ばれる。更年期女性を診療する上では更年期症状の緩和だけではなく，こうした加齢性変化が加速度的に進行することを予防することも必要である。

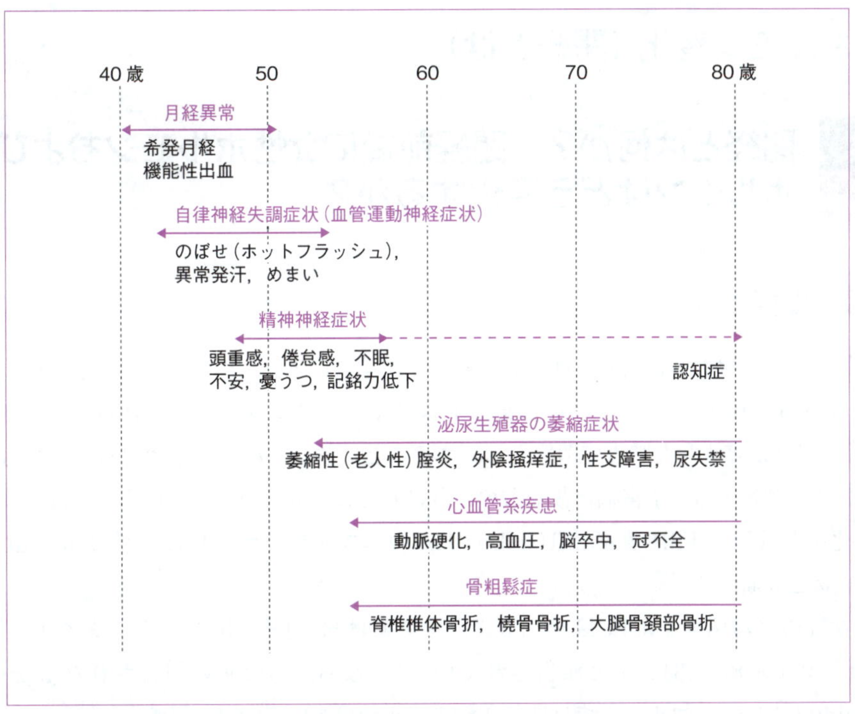

図 1　加齢に伴うエストロゲン欠乏症状の変化（文献 7，8 より改変）

●文献

1) 厚生労働省：平成 29 年（2017）人口動態統計（確定数）の概況 https://www.mhlw.go.jp/toukei/saikin/hw/jinkou/kakutei17/dl/10_h6.pdf
2) Avis NE, Stellato R, Crawford S, et al：Is there menopausal syndrome? Menopausal status and symptoms across racial/ethnic groups. Soc Sci Med 52：345-356, 2001（レベルⅢ）[PMID：11330770]
3) Dennerstein L, Dudley EC, Hopper JL, et al：A prospective population-based study of menopausal symptoms. Obstet Gynecol 96：351-358, 2000（レベルⅢ）[PMID：10960625]
4) McKinlay SM, Brambilla DJ, Posner JG：The normal menopause transition. Maturitas 14：103-115, 1992（レベルⅣ）[PMID：1565019]
5) Takamatsu K, Ohta H, Kasuga M, et al：Vaginal symptoms in Japanese postmenopausal women：comparison with other climacteric symptoms Climacteric 4：299-305, 2001（レベルⅣ）[PMID：11770186]
6) 水沼英樹：QOL からみた更年期女性のトータルヘルスケア．産婦人科治療 93：8-14, 2006（レベルⅣ）
7) 日本産科婦人科学会生殖・内分泌委員会：本邦における HRT の現状と副作用発現検討小委員会報告．日産婦誌 52：N194-198，2000（レベルⅢ）
8) 五十嵐正雄：更年期障害をどうとらえるか—新しい概念と定義の提唱．臨床婦人科産科 39：153-157，1985（レベルⅣ）

Exercise 02

老年期の発症で性差を認めない疾患はどれか。1 つ選べ。

a　アルツハイマー病

b　尿失禁

c　老視

d　骨粗鬆症

e　虚血性心疾患

解答は 537 頁へ

2 ホルモン変化（閉経とは）

CQ 03 閉経とは何か？ 閉経前後に女性ホルモンおよび関連ホルモンはどう変化するか？

❶ 定義：閉経とは

女性が性成熟期の終わりに達し，卵巣の活動性が次第に低下し，ついに月経が永久に停止した状態を閉経（menopause）という[1)]。この言葉は1816年にガルダンヌによって初めて使用されたとされている[2)]。月経が停止した時点で閉経を診断することは難しいため，12カ月以上の無月経を確認することにより判定する。子宮摘出後などのように月経により判断できない場合には，後述するホルモン変化を考慮し，「FSH値40mIU/mL以上かつエストラジオール（E_2）値20pg/mL以下」をもって閉経後と判断する[3,4)]。

日本人女性の平均閉経年齢は49.5±3.5歳，中央値は50.54歳（10パーセンタイル値45.34歳，90パーセンタイル値56.34歳）と報告されている[5)]。なお，2012年に報告されたJapan Nurse's Health Study（JNHS）のコホートでは閉経年齢の中央値は52.1歳であった[6)]。

閉経に関連した用語については図1のように定義される[1,7)]。日本では閉経の前5年と後5年の計10年間を更年期と呼ぶ。

思春期におけるTanner分類と同様に，性成熟期から閉経後の年代を分類することを目的として，国際閉経学会（IMS）や米国生殖医学会（ASRM），北米閉経学会（NAMS）など生殖内分泌学に関連する学会が合同で，女性における生殖に関する加齢を10のステージに分けることが2001年に提案され，2011年に図2のように改訂された（The Stages of Reproductive Aging Workshop＋10 staging system；STRAW＋10）[8)]。この分類ではそれぞれのステージにおける月経状況やホルモン変化がさらに詳細に規定されている。

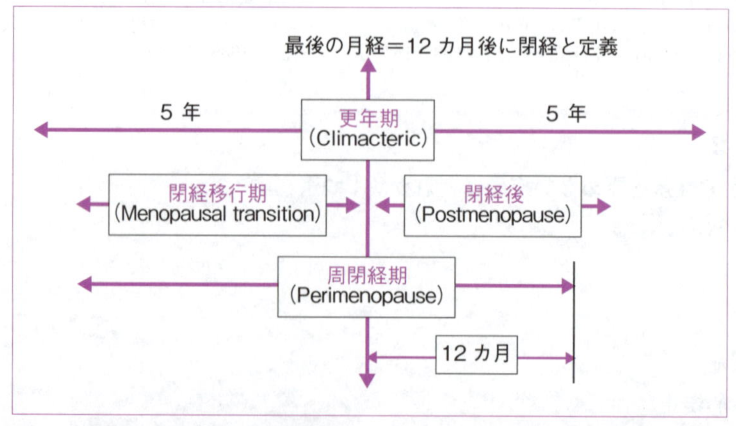

図1 閉経，更年期，周閉経期（International Menopause Society：日更年医会誌 8：116-117，2000より一部改変）

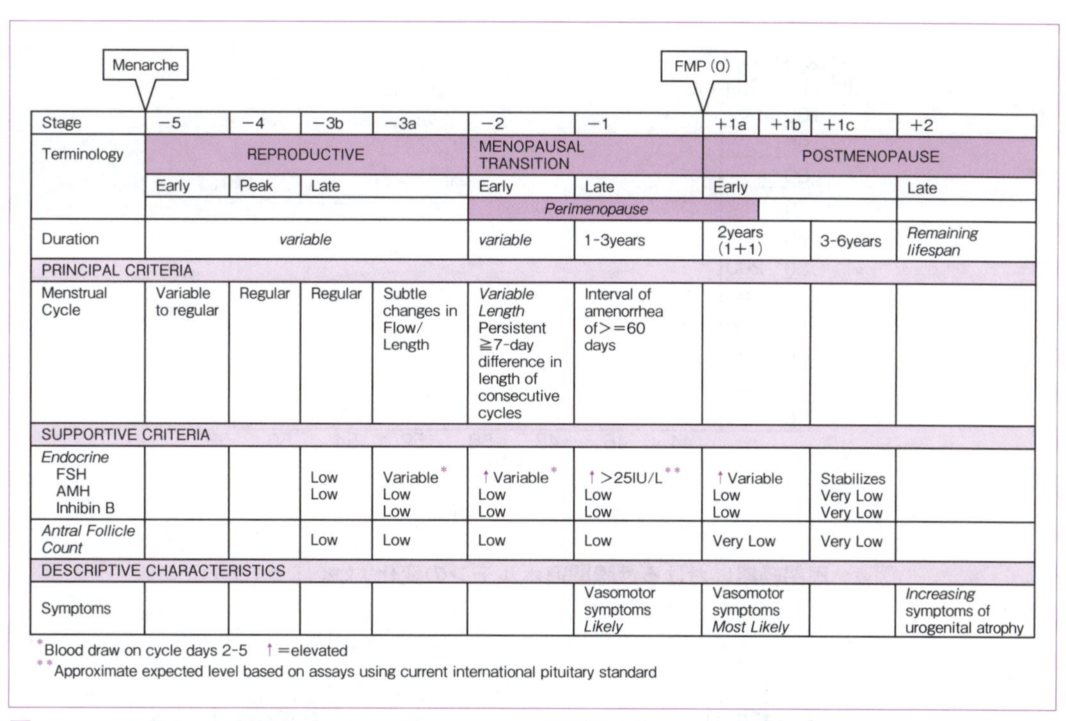

Stage	−5	−4	−3b	−3a	−2	−1	+1a	+1b	+1c	+2
Terminology	REPRODUCTIVE				MENOPAUSAL TRANSITION		POSTMENOPAUSE			
	Early	Peak	Late		Early	Late	Early			Late
					Perimenopause					
Duration	*variable*				*variable*	1-3years	2years (1+1)		3-6years	*Remaining lifespan*
PRINCIPAL CRITERIA										
Menstrual Cycle	Variable to regular	Regular	Regular	Subtle changes in Flow/Length	*Variable Length* Persistent ≧7-day difference in length of consecutive cycles	Interval of amenorrhea of>=60 days				
SUPPORTIVE CRITERIA										
Endocrine FSH AMH Inhibin B			Low Low	Variable* Low Low	↑Variable* Low Low	↑>25IU/L** Low Low	↑Variable Low Low		Stabilizes Very Low Very Low	
Antral Follicle Count			Low	Low	Low	Low	Very Low		Very Low	
DESCRIPTIVE CHARACTERISTICS										
Symptoms						Vasomotor symptoms *Likely*	Vasomotor symptoms *Most Likely*			*Increasing* symptoms of urogenital atrophy

Menarche　FMP (0)

*Blood draw on cycle days 2-5　↑=elevated
**Approximate expected level based on assays using current international pituitary standard

図 2　**The Stages of Reproductive Aging Workshop (STRAW) +10 staging system** (Harlow SD, et al：Climacteric 15：105-114, 2012 より)

❷ 閉経の機序とそれに伴うホルモン変化

閉経の正確な機序については未だ明らかにはなっていないが，その中心にあるのは卵巣の加齢性変化であると考えられている。卵巣は加齢に伴い，皮質の萎縮，卵胞数の減少，顆粒膜細胞の機能低下，血管の局所の動脈硬化，間質細胞の萎縮・線維化などが生じ，重量も30代に平均15gであったものが50代には5gにまで減少する。卵巣機能の低下の主体はこのうちで特に原始卵胞数の減少によるとされており，図3[9]に示すように加齢に伴い減少する原始卵胞数は若年期の減少のペースを維持すれば約80歳まで保たれると考えられるが，原始卵胞の残存が約25,000個，年齢的には37～38歳を過ぎた頃から予測される速度を超えて急速に減少し，50歳ではほぼ消失する[10]。

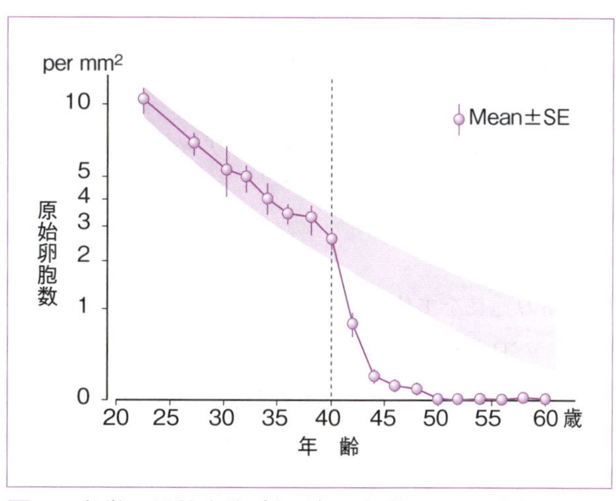

図 3　**卵巣の原始卵胞（卵子）の加齢による減少**
（一戸喜兵衛，他：産婦人科の世界 42：797-806，1990 より改変）

さらに閉経前後のホルモン変化を詳しくみてみると，40代になると無排卵周期が増えてくるが，この時期には

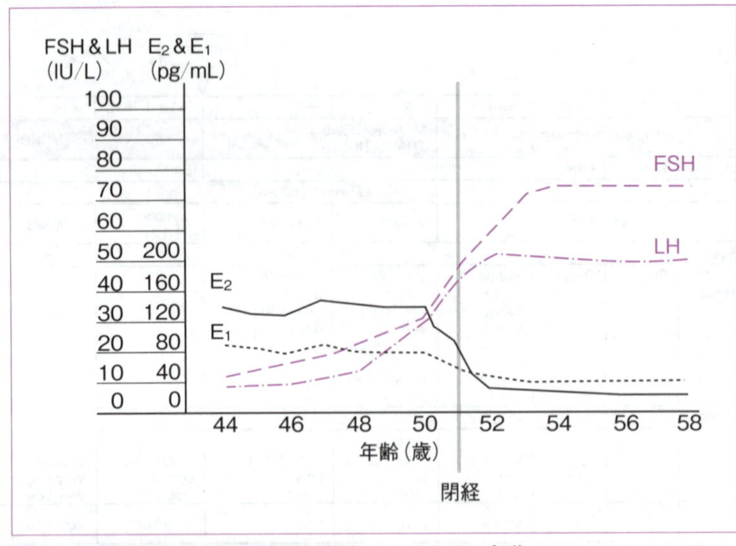

図4　**周閉経期における性腺関連ホルモンの変化**（文献11より改変）

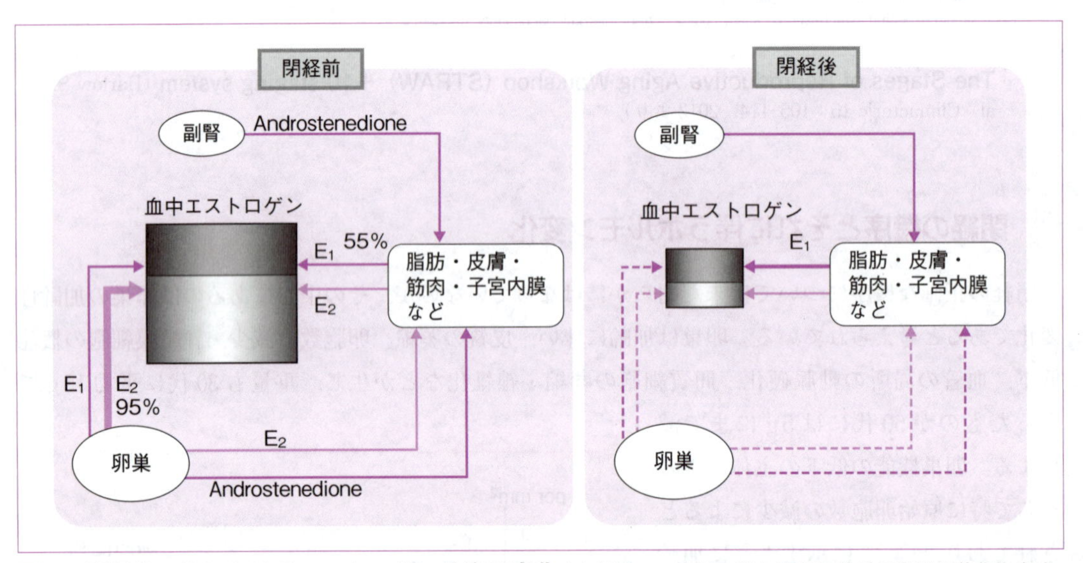

図5　**閉経前・後におけるエストロゲン分泌の変化**（武谷雄二，他編：新女性医学体系7産婦人科薬物療法．中山書店，2000，pp53-64より）

卵胞期の延長を主体とする月経周期の延長があり，閉経前2〜8年にわたり続くとされている。この間，FSH値の上昇を認めるが，LH値は正常である。以前は閉経前のE_2値は閉経に向かって徐々に低下していくと考えられていたが，卵胞の成長がなくなる6カ月から1年前までは正常，またはFSHの上昇に伴い，むしろ軽度上昇することがわかっている。FSHに遅れてLHの上昇が始まり，E_2値の低下を認めるようになり，閉経に至る（図4）[11]。

したがって，閉経期におけるホルモン変化の特徴は卵巣におけるエストロゲン分泌低下とフィードバック感受性の低下によるLH，FSHの上昇となる。すなわちエストロゲンは図5[12]に示すように全体量が減るとともに卵巣外組織由来のエストロン（E_1）が主体となり，エストロゲン全体としての活性は閉経前の約10分の1以下になると考えられている。

しかし，E_2値の低下やFSH値の上昇をもって閉経を予測することはできない。実際には周閉経期のホルモン変化のパターンは様々であることが報告されており，約10％では閉経後しばらくFSHが40mIU/mL未満の低いままであるという[13]。NIH 2002国際方針声明でも「FSHの上昇は閉経の予兆であるが，閉経の年齢を予想するにはあまり役立たない」と明記されているとおり[14]，FSHとE_2の値だけから卵巣機能低下や更年期を説明することも難しいと考えられている。

近年，anti-müllerian hormone（AMH）単独，あるいはAMHと他のホルモン値や年齢などの多因子に基づく閉経の予測も試みられている。しかし，AMHベースによる閉経の予測には一定の有用性はあるものの，未だ臨床に利用可能なほどの正確性には欠けると考えられている[15]。

●文献

1）日本産科婦人科学会編：産科婦人科用語集・用語解説集，改訂第4版．日本産科婦人科学会，東京，2018
2）Wilbush J：La ménespausie-the birth of a syndrome. Maturitas 1：145-151, 1979（レベルⅣ）[PMID：388153]
3）Hurd WW, Amesse LS, Randolph Jr. JF：Menopause. In：Berek JS ed. Novak's Gynecology, 13th edition. Lippincott Williams & Wilkins, Philadelphia, 2002, pp1109-1139（レベルⅣ）
4）Speroff L, Fritz MA：Menopause and the perimenopausal transition. In：Clinical gynecologic endocrinology and Infertility, 7th edition. Lippincott Williams & Wilkins, Philadelphia, 2005, pp621-688（レベルⅣ）
5）日本産科婦人科学会教育・用語委員会報告：「本邦女性の閉経年齢について」に関する委員会提案理由．日産婦誌 47：449-451, 1995（レベルⅢ）
6）Yasui T, Hayashi K, Mizunuma H, et al：Factors associated with premature ovarian failure, early menopause and earlier onset of menopause in Japanese women. Maturitas 72：249-255, 2012（レベルⅡ）[PMID：22572589]
7）International Menopause Society：CAMS Menopause-related definitions. 日本更年期医学会雑誌 8：116-117, 2000（レベルⅣ）
8）Harlow SD, Gass M, Hall JE, et al；STRAW＋10 Collaborative Group：Executive summary of the Stages of Reproductive Aging Workshop＋10：addressing the unfinished agenda of staging reproductive aging. Climacteric 15：105-114, 2012（レベルⅣ）[PMID：22344196]
9）一戸喜兵衛，馬淵義也，北嶋朋子：更年期の卵巣背景．産婦人科の世界 42：797-806, 1990（レベルⅢ）
10）Faddy MJ, Gosden RG, Gougeon A, et al：Accelerated disappearance of ovarian follicles in mid-life：implication for forecasting menopause. Hum Reprod 7：1342-1346, 1992（レベルⅢ）[PMID：1291557]
11）Gregerman RI, Bierman EL：Aging and hormones. In：Williams RH, ed. Textbook of Endocrinology, 6th ed. WB Saunders, Philadelphia, 1974, pp1192-1212（レベルⅢ）
12）武谷雄二，麻生武志，野澤志朗，他編：女性のライフサイクルと薬物療法 D．更年期．新女性医学大系7 産婦人科薬物療法．中山書店，東京，2000，pp53-64（レベルⅣ）
13）Tepper PG, Randolpf JF Jr, McConnell DS, et al：Trajectory clustering of estradiol and follicle-stimulating hormone during the menopausal transition among women in the study of Women's Health across the Nation (SWAN). J Clin Endocrinol Metab 97：2872-2880, 2012（レベルⅢ）[PMID：22659249]
14）NIH2002国際方針声明書：友池仁暢，循環器病研究振興財団「女性の健康と更年期」翻訳委員会 翻訳．学習研究社，2003，pp2-22（レベルⅣ）
15）Depmann M, Eijkemans MJC, Broer SL, et al：Does AMH relate to timing of menopause? Results of an individual patient data meta- analysis. J Clin Endocrinol Metab, doi：10.1210/jc.2018-00724, 2018（レベルⅡ）[PMID：30032277]

Exercise 03

誤っているものはどれか。1つ選べ。

a 閉経とは12カ月以上の無月経をもって定義する。

b 日本人の平均閉経年齢は49.5歳である。

c 卵巣の加齢性変化が，閉経に関連した変化の中心にあると考えられている。

d 閉経により，エストロゲン全体としての活性は閉経前の10分の1以下となる。

e AMH値により，閉経年齢の予測が可能である。

解答は537頁へ

3 心理的変化

CQ 04 更年期以降の女性に特徴的な心理的変化とは何か？

❶ 更年期女性の心理的背景

更年期女性の心理については，老いの予感や自覚，子供の自立による役割の喪失（いわゆる空の巣），年老いた親の介護などの生活ストレスの変化が生じることによる，身体的/心理的な負担に基づくネガティブな感情が取り上げられることが多い[1)]。

a. 一般活動性の衰退と喪失

更年期には，月経の停止，乳房の萎縮などの女性らしさの喪失，体力の衰えなどの身体的変化に直面し，老化に対する不安が増大する。

b. 家族状況の変化

子供の自立，夫の退職，孫の誕生，両親の介護などの変化に直面し，経済的にも変化がみられ，新たな生活ストレスが生じる。

c. 人間関係の喪失

知人や近親者の不幸，あるいは夫の病気や死別などが起こりうる時期であり，子供の自立なども重なり，複数の喪失体験が強いストレスとなりうる。

d. 限界の自覚

不眠，体力気力の低下などにより限界を感じ，否定的感情に支配されやすい。

上記に示した喪失あるいは否定的な感情は価値観の変化を余儀なくさせ，抑うつ症状の発症と関連する[2)]。しかし更年期に起こる変化は決してネガティブなものばかりではなく，多くの女性が閉経や空の巣をストレスからの解放と捉えるように，ポジティブな側面もある。また，更年期が単にストレスの強い年代であるだけではなく，アイデンティティのあり方を問われる重要な時期でもあ

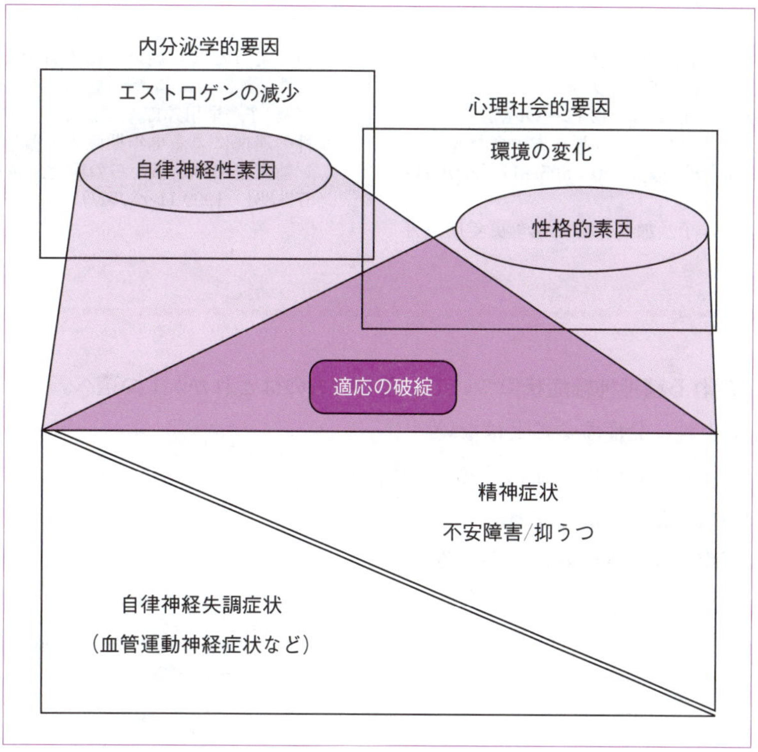

図1　更年期障害の成り立ちと心理面の関与

る。

❷ 心理面からみた更年期症状

更年期女性はライフサイクルの大きな節目にさしかかり，エストロゲン減少という内分泌学的変化と自律神経性素因とが相まって，血管運動神経症状をはじめとした自律神経失調症状が出現する。その上に人間環境などの環境変化と性格的素因に由来する心理社会的要因が加わり，不安障害や抑うつといった精神症状も同時に発症することがある。自律神経失調症状あるいは精神症状のどちらが中核となるかは，個別の症例により異なるが，2つの症状が混在していることが多い(図1)[3]。そうした変化が不定愁訴などの様々な病態を招くと考えられる。

❸ 心身症型の更年期症状

先に述べたように更年期症状の強度には心理社会的因子が大きく影響している。狭義の更年期障害，すなわちホルモンの低下により引き起こされる急性症状以外に多様な心身の不調が起こり，それを強く訴える患者のなかには様々な精神疾患と重なる症候のものが含まれている。更年期症状を訴える患者の約半数は，精神科的に気分障害（うつ病），不安障害，適応障害（心因反応）と診断されうるものが含まれる。また身体的な訴えや身体症状そのものが精神症状の中核となるものとして身体表現性障害が挙げられるが，軽症の身体表現性障害も更年期障害患者のなかに含まれていることもある[4]。

●文献

1) 永田行博監修：第Ⅱ章 更年期障害．研修医/コ・メディカルのための中高年女性医学入門．医療ジャーナル社，大阪，2003，pp40-42（レベルⅣ）
2) 赤松達也：カウンセリングのあり方—薬物療法との関わり．産婦人科の実際 50：805-811，2001（レベルⅣ）
3) 油井邦雄，相良洋子，加茂登志子編：更年期障害の考え方と取り扱い—婦人科の立場から．実践・女性精神医学．創造出版，東京，2005（レベルⅣ）
4) 室岡 守，早川達郎，富山三雄，他：婦人科と精神科の連携による更年期障害の臨床的研究—ホルモン補充療法の効果からの検討．精神科治療学 14：877-881，1999（レベルⅣ）

Exercise 04

更年期障害に現れる精神神経症状について，正しいものはどれか。1つ選べ。

a　閉経前の女性に発症することはない。

b　血中エストロゲン濃度と症状の発症は相関する。

c　元来の性格が発症に関連する。

d　統合失調症と診断されることがある。

e　幻覚を訴えることがある。

解答は 537 頁へ

第Ⅲ章

更年期における主要な疾患・症状とそれに対する対応

1 更年期障害

1 定義・成因・症状・頻度

CQ 05-1 更年期障害とは？

① 更年期の定義

日本産科婦人科学会は，閉経前の5年間と閉経後の5年間とを合わせた10年間を「更年期」と定義している[1]。日本人女性の閉経年齢は，日本産科婦人科学会による cross-sectional な研究では中央値 50.54 歳と報告されているが[2]，Japan Nurses' Health Study の結果によると中央値 52.1 歳である[3]。閉経年齢は個人差も大きいため更年期に当たる時期もそれに応じて変わる。卵巣摘出術を受けた有経女性は，その時点で閉経（外科的閉経）とみなすが，卵巣温存子宮摘出術を受けた場合は，閉経時期を決定することは困難である。

「更年期」とは，生殖年齢から閉経に至る時期には内分泌的変化とともに，身体的，精神的な様々な変化が起こるというライフステージの側面から捉えられた概念である。国際的には更年期（climacterium, climacteric）という用語は次第に使われなくなっている。代わってこの時期を定義する概念として WHO の Stages of Reproductive Aging Workshop（STRAW）による分類が提唱され，現在は STRAW＋10 に改定されている[4]（**24 頁**を参照）。これは内分泌機能の変化に焦点を当て，月経周期など臨床的な特徴と組み合わせて Reproductive Aging の状態を規定したものである。その中では perimenopause（周閉経期），menopausal transition（閉経移行期），postmenopause（閉経後）などの用語が用いられる。わが国の更年期に当たる時期は menopausal transition（Stage −2，−1）から early postmenopause（Stage ＋1a，＋1b，＋1c）の中に含まれる。

「更年期」という用語はこのような Reproductive Aging に焦点を当てた STRAW＋10 分類と比べて社会・環境的，身体的な背景を包括したライフステージを表すものである。閉経は予測できないのでわが国の定義では，有経女性の場合いつから「更年期」に入ったかは特定できない。そのため患者の自覚や年齢から「更年期」と判断せざるを得ないが，実際には定義上の「更年期」とは合致していないこともある。STRAW＋10 分類では月経周期や内分泌マーカーの基準があるので有経女性でも現在どのステージかの判断は可能である。ただし周閉経期，閉経移行期などの用語は必ずしも STRAW＋10 の定義に従って使われていないことも多いので，文献を読む場合には定義の相違に留意する必要がある。

本項では「更年期」という用語はわが国の定義をもとにライフステージとしての更年期とし，「周閉経期」という用語は Reproductive Aging のステージを表すものとする。子宮を摘出した女性では月経周期によるステージングはできないので FSH 等の内分泌マーカーにより判断するが，FSH やエストラジオール値は周閉経期ではとくに変動が激しく1回の測定では判断できないことも多い。

❷ 更年期障害の定義

日本産科婦人科学会では，「更年期に現れる多種多様な症状の中で，器質的変化に起因しない症状」を更年期症状，「更年期症状の中で日常生活に支障をきたす病態」を更年期障害と定義している[1)]。更年期障害の主たる原因は卵巣機能の低下であり，これに加齢に伴う身体的変化，精神・心理的な要因，社会文化的な環境因子などが複合的に影響することによって症状が発現すると考えられている[1)]。

❸ 更年期障害の概念

わが国では更年期というライフステージに出現する多種多様な症状を包括して更年期症状，あるいは更年期障害として一つの更年期症候群のように捉えられてきた。このような包括的な捉え方とは異なり，Reproductive Agingに伴って出現する関連症状として捉える概念もある。すなわちReproductive Agingの進行のなかで血管運動神経症状，抑うつなどの複数の病態が出現しているという考え方である。北米閉経学会の“Clinician's guide”(5th edition)の中には「更年期障害」という項目はなく，女性のMidlifeにおけるClinical IssueとしてVasomotor symptoms, Psychological symptomsなど周閉経期女性に起こる問題を列挙する形をとっている[5)]。

更年期障害を包括的に捉えた場合，症状を定性的，定量的に評価するためかつてはKuppermanの更年期指数が用いられた[6)]。しかし定義の曖昧性や根拠が必ずしも明確でないことから現在では使われない。代わって多変量解析法である因子分析を背景としたGreene更年期スケール[7)]などの指数が数多く開発され，わが国でも簡略更年期指数(SMI)[8)]や慶應式中高年健康維持外来調査表[9)]のように症状を整理してスコア化するツールが開発され，またスコア化しないで症状を整理する「日本人女性の更年期症状評価表」[10)]なども使用されている。これらの指数や質問表はある時点での複数の症状を整理し，日常生活への支障がどの程度かの重症度を知る上では有用である。そのスコアの推移で治療効果を判定する上でも有用である。しかし各症状は原因や出現時期が必ずしも同一ではなく，それらを包括した場合に一つの症状の特徴が他の症状によって希薄化されて病態生理を考えることが難しくなるデメリットも有する。また診断のためのスコアリングシステムと違ってスコアによる基準値によって診断に結びつくわけでもないので注意が必要である。これらのスコアリングシステムは血管運動神経症状，精神症状，身体症状などのドメインに分けることができるが，血管運動神経症状，精神症状の個々のドメインは病態生理を比較的反映しており，特に精神症状の高値は抑うつ障害など何らかの精神疾患を疑うスクリーニングの役目も果たす。

更年期に現れる症状の一部には周閉経期の卵巣機能低下という共通の原因があり，また相互に症状に影響を及ぼすことがあることも事実なので全く独立した症状というわけではない。更年期の諸症状の発生メカニズムや相互作用についてはまだエビデンスが十分ではないため，更年期障害をどのように捉えるかはまだ議論の余地があり，更年期障害という概念も今後変わっていく可能性がある。

●文献

1）日本産科婦人科学会編：産科婦人科用語集・用語解説集 改訂第4版．日本産科婦人科学会，東京，2018
2）日本産科婦人科学会：教育用語委員会報告（「本邦婦人の閉経年齢について」に関する委員会提案理由）．日産婦誌 47：449-451，1995
3）Yasui T, Hayashi K, Mizunuma H, et al：Factors associated with premature ovarian failure, early menopause and earlier on-set of menopause in Japanese women. Maturitas 72：249-225, 2012（レベルⅢ）[PMID：22572589]
4）Harlow SD, Gass M, Hall JE, et al：Executive Summary：Stages of Reproductive Aging Workshop 10：addressing the unfinished agenda of staging reproductive aging. Fertil Steril 97：843-851, 2012 [PMID：22341880]
5）The North American Menopause Society：Menopause Practice：A Clinician's Guide（5th edition）. The North American Menopause Society. Mayfield Heights, Ohio, 2017（ガイドライン）
6）Kupperman HS, Blatt MH, Wiesbader H, et al：Comparative clinical evaluation of estrogenic preparations by the menopausal and amenorrheal indices. J Clin Endocrinol Metab 13：688-703, 1953（レベルⅢ）[PMID：13061588]
7）Greene JG：Constructing a standard climacteric scale. Maturitas 29：25-31, 1998（レベルⅢ）[PMID：9643514]
8）小山嵩夫，麻生武志：更年期治療における漢方治療：簡略化した更年期指数による評価．産婦人科漢方研究の歩み 9：30-34，1992（レベルⅢ）
9）Kasuga M, Makita K, Ishitani K, et al：Relation between climacteric symptoms and ovarian hypofunction in middle-aged and older Japanese women. Menopause 11：631-638, 2004（レベルⅢ）[PMID：15545791]
10）日本産科婦人科学会生殖・内分泌委員会：「日本人用更年期・老年期スコアの確立とHRT副作用調査委員会」報告．日産婦誌 53：883-888，2001（レベルⅢ）

Exercise 05-1

更年期障害に関する記述で，正しいものはどれか。1つ選べ。

a 周閉経期とは閉経を挟んだ前後の10年間を指す。
b 更年期障害はエストロゲンの低下により閉経直後より起こる。
c Kupperman 更年期指数は更年期障害の診断に用いられる。
d 更年期障害の症状は必ずしも単一の原因によるものではない。
e 30代で発症するのは若年性更年期障害である。

解答は537頁へ

CQ 05-2 更年期障害の症状の種類およびその頻度は？

❶ 更年期障害の症状は何か？

一般に更年期症状とされる症状の種類は極めて多く，40～80程度が挙げられており，その多くは非特異的症状で不定愁訴とも言われている。わが国の更年期女性が経験する症状の特徴としては，倦怠感，肩こり，物忘れなどの症状の頻度が高く，これらの症状の頻度がホットフラッシュ，発汗などの血管運動神経症状より多い点が挙げられる（表1）[1-4]。更年期に特異的な症状と加齢や心因による症状を区別することは難しいため，多様な症状をどの程度更年期障害の症状として捉えるべきなのかは必ずしも明らかではない。症状の発現を因子分析，重回帰分析等の手法で解析した多くの研究の結果では共通して周閉経期の症状として挙げられているのは血管運動神経症状，不眠のみである[5]。それ以外の症状に関しての周閉経期との関連は研究により異なり，エビデンスが十

表1 日本人更年期女性に出現する症状

Yokota（文献1より） 外来受診者	廣井（文献2より） 一般女性	Anderson（文献3より） 一般女性	Melby（文献4より） 一般女性
倦怠感	肩こり	倦怠感	肩こり
肩こり	疲労感	性欲減退	記憶力減退
物忘れ	のぼせ	筋肉痛・関節痛	ストレス
神経質	頭痛	集中力低下	将来を案ずる
手足の冷え	腰痛	イライラ	頭痛
発汗	発汗	頭痛	心配
不安感	不眠	抑うつ	腰痛
イライラ	イライラ	不眠	不安感
くよくよする	皮膚のかゆみ	ほてり	冷え
腰痛	動悸	発汗	イライラ

＊訴えの頻度の多い順に記載した。研究により質問法や対象期間が異なるので頻度は示していない。
＊＊英文を訳したため，実際の質問とは語句が異なっている場合がある。

分ではない。

在米日本人を含む多民族を対象としたSWAN研究では血管運動神経症状以外の症状はサブグループにより発現のパターンが異なり，内分泌因子以外の人種，社会・生活環境，個人要因など更年期と限らない因子の影響も大きいと考えられた[6]。更年期外来ベースのYokotaらの40の症状に対する分析では周閉経期から閉経後までの期間に増悪する症状としてホットフラッシュ，発汗，関節痛，不眠，腟症状が挙げられた[1]。日本人を対象として住民ベースの80の症状に対して詳細な因子分析を行ったMelbyらの研究では周閉経期に関連する症状として血管運動神経－性器症状（ホットフラッシュ，発汗，冷え，腟乾燥感，性交痛など），不安症状（心配，不安感，将来への不安，動悸，集中力低下，記憶力減退など），身体症状（息切れ，寝汗，骨盤痛など）を挙げ，肩こり，倦怠感は更年期症状との関連性が低く，更年期に限らない日本人全般の特徴と考えられた[4]。

末梢においても多くの器官が性ホルモンの影響を受けており，さらに加齢による身体の変化，生活習慣，環境，心因などによる症状により修飾され複雑な症状を呈する場合があると考えられる。このようにどの症状が更年期あるいは周閉経期と関連する症状と言えるのか，またその発生頻度も研究により，定義の違いや対象者の背景，観察期間の違いなど様々な要因により差異が大きく一定の見解は得られていない。

❷ 更年期に問題となる症状

a. 血管運動神経症状

ホットフラッシュは患者により色々な表現がされる。主に頭の熱感を「のぼせ」，顔の熱感を「ほてり」，全身性の熱感を「体が熱くなる」，冷えを伴う場合「ふけさめ」などと表現することが多い。発汗などとともに血管運動神経症状である。ホットフラッシュは1〜5分間（通常3分以内）持続する熱感を自覚し，血圧変動はないまま脈拍が7〜15拍増加する。通常上半身を中心に，顔面から始まり，頭部・胸部・さらには全身に広がることもある。発汗を伴うことも多く，夜間に出現すると寝汗となる。ホットフラッシュは放熱反応であり末梢血管は拡張し皮膚温が上昇する。放熱の結果として深部体温が低下するため冷えを感じることも多い。周閉経期後期から閉経後早期に症状のピークがあり，軽いものでは通常2年以内に症状が自然に軽快することが多いが，10年以上持続する場合もある[7]。発生頻度は研究によるばらつきが大きいが，日本人女性ではおよそ40～70％が経験する[2,8]。手術的閉経では自然閉経によるものより頻度，重症度が高い[9]。またBMIが高いほど頻度，重症度が高い[1]。

他の危険因子として早期の閉経，運動不足，肥満，喫煙などの生活習慣が挙げられる。二次的な血管運動神経症状は，不安障害，片頭痛，乳がんに伴うアロマターゼ阻害薬やSERM，GnRHアナログやGnRHアンタゴニスト，カルシウム拮抗薬などに関連して発生する。関連する他の更年期症状としては，緊張，不安，抑うつ，不眠，集中力の低下などが挙げられる。血管運動神経症状が睡眠障害を生じさせ，倦怠感や集中力低下など多彩な症状を起こすというドミノ理論が知られているが，因果関係のエビデンスは十分ではない[10]。

b. 不眠

いわゆる「不眠症」は睡眠障害の一つであり，慢性不眠障害，短期不眠障害，その他の不眠障害に分類される。不眠症は周閉経期に頻度が高くなることが知られている。日本人の周閉経期から閉経後女性における中等度以上の不眠は，約半数にのぼるという[11]。不眠症の症状は入眠困難，睡眠維持困難（中途覚醒など），早朝覚醒であり，睡眠障害国際分類第3版では睡眠障害の中で不眠症に相当する慢性不眠障害の定義は，前述のいずれかの症状が週に3日以上あり，3カ月以上続き，かつ日昼の活動に支障を来す場合とされている[12]。日常生活に支障を来す関連症状は疲労・倦怠感，集中力の欠如，仕事遂行の困難，イライラ，日中の眠気など多彩である。

原因としては，薬原性不眠，身体疾患による不眠，精神疾患による不眠，脳器質性疾患による不眠（認知症を含む）が挙げられ，更年期障害に関連する不眠は身体疾患による不眠に含まれている。睡眠障害のうち，睡眠関連呼吸障害である閉塞性睡眠時無呼吸症候群は更年期女性にも認められており，高血圧，虚血性心疾患，脳梗塞の発症要因になるため専門的な評価が必要である。

c. 頭痛

頭痛は頭蓋内疾患を原因とする二次性頭痛を除けば一次性頭痛として，緊張型頭痛，片頭痛，三叉神経・自律神経頭痛に分類される。緊張型頭痛は最も一般的な頭痛で両側性の締め付け感が特徴である。更年期との関連は必ずしも強くはない。片頭痛は片側性，拍動性の頭痛で，歩行などの日常動作で増悪する。発作中悪心・嘔吐や光過敏，音過敏を併発し，閃輝暗点などの前兆を有することもある。20～40代の女性に多く，月経や周閉経期のホルモンの変動が関与している。閉経後は軽減することが多い[13]。片頭痛の発生頻度はわが国で8.4％との報告がある[14]。

d. 認知機能低下

更年期女性においては物忘れや集中力の低下を含めた認知機能低下の自覚も多く経験される[1]。更年期において認知機能の低下に影響する因子として，血管運動神経症状，不眠，倦怠感，抑うつ症状，その他の社会・環境因子が挙げられている。しかしReproductive Agingの面からは認知機能低下と周閉経期との関連は証明されておらず，またエストロゲンレベルとの関連もないとされる[15]。SWAN研究では周閉経期に弱い認知機能低下傾向を認めたものの閉経後には回復したと報告されているが，日本人のみ閉経後まで頻度が増加していた[4]。手術的閉経は一過性の認知機能低下と関連し，特に若年の手術的閉経は将来の認知症のリスクになるという報告がある[16]。更年期における単なる認知機能低下の自覚と将来の認知症発症との関連はないと考えられている。

e. 不安

不安に関する症状は周閉経期に増加すると言われている。Melbyらの頻度，重症度を合わせた日本人女性に対する因子分析の結果では不安に関連する症状が周閉経期に有意に増加している[4]。その内容は生き甲斐を感じない，将来を案じる，不安感，心配，動悸などである。SWAN研究では日本人女性では周閉経期に緊張，神経質などの不安症状が増加することが報告されている[5]。

f. 抑うつ

更年期の抑うつ症状の発生には，身体的因子の他に様々な外的因子が関与している。Reproductive Agingとの関連では，大規模なコホート研究でも報告により結果は異なり，抑うつ症状と周閉経期とは必ずしも関連がないとする報告もあるが，周閉経期に抑うつ症状が増加するとした研究では1.3〜2.9倍の増加が報告されている[17]。SWAN研究では日本人の抑うつ症状は周閉経期から閉経後にかけて増加傾向にあった[5]。更年期には仕事，家族関係，自分自身の加齢など精神面に影響を与える因子が多いため，一般に抑うつ症状は更年期に多くなると考えられている。

日本人に対する因子分析の結果でも同一対象でReproductive Agingの面から周閉経期と分類した場合には抑うつ症状の増加はないが，自分自身の自覚として「更年期」とした場合には更年期群での抑うつ症状の増加が見られた[4]。このように自覚症状から「更年期」と判断した場合には周閉経期の内分泌環境以外の因子の影響も大きい。

周閉経期の抑うつ症状の危険因子としては社会，心理的因子の他に血管運動神経症状，不眠，不安症状，産褥期の抑うつ障害や月経前不快気分障害（PMDD）等の抑うつの既往が挙げられ，さらに健康感が低い，喫煙，肥満などの要因も挙げられる。更年期に生じる他の症状は抑うつ症状の増悪因子ともなる。臨床的な抑うつ障害との鑑別は重要であるが更年期のみに特有の特徴は見られないため，精神疾患の標準診断マニュアルである“Diagnostic and Statistical Manual of Mental Disorders, Fifth Edition（DSM-5）”でも通常の抑うつ障害として扱われ，特に更年期うつなどの記載はない[18]。更年期に特化した鑑別診断法もないので心理テストなどを利用して抑うつ傾向があるならば，DSM-5による診断を行うか専門医の協力を得る。臨床的な抑うつ障害が除外された場合には更年期障害の抑うつ症状と扱ってよいであろう。

g. その他の症状

肩こり，倦怠感，息切れ，腰痛，筋肉痛，関節痛，頭痛，めまいなど更年期女性が自覚する身体症状は多いが，これらの身体症状に関しては因子分析においては周閉経期との関連は乏しいとされる。しかしながら，有経女性に対するエストロゲン抑制療法においてはいずれも起こりうる症状である。エストロゲンの低下が関与するのか，あるいは急激な変動が関与するのかは不明であるが，エストロゲンの補充により改善することがあるのも事実であり，直接的あるいは間接的な影響も否定できない。いずれにしてもこれらの症状とエストロゲンとの関係はエビデンスに乏しく，他の原因も検索すべきであって，更年期症状・障害と一律に考えることはできない。

●文献

1）Yokota M, Makita K, Hirasawa A, et al：Symptoms and effects of physical factors in Japanese middle-aged women. Menopause 23：974-983, 2016（**レベルⅢ**）［PMID：27272227］

2）廣井正彦：更年期障害に関する一般女性へのアンケート調査報告．日産婦誌 49：433-439，1997（**レベルⅢ**）

3）Anderson D, Yoshizawa T, Gollschewski S, et al：

Menopause in Australia and Japan：effects of country of residence on menopausal status and menopausal symptoms. Climacteric 7：165-174, 2004（レベルⅢ）[PMID：15497905]
4）Melby MK：Factor analysis of climacteric symptoms in Japan. Maturitas 52：205-222, 2005（レベルⅢ）[PMID：16154301]
5）Avis NE, Brockwell S, Colvin A：A universal menopausal syndrome? Am J Med 118 Suppl 12B：37-46, 2005（レベルⅢ）PMID：16414325
6）Avis NE, Stellato R, Crawford S, et al：Is there a menopausal syndrome? Menopausal status and symptoms across racial/ethnic groups. Soc Sci Med 52：345-356, 2001（レベルⅢ）[PMID：11330770]
7）Koster A, Eplov LF, Garde K：Anticipations and experiences of menopause in a Danish female general population cohort born in 1936. Arch Womens Ment Health 5：9-13, 2002（レベルⅢ）[PMID：12503069]
8）Kasuga M, Makita K, Ishitani K, et al：Relation between climacteric symptoms and ovarian hypofunction in middle-aged and older Japanese women. Menopause 11：631-638, 2004（レベルⅢ）[PMID：15545791]
9）Taylor M：Psychological consequences of surgical menopause. J Reprod Med 46：317-324, 2001 [PMID：11304879]
10）Burleson MH, Todd M, Trevathan WR：Daily vasomotor symptoms, sleep problems, and mood：using daily data to evaluate the domino hypothesis in middle-aged women. Menopause 17：87-95, 2010（レベルⅢ）[PMID：19675506]
11）Terauchi M, Obayashi S, Akiyoshi M, et al：Insomnia in Japanese peri- and postmenopausal women. Climacteric 13：479-486, 2009（レベルⅢ）[PMID：19886814]
12）米国睡眠医学会 著，日本睡眠学会診断分類委員会 訳：睡眠障害国際分類第3版，ライフ・サイエンス，東京，2018
13）Allais G, Chiarle G, Bergandi F, et al：Migraine in perimenopausal women. Neurol Sci 36 Suppl 1：79-83, 2015（レベルⅣ）[PMID：26017518]
14）Sakai F, Igarashi H：Prevalence of migraine in Japan：a nationwide survey. Cephalalgia 17：15-22, 1997（レベルⅢ）[PMID：9051330]
15）Henderson VW, Sherwin BB：Surgical versus natural menopause：cognitive issues. Menopause 14：572-579, 2007（レベルⅣ）[PMID：17476147]
16）Rocca WA, Bower JH, Ahlskog JE, et al：Increased risk of cognitive impairment or dementia in women who underwent oophorectomy before menopause. Neurology 69：1074-1083, 2007（レベルⅢ）[PMID：17761551]
17）Maki PM, Kornstein SG, Joffe H, et al：Guidelines for the evaluation and treatment of perimenopausal depression：summary and recommendations. Menopause 25：1069-1085, 2018（レベルⅣ）[PMID：30179986]
18）American Psychiatric Association. Diagnostic and Statistical Manual of Mental Disorders DSM-5. The American Psychiatric Association, Washinton DC, 2013（高橋三郎，他訳：DSM-5 精神疾患の診断・統計マニュアル．医学書院，東京，2014）

Exercise 05-2

更年期の症状に関する記述で，正しいものはどれか。1つ選べ。

a 肩こり，倦怠感は周閉経期に特徴的な症状である。
b 肥満はホットフラッシュの危険因子である。
c 更年期のうつは他の時期に見られない特徴的な症状を呈する。
d 更年期の症状はいずれもエストロゲンと密接な関連を有する。
e 自然閉経と外科的閉経では更年期症状の違いはない。

解答は 537 頁へ

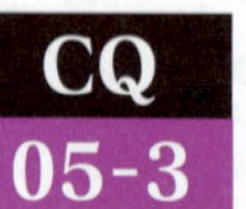

更年期障害の成因と診断は？

❶ 更年期障害の成因

更年期障害の成因としては内分泌的要因，加齢による要因，社会環境的要因，心理的要因が関連し合って生じると考えられている。内分泌的要因は周閉経期としての卵巣機能の変化によってもたらされるが，社会環境的要因，心理的要因は周閉経期には限らない問題によって生じる。

性ホルモン，とくにエストロゲンは中枢神経において神経伝達物質レベルやその受容体発現の変化を通して血管運動神経症状や，抑うつ症状などの精神症状の発現に関与すると考えられている[1,2)]。体温調節中枢は視床下部に存在し，体温は一定の閾値の範囲で調節されており，閾値を外れた場合に体温上昇反応や下降反応が起こるが，エストロゲンの低下はその閾値の範囲を狭めるため，通常の体温でも異常な反応が起こりやすい[3)]。

体温調節には主として視床下部におけるセロトニン（5-HT），ノルエピネフリンが関与しているとされる。体温調節に関しては相反する作用を持つ 5-HT1a と 5-HT2a レセプターの相互関係により体温のセットポイントを調節していると考えられているが，基礎的研究によればエストロゲンの低下はセロトニンの減少に関与すると同時に 5-HT1a/5-HT2a レセプターのバランスを崩し，わずかな体温上昇や外的刺激に反応してホットフラッシュを起こす[2)]。ノルエピネフリンも同様に体温調節に関与し，エストロゲンの低下により過剰な体温上昇反応を示すという[4)]。これらのことは臨床的にも SSRI やノルエピネフリン分泌抑制薬のホットフラッシュに対する効果により裏付けられている[5)]。

抑うつ傾向はホルモンの変動が激しい時期に大きくなり，それぞれ思春期，産褥期の抑うつ障害，PMDD として現れる。同様に周閉経期はホルモンの変動が激しい時期であり，閉経後の低エストロゲンの定常状態になるまでは抑うつ症状や臨床的うつ病に対して脆弱な時期（window of vulnerability）といわれる[6)]。閉経後には抑うつ症状の発生は減少する。セロトニン，ドパミン，γ-アミノ酪酸（GABA）なども含めた神経伝達物質の調節はエストロゲンの影響を受け，その変動が影響を与える部位により気分の変調や不眠の一因となっていると考えられている[1)]。しかしこれらの神経伝達系の変化はエストロゲンの低下のみによって一元的に説明できるものではなく，エストロゲンの影響度も症状によって大きく異なる。

また精神症状に関する社会環境的要因，心理的要因は個人によって全く異なるものである。あくまでも精神症状は社会環境的要因，心理的要因が主な原因であり内分泌環境はその脆弱性をもたらす危険因子と考えたほうがよい。血管運動神経症状，精神症状，身体症状は相互に危険因子あるいは増悪因子として作用し得るものであるが，その詳細についてはまだ不明な点が多い。

❷ 更年期障害の診断

更年期障害には一つの疾患として捉えるのかどうかという概念の相違があるため国際的にも標準的な診断基準は存在しない。更年期障害はある基準に従って診断するものではなく，更年期という女性のライフステージにおける状態としての症状，障害と考えて矛盾しないかどうかが判断基準となる。

診断は大きく分けて 2 つのプロセスからなる。一つは器質的，機能的な他疾患の除外である。ホットフラッシュ，発汗などの血管運動神経症状は更年期障害に最も典型的な症状であるが，これもカルチノイドなどの腫瘍やホットフラッシュを生じるような精神疾患，内服薬の影響も念頭に置かなければならない。うつや不安などの精神症状も代表的な症状であり多彩な不定愁訴を形成しやすいが，わが国で不定愁訴を持つ 2,000 人の女性を更年期不定愁訴症候群として治療し，その治療

表2 更年期に見られる症状と考えておくべき疾患

更年期に見られる症状	考えておくべき疾患
肩こり	肩関節周囲炎，頚椎症，後縦靱帯骨化症，高血圧，冠動脈疾患
倦怠感	貧血，心疾患，糖尿病，甲状腺機能亢進症・低下症，肺結核
めまい	メニエル病，良性発作性頭位めまい症，貧血，不安障害，抑うつ障害
動悸	貧血，不整脈，甲状腺機能亢進症，パニック障害
ホットフラッシュ	甲状腺機能亢進症，不安障害，カルチノイド
発汗	甲状腺機能亢進症，パニック障害
不眠	抑うつ障害，不安障害，睡眠時無呼吸症候群
頭痛	片頭痛，脳腫瘍，脳血管障害
抑うつ	抑うつ障害，甲状腺機能低下症，認知症，アルコール依存症，脳梗塞
集中力低下	抑うつ障害，認知症
不定愁訴	身体症状症，病気不安症，抑うつ障害，不安障害
腰痛	腰部椎間板ヘルニア，変形性脊椎症，子宮筋腫
下肢痛	椎間板ヘルニア，脊柱管狭窄症
関節痛	変形性関節症，関節リウマチ

結果から再診断を行った研究では，その5割弱がうつ病，パニック障害などの精神疾患でありエストロゲン失調急性障害は3割弱であったと報告されている[7]。したがって不定愁訴の多い女性を更年期障害と診断するべきかどうかは慎重に見極める必要がある。問診は傾聴に努め，受容的，共感的態度が重要であり，結論を急ぐことなく多くの情報を得るようにする。うつ，不安などに関するSDS，HADSなどの心理テストを用いるのが有用であるが，これはあくまでスクリーニングであるので精神疾患の可能性が高ければ専門医へのコンサルトを考慮するべきである。精神症状や，倦怠感などの非特異的症状の中にも器質的疾患が疑われる場合もあるので内科的疾患等の鑑別診断を行う（表2）。更年期に頻出する症状を起こしうる糖尿病，高血圧を含むメタボリックシンドローム，甲状腺機能異常，貧血，服薬状況などは必ずチェックすべき項目である。

もう一つのプロセスはReproductive Agingの状態と照合することである。血管運動神経症状は卵巣機能低下に伴う周閉経期の最も特徴的症状であるから，その有無は重要な所見である。しかし血管運動神経症状も更年期のみに特有な症状ではないので，何をもって卵巣機能の低下とするのかが重要な点である。この点ではSTRAW＋10のようなstagingは理解しやすい。症状の発現時期，特に周閉経期の開始を特定することは重要である。周閉経期にはエストロゲンは単に一方的に低下するのではなく，不規則な月経周期の中ではLOOP（luteal out-of-phase cycles）という現象によりむしろ高エストロゲン状態になることもあり，振幅の大きい変動をとりながら低下していく[8]。このため単回のホルモン値測定はあまり有用ではない。精神症状など更年期障害の一部はこのようなホルモンの大きな変動によってももたらされる。更年期様症状であっても40代の女性では月経前症候群（PMS）やPMDDとの鑑別が必要であり，閉経後年数を経てから出現したものでは更年期障害と考えるよりは心因性の疾患を考慮する必要がある。

●文献

1) Barth C, Villringer A, Sacher J：Sex hormones affect neurotransmitters and shape the adult female brain during hormonal transition periods. Front Neurosci.；9：Article 37：1-20, 2015（レベルⅣ）［PMID：25750611］
2) Stearns V, Ullmer L, López JF, et al：Hot flushes. Lancet 360：1851-1861, 2002（レベルⅣ）［PMID：12480376］
3) Freedman RR：Pathophysiology and treatment of menopausal hot flashes. Semin Reprod Med 23：117-125. 2005（レベルⅣ）［PMID：15852197］
4) Rapkin AJ：Vasomotor symptoms in menopause：physiologic condition and central nervous system approaches to treatment. Am J Obstet Gynecol 196：97-106, 2007（レベルⅣ）［PMID：17306645］
5) Nelson HD：Menopause. Lancet 371：760-770, 2008（レベルⅣ）［PMID：183135］
6) Maki PM, Kornstein SG, Joffe H, et al：Guidelines for the evaluation and treatment of perimenopausal depression：summary and recommendations. Menopause 25：1069-1085, 2018（レベルⅣ）［PMID：30179986］
7) 後山尚久：更年期女性の不定愁訴と気分障害. 日更年医誌 14：138-146, 2006（レベルⅣ）
8) Hale GE, Hughes CL, Burger HG, et al：Atypical estradiol secretion and ovulation patterns caused by luteal out-of-phase（LOOP）events underlying irregular ovulatory menstrual cycles in the menopausal transition. Menopause 16：50-59, 2009（レベルⅢ）［PMID：18978637］

Exercise 05-3

更年期障害の病態生理と診断に関する記述で，正しいものはどれか。1つ選べ。

a　エストロゲンの低下は視床下部のドパミンに影響してホットフラッシュを起こす。
b　抑うつにはエストロゲンの低下が最も関係している。
c　周閉経期前期には高エストロゲン状態になることもある。
d　多くの不定愁訴を訴える場合は更年期障害が最も疑われる。
e　更年期障害の診断には血中のホルモン値が有用である。

解答は537頁へ

2 治療法とその効果

CQ 06-1 更年期障害の主な治療法は何か？　どのような効果が得られるか？

❶ 治療法

治療法はその症状の成因を考慮して選択することが重要である。各症状はある程度関連はしているとしても血管運動神経症状と精神症状というように主因の異なる病態を更年期障害として一括して一つの方法で治療するということでは必ずしも成果は上がらない。また，1回の診察ですべてを把握できるわけでもないので，来院ごとによく訴えを聞き，背景や身体の状態を把握しながら治療を進めることも必要である。治療開始後に改善した症状，改善しなかった症状を把握するには各種の更年期スコアリングシステムや質問票も参考になり，改善しない要因を再考しながら治療を進め

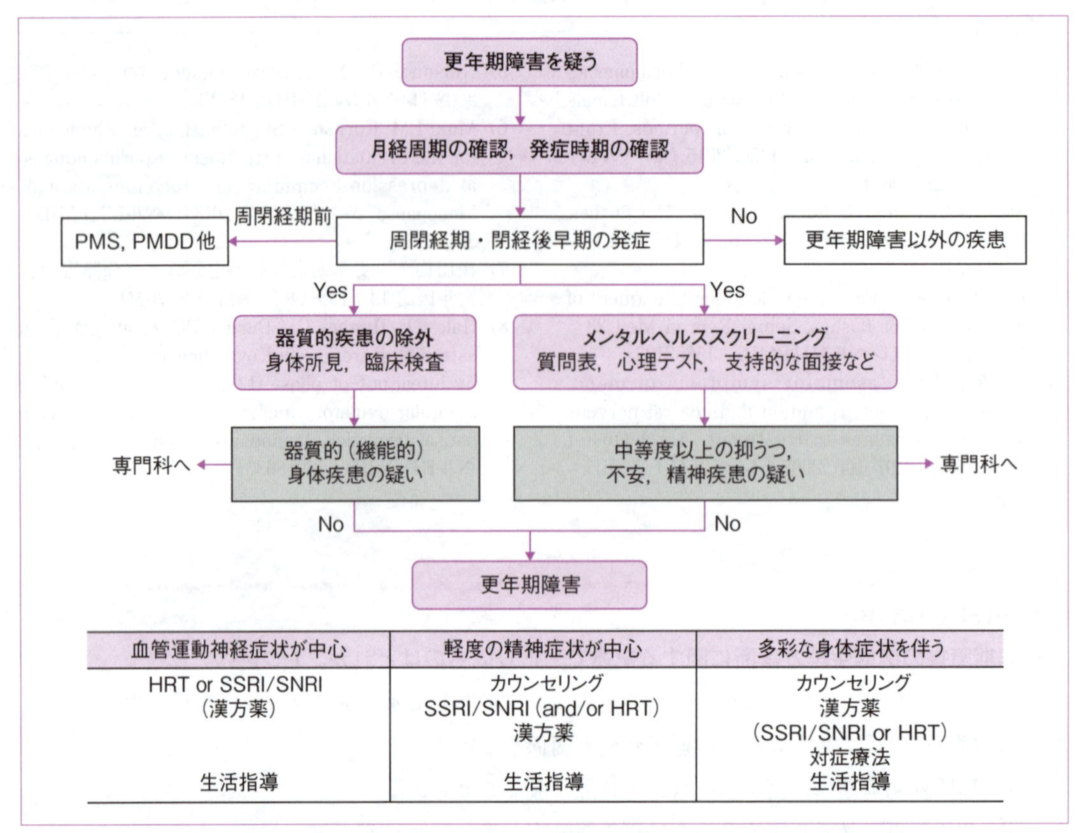

血管運動神経症状が中心	軽度の精神症状が中心	多彩な身体症状を伴う
HRT or SSRI/SNRI （漢方薬） 生活指導	カウンセリング SSRI/SNRI（and/or HRT） 漢方薬 生活指導	カウンセリング 漢方薬 （SSRI/SNRI or HRT） 対症療法 生活指導

図1 **更年期障害の診断，治療アルゴリズム**

*このアルゴリズムは考え方の一例として示したものであり，診断基準ではない。
**治療法の選択にはコンセンサスはないので，必ずしも推奨の順ではない。個々の治療法の適応と効果に関しては本文を参照のこと。

ていくことも必要である（図1）。

a. カウンセリング・心理療法

更年期の心身の不調を訴える女性では，社会・環境因子，心理・性格的因子との影響も大きい。そのため診療の開始からカウンセリングマインドで対応することが必要である。訴えの原因を把握することは容易ではない。根気よく傾聴に努め，受容的，共感的態度で臨むことが重要であり，結論を急ぐことなく自身が抱えている問題を徐々に整理，認識させることが支援につながる。専門的なカウンセリング技術がなくてもそのような態度での対話により症状が軽減する場合もある。

認知行動療法などの心理療法は不安，抑うつなどの精神症状のみならず，血管運動神経症状，不眠にも有効とされる[1]。専門家の協力を得てこのような心理療法を行うことも考慮される。

b. 食事療法

更年期症状の発現には肥満も関連し，BMIが高いほど血管運動神経症状が発現しやすい。ダイエットが血管運動神経症状の軽減につながるという報告もあり[2]，生活習慣病の予防や改善の目的も併せて適正な体重を保つような栄養指導は必要である。更年期の女性にはサプリメントも好まれる。そのなかで大豆イソフラボンおよびその関連物質が近年注目されている。イソフラボンは植物エストロゲンとも呼ばれエストロゲン活性を持つとされているが，エストロゲンβレセプター結合性であり，通常のエストロゲン作用とは異なる[3]。大豆イソフラボンに関するRCTのメタアナリシスによると，ホットフラッシュの頻度，重症度はいずれも有意に改善した[4]。また大豆イソフラボンのうちダイゼインの腸内細菌による代謝産物であるエクオールは更年期症状の発現を抑制する作用があることが知られ，エクオールサプリメントによるRCTではホットフラッシュ，肩こりが有意に改善した[5]。しかしイソフラボン類も過剰摂取は有害となる可能性も指摘されているので注意が必要である。食事療法の際には，栄養士の協力を得ることが理想である。

c. 運動療法

運動不足は血管運動神経症状の危険因子であるが，運動が血管運動神経症状の改善に有効であるかどうかはエビデンスに乏しい[6]。しかし抑うつ症状の改善には有効であるとのRCTのメタアナリシスの結果が報告されている[7]。運動は更年期症状の改善の目的以外に適正な体重の維持や生活習慣病の予防，骨粗鬆症の予防のためにも考慮される。またヨガも更年期症状全体，血管運動神経症状，精神症状，身体症状の軽減効果がある[8]。

d. 薬物治療

① ホルモン療法

閉経移行期後期から閉経後早期に起こる症状はエストロゲン低下の影響を最も受けている可能性が高くホルモン補充療法（HRT）の良い適応となる。代表的な症状はホットフラッシュと発汗，性器萎縮症状である。血管運動神経症状に対するHRTの効果はエビデンスが確立している[9]。

HRTとしては経口・経皮エストラジオール剤，結合型エストロゲン（CEE）に関しては効果はほぼ同等と考えられている[10]。子宮摘出後の場合には黄体ホルモンは使用せずエストロゲン単独とする（ET）。経口エストリオール剤も更年期障害の適応を持つが，エストリオールは単に活性が弱いということではなく，エストロゲンαレセプター作用を中心とした通常のHRTに対してβ作用が優位なので作用機序が多少異なる[11]。エストリオールは小規模の研究しかないためエビデンスは乏しいが，小規模研究の積み重ねから弱いながら効果はあると考えられる[12]。更年期障害の適応を持つエストロゲン，エストロゲン・アンドロゲン合剤のデポー剤は長期投与の安全性が確立していないのでHRTとしては推奨されない。

周閉経期前期はホルモンの変動が激しい時期であり，この時期に起こる症状は必ずしも低エストロゲンによる症状とは限らない。情緒不安定，イライラ，抑うつ，不安などの症状は月経前症候群（PMS）や月経前不快気分障害（PMDD）と鑑別し難い場合もある。周閉経期でのエビデンスは十分ではないが，この時期のホルモンの変動を抑制するという観点からはPMS，PMDDと同様にOCも有効と考えられる（ただし適応外使用）。しかし年齢的には血栓塞栓症のリスクが高まる時期であり，慎重な評価と十分な注意の元に使用しなければならない。また，OC・LEPのエストロゲン活性はHRTに使用されるエストロゲン活性と比べて3～5倍の活性があるため[13]，不必要に長い期間の使用は慎むべきである。低エストロゲン状態が優位となる周閉経期後期あるいは50歳までにHRTに移行したほうがよい。

不安や抑うつ症状は周閉経期の比較的早期から起こるが，エストロゲンが中枢神経のセロトニンシステムなどの神経伝達系に影響しているため，ホルモン療法（HRT/OC・LEP）はある程度は効果的と考えられる。報告によって異なるものの，メタアナリシスの結果ではHRTは更年期女性の抑うつ症状を改善すると報告されている[14]。また周閉経期に発症する臨床的なうつ病に対してもエストロゲンの効果が見られた[15)]。ETと抗うつ薬との併用で効果が増強されるという報告もあり[16)]，エストロゲンには抗うつ薬の精神症状改善の底上げ効果もあるかもしれない。しかし不安，抑うつ症状に対するHRTは議論のあるところであり，より根本的な心因を抱えているため，HRTだけに頼るのは好ましくない。

不眠もHRTで有意に改善するという報告がある[17)]。不眠は周閉経期に頻度が高まり，血管運動神経症状や不安，うつ症状に伴って生じる場合にはHRTは有効と考えられるが，不眠の原因は多岐にわたるのでHRTで解決しないこともある。

その他の身体症状も内分泌的要因以外に起因していることも多いのでホルモン療法の効果は不定である。直接的あるいは間接的にエストロゲンの影響を受けている場合には，ホルモン療法で改善することもある。しかし周閉経期との関連が明らかでない症状でエストロゲンの影響を受けているかどうかの判断は実際には難しい。HRTは原則として低エストロゲン症状がある場合に使用するものであるが，更年期障害との鑑別が困難な場合やHRTの効果が不定とされるような症状に対して3カ月程度の短期間投与してみる，いわば負荷試験的な使用法を行う場合もある[18)]。個々の症状に対するHRTの効果については『ホルモン補充療法ガイドライン2017年度版』も参照のこと。

② 漢方療法

更年期障害を多彩な症状を持つ症候群として捉えた場合には，漢方薬の効果は周閉経期と限らないので良い適応となる。血管運動神経症状が強くなく，むしろ身体症状や不安，抑うつ症状が中心となる場合に好んで使われる。当帰芍薬散（とうきしゃくやくさん），加味逍遙散（かみしょうようさん），桂枝茯苓丸（けいしぶくりょうがん）などがよく用いられるが，それ以外にも更年期障害の適応を持つ漢方薬はあり，「証」あるいは症状に応じて多種類の漢方薬が使われている。漢方薬はRCTによる報告が少なく更年期障害に関するエビデンスに乏しいが，わが国で行われたHRTと加味逍遙散との多施設共同RCTでは，めまいでは加味逍遙散群が，ホットフラッシュ，発汗ではHRT群が，また夜間覚醒，胸のしめつけ感では加味逍遙散・HRT併用群がそれぞれ他群より有意に高い改善率を示した[19)]。このことから症状によっては漢方薬の効果が期待されると考えられる。

③ 向精神薬

エストロゲンは中枢神経系ではセロトニンなどの神経伝達物質の変化を介して周閉経期の血管運動神経症状や精神症状の発現に関わっている。したがって神経伝達物質作用に直接関わる向精神薬は更年期障害に一定の効果を示す。RCTの比較結果からは血管運動神経症状に対して最も効果があるのはエストロゲン（経口，経皮）であるが，次いでわが国では更年期障害としての適応はないが，SSRI（パロキセチンなど），ガバペンチン，クロニジンが有意にホットフラッシュを減少させる[10)]。

不安，抑うつ症状などの精神症状を主体とし，これに血管運動神経症状も伴う場合にはSSRIを第一選択とすることもできる。ただしSSRIは効果の発現まで1～2週間と比較的遅く，その間に副作用で脱落する例が多いので，その効果と副作用をよく説明し，初期には低用量から開始したり，ベンゾジアゼピン系抗不安薬を短期間併用するなどの工夫が必要である。ベンゾジアゼピン系抗不安薬は，わが国では頻用されている。ただし，長期投与により身体依存を形成するため，処方の適正化のため1年以上の投与に際し「精神科薬物療法に関する適切な研修を修了している」などの要件が設けられ，満たさない場合には保険が減算される。ベンゾジアゼピン系抗不安薬の使用は必要最小限に止めるべきである。

不眠も周閉経期に増加し，睡眠薬を使用する場合も多い。ベンゾジアゼピン系ばかりでなく非ベンゾジアゼピン系睡眠薬も依存性などの問題があり長期連用は避けるべきである。最近はメラトニン受容体作動薬，オレキシン受容体拮抗薬を使用する場合もある。

●文献

1) Hunter M, Smith M：In Collaboration With The British Menopause Society. Cognitive Behaviour Therapy (CBT) for menopausal symptoms：Information for GPs and health professionals. Post Reprod Health (2)：83-84, 2017 (レベルⅣ) [PMID：28643612]
2) Kroenke CH, Caan BJ, Stefanick ML, et al：Effects of a dietary intervention and weight change on vasomotor symptoms in the Women's Health Initiative. Menopause 19：980-988, 2012 (レベルⅡ) [PMID：22781782]
3) Zhu BT, Han GZ, Shim JY, et al：Quantitative structure-activity relationship of various endogenous estrogen metabolites for human estrogen receptor alpha and beta subtypes：Insights into the structural determinants favoring a differential subtype binding. Endocrinology 147：4132-4150, 2006 (レベルⅣ) [PMID：16728493]
4) Taku K, Melby MK, Kronenberg F, et al：Extracted or synthesized soybean isoflavones reduce menopausal hot flash frequency and severity：systematic review and meta-analysis of randomized controlled trials. Menopause 19：776-790, 2012 (レベルⅠ) [PMID：22433977]
5) Aso T, Uchiyama S, Matsumura Y, et al：A natural S-equol supplement alleviates hot flushes and other menopausal symptoms in equol nonproducing postmenopausal Japanese women. J Womens Health (Larchmt) 21：92-100, 2012 (レベルⅡ) [PMID：21992596]
6) Daley A, Stokes-Lampard H, Thomas A, et al：Exercise for vasomotor menopausal symptoms. Cochrane Database Syst Rev (11)：CD006108, 2014 (レベルⅠ) [PMID：25431132]
7) Pérez-López FR, Martínez-Domínguez SJ, Lajusticia H, et al：Effects of programmed exercise on depressive symptoms in midlife and older women：A meta-analysis of randomized controlled trials. Maturitas 106：38-47, 2017 (レベルⅡ) [PMID：29150165]
8) Cramer H, Peng W, Lauche R：Yoga for menopausal symptoms - A systematic review and meta-analysis. Maturitas 109：13-25, 2018 (レベルⅡ) [PMID：29452777]
9) Maclennan AH, Broadbent JL, Lester S, et al：Oral oestrogen and combined oestrogen/progestogen therapy versus placebo for hot flushes. Cochrane Database Syst Rev (4)：CD002978, 2004 (レベルⅠ) [PMID：15495039]
10) Nelson HD：Menopause. Lancet 371：760-770, 2008 (レベルⅣ)
11) 藤野敬史，小林範子：エストリオールの使い方は？ 今日からできるホルモン補充療法．水沼英樹，高松　潔編，中外医学社，東京，2013，pp108-111 (レベルⅣ)
12) Tzingounis VA, Aksu MF, Greenblatt RB：The significance of oestriol in the management of the post-menopause. Acta Endocrinol Suppl (Copenh) 233：45-50, 1980 (レベルⅢ) [PMID：6773286]
13) Kuhl H：Pharmacology of estrogens and progestogens：influence of different routes of administration. Climacteric 8：3-63, 2005 (レベルⅣ) [PMID：16112947]
14) Zweifel JE, O'Brien WH：A meta-analysis of the effect of hormone replacement therapy upon depressed mood. Psychoneuroendocrinology (3)：189-212, 1997 (レベルⅡ) [PMID：9203229]
15) Soares CN, Almeida OP, Joffe H, et al：Efficacy of estradiol for the treatment of depressive disorders in perimenopausal women：a double-blind, randomized, placebo-controlled trial. Arch Gen Psychiatry 58：529-534, 2001 (レベルⅡ) [PMID：11386980]
16) Schneider LS, Small GW, Clary CM：Estrogen replacement therapy and antidepressant response to sertraline in older depressed women. Am J Geriatr Psychiatry 9：393-399, 2001 (レベルⅢ) [PMID：11739065]
17) Hays J, Ockene JK, Brunner RL, et al：Effects of estrogen plus progestin on health-related quality of life. N Engl J Med 348：1839-1854, 2003 (レベルⅡ) [PMID：12642637]
18) 高松　潔，吉丸真澄，小川真理子：更年期障害．臨床婦人科産科 72 増刊号：320-329，2008 (レベルⅣ)
19) 樋口　毅，飯野香理，柞木田礼子，他：更年期障害の諸症状に対する加味逍遙散，ホルモン補充療法の効果比較　無作為割付研究の結果より．日本女性医学学会雑誌 20：305-312，2012 (レベルⅡ)

Exercise 06-1

正しいものはどれか。1つ選べ。

a HRT は抑うつ症状には効果がない。
b 大豆イソフラボンはホットフラッシュに対して効果がある。
c SSRI は抑うつ症状には効果があるが血管運動神経症状には効果がない。
d 漢方薬は症状により HRT より優れた効果を持つことはない。
e 運動は健康維持のため重要であるが，更年期症状の改善効果はない。

解答は 537 頁へ

CQ 06-2 更年期障害に対するヘルスケアをどのように行っていくか？

❶ 更年期に関する啓蒙とサポート

更年期症状は人種，文化，地域性によって異なり，かつ個人差も大きい[1)]。また，更年期症状に対する捉え方も人それぞれ異なる[2)]。更年期症状・障害あるいは閉経という事象に対する不十分な知識により，更年期女性自身が自分に起こっている症状が更年期症状であるという理解ができないこともある。また，更年期女性への家族の不適切な対応により，さらに更年期症状を複雑にすることがある[3,4)]。

このようなことから更年期女性が自ら，閉経に関連して起こってくるホットフラッシュや発汗，動悸，抑うつ気分などの症状が更年期症状の一つである可能性があることを理解できるように啓発を行っていく必要がある[5,6)]。また，更年期障害の治療や対処法に関しても，正確な情報提供を行い，更年期女性が納得して選択でき，更年期障害に対し前向きに対処できるように時間をかけ十分な話し合いを行っていくことも重要となる[7,8)]。

家族・職場などの社会・心理因子への対応として，可能なら家族などの周囲の人の協力を得て，更年期障害への理解と更年期女性へのサポート体制を作り上げることも必要である。

さらに，更年期障害に悩む女性は，「なぜ自分だけが更年期症状に悩ませられるのか」という感情を持つこともある。そのため，更年期障害の悩みをもつ女性同士が話し合うピアカウンセリングなどに参加する機会を設けて，「自分だけが更年期障害で悩んでいるのではない」と思うことで心を支え合える環境を作ることも大切である[9)]。

❷ 更年期症状に対するヘルスケア

a. 血管運動神経症状

ホットフラッシュ，発汗などの血管運動神経症状は周閉経期後期から閉経後早期に多く自覚される[1,10)]。ホットフラッシュは体温調節機構の閾値の狭小化が原因であり，わずかな刺激もトリガーとなりうるので，なるべく体温上昇の誘因を避ける。室内はできるだけ涼しい環境とし，衣服も熱がこもらないような製品が望ましい。他に誘因となりやすい熱い飲み物，アルコール，カフェイン，スパイシーな食品，喫煙，ストレスを避ける。定期的な運動，適正な体重の維持も重要である。ホットフラッシュが自覚されたときは，深い腹式呼吸を行い，呼吸を整えリラックスするなど心がけるようにするとよい[11]。

b. 不眠

閉経移行期前期のプロゲステロンの低下時期から不眠を訴えることが多い。不眠のみを訴える場合もあるが，ホットフラッシュ，発汗に伴う不眠，不安感などによる不眠，夜間頻尿による不眠なども多い。そのため，これらの症状が原因の場合はその症状を緩和する方法を指導する。その上で，規則正しい生活リズムを取り戻すために，就寝時間と起床時間を一定にする努力をし，起床時に光に当たるよう指導する。1週間の生活リズムを記録し評価するなどして，客観的に生活リズムを評価し自覚を促すといった工夫も大切である[12]。

また，夕方や長時間の昼寝は不眠につながるため，昼寝をする時間は16時以前で，30分以内にとどめる。食事は規則的にし，アルコール，カフェイン，喫煙は避け，さらに日中には適度の運動を行う（眠る直前の運動は睡眠を阻害することもあるので注意する）。睡眠をとる部屋の明かりや音，温度，寝具などの環境を整えるよう指導する[12]。夜間のテレビ，パソコンやスマートフォンの明るい画面も避けたほうがよい。

c. 心理・精神症状

周閉経期は抑うつ症状や臨床的うつ病に対して脆弱な時期であり，社会環境的にも様々なストレスが生じる。また自身や家族の加齢や老後の不安など心理的な負荷となる要因は多い。ストレスに上手に対処する方法として様々なものが知られている。リラクゼーション，ヨガ，マッサージ，趣味，温泉，更年期サポートグループへの参加などである。個人に合わせた方法を取り入れることでストレスの軽減を図れるとよい。運動は臨床的抑うつ障害に至らない程度の抑うつ症状の低減に有効であることが証明されており[13]，更年期女性の抑うつ症状には定期的な運動習慣を勧めることもよい。

③ 生活習慣の改善

a. 喫煙・飲酒の習慣を見直す

喫煙する女性は非喫煙女性と比較して閉経が早いことが指摘されている[14]。喫煙は血管運動神経症状，抑うつ症状，不眠の危険因子でもある。さらに喫煙は経口投与のHRTでは治療の効果を半減するなどの影響も及ぼし[15]，血栓塞栓症のリスクも増大させる。更年期の症状の軽減，治療効果以外にも将来の健康リスクを考慮し禁煙を勧めることは重要である。

アルコールが健康に与える影響は男性より女性のほうが大きいとされ，更年期症状の程度と中高年以降のアルコール依存との関係も指摘されている。不眠のため寝酒を飲むなどの習慣もあるが，アルコールはかえって中途覚醒や，睡眠時無呼吸などの睡眠障害を悪化させたり，アルコール依存を生じやすくする[16]。むしろ飲酒を控えるべきであり，精神科医や心理療法士などの協力のもとで，アルコール摂取の制限，禁酒を勧める。

b. 規則正しい食習慣と栄養管理

血管運動神経症状や抑うつ症状の危険因子としてBMIが高いことが挙げられている。不規則な食事も不眠のリスクともなる。またメタボリックシンドローム，骨関節疾患などの更年期に起こりやすい疾患による症状が更年期症状と併せて発症する場合もある。適正な栄養の摂取と適正な体重コントロールは更年期女性の症状軽減のためばかりでなく，将来の疾患リスクの軽減にもつながる。

ビタミンやハーブ類を含むサプリメント類，健康食品は必ずしも効果やリスクのエビデンスが確立しておらず，推奨できるものは少ない。オメガ3不飽和脂肪酸は血管運動神経症状に対するエビデンスはないが，抑うつ症状の低減には効果があるとされ，他の心血管系への効果とあわせ更年期女性が摂取して問題ないと思われる[17]。大豆食品も更年期の様々な症状の低減効果が知られており，摂取が勧められる。

c. 定期的な運動

運動不足は血管運動神経症状の危険因子であり，肥満は血管運動神経症状，抑うつ，睡眠時無呼吸症候群の危険因子である。運動は抑うつ症状の低減に効果があることは証明されている。有酸素運動の更年期症状全般に対する効果をみたRCTの結果では，有酸素運動でGreene更年期スケールは有意に低下し，さらに栄養指導も合わせるとより効果的であることが報告されている[18]。定期的な運動は適正な体重の維持を目的とする他，メタボリックシンドロームや骨関節疾患などを抑制し，骨量の維持や増加にも効果的であることから，更年期の女性における定期的運動，特に有酸素運動の推奨は重要である。歩行・速歩などの低～中程度の強度の運動を週2～3回程度行うとよい。

●文献

1) Avis NE, Brockwell S, Colvin A：A universal menopausal syndrome? Am J Med 118 Suppl 12B：37-46, 2005 (レベルⅢ) [PMID：16414325]
2) 吉留厚子，江月優子，後藤由美，他：成人女性の更年期についての知識や情報及び更年期のとらえ方．母性衛生 44：300-306，2003 (レベルⅢ)
3) 三羽良枝：DR ショッピングの駆け込み寺 電話相談にみるわが国のHRT事情と医療に期待すること．更年期と加齢のヘルスケア 5：330-337，2006 (レベルⅢ)
4) 河端恵美子：医療保険制度からみたわが国の更年期医療．更年期と加齢のヘルスケア 1：51-57, 2002 (レベルⅣ)
5) Hemminki E, Topo P, Kangas I：Experience and opinion of climacterium by finnish women. Eur J Obstet Gynecol Reprod Biol 62：81-87, 1995 (レベルⅢ) [PMID：7493715]
6) 阪田泰子，小野寺敦子：35～54歳女性の更年期に対する自覚と日常生活における主観的満足感との関係．日本更年期医学会雑誌 15：210-222，2007 (レベルⅢ)
7) 江藤亜矢子：看護師のコミュニケーションにより症状が著明に改善された更年期障害の症例について．更年期と加齢のヘルスケア 2：78-83，2003 (レベルⅣ)
8) 千場直美：人間ドックにおける更年期女性に対する面接の有効性についての検討．更年期と加齢のヘルスケア 4：54-61，2005 (レベルⅢ)
9) Hunter MS：Depression and the menopause. BMJ 313：1217-1218, 1996 (レベルⅣ) [PMID：8939093]
10) Kasuga M, Makita K, Ishitani K, et al：Relation between climacteric symptoms and ovarian hypofunction in middle-aged and older Japanese women. Menopause 11：631-638, 2004 (レベルⅢ) [PMID：15545791]
11) Stearns V, Ullmer L, López JF et al：Hot flushes. Lancet 360：1851-1861, 2002 (レベルⅣ) [PMID：12480376]
12) 内山 真：睡眠障害の対応と治療ガイドライン．じほう，東京，2002 (ガイドライン)
13) Pérez-López FR, Martínez-Domínguez SJ, Lajusticia H, et al：Effects of programmed exercise on depressive symptoms in midlife and older women：A meta-analysis of randomized controlled trials. Maturitas 106：38-47, 2017 (レベルⅡ) [PMID：29150165]
14) Parazzini F, Negri E, La Vecchia C：Reproductive and general lifestyle determinant of age at menopause. Maturitas 15：141-149, 1992 (レベルⅢ) [PMID：1470046]
15) Tankó LB, Christiansen C：An update on the antiestrogenic effect of smoking：a literature review with implications for researchers and practitioners. Menopause 11：104-109, 2004 (レベルⅢ) [PMID：14716190]
16) 内村直尚：アルコール依存症に関連する睡眠障害．精神経誌 112：787-792，2010 (レベルⅣ)
17) Sánchez-Borrego R, von Schacky C, Osorio MJA, et al：Recommendations of the Spanish Menopause Society on the consumption of omega-3

polyunsaturated fatty acids by postmenopausal women. Maturitas 103：71-77, 2017（レベルⅣ）[PMID：28778336]

18) Asghari M, Mirghafourvand M, Mohammad-Alizadeh-Charandabi S, et al：Effect of aerobic exercise and nutrition education quality of life and early menopause symptoms：A randomized controlled trial. Women Health 57：173-188, 2017（レベルⅡ）[PMID：26909662]

Exercise 06-2

正しいものはどれか。1つ選べ。

a　更年期と閉経の関係を理解していない人は少ない。

b　カウンセリングはなるべく個人的に行いグループカウンセリングは避ける。

c　不眠に対しては薬に頼るより寝酒を勧めたほうがよい。

d　アルコール，カフェイン，スパイシーな食品はホットフラッシュのトリガーとなりうる。

e　オメガ3不飽和脂肪酸は脂質異常症のリスクになる。

解答は 537 頁へ

2 早発卵巣不全（早発閉経）

1 定義・頻度

CQ 07-1 早発卵巣不全または早発閉経とは，どのような状態をいうのか？　その頻度はどのくらいか？

❶ 定義：早発卵巣不全（早発閉経）とは

早発卵巣不全（primary ovarian insufficiency；POI）は，「40歳未満で卵巣性無月経となったもの」と定義されている[1]。また，POIには早発閉経（40歳未満で卵胞が枯渇し自然閉経を迎えた状態）と，卵巣に卵胞が存在するにもかかわらず高ゴナドトロピン血症性無月経を呈するゴナドトロピン抵抗性卵巣も含まれている。

診断基準に世界共通で統一されたものはなく[2]，40歳未満の高ゴナドトロピン性無月経で①40歳未満の続発性無月経が6カ月以上，②ゴナドトロピン高値，③エストロゲン低値，により診断がなされている[3]。

診断は，40歳未満で3カ月以上の続発性無月経患者を対象に精査を進める。妊娠反応が陰性であることを確認したのちに，他の無月経を来す疾患，すなわち貧血，糖尿病，甲状腺疾患や高プロラクチン血症などを除外する必要がある。FSHが高値（目安としてESHREガイドラインでは>25mIU/mL[4]，オーストラリアのPOIガイドラインでは25〜40mIU/mL[5]），エストラジオールが低値（目安として10pg/mL以下）であった場合には，4〜6週後に再度FSHおよびエストラジオールを測定し，診断に至る[2-5]。

❷ 頻度

自然発症POIの頻度は，40歳までで約1%，30歳までで約0.1%といわれている[6]。POIの原因として，特発性のほか染色体異常（ターナー症候群や脆弱X症候群）やアジソン病などの自己免疫性疾患が挙げられる。また，化学療法後や放射線療法後，手術療法後などの医原性POIに至る場合もある[5,7]。

❸ 特徴と問題点

POIの症状は，比較的早くに現れるものと長期間経過した後に問題となるものがある。早期に現れる症状として，ホットフラッシュや寝汗，動悸，頭痛などがある。また，長時間経過した場合には，認知機能の障害として物忘れや記銘力低下，集中力低下，うつ病，認知症のリスクが増加する他，不眠症や神経過敏などが出現する[8]。手術などによりPOIとなった場合も，認知機能の低下やアルツハイマー病，パーキンソン症候群，認知症，うつ病，性的欲求低下などリスクがある[9]。

また，POI患者では67%に骨量減少を認めていることや，コントロール群と比較して大腿骨頚部と脊椎骨で有意に骨量が減少し，将来的に骨粗鬆症となり骨折のリスクも上昇すると考えられている[8]。他にも，POI 患者は不妊症（妊娠率は 4.3％程度）となるだけでなく，腟の乾燥による萎縮，知覚過敏，かゆみ，性交痛，そして性的欲求の低下などを認める[8]。

さらに，POI 患者は橋本病や副腎不全，I 型糖尿病，副甲状腺機能低下症，悪性貧血の発生率が上昇する他，SLE や関節リウマチなどの自己免疫性疾患の発生にも関係していることから，一般の女性と比較して短命となるリスクがある[10,11]。同様に，40 歳未満で閉経した女性は 50～52 歳で閉経した女性と比較して死亡率が増加する[12]，あるいは同様の比較で平均余命が短い[13]という報告がある。そして，その死亡原因は冠動脈疾患，呼吸器疾患，尿生殖器疾患であるという[4]。

2 対応方法

CQ 07-2 早発卵巣不全（早発閉経）症例に対する治療はどのようにしたらよいか？

❶ HRT の実際

POI 患者に対する HRT は，更年期障害患者と比較して施行期間が圧倒的に長くなるため経皮のエストロゲン製剤が望ましい[2]。経口剤と比較して肝臓への first pass effect がなく，悪心等の消化器症状もないこと，冠動脈疾患，血栓症，胆嚢疾患のリスクを低下させることがその理由である[14]。投与量は，更年期障害の患者に使用される量の倍量が推奨されている[8]。一方，黄体ホルモン製剤は MPA 10 mg/日，あるいは天然型プロゲステロン 200 mg/日のどちらか 12 日間/月などが勧められている[8]。患者へ必ず説明すべきことは，HRT には避妊効果がないということである。低い頻度ではあるが排卵し妊娠する可能性があり，妊娠を希望しない患者に対しては，避妊指導または，HRT ではなく OC の服用が勧められる[15]。

長期間の HRT のデメリットとして，5 年以上の HRT の使用は乳癌の発症を増加させるとの報告はあるが[16]，POI に対する HRT が乳癌や子宮内膜癌，虚血性心疾患のリスクを上げるという報告はなく[17]，禁忌もほとんどない[18]。したがって，POI 患者に対する HRT は，年齢にして 50 歳前後までの使用が望ましいと考えられる[15]。また，乳癌既往患者のように HRT が禁忌の場合には，ウエイトトレーニング，カルシウム製剤やビタミン D 製剤の積極的な摂取，禁酒や禁煙が推奨されている[2]。

❷ 患者への対応

POI 診断後の最も重視すべきことは，患者の精神的ケアである。若くして POI と診断された女性は，自身の健康へ気を遣うのと同時に，妊孕性について非常にショックを受ける。不安や喪失感，絶望感，ときに怒りとして表現されることもある[19]。実際に POI と診断されることでうつ病のリスクが増加するという報告もある[20]。患者自身の尊厳と QOL を守るために，POI の原因検索として染色体検査を行う際には，遺伝専門医や女性ヘルスケア専門医による十分な説明や継続したカウンセリングを受けられる環境が整っていることが望ましい[8)]。

●文献

1) 日本産科婦人科学会編：産科婦人科用語集・用語解説集 改訂第4版．日本産科婦人科学会，東京，2018，p213（レベルⅣ）
2) Cox L, Liu JH：Primary ovarian insufficiency：an update. Int J Womens Health 6：235-243, 2014（レベルⅢ）[PMID：24591848]
3) Panay N, Kalu E：Management of premature ovarian failure. Best Pract Res Clin Obstet Gynaecol 23：129-140, 2009（レベルⅢ）[PMID：19091633]
4) Webber L, Davies M, Anderson R, et al：ESHRE Guideline：management of women with premature ovarian insufficiency. Hum Reprod 31：926-937, 2016（ガイドライン）[PMID：27008889]
5) Nguyen HH, Milat F, Vincent A：Premature ovarian insufficiency in general practice：Meeting the needs of women. Aust Fam Physician 46：360-366, 2017（ガイドライン）[PMID：28609590]
6) Coulam CB, Adamson SC, Annegers JF：Incidence of premature ovarian failure. Obstet Gynecol 67：604-606, 1986（レベルⅢ）[PMID：3960433]
7) 石塚文平：早発卵巣患者の排卵誘発．産婦人科の実際 55：953-956, 2006（レベルⅣ）
8) Committee on Gynecologic Practice：Committee Opinion No.698：Hormone Therapy in Primary Ovarian Insufficiency. Obstet Gynecol 129：e134, 2017（レベルⅣ）[PMID：28426619]
9) Bove R, Secor E, Chibnik LB, et al：Age at surgical menopause influences cognitive decline and Alzheimer pathology in older women. Neurology 82：222-229, 2014（レベルⅢ）[PMID：24336141]
10) Gulhan I, Bozkaya G, Uyar I, et al：Serum lipid levels in women with premature ovarian failure. Menopause 19：1231-1234, 2012（レベルⅣ）[PMID：22713860]
11) Podfigurna-Stopa A, Czyzyk A, Grymowicz M, et al：Premature ovarian insufficiency：the context of long-term effects. J Endocrinol Invest 39：983-990, 2016（レベルⅣ）[PMID：27091671]
12) Jacobsen BK, Heuch I, Kvåle G：Age at natural menopause and all-cause mortality：a 37-year follow-up of 19,731 Norwegian women. Am J Epidemiol 157：923-929, 2003（レベルⅣ）[PMID：12746245]
13) Mondul AM, Rodriguez C, Jacobs EJ, et al：Age at natural menopause and cause-specific mortality. Am J Epidemiol 162：1089-1097, 2005（レベルⅣ）[PMID：16221806]
14) Wakatsuki A, Ikenoue N, Shinohara K, et al：Different effects of oral and transdermal estrogen replacement therapy on matrix metalloproteinase and their inhibitor in postmenopausal women. Arterioscler Thromb Vasc Biol 23：1948-1949, 2003（レベルⅢ）[PMID：14555643]
15) Kalantaridou SN, Nelson LM：Premature ovarian failure is not premature menopause. Ann N Y Acad Sci 900：393, 2000（レベルⅣ）[PMID：10818427]
16) Rossouw JE, Anderson GL, Prentice RL, et al：Risks and benefits of estrogen plus progestin in healthy postmenopausal women：principal results From the Women's Health Initiative randomized controlled trial. JAMA 288：321-333, 2002（レベルⅡ）[PMID：12117397]
17) Jin M, Yu Y, Huang H：An update on primary ovarian insufficiency. Sci China Life Sci 55：677-686, 2012（レベルⅢ）[PMID：22932883]
18) Davies MC, Carwright B：What is the best management strategy for a 20-year-old woman with premature ovarian failure? Clin Endocrinol 77：182-186, 2012（レベルⅢ）[PMID：22587818]
19) Schmidt PJ, Cardoso GM, Ross JL, et al：Shyness, social anxiety, and impaired self-esteem in Turner syndrome and premature ovarian failure. JAMA 295：1374-1376, 2006（レベルⅣ）[PMID：16551707]
20) Schmidt PJ, Luff JA, Haq NA, et al：Depression in women with spontaneous 46, XX primary ovarian insufficiency. J Clin Endocrinol Metab 96：E278-287, 2011（レベルⅣ）[PMID：21047929]

Exercise 07

自然発症の早発卵巣不全（早発閉経）について，正しいものはどれか。1つ選べ。

a　自然妊娠はしない。

b　認知症のリスクが増加する。

c　30歳未満での卵巣性無月経をいう。

d　エストロゲンの量は通常量を用いる。

e　ホルモン補充療法（HRT）を5年間施行する。

解答は537頁へ

3 骨粗鬆症

1 定義・頻度

CQ 08 骨粗鬆症とはどのような病気か？　どのように病型分類できるか？　罹患者はどの程度いるか？

❶ はじめに

骨粗鬆症という疾患概念は1941年，Albright[1]が骨軟化症や線維性骨炎とは区別される疾患として記載した。そのなかで，閉経後女性は身長の低下，腰背痛，円背・亀背を呈するとしており，これらの3つの症状はとりもなおさず椎体骨折であり，その原因としてエストロゲンの低下が考えられていた。しかし，1980年代までは上記のような疾患概念はあったものの，明確な定義のもとに骨粗鬆症という用語は使用されていなかった。すなわち，骨折を生じる病的過程と骨粗鬆症性骨折を明確に区別できず，骨折を合併したもののみが骨粗鬆症と長期にわたり呼ばれてきた。しかし，その後の病態の解明により，疾患としての骨粗鬆症は骨折を生じるに至る病的な過程であり，骨折はその結果として生じた合併症であることが明らかになった。また骨折はADLおよびQOLの阻害，他臓器への障害（骨と全身の臓器相関），さらには生命予後にも影響を与えることが問題となってきた。このような臨床研究の進展と骨塩定量検査の普及，骨代謝関連検査の技術的進歩などを背景に，骨粗鬆症の疾患概念は大きく変化している。

❷ 定義

骨粗鬆症は，古くは骨軟化症などと区別すべく，骨組織中の骨塩（ミネラル）と非ミネラル化基質の比率があまり変化せずに，骨組織量（骨量）が低下する疾患とされていた。一方，骨軟化症は骨量も低下するが，骨塩部分が特に低下した疾患とされ，骨軟化症を意識しての骨粗鬆症の定義がもっぱらなされてきた。そのようななか，骨密度測定の技術的進歩と普及により骨量の正確な測定が可能となったことなどから，前述したように，骨折を呈してから骨粗鬆症と診断するのでは遅きに失すると考えられるようになった。

このような背景の下，1991年コペンハーゲンで開催された世界骨粗鬆症会議のコンセンサスミーティング[2]において，「骨粗鬆症とは低骨量と骨組織の微細構造の異常を特徴とし，骨の脆弱化が亢進し，骨折の危険性が増加する疾患である」と定義された。この定義によって，骨粗鬆症は骨折の危険性が増大した病的状態を指し，この結果生じる骨折は合併症と解釈されるようになった。

その後，1990年代の10年間にEBMに基づいた臨床研究が数多くなされ，骨粗鬆症には骨密度だけではなく，骨密度以外の骨折危険因子の関与が明らかになってきた。骨密度以外の骨折危険因子とは，年齢，既存骨折，骨代謝回転の亢進，体格，生活習慣などである。すなわち，骨密度中心の考え方から，上記の骨折の発生に関わる危険因子を含めて考えるようになったわけである。そし

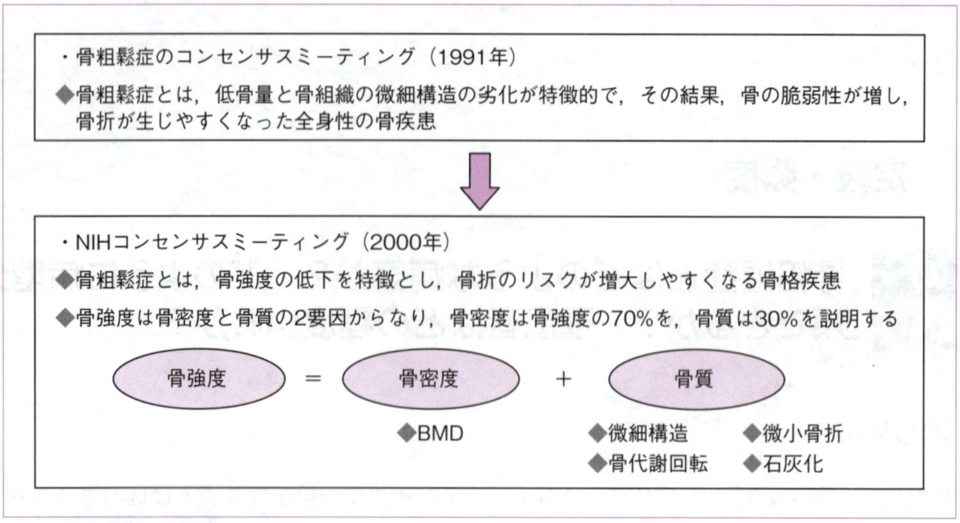

・骨粗鬆症のコンセンサスミーティング（1991年）
◆骨粗鬆症とは，低骨量と骨組織の微細構造の劣化が特徴的で，その結果，骨の脆弱性が増し，骨折が生じやすくなった全身性の骨疾患

・NIHコンセンサスミーティング（2000年）
◆骨粗鬆症とは，骨強度の低下を特徴とし，骨折のリスクが増大しやすくなる骨格疾患
◆骨強度は骨密度と骨質の2要因からなり，骨密度は骨強度の70%を，骨質は30%を説明する

骨強度 ＝ 骨密度 ＋ 骨質

骨密度：◆BMD
骨質：◆微細構造 ◆微小骨折 ◆骨代謝回転 ◆石灰化

図1 骨粗鬆症の定義

て，骨吸収抑制剤による骨折防止効果が必ずしも骨密度増加効果に依存しないことも明らかになった。

これらを反映して，2000年米国のNIHにてコンセンサスミーティング[3]が開かれ，今後は「骨粗鬆症について，従来の骨密度を中心とする考え方を改め，骨折の発生に関わる危険因子全体を含めて考える」とのコンセンサスが得られた。さらに，そのため骨粗鬆症の定義を先の定義から以下のように修正した。すなわち「骨強度の低下を特徴とし，骨折リスクが増大しやすくなる骨格疾患」であるとした。さらに，「骨強度は骨密度と骨質の2つの要因からなり，骨密度は骨強度のほぼ70%を説明する」とした。残りの30%の説明要因を“骨質”という用語に集約し，その内容には微細構造，骨代謝回転，微小骨折（マイクロクラック），骨組織の石灰化度などを挙げた（図1）。このようにNIHのコンセンサスミーティングの要点は，骨粗鬆症を「骨強度の低下」と「骨折の危険性の増加」の2点に集約した点である。これらの経緯を踏まえて，わが国では2012年に診断基準が改訂されている。

❸ 病型分類

a. 原発性骨粗鬆症

病型分類においてはエストロゲン欠乏に伴う高代謝回転の閉経後骨粗鬆症（Ⅰ型）と加齢に伴う低代謝回転の老人性骨粗鬆症（Ⅱ型）という分類が長らく使用されてきたが，高齢女性でも骨代謝異常は閉経後のエストロゲン欠乏からの一連の病態であると考えられるようになったことから，老人性骨粗鬆症という分類は使われなくなり，一括して閉経後骨粗鬆症となった（表1）。

閉経後骨粗鬆症は女性の骨粗鬆症であるが，男性にもアンドロゲンの減少からエストロゲンの欠乏を来す同様の病態があり，それは男性骨粗鬆症と呼ばれ，原発性骨粗鬆症に分類される。男性骨粗鬆症は女性の骨粗鬆症の6分の1の発症頻度であるのに対し，骨折例は女性の3分の1であり，女性よりも約2倍易骨折性である。65歳以前から発生する例もあり，多発例も多く，重症化しや

表 1　骨粗鬆症の病型分類

原発性骨粗鬆症	続発性骨粗鬆症
閉経後骨粗鬆症 男性骨粗鬆症 特発性骨粗鬆症（妊娠後骨粗鬆症など）	内分泌性 栄養性 薬剤性 不動性 先天性 その他

すいことが特徴である。

その他，特発性骨粗鬆症として，稀ではあるが産褥期に脊椎圧迫骨折を来す妊娠後骨粗鬆症がある。

b. 続発性骨粗鬆症

骨代謝に影響を及ぼす様々な全身性，局所性疾患あるいは栄養障害や力学的刺激低下をもたらす状態により二次的に起こる骨粗鬆症である（表 1）。原因疾患は様々であり病態もそれぞれ異なる。原疾患の治療により改善することが期待され得るが，それだけでは不十分であり骨粗鬆症としての治療も要することが多い。

④ 頻度

骨粗鬆症の有病率については，大規模住民コホート研究参加者において，日本骨代謝学会の基準を用いて推定した腰椎および大腿骨頚部の骨粗鬆症の有病率（40 歳以上）が報告されている[4,5]。これによれば一般住民での 40 歳以上の骨粗鬆症有病率は，第 2～第 4 腰椎（L_2～L_4）で男性 3.4%，女性 19.2%，大腿骨頚部で男性 12.4%，女性 26.5%であった。この研究で得られた骨粗鬆症の年代別有病率（図 2）を 2005 年の年齢別人口構成に当てはめてわが国の骨粗鬆症患者数（40 歳以上）を推定すると，腰椎で診断した患者数は約 640 万人（男性 80 万人，女性 560 万人），大腿骨頚部で診断した患者数は約 1,070 万人（男性 260 万人，女性 810 万人）と推計される。これらの診断箇所をまとめて，腰椎か大腿骨頚部のいずれかで骨粗鬆症と判断されたものを骨粗鬆症とすれば，その患者数は 1,280 万人（男性 300 万人，女性 980 万人）となる。

骨粗鬆症の発症率についての報告は国際的にも少ない。わが国においては 40～79 歳の住民について，腰椎骨密度調査結果から骨粗鬆症の発症率を推計した結果，男性においては 1 年間に約 0.6%，女性では約 2.3%が新たに骨粗鬆症に罹患するとの報告がある[6]。これを 2005 年の年齢別人口構成に当てはめてわが国の骨粗鬆症発生数（40～79 歳）を推定すると，腰椎骨密度から推定した骨粗鬆症の発生数は年間約 97 万人（男性 16 万人，女性 81 万人）となる。一方，3 年間フォローされた 1,088 人の女性での腰椎および大腿骨近位部の骨密度測定において，新たに骨粗鬆症と診断された症例数から算出された年齢別発生率[7]を，2010 年の年齢別人口構成に当てはめてわが国における女性の骨粗鬆症発生数を推計したところ，腰椎で診断した骨粗鬆症は年間 50 万人，大腿骨近位部では年間 105 万人であった。

●文献

1）Albright F, Smith PH, Richardson AH：Postmenopausal osteoporosis：its clinical features. JAMA

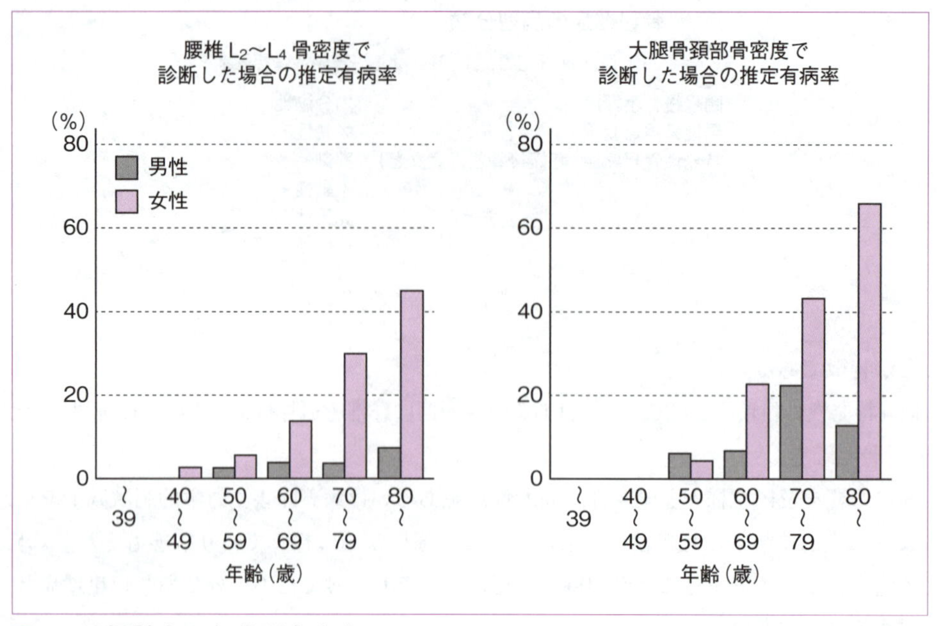

図2 骨粗鬆症の年代別有病率(Yoshimura N, et al：J Bone Miner Metab 27：620-628, 2009 より作図)

116：2465-2474, 1941 (**レベルⅣ**)

2) Consensus Development Conference：Prophylaxis and treatment of osteoporosis. Am J Med 90：107-110, 1991 (**レベルⅣ**) [PMID：1986575]

3) Anonymous：Osteoporosis Prevention, Diagnosis, and Therapy. NIH Consensus Statement 17：1-36, 2000 (**レベルⅣ**) [PMID：11176917]
http://consensus.nih.gov/2000/2000Osteoporosis111PDF.pdf

4) Yoshimura N, Muraki S, Oka H, et al：Cohort profile：research on Osteoarthritis/Osteoporosis Against Disability study. Int J Epidemiol 39：988-995, 2010 (**レベルⅢ**) [PMID：19749026]

5) Yoshimura N, Muraki S, Oka H, et al：Prevalence of knee osteoarthritis, lumbar spondylosis and osteoporosis in Japanese men and women：the research on Osteoarthritis/Osteoporosis Against Disability study. J Bone Miner Metab 27：620-628, 2009 (**レベルⅢ**) [PMID：19568689]

6) Yoshimura N, Muraki S, Oka H, et al：Epidemiology of lumbar osteoporosis and osteoarthritis and their causal relationship--Is osteoarthritis a predictor for osteoporosis, or vice-verca?：The Miyama Study. Osteoporos Int 20：999-1008, 2009 (**レベルⅢ**) [PMID：18989721]

7) Yoshimura N, Muraki S, Oka H, et al：Serum levels of 25-hydroxyvitamin D and the occurrence of musculoskeletal diseases：a 3-year follow-up to the road study. Osteoporos Int 26：151-61, 2015 (**レベルⅢ**) [PMID：25138262]

Exercise 08

正しいものはどれか。1つ選べ。

a 骨質を規定する因子には骨代謝回転が含まれる。
b わが国の 2005 年における骨粗鬆症の推定患者数は約 800 万人である。
c わが国の 2010 年における女性の骨粗鬆症の年間発生数は約 40 万人である。
d 骨吸収抑制剤による骨折防止効果は骨密度増加効果に依存する。
e 男性の骨粗鬆症の発生頻度は女性の 2 分の 1 であるが，約 6 倍骨折しやすい。

解答は 537 頁へ

2 検査法

CQ 09 骨粗鬆症の診断基準とそれに必要な検査法にはどのようなものがあるか？

❶ 原発性骨粗鬆症の診断基準

「原発性骨粗鬆症診断基準」(2012年度改訂版) が日本骨代謝学会，日本骨粗鬆症学会合同で作成された[1](表1)。この基準によれば，①脆弱性骨折の有無と，②骨密度値の2項目によって診断を行う。

脆弱性骨折とは，軽微な外力によって発生した非外傷性骨折と定義され，軽微な外力とは，立った姿勢からの転倒か，それ以下の外力を指す。脆弱性骨折のうち，椎体骨折または大腿骨近位部骨折があれば，骨密度値の高低に関係なく原発性骨粗鬆症と診断される。椎体骨折の有無は，腰背部痛などの明らかな症状を示さない無症候性の骨折が全体の3分の2を占めるため，脊椎X線像から確認することが望ましい。椎体および大腿骨近位部以外の脆弱性骨折が肋骨，骨盤 (恥骨，坐骨，仙骨を含む)，上腕骨近位部，橈骨遠位端，下腿骨に認められた場合，骨密度がYAM (若年成人平均値；young adult mean) の80%未満であれば原発性骨粗鬆症と診断する。産婦人科診療の現場では，骨折がなく骨密度低下のみによる骨粗鬆症が少なくない。骨折がない場合には低骨密度の評価は原則として腰椎または大腿骨近位部の骨密度値を用い，YAMの70%以下あるいは-2.5SD以下であれば骨粗鬆症とする。

骨密度はdual-energy X-ray absorptiometry (DXA) を用いて，腰椎と大腿骨近位部の両者を測定することが望ましい。また，複数部位で測定した場合にはより低い%値またはSD値を採用する。これらの測定が困難な場合は末梢骨DXAによる橈骨，MD法による第二中手骨の骨密度とするが，この場合は%値のみを使用する。踵骨QUS (quantitative ultrasound) 法は大腿骨近位部骨折のリスク評価には有用であるが原発性骨粗鬆症の診断に用いることはできない。

なお，骨密度が-2.5SDより大きく-1.0SD (YAMのほぼ88%) 未満の場合を骨量減少 (骨減少)〔low bone mass (osteopenia)〕と診断する。

❷ 鑑別診断

低骨量を呈する疾患は原発性骨粗鬆症以外にも多数存在する (図1)[2]。骨粗鬆症は原発性と続発性に分けられる。妊娠・産褥期に脊椎圧迫骨折を来す妊娠後骨粗鬆症は特発性骨粗鬆症として原発性骨粗鬆症に含まれる。続発性骨粗鬆症とは骨脆弱化の原因・基礎疾患が明らかな病態のことをいい，原発性に比べ，しばしば症状が重症である。産婦人科診療では，神経性食欲不振症や体重減少性無月経などのやせ，原発性無月経 (Turner症候群など)，卵巣機能不全，早発閉経，閉経前の卵巣摘出，長期間反復するGnRHアゴニスト療法や，糖尿病，慢性腎臓病やステロイド薬使用者などの続発性骨粗鬆症の原因疾患を有する若年女性に遭遇する機会が少なくない。続発性骨粗鬆症では原疾患を治療すると骨密度が著明に改善することがあり，原発性骨粗鬆症の診断の際に見過ごし

表1 原発性骨粗鬆症の診断基準(2012年度改訂版)(日本骨代謝学会，日本骨粗鬆症学会：Osteoporosis Japan 21：9-21, 2013より)

低骨量をきたす骨粗鬆症以外の疾患または続発性骨粗鬆症を認めず，骨評価の結果が下記の条件を満たす場合，原発性骨粗鬆症と診断する。

Ⅰ. 脆弱性骨折(注1)あり
1. 椎体骨折(注2)または大腿骨近位部骨折あり
2. その他の脆弱性骨折(注3)があり，骨密度(注4)がYAMの80%未満

Ⅱ. 脆弱性骨折なし
骨密度(注4)がYAMの70%以下または−2.5SD以下

*YAM：若年成人平均値(腰椎では20～44歳，大腿骨近位部では20～29歳)

注1) 軽微な外力によって発生した非外傷性骨折。軽微な外力とは，立った姿勢からの転倒か，それ以下の外力をさす。

注2) 形態椎体骨折のうち，3分の2は無症候性であることに留意するとともに，鑑別診断の観点からも脊椎X線像を確認することが望ましい。

注3) その他の脆弱性骨折：軽微な外力によって発生した非外傷性骨折で，骨折部位は肋骨，骨盤(恥骨，坐骨，仙骨を含む)，上腕骨近位部，橈骨遠位端，下腿骨。

注4) 骨密度は原則として腰椎または大腿骨近位部骨密度とする。また，複数部位で測定した場合にはより低い%値またはSD値を採用することとする。腰椎においてはL_1～L_4またはL_2～L_4を基準値とする。ただし，高齢者において，脊椎変形などのために腰椎骨密度の測定が困難な場合には大腿骨近位部骨密度とする。大腿骨近位部骨密度には頸部またはtotal hip(total proximal femur)を用いる。これらの測定が困難な場合は橈骨，第二中手骨の骨密度とするが，この場合は%のみ使用する。

付記 骨量減少(骨減少)(low bone mass [osteopenia])：骨密度が−2.5SDより大きく−1.0SD未満の場合を骨量減少とする。

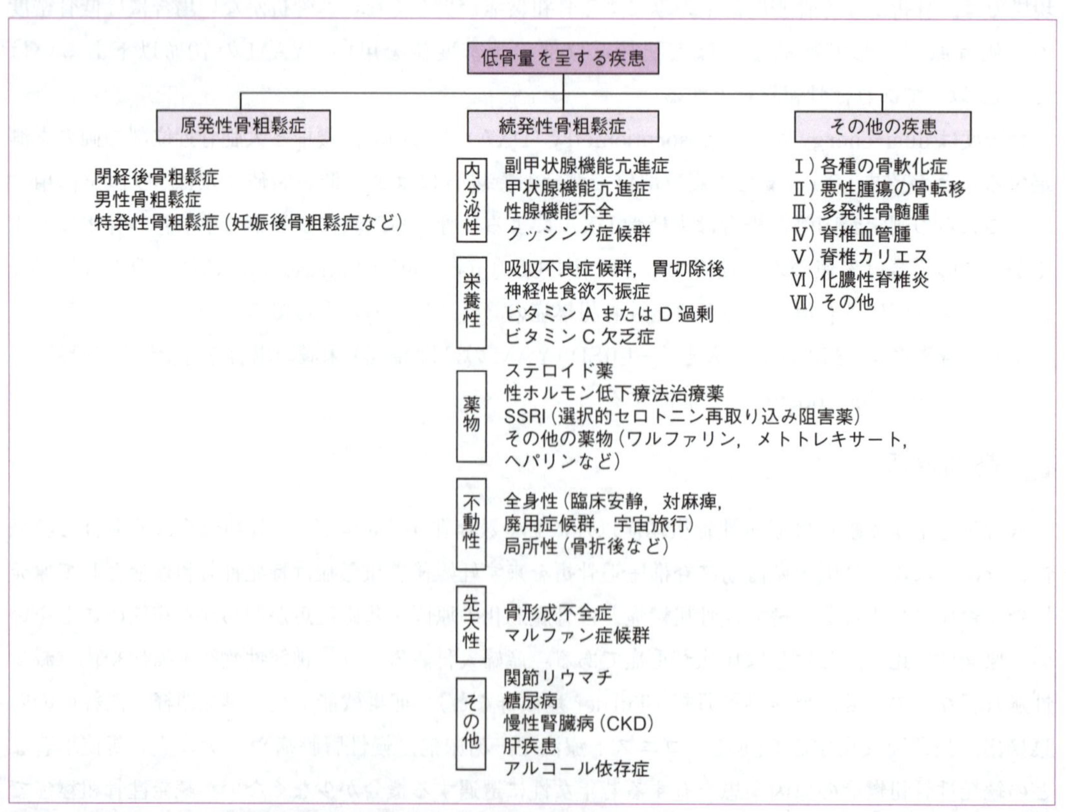

図1 低骨量を呈する疾患(日本骨粗鬆症学会，他：骨粗鬆症の予防と治療ガイドライン2015年版．ライフサイエンス出版，2015，p19より)

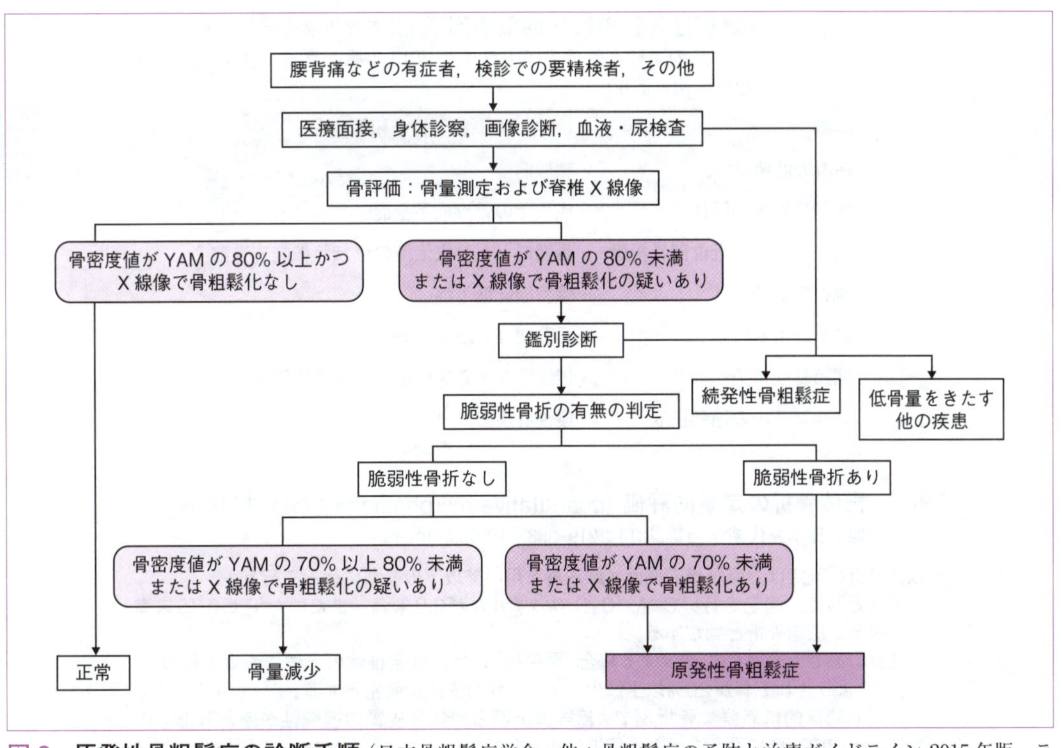

図2 原発性骨粗鬆症の診断手順（日本骨粗鬆症学会，他：骨粗鬆症の予防と治療ガイドライン 2015年版．ライフサイエンス出版，p18より）

てはならない[3]。

❸ 原発性骨粗鬆症の診断手順（図2）[2]

a. 医療面接

続発性骨粗鬆症や低骨量を来す疾患の既往歴，危険因子の有無（表1）[2]，生活様式（食事・カルシウム摂取，運動・日常の活動性，喫煙，飲酒など），家族歴，閉経（時期，自然か人工か）などを丁寧に聴取する。

b. 身体診察

低体重，身長短縮，円背・脊柱弯曲の有無，腰背部痛の有無などの身体所見に注目する。閉経後日本人女性を対象に骨粗鬆症自己評価指数（female osteoporosis self-assessment tool for Asians；FOSTA）を用いて骨粗鬆症の有病率を検討したところ，FOSTA＝［体重（kg）－年齢（歳）］×0.2が－4未満の高リスク群が全体の25%存在し，これらの女性の約45%が骨粗鬆症であった[4]。25歳時からの身長短縮が4cm以上のグループでは，それ未満のグループと比較して，椎体骨折の相対危険度が2.8倍であった[5]。また亀背があれば低骨密度や骨粗鬆症を示す可能性が高くなる[6]。

c. 骨密度測定

骨粗鬆症の診断において最も重要であるが，詳細は**333頁〜**（検査項目：骨量測定）を参照のこと。

表1 骨粗鬆症性骨折の臨床的危険因子（日本骨粗鬆症学会，他：骨粗鬆症の予防と治療ガイドライン 2015年版．ライフサイエンス出版，p18より）

年齢	続発性骨粗鬆症
BMIの低値	・糖尿病
脆弱性骨折の既往	・成人での骨形成不全症
両親の大腿骨近位部骨折歴	・長期にわたり未治療の甲状腺機能亢進症
現在の喫煙	・性腺機能低下症
ステロイド投与	・早発閉経（45歳未満）
関節リウマチ	・慢性的な栄養失調あるいは吸収不良
アルコールの過剰摂取	・慢性肝疾患

表2 椎体骨折の定量的評価（quantitative morphometry：QM法）（折茂 肇，他：日本骨代謝学会雑誌 14：219-233，1997より）

椎体骨折の判定は，胸腰椎の側面X線写真を用いて以下の基準に従って行う。
・原則として，測定を行いC/A，C/Pのいずれかが0.8未満，またはA/Pが0.75未満の場合を圧迫骨折と判定する。
・椎体の高さが全体的に減少する場合（扁平椎）には，判定椎体の上位または下位のA，C，Pよりそれぞれが20％以上減少している場合を圧迫骨折とする。
・ただし臨床的に新鮮な骨折例でX線写真上明らかに骨皮質の連続性が断たれたものは，上記の変形に至らなくとも圧迫骨折としてよい。

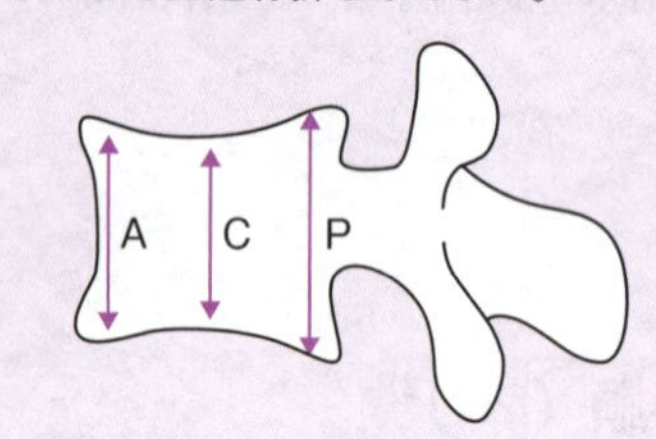

d. 胸・腰椎のX線撮影

骨粗鬆症診療において胸・腰椎のX線像が果たす役割は骨密度とともに重要である。その目的は，①脊椎に異常を来す他疾患との鑑別，②椎体骨折の判定である。特に，椎体骨折の認識には，形態骨折（臨床症状がないことが多い）が臨床骨折に比して多いので，X線撮影は必須である。なお，新規椎体骨折の発生率は，既存椎体骨折の有無と密接な関係がある。

椎体骨折により生じる椎体変形を胸椎・腰椎側面X線像で判定する方法には，定量的評価（quantitative morphometry：QM法）（表2）[7]と半定量的評価法（semiquantitative method：SQ法）（図3）[8]がある。

e. 血液・尿検査（骨代謝マーカー含む）

代謝性骨疾患などの続発性骨粗鬆症の除外のために，通常の臨床検査のほかに，血中カルシウム，リン，アルカリホスファターゼ（ALP），尿中カルシウム，クレアチニンの測定が必要で，骨粗鬆症ではこれらが正常域である。ALPは閉経後骨粗鬆症で基準上限の1.5倍まで上昇することがあるが，カルシウムやリンが基準値を超える場合には，続発性骨粗鬆症の鑑別が必要である。

骨代謝マーカーには骨形成の過程で出現する骨形成マーカーと骨組織の破壊に伴い出現する骨吸

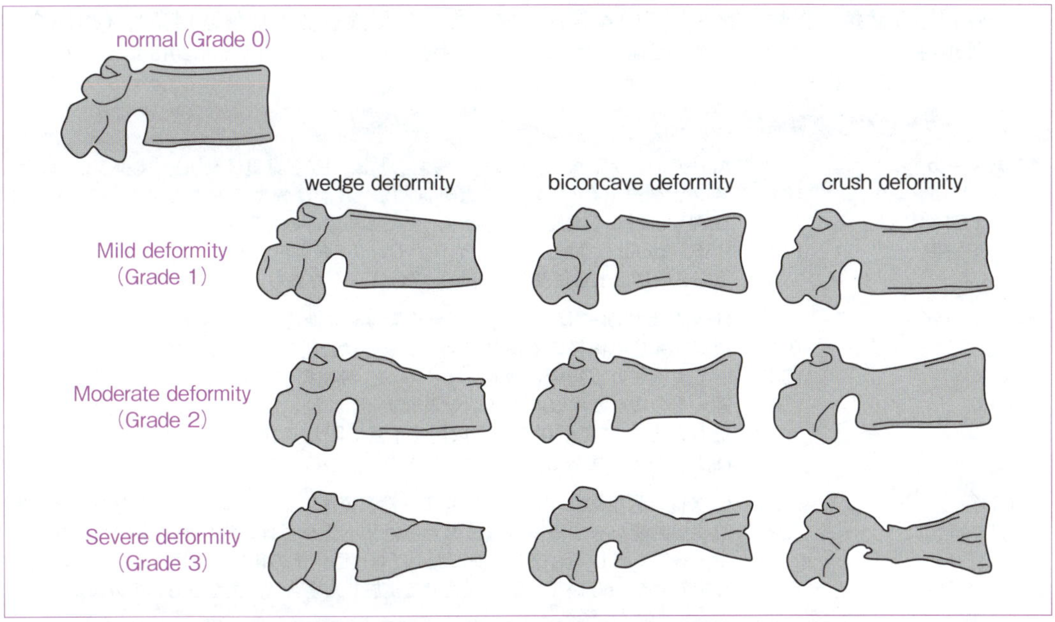

normal (Grade 0)
wedge deformity
biconcave deformity
crush deformity
Mild deformity (Grade 1)
Moderate deformity (Grade 2)
Severe deformity (Grade 3)

図3 椎体骨折の半定量的評価法（semiquantitative method：SQ 法）（Genant HK, et al：J Bone Miner Res 8：1137-1148, 1993 より）

側方向X線像における椎体高の減少を前縁減少型，中央減少型，後壁減少型に分けて，各々の減高の程度により Grade 0～3までの4段階に分ける半定量的方法である。概略は，Grade 1は3つの部分のどれかが20～25%，Grade 2は25～40%，Grade 3は40%以上減高したものである。

収マーカーがあり，骨基質の構成成分であるコラーゲン線維の断片や架橋物質，酵素からなる。骨代謝マーカーは骨質を評価し，その上昇は骨密度とは独立した骨折危険因子である。骨粗鬆症の診断自体には不要であるが，診断時の骨代謝状態を評価して治療薬を選択したり，薬物治療効果の評価に有用である[9]。

骨粗鬆症診療で測定可能な骨代謝マーカーおよび保険点数を表3に示す[9]。骨形成マーカーには骨芽細胞膜表面にある骨型 ALP 活性（BAP）と，I型コラーゲン生産過程で産生されるI型プロコラーゲン N 末端プロペプチド（PINP）や骨芽細胞で産生されるオステオカルシン（OC）がある。骨吸収マーカーにはI型コラーゲンが破骨細胞により分解されて放出される代謝産物（I型コラーゲン架橋 N- テロペプチド：NTX，I型コラーゲン架橋 C- テロペプチド：CTX，デオキシピリジノリン：DPD），破骨細胞が分泌する酒石酸抵抗性酸ホスファターゼ 5b（TRACP-5b）がある。骨吸収時にはこれらのI型コラーゲンの代謝産物が血中，尿中に出現するので，その測定により骨コラーゲンの分解の程度を評価することができる。尿中骨代謝マーカーの測定は，早朝第一または第二尿を用いクレアチニンで補正した値を用いる。また，骨マトリックス（骨質）関連マーカーとして，ビタミン K の骨作用の不足を反映し骨質に関与すると考えられる undercarboxylated osteocalcin（ucOC）が，ビタミン K_2 剤の選択およびビタミン K_2 剤の効果判定の補助的指標として保険適用を受けている[10]。

骨代謝マーカーは，骨粗鬆症患者に対して，治療開始前と開始後6カ月以内，薬剤変更後6カ月以内に1回ずつの測定が保険適用となる。骨代謝回転が亢進しているほど骨密度の減少速度が速くなるのみならず，骨密度に関係なく骨折の危険性が高まる。高回転型骨粗鬆症患者のほうが骨吸

表3 骨粗鬆症診療で保険収載されている骨代謝マーカーの保険点数と保険適用条件（2018年4月現在）（日本骨粗鬆症学会：骨粗鬆症診療における骨代謝マーカーの適正使用ガイド2018年版．ライフサイエンス出版，2018より）

マーカー	保険点数	保険適用条件
骨形成マーカー BAP Intact P1NP total P1NP	 161 168 170	ALPアイソザイム（アガロース電気泳動法，PAG電気泳動法），骨型アルカリホスファターゼ（アガロース電気泳動法）および骨型アルカリホスファターゼ（BAP）を併せて実施した場合は，主たるもののみ算定する。 BAP，Intact P1NP，ALPアイソザイム（PAG電気泳動法）およびtotal P1NPのうち2項目以上を併せて実施した場合は，主たるもののみ算定する。
骨吸収マーカー DPD sNTX uNTX	 191 156 156	NTXおよびDPDは，原発性副甲状腺機能亢進症の手術適応の決定，副甲状腺機能亢進症手術後の治療効果判定，または骨粗鬆症の薬剤治療方針の選択に際して実施された場合に算定する。なお，骨粗鬆症の薬剤治療方針の選択時に1回，その後6カ月以内の薬剤効果判定時に1回に限り，また薬剤治療方針を変更したときは変更後6カ月以内に1回に限り算定できる。NTX，OCまたはDPDを併せて実施した場合は，いずれか1つのみ算定する。
sCTX uCTX	170 169	CTXは，骨粗鬆症におけるホルモン補充療法，ビスホスホネート療法など，骨吸収抑制能を有する薬剤療法の治療効果判定または治療経過観察において算出できる。ただし，治療開始前においては1回，その後は6カ月以内に1回に限り算定できる。sCTXとuCTXを併せて実施した場合は，主たるもののみ算定する。
TRACP-5b	156	TRACP-5bは，代謝性骨疾患および骨転移（代謝性骨疾患や骨折の併発がない肺癌，乳癌，前立腺癌に限る）の診断補助として実施した場合に1回，その後6カ月以内の治療経過観察時の補助的指標として実施した場合に1回に限り算定できる。また，治療方針を変更した際には変更後6カ月以内に1回に限り算定できる。TRACP-5bとNTX，OCまたはDPDを併せて実施した場合は，いずれか1つのみ算定する。
骨マトリックス（基質）関連マーカー ucOC	 162	骨粗鬆症におけるビタミンK_2薬の治療選択目的で行った場合，または治療経過観察を行った場合に算定できる。ただし，治療開始前においては1回，その後は6カ月以内に1回に限り算定できる。

※OCの保険適用条件：続発性副甲状腺機能亢進症の手術適応の決定および原発性または続発性の副甲状腺機能亢進症による副甲状腺（上皮小体）腺腫過形成手術後の治療効果判定に際して実施した場合にのみ算定できる。

収抑制剤による骨密度の増加が大きく，薬剤選択に迷う場合には病態に合った効果的な薬剤選択が可能となる。骨吸収マーカーがカットオフ値以上の亢進状態であれば骨吸収抑制剤を選択し，異常高値の場合には骨粗鬆症以外の骨代謝疾患の可能性を考慮する[9]。

●文献

1）日本骨代謝学会，日本骨粗鬆症学会合同原発性骨粗鬆症診断基準改訂検討委員会：原発性骨粗鬆症の診断基準（2012年度改訂版）．Osteoporosis Japan 21：9-21，2013（**ガイドライン**）

2）骨粗鬆症の予防と治療ガイドライン作成委員会編：骨粗鬆症の予防と治療ガイドライン 2015年版．ライフサイエンス出版，東京，2015（**ガイドライン**）

3）NIH Consensus Development Panel on Osteoporosis Prevention, Diagnosis and Therapy：Osteoporosis prevention, diagnosis and therapy. JAMA 285：785-795, 2001（**レベルⅠ**）［PMID：11176917］

4）Fujiwara S, Masunari N, Suzuki G, et al：Performance of osteoporosis risk indices in a Japanese population. Current Ther Res 62：586-594, 2001（**レベルⅣ**）

5）Vogt TM, Ross PD, Palermo L, et al：Vertebral fracture prevalence among women screened for the Fracture Intervention Trial and a simple clinical tool to screen for undiagnosed vertebral fractures. Fracture Intervention Trial Research Group. Mayo Clin Proc 75：888-896, 2000（**レベルⅡ**）［PMID：10994823］

6）Green AD, Colón-Emeric CS, Bastian L, et al：Dose this women have osteoporosis? JAMA 292：2890-2900, 2004（**レベルⅣ**）［PMID：15598921］

7）折茂 肇，杉岡洋一，福永仁夫，他：原発性骨粗鬆症の診断基準―1996年度改訂版．日本骨代謝学会

雑誌 14：219-233，1997（ガイドライン）
8) Genant HK, Wu CY, van Kuijk C, et al：Vertebral fracture assessment using a semiquantitative technique. J Bone Miner Res 8：1137-1148, 1993（レベルⅢ）[PMID：8237484]
9) 日本骨粗鬆症学会骨代謝マーカー検討委員会：骨粗鬆症診療における骨代謝マーカーの適正使用ガイド（2018年版）．ライフサイエンス出版，東京，2018（ガイドライン）
10) Shiraki M, Shiraki Y, Aoki C, et al：Vitamin K_2（menatetrenone）effectively prevents fractures and sustains lumbar bone mineral density in osteoporosis. J Bone Miner Res 15：515-521, 2000（レベルⅢ）[PMID：10750566]

Exercise 09

原発性骨粗鬆症の診断基準を満たすものはどれか。1つ選べ。

a 脊椎X線像にて脆弱性骨折を認める37歳のターナー症候群女性
b 上腕骨近位部の脆弱性骨折があり，腰椎骨密度がYAMの77%の女性
c 腰椎骨密度値がYAMの71%の閉経後女性
d 踵骨QUS（quantitative ultrasound）がYAMの65%の53歳閉経後女性
e 骨吸収マーカーの酒石酸抵抗性酸ホスファターゼ5b（TRACP-5b）が異常高値を示す閉経後女性

解答は537頁へ

3 治療法とその効果

CQ 10-1 骨粗鬆症の予防法は？　骨粗鬆症の非薬物療法は？

骨粗鬆症の一次予防は，発症危険因子のうち除去可能なものを早期に取り除くことであり，カルシウム摂取などの栄養指導，継続的な運動の指導，喫煙・飲酒という嗜好品への指導を行う。二次予防としては，骨粗鬆症検診を通して骨量減少を早期に発見し，適切な指導や治療的介入を行う[1]。閉経後の女性や高齢男性で骨粗鬆症と診断された場合には，骨粗鬆症の合併症である脆弱性骨折を防ぐために，転倒予防，薬物治療などの介入を行うことが三次予防と位置付けられている。

骨粗鬆症は「骨強度の低下を特徴とし，骨折リスクが増大しやすくなる骨格疾患」と定義される。骨強度は骨密度と骨質の2つの要素からなり，骨密度は骨強度のほぼ70%に関係しているとされ[2]，骨粗鬆症の予防には適切な骨密度獲得・維持が重要と考えられる。骨密度は，日本人女性での年齢別骨量の調査から，思春期にスパート的に増加し，20歳頃にほぼ最大値に達し，閉経前後から急速に減少することが明らかにされている[3]。したがって骨粗鬆症の発症予防では，若年期に高い最大骨量（peak bone mass；PBM）を獲得しておくこと，および閉経後もその骨量をできるだけ維持することの2点が要点である。さらには無症状の段階で骨粗鬆症およびその予備群を発見し，早期に介入するために骨粗鬆症検診が行われる。骨粗鬆症と診断された場合には，骨粗鬆症の合併症である骨折を防ぐため，転倒予防，薬物療法などの介入を行う。

表1 1日のカルシウム摂取推奨量（厚生労働省：日本人の食事摂取基準 2015 年版より）

年 齢	男 性	女 性
12～14（歳）	1,000 mg	800 mg
15～17（歳）	800 mg	650 mg
18～29（歳）	800 mg	650 mg
30～49（歳）	650 mg	650 mg
50～69（歳）	700 mg	650 mg
70歳以上	700 mg	650 mg

耐容上限量（過剰摂取による健康障害の予防のための値）は成人の場合，男女とも2,500 mg/日

❶ 若い世代における骨粗鬆症の予防対策は？

若年期の骨密度に対する身体活動の介入の成果には数多くの報告があり，特に成長期における運動歴の有無が閉経前後の骨密度にまで反映されることが多くの疫学的調査によって示されている。最大骨量に到達するまでの時期，すなわち思春期に，バスケットボールなど垂直荷重系の運動を継続的に行うことが，高い骨密度獲得に効果的である[4)]。

閉経後骨粗鬆症の予防には若年期からの適切な栄養，特にカルシウムの十分な摂取が推奨されている[5)]。カルシウム摂取と骨密度増加との関係については，メタアナリシスによると多くの研究で有意な関連を認めており，その関連は若年女性ではより強く，閉経後女性ではより弱い傾向がある[6)]。「日本人の食事摂取基準（2015 年版）」[7)] には健康女性のカルシウム摂取推奨量が示されており，1 日の推奨量は 12～14 歳では 800 mg，15～69 歳と 70 歳以上では 650 mg である（表 1）。

❷ 中高年女性における骨粗鬆症の予防は？

閉経後骨粗鬆症の食事療法では，エネルギー源や各種栄養素がバランスよく摂取されていることが重要である。特に骨代謝に関わるカルシウム（800 mg 以上，食事で十分に摂取できない場合には 1,000 mg のサプリメントを用いる），ビタミン D（400～800 IU〔10～20 μg〕），ビタミン K（250～300 μg）を積極的に摂取することが重要である（括弧内は 1 日の目標摂取量）[1)]。特に日光照射不足が疑われる女性ではビタミン D 不足に注意する。これらの栄養素を多く含む食品の例を表 2 に示した。

中高年期の女性でも，運動が椎体や大腿骨近位部の骨量を増加させることを示す介入研究は多数あり，衝撃荷重運動や抵抗荷重運動が有効と考えられている[8)]。高齢者に関しても活発な身体活動が座りがちな生活よりも大腿骨近位部骨折を低下させることが示されており，日常生活のなかで散歩や背筋を鍛えるような動作[9)] を積極的に行うことが推奨される。わが国で考案された 1 日 3 回 1 分間の開眼片足起立運動は，大腿骨骨密度の改善と転倒予防効果が認められており，骨粗鬆症による大腿骨近位部骨折の予防に有用である[10)]。

喫煙と過度の飲酒はそれぞれ骨粗鬆症の危険因子である。喫煙には抗エストロゲン作用と腸管でのカルシウム吸収抑制作用，尿中への排泄促進作用があり，喫煙者では骨折リスクが高まる[11)]。ま

表2 カルシウム，ビタミン D，ビタミン K を多く含む食品
（折茂　肇 監修：骨粗鬆症検診・保健指導マニュアル第2版．ライフサイエンス出版，2014 より）

●カルシウムを多く含む食品		
	食品1回使用量(g)	カルシウム量(mg)
牛乳	200	220
スキムミルク	20	220
プロセスチーズ	25	158
ヨーグルト	100	120
干しエビ	10	710
ワカサギ	70	315
シシャモ	50	175
豆腐	75	90
納豆	50	45
小松菜	95	162
チンゲンサイ	100	100

●ビタミンDを多く含む食品		
	食品1回使用量(g)	ビタミンD量(μg)[IU]
きくらげ	1	4.4 [176]
サケ	60	19.2 [768]
ウナギのかば焼き	100	19.0 [760]
サンマ	60	11.4 [456]
ヒラメ	60	10.8 [432]
イサキ	60	9.0 [360]
タチウオ	60	8.4 [336]
カレイ	60	7.8 [312]
メカジキ	60	6.6 [264]
なまり節	30	6.3 [252]

●ビタミンKを多く含む食品		
	食品1回使用量(g)	ビタミンK量(μg)
卵	50	7
納豆	50	300
ほうれん草	80	216
小松菜	95	200
にら	50	90
ブロッコリー	50	80
サニーレタス	10	16
キャベツ	50	39
カットわかめ	1	16
のり	0.5	2

ビタミンKはこの他に植物油に含まれている

たアルコールを多量に摂取すると腸管でのカルシウム吸収抑制作用と尿中への排泄促進作用により骨粗鬆症のリスクが高まる。1日3単位（1単位はエタノール 8～10 g）以上のアルコール摂取は骨粗鬆症性骨折のリスクを 1.38 倍，大腿骨近位部骨折のリスクを 1.68 倍高め，このリスクはアルコールの摂取量に依存して上昇するとの報告がある[12]。

❸ 骨粗鬆症検診は有効か？

骨粗鬆症の二次予防は骨量減少の早期発見であり，そのためには骨粗鬆症検診として骨密度測定を行う[13]。『骨粗鬆症の予防と治療ガイドライン 2015 年版』でも骨粗鬆症検診の対象を“すべての 65 歳以上の女性”および“骨折危険因子を有する 65 歳未満の閉経後から閉経周辺期の女性”と推奨

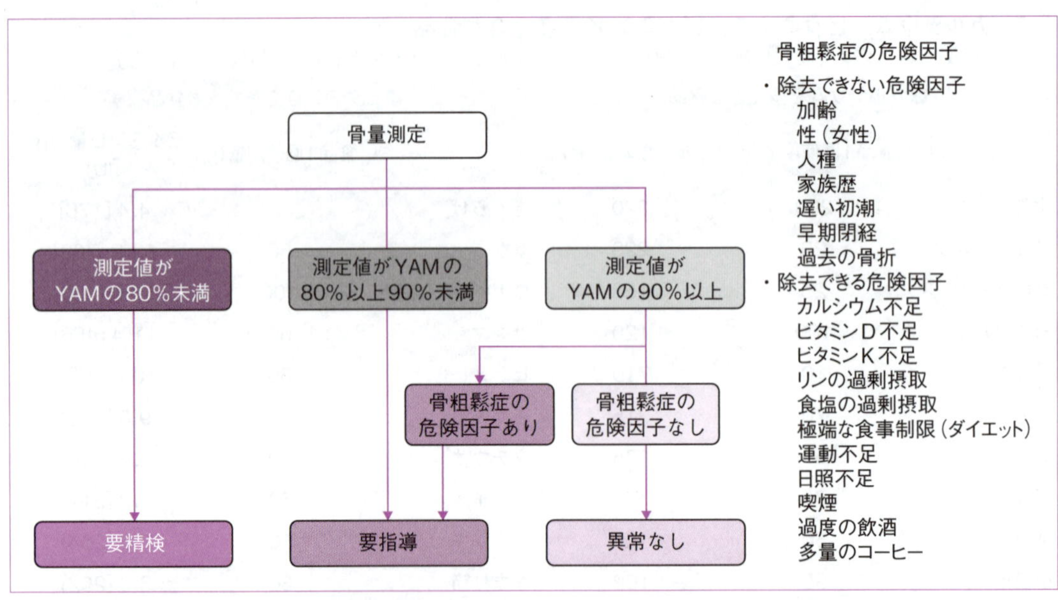

図1 **骨粗鬆症検診における判定基準と危険因子**（日本骨粗鬆症学会，他：骨粗鬆症の予防と治療ガイドライン 2015年版．ライフサイエンス出版，2015，p50より）

している。骨折危険因子とは，過度のアルコール摂取，現在の喫煙，大腿骨近位部骨折の家族歴である（図1）[1]。また糖尿病の合併やステロイド投与を受けている患者など，続発性骨粗鬆症の発症が懸念される対象に対しても骨量低下のリスクを考えて骨粗鬆症検診を行う。

現在では，骨密度測定を行わずに年齢，BMI，飲酒，喫煙，骨折の既往，両親の大腿骨頸部骨折既往などの骨折危険因子から骨折リスクを評価するFRAX®（fracture risk assessment tool）が考案されており，骨粗鬆症検診対象者の検出や薬物治療の必要性の評価に利用されつつある[14]。

④ 骨粗鬆症の治療に必要な食事指導

骨粗鬆症の治療のために必要な食事内容として，第一にエネルギー源や各種栄養素がバランスよく摂取されていることはいうまでもないが，その上で特にカルシウム，ビタミンD，ビタミンKを積極的に摂取することが大切である。表1には，厚生労働省策定の「日本人の食事摂取基準」2015年版に記載されているカルシウムの摂取推奨量[7]を示す。この基準は，カルシウムの体内蓄積量，尿中排泄量，経皮的損失量，吸収率などをもとに要因加算法を用いて骨量を維持するための推定平均必要量を算出し，その1.2倍を推奨量としたものである。一方で治療ガイドライン2015年版では，骨粗鬆症治療時のカルシウム摂取推奨量を700～800mgとしている。

また，特に高齢者では骨粗鬆症治療時に1日あたり400～800IUのビタミンDを摂取することが推奨されている。

⑤ 骨粗鬆症の治療に必要な運動指導

骨粗鬆症の非薬物療法のなかで，運動療法は食事指導とともに重要である。特に閉経後女性に対する運動が骨量に及ぼす影響については多くの報告があり，さらにいくつかのメタアナリシス[1]も認められる。すなわちWolffら[15]は，運動は少なくとも椎体および大腿骨頚部の骨量減少を防止すると結論付け，Wallaceら[8]は，閉経後女性を対象とした24のRCTのメタアナリシスから，運動群は非運動群に比べて腰椎および大腿骨頚部の骨量が維持ないし増加したと報告している。また，運動内容についての18の介入研究におけるメタアナリシス[16]からは，強度が中等度の運動，とりわけウォーキング，ランニング，エアロビクスなどの身体活動が特に腰椎における骨量低下を防止するとしている。以上の結果から，運動の励行は骨量低下の防止に有効であるといえる。

一方で，運動療法が高齢者の骨粗鬆症による骨折防止に有効かという点については，レビュー[2]が存在する。Greggら[17]は11の論文のレビューから，活発な身体活動は座りがちな生活よりも大腿骨頚部骨折を20～40％低下させたと報告している。またDevineら[18]の横断研究によれば，カルシウムの摂取と日常活動度が高い集団は低い集団と比べて大腿骨頚部骨折が17％減少していたという。以上の結果を考慮すれば，高齢者における大腿骨頚部骨折の予防のため，日常生活で活発に身体を動かすことを推奨することは意義があるといえる。

●文献

1) 骨粗鬆症の予防と治療ガイドライン作成委員会：骨粗鬆症の予防と治療ガイドライン 2015年版．ライフサイエンス出版，東京，2015年（ガイドライン）
2) Osteoporosis Prevention, Diagnosis, and Therapy. NIH Consensus Statement 2000 17：1-45, 2000（レベルⅣ）［PMID：11525451］
3) Orito S, Kuroda T, Onoe Y, et al：Age-related distribution of bone and skeletal parameters in 1,322 Japanese young women. J Bone Miner Metab 27：698-704, 2009（レベルⅢ）［PMID：19430964］
4) Miyabara Y, Onoe Y, Harada A, et al：Effect of physical activity and nutrition on bone mineral density in young Japanese women. J Bone Miner Metab 25：414-418, 2007（レベルⅢ）［PMID：17968494］
5) Hirota T, Kusu T, Hirota K：Improvement of nutrition stimulates bone mineral gain in Japanese school children and adolescents. Osteoporos Int 16：1057-1064, 2005（レベルⅢ）［PMID：15690108］
6) Welten DC, Kemper HC, Post GB, et al：A meta-analysis of the effect of calcium intake on bone mass in young and middle aged females and males. J Nutr 125：2802-2813, 1995（レベルⅠ）［PMID：7472660］
7) 厚生労働省：「日本人の食事摂取基準」策定検討会報告書．日本人の食事摂取基準 2015年版，http://www.mhlw.go.jp/file/05-Shingikai-10901000-Knkoukyoukyoku-Soumuka/0000042626.pdf
8) Wallace BA, Cumming RG：Systematic review of randomized trials of the effect of exercise on bone mass in pre- and postmenopausal women. Calcif Tissue Int 67：10-18, 2000（レベルⅠ）［PMID：10908406］
9) Hongo M, Itoi E, Sinaki M, et al：Effect of low-intensity back exercise on quality of life and back extensor strength in patients with osteoporosis：a randomized controlled trial. Osteoporos Int 18：1389-1395, 2007（レベルⅢ）［PMID：17572835］
10) Sakamoto K, Nakamura T, Hagino H, et al：Effects of unipedal standing balance exercise on the prevention of falls and hip fracture among clinically defined high-risk elderly individuals：a randomized controlled trial. J Orthop Sci 11：467-472, 2006（レベルⅢ）［PMID：17013734］
11) Kanis JA, Johnell O, Oden A, et al：Smoking and fracture risk：a meta-analysis. Osteoporos Int 16：155-162, 2005（レベルⅠ）［PMID：15175845］
12) Kanis JA, Johansson H, Johnell O, et al：Alcohol intake as a risk factor for fracture. Osteoporos Int 16：737-742, 2005（レベルⅡ）［PMID：15455194］
13) 折茂　肇監修：骨粗鬆症検診・保健指導マニュアル第2版．ライフサイエンス出版，東京，2014（ガイドライン）
14) Fujiwara S, Nakamura T, Orimo H, et al：Development and application of a Japanese model of the WHO fracture risk assessment tool（FRAX）. Osteoporos Int 19：429-435, 2008（レベルⅡ）［PMID：18292977］
15) Wolff I, van Croonenborg JJ, Kemper HC, et al：The effect of exercise training programs on bone mass：a meta-analysis of published controlled trials in pre- and postmenopausal women. Osteoporos Int 9：1-12, 1999（レベルⅠ）［PMID：10367023］
16) Benard A, Bravo G, Gauthier P：Meta-analysis of the effectiveness of physical activity for the prevention of bone loss in postmenopausal women. Osteoporos Int 7：331-337, 1997（レベルⅠ）［PMID：9373566］
17) Gregg EW, Pereira MA, Caspersen CJ：Physical activity, falls, and fractures among older adults：a review of the epidemiologic evidence. J Am Geri-

atr Soc 48：883-893, 2000（レベルⅠ）[PMID：10968291]
18) Devine A, Dhaliwal SS, Dick IM, et al：Physical activity and calcium consumption are important determinants of lower limb bone mass in older women. J Bone Miner Res 19：1634-1639, 2004（レベルⅣ）[PMID：15355558]

Exercise 10-1

正しいものはどれか。1 つ選べ。

a 女性の場合，最大骨量を獲得するために，初経前の思春期より適切な栄養とカルシウム摂取および運動の励行が必要である。
b カルシウムは体重の約 10%近くを占め，その数%しか骨に存在しない。
c 中高年女性の骨粗鬆症予防に骨検診を行うことはあまり意味がない。
d 厚生労働省策定の「日本人の食事摂取基準」2015 年版に記載されているカルシウムの摂取基準は，性別・年代を問わず同じである。
e 閉経後女性における運動の励行は，骨量低下の予防に有効ではない。

解答は 537 頁へ

CQ 10-2 骨粗鬆症の薬物療法は？ 骨粗鬆症の治療効果の判定法は？

❶ 骨粗鬆症の薬物療法：各薬剤の特徴

骨粗鬆症に対する薬物療法は骨粗鬆症と診断されて初めてその使用が開始されるが，『骨粗鬆症の予防と治療ガイドライン（以下「治療ガイドライン」）』2015 年版では，骨折のリスクの高い症例では骨粗鬆症の診断基準を満たさない場合でも薬物療法の導入が奨められている（図 1）[1]。治療ガイドライン 2006 年版からの変更点としては，①既存脆弱性骨折のうち大腿骨近位部骨折と椎体骨折を新規骨折のより高いリスクであるとしてその他の脆弱性骨折の上位に位置付けたこと（「原発性骨粗鬆症診断基準 2012 年度改訂版」と整合性が取れている），②骨折リスク評価ツール FRAX® を導入したこと，③大腿骨近位部骨折の家族歴を最重要の危険因子として独立させ，その他の危険因子を FRAX® に含めたこと，などが挙げられる。

わが国で現在使用可能な骨粗鬆症治療薬の骨密度増加，椎体骨折，非椎体骨折，および大腿骨近位部骨折発生抑制に関する有効性の評価一覧を表 1 に示す[1]が，現在では治療ガイドライン 2015 年版の作成時には発売されていなかった薬剤が新たに採り入れられている。

a. カルシウム薬

カルシウム製剤単独では骨量増加効果をわずかに示すものの，十分な骨折抑制効果は得られない[2]。わが国ではカルシウム摂取量が少ないにもかかわらず，L-アスパラギン酸カルシウム，リン酸水素カルシウム以外は骨粗鬆症治療薬として承認されていないこともあり，十分なカルシウム摂取を含めた栄養指導が重要である。

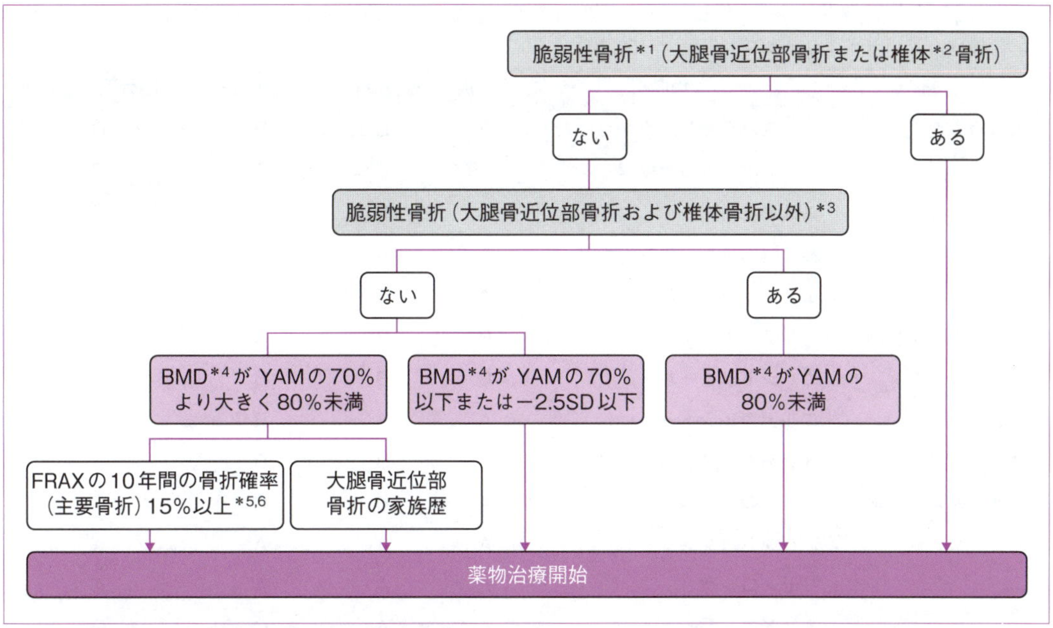

脆弱性骨折＊1（大腿骨近位部骨折または椎体＊2骨折）
ない
ある
脆弱性骨折（大腿骨近位部骨折および椎体骨折以外）＊3
ない
ある
BMD＊4がYAMの70%より大きく80%未満
BMD＊4がYAMの70%以下または−2.5SD以下
BMD＊4がYAMの80%未満
FRAXの10年間の骨折確率（主要骨折）15%以上＊5,6
大腿骨近位部骨折の家族歴
薬物治療開始

図1　原発性骨粗鬆症の薬物治療開始基準（日本骨粗鬆症学会，他：骨粗鬆症の予防と治療ガイドライン2015年版．ライフサイエンス出版，p63より）

＊1：軽微な外力によって発生した非外傷性骨折。軽微な外力とは，立った姿勢からの転倒か，それ以下の外力を指す。

＊2：形態椎体骨折のうち，3分の2は無症候性であることに留意するとともに，鑑別診断の観点からも脊椎X線像を確認することが望ましい。

＊3：その他の脆弱性骨折：軽微な外力によって発生した非外傷性骨折で，骨折部位は肋骨，骨盤（恥骨，坐骨，仙骨を含む），上腕骨近位部，橈骨遠位端，下腿骨。

＊4：骨密度は原則として腰椎または大腿骨近位部骨密度とする。また，複数部位で測定した場合にはより低い%値またはSD値を採用することとする。腰椎においてはL_1〜L_4またはL_2〜L_4を基準値とする。ただし，高齢者において，脊椎変形などのために腰椎骨密度の測定が困難な場合には大腿骨近位部骨密度とする。大腿骨近位部骨密度には頸部またはtotal hip（total proximal femur）を用いる。これらの測定が困難な場合は橈骨，第二中手骨の骨密度とするが，この場合は%のみ使用する。

＊5：75歳未満で適用する。また，50代を中心とする世代においては，より低いカットオフ値を用いた場合でも，現行の診断基準に基づいて薬物治療が推奨される。集団を部分的にしかカバーしないなどの限界も明らかになっている。

＊6：この薬物治療開始基準は原発性骨粗鬆症に関するものであるため，FRAX®の項目のうち糖質コルチコイド，関節リウマチ，続発性骨粗鬆症にあてはまる者には適用されない。すなわち，これらの項目がすべて「なし」である症例に限って適用される。

b. 女性ホルモン薬（エストロゲン）

HRTに関する史上最大のRCTを実施したWHIは様々な点で批判の多い研究プロジェクトであるが，それまで得られていなかったHRTの骨折予防効果を明確に示した点で大きな意義を有している。子宮のある50歳から79歳までの女性16,608人に対するCEEとMPAの合剤またはプラセボの平均5.6年間の投与[3]，子宮のない50歳から79歳までの女性10,739人に対するCEEまたはプラセボの平均7.1年間の投与[4]の両者において，CEEは大腿骨近位部骨折を33〜35%，臨床椎体骨折を35〜36%，橈骨遠位端骨折を29〜42%，全骨折を24〜29%，それぞれ有意に抑制した（図2）。治療ガイドラインでは詳しく触れられていないが，この成績が基本的に健常で骨粗鬆症を有さない女性を対象として得られた点は非常に重要である。

これらの成績をもとにしてCEEには骨密度，椎体骨折，非椎体骨折，大腿骨近位部骨折のすべ

表1 骨粗鬆症治療薬の推奨グレード一覧（日本骨粗鬆症学会，他：骨粗鬆症の予防と治療ガイドライン 2015年版．ライフサイエンス出版，p158より）

分類	薬物名	骨密度	椎体骨折	非椎体骨折	大腿骨近位部骨折
カルシウム薬	L-アスパラギン酸カルシウム	B	B	B	C
	リン酸水素カルシウム	B	B	B	C
女性ホルモン薬	エストリオール	C	C	C	C
	結合型エストロゲン	A	A	A	A
	エストラジオール	A	B	B	C
活性型ビタミンD_3薬	アルファカルシドール	B	B	B	C
	カルシトリオール	B	B	B	C
	エルデカルシトール	A	A	B	C
ビタミンK_2薬	メナテトレノン	B	B	B	C
ビスホスホネート薬	エチドロン酸	A	B	C	C
	アレンドロン酸	A	A	A	A
	リセドロン酸	A	A	A	A
	ミノドロン酸	A	A	C	C
	イバンドロン酸	A	A	B	C
SERM	ラロキシフェン	A	A	B	C
	バゼドキシフェン	A	A	B	C
カルシトニン薬	エルカトニン	B	B	C	C
	サケカルシトニン	B	B	C	C
副甲状腺ホルモン薬	テリパラチド（遺伝子組換え）	A	A	A	C
	テリパラチド酢酸塩	A	A	C	C
抗RANKL抗体薬	デノスマブ	A	A	A	A
その他	イプリフラボン	C	C	C	C
	ナンドロロン	C	C	C	C

薬剤に関する「有効性の評価（A，B，C）」

骨密度上昇効果
A：上昇効果がある
B：上昇するとの報告がある
C：上昇するとの報告はない

骨折発生抑制効果（椎体，非椎体，大腿骨近位部それぞれについて）
A：抑制する
B：抑制するとの報告がある
C：抑制するとの報告はない

てに推奨グレードAが与えられているが，「わが国では骨粗鬆症は適用外」という注意事項の記載がある。一方で閉経後骨粗鬆症に適応を有するエストラジオール製剤（経口および経皮）では骨折をエンドポイントとした臨床試験は存在せず，推奨グレードはCである。現時点ではエストロゲンを骨粗鬆症治療薬として考えることは難しく，むしろ周閉経期に更年期症状を適応として開始したHRTに骨折予防という重要な副効用があると考えるべきであろう。

c. 活性型ビタミンD_3薬

ビタミンDは小腸でのカルシウム，リンの吸収を促し，副甲状腺に作用して副甲状腺ホルモンの合成・分泌を抑制する。従来の活性型ビタミンD_3薬について2002年までの試験成績をまとめたメタアナリシスでは，椎体骨折に対してはある程度の骨折防止効果を示す結果であるものの，試

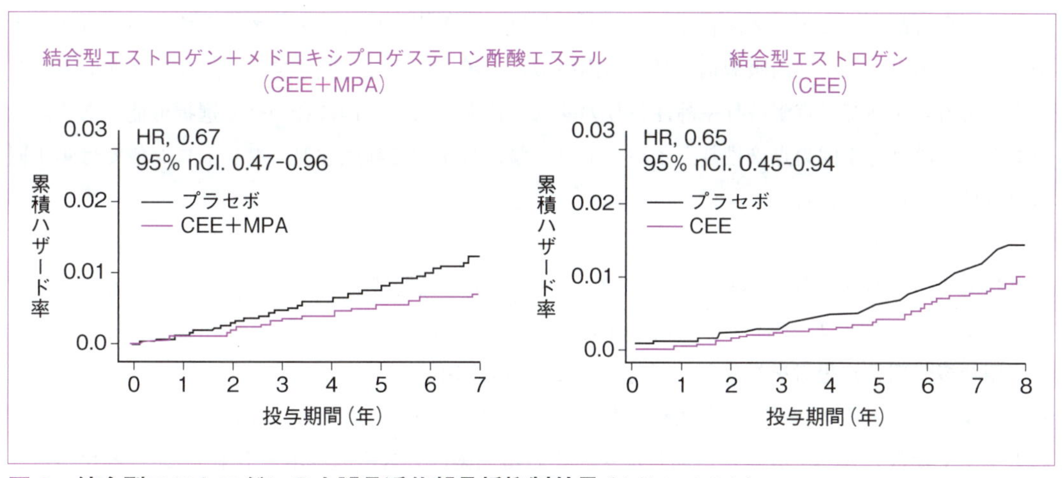

図2　結合型エストロゲンの大腿骨近位部骨折抑制効果（文献3，4より）

験間でのデザインや骨密度評価などに相違が大きく，十分なエビデンスとはなり得ていなかった[5)]。しかし，新たに上梓された活性型ビタミン D_3 薬であるエルデカルシトールは従来のものとは全く異なる特性を有しており，ビタミンD充足下でも骨代謝回転を抑制し，骨密度を増加させ，アルファカルシドールと比較して有意に椎体骨折および橈骨遠位端骨折の発生を抑制した[6)]。また活性型ビタミン D_3 薬が骨に対する直接的なアナボリック作用をもつ可能性や，骨格筋の形態と機能を改善することで転倒を防止し，その結果骨折を抑制する可能性も示されている[7)]。

d. ビタミン K_2 薬

ワルファリン投与中の妊婦に軟骨の形成障害が認められたことから，ビタミンKと骨代謝の関連が初めて示唆された。その後ビタミンKがオステオカルシンのγ-カルボキシル化を促進することが明らかにされ，骨基質蛋白の変化を介して骨質あるいは骨強度を改善する可能性が示唆された。高齢の骨粗鬆症患者において骨折抑制効果を示す国内での検討成績[8)]がある。Cockayneらのメタアナリシス[9)]ではビタミン K_2 の骨量減少抑制作用と骨折発生抑制作用を支持している。骨マトリックス関連マーカーである非カルボキシル化オステオカルシン（ucOC）の高値症例が良い適応となる。

e. ビスホスホネート薬

現在，わが国で骨粗鬆症に対し健康保険適用のあるビスホスホネート薬はエチドロン酸，アレンドロン酸，リセドロン酸，ミノドロン酸，イバンドロン酸，ゾレドロン酸の6剤である。これらのうち，エチドロン酸を除く5剤にはいずれも有意な骨密度増加効果ならびに骨代謝回転の抑制効果が認められている。その効果発現機序は，体内に取り込まれたビスホスホネートが骨表面に分布し，破骨細胞が骨吸収をする際に取り込まれアポトーシスを誘発することにあるとされ，臨床的には破骨細胞による骨吸収を抑制し，少し遅れて骨形成も抑制され，結果的に異常亢進していた骨代謝を正常化する。骨吸収と骨形成の抑制の時間差により骨密度は増加すると考えられ，骨代謝の抑制と骨密度の増加には有意な相関がある[10)]。

アレンドロン酸とリセドロン酸は非椎体骨折および大腿骨近位部骨折発生抑制に関する豊富なエビデンスを有している[1)]。ミノドロン酸はわが国で開発され，日本人骨粗鬆症患者を対象とした椎体骨折発生抑制のエビデンスが存在することが特徴である[11]。ビスホスホネート薬は服用方法がやや複雑であるが，週1回内服製剤や月1回内服製剤の導入によって服薬アドヒアランスが向上する傾向にある。現在では点滴投与や静注投与の薬剤も開発され，症例に合わせて選択可能である。アレンドロン酸は月1回の点滴投与，イバンドロン酸は月1回の静脈注射，ゾレドロン酸では年1回の点滴投与となっている。

f. SERM

選択的エストロゲン受容体モデュレーター（SERM）は臓器特異的にエストロゲン受容体のアゴニストまたはアンタゴニストとして働く化合物で，estrogen agonist antagonist（EAA）とも呼ばれる。閉経後骨粗鬆症患者を対象として行われたMORE Study[12]によれば，ラロキシフェン60mg/日3年間投与による椎体骨密度と大腿骨頚部骨密度の増加率はそれぞれ2.6%，2.1%であり，いずれもプラセボ群に比べて有意に増加したが，この増加率はビスホスホネート薬やCEEと比べると低い。しかし，治療による椎体骨折の新規骨折抑制効果は，既存骨折のない骨粗鬆症で50%，既存骨折のある骨粗鬆症で70%であり，ビスホスホネート薬などと同等の効果があると考えられている。さらにMORE Studyではラロキシフェン服用者において乳がんの発生が有意に低下すること[13]，また心血管リスクが高い女性において心血管イベントの発生が有意に低下すること[14]が示されており，SERMが他の骨粗鬆症治療薬にみられない多面的な効果をもつことが明らかにされている。

新規SERMであるバゼドキシフェンは，椎体骨折発生抑制効果とともに，ハイリスク症例においてラロキシフェンを上回る非椎体骨折発生抑制効果をもつ[15]。

g. カルシトニン薬

カルシトニンは甲状腺のC細胞で産生される32個のアミノ酸からなるペプチドホルモンで，破骨細胞表面に存在する受容体を介して破骨細胞による骨吸収を抑制する。中枢を介した鎮痛作用も有するが，その機序には未だ不明な点が多い。大規模臨床試験では，高い脱落率が問題とされてはいるが，有意な椎体骨折率の低下が認められた[16]。しかし非椎体骨折に対しては効果が認められなかった。また，わが国における大規模臨床試験でも骨折防止効果は証明されなかった。以上より，少なくとも現在のわが国における用量では骨折防止効果は期待できず，骨粗鬆症に伴う疼痛の改善を目的としての投与のみが保険適用となっている。

h. 副甲状腺ホルモン薬

エストロゲン，ビスホスホネート薬，SERMなどの薬剤は，高骨代謝回転を示す閉経後骨粗鬆症において骨吸収を抑制することを目的としている。しかしながら骨密度が非常に低く，椎体骨折が多発しているような高齢の患者においては，単に骨吸収を抑制するだけで新規骨折を予防することは難しい。テリパラチドは副甲状腺ホルモンの84個のアミノ酸のうちN末端の34個を皮下投与用に製剤化したもので，間欠的投与により強い骨形成促進作用を示す。相対的な骨形成促進薬であり，高い椎体骨折・非椎体骨折発生抑制効果をもつ[17]。ただし，大腿骨近位部骨折発生抑制に関するエビデンスはない。

治療ガイドライン2015年版では連日自己注射製剤の他に，現在週1回注射製剤が紹介されている。投与期間が限定されており，両者とも生涯を通じて24カ月である。

i. 抗 RANKL 抗体

RANKL は骨吸収をつかさどる破骨細胞のマスター制御因子として，骨芽細胞および骨細胞に発現している。この RANKL に対するモノクローナル抗体を 6 カ月に 1 回皮下投与することによって骨吸収を抑制するデノスマブが骨粗鬆症への適応を取得し，治療ガイドライン 2015 年版に記載されている。RCT において高い椎体・非椎体・大腿骨近位部骨折抑制効果をもつことが示されている[18]。デノスマブ投与でも顎骨壊死の報告があり，口腔内衛生に注意が必要である。

j. 抗スクレロスチン抗体

スクレロスチンは骨芽細胞の活性にかかわる Wint シグナルを阻害し骨形成を抑制するが，このスクレロスチンに対する抗体がロモソズマブであり，ロモソズマブの月 1 回の皮下投与により骨形成が促進される。テリパラチドとは異なり，骨吸収は亢進せず，腰椎骨密度，大腿骨近位部骨密度の高い増加効果と骨折抑制効果が認められている[19]。投与期間は 1 年間とされるが，繰り返し投与が可能である。

② 骨粗鬆症の薬物療法：薬剤の選択と治療効果の判定

骨粗鬆症治療の目的は骨折の予防であるが，骨折を予防するためには骨強度を増加させる必要がある。したがって，本来は骨粗鬆症治療薬の効果判定は骨強度が増加しているか否かで評価するべきであるが，現時点では骨強度を直接測定することはできないので，骨密度や骨代謝マーカーなどのサロゲート（代理）マーカーで判定を行っている。

骨密度測定を用いての効果判定は，同一部位を反復測定し増加率を求めて判断するが，この際必ず同一機種を用い，さらに機種の測定誤差を考慮して判断する必要がある。一般的には測定機器の再現性（CV）の 2 倍以上の変化がある場合に有意な変化ありとしているが，もし 90%の信頼水準を期待する場合には 2.8 倍以上の変化をもって有意な変化と判定する[1]。骨代謝マーカーの測定に比べ，骨密度測定による薬剤の効果判定には投与開始からの時間的経過が必要で，最低でも半年以上の観察期間が求められる。

骨代謝マーカーには骨形成マーカー，骨吸収マーカー，骨マトリックス関連マーカーの 3 種類のマーカーが存在する（表 2）。骨代謝マーカーの測定は骨粗鬆症治療薬選択と治療効果判定の両面から重要である。閉経後骨粗鬆症女性では多くの場合，骨吸収マーカー・骨形成マーカーがともに高値を取る高代謝回転型を示すので，まず治療薬として骨吸収抑制薬を選択する。多種ある薬剤の中から何を選択するかは非常に難しい問題であるが，エルデカルシトールは高齢者などで腸管からのカルシウム吸収が低下していると考えられるような場合に適切である。ビスホスホネート薬は最も標準的な治療薬であるが，稀に顎骨壊死や大腿骨の非定型的骨折を生じる可能性があることを念頭に置き，特に抜歯やインプラントを含む歯科治療が予定されている場合には注意が必要である。SERM は静脈血栓症ハイリスクの女性には使用を控える。骨密度が非常に低く多重椎体骨折がみられ，骨吸収マーカー・骨形成マーカーがともに低値の低代謝回転型を示す症例は副甲状腺ホルモン薬の良い適応となる。骨マトリックス関連マーカーの ucOC が高値の症例ではビタミン K_2 薬を使用する。

治療効果判定は骨代謝マーカーの治療前後の変動を見ることで行う。特に骨吸収抑制薬を選択した場合には，骨吸収マーカーに最小有意変化（minimum significant changes；MSC）を超える変化

表 2 骨粗鬆症診療に用いられる骨代謝マーカー（日本骨粗鬆症学会：Osteoporosis Japan 20：31-55, 2012 より）

マーカー	略語	検体	測定方法	備考
骨形成マーカー				
オステオカルシン	OC	血清	IRMA・ECLIA	IRMA：intact OC：未承認
骨型アルカリフォスファターゼ	BAP	血清	EIA・CLEIA	ECLIA：N-Mid OC：未承認
Ⅰ型プロコラーゲン-N-プロペプチド	P1NP	血清	RIA・ECLIA	RIA（intact P1NP） ECLIA（total P1NP）：未承認
骨吸収マーカー				
ピリジノリン	PYD	尿	HPLC	未承認
デオキシピリジノリン	DPD	尿	HPLC・EIA・CLEIA	HPLC：未承認
Ⅰ型コラーゲン架橋N-テロペプチド	NTX	血清・尿	EIA・CLEIA	CLEIA（尿）：未承認
Ⅰ型コラーゲン架橋C-テロペプチド	CTX	血清・血漿・尿	EIA・CLEIA	ECLIA（血清）：未承認・開発中
酒石酸抵抗性酸フォスファターゼ-5b	TRACP-5b	血清・血漿	EIA	
骨マトリックス関連マーカー				
低カルボキシル化オステオカルシン	ucOC	血清	ECLIA	HPLC：未承認
ペントシジン	—	血漿・尿	HPLC・EIA	EIA：未承認・開発中
ホモシステイン	HCY	血漿・尿	HPLC・酵素・CLIA	HPLC・酵素・CLIA：未承認

IRMA：immunoradiometric assay, ECLIA：electrochemiluminescent immunoassay, EIA：enzyme immunoassay, CLEIA：chemiluminescent enzyme immunoassay, RIA：radio immunoassay, HPLC：high performance liquid chromatography, CLIA：chemiluminescent immunoassay

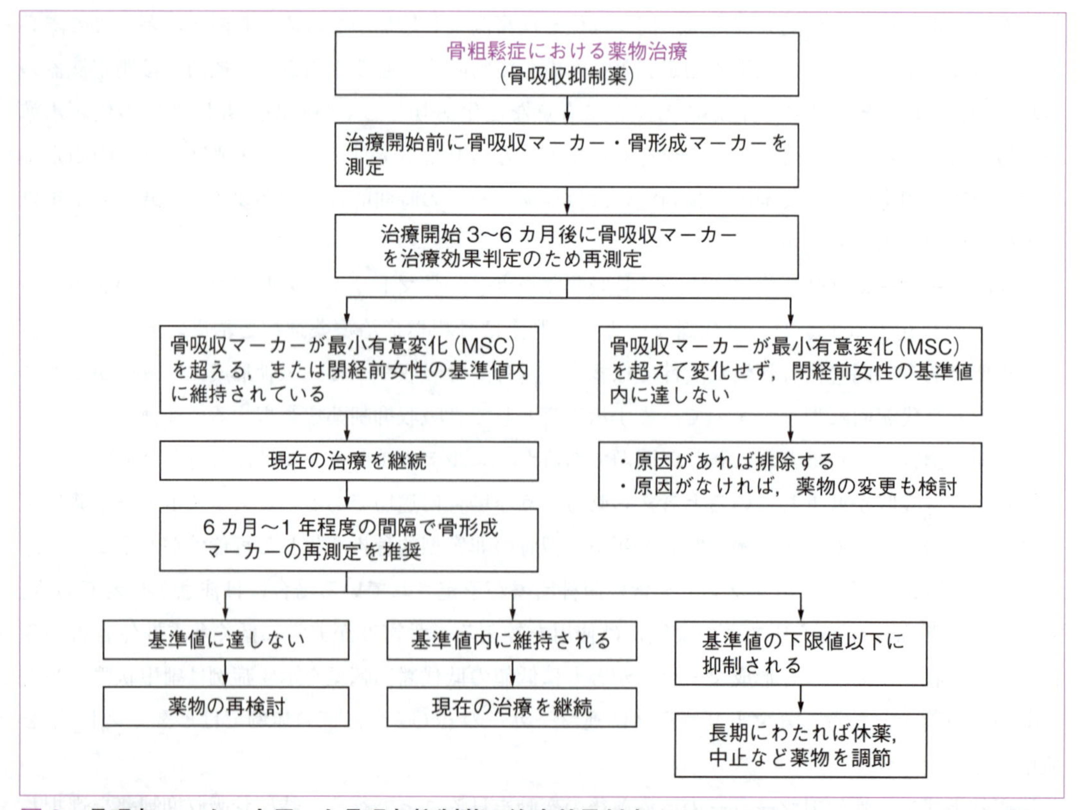

図 3 骨吸収マーカーを用いた骨吸収抑制薬の治療効果判定（日本骨粗鬆症学会：Osteoporosis Japan 20：31-55, 2012 より）

があれば薬剤効果ありと判断する（図3）[20,21]。骨代謝マーカーは日内変動があるので，マーカーで判断を行う場合には常に同じ条件で採尿もしくは採血を行う必要がある。

●文献

1) 骨粗鬆症の予防と治療ガイドライン作成委員会編：骨粗鬆症の予防と治療ガイドライン2015年版．ライフサイエンス出版，東京，2015（ガイドライン）
2) Shea B, Wells G, Cranney A, et al：Meta-analyses of therapies for postmenopausal osteoporosis. Ⅶ：Meta-analysis of calcium supplementation for prevention of postmenopausal osteoporosis. Endocr Rev 23：552-559, 2002（レベルⅠ）[PMID：12202470]
3) Cauley JA, Robbins J, Chen Z, et al：Effects of estrogen plus progestin on risk of fracture and bone mineral density：the Women's Health Initiative randomized trial. JAMA 290：1729-1738, 2003（レベルⅡ）[PMID：14519707]
4) Jackson RD, Wactawski-Wende J, LaCroix AZ, et al：Effects of conjugated equine estrogen on risk of fractures and BMD in postmenopausal women with hysterectomy：results from the women's health initiative randomized trial. J Bone Miner Res 21：817-828, 2006（レベルⅡ）[PMID：16753012]
5) Papadimitroupoulos E, Wells G, Shea B, et al：Meta-analysis of therapies for postmenopausal osteoporosis. Ⅷ：Meta-analysis of the efficacy of vitamin D treatment in preventing osteoporosis in postmenopausal women. Endocr Rev 23：560-569, 2002（レベルⅠ）[PMID：12202471]
6) Matsumoto T, Ito M, Hayashi Y, et al：A new active vitamin D_3 analog, eldecalcitol, prevents the risk of osteoporotic fractures--a randomized, active comparator, double-blind study. Bone 49：605-612, 2011（レベルⅡ）[PMID：21784190]
7) Bischoff-Ferrari HA, Dawson-Hughes B, Willet WC, et al：Effect of Vitamin D on falls：a meta-analysis. JAMA 291：1999-2006, 2004（レベルⅠ）[PMID：15113819]
8) Shiraki M, Shiraki Y, Aoki C, et al：Vitamin K_2（Menatetrenone）effectively prevents fractures and sustains lumbar bone mineral density in osteoporosis. J Bone Miner Res 15：515-521, 2000（レベルⅡ）[PMID：10750566]
9) Cockayne S, Adamson J, Lanham-New S, et al：Vitamin K and the prevention of fractures：systemic review and meta-analysis of randomized controlled trials. Arch Intern Med 166：1256-1261, 2006（レベルⅠ）[PMID：16801507]
10) Rabin P, Thompson DE, Ross PD, et al：Biochemical markers for prediction of 4-year response in bone mass during Bisphosphonate treatment for prevention of postmenopausal osteoporosis. Bone 33：150-158, 2003（レベルⅠ）[PMID：12919710]
11) Matsumoto T, Hagino H, Shiraki M, et al：Effect of daily oral minodronate on vertebral fractures in Japanese postmenopausal women with established osteoporosis：a randomized placebo-controlled double-blind study. Osteoporos Int 20：1429-1437, 2009（レベルⅡ）[PMID：19101754]
12) Ettinger B, Black DM, Mitlak BH, et al：Reduction of vertebral fracture risk in postmenopausal women with osteoporosis treated with raloxifene：results from a 3-year randomized clinical trial. JAMA 282：637-645, 1999（レベルⅡ）[PMID：10517716]
13) Cummings SR, Eckert S, Krueger KA, et al：The effect of raloxifene on risk of breast cancer in postmenopausal women：results from the MORE randomized trial. JAMA 281：2189-2197, 1999（レベルⅡ）[PMID：10376571]
14) Barrett-Connor E, Grady D, Sashegyi A, et al：Raloxifene and cardiovascular events in osteoporotic postmenopausal women：four-year results from the MORE（Multiple Outcomes of Raloxifene Evaluation）randomized trial. JAMA 287：847-857, 2002（レベルⅡ）[PMID：11851576]
15) Silverman SL, Christiansen C, Genant HK, et al：Efficacy of bazedoxifene in reducing new vertebral fracture risk in postmenopausal women with osteoporosis：results from a 3-year, randomized, placebo-, and active-controlled clinical trial. J Bone Miner Res 23：1923-1934, 2008（レベルⅡ）[PMID：18665787]
16) Chesnut CH 3rd, Silverman S, Andriano K, et al：A randomized trial of nasal spray salmon calcitonin in postmenopausal women with established osteoporosis：the prevent recurrence of osteoporotic fractures study. PROOF Study Group. Am J Med 109：267-276, 2000（レベルⅡ）[PMID：10996576]
17) Neer RM, Arnaud CD, Zanchetta JR, et al：Effect of parathyroid hormone（1-34）on fractures and bone mineral density in postmenopausal women with osteoporosis. N Engl J Med 344：1434-1441, 2001（レベルⅡ）[PMID：11346808]
18) Cummings SR, San Martin J, McClung MR, et al：Denosumab for prevention of fractures in postmenopausal women with osteoporosis. N Engl J Med 361：756-765, 2009（レベルⅡ）[PMID：19671655]
19) Cosman F, Crittenden DB, Adachi JD, et al：Romosozumab treatment in postmenopausal women with osteoporosis. N Engl J Med 375：1532-1543, 2016（レベルⅡ）[PMID：27641143]
20) Delmas PD, Eastell R, Garnero P, et al：The use of biochemical markers of bone turnover in osteo-

porosis. Committee of Scientific Advisors of the International Osteoporosis Foundation. Osteoporos Int 11 Supple 6：S2-17, 2000（ガイドライン）[PMID：11193237]

21）日本骨粗鬆症学会 骨代謝マーカー検討委員会編：骨粗鬆症診療における骨代謝マーカーの適正使用ガイドライン 2012 年版．Osteoporosis Japan 20：31-55, 2012（ガイドライン）

Exercise 10-2

正しいものはどれか。1つ選べ。

a　骨粗鬆症治療の真の目的は，骨密度の増加である。

b　食事療法と運動療法のみで骨粗鬆症を治療することも可能である。

c　骨粗鬆症患者にSERMを投与すると，乳がんのリスクが上昇する。

d　ビスホスホネート薬を使用する時には，歯科治療歴について詳細な問診を行う。

e　短期的に骨吸収抑制薬の効果を確認するためには，骨形成マーカーを測定する。

解答は 537 頁へ

4 脂質異常症

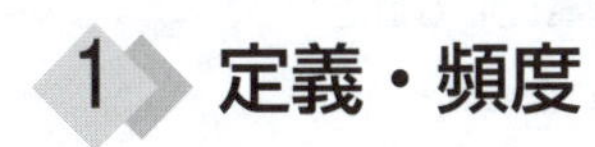

1 定義・頻度

CQ 11 脂質異常症の定義・頻度と管理方法は？

❶ 脂質異常症とは

脂質異常症は動脈硬化の危険因子であり，その治療は冠動脈疾患や脳血管障害の予防に重要である。『動脈硬化性疾患予防ガイドライン 2017 年版』[1)]では，動脈硬化性疾患予防のための包括的リスク管理において評価すべき危険因子として脂質異常症の他に，喫煙，高血圧，糖尿病，慢性腎臓病（chronic kidney disease；CKD），加齢・性差，冠動脈疾患の家族歴，冠動脈疾患の既往，非心原性脳梗塞，末梢動脈疾患（下肢末梢動脈疾患，腹部大動脈瘤，腎動脈狭窄），高尿酸血症，睡眠時無呼吸症候群を挙げている。脂質異常症は，基礎疾患の関与を否定できる原発性（一次性）脂質異常症と，他の基礎疾患に基づいて生じる続発性（二次性）脂質異常症に分類される。原発性脂質異常症は病態や遺伝子異常に基づき分類され，酵素欠損症や家族性高コレステロール血症などがある。続発性脂質異常症の主な基礎疾患としては，甲状腺機能低下症，ネフローゼ症候群，腎不全・尿毒症，原発性胆汁性肝硬変，閉塞性黄疸，糖尿病，クッシング症候群，肥満，アルコール，自己免疫疾患（SLE など），薬剤性（利尿薬，β遮断薬，ステロイド，エストロゲン，レチノイン酸，サイクロスポリンなど），と妊娠があり，鑑別診断が必要である[1,2)]。

❷ 脂質検査の方法

空腹時採血での TC，TG，HDL-C を測定し，Friedewald 式（LDL-C＝TC－HDL-C－TG/5）にて LDL-C を算出することを基本とする。空腹時とは，10 時間以上の絶食を意味する。ただし実際の採血時に水やお茶などカロリーのない水分は摂取可能である。LDL-C 直接法は，以前よりも正確性が上がってきており，Friedewald 式の代わりに用いることも可能である[1)]。食後採血の場合や TG が 400 mg/dL 以上の時には Friedewald 式を用いることができないため，non-HDL-C（＝TC－HDL-C）か LDL-C 直接法を使用する。ただし，LDL-C 直接法は TG が 1000 mg/dL 以上の場合，non-HDL-C は TG が 600 mg/dL 以上の場合は正確性が担保できないので，他の方法での評価を考慮する[1)]。

❸ 診断基準

脂質異常症の診断基準は表 1 のように定められている[1)]。空腹時採血で LDL-C 140 mg/dL 以上を高 LDL-C 血症，LDL-C 120～139 mg/dL を境界域高 LDL-C 血症，HDL-C 40 mg/dL 未満を低 HDL-C 血症，TG 150 mg/dL 以上を高 TG 血症と診断する。また，non-HDL-C の基準は，non-

表 1 **脂質異常症診断基準（空腹時採血＊）**（日本動脈硬化学会：動脈硬化性疾患予防ガイドライン 2017 年版. 2017 より引用）

LDL コレステロール	140 mg/dL 以上	高 LDL-C 血症
	120～139 mg/dL	境界域高 LDL-C 血症＊＊
HDL コレステロール	40 mg/dL 未満	低 HDL-C 血症
トリグリセライド（TG）	150 mg/dL 以上	高トリグリセライド血症
non-HDL コレステロール	170 mg/dL 以上	高 non-HDL-C 血症
	150～169 mg/dL	境界域高 non-HDL-C 血症＊＊

＊10 時間以上の絶食を「空腹時」とする。ただし，水やお茶などカロリーのない水分の摂取は可とする。
＊＊スクリーニングで境界域高 LDL-C 血症，境界域高 non-HDL-C 血症を示した場合は，高リスク病態がないか検討し，治療の必要性を考慮する。
●LDL-C は Friedewald 式（TC−HDL-C−TG/5）または直接法で求める。
●TG が 400 mg/dL 以上や食後採血の場合は non-HDL-C（TC−HDL-C）か LDL-C 直接法を使用する。ただしスクリーニング時に高 TG 血症を伴わない場合は LDL-C との差が＋30 mg/dL より小さくなる可能性を念頭においてリスクを評価する。

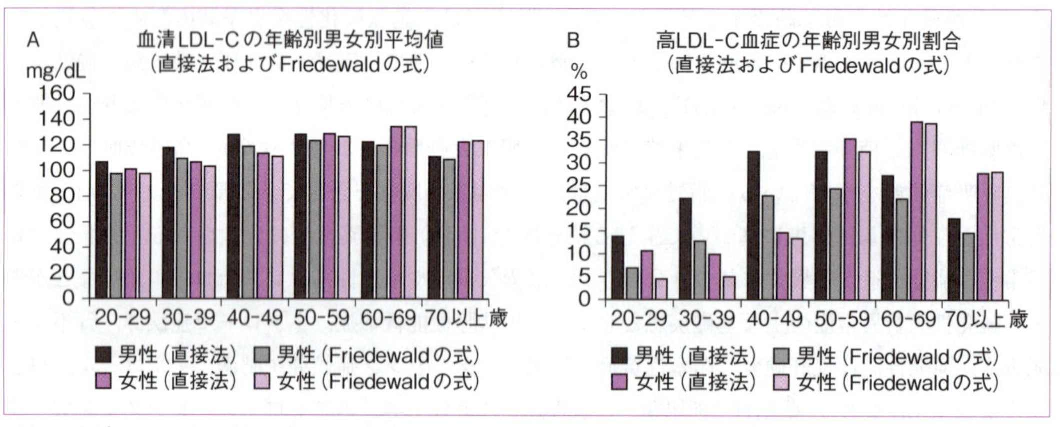

図 1 **血清 LDL-C の男女差**（厚生労働省：平成 29 年「国民健康・栄養調査」より作成）

HDL-C 170 mg/dL 以上を高 non-HDL-C 血症，non-HDL-C 150～169 mg/dL を境界域高 non-HDL-C 血症と診断する。

境界域高 LDL コレステロール血症，境界域高 non-HDL コレステロール血症を示した場合は，高リスク病態がないか検討し，治療の必要性を考慮する。また，脂質異常症の診断基準値は，スクリーニングのための基準であり，薬物療法を開始するための値ではないことに留意する。

4 疫学・頻度

日本人の血清脂質調査によると，女性の場合 TC と LDL-C は 50 歳頃より急激に上昇し，TG は 40 歳以後に上昇する推移を示す。また HDL-C は 50 歳以後に低下する傾向がある[3]。したがって，閉経後に脂質異常を来すことが考えられ，実際にエストロゲン低下が脂質異常症と密接に関連することが報告されている[4]。

厚生労働省の平成 29 年「国民健康・栄養調査報告」では，年齢別男女別の脂質検査の結果が報告されている[5]。血清 LDL-C は，Friedewald 式を用いた結果と直接法を用いた結果の双方が掲載されている。図 1-A は年齢別男女別の平均値を，図 1-B は年齢別男女別の高 LDL-C 血症の割合を

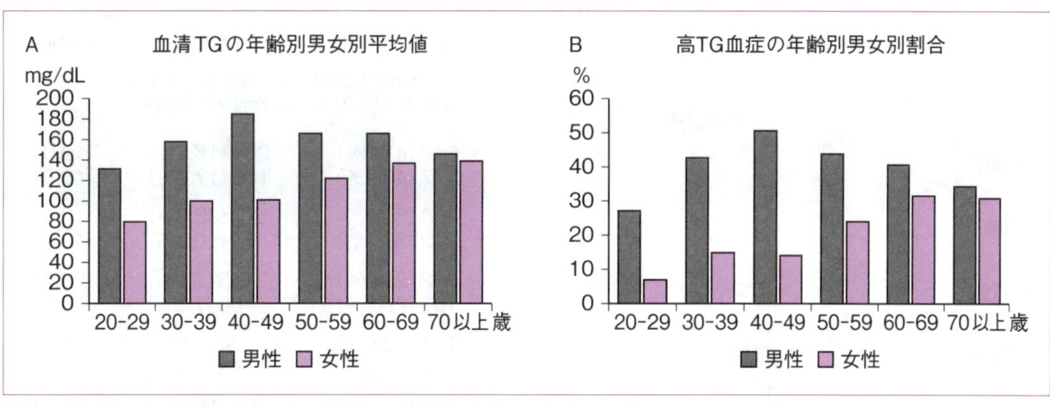

図2 **血清 TG の男女差**（厚生労働省：平成 29 年「国民健康・栄養調査」より作成）

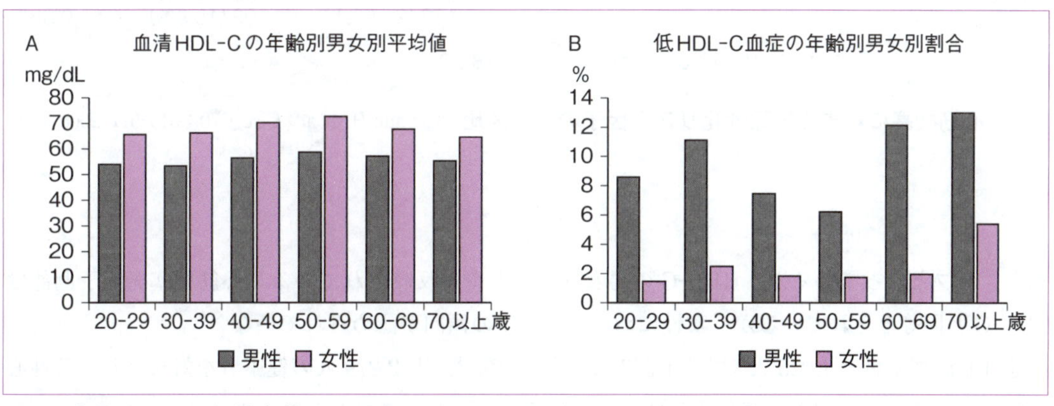

図3 **血清 HDL-C の男女差**（厚生労働省：平成 29 年「国民健康・栄養調査」より作成）

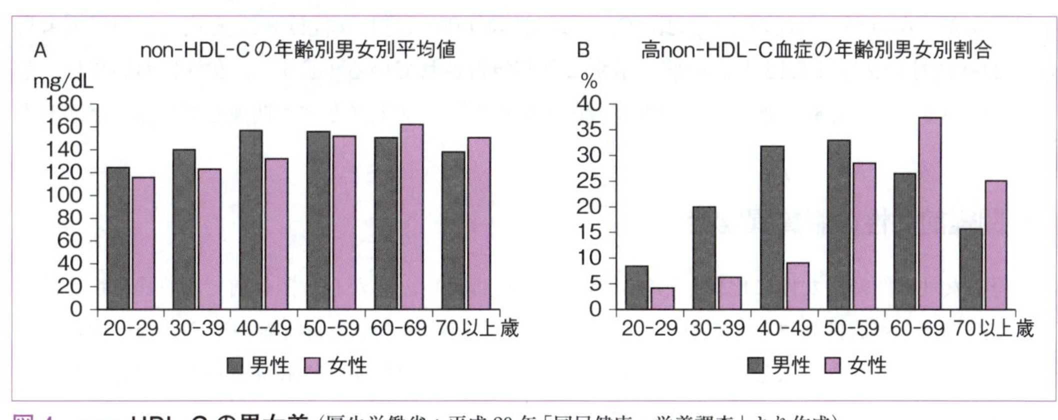

図4 **non-HDL-C の男女差**（厚生労働省：平成 29 年「国民健康・栄養調査」より作成）

示した。男性 50 歳未満において，Friedewald 式と直接法との間に差が認められるが，女性ではその差は少ない。この年代の男性に高 TG 血症が多いことが起因していると思われる（図 2）。高 LDL-C 血症の割合は，40 代までは男性が多いが 50 代で逆転し女性の 60 代で約 40％と高率になる。一方で，低 HDL-C 血症は，女性では極めて少ない（図 3-B）。図 4 の non-HDL-C は，LDL-C に

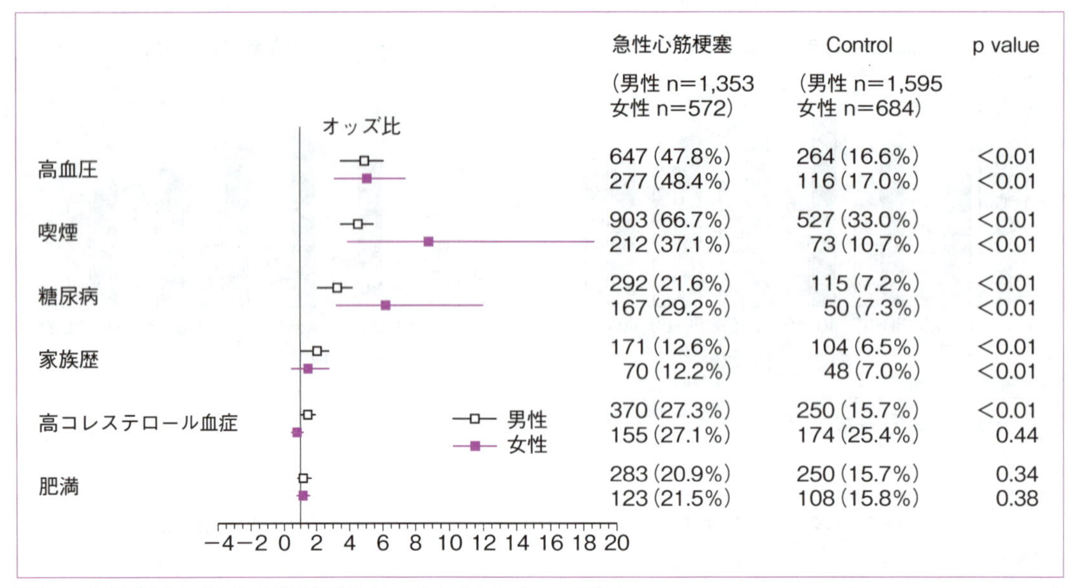

図 5 **心筋梗塞に対する動脈硬化リスク因子のオッズ比** (Kawano H, et al : Circ J 70 : 513-517, 2006 より)

似たグラフとなっているが，HDL-C の男女間の差がやや反映されている。心筋梗塞発症予測能は LDL-C と同等とされているが，女性においては一定の傾向が認められていない[1)]。

急性心筋梗塞患者 1,925 人 (男性 1,353 人，女性 572 人) と 2,279 人の健康者を対象とし，急性心筋梗塞に対する危険因子に寄与する度合いの性差をみたケースコントロールスタディである Japanese Acute Coronary Syndrome Study (JACSS) によれば，高血圧，家族歴，脂質異常症，肥満には男女差がないが，喫煙のオッズ比 (OR) は男性の 4.00 に対し女性は 8.22 と高く，糖尿病も男性の 2.90 に対し女性は 6.12 と高い値を示すことが報告されている (図 5)[6)]。女性においては，危険因子の中でも特に加齢，糖尿病，喫煙が冠動脈疾患のリスク上昇と強く関連していることがわかる[6)]。

5 閉経前女性の脂質異常症

閉経前女性は閉経後女性に比較し脂質異常症の頻度は低い。しかし，閉経前で脂質異常症と診断された症例は，家族性高コレステロール血症 (FH)，家族性複合型高脂血症 (FCHL) などの原発性脂質異常症を疑うべきである。また，甲状腺機能低下症，原発性胆汁性肝硬変など自己免疫疾患による続発性 (二次性) 脂質異常症を考慮して鑑別すべきである[2)]。

家族性高コレステロール血症 (FH) はわが国においても 30 万人以上の患者がいると推定され，実地医家が最もよく遭遇する心血管リスクの高い遺伝疾患であり，女性では 50～70 歳の間に冠動脈疾患を発症することが多い[1)]。成人における診断基準を表 2 に示した。

表2 成人（15歳以上）FHヘテロ接合体診断基準（日本動脈硬化学会：動脈硬化性疾患予防ガイドライン2017年版．2017より引用）

●高LDL-C血症（未治療時のLDL-C値180mg/dL以上）
●黄色腫（手背，肘，膝等またはアキレス腱肥厚）あるいは皮膚結節性黄色腫
●FHあるいは早発性冠動脈疾患の家族歴（2親等以内）

・続発性脂質異常症を除外した上で診断する。
・2項目以上でFHと診断する。FHヘテロ接合体疑いは遺伝子検査による診断が望ましい。
・皮膚結節性黄色腫に眼瞼黄色腫は含まない。
・アキレス腱肥厚はX線撮影により9mm以上にて診断する。
・LDL-Cが250mg/dL以上の場合，FHを強く疑う。
・すでに薬物療法中の場合，治療のきっかけとなった脂質値を参考にする。
・早発性冠動脈疾患は男性55歳未満，女性65歳未満と定義する。
・FHと診断した場合，家族についても調べることが望ましい。
・この診断基準はホモ接合体にも当てはまる。

2 管理方法

❶『動脈硬化性疾患予防ガイドライン2017年版』における改訂の要点

『動脈硬化性疾患予防ガイドライン2012年度版』では，絶対リスクの評価をNIPPON DATA80から算出していたが，アウトカムが冠動脈疾患の発症ではなく死亡であること，LDL-CやHDL-Cの情報がないこと，スタチンのない時代にベースライン調査が行われていたことから，より新しい集団に適用するとハイリスク群の死亡率が実測値よりも高く算出されることなどの問題が生じ，現状に合わなくなっていた。そこで2017年度版では，「日本人の動脈硬化性疾患の発症・死亡を予測する評価法は存在しているか」というClinical Questionを設定してシステマティックレビューを行った。その結果選定された9研究の中で①LDL-CとHDL-Cの両方を予測指標として組み込んでいる，②LDL-Cレベルを詳細に分類している，③脳出血をエンドポイントとして含んでいない，④アウトカムが死亡ではなくイベント発症に設定していることから，最終的に吹田研究を選択し，吹田スコアに基づいた層別化を行った。本項では，『動脈硬化性疾患予防ガイドライン2017年度版』[1]に則った脂質異常症の管理方法について解説する[1,2]。

❷ 脂質異常症の管理基準

『動脈硬化性疾患予防ガイドライン2017年版』[1]では，吹田スコアに基づいた層別化を行った（図6）。図7に示す通り吹田スコアの算出は煩雑であるため，日常診療で容易に使用できるように，カテゴリー分類を行うためのアプリを作成するとともに，性・年齢・危険因子の個数による層別化のチャートも作成した（図8）。

冠動脈疾患発症予測アプリWEB版のURLは，http://www.j-athero.org/publications/gl2017_app.htmlである。ガイドに従って進めると，図6の手順が出てくる。さらに進めると最終的に，予測される10年以内の冠動脈疾患発症確率と，同年齢，同性で最もリスクが低い人と比較したポイント確率が算出され，低・中・高のいずれかのリスクが表示される。

一方，図8は危険因子を用いた簡易版となっている。吹田スコアを算出するところが，危険因子の個数をカウントするだけになっており，①喫煙，②高血圧，③低HDL-C血症，④耐糖能異常，

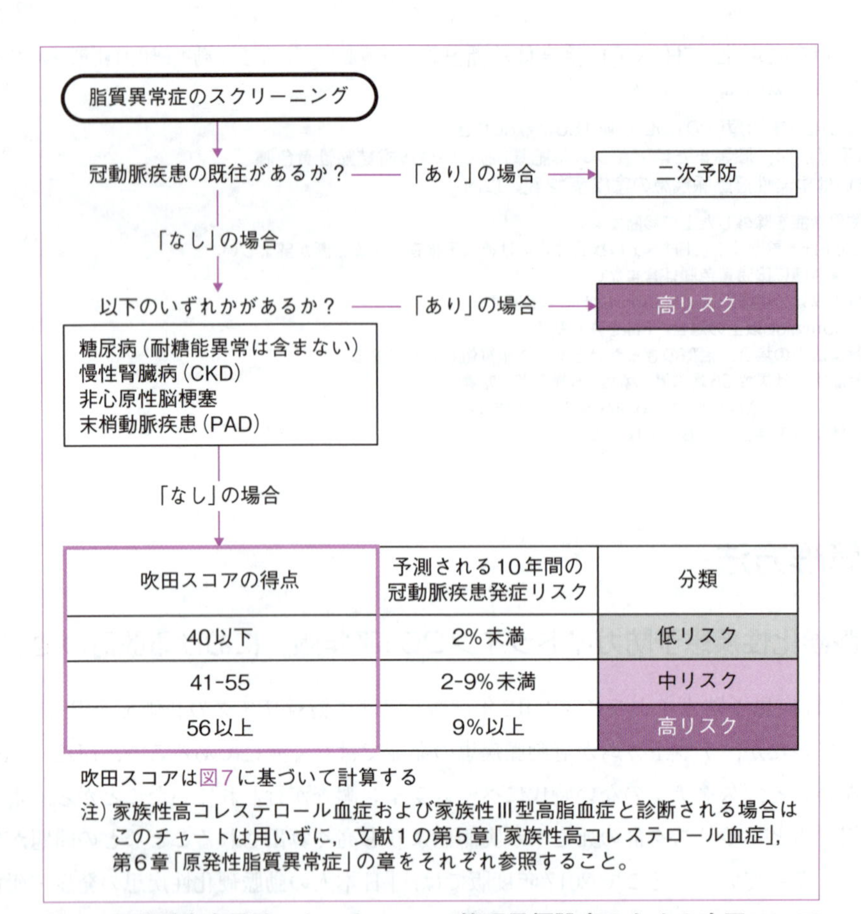

図6　冠動脈疾患予防からみたLDL-C管理目標設定のための吹田スコアを用いたフローチャート（日本動脈硬化学会：動脈硬化性疾患予防ガイドライン2017年版．2017より引用）

⑤早発性冠動脈疾患家族歴のうち，いくつ該当しているかと，性別・年齢との組み合わせから，リスク分類が行われる。図8のチャートによるカテゴリー分類は，図6のチャートによるカテゴリー分類とほぼ一致することがシミュレーションにて確認されている[1,2]。

❸ リスク区分別脂質管理目標値

カテゴリー分類に応じた脂質管理目標値を表3に示す。一次予防では原則として一定期間の生活習慣改善を行い，その効果を判定した後に薬物療法の適用を考慮する。なお，低リスク・中リスクの患者における管理目標値は到達努力目標値であり，LDL-C 20〜30%の低下により冠動脈疾患が30%低下することも示されていることより，20〜30%の低下を目標としてもよいこととした。二次予防においては，生活習慣の改善を行うとともに，表3に示した管理目標値を目標として薬物療法を行うのが望ましい。一般に健康な閉経後女性は一次予防かつ低リスクに分類されることが多いが，今回の改訂でも一つの目安として，LDL-Cが180mg/dL以上の場合に薬物療法を考慮すると記載された。

危険因子①〜⑧の点数を合算する. （点数）

危険因子	区分	点数
①年齢（歳）	35-44	30
	45-54	38
	55-64	45
	65-69	51
	70以上	53
②性別	男性	0
	女性	−7
③喫煙*	喫煙有	5
④血圧*	至適血圧 ＜120 かつ＜80	−7
	正常血圧 120-129 かつ/または 80-84	0
	正常高値血圧 130-139 かつ/または 85-89	0
	I度高血圧 140-159 かつ/または 90-99	4
	II度高血圧 160-179 かつ/または 100-109	6
⑤HDL-C（mg/dL）	＜40	0
	40-59	−5
	≧60	−6
⑥LDL-C（mg/dL）	＜100	0
	100-139	5
	140-159	7
	160-179	10
	≧180	11
⑦耐糖能異常	あり	5
⑧早発生冠動脈疾患家族歴	あり	5
①〜⑧の点数を合計		点

	①〜⑧の合計得点	10年以内の冠動脈疾患発症確率	発症確率の範囲		発症確率の中央値	分類
			最小値	最大値		
吹田スコア（LDLモデル詳細）	35以下	＜1%		1.0%	0.5%	低リスク
	36-40	1%	1.3%	1.9%	1.6%	
	41-45	2%	2.1%	3.1%	2.6%	中リスク
	46-50	3%	3.4%	5.0%	4.2%	
	51-55	5%	5.0%	8.1%	6.6%	
	56-60	9%	8.9%	13.0%	11.0%	高リスク
	61-65	14%	14.0%	20.6%	17.3%	
	66-70	22%	22.4%	26.7%	24.6%	
	≧71	＞28%	28.1%		28.1%以上	

*高血圧で現在治療中の場合も現在の数値を入れる。ただし高血圧治療の場合は非治療と比べて同じ血圧値であれば冠動脈疾患のリスクが高いことを念頭に置いて患者指導をする。禁煙者については非喫煙として扱う。冠動脈疾患のリスクは禁煙後ほぼ1年で半減し，禁煙後15年で非喫煙者と同等になることに留意する。

図7 **吹田スコアによる冠動脈疾患発症予測モデル**（日本動脈硬化学会：動脈硬化性疾患予防ガイドライン2017年版. 2017より引用）

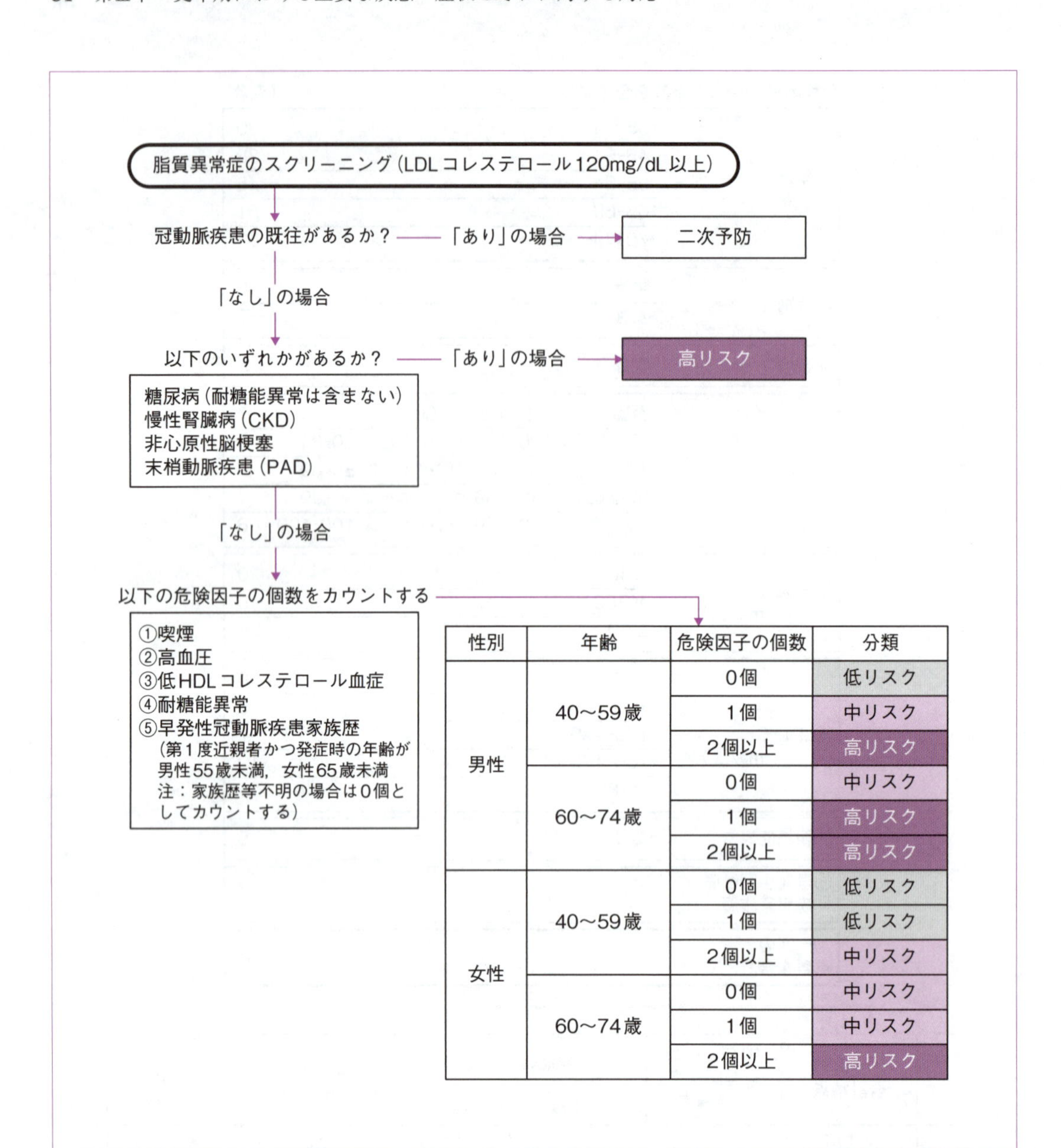

性別	年齢	危険因子の個数	分類
男性	40～59歳	0個	低リスク
		1個	中リスク
		2個以上	高リスク
	60～74歳	0個	中リスク
		1個	高リスク
		2個以上	高リスク
女性	40～59歳	0個	低リスク
		1個	低リスク
		2個以上	中リスク
	60～74歳	0個	中リスク
		1個	中リスク
		2個以上	高リスク

図8 冠動脈疾患予防からみたLDL-C管理目標設定のためのフローチャート（危険因子を用いた簡易版）（日本動脈硬化学会：動脈硬化性疾患予防ガイドライン2017年版．2017より引用）

表3 リスク区分別脂質管理目標値（日本動脈硬化学会：動脈硬化性疾患予防ガイドライン 2017年版. 2017より引用）

治療方針の原則	管理区分	脂質管理目標値（mg/dL）			
		LDL-C	non-HDL-C	TG	HDL-C
一次予防 まず生活習慣の改善を行った後薬物療法の適用を考慮する	低リスク	<160	<190	<150	≧40
	中リスク	<140	<170		
	高リスク	<120	<150		
二次予防 生活習慣の是正とともに薬物治療を考慮する	冠動脈疾患の既往	<100 (<70)*	<130 (<100)*		

＊家族性高コレステロール血症，急性冠症候群も時に考慮する。糖尿病でも他の高リスク病態（非心原性脳梗塞・末梢動脈疾患・慢性腎臓病・メタボリックシンドローム・主要危険因子の重複・喫煙）を合併する時はこれに準ずる。

●一次予防における管理目標達成の手段は非薬物療法が基本であるが，低リスクにおいてもLDL-Cが180mg/dL以上の場合は薬物治療を考慮するとともに，家族性高コレステロール血症の可能性を念頭においておくこと（文献1第5章参照）。

●まずLDL-Cの管理目標値を達成し，その後non-HDL-Cの達成を目指す。

●これらの値はあくまでも到達努力目標値であり，一次予防（低・中リスク）においてはLDL-C低下率20～30%，二次予防においてはLDL-C低下率50%以上も目標値となり得る。

●高齢者（75歳以上）については文献1第7章を参照。

●文献

1）日本動脈硬化学会編：動脈硬化性疾患予防ガイドライン 2017年版. 日本動脈硬化学会，東京，2017（ガイドライン）

2）日本女性医学学会編：女性の動脈硬化性疾患発症予防のための管理指針 2018年度版. 診断と治療社，東京，2018

3）Arai H, Yamamoto A, Matsuzawa Y, et al：Serum lipid survey and its recent trend in the general Japanese population in 2000. J Atheroscler Thromb 12：98-106, 2005（レベルⅢ）[PMID：15942120]

4）Wakatsuki A, Sagara Y：Lipoprotein metabolism in postmenopausal and oophorectomized women. Obstet Gynecol 85：523-528, 1995（レベルⅢ）[PMID：7898827]

5）厚生労働省：平成29年国民健康・栄養調査報告. 平成30年12月 https://www.mhlw.go.jp/stf/seisakunitsuite/bunya/kenkou_iryou/kenkou/eiyou/h29-houkoku.html

6）Kawano H, Soejima H, Kojima S, et al；Japanese Acute Coronary Syndrome Study（JACSS）Investigators：Sex differences of risk factors for acute myocardial infarction in Japanese patients. Circ J 70：513-517, 2006（レベルⅢ）[PMID：16636482]

Exercise 11

誤っているものはどれか。1つ選べ。

a　LDL-C 直接法は診断に用いることはできない。

b　閉経前の高 LDL-C 血症では家族性高コレステロール血症を考慮する。

c　高 non-HDL-C 血症は 170mg/dL 以上を指す。

d　『動脈硬化性疾患予防ガイドライン 2017年版』では，リスク区分分類に吹田スコアに基づいた層別化を採用している。

e　一次予防における管理目標達成の手段は非薬物療法が基本であるが，低リスクにおいても LDL-C が 180mg/dL 以上の場合は薬物治療を考慮する。

解答は537頁へ

3 検査法

CQ 12 動脈硬化症を疑ったときに行う血清脂質以外の検査は何か？

「動脈硬化」という言葉は，「動脈が退行性変化により弾性を失い，硬く肥厚した状態」のことを指す[1]。しかし具体的に何をもって定義付けるかは困難であり，実際にはその先の冠動脈疾患や脳血管障害へ至る状態と認識されている。これら疾患は日本人の死因の30％を占め，今なお増加の一途を辿っている。加齢に従い動脈硬化は確実に進行するが，エストロゲンはその進展を抑制し，閉経は促進的に働くことが知られている。その転換期が更年期に一致するため，動脈硬化症は更年期医療の主軸の一つといえる。更年期医療の範疇として，動脈硬化危険因子の評価，介入は可能である。また，非侵襲的な動脈硬化評価法も多数存在する現在，それらの手法を積極的に取り入れ，早期診断の一助とし女性の健康をトータルに支援すべきである[2]。

❶ 動脈硬化の評価

動脈硬化は単独で診断できるものではなく，実際は「評価」するものである。従来，主に血管造影を中心とした侵襲的な検査によって行われてきた。血管の狭窄度評価には血管造影の他にも血管内視鏡や血管内超音波（intravascular ultrasound；IVUS）などがある。一方，最近では非侵襲的にも検査が可能となった。器質的変化がみられる以前に評価可能な脈波伝播速度や血管内皮機能検査，初期の器質的変化を簡便に捉えられる頸動脈超音波検査などがある（図9）[3]。

❷ 血管内皮機能検査

血管内皮は，血管内腔を流れている血液から様々な刺激や情報伝達を受け，内皮由来拡張物質と収縮物質を放出することで，血管トーヌスを制御している。血管拡張因子として一酸化窒素（NO），プロスタグランジンI2（PGI2），C型ナトリウム利尿ペプチドなど，血管収縮因子としてエンドセリン，アンジオテンシンⅡ，トロンボキサンA2などがある。動脈硬化の第一段階はこの血管内皮機能の障害として捉えることができる。血管内皮が障害されると血管平滑筋の増殖，凝固系，炎症や酸化などの亢進によりバランスが崩れ血管トーヌスや血管構造の破綻へとつながる[1]。

FMDは四肢の虚血反応性充血後のflow-mediated dilationを血管径の変化で評価するものであり，内皮依存性拡張反応から導管血管レベルでの血管内皮機能を反映している。血管内皮は血液中から刺激を受け，様々な生理活性物質を産生・放出している。中でもNOは平滑筋のcyclic GMPの増加を介して血管を拡張させ，動脈硬化性変化の制御に重要な役割を果たしている[4]。またNO産生にはエストロゲンが直接的に関与[5]し，閉経後女性に対するエストロゲン投与はNOを介し血管内皮機能を改善させることが知られている[6]。FMDの規定因子は血管内皮からのNO産生・放出であり，血管の拡張反応が少ないことは血管内皮機能の劣化を意味する。ただし，この方法は主に導管血管（conduit artery）レベルの太い血管の機能を評価している点，NOによる血管拡張をみている点，ある程度の経験とテクニックが必要とされ測定誤差が多い点などの問題も指摘されてい

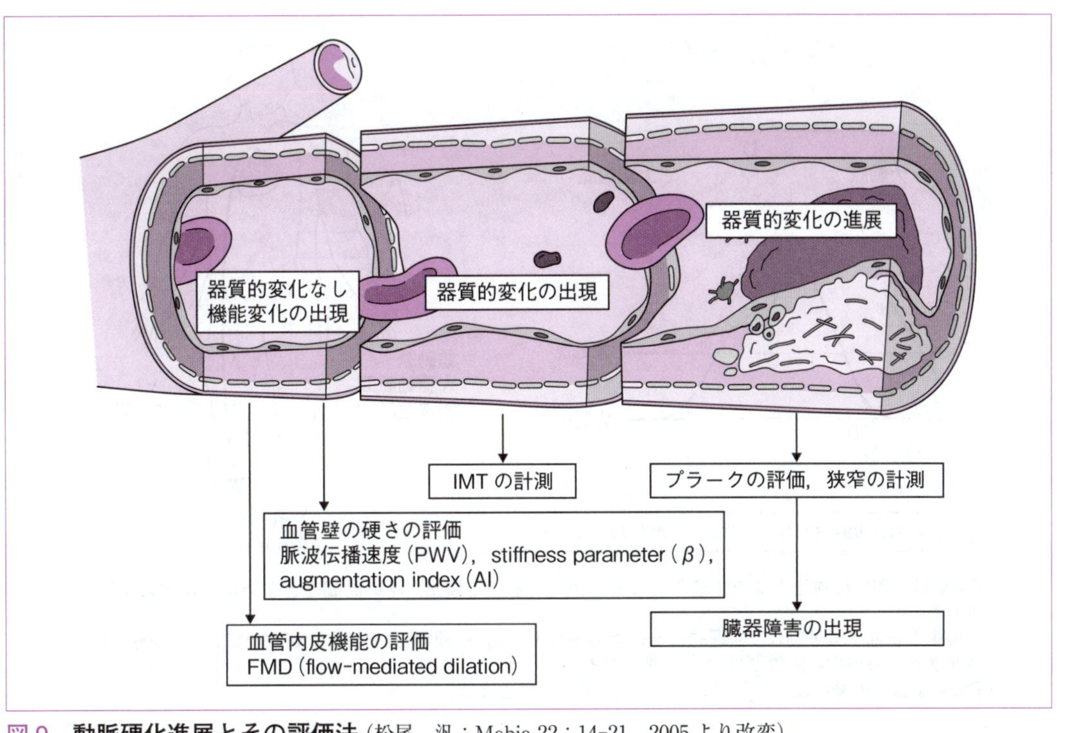

図 9　**動脈硬化進展とその評価法**（松尾　汎：Mebio 22：14-21，2005 より改変）

る。

③ 大動脈脈波速度

脈波伝播速度（PWV）は血管硬化の指標として古くから知られた検査法である。生理的条件下では脈波速度に関係する因子は最小内圧（拡張期圧）と血管壁の弾性率であり，PWV は大動脈壁の弾性率の簡便な非侵襲的な測定法として発展してきた。伝統的には頸動脈-大腿動脈 PWV（cfPWV）が用いられている。しかしこの方法は技術を要し，測定できる施設が限られていた。近年，四肢に血圧測定用のカフを装着するのみで簡便に上腕動脈-足首動脈 PWV（baPWV）が測定可能となった。同一患者において，baPWV と cfPWV との相関が極めて良好であることが報告されており，高血圧診療において，baPWV も cfPWV と同等の動脈硬化重症度の評価，予後評価の指標となることが示されている[7,8]。簡便法として普及しているのは，他に cardio-ankle vascular index（CAVI）がある。baPWV は血圧依存性が強く数値からだけでは血管硬化そのものを評価できないとの指摘がある一方で，CAVI は算出式に血圧が関与しており圧補正を内在した指標である。圧依存性がない点が有利であるが，正確な血圧測定が要求される。

図 10 に baPWV 測定原理と測定方法を示した。baPWV は 1999 年にわが国で測定器が開発され，短時間で測定できる簡便さが特徴である。特に技術は要しないが，測定前のベッド上安静が必要で，温度やストレスなどの緊張具合で測定値が大きく影響を受けるため慎重さが必要である。

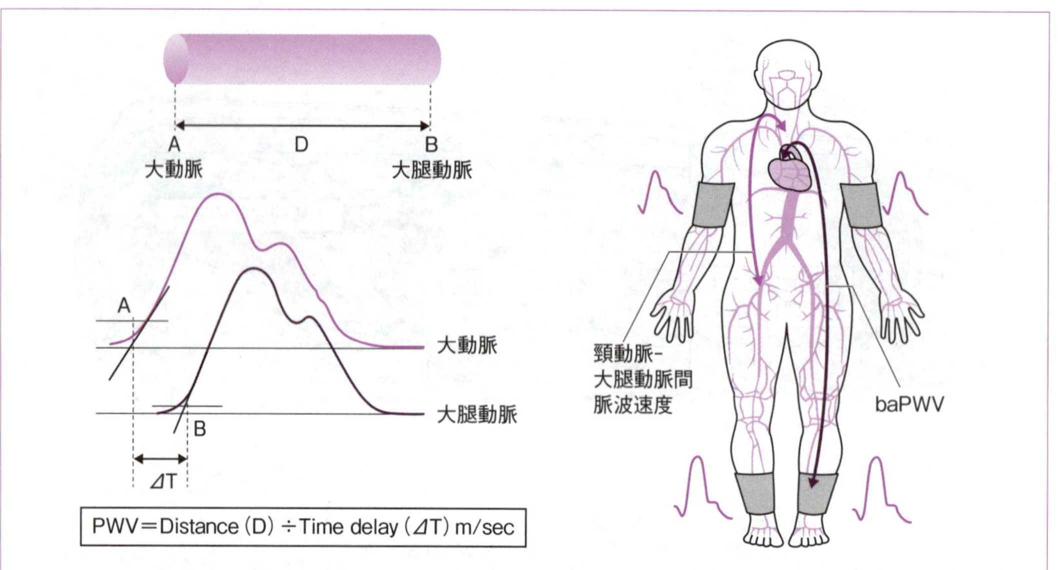

・PWV は，四肢に血圧カフを装着し異なる２点での脈波を検出，その時間差と２点間の距離により算出される。
・管の中を伝播する波動は，物理的にその管の弾性率が高い（硬い）ほど，内腔が狭いほど，壁が厚いほど，中を満たす液体の粘調性が低いほど速くなる。
・PWV 値は，動脈が硬くなるほど速くなる（値は高値となる）。

図 10 脈波伝播速度（PWV）の測定方法と原理

❹ 頸動脈エコー（頸動脈超音波検査）

血管エコー検査は断層画像から，血管壁内の状態，血管表面の状態，血管内腔の状態から動脈硬化を視覚的に捉え診断することが可能である。さらにドプラ法を用いれば血流情報も同時に評価できる。その中で頸動脈は動脈硬化の好発部位であることから非常に有用であり，さらに評価が容易なこと，冠動脈疾患や脳血管障害との直接的な関連が明らかであることが，頸動脈エコー検査に，簡易にできる動脈硬化症の診断として確固たる地位を与えている。頸動脈エコーでは 0.1mm の解像度が要求されるため，中心周波数 7MHz 以上の高周波リニア型プローベが必要となる。

a. 頸動脈内膜-中膜肥厚（IMT）の測定

動脈は血管を取り囲んでいる外膜，平滑筋層でできている中膜，血管内腔面の内皮と内膜下層からなる内膜の 3 層構造を示す。超音波断層画像では血管内壁の遠位側が通常良好に観察され，血管内腔面一層の低エコー輝度部分とその外の高エコー輝度部分の二層として観察される。内腔面一層の低エコー輝度部分を内膜中膜複合体（IMC）と，この IMC の厚みを IMT と呼ぶ（図 11）。B-mode により観察される頸動脈内腔面から外膜までの厚み（IMT）は，組織学的な内膜-中膜肥厚に一致することが報告されている[9]。

b. IMT の計測部位・用語および評価法

標準的評価法として，日本脳神経超音波医学会と日本超音波医学会が共同で作成した，「超音波による頸動脈病変の標準的評価法 2017」[10] がある。IMT は一般に総頸動脈，頸動脈洞，内頸動脈で評価するが，評価方法，用語がいくつか存在する（図 12）。

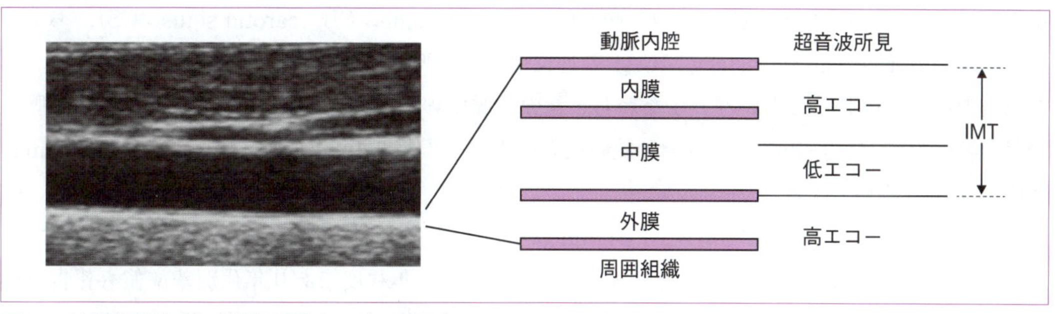

図 11　**頸動脈内膜-中膜肥厚（IMT）の測定**

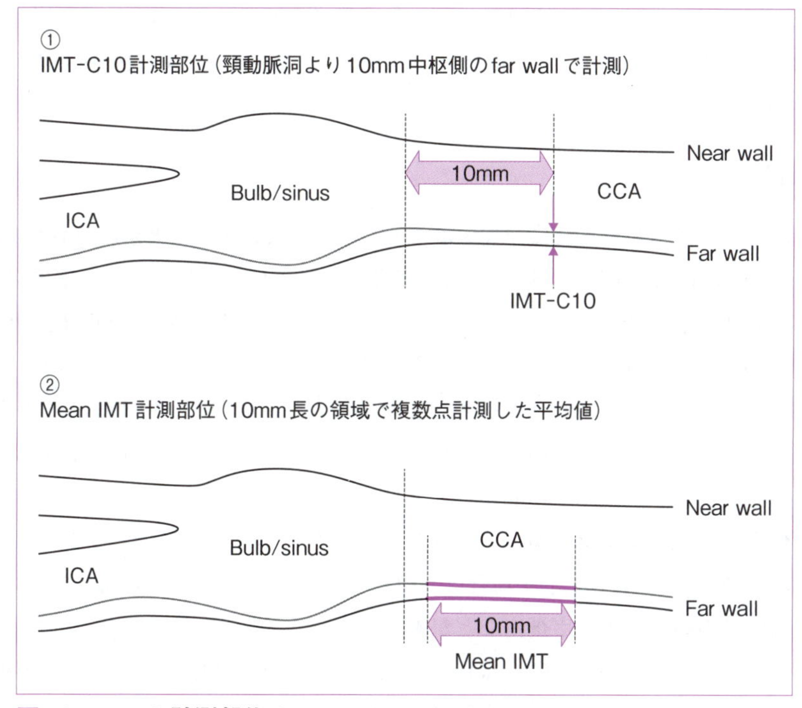

図 12　**IMT の計測部位**（日本超音波医学会：超音波による頸動脈病変の標準的評価法 2017 より引用）

①IMT-C10：総頸動脈と頸動脈洞の移行部より中枢側 10mm の「遠位壁」における IMT を IMT-C10 と呼称する。ベースラインとして使用できる決められた計測部位の IMT とし，“max” の用語を用いず，max IMT とは区別する（図 12-①）。

②平均内中膜厚（mean intima-media thickness；mean IMT）：頸動脈の血管長軸像における複数点の IMT の平均値を平均の内中膜厚（mean IMT）という。ただし，計測方法は標準化されておらずオプションの計測項目とする。計測方法として，取り決められた複数ポイントの IMT の平均をマニュアル計測する方法と，一定の範囲を自動トレースし多数点の IMT（1cm の範囲で 100 点以上）の平均を自動計測する方法（図 12-②）に大別される。今後，トレースした面積や 3 次元表示による容積も，比較研究における指標になり得る可能性がある。

③最大内中膜厚（maximum intima-media thickness；max IMT）：max IMT とは，左右の総頸

動脈（common carotid artery；CCA），頸動脈洞（carotid bulb；CB，carotid sinus；CS），および内頸動脈（internal carotid artery；ICA）の近位壁，遠位壁および両側壁の観察可能な領域における最大の内中膜厚のことをいう。すなわち，総頸動脈での最大内中膜厚（IMT-Cmax），頸動脈洞の最大内中膜厚（IMT-Bmax），内頸動脈の最大内中膜厚（IMT-Imax）のうち，最大のものを max IMT として代表値とする。

IMT の正常上限は 1.0 mm であり，「1.1 mm 以上の限局した隆起性病変」をプラークと総称する。IMT は加齢とともに増大するが，健常成人では 0.009 mm/年程度であり年代別基準値も報告されている[11)]。一方で閉経が IMT に及ぼす影響をみると，閉経後 5 年未満では閉経前と変化がないが，閉経後 5 年以降は急速に肥厚するようである[12,13)]。エストロゲン欠乏が実際に血管に器質的な変化をもたらすまでのタイムラグから，女性において脂質異常症が多いにもかかわらず心血管系疾患の発症が男性より 10 年遅れること，また閉経後早期導入の HRT にのみ心血管保護作用が認められることが説明されている。

5 血液検査

Clinical endpoint を予知し，これに介入することで予後が改善することが確認されている臨床指標を surrogate endpoint というが，動脈硬化性疾患においてはコレステロールが有名である。しかし，これ以外にも疾患と関連の高い脂質マーカーは多く存在する。さらに動脈硬化巣の発症機序から炎症性マーカー，凝固線溶系マーカーなども注目されている。

アポ蛋白には A-Ⅰ，A-Ⅱ，B，C-Ⅱ，C-Ⅲ，E があるが，アポ A-Ⅰは HDL 濃度の指標であり，アポ B（特に B100）は LDL の主要構成成分である。この両者の測定および比の算出は有効である。また LDL のなかでも小粒子 LDL（small dense LDL）は特に酸化されやすく超悪玉とされている。small dense LDL は組成上コレステロールに乏しくアポ B に富んでいる。よって LDL-C が高くないにもかかわらずアポ B が高値を示す場合は，LDL が小型化していると判断してよい。他にリポ蛋白（a）〔Lp（a）〕やレムナントリポ蛋白などがある。

炎症マーカーでは high sensitive C-reactive protein（hsCRP）が有名であり，疾患関連性は強いが介入のエビデンスはない。凝固線溶系では fibrinogen も plasminogen activator inhibitor-1（PAI-1）も疾患関連性は高い。その他のマーカーとしては，尿中微量アルブミン，シスタチン C（クレアチニンとは異なり筋肉量に無関係な腎機能の評価），ホモシステイン，内因性 NO 合成酵素阻害物質の asymmetric dimethyl arginine（ADMA）などがある。これら検査のうち，『動脈硬化性疾患予防ガイドライン 2017 年版』に，その他の考慮すべき危険因子・マーカーとしてステートメントに記載されたものを（表 4）に示す[14)]。危険因子の把握，病態の把握に有用であるが，実際の管理には参考とはするものの用いられず，あくまでも脂質異常症の診断基準および管理基準からリスク区分を決めて管理目標とすべきである。

●文献

1）河野宏明：動脈硬化の評価．婦人科検査マニュアル．倉智博久編，医学書院，東京，2002，pp201-206
2）岡野浩哉：更年期における動脈硬化の早期診断．臨床検査 55：261-266，2011（レベルⅣ）
3）松尾 汎：血管無侵襲診断法－臨床応用のポイント．Mebio 22：14-21，2005（レベルⅣ）
4）Moncada S, Palmer RM, Higgs EA：Nitric oxide：

表4 考慮すべき危険因子・マーカー（河野宏明：婦人科検査マニュアル．医学書院，2002，pp201-206より引用）

ステートメント
- 高Lp(a)血症は動脈硬化性疾患の危険因子である。
- MDA-LDL*の測定は冠動脈疾患既往歴のある糖尿病患者の冠動脈疾患発症の予後予測に有用である。
- 高レムナントリポタンパク血症は動脈硬化性疾患の危険因子である。
- 食後高脂血症は冠動脈疾患の危険因子である。
- Small dense LDLコレステロールの高値は動脈硬化性疾患の危険因子である。
- アポBの高値は動脈硬化性疾患の危険因子である。
- TC/HDLコレステロール比，non-HDLコレステロール/HDLコレステロール比，LDLコレステロール/HDLコレステロール比，アポB/AⅠ比は動脈硬化性疾患のマーカーとなる。
- フィブリノーゲン，PAI-1の高値は動脈硬化性疾患のマーカーとなる。

* MDA-LDL：マロンジアルデヒド修飾LDL（酸化LDLの一種）

physiology, pathophysiology, and pharmacology. Pharmacol Rev 43：109-142, 1991（レベルⅣ）[PMID：1852778]
5) Okano H, Jayachandran M, Yoshikawa A, et al：Differential effects of chronic treatment with estrogen receptor ligands on regulation of nitric oxide synthase in porcine aortic endothelial cells. J Cardiovasc Pharmacol 47：621-628, 2006（レベルⅢ）[PMID：16680078]
6) Wakatsuki A, Ikenoue N, Shinohara K, et al：Effect of lower dosage of oral conjugated equine estrogen on inflammatory markers and endothelial function in healthy postmenopausal women. Arterioscler Thomb Vasc Biol 24：571-576, 2004（レベルⅡ）[PMID：14699021]
7) Yamashina A, Tomiyama H, Takeda K, et al：Validity, reproducibility, and clinical significance of noninvasive brachial-ankle pulse wave velocity measurement. Hypertens Res 25：359-364, 2002（レベルⅢ）[PMID：12135313]
8) Munakata M, Ito N, Nunokawa T, et al：Utility of automated brachial ankle pulse wave velocity measurements in hypertensive patients. Am J Hypertens 16：653-657, 2003（レベルⅢ）[PMID：12878371]
9) Pignoli P, Tremoli E, Poli A, et al：Intimal plus medial thickness of the arterial wall：a direct measurement with ultrasound imaging. Circulation 74：1399-1406, 1986（レベルⅢ）[PMID：3536154]
10) 日本超音波医学会用語・診断基準委員会，頸動脈超音波診断ガイドライン小委員会：超音波による頸動脈病変の標準的評価法 2017（ガイドライン）https://www.jsum.or.jp/committee/diagnostic/pdf/jsum0515_guideline.pdf
11) Homma S, Hirose N, Ishida H, et al：Carotid plaque and intima-media thickness assessed by b-mode ultrasonography in subjects ranging from young adults to centenarians. Stroke 32：830-835, 2001（レベルⅢ）[PMID：11283378]
12) Sutton-Tyrrell K, Lassila HC, Meilahn E, et al：Carotid atherosclerosis in premenopausal and postmenopausal women and its association with risk factors measured after menopause. Stroke 29：1116-1121, 1998（レベルⅢ）[PMID：9626281]
13) Mack WJ, Slater CC, Xiang M, et al：Elevated subclinical atherosclerosis associated with oophorectomy is related to time since menopause rather than type of menopause. Fertil Steril 82：391-397, 2004（レベルⅢ）[PMID：15302289]
14) 日本動脈硬化学会編：動脈硬化性疾患予防ガイドライン 2017年版．日本動脈硬化学会，東京，2017（ガイドライン）

Exercise 12

正しいものはどれか。1つ選べ。

a FMDで評価しているのは血管内皮機能である。
b PWVは立ったまま測定できる。
c 頸動脈IMTの正常上限は2.0mmである。
d small dense LDLは酸化されにくく抗動脈硬化作用を有する。
e 血液凝固・線溶因子は動脈硬化病変成立に関与しない。

解答は537頁へ

4 治療法とその効果

CQ 13 高 LDL-C 血症と高 TG 血症の治療方法は？

❶ 脂質異常症の管理目標値

脂質異常症は食事を含めた生活習慣が血清脂質値に大きく関与する。したがって一次予防ではまず生活習慣の改善（食事療法，運動療法，禁煙など）を行い，肥満を軽減させる。生活習慣の改善で血清脂質値が管理目標値に達しない場合は，個々の症例が有するリスクを総合的に評価し，薬物療法の是非を考慮する。脂質管理目標値は生活習慣の改善を含めた治療による目標値であり，薬物療法開始基準ではないことに留意する。

日本動脈硬化学会の『動脈硬化性疾患予防ガイドライン 2017 年版』[1]によれば，脂質異常症の管理目標値は，個々の絶対リスクの評価に基づいて行う。個々の患者の背景（性別，年齢区分，危険因子の数，程度）は大きく異なる。動脈硬化性疾患の発症リスクの高い者には積極的な治療を行い，リスクの低い者には必要以上の治療を行わないためにも，個々の絶対リスクを評価し，それに対応した脂質目標値を定めることが重要である[1]。

冠動脈疾患予防からみた LDL-C 管理目標設定のためのフローチャートでは，冠動脈疾患の既往がない場合，糖尿病（耐糖能異常は含まない），慢性腎臓病（CKD），非心原性脳梗塞，末梢動脈疾患（PAD）がなければ，以下の 2 つの分類を用いて低・中・高リスクの管理区分に分類する（82 頁-図 6）。どちらを用いても一致した結果になることは確認されている。

a. 吹田スコアによる冠動脈疾患発症予測モデル（83 頁-図 7）

吹田スコアによるリスク評価では，吹田スコアによる各危険因子の得点を合計する。その合計得点を，冠動脈疾患発症予測モデルを用いたリスク評価に照らし合わせて，低・中・高リスクの管理区分に分類する。

吹田スコアの算出は煩雑であるため，アプリを使うと便利である。

b. 簡易版のリスク評価（84 頁-図 8）

簡易版のリスク評価とは喫煙，高血圧，低 HDL-C 血症，耐糖能異常，早発性冠動脈疾患家族歴の 5 つの危険因子をカウントし，それを性別，年齢別で区分された低・中・高リスクに分類する。

リスク管理区分の分類に基づいて脂質の管理目標値が設定される（85 頁-表 3）。一次予防では LDL-C の管理目標値は，低リスクで 160 mg/dL 未満，中リスクで 140 mg/dL 未満，高リスクで 120 mg/dL 未満である。ただし，二次予防対象者で，FH や急性冠症候群，糖尿病で高リスク病態を合併する場合は，70 mg/dL 未満を目標値とする[1]。

non-HDL-C の管理目標値は，それぞれの LDL-C の管理目標値に 30 mg/dL を加えた値としている。リスク管理区分にかかわらず TG は 150 mg/dL 未満，HDL-C は 40 mg/dL 以上である[1]。

表5 動脈硬化性疾患予防のための食事指導

- 総エネルギー摂取量（kcal/日）は，一般に標準体重（kg，〔身長m〕^{2}×22）×身体活動量（軽い労作で25〜30，普通の労作で30〜35，重い労作で35〜）とする
- 脂肪エネルギー比率を20〜25%，飽和脂肪酸エネルギー比率を4.5%以上7%未満，コレステロール摂取量を200mg/日未満に抑える
- n-3系多価不飽和脂肪酸の摂取を増やす
- 工業由来のトランス脂肪酸の摂取を控える
- 炭水化物エネルギー比を50〜60%とし，食物繊維の摂取を増やす
- 食塩の摂取は6g/日未満を目標にする
- アルコールの摂取を25g/日以下に抑える

② 生活習慣の改善

動脈硬化性疾患予防の基本は生活習慣の改善である。非喫煙，運動量増加，適正体重維持，アルコール制限，健康的食生活などの因子を多数有するほど冠動脈疾患発症リスクや心突然死のリスクが減少することが米国のNurses' Health Study（NHS）で報告されている。またNHSとHealth Professionals Follow-up Studyを合わせた解析では，上記の良い生活習慣の5つともを持つ女性の脳梗塞発症リスクは，良い生活習慣をすべて持たない女性の0.19と極めて低いことが報告された[2]。したがって若年時からの健康的な生活習慣維持は動脈硬化性疾患予防戦略の要である。

一次予防では，禁煙，食事療法，運動療法など生活習慣の改善を行い，それでも血清脂質値が管理目標値に達しない場合は薬物療法を考慮する。

冠動脈疾患のある症例では，二次予防として生活習慣の改善と薬物療法を行い，内臓肥満がある場合は体重の3%減量を目標にする[1]。

③ 食事療法

食事療法では，飽和脂肪酸とコレステロールの摂取をできるだけ少なく，n-3系多価不飽和脂肪酸の摂取を多くする。日本食パターンの食事（The Japan Diet）は動脈硬化性疾患の予防に有効である。

動脈硬化性疾患予防のための食事[1]の原則を表5に示した。これらの食事の血清脂質値や血圧に対する効果を以下に箇条書きする。エネルギー摂取量を減らすと体脂肪量が減少しインスリン抵抗性が改善する。動物性脂肪に多い飽和脂肪酸およびコレステロールの摂取を増やすと肝臓のLDL-C受容体発現が低下し，LDL-Cが増加する。トランス脂肪酸はLDL-Cを増加，HDL-Cを低下，インスリン抵抗性を亢進させる。食物繊維や植物性コレステロールの摂取量を増やすとコレステロールの吸収が阻害されるためLDL-Cが低下する。脂質，炭水化物を制限するとTGの合成が抑制される。青魚に多く含まれるn-3系多価不飽和脂肪酸の摂取を増やすとTGの合成が抑制される。飲酒者ではアルコール摂取を制限するとTGの合成が抑制される。1食あたりの脂質摂取量を減らすと，食後高脂血症が改善する。過度のアルコール摂取は血圧上昇，出血性脳卒中，肝機能障害などの有害事象を増大させる。塩分の摂取を控え，野菜を多く，果物を適度に摂取すると，血圧上昇が抑制できる[3]。

1日に食べる食品の種類と目安量を理解することが重要である。高LDL-C血症の場合と高TG

表6 食品群別摂取量のおよその目安例（1日摂取量の目安）（日本動脈硬化学会：動脈硬化性疾患予防のための脂質異常症診療ガイド2018年版．より）

食品群		高LDL-Cの場合		高TG血症の場合	
		1,800kcal	1,600kcal	1,800kcal	1,600kcal
穀類	飯	170g	150g	170g	150g
	パン	110g	90g	110g	90g
	麺	220g	180g	220g	180g
芋類		80～100g	50～80g	80g	50g
果実類		100～200g		100g	
卵類	卵	10gまたは白身		50g	
肉類	脂の少ない肉類	80g	60g	80g	60g
魚介類	魚類	魚類で80g	魚類で70g	油の多い魚類で80g	油の多い魚類で70g
大豆・大豆製品	大豆・豆腐・納豆など	納豆なら40g 豆腐なら100g		納豆なら40g 豆腐なら100g	
乳・乳製品	牛乳またはヨーグルト	150mL 150g		180mL 無糖で180g	
野菜類	淡色野菜 緑黄色野菜 海藻/きのこ/こんにゃく	200g 150g 取り混ぜて50g		200g 150g 取り混ぜて50g	
油脂類	植物油	25g	20g	25g	20g
甘味料	砂糖・ジャム	10g		少なく	

血症の場合に分け，目安を表6に提示した。

④ 運動療法

運動不足は低HDL-C血症，高TG血症，内臓脂肪型肥満，耐糖能異常・糖尿病，高血圧，血管内皮機能障害などを引き起こし，いわゆるメタボリックシンドロームの主要な原因となる。

運動療法については，身体活動量が多いほど死亡リスクは減少することから，中等度以上の有酸素運動をメインに，定期的に（毎日合計30分以上を目標に）行うことが推奨されている。運動療法は，動脈硬化性疾患やメタボリックシンドロームの予防・治療効果があり，HDL-Cを増やし，TGを減らし，インスリン感受性を高める。特にTG 500mg/dL以上の場合，急性膵炎の発症リスクが高いため，食事療法と運動療法を考慮する[3]。

運動療法の指針を表7に示す。運動強度として最大酸素摂取量の約50%が指示されているが，50%強度とは，運動時の心拍数：138－年齢÷2か，表8のボルグ・スケール（主観的運動強度）11（楽である）～13（ややきつい）を目安にする[1,3]。

表7 運動療法指針（日本動脈硬化学会：動脈硬化性疾患予防ガイドライン2017年版. 2017より）

種　類	有酸素運動を中心に実施する（ウォーキング，速歩，水泳，エアロビクスダンス，スロージョギング，サイクリング，ベンチステップ運動など）
強　度	中強度以上を目標にする*
頻度・時間	毎日合計30分以上を目標に実施する（少なくとも週に3日は実施する）
その他	運動療法以外の時間もこまめに歩くなど，できるだけ座ったままの生活を避ける

*中強度
・通常速度のウォーキング（＝歩行）に相当する運動強度
・メッツ（METs）（安静時代謝の何倍に相当するかを示す活動強度の単位）では一般的に，3メッツ（歩行）であるが個々人の体力により異なる。
・運動中に主観的強度としてボルグ・スケール11～13（楽である～ややきつい）

表8 ボルグ・スケール（Borg GA：Med Sci Sports Exerc. 5：90-93, 1973より）

スケール	自覚
20	
19	非常にきつい
18	
17	かなりきつい
16	
15	きつい
14	
13	ややきつい
12	
11	楽である
10	
9	かなり楽である
8	
7	非常に楽である
6	

⑤ 薬物療法

生活習慣の改善で脂質管理が不十分な場合は，絶対リスクに応じて薬物療法を考慮する。しかし，脂質管理目標値は，あくまで目標値であり，薬物療法開始基準値ではないことを再度確認する必要がある。高リスク群では早期の薬物療法を考慮し，若年者や女性で絶対リスクが低い場合には，薬物療法は控えるべきである。カテゴリーⅠであってもLDL-Cが180mg/dL以上が持続する場合には薬物療法を考慮してもよい。LDL-Cの低下が最も重要で，これにより心血管系イベントの抑制が可能であり，高リスク群では総死亡率の低下，非心原性脳梗塞の予防も可能である。薬物療法は個々の患者の病態に応じ，各薬剤の作用点と効果を考慮して選択する。国外のみならず国内においてもスタチン治療によるベネフィットが示されていることを踏まえ，LDL-C 管理にはスタチンを第一選択薬とするのが妥当と考えられる。LDL-C 管理目標値としては，一次予防高リスク患者では 120mg/dL 未満を目標とし，また二次予防患者では発症後早期から少なくとも 100mg/dL 未満を目指した積極的治療を行い，合併するリスクの状況に応じてはさらに低い値を目指すことも考慮する。

また，どの経口脂質異常症治療薬においても，その適応・有効性・安全性は確認されており，それぞれの薬剤の適応・禁忌・慎重投与に留意して投与を行う。エゼチミブ，PCSK9 阻害薬およびEPA 製剤は，スタチンとの併用での動脈硬化抑制効果が証明されている薬剤である。アドヒアランスを上昇させることが動脈硬化性疾患予防に有効であり，アドヒアランス向上に努める[1]。また脂質異常症治療薬に選択的 PPARαモジュレーターが新しく追加された[3]。

a. LDL-C が高い場合

①HMG-CoA 還元酵素阻害薬（スタチン）
②小腸コレステロールトランスポーター阻害薬（エゼチミブ）
③陰イオン交換樹脂（レジン）
④ニコチン酸誘導体
⑤プロブコール

スタチンが第一選択薬である。しかし催奇形性の可能性が報告されているので，妊娠中あるいは妊娠の可能性がある女性においてはレジンが第一選択薬である。単剤で開始し，効果が十分でなければ各薬剤の増量もしくは併用を考慮する。スタチンとレジン，またはスタチンとエゼチミブの併用は有効である。肝機能障害や横紋筋融解症などの副作用に十分な注意が必要である。

b. LDL-C と TG が高い場合

①スタチン，エゼチミブあるいはフィブラート系薬
②スタチンとフィブラート系薬の併用（腎機能障害者では併用禁忌，横紋筋融解症には要注意）
③スタチンとニコチン酸誘導体の併用（肝機能障害には要注意）

c. TG が高い場合

①フィブラート系薬
②ニコチン酸誘導体
③イコサペント酸エチル
④オメガ-3 脂肪酸エチル

d. HDL-C が低い場合

多くは TG 高値を伴い，この場合は高 TG 血症の治療により HDL-C が上昇することから，上記に準ずる。現時点では，低 HDL-C 血症に対する有効な薬物療法はない。

脂質異常症治療薬の特性を表 9 に，注意すべき副作用を表 10 に示す。横紋筋融解症では通常クレアチンキナーゼ（CK）は正常上限の 10 倍以上に上昇し，クレアチニン上昇を伴う筋肉症状がある。本症を起こしやすい背景を表 11 に示した[1,3]。

表 9 脂質異常症治療薬の特性

分類	LDL-C	TG	HDL-C	non-HDL-C	主な一般名
スタチン	↓↓〜↓↓↓	↓	—〜↑	↓↓〜↓↓↓	プラバスタチン，シンバスタチン，フルバスタチン，アトルバスタチン，ピタバスタチン，ロスバスタチン
小腸コレステロールトランスポーター阻害薬	↓↓	↓	↑	↓↓	エゼチミブ
陰イオン交換樹脂	↓↓	↑	↑	↓↓	コレスチミド，コレスチラミン
プロブコール	↓	—	↓↓	↓	プロブコール
フィブラート系薬	↓	↓↓↓	↑↑	↓	ベザフィブラート，フェノフィブラート，ペマフィブラート，クリノフィブラート，クロフィブラート
多価不飽和脂肪酸	—	↓	—	—	イコサペント酸エチル，オメガ-3 脂肪酸エチル
ニコチン酸誘導体	↓	↓↓	↑	↓	ニセリトロール，ニコモール，ニコチン酸トコフェロール
PCSK9阻害薬	↓↓↓↓	↓〜↓↓	—〜↑	↓↓↓↓	エボロクマブ，アリロクマブ
MTP 阻害薬*	↓↓↓	↓↓↓	↓	↓↓↓	ロミタピド

*ホモFH患者が適応
↓↓↓↓：−50%以上　↓↓↓：−50%〜−30%　↓↓：−20〜−30%　↓：−10〜−20%
↑：10〜20%　↑↑：20〜30%　—：−10〜10%

表 10 脂質異常症治療薬で注意すべき副作用

種類	副作用
HMG-CoA 還元酵素阻害薬	横紋筋融解症，筋肉痛や脱力感などミオパチー様症状，肝機能障害，認知機能障害，空腹時血糖値およびHbA1c値の上昇，間質性肺炎など
陰イオン交換樹脂	消化器症状 ※ジギタリス，ワルファリンとの併用ではそれら薬剤の薬効を減ずることがあるので注意が必要である。
小腸コレステロールトランスポーター阻害薬	消化器症状，肝機能障害，CK 上昇
フィブラート系薬	横紋筋融解症，肝機能障害など
ニコチン酸誘導体	顔面紅潮や頭痛など ※日本人では多いといわれているが，慣れの現象があり，少量から開始し，漸増するか，アスピリンを併用することで解決できる。
プロブコール	可逆性の QT 延長や消化器症状など
多価不飽和脂肪酸	消化器症状，出血傾向や発疹など

表11 横紋筋融解症を発症しやすい背景（厚生労働省医薬食品局：「医薬品・医療機器等安全性情報 No.268」．重要な副作用等に関する情報：スタチンによる間質性肺炎）

スタチン	・高齢（特に女性） ・感染，外傷，手術等 ・過量の飲酒 ・肝機能および腎機能障害 ・過度の運動 ・薬剤併用時 ［フィブラート系薬，マクロライド系・アゾール系抗菌薬，プロテアーゼ阻害薬，シクロスポリン，エリスロマイシンおよびクラリスロマイシン，アミオダロン，カルシウム拮抗薬（ベラパミル，ジルチアゼム），ベンゾジアゼピン，その他の代謝拮抗薬など］ ・大量のグレープフルーツジュース摂取
フィブラート系薬	・肝機能および腎機能障害 ・甲状腺機能低下症 ・外傷，手術，脱水等 ・スタチンとの併用

6 ホルモン補充療法（HRT）と脂質異常症[4)]

HRTは脂質代謝改善作用をはじめ，多くの抗動脈硬化作用を有し，心血管疾患（CVD）リスクを低下させると多くの観察試験で報告されてきた。しかし，1998年のHeart and Estrogen/progestin Replacement Study（HERS）では虚血性心疾患を有する女性へのHRTは冠動脈イベントを有意に増加させると報告され[5)]，2002年にはWHI[6)]により，健康女性に対するHRTが心筋梗塞や脳卒中のリスクを増加させることが示された。したがって，原則として脂質異常症の治療のみの目的，または冠動脈疾患予防のみの目的でHRTを用いることは推奨されない。しかし，近年は再び心血管イベントを低下させうるとのWHIの再解析や新たな報告が出てきている。エストロゲンの投与ルートや投与量，併用する黄体ホルモンの種類，HRT導入時の年齢や閉経後年数，投与期間で，心血管疾患に対するHRTの影響が大きく異なる[4)]。

閉経後女性の診察では，脂質検査に加え，心血管疾患の家族歴や喫煙の有無などを問診し，糖代謝，血圧，腎機能の検査の施行と併せて，更年期症状についてもスクリーニングすることが重要である（図13）[4)]。

脂質検査で脂質異常症が判明した症例では，まず生活習慣の改善を6カ月程度行い，再度脂質検査を施行し，『動脈硬化性疾患予防ガイドライン2017年版』[1)]の管理目標値に到達していれば，生活習慣の改善を維持させるが，到達していなければ，スタチンやフィブラート系薬などの投与を考慮する。

●文献

1）日本動脈硬化学会編：動脈硬化性疾患予防ガイドライン2017年版．日本動脈硬化学会，東京，2018（**ガイドライン**）
2）Chiuve SE, Rexrode KM, Spiegelman D, et al：Primary prevention of stroke by healthy lifestyle. Circulation 118：947-954, 2008（**レベルⅢ**）［PMID：18697819］
3）日本動脈硬化学会編：動脈硬化性疾患予防のための脂質異常症診療ガイドライン2018年版．日本動脈硬化学会，東京，2018（**ガイドライン**）

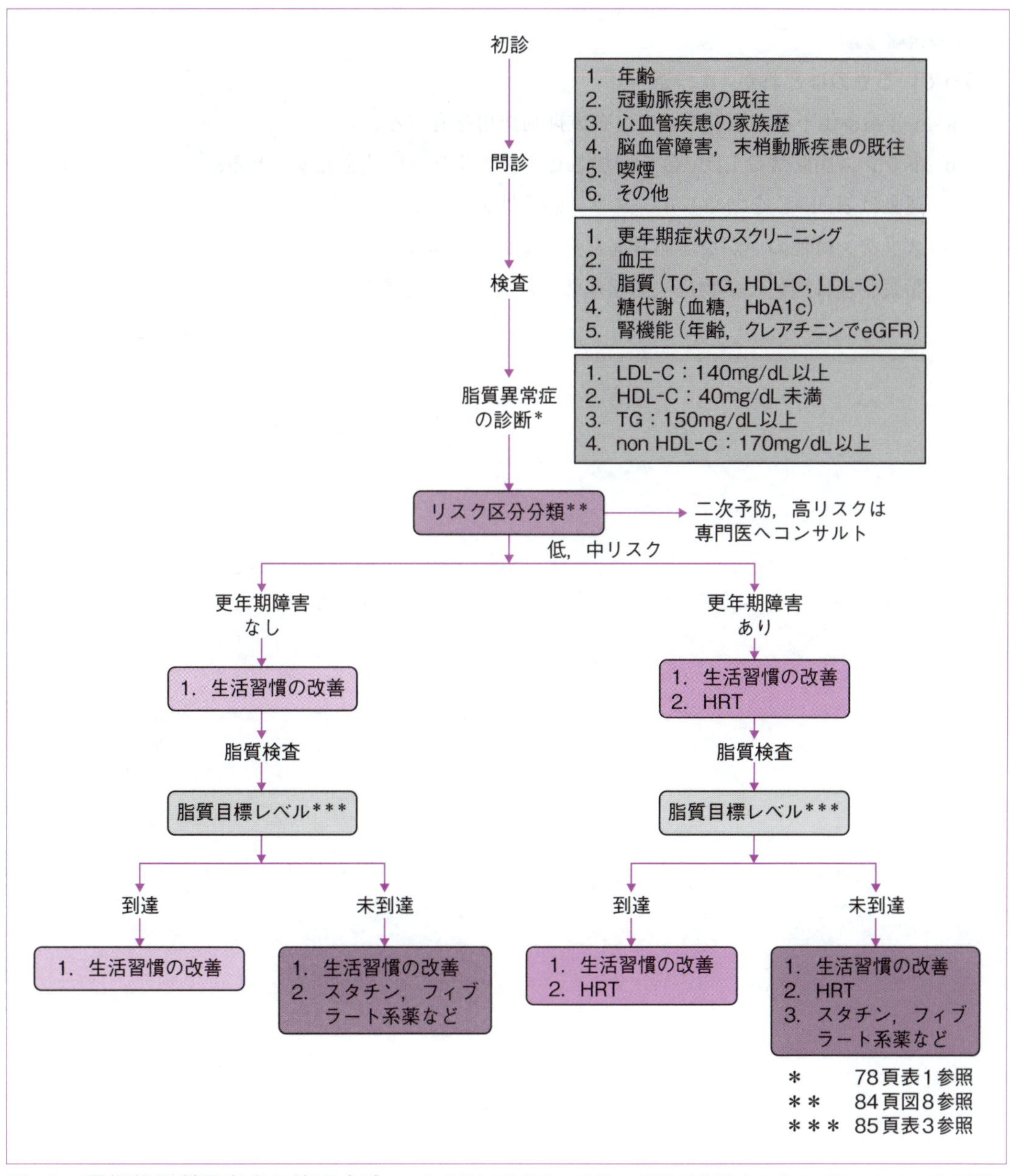

図13 **閉経後脂質異常症の管理方法**（日本女性医学学会：女性の動脈硬化性疾患発症予防のための管理指針2018年度版．診断と治療社，p33より）

4) 日本女性医学学会：女性の動脈硬化性疾患発症予防のための管理指針2018年版．診断と治療社，東京，2018（**ガイドライン**）
5) Hulley S, Grady D, Bush T, et al：Randomized trial of estrogen plus progestin for secondary prevention of coronary heart disease in postmenopausal women. Heart and Estrogen/progestin Replacement Study（HERS）Research Group. JAMA 280：605-613, 1998（**レベルⅡ**）[PMID：9718051]
6) Rossouw JE, Anderson GL, Prentice RL, et al；Writing Group for the Women's Health Initiative Investigators：Risks and benefits of estrogen plus progestin in healthy postmenopausal women：principal results From the Women's Health Initiative randomized controlled trial. JAMA 288：321-333, 2002（**レベルⅡ**）[PMID：12117397]

Exercise 13

誤っているものはどれか。1つ選べ。

a　n-3 系多価不飽和脂肪酸は TG 合成抑制作用を有する。

b　トランス脂肪酸は LDL-C を増加させインスリン抵抗性を亢進させる。

c　運動は HDL-C を増やしインスリン感受性を高める。

d　スタチンは他のいかなる脂質異常症治療薬とも併用はできない。

e　脂質管理目標値と薬物療法開始基準値は異なる値である。

解答は 537 頁へ

5 心・血管系

1 高血圧

CQ 14 動脈硬化危険因子とは？

病気の発症には遺伝的因子と環境因子の組み合わせによって決まる。動脈硬化の場合，遺伝因子が早発性冠動脈疾患の家族歴であり環境因子が動脈硬化危険因子と呼ばれる，脂質異常症（高脂血症），高血圧，糖尿病，喫煙，受動喫煙，加齢，ストレスなどである。図1は，わが国における初回急性心筋梗塞に対する危険因子を示したものである。欧米の結果とは多少異なり高血圧が最も高く，次いで喫煙，糖尿病の順になっている[1]。図2は，危険因子の男女差を示したものである。男性は高血圧，喫煙，糖尿病の順である。一方，女性では順位が異なり，喫煙が1位となり，しかもオッズ比が8.2倍と高値である。続いて糖尿病，高血圧である。これらの危険因子は，いずれも栄養摂取過多，運動不足，喫煙や飲酒などの生活習慣要因と密接に関連している。将来の動脈硬化性疾患の発症を減少させるためには，閉経前から生活習慣の管理に留意すべきである。若年期の妊娠糖尿病や妊娠高血圧症候群が将来の生活習慣病や動脈硬化性疾患の危険因子となるので[2-4]，妊娠中であっても厳重な体重管理と禁煙を奨励し，分娩後も継続するよう指導しなければならない。生活習慣の改善は性別を問わずすべての人に推奨されるべきものである。

高血圧診療の際には，患者の背景をしっかりと診る必要がある。年齢，性別，あるいは動脈硬化危険因子も評価する必要がある。表1に『高血圧治療ガイドライン2019』（JSH2019）からの血圧診

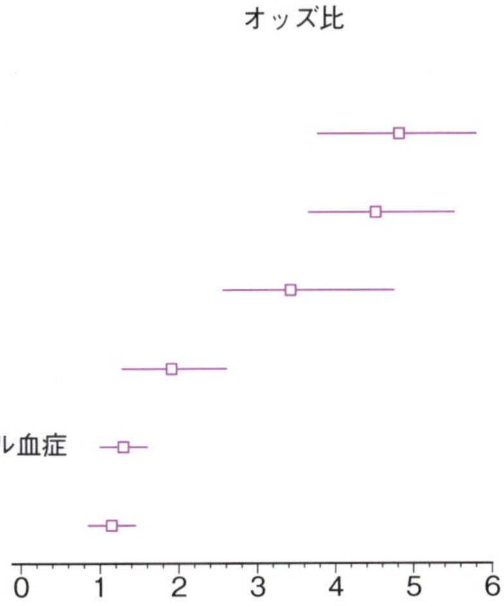

	オッズ比	急性心筋梗塞 (n=1,925)	対照群 (n=2,279)	p value
高血圧		924 (48.0%)	380 (16.8%)	<0.01
喫煙		1,115 (57.9%)	600 (30.7%)	<0.01
糖尿病		459 (23.8%)	165 (7.2%)	<0.01
家族歴		241 (12.5%)	152 (6.7%)	<0.01
高コレステロール血症		525 (27.3%)	424 (18.6%)	0.04
肥満		406 (21.1%)	358 (15.7%)	0.37

0 1 2 3 4 5 6

図1　日本人の初回急性心筋梗塞危険因子（Kawano H, et al：Circ J 70：513-517, 2006）

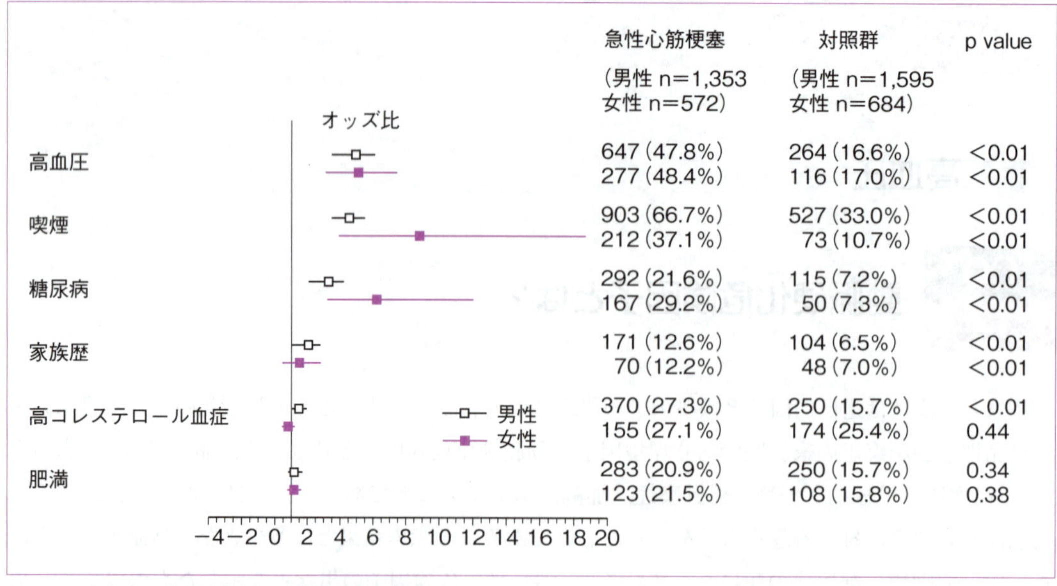

図 2 日本人の初回急性心筋梗塞危険因子―男女別―

表 1 診察室血圧に基づいた心血管病のリスクの層別化（日本高血圧学会：高血圧治療ガイドライン 2019 年版．p50 より）

血圧分類 / リスク層	高値血圧 130-139/80-89 mmHg	Ⅰ度高血圧 140-159/90-99 mmHg	Ⅱ度高血圧 160-179/100-109 mmHg	Ⅲ度高血圧 ≧180/≧110 mmHg
リスク第一層 予後影響因子がない	低リスク	低リスク	中等リスク	高リスク
リスク第二層 年齢（65歳以上），男性，脂質異常症，喫煙のいずれかがある	中等リスク	中等リスク	高リスク	高リスク
リスク第三層 脳心血管病既往，非弁膜症性心房細動，糖尿病，蛋白尿のあるCKDのいずれか，または，リスク第二層の危険因子が3つ以上ある	高リスク	高リスク	高リスク	高リスク

JALSスコアと久山スコアより得られる絶対リスクを参考に，予後影響因子の組合せによる脳心血管病リスク層別化を行った。層別化で用いられている予後影響因子は，血圧，年齢（65歳以上），男性，脂質異常症，喫煙，脳心血管病（脳出血，脳梗塞，心筋梗塞）の既往，非弁膜症性心房細動，糖尿病，蛋白尿のあるCKDである。

療の層別化を示す[5]。場合によっては，職業，家族構成や，生活スタイルなど様々なことが血圧に影響を与える。自律神経の影響を大きく受ける血圧は，患者の置かれている環境も理解しながら診療を行うと管理しやすい。

❶ 高血圧

高血圧患者の診察に際し，明らかな原因疾患があり，血圧の上昇がその疾患の症候であるか（二次性高血圧），または原因が解明されていない本態性高血圧に分ける。

a. 高血圧の原因疾患

二次性高血圧の頻度は，一般外来を訪れる高血圧患者の 0.2〜2%，高血圧専門外来では 5〜20% 程度である。わが国には，高血圧患者は 2,000〜3,000 万人いると考えられている。したがって，二次性高血圧患者も決して少なくない。二次性高血圧患者は年齢によっても異なり，35 歳以下の若年の高血圧では二次性高血圧の頻度が高くなる。本態性高血圧は，その原因が除外できたときに診断することができる。二次性高血圧は外科治療で軽快するものも含まれ，本態性とは治療法も予後も異なることから，その鑑別は重要である。

b. 本態性高血圧

高血圧の 90% 以上を占める本態性高血圧の原因は不明である。血圧は心拍出量と末梢血管抵抗の積によって決定される。一般的に本態性高血圧では血管抵抗が上昇しているのが特徴である。本態性高血圧は主に父親を通して家庭的に集積することが観察されており，双生児に基づいた研究から血圧の差の 30〜60% は遺伝的に決定されると考えられている。この遺伝的因子に加えて食習慣，ストレスによる交感神経への影響，肥満などの環境因子，それに腎性因子が加わり高血圧症となると考えられている。

c. 高血圧の性差

学童検診では血圧は男女で学年とともに高くなる。小学生時には性差はないが，中学生になると男性のほうが女性よりも高くなる。JSH2019 による高血圧診断基準を示す（表 2）[5]。血圧値の変化は，身長，体重の実測値と関係している。また，24 時間血圧計を用いた検討では，初経から閉経にかけて女性のほうが男性よりも血圧が低いことが報告されている。この差は若年者ほど大きい。高血圧患者数は加齢に従い増加する。しかし，その増加の程度には性差が存在する。男性は女性と比較して若い頃から高血圧患者が増加する。一方，女性の高血圧は閉経後に増加する（図 3）[5]。男女間の体格差もあるが，エストロゲンにも末梢血管抵抗を低下させる作用があることから，その影響も考えられる。また，急速に体重増加が出現し，body mass index（BMI）は男性と変わらない状態になり，脂質が変化するなど内部環境の変化も重なり，血圧が上昇し，血圧の性差が消失すると考えられる。わが国の高血圧の患者比率は高かったが，平成 28 年「国民健康・栄養調査」（厚生労働省）の発表によると，生活習慣の改善指導，健康志向の影響のため，最近 10 年間で高血圧患者は減少傾向にある（図 4）[6]。

高血圧は動脈硬化を進展させることが知られている。動脈硬化進展の最初期の変化は血管内皮障害である。造影にて動脈硬化病変を認めなくても，冠動脈内皮機能は加齢に従い低下する。また性差を検討してみると，男性では 40 歳頃から内皮依存性拡張反応が低下してくるが，女性は 50 歳頃から低下してくる（**109 頁〜参照**）。このように，男女で内皮依存性拡張反応が低下する分岐点に差が生じている。平均閉経年齢が約 50 歳であることから，女性では閉経後に内皮依存性拡張反応が低下する。これはエストロゲンの影響があると思われる。高血圧症も閉経後に増加してくることから，エストロゲンの低下と内皮機能，および高血圧症の増加が関係している可能性がある。

表2 **小児の年代別，性別高血圧基準**（日本高血圧学会：高血圧治療ガイドライン2019年版．p165より引用改変）

(mmHg)

幼児		≧120/70
小学	低学年	≧130/80
	高学年	≧135/80
中学	男子	≧140/85
	女子	≧135/80
高校		≧140/85

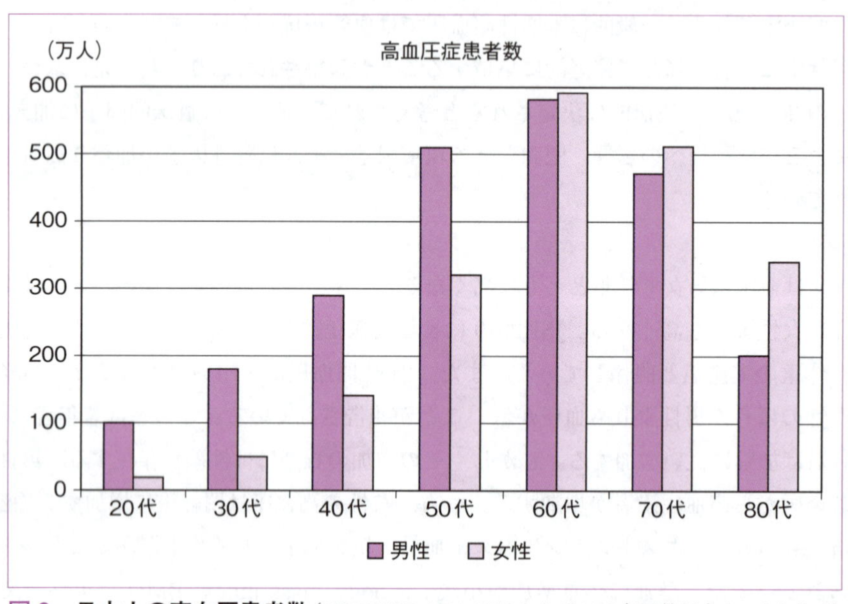

図3 **日本人の高血圧患者数**（NIPPON DATA 2010および2010年国勢調査人口より作成）

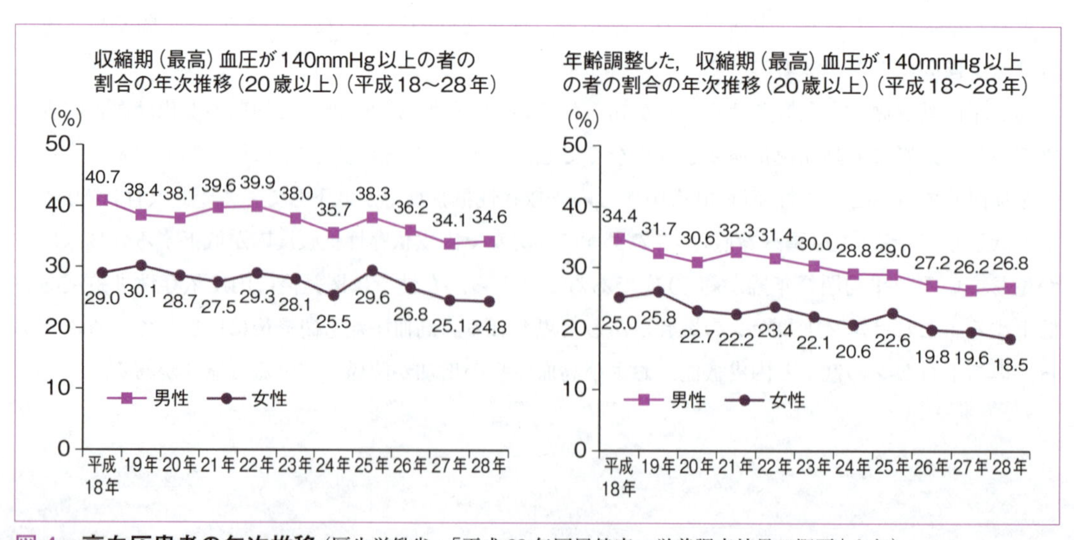

図4 **高血圧患者の年次推移**（厚生労働省：「平成28年国民健康・栄養調査結果の概要」より）

表3 生活習慣の修正項目（日本高血圧学会：高血圧治療ガイドライン 2019年版. p64より引用改変）

減塩	6g/日未満
野菜・果物	野菜・果物の積極的摂取*
脂質	コレステロールや飽和脂肪酸の摂取を控える。多価不飽和脂肪酸や低脂肪乳製品の積極的摂取
適正体重の維持	Body mass index（BMI）（体重〔kg〕÷身長〔m〕^{2}）が25未満
運動	心血管病のない高血圧患者が対象で，有酸素運動を中心に定期的に（毎日30分以上または週180分以上を目標に）運動を行う
節酒	エタノールで男性20-30mL/日以下，女性10-20mL/日以下
禁煙	受動喫煙も含めて

*重篤な腎機能障害がある場合は高カリウム血症の危険性が増すので野菜・果物の積極的摂取は推奨しない。糖分の多い果物の摂取は，肥満者や糖尿病などエネルギー摂取制限が必要な患者では推奨されない。

❷ 高血圧症例の治療

a. 非薬物療法（表3）

① 食事療法

高血圧の多くは本態性高血圧であり，その原因は未だ明らかでないが，遺伝的因子と生活習慣要因の両方が関与していると考えられる。非薬物療法は副作用もなく低コストであり，奨励されるべき治療である。International Study on Salt and Blood Pressure（INTERSALT）の結果では，食塩摂取量が少ない住民は血圧が低く，加齢に伴う血圧上昇がなく[7]，減塩により血圧は低下する[8]。現在，米国高血圧合同委員会の第6次報告（JNC-VI）[9]やWHOのガイドラインが推奨する食塩摂取量は6g/日である。わが国の平均食塩摂取量は13g/日である。食塩制限に対する降圧効果には個人差があるが，6g/日程度の食塩制限であれば，食塩非感受性であっても降圧薬を減量することが可能である。JSH2019も6g/日程度の食塩制限を推奨している[5]。食塩制限はすべての高血圧患者に有用であると考えられる。

② 肥満の解消

肥満症は生活習慣病の中核であり，高血圧，糖尿病，脂質異常症などを随伴する。肥満症の治療にはエネルギー摂取と消費のバランスをとることが大切である。食事療法と併せて運動療法を行うと，減量効果を持続しやすい。目標としては，1カ月に1kg程度が現実的である。さらに，肥満の増悪因子として，食関連行動における自覚の欠如が指摘されており，患者の意識改革を含めた生活指導が大切である。食事量を制限するとともに，適正体重を認識する，よく咀嚼して食べる，バランスよく食べる，1日3回規則正しく食べるなどの指導が必要である。

③ 運動

運動はインスリン抵抗性を改善し，脂質異常だけでなく，糖代謝異常，高血圧，肥満を是正する。機序は明らかではないが，運動を毎日継続することにより血圧も低下することが報告されている。中等度以下の有酸素運動では筋肉のエネルギー源としてグリコーゲンと脂肪酸が利用されるが，強度の無酸素運動ではグリコーゲン利用の比率が増大し，脂肪酸分解が抑制される。よって最大酸素摂取量の50％程度の有酸素運動が望ましい。また，運動開始後10分間はグリコーゲンが主なエネルギー源となるため，脂肪酸消費のためには30分以上継続すべきである。ただし，患者の運動能力に応じて無理のない計画を立てることが大切である。

④ 禁煙

Multiple Risk Factor Intervention Trial (MRFIT)[10]によると，喫煙は男女とも年代にかかわらず虚血性心疾患のリスクを増加させ，若年者ほど，その危険度が高くなる。さらに能動的喫煙だけでなく，受動的喫煙や環境喫煙も危険因子になりうることが指摘されている。喫煙は薬物依存の一例であり，禁煙は非常に困難である。一時的な禁煙は難しくはないが，喫煙習慣は再発しやすく，確実な禁煙法は未だ開発されていない。喫煙者の喫煙に対する認識や動機付けに留意して根気よく禁煙指導が行われるべきである。

⑤ 節酒

アルコールの多飲は血圧を上昇させ，降圧薬に対する抵抗性の原因となる[10]。また，アルコールはカロリーが高く，脂質異常症（高脂血症）や肥満患者においても控えることが望ましい。アルコール多飲者の場合，節酒後2～3週間で降圧効果が現れ，節酒を継続すれば降圧効果は持続する。

b. 薬物療法

血圧は心拍出量と血管抵抗によって決定されている。したがって，降圧薬を選択する際にも心拍出量あるいは血管抵抗のどちらに作用する薬剤なのか考えると理解しやすい。

① カルシウム拮抗薬

臨床で使用されているカルシウム拮抗薬はフェニルアルキラミン（ベラパミル塩酸塩）系，ベンゾチアゼピン（ジルチアゼム塩酸塩）系，ジヒドロピリジン（ニフェジピンなど）系に大きく分けられる。フェニルアルキラミン（ベラパミル塩酸塩）系とベンゾチアゼピン（ジルチアゼム塩酸塩）系は心拍数を減少させるが，ジヒドロピリジン（ニフェジピンなど）系は交感神経を刺激して心拍数を増加させるため，心拍数に応じて使い分けを行う必要がある。

カルシウム拮抗薬は確実な降圧効果が得られるため有用である。しかし，心筋梗塞の予後改善効果を示す有力なデータがなく，短期作用型ニフェジピンの投与で死亡率が2.8倍増加した報告がある[9]。また，頻脈になりやすく，動悸症状を訴えることも多い。血管拡張作用が強いことから顔のほてりなどの合併症が出現することがある。カルシウム拮抗薬は第一選択薬としては無難な薬剤であるが，短期作用型よりは，緩徐で確実な降圧効果が期待できる長期作用型のジヒドロピリジン系薬剤を選択するほうがよい。

ベラパミル塩酸塩とジルチアゼム塩酸塩は陰性変力，変時作用がある。左心機能が保たれている患者の予後改善効果が報告されているが[10]，心不全合併症例ではむしろ死亡率を高める可能性がある。高血圧に対してよりも狭心症や不整脈の治療に用いることが多い。

② ACE阻害薬およびARB

ACE阻害薬（angiotensin converting enzyme inhibitor）の降圧効果はARB（angiotensin Ⅱ receptor blocker）に劣るが，臓器保護効果としては勝っている。咳，喉頭浮腫や高カリウム血症などの副作用が挙げられるので，注意しながら用いる。ARB，ACE阻害薬の使用は増加している。確実な降圧効果が得られるが，カルシウム拮抗薬やβ遮断薬と違い，降圧が始まるまで1週間ほどかかるので注意が必要である。腎機能障害がある場合には高カリウム血症になることがあるので注意が必要である。

表4 降圧目標（日本高血圧学会：高血圧治療ガイドライン 2019年版. より）

	診察室血圧 (mmHg)	家庭血圧 (mmHg)
75歳未満の成人[*1] 脳血管障害患者 （両側頸動脈狭窄や脳主幹動脈閉塞なし） 冠動脈疾患患者 CKD患者（蛋白尿陽性）[*2] 糖尿病患者 抗血栓薬服用中	＜130/80	＜125/75
75歳以上の高齢者[*3] 脳血管障害患者 （両側頸動脈狭窄や脳主幹動脈閉塞あり，または未評価） CKD患者（蛋白尿陰性）[*2]	＜140/90	＜135/85

[*1] 未治療で診察室血圧130-139/80-89mmHgの場合は，低・中等リスク患者では生活習慣の修正を開始または強化し，高リスク患者ではおおむね1ヵ月以上の生活習慣修正にて降圧しなければ，降圧薬治療の開始を含めて，最終的に130/80mmHg未満を目指す。すでに降圧薬治療中で130-139/80-89mmHgの場合は，低・中等リスク患者では生活習慣の修正を強化し，高リスク患者では降圧薬治療の強化を含めて，最終的に130/80mmHg未満を目指す。

[*2] 随時尿で0.15g/gCr以上を蛋白尿陽性とする。

[*3] 併存疾患などによって一般に降圧目標が130/80mmHg未満とされる場合，75歳以上でも忍容性があれば個別に判断して130/80mmHg未満を目指す。

降圧目標を達成する過程ならびに達成後も過降圧の危険性に注意する。過降圧は，到達血圧のレベルだけでなく，降圧幅や降圧速度，個人の病態によっても異なるので個別に判断する。

③ β遮断薬

降圧による後負荷軽減と心拍数の減少で心筋酸素消費量を低下させる。β遮断薬は安価で，循環器疾患に対するエビデンスも多い。副作用として徐脈，気管支喘息などがあり，なかなか専門医以外の医師には使いにくい薬剤であるのも事実である。

④ α遮断薬

血管拡張作用が強い薬剤である。反面，頻脈になりやすく動悸症状が出現しやすい。心臓に対してはあまり良い効果を引き起こさない。実際，心疾患に関してはエビデンスも乏しい。したがって，循環器専門医は第一選択薬として用いることは少ない。他剤を用いての血圧コントロールが難しい場合，あるいは副作用で使いにくい場合にα遮断薬を用いることが多い。起立性低血圧を引き起こすこともある。

⑤ 利尿薬

安価であり確実な降圧が得られる。海外では第一選択薬として用いられている。しかし，患者は内服後からトイレに頻回に行くことになり，QOLが制限されることが大きな問題である。浮腫や心不全などがある場合にはQOLが少し制限されても承諾できると思われる。

3 降圧目標

過度の降圧は冠動脈の還流低下につながり，予後を悪化させること（J curve現象）が，かねてから指摘されていた[11]。Hypertension Optimal Treatment Study（HOT study）では拡張期血圧の降圧目標を90，85，80mmHg以下の3群に分けて心血管疾患の予後を観察した。3群間で差はなかった[12]。この報告が直ちにJ curve現象を否定することについては異論もある。JSH2019の降圧目標を表に示す（表4）[5]。オフィスギネコロジーでは表1のリスク第一層のⅠ度またはⅡ度高血圧を中心に考え，それ以外の場合には，可能であれば内科医に相談する。

●文献

1）Kawano H, Soejima H, Kojima S, et al：Sex differences of risk factors for acute myocardial infarction in Japanese patients. Circ J 70：513-517, 2006（レベルⅡ）[PMID：16636482]
2）Bellamy L, Casas JP, Hingorani AD, et al：Type2 diabetes mellitus after gestational diabetes：a systematic review and metaanalysis. Lancet 313：1773-1779, 2009 [PMID：19465232]
3）Kurabayashi T, Mizunuma H, Kubota T, et al：Pregnancy-induced hypertension is associated with maternal history and a risk of cardiovascular disease in later life: A Japanese cross-sectional study. Maturitas 75：227-231, 2013 [PMID：23664317]
4）Watanabe K, Kimura C, Iwasaki A, et al：Pregnancy-induced hypertension is associated with an increase in the prevalence of cardiovascular disease risk factors in Japanese women. Menopause 22：656-659, 2015 [PMID：25387344]
5）日本高血圧学会高血圧治療ガイドライン作成委員会編：高血圧治療ガイドライン 2019年版. 日本高血圧学会，2019（ガイドライン）
6）厚生労働省：平成28年「国民健康・栄養調査」（レベルⅠ）
https://www.mhlw.go.jp/bunya/kenkou/eiyou/h28-houkoku.html
7）Intersalt Cooperative Research Group（INTERSALT）：An international study of electrolyte excretion and blood pressure. Results for 24 hour urinary sodium and potassium excretion. BMJ 297：319-328, 1988（レベルⅠ）[PMID：3416162]
8）Midgley JP, Matthew AG, Greenwood CMT, et al：Effect of reduced dietaly sodium on blood pressure：a meta-analysis of randomized controlled trials. JAMA 275：1590-1597, 1996（レベルⅠ）[PMID：8622251]
9）The sixth report of the Joint National Committee on prevention, detection, evaluation, and treatment of high blood pressure. Arch Intern Med 157：2413-2446, 1997（レベルⅠ）[PMID：9385294]
10）The Multiple Risk Factor Intervention Trial Research Group：Mortality rates after 10.5 years for participants in the Multiple Risk Factor Intervention Trial. Findings related to a priori hypotheses of the trial. JAMA 263：1795-1801, 1990（レベルⅠ）[PMID：2179590]
11）Farnett L, Mulrow CD, Linn WD, et al：The J-curve phenomenon and the treatment of hypertension. Is there a point beyond which pressure reduction is dangerous? JAMA 265：489-495, 1991（レベルⅠ）[PMID：1824642]
12）Hansson L, Zanchetti A, Carruthers SG, et al：Effects of intensive blood pressure lowering and low-dose aspirin in patients with hypertension：principle results of the Hypertension Optimal Treatment（HOT）randomized trial. Lancet 351：1755-1762, 1998（レベルⅠ）[PMID：9635947]

Exercise 14

誤っているものはどれか。1つ選べ。

a 収縮期血圧 140mmHg かつ拡張期血圧 90mmHg の人は高血圧である。
b 血圧を規定している因子は血管抵抗と心拍出量である。
c 血圧が上がると脈拍は下がるのが生理現象である。
d ARB は電解質にあまり影響を与えない。
e 上肢のほうが下肢より血圧が低いのが正常である。

解答は 537 頁へ

2 虚血性心疾患

CQ 15 虚血性心疾患とは?

心臓病の最も代表的な疾患である虚血性心疾患は，心筋の代謝に必要なだけの血液が供給されなくなったために生じる心筋疾患である。心筋が虚血に陥ると酸素欠乏になるが，虚血は酸素欠乏と同一ではなく酸素欠乏に加えて灌流障害も伴う。虚血性心疾患にはいくつかの分類があるが，ここでは狭心症と心筋梗塞について述べる。

❶ 虚血性心疾患

健常人において，年齢と内皮依存性血管拡張物質であるアセチルコリンに対する冠動脈の反応は負相関を示し，加齢とともに血管は収縮し，その程度も強くなる[1)]。Celermajerらは加齢と血管内皮の関係について男女別で検討している（図 1）[2)]。その結果，男性では加齢とともに内皮依存性拡張反応は低下したが，女性では 50 歳頃まで内皮機能は低下せず，その後，加齢とともに直線的に低下した。このことは，女性では閉経が血管内皮機能低下出現の分岐点であることを示している。血管内皮機能の低下は動脈硬化進展の最も初期の変化であることから，女性の動脈硬化進展に内因性エストロゲンが深く関与していることを示している。閉経前の冠攣縮性狭心症患者を観察すると月経周期に応じて狭心症頻度が変化することが知られている。内因性エストロゲンが高い卵胞期には狭心症発作は少なく，低い月経期には狭心症発作が多い。このことは内因性エストロゲンが血管機能に影響を与え，狭心症発作を変化させていることを示唆している（図 2）[3)]。

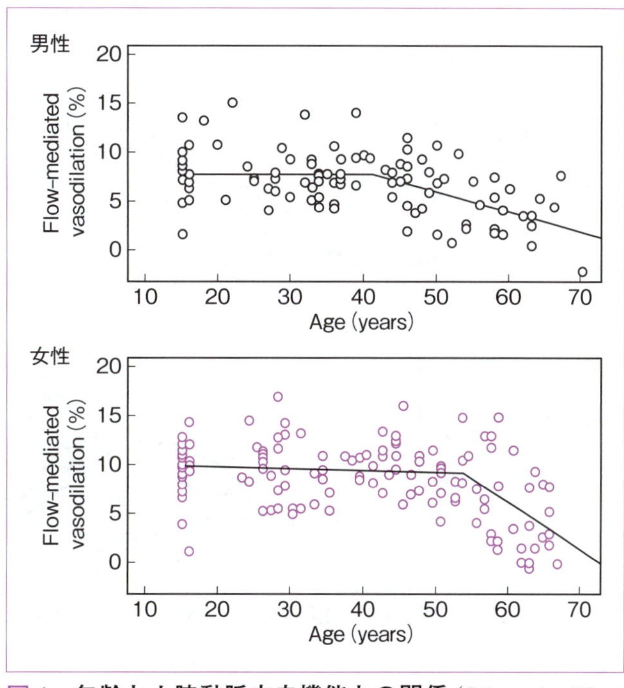

図 1 **年齢と上腕動脈内皮機能との関係**（Celermajer DS, et al：J Am Coll Cardiol 24：471-476, 1994 より）

急性心筋梗塞を対象とする大規模研究を連続症例で登録する場合，男女比は 7 対 3 または 8 対 2 程度となるのが一般的である。女性は男性に比較して急性心筋梗塞の罹患は少ない。急性心筋梗塞は，男女ともに胸部症状での発症が多い。その頻度はほぼ同程度であるが，症状に性差が認められる。男性は胸の痛み，特に左胸あるいは胸中央の痛みとして自覚することが多いが，女性は胸苦しさや胸が絞られる症状などを訴えることが多い。すべての虚血性心疾患症例で容易に診断が下せる

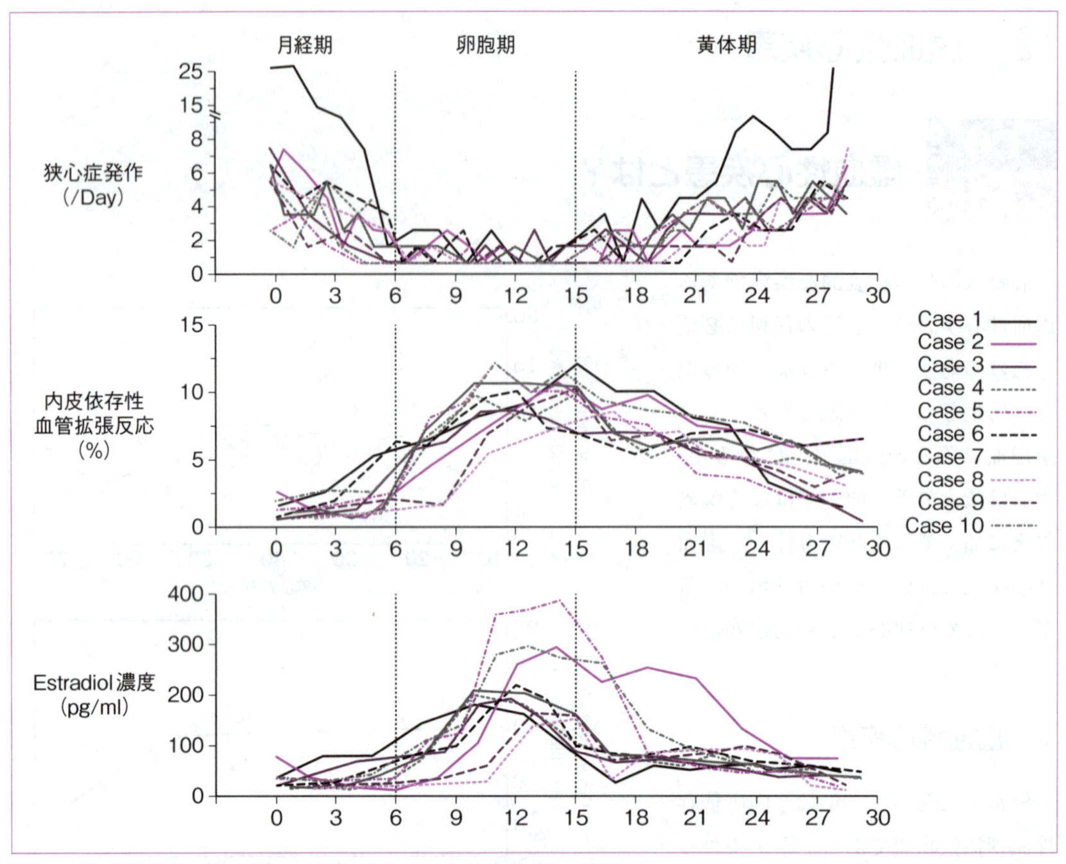

図2 **月経周期に伴う狭心症発作と血管内皮機能の変動** (Kawano H, et al : Ann Intern Med 135 : 977-981, 2001)

わけではなく，典型的な症状を示すのは全症例の50%程度である。歯あるいは下顎領域の疼痛，上腹部症状など様々な症状を自覚し，外来を受診している。特に女性患者は悪心や眩暈，呼吸困難，腹痛などを訴えるケースが多い。これらの症状は他の疾患と勘違いされることも多く，男性患者より女性患者のほうが原因療法を行いにくい特徴がある[4]。典型的な虚血性心疾患の症状と考えられる急性の胸部症状でも，その原因が実際に心臓にあるのは16～20%にすぎない。診断に際しては，急性胸痛の原因が食道や胃，骨格筋領域，肺や胸膜にある割合も心臓の場合とほぼ同等であることを念頭に置く必要がある。その他，女性の心筋梗塞は離婚した人，あるいは未亡人に多いことも報告されている[5]。

女性の急性心筋梗塞は男性に比較して重症化しやすく，予後も良くないことが知られている。男性に比較して発症年齢が高く，危険因子が多いことが女性の心筋梗塞の予後を悪くしていると考えることもできる。経皮的冠動脈形成術などインターベンションの結果を見てみても，男女間で成功率に差はない。しかしながら，多変量解析にて検討を行うと，予後に影響を与える因子として，年齢と動脈硬化危険因子は残るが，女性であることは影響していないとする報告[4]と，影響を及ぼしているとする報告[6]とが混在しており，さらなる検討が必要である。ただ，閉経前女性の虚血性心疾患は例外である。2004年の1年間に熊本県内の施設に入院した急性心筋梗塞症例を検討したと

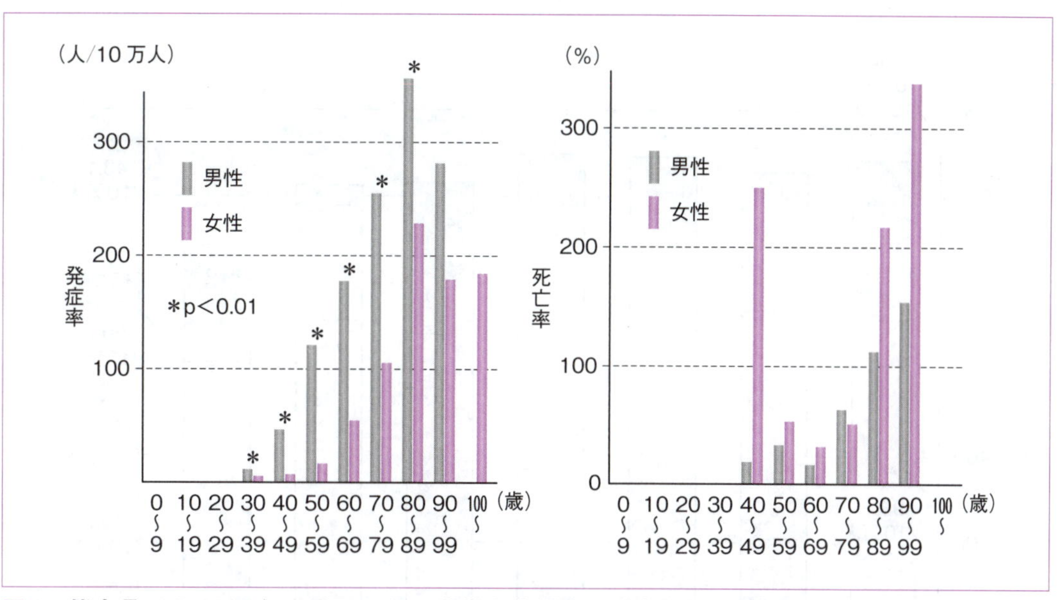

図 3　熊本県での 2004 年 1 月～12 月の急性心筋梗塞発症率と院内総死亡率（Kojima S, et al：Circ J 77：2841-2843, 2013）

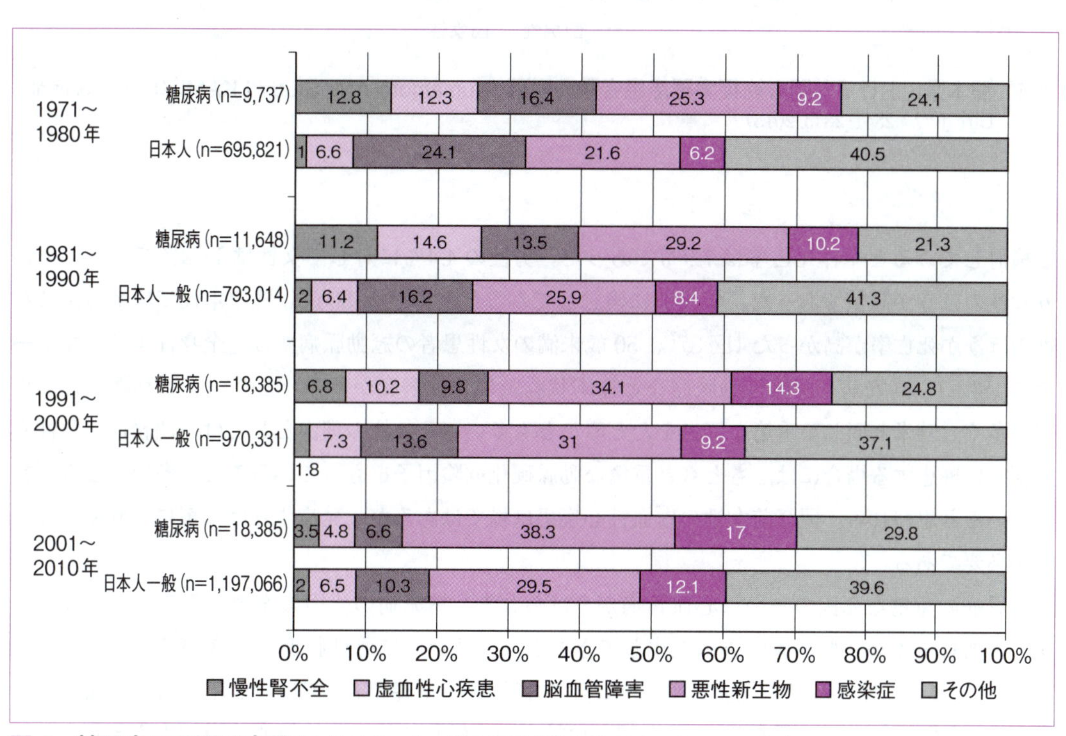

図 4　糖尿病の死因の変遷（中村二郎，他：日本糖尿病学会誌 59：667-684，2016）

ころ，発症率は 59 人/10 万人であり，男性は 81.9 人/10 万人（平均 67.3 歳），女性は 37.6 人/10 万人（平均 76.1 歳）であり，やはり男性のほうが発症率が高かった。各年代別での発症に関しては，男性は年齢とともに増加したが，女性は 60 歳を超えた頃から増加の程度が上昇した。院内死亡率

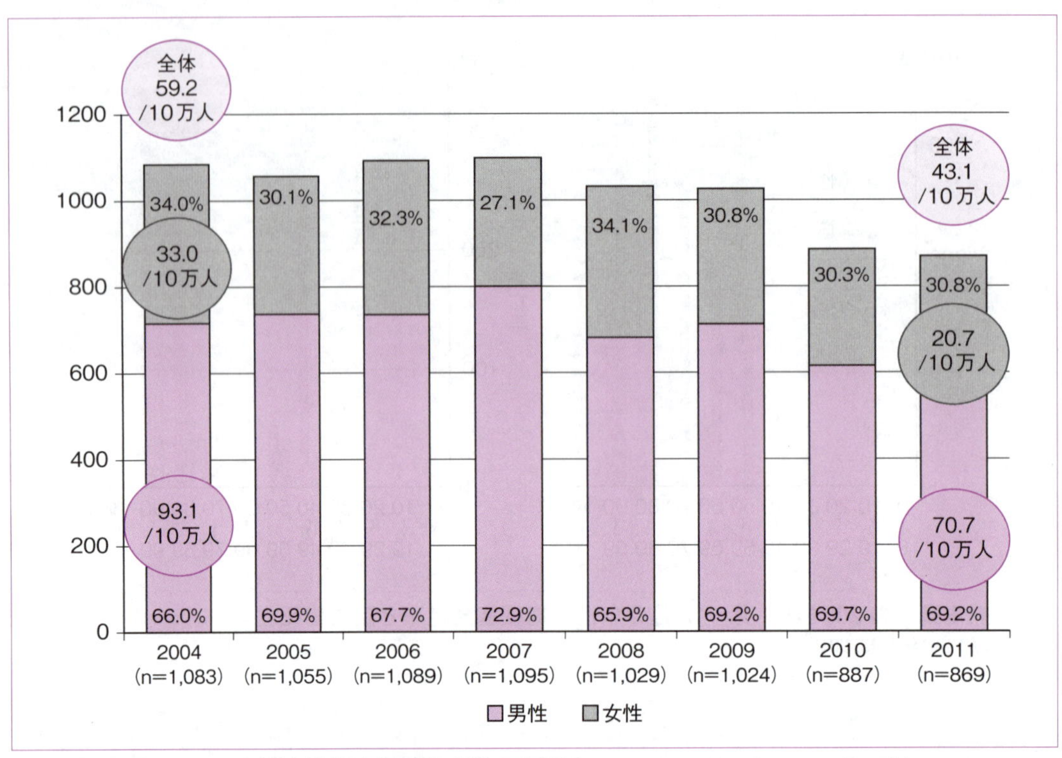

図 5　熊本県における年間心筋梗塞罹患患者数の変遷（Kumamoto AMI Study；KAMI）（Kojima S, et al：Circ J 77：2841-2843, 2013）

を検討してみると全体死亡率は7.9%であった。男性の4.4%に対して女性は12.2%であり，やはり女性のほうが高値であった。年代別に検討してみると，40代と80歳以降の年代では明らかに女性のほうが死亡率が高かった（図3）[7]。50歳未満の女性患者の冠動脈病変は，全身性エリテマトーデス（SLE），高安病や解離性動脈瘤など非粥状動脈硬化性病変が多い。また，左冠動脈主幹部病変が多く，欧米と同じく重篤な経過をたどることも多い。その他の理由としては，閉経前で急性心筋梗塞に罹患する場合には，もともと重篤な動脈硬化危険因子をもっていることが多いことも影響していると思われる。閉経前女性の虚血性心疾患は稀ではあるが，発症すれば重篤になりやすく注意が必要である。

糖尿病の重篤な死因の一つに心血管病が挙げられる。糖尿病の死因の変遷をみると，慢性腎不全，虚血性心疾患，脳血管障害は減少してきており，代わりに悪性腫瘍の割合が多くなっている（図4）[8]。また，厚生労働省発表の平成28年「国民健康・栄養調査」では高血圧症も最近減少傾向にある（高血圧の項**104頁**参照）。わが国では社会の高齢化に伴い心筋梗塞は増加すると考えられたが，近年の生活習慣の改善の指導と実地医家の献身的な診療，薬物治療の進歩のおかげで心筋梗塞発症は減少傾向にある（図5）[7]。糖尿病患者を管理する上で，糖尿病三大合併症（腎症，網膜症，神経障害）や心血管病に注意を払うのは当然であるが，悪性腫瘍の早期発見にも気をつける必要がある。

❷ 微小血管狭心症（microvascular angina）とcardiac syndrome X

日常臨床において，狭心症様の症状を訴え，冠動脈造影をしても器質的な病変ならびに攣縮も認めない症例に稀ながら遭遇する。一般に女性は同年代の男性に比較して大きな冠動脈に病変を認める割合が少ないが，その一方で非冠動脈疾患による非定型的胸痛の頻度が高い。Sullivanらは狭心症を疑った女性患者の41%が正常冠動脈であり，その頻度は男性の8%に比較して高率であったことを報告している[9]。器質的狭窄がない場合，冠攣縮誘発試験を行うが，大きな冠動脈に攣縮が誘発されなかった場合，非心臓性胸痛症候群（atypical chest pain）と診断される。このような患者のうち，少なくとも一部の症例は冠動脈の微小血管の器質的あるいは機能的異常によって胸痛が生じている可能性がある。労作時胸痛を生じ，運動負荷試験にてST低下を認め，他に心電図変化を引き起こす原因がないものをcardiac syndrome Xと呼び，心電図変化の有無は問わず，何らかの冠微小循環機能異常を伴うものをmicrovascular anginaと呼ぶ[10]。現在のところ，microvascular anginaに対する確立した治療法はない。一般的な狭心症治療にて効果がない場合は，ACE阻害薬，エストロゲンなどnitric oxide産生を増加させる薬剤が有効である可能性がある。うつ病やストレスが引き金になっていることが多く，メンタルヘルス管理も有効である。この疾患は一般的には予後は良好であるが，長期にわたり症状が持続し，入院を繰り返すことも多いため注意が必要である。

❸ おわりに

平均寿命が延びてきて疾患が変化している。明治以前は男女とも平均寿命は40～50歳くらいであった。乳幼児の死亡率が高かったこともあると思うが，高齢者も少なかったのである。しかし，現在のように高齢化社会になり人々がQOLを意識するようになると，ただ長生きするだけでなく，もっと良い生活，もっと楽な生活を求めるようになる。現実は，社会環境や文化的環境が男女の健康に及ぼす影響は大きいと思われる。近年，EBMに則った医療が叫ばれている反面，個々人に応じたテーラーメイド医療も重要であるといわれている。個人のQOLを上昇させるような医療は，まさにテーラーメイド医療の一つであると思われる。もちろん，男性と女性では性染色体が異なるため遺伝的には違いがあるが，この遺伝的要因のみならず，文化，民族，性的役割の違いなどに起因する環境因子の違いにも着目した医療こそがgender specific medicineと考えられる。

●文献

1) Yasue H, Matsuyama K, Matsuyama K, et al：Responses of angiographically normal human coronary arteries to intracoronary injection of acetylcholine by age and segment. Possible role of early coronary atherosclerosis. Circulation 81：482-490, 1990（レベルⅡ）[PMID：2105173]

2) Celermajer DS, Sorensen KE, Spiegelhalter DJ, et al：Aging is associated with endothelial dysfunction in healthy men years before the age-related decline in women. J Am Coll Cardiol 24：471-476, 1994（レベルⅡ）[PMID：8034885]

3) Kawano H, Motoyama T, Ohgushi M, et al：Menstrual cyclic variation of myocardial ischemia in premenopausal women with variant angina. Ann Intern Med 135：977-981, 2001（レベルⅡ）[PMID：11730398]

4) Kosuge M, Kimura K, Kojima S, et al：Sex differences in early mortality of patients undergoing primary stenting for acute myocardial infarction. Circ J 70：217-221, 2006（レベルⅡ）[PMID：16501282]

5) 豊福 守，後藤葉一，松本高宏，他：日本人若年女

性における急性心筋梗塞の臨床的特徴. J Cardiol 28：313-319, 1996（レベルⅢ）
6）Koek HL, de Bruin A, Gast F, et al：Short- and long-term prognosis after acute myocardial infarction in men versus women. Am J Cardiol 98：993-999, 2006（レベルⅡ）[PMID：17027558]
7）Kojima S, Matsui K, Ogawa H；Kumamoto Acute Coronary Events（KACE）Study Group：Temporal trends in hospitalization for acute myocardial infarction between 2004 and 2011 in Kumamoto, Japan. Circ J 77：2841-2843, 2013（レベルⅡ）[PMID：24067325]
8）中村二郎, 神谷英紀, 羽田勝計, 他：一糖尿病の死因に関する委員会報告―アンケート調査による日本人糖尿病の死因―2001～2010年の10年間, 45,708名での検討―. 糖尿病 59：667-684, 2016（レベルⅡ）
9）Sullivan AK, Holdright DR, Wright CA, et al：Chest pain in women. Clinical, investigative, and prognostic features. BMJ 308：883-886, 1994（レベルⅡ）[PMID：8173366]
10）Kaski JC：Cardiac syndrome X and microvascular angina：in Kaski JC, ed. Chest pain with normal coronary angiograms；pathogenesis, diagnosis, and management. Kluwer Academic, Boston, 1999, pp1-12（レベルⅡ）

Exercise 15

誤っているものはどれか。1つ選べ。

a エストロゲンは心電図のQT時間に影響を与える。
b 心筋梗塞は女性より男性のほうが多い。
c 女性は男性より脂質異常症が多い。
d 女性は男性よりも若くして心筋梗塞に罹患する。
e 女性の胸痛は典型的な狭心症パターンを呈することが少ない。

解答は537頁へ

6 脳血管障害

1 病態・疫学

CQ 16-1 脳血管障害とは？　女性医学の観点から知っておくべきこととは？

脳血管障害は日本人における主要な死因の一つであるのみならず，障害をもたらす最大の要因である。2050年には高齢者人口が38.8%の超高齢社会を迎えると予測されるわが国において，今後ますますの増加が予測される。本項では女性医学の視点を取り入れつつ，脳血管障害の概要，疫学，危険因子，予防についての概説を行う。最新の治療に関しては多岐にわたるため本項では触れないこととする。『脳卒中治療ガイドライン』などの成書を参照されたい。

1 脳血管障害とは？

脳卒中とは脳血管の障害により意識障害や脳機能性障害を呈する疾患の総称である。脳梗塞・脳出血・クモ膜下出血が代表として挙げられる。脳血管障害という場合，脳ドックなどで偶発的に発見される無症候性病変（無症候性脳梗塞や無症候性脳微小出血）も含む。分類としては，米国のNINDS（National Institute of Neurological Disorders and Stroke）から1990年に発表されたNINDS分類（Classification of Cerebrovascular Disease；CVD-Ⅲ）が広く使用されている[1]。NINDS分類（表1）ではまず脳卒中を脳出血，クモ膜下出血，脳動静脈奇形に伴う頭蓋内出血，脳梗塞に分類する。脳梗塞はさらに発症機序（血栓性，塞栓性，血行力学性），臨床カテゴリー（アテローム血栓性，心塞栓性，ラクナ，その他），閉塞部位による症候（内頸動脈，中大脳動脈，前大脳動脈，椎

表1　NINDS分類

A. 無症候性脳血管障害
B. 局所性脳機能障害
　1. 一過性脳虚血発作
　　a. 頸動脈系　b. 椎骨脳底動脈系　c. 両動脈系　d. 動脈系不明　e. 一過性脳虚血発作疑い
　2. 脳卒中
　　a. 経過・病期　1) 回復期　2) 悪化期　3) 安定期
　　b. 脳卒中の病型
　　　1) 脳出血
　　　2) クモ膜下出血
　　　3) 脳動静脈奇形に伴う頭蓋内出血
　　　4) 脳梗塞
　　　　a) 発生機序：(1) 血栓性　(2) 塞栓性　(3) 血行力学性
　　　　b) 臨床カテゴリー：(1) アテローム血栓性　(2) 心塞栓性　(3) ラクナ　(4) その他
　　　　c) 閉塞血管（部位）による症候：(1) 内頸動脈　(2) 中大脳動脈　(3) 前大脳動脈　(4) 椎骨脳底動脈系：
　　　　　(a) 椎骨動脈 (b) 脳底動脈 (c) 後大脳動脈
C. 血管性痴呆
D. 高血圧性脳症

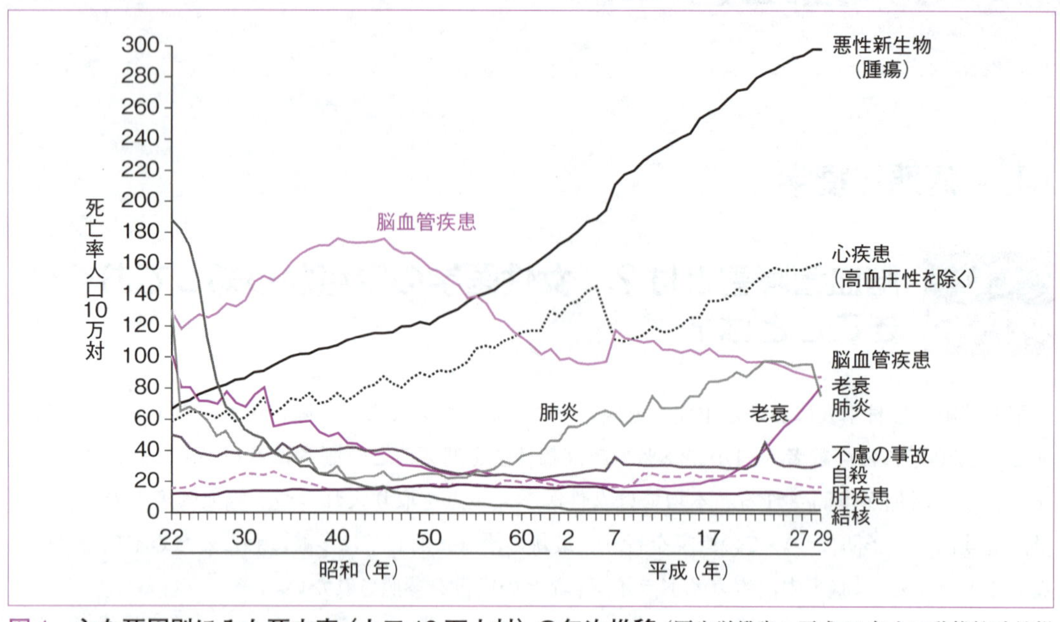

図1　主な死因別にみた死亡率（人口10万人対）の年次推移（厚生労働省：平成29年人口動態統計月報年計〔概数〕の概況）

骨脳底動脈系）により分類される。

❷ 脳血管障害の疫学は？

a. 頻度

わが国における人口10万人対の死亡率で，“脳血管疾患”は1951〜1980年にかけて第1位であったが，高血圧管理などの普及や一過性脳虚血発作（transient ischemic attack；TIA）への救急対応，超急性期虚血性脳血管障害に対する経静脈的血栓溶解療法，脳血管障害再発予防の抗血栓療法など治療と予防の進歩により，1981年には“悪性新生物”に抜かれ第2位へ，1985年には“心疾患”に抜かれ第3位へ低下した（図1）[2]。2017年の厚生労働省の人口動態統計[2]では109,880人（人口10万人対88.2）であり，死因の約8.2%を占める（図2）。ただし，ここで注意すべきは，現在，死亡率の第5位である“肺炎”には“脳血管疾患”による意識障害や寝たきりといった後遺症のためADLが低下し，結果的に誤嚥性肺炎などで亡くなっている症例も相当数含まれていることである。また，脳血管障害は急性期死亡を免れたとしても運動麻痺などの重度後遺症を残すことが少なくない。さらに療養時の長期臥床や，脳血管障害の再発で寝たきりになるなどADLのさらなる低下を来し，認知症の原因の3〜4割を占める。厚生労働省の2016年度の国民生活基礎調査[3]によると，要介護者の「介護が必要となった主な要因」は「認知症」が24.8%で最も多く，次いで「脳血管疾患（脳卒中）」が18.4%となっている。ただし，ほぼ寝たきりを意味する最重症の要介護5に限定した場合，「脳血管疾患（脳卒中）」が第1位で30.8%を占め，「認知症」20.4%を上回っている。また，疾患別入院期間についても脳血管障害が最長で，入院・在宅を問わず，本人のみならず家族にとっても経済的/精神的に大きな負担がのしかかることが多い疾患である。

図3に1951〜2013年にかけてのわが国における病型別脳卒中死亡率を示す[4]。脳梗塞は1951年

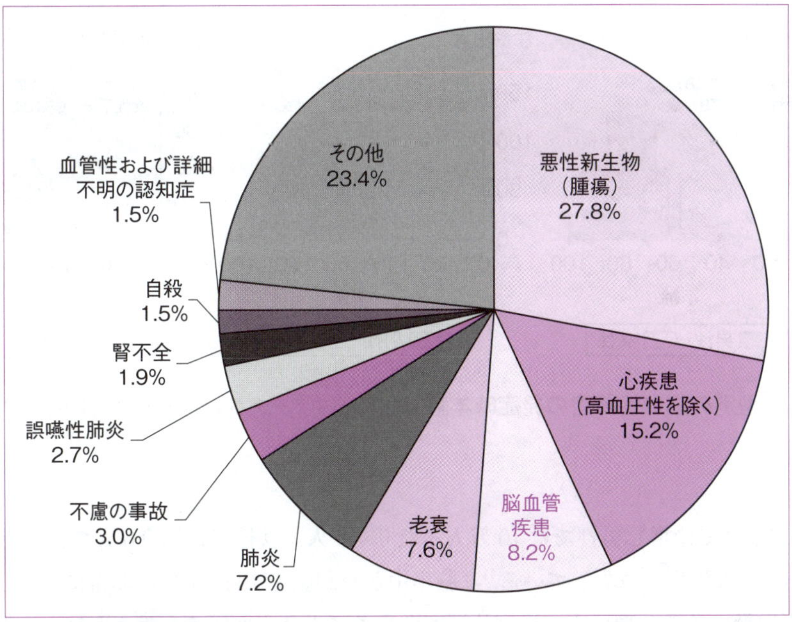

図 2　**主な死因別死亡数の割合（2017 年）**（厚生労働省：平成 29 年人口動態統計月報年計〔概数〕の概況）

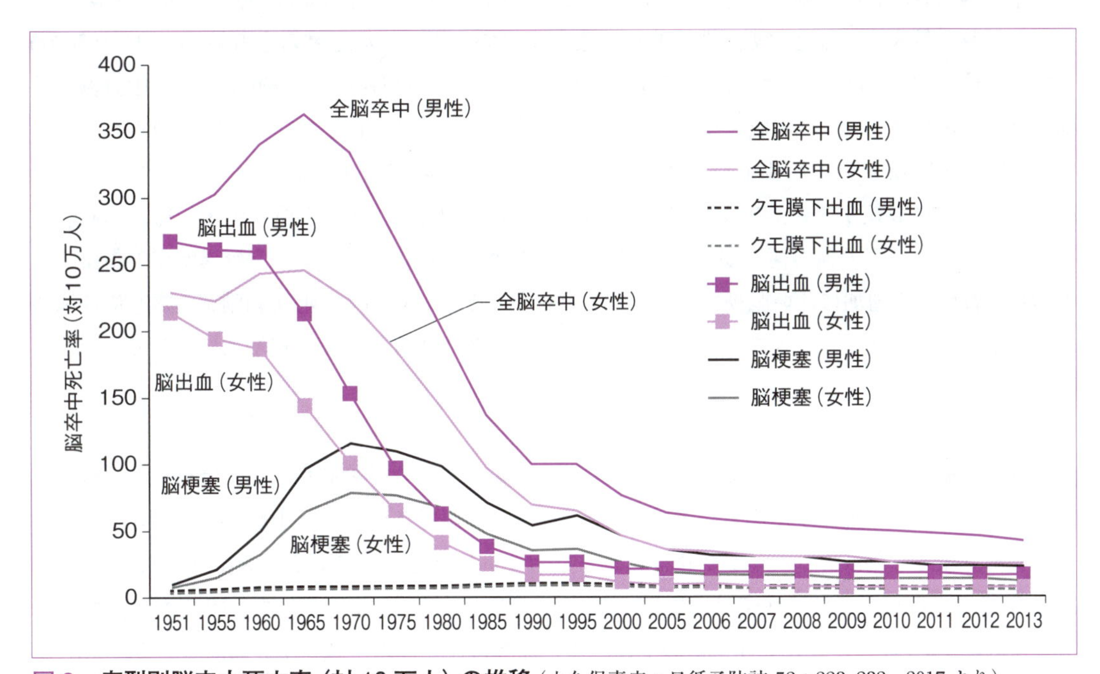

図 3　**病型別脳卒中死亡率（対 10 万人）の推移**（小久保喜宏：日循予防誌 52：223-232，2017 より）

には男性で 10 万人当たり 8.9 人，女性で 7.1 人と少なかったが，1970 年には男性で同 115.5 人，女性で 77.1 人まで増加し，その後減少に転じた。2013 年には男性で同 21.0 人，女性で 10.8 人まで減少した。脳出血は，男性では 1960 年に 10 万人当たり 266.7 人から，女性では 1951 年に同 213.9 人から急激に減少し，2013 年には男性で 15.9 人，女性で 6.9 人となった。一方，クモ膜下出

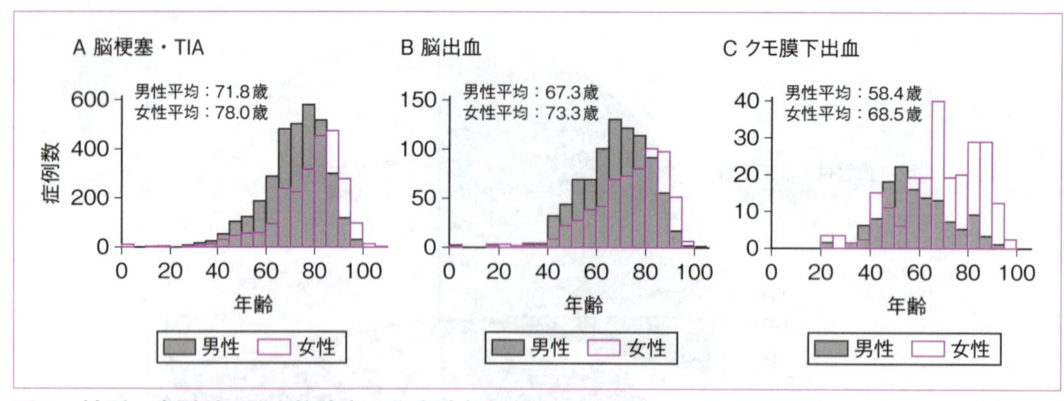

図4 **性別，病型別の脳血管障害の発症時年齢**（日本脳卒中データバンク報告書 2018 年度版より改変）

血は 1995 年にかけて微増し男性では 10 万人当たり 7.9 人，女性では同 9.6 人であったが，2013 年には男女とも 4.9 人にまで減少している[4]。脳卒中がわが国で 1960 年代に非常に多かった理由としては，塩分摂取量の多さ，喫煙率・過剰飲酒率の高さにより高血圧の有病率が高かったため，脳出血が圧倒的に多かったことによる。

正確な脳血管障害の発症数が不明であるが，2017 年度の患者調査の概況（厚生労働省発表）[5]によると，脳血管疾患の総患者数（継続的な治療を受けていると推測される患者数）は 111 万 5,000 人で，男性 55 万 6,000 人，女性 55 万 8,000 人とほぼ男女同数であった。1999 年より厚生労働科学研究として開始された「日本脳卒中データバンク」事業では 2013 年までの 95,844 例のうち，脳梗塞が 72,777 例（75.9％），脳出血は 17,723 例（18.5％），クモ膜下出血は 5,344 例（5.6％）である[6]。脳梗塞をさらに分類すると，アテローム血栓性脳梗塞が 33.2％，ラクナ梗塞が 31.2％，心原性脳梗塞が 27.7％で，その他の梗塞が 8.0％であった。急速な高齢化や糖尿病，脂質異常症，高血圧などの生活習慣病の増加に伴い脳梗塞，なかでも高齢化とともに増加する心房細動による心原性脳塞栓の罹患数が年々増加してきている。この結果，脳血管障害の罹患数は今後増加に転じていくと思われる。

b. 発症年齢，性差

一般に脳梗塞は男性に多く，女性に少ない。しかしながら，女性の脳梗塞患者は男性に比べ，高齢発症で，発症時の重症度が高く，予後不良である[7]。福岡県久山町では 1961 年より 40 歳以上の全住民を対象としたスクリーニング検診によるコホート研究を行っている。久山町研究によると，2000 年代のコホートでの発症率は，男性 4.22（対 1,000 人/年）に対して女性 2.12 であり，女性が有意に低率であった[8]。ただし年齢階級別にみると加齢に伴い性差が減少する傾向がある。2016 年 10 月 1 日～2018 年 1 月 31 日の期間に急性期脳卒中および一過性脳虚血発作（TIA）で参加施設に入院した 7,656 症例を解析した『日本脳卒中データバンク報告書 2018 年度版』によると，脳梗塞・TIA の平均発症時年齢が 74.4 歳（男性 71.8 歳，女性 78.0 歳），脳出血では 69.9 歳（男性 67.3 歳，女性 73.3 歳），クモ膜下出血では 65 歳（男性 58.4 歳，女性 68.5 歳）であった（図 4）[9]。いずれも女性のほうが平均発症時年齢が高く，60 代までは男性優位であるが，80 歳を超えると女性の発症頻度のほうが高くなっている。特に心原性脳梗塞とクモ膜下出血で女性の優位は明らかである。その理由として，女性の平均寿命が男性より長いこと（男性 81.09 歳，女性：87.26 歳「平成 29 年簡易生命表」厚生労働省）が挙げられる。高齢になると心原性脳塞栓症が増加するが，その要因として心房細動の頻度が加齢とともに直線的に増加することが大きい。わが国の調査では 80 歳以上の男性の 4.4%，女性の 2.2%が心房細動を発症している[10]。心房細動自体の頻度は男性に多いにもかかわらず，続発する心原性脳塞栓症患者が女性に多い理由は明らかでなく，女性では男性よりも心原性脳塞栓症を発症しやすい何らかの要因が存在する可能性がある。クモ膜下出血に関しては，70 歳以上の未破裂脳動脈瘤 79 例の増大因子の検討の結果，女性が危険因子で男性より 2.3（95% CI：1.3-30.2）倍大きくなりやすかった[11]。動物実験では閉経に伴うエストロゲンの減少により血管膠原線維が減少し，動脈瘤を形成しやすくなる可能性が示唆されている[12]。女性のクモ膜下出血の危険因子を検討したメタアナリシスでは，OC の現在の内服 1.31（95% CI：1.05-1.64），閉経 1.29（95% CI：1.03-1.61）が有意な危険因子として抽出され，過去の OC の使用，ホルモン補充療法（HRT）の現在および過去の使用，妊娠，出産などは危険因子とはならなかった[13]。

❸ 脳血管障害の危険因子は？

ボストン郊外のフラミンガム町の住民に対して 1948 年より行われている住民の疫学研究である Framingham 研究では，年齢，性別，収縮期血圧，降圧治療，心電図上の左室肥大，心血管疾患，現在の喫煙，心房細動，糖尿病が脳卒中の危険因子として知られている[14]。『脳卒中治療ガイドライン』[15]では，その他に飲酒，炎症マーカー，睡眠時無呼吸症候群，メタボリックシンドローム，慢性腎臓病についての記載がある。それらの危険因子の中でも，発症予防，再発予防ともに高血圧のコントロールが最も重要である。

❹ 一過性脳虚血発作（transient ischemic attack；TIA）とはどういう病態か？

厚生労働省 TIA 研究班によって，TIA の診断基準が見直されることになり，新基準が 2013 年に公表された[16]。それによると，TIA は「24 時間以内に消失する脳または網膜の虚血による一過性の局所神経症状で，画像上の梗塞巣の有無は問わない」と定義される。ただし，MRI の拡散強調画像（diffusion weighted imaging；DWI）で新鮮病巣を認める場合は「DWI 陽性の TIA」と区別されている。原因としては，脳主幹動脈の粥状硬化により生じた凝血塊断片が微小塞栓として，脳内末梢動脈を一時的に閉塞することにより発症することが最も頻度が高い。わが国においては心房細動による心原性 TIA も重要である。症状としては，運動麻痺（片麻痺が典型的），言語障害，歩行障害，意識障害などが挙げられる。

TIA は脳梗塞の前駆症状として非常に重要である。TIA 発症後 90 日以内に脳卒中を発症する危険度は 15～20%と報告され[17]，TIA 発症後 90 日以内の脳梗塞発症例のうち約半数は，TIA 発症後 48 時間以内で発症した[18]。したがって，『脳卒中治療ガイドライン』[15]では「TIA と診断すれば可及的速やかに発症機序を評価し，脳梗塞発症予防のための治療を直ちに開始するよう強く勧められる（グレード A）」と記載され，「TIA 後の脳梗塞発症の危険度予測と治療方針の決定には，$ABCD^2$ スコアをはじめとした予測スコアの使用が勧められる（グレード B）」と記載されている。

$ABCD^2$ スコアは TIA 発症後 48 時間以内の脳梗塞発症のリスク判定として，年齢（Age）（60 歳

表2 ABCD² スコア

A：Age	≧60歳	1点
B：Blood pressure	収縮期140mmHg以上 and/or拡張期90mmHg以上	1点
C：Clinical feature	片麻痺	2点
	麻痺のない言語障害	1点
D：Duration	10-59分	1点
	≧60分	2点
D²：Diabetes	あり	1点
		最高点数7点

以上)，高血圧（Blood pressure）(収縮期血圧 140mmHg 以上 and/or 拡張期血圧 90mmHg 以上)，神経症状（Clinical feature）が半身麻痺または言語障害，症状持続時間（Duration），糖尿病（Diabetes）の5項目を7点満点で評価する（表2）[19,20]。TIA 発症後 48 時間以内の脳梗塞発症率は，0〜3点で 1.0%，4〜5点で 4.1%，6〜7点で 8.1%であり，点数が高いほど脳梗塞発症のリスクが高い。TIA の急性期（発症 48 時間以内）の再発防止には，アスピリン 160〜300mg/日の投与が推奨される。非心原性 TIA の慢性期の脳梗塞発症予防には抗血小板療法が推奨されるが，心房細動などを中心とする心原性 TIA の再発防止の第一選択薬はワルファリンによる抗凝固療法である[15]。

⑤ 脳梗塞とはどういう病態か？

脳血管の狭窄または閉塞により，血流が途絶し，その血管により血液が供給されている領域の脳実質が壊死に陥った状態を指す。主に，脳血栓，脳塞栓がある。頚部〜頭蓋内の比較的大きな動脈のアテローム硬化が原因のアテローム血栓性脳梗塞，脳内小動脈病変が原因のラクナ梗塞，心原性脳梗塞およびその他に大別される[21]。

a. アテローム血栓性脳梗塞

脳動脈のアテローム硬化とそこに形成された血栓による動脈内腔の狭窄・閉塞を基盤とした梗塞である。病巣は通常左右いずれかの一側性で狭窄閉塞した動脈の末梢に梗塞巣が発生する。アテローム硬化は内頸動脈・中大脳動脈・脳底動脈・椎骨動脈など比較的太い動脈に多くみられる。多くは高血圧，糖尿病，脂質異常症（高脂血症）などの生活習慣病，喫煙が原因となる。アテロームは徐々に成長して血流障害を起こしていくことから，その経過の中で側副血行路が成長するなど，ある程度代償が可能で，壊死範囲はそれほど大きくならない。症状としては言語障害や片麻痺などが起こるが，段階的に進行する。これら症状が 24 時間以内に消失するものは，TIA と呼ばれ，脳梗塞の前徴として重要である。

b. ラクナ梗塞

大脳深部に血液を供給している直径 1mm 以下（0.2〜0.3mm 程度）の細い動脈である穿通枝が，主に高血圧により変性閉塞することによって起こる。1本の穿通枝が閉塞した場合，壊死に陥る範囲は最大でも 1.5cm を超えないことから，脳の深い部分にできた直径 1.5cm 以下の梗塞をラクナ梗塞と呼んでいる。ラクナ梗塞では病巣の範囲が狭いため，症状も大部分は半身不随などの片麻痺，感覚の低下やしびれ感などの感覚障害のみで，比較的軽症のケースが多く，意識障害を起こすことは少ない。

c. 心原性脳塞栓

塞栓源の多くが，心房細動，感染性心内膜炎，急性心筋梗塞，拡張型心筋症，人工弁などを基礎疾患とした左心耳，左心房，左心室の壁在血栓であり，約7割を心房細動が占める。非弁膜症性心房細動患者の脳梗塞の発症率は平均5%/年であり，心房細動のない人の2〜7倍高い[15]。通常，皮質を含んだ大梗塞を生じる。特定の好発部位はなく，多発性に梗塞巣が発生する可能性がある。塞栓源としての血栓が確認されなくても，上記の基礎疾患や発症様式（突発発症），臨床症候（意識障害，皮質症状など），画像診断（中大脳動脈皮質枝レベルの大きさの梗塞）などで心原性脳塞栓が強く疑われる場合もこの分類に含まれる。皮質枝梗塞で血管閉塞が認められず，既に再開通していると考えられる場合や出血性梗塞を認める場合も心原性脳塞栓が強く疑われる。さらに深部静脈血栓症からの奇異性脳塞栓（卵円孔開存）も心原性に含まれる。

6 脳出血とはどういう病態か？

脳出血とは，頭蓋内の出血病態の総称であるが狭義には脳内出血を指す。「日本脳卒中データバンク」事業で報告された2013年までの95,844例のうち，脳梗塞が72,777例（75.9%），脳出血は17,723例（18.5%），クモ膜下出血は5,344例（5.6%）であった[22]が，17,723例の内訳をみると14,602例が高血圧性脳出血であり，374例が脳動静脈奇形からの出血で，残る2,747例がその他に分類される。すなわち，脳出血の多くは長年の高血圧性の変化である脳の細小動脈の血管壊死に基づく微小動脈瘤の破綻により発症する。わが国の特徴は脳卒中死亡率が1965年の時点で世界一高く，なおかつその中で脳出血死亡率が非常に高いことであった。その後，高血圧治療の普及や食生活の改善などにより，1980年代まで脳出血死亡率は劇的な低下を来したが，その後は大きな変化はなく横ばいで経過している。高血圧患者を検診などにより見逃さずに，必要に応じて厳格な血圧の管理を行うことが重要である。

脳出血の特徴としては以下が挙げられる[22]。

1. 通常，高血圧症の既往があり，発症時には著しく血圧が上昇している
2. 日中活動中の発症が多い
3. しばしば頭痛があり，ときに嘔吐を伴う
4. 意識障害を来すことが多く，急速に昏睡に至る重症例も存在する
5. 血腫の存在部位により，様々な神経症状を呈する
6. 単純CT検査により発症直後から出血部位に一致したX線高吸収域を認め，画像診断で確定診断が容易である

出血部位により，被殻出血，視床出血，皮質下出血，脳幹出血，小脳出血にさらに細分化される。被殻出血が全体の約40%を占め，最も多い。病巣側への共同偏視（両眼が病巣側に向く），片麻痺，顔面神経麻痺などを訴える。視床出血は全体の約30%を占め，麻痺よりも感覚障害が強く発現し，痛みを強く訴える。その他共同偏視（両眼が内下方に向く），半身知覚麻痺などの症状の頻度が高い。皮質下出血は致死的となることは少ないが部位により巣症状（高次脳機能障害）を生じる。高齢者に多い。脳幹出血は急速に昏睡状態となり，四肢麻痺，縮瞳などが見られる。短期間

表3 Hunt and Hess 分類 (Hunt WE, Hess RM：J Neurosurg 28：14-20, 1968 より)

Grade	
Grade Ⅰ	無症状か，最小限の頭痛および軽度の項部硬直をみる
Grade Ⅱ	中等度から強度の頭痛，項部硬直をみるが，脳神経麻痺以外の神経学的失調はみられない
Grade Ⅲ	傾眠状態，錯乱状態，または軽度の巣症状を示すもの
Grade Ⅳ	昏迷状態で，中等度から重篤な片麻痺があり，早期除脳硬直および自律神経障害を伴うこともある
Grade Ⅴ	深昏睡状態で除脳硬直を示し，瀕死の様相を示すもの

で死に至り非常に予後が悪く，手術適応は原則としてない。小脳出血はめまい，歩行障害，非病巣側への共同偏視（両眼が非病巣側に向く）を認める。

脳出血の最大の危険因子は高血圧である。わが国のコホート研究においても，血圧水準と脳卒中発症との間には段階的かつ連続的な正の相関が証明されている[23]。したがって，脳出血の予防として，高血圧症に対して降圧療法が強く勧められる（グレード A）[15]。メタアナリシスでは収縮期血圧 10mmHg 拡張期血圧 5mmHg の低下で脳卒中発症の相対リスクが 41％減少する[24]。また，大量飲酒者への節酒および喫煙者への禁煙継続の指導が勧められる（グレード B）[15]。

⑦ クモ膜下出血とはどういう病態か？

クモ膜下出血（subarachnoid hemorrhage；SAH）は脳を覆う 3 層の髄膜のうち，2 層目のクモ膜と 3 層目の軟膜の間の空間「クモ膜下腔」に出血が生じ，脳脊髄液中に血液が混入した状態をいう。その原因の 80～90％は脳動脈瘤破裂によるものである[25]。その他に，脳動静脈血管奇形や脳動脈解離，頭部外傷，もやもや病などが原因として知られている。発生頻度には明確な国別地域格差が存在し，日本ではおおよそ人口 10 万人対約 20 人/年である[15,26]。わが国では女性に多い傾向を認める（男女比 1：2）[27]。

現在でもクモ膜下出血患者には，要介助以上の転帰不良例が約 40％存在しており[28]，クモ膜下出血全体の死亡率は約 10～67％と報告され[15]，発症すれば極めて重篤な疾患であり，その発症予防ならびに治療は重要な問題である。発症時の意識障害の程度が予後に相関し，重症度分類として Hunt and Hess 分類（表 3）[29] などが用いられる。発症後に予後を悪化させる因子としては再出血と遅発性脳血管攣縮が重要であり[30]，特に再出血は高率に予後を悪化させる[31]。

症状としては，突然の激しい頭痛，嘔吐，意識消失，頸部痛などが典型的である。頭痛に関しては“バットで殴られたような痛み”などと形容される。危険因子としては喫煙習慣（相対危険度 1.9），高血圧（同 2.8），過度の飲酒（1 週間に 150g 以上）（同 4.7）が挙げられる[32]。またクモ膜下出血を発症した患者の家族は通常の数倍の頻度で未破裂脳動脈瘤を有することが知られている[15]。

●文献

1) Whisnant JP, Basford JR, Bernstein EF, et al：Classification of cerebrovascular diseases iii. Stroke 21：637-676, 1990（レベルⅣ）[PMID：2326846]
2) 厚生労働省：平成 29 年（2017）人口動態統計月報年計（概数）の概況 https://www.mhlw.go.jp/toukei/saikin/hw/jinkou/geppo/nengai17/index.html
3) 厚生労働省：平成 28 年（2016）国民生活基礎調査 https://www.mhlw.go.jp/toukei/saikin/hw/

k-tyosa/k-tyosa16/dl/05.pdf
4) 小久保喜宏：国内外の脳卒中の推移．日循予防誌 52：223-232, 2017
5) 厚生労働省：平成29年（2017）患者調査の概況 https://www.mhlw.go.jp/toukei/saikin/hw/kanja/17/index.html
6) 田川皓一，橋本洋一郎，稲富雄一郎編：マスター脳卒中学．西村書店，東京，2019，pp368-369
7) Gall SL, Donnan G, Dewey HM, et al：Sex differences in presentation, severity, and management of stroke in a population-based study. Neurology 74：975-981, 2010（レベルⅡ）［PMID：20181922］
8) 田川皓一，橋本洋一郎，稲富雄一郎編：マスター脳卒中学．西村書店，東京，2019，pp135-141
9) 日本脳卒中データバンク報告書 2018年度版．「脳卒中レジストリを用いた我が国の脳卒中診療実態の把握」 http://strokedatabank.ncvc.go.jp/2018/09/07/post-589-2/
10) Inoue H, Fujiki A, Origasa H, et al：Prevalence of atrial fibrillation in the general population of Japan：an analysis based on periodic health examination. Int J Cardiol 137：102-107, 2009（レベルⅡ）［PMID：18691774］
11) Kubo Y, Koji T, Kashimura H, et al：Female sex as a risk factor for the growth of asymptomatic unruptured cerebral saccular aneurysms in elderly patients. J Neurosurg 121：599-604, 2014（レベルⅢ）［PMID：24972124］
12) Jamous MA, Nagahiro S, Kitazato KT, et al：Role of estrogen deficiency in the formation and progression of cerebral aneurysms. Part II：experimental study of the effects of hormone replacement therapy in rats. J Neurosurg 103：1052-1057, 2005（レベルⅢ）［PMID：16381192］
13) Algra AM, Klijn CJ, Helmerhorst FM, et al：Female risk factors for subarachnoid hemorrhage：a systematic review. Neurology 79：1230-1236, 2012（レベルⅠ）［PMID：22955127］
14) Dufouil C, Beiser A, McLure LA, et al：Revised Framingham Stroke Risk Profile to Reflect Temporal Trends. Circulation 135：1145-1159, 2017［PMID：28159800］
15) 日本脳卒中学会 脳卒中ガイドライン委員会編：脳卒中治療ガイドライン2015〔追補2017対応〕．協和企画，東京，2017（ガイドライン）
16) 上原敏志，峰松一夫：TIAの診断基準．平成21～23年度厚生労働科学研究費補助金による「一過性脳虚血発作（TIA）の診断基準の再検討，ならびにわが国の医療環境に即した適切な診断・治療システムの確立に関する研究」TIA診療マニュアル，共進社，大阪，2012，pp11-13
17) Wu CM, McLaughlin K, Lorenzetti DL, et al：Early risk of stroke after transient ischemic attack：a systematic review and meta-analysis. Arch Intern Med 167：2417-2422, 2007（レベルⅠ）［PMID：18071162］
18) Johnston SC, Gress DR, Browner WS, et al：Short-term prognosis after emergency department diagnosis of TIA. JAMA 284：2901-2906, 2000（レベルⅢ）［PMID：11147987］
19) Rothwell PM, Giles MF, Flossmann E, et al：A simple score（ABCD）to identify individuals at high early risk of stroke after transient ischaemic attack. Lancet 366：29-36, 2005（レベルⅢ）［PMID：15993230］
20) Johnston SC, Rothwell PM, Nguyen-Huynh MN, et al：Validation and refinement of scores to predict very early stroke risk after transient ischaemic attack. Lancet 369：283-292, 2007.（レベルⅢ）［PMID：17258668］
21) 田川皓一，橋本洋一郎，稲富雄一郎編：マスター脳卒中学．西村書店，東京，2019，pp131-134
22) 田川皓一，橋本洋一郎，稲富雄一郎編：マスター脳卒中学．西村書店，東京，2019，pp404-407
23) Takashima N, Ohkubo T, Miura K, et al：Long-term risk of BP values above normal for cardiovascular mortality：a 24-year observation of Japanese aged 30 to 92 years. J Hypertens 30：2299-2306, 2012（レベルⅡ）［PMID：23079682］
24) Law MR, Morris JK, Wald NJ. Use of blood pressure lowering drugs in the prevention of cardiovascular disease：meta-analysis of 147 randomised trials in the context of expectations from prospective epidemiological studies. BMJ 338：b1665, 2009（レベルⅠ）［PMID：19454737］
25) 田川皓一，橋本洋一郎，稲富雄一郎編：マスター脳卒中学．西村書店，東京，2019，pp431-437
26) Kita Y, Okayama A, Ueshima H, et al：Stroke incidence and case fatality in Shiga, Japan 1989-1993. Int J Epidemiol 28：1059-1065, 1999（レベルⅡ）［PMID：10661648］
27) Inagawa T, Tokuda Y, Ohbayashi N, et al：Study of aneurysmal subarachnoid hemorrhage in Izumo City, Japan. Stroke 26：761-766, 1995（レベルⅡ）［PMID：7740563］
28) Nieuwkamp DJ, Setz LE, Algra A, et al：Changes in case fatality of aneurysmal subarachnoid haemorrhage over time, according to age, sex, and region：a meta-analysis. Lancet Neurol 8：635-642, 2009（レベルⅠ）［PMID：19501022］
29) Hunt WE, Hess RM：Surgical risk as related to time of intervention in the repair of intracranial aneurysms. J Neurosurg 28：14-20, 1968（レベルⅢ）［PMID：5635959］
30) Kassell NF, Torner JC, Haley EC Jr, et al：The International Cooperative Study on the Timing of Aneurysm Surgery. Part 1：Overall management results. J Neurosurg 73：18-36, 1990（レベルⅡ）［PMID：2191090］
31) Roos YB, de Haan RJ, Beenen LF, et al：Complications and outcome in patients with aneurysmal subarachnoid haemorrhage：a prospective hospital based cohort study in the Netherlands. J Neu-

rol Neurosurg Psychiatry 68：337-341, 2000（レベルⅢ）[PMID：10675216]
32）van Gijn J, Rinkel GJ：Subarachnoid haemorrhage：diagnosis, causes and management. Brain 124：249-278, 2001（レベルⅣ）[PMID：11157554]

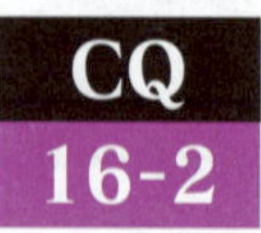

2 各論

CQ 16-2 女性医学における脳血管障害の問題点は？

❶ ホルモン補充療法（HRT）

エストロゲンは脂質異常症や肥満などで血管内皮細胞において内皮型一酸化窒素合成酵素を活性化させることにより，血管弛緩反応を促進するだけでなく，白血球の血管内皮への接着抑制，平滑筋細胞の遊走・増殖抑制，血小板凝集抑制などの作用を発揮し，多面的に動脈硬化の発症を抑制する[1)]。また閉経によりLDL-Cは上昇し，逆に経口エストロゲン製剤はHDL-Cを上昇，LDL-Cを低下させる[2)]。ゆえに女性は閉経後脂質異常症が顕在化し，これらの総合的な要因により動脈硬化性変化が進展する。さらに，エストロゲンは，肝臓における血液凝固因子の合成を促進し，血液凝固抑制蛋白質であるアンチトロンビンⅢ，プロテインSの合成を抑制することから，血液凝固線溶系に対しては凝固促進に作用する[1)]。したがって，閉経後，エストロゲン欠落に伴う抗動脈硬化作用減弱のため，ラクナ梗塞，アテローム血栓性脳梗塞など動脈硬化に関連する脳梗塞の発症が増加する。そのため，過去にHRTに脳血管障害の予防効果があるかの検討がなされた。

HRTと脳卒中についてのプラセボ対照大規模比較試験は，2002年のWHI研究のみである[3)]。WHIは1993～1998年にわたり米国在住の50～79歳（平均63.6歳）の子宮を有する健康な閉経後女性16,608人を対象に無作為にHRT群（CEE 0.625mg/日＋MPA 2.5mg/日の合剤を1日1錠服用）8,506人とプラセボ服用群8,102人に分けて追跡調査を行った。結果，絶対数でみると10,000人/年の女性にあたりHRT群で脳卒中は21人から29人と8人増加し相対リスクが1.41（95％ CI：1.07-1.85）であった。その後のサブ解析ではEPTによる脳卒中の相対危険度は1.31（95％ CI：1.02-1.68）であり，内訳は脳梗塞1.44（95％ CI：1.09-1.90），出血性脳卒中0.82（同0.43-1.56）であった。エストロゲン単剤投与でも同様の成績であり，「HRTは虚血性脳卒中のリスクを増加させるが，出血性脳卒中のリスクは増加させない」とされる[2)]。ただし，WHI研究では50～59歳の女性における脳梗塞の発症がそもそも少ないため，絶対リスクの増加数も0.1人/10,000人/5年と軽微である。実際，閉経後2年以内（平均7カ月）の45～58歳の健康女性1,006人を対象に502人をHRT群，504人をコントロール群としたデンマークにおける10年間のRCTが報告されている[4)]。結果はHRT群において，非HRT群に比べ死亡率，心不全，心筋梗塞の相対危険度は有意に減少した。その一方で，脳卒中，がん，静脈血栓塞栓症の発症には有意差を認めなかった。閉経後早期のHRTにおいて，脳梗塞の絶対リスクは少ないと考えられる[2)]。また，経口低用量や経皮製剤であれば，脳卒中の発症リスクは増加しない可能性が報告されている[5,6)]。

また，血管イベントの二次予防目的に行われたHERS研究[7]やWEST研究[8]などでは，HRTによりむしろ脳梗塞が増加することが報告されている。したがって，HRTに脳血管障害の二次予防効果はなく，一次予防，二次予防を目的としたHRTは行うべきではない[2]。

❷ 経口避妊薬

デンマークにおける15年間の心血管疾患または癌の既往のない15～49歳の非妊娠女性に対する大規模コホート研究[9]では，経口避妊薬の使用歴がある女性の脳卒中リスクは1.04（95% CI：0.95-1.15）と非使用者との差はなかったが，現使用者の場合，エチニルエストラジオール20μgにより，脳卒中リスクが1.60（95% CI：1.37-1.86），30～40μgで1.75（95% CI：1.61-1.92），50μgで1.97（95% CI：1.45-2.66）とエストロゲンの用量依存的に脳梗塞のリスクが上昇する可能性が示された。一方で黄体ホルモンの種類別のリスクの差は比較的小さかった。経口避妊薬と頭痛との関連をみた13,944人女性における横断研究では，片頭痛の有病率は18%で，経口避妊薬を使用していない人に比べて片頭痛発症の相対危険度は1.4（95% CI：1.2-1.7）であった[10]。後述するように，前兆のある片頭痛を有する女性に対する経口避妊薬の投与は脳梗塞の発症リスクを上昇させる可能性があり，前兆のある片頭痛を有する女性への経口避妊薬投与は禁忌とされている[11]。25研究のメタアナリシスでは，高血圧合併女性に対する経口避妊薬投与は脳卒中の発症リスクを増加させている。したがって，血圧が収縮期160mmHg以上もしくは拡張期100mmHgの女性に対する経口避妊薬は，心血管疾患のみならず脳卒中リスクの点からも禁忌である[11]。

❸ 片頭痛

典型的には脈に合わせてズキンズキンと拍動性のある痛みが頭の片側や両側，後頭部など部分的に激しく発作的に生じる頭痛を指す。大きく前兆のある片頭痛と前兆のない片頭痛に分類され，わが国においては年間有病率8.4%（前兆のある片頭痛2.6%，前兆のない片頭痛5.8%）と報告される[12,13]。20～40代の女性に多く，30代女性では約20%，40代の女性でも約18%とされる。脳梗塞と片頭痛がいずれも脳血管の疾患と考えられ，両者の関連についてこれまで様々な検討がなされてきたが不明な点も多い。片頭痛患者における脳梗塞は①典型的片頭痛の経過中に発生する脳梗塞，②片頭痛と併存するその他の原因による脳梗塞，③片頭痛の前兆に類似した症状を呈するその他の原因による脳梗塞に分類されるが，①のみが国際頭痛分類における片頭痛性脳梗塞の基準を満たしている[14]。Wolfらは片頭痛性脳梗塞は全脳梗塞8,137例中17例（0.21%）と頻度は低く，臨床症状は視覚前兆82%，感覚異常41%，失語6%程度に認めたと報告している[15]。

2009年のメタアナリシス[16]では脳梗塞に対する相対危険度は片頭痛全体で1.73（95% CI：1.31-2.29），前兆のある片頭痛2.16（95% CI：1.53-3.03），前兆のない片頭痛1.23（95% CI：0.90-1.69），喫煙片頭痛患者では9.03（95% CI：4.22-19.34），女性片頭痛患者全体で2.08（95% CI：1.13-3.84），45歳未満の女性片頭痛患者で3.65（95% CI：2.21-6.04），経口避妊薬を使用している女性片頭痛患者で7.02（95% CI：1.51-32.68）であった。前兆のある片頭痛患者では脳梗塞のリスクが2倍程度に増加し，若年女性，喫煙者，経口避妊薬使用者においてそのリスクが増大することが示唆される。しかしながら，45歳未満の女性におけるそもそもの脳梗塞の年間発生数が5～10人/10万人と絶対数が少なく，片頭痛が単独で脳梗塞の危険因子であるかを結論付けるためには，まだまだ研究の蓄積が必要である。

④ 妊娠

妊娠は脳卒中の危険因子である。妊娠・出産10万件につき脳卒中は4.3～210件，そのうち母体死亡率は9～38％と報告される[17]。米国ワシントンDCおよびメリーランドでのコホート研究によると，一般人口（年齢，人種調整）に対する妊娠中の相対危険度は0.7（95% CI：0.3-1.6）であったが，産褥期は8.7（95% CI：4.6-16.7）であった。脳出血は妊娠中は2.5（95% CI：1.0-6.4），産褥期は28.3（95% CI：13.0-61.4）と報告されている。いずれも産褥期に発症リスクが高い[18]。わが国における妊産婦死亡の検討では2010～2012年の死亡例154例のうち，脳卒中による死亡が25例あり，そのうち直接死因が妊娠高血圧症と関連していたものは12例あり，妊娠高血圧症候群（HDP）に関連して発症するものが多い[19]。35例の妊娠中の脳卒中死亡例の解析では90％が出血性脳卒中であり，40歳以上の妊産婦における相対危険度は34歳未満の妊産婦と比べて7倍であった[20]。妊娠中の適切な血圧の管理と，適切な時期に妊娠を中断することの重要性が示唆されている。

●文献

1) 石束光司，松尾龍，吾郷哲朗：女性における脳梗塞の特徴．WHITE 1：23-27, 2013（レベルⅣ）
2) 日本産科婦人科学会，日本女性医学学会編：ホルモン補充療法ガイドライン2017年度版．日本産科婦人科学会，東京，2017（ガイドライン）
3) Rossouw JE, Anderson GL, Prentice RL, et al：Risks andbenefits of estrogen plus progestin in healthy postmenopausalwomen：principal results From the Women'sHealth Initiative randomized controlled trial. JAMA 288：321-333, 2002（レベルⅠ）[PMID：12117397]
4) Schierbeck LL, Rejnmark L, Tofteng CL, et al：Effect ofhormone replacement therapy on cardiovascular eventsin recently postmenopausal women：randomised trial. BMJ 345：e6409, 2012（レベルⅡ）[PMID：23048011]
5) Grodstein F, Manson JE, Colditz GA, et al：A prospective, observational study of postmenopausal hormone therapy and primary prevention of cardiovascular disease. Willett WC, Speizer FE, Stampfer MJ. Ann Intern Med 133：933-941, 2000（レベルⅡ）[PMID：11119394]
6) Renoux C, Dell'aniello S, Garbe E, et al：Transdermal and oral hormone replacement therapy and the risk of stroke：a nested case-control study. BMJ 340：c2519, 2010（レベルⅡ）[PMID：20525678]
7) Viscoli CM, Brass LM, Kernan WN, et al：A clinical trial of estrogen-replacement therapy after ischemic stroke. N Engl J Med 345：1243-1249, 2001（レベルⅠ）[PMID：11680444]
8) Viscoli CM, Brass LM, Kernan WN, et al：Estrogen therapy and risk of cognitive decline：results from the Women's Estrogen for Stroke Trial (WEST). Am J Obstet Gynecol 192：387-393, 2005（レベルⅠ）[PMID：15695976]
9) Lidegaard Ø, Løkkegaard E, Jensen A, et al：Thrombotic stroke and myocardial infarction with hormonal contraception. N Engl J Med 366：2257-2266, 2012（レベルⅡ）[PMID：22693997]
10) Aegidius K, Zwart JA, Hagen K, et al：Oral contraceptives and increased headache prevalence：the Head-HUNT Study. Neurology 66：349-353, 2006（レベルⅡ）[PMID：16476933]
11) 日本産科婦人科学会編：OC・LEPガイドライン2015年度版．日本産科婦人科学会，東京，2015（ガイドライン）
12) 慢性頭痛の診療ガイドライン作成委員会編：慢性頭痛の診療ガイドライン2013．医学書院，東京，2013（ガイドライン）
13) Igarashi H, Sakai F, Kan S, et al：Magnetic resonance imaging of the brain in patients with migraine. Cephalalgia 11：69-74, 1991（レベルⅢ）[PMID：1860133]
14) 北川泰久：片頭痛と脳梗塞．臨床神経 54：1000-1002, 2014（レベルⅣ）
15) Wolf ME, Szabo K, Griebe M, et al：Clinical and MRI characteristics of acute migrainous infarction. Neurology 76：1911-1917, 2011（レベルⅡ）[PMID：21624990]
16) Schürks M, Rist PM, Bigal ME, et al：Migraine and cardiovascular disease：systematic review and meta-analysis. BMJ 339：b3914, 2009（レベルⅠ）[PMID：19861375]
17) 日本産科婦人科学会，日本産婦人科医会編：産婦人科診療ガイドライン―産科編2017．日本産科婦人科学会，東京，2017（ガイドライン）
18) Kittner SJ, Stern BJ, Feeser BR, et al：Pregnancy and the risk of stroke. N Engl J Med 335：768-

774, 1996（レベルⅡ）[PMID：8703181]
19）Hasegawa J, Ikeda T, Sekizawa A, et al：Maternal Death Due to Stroke Associated With Pregnancy-Induced Hypertension. Circ J 79：1835-1840, 2015（レベルⅡ）[PMID：26016735]
20）Katsuragi S, Tanaka H, Hasegawa J, et al：Analysis of preventability of stroke-related maternal death from the nationwide registration system of maternal deaths in Japan. J Matern Fetal Neonatal Med 31：2097-2104, 2018（レベルⅡ）[PMID：28610468]

Exercise 16

誤っているものはどれか。1つ選べ。

a 日本人の脳血管障害で最も多いのは脳出血である。

b 脳出血の原因の大部分を高血圧が占める。

c 女性のほうが脳梗塞の発症年齢が高く，重症度が高い。

d 経口避妊薬を服用している片頭痛患者の脳梗塞の発症率は高い。

e ホルモン補充療法（HRT）に脳血管障害の予防効果はない。

解答は537頁へ

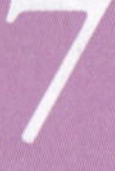

7 骨盤臓器脱

1 定義・検査法

CQ 17 骨盤臓器脱の種類とそれぞれの治療法は？

❶ 定義

骨盤臓器脱（POP）とは，骨盤内臓器の下垂・脱出と腟の弛緩・外翻の総称名である。腟の前方には膀胱と尿道があり，後方には直腸と肛門が位置している。POPは伝統的に弛緩している腟の区分（前腟弛緩，後腟弛緩）あるいは，弛緩した腟の向こう側にある臓器（膀胱瘤，直腸瘤など）により命名される（図1）。

ほとんどの症例は複数の臓器の下垂が複合しており，体位や腹圧の負荷により下垂・脱出の様相

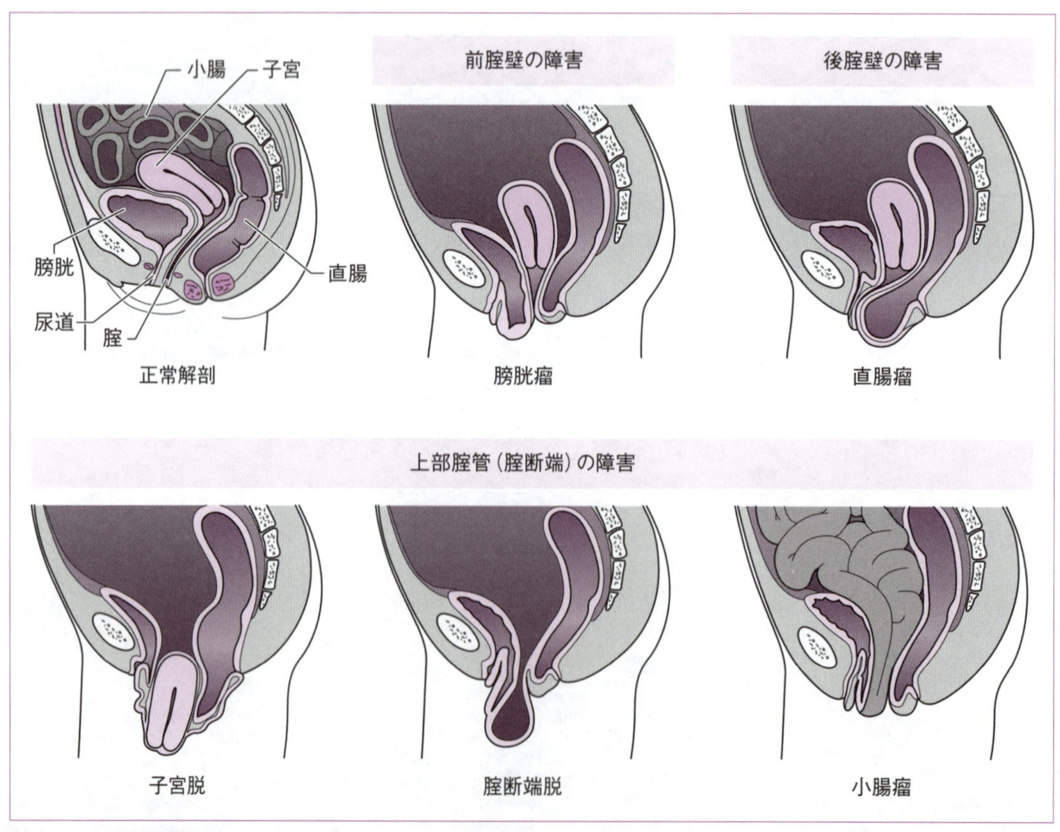

図1　骨盤臓器脱

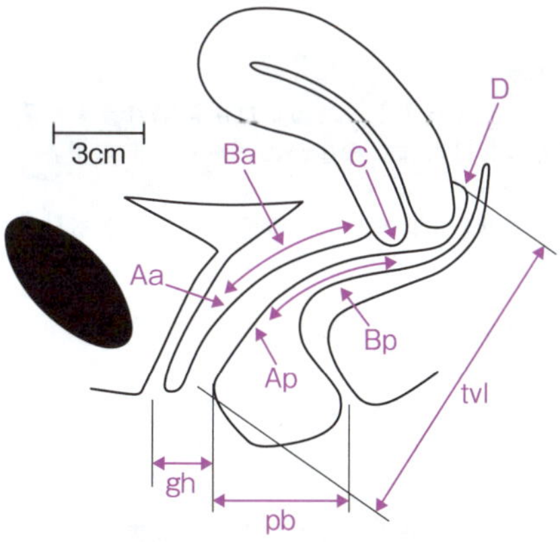

前腟壁 Aa	前腟壁 Ba	前腟壁 C
生殖裂孔長 gh	会陰体長 pb	全腟長 tvl
後腟壁 Ap	後腟壁 Bp	後腟壁 D

Aa：前腟壁の正中で外尿道口から3cmの部位
Ba：AaからCの間の前腟壁で最下点
C：子宮頸部，前唇の最下点
gh：外尿道口から後腟壁の処女膜瘢痕部
pb：ghの下端から肛門中央部までの長さ
tvl：正常の位置に還納したときの腟の奥行き
Ap：後腟壁処女膜瘢痕から3cmの部位
Bp：ApからDの間の後腟壁で最下点
D：後腟円蓋（子宮摘出後は（−））

Stage	
Stage I	腟壁の最も下降している部位が処女膜輪より1cm以上上方にある
Stage II	腟壁の最も下降している部位が処女膜輪より1cm上方と1cm下方の間
Stage III	腟壁の最も下降している部位が処女膜輪より1cm以上下方にある
Stage IV	後腟円蓋部が完全に脱出し，腟壁の最も下降している部位が（腟長−2）cm以上

図2 **Pelvic Organ Prolapse Quantification（POP-Q）system**（Bump RC, et al：Am J Obstet Gynecol 175：10-17, 1996より引用）

は姿を変える。砕石位で膀胱瘤と見受けられるものが中腰では子宮脱主体の変形となることは，ごく一般的である。また，砕石位では子宮脱と膀胱瘤が相半ばしているように見えるのに，しゃがんだ姿勢では高度の膀胱瘤となることもしばしば起こる。

骨盤臓器脱という用語の定義には，脱出の経路が規定されていない。通常，直腸脱という用語は経肛門的な脱出（rectal prolapse）であり，後腟壁下垂による直腸下垂を直腸瘤（rectocele）と区別する。進行度の表記はInternational Continence SocietyとInternational Urogynecological Associationが共有するPelvic Organ Prolapse Quantification（POP-Q）systemで評価する（図2）[1]。

❷ 理学評価，形態的評価

POPの理学評価は，砕石位で腹圧をかけさせ弛緩・下垂の部位と程度をみる。弛緩・下垂が明らかでない場合は，腟鏡を入れ再び腹圧をかけさせて腟や子宮の下垂をそれぞれ判定する。片弁の腟鏡（ジモン式腟鏡，コラン式腟鏡）で前腟もしくは後腟を圧排して，前腟，後腟，子宮もしくは腟尖端の下垂を個別に評価する[2]。子宮脱の判定に腟部を鉗子で挟み牽引することは診察される患者にとって苦痛が大きいので，息を止めて腹圧をかけるバルサルバ法や強く咳をさせて下垂を観察する。POP-Qをはじめとする国際的な記載ルールでは，牽引による子宮の下垂の様態をPOPの所見として採用していない。

視触診で全般的な弛緩・下垂を把握した後，骨盤底の支持組織を内診指で触れ，会陰のすぼめ動

表 1 日本語版 骨盤底困窮質問表 (J-PFDI-SF20)（文献 3-6 より）

骨盤臓器脱障害質問票 (POPDI-6)
1. 普段，下腹部に圧迫感を感じますか？
2. 普段，骨盤のあたりに重苦しさやうっとうしさを感じますか？
3. 普段，腟のあたりに，ふくらんだものや下がってはみ出すものが見える，あるいは手に触れますか？
4. 排便時もしくは排便終了時に，腟あるいは肛門周囲を圧迫しなければならないことがありますか？
5. 普段，尿を全部出せない感じがしますか？
6. 排尿開始時もしくは終了時に，腟のあたりのふくらみを指で押し上げなければならないことがありますか？
結腸直腸-肛門障害質問票 (CRADI-8)
7. 排便するとき，ひどく強くいきむ必要がありますか？
8. 排便を終えるとき，完全に便を排出できていない感じがしますか？
9. 普段，便が普通の硬さのとき，がまんできずに便をもらしますか？
10. 普段，便がゆるいとき，がまんできずに便をもらしますか？
11. 普段，おならをがまんできませんか？
12. 普段，排便時に痛みを感じますか？
13. 強い切迫感があって，排便するためにトイレに駆け込まなければならなかったことがありますか？
14. 排便時もしくは排便後に，腸の一部が肛門を通ってはみ出すことがありますか？
排尿障害質問票 (UDI-6)
15. 普段，頻尿になっていますか？
16. 普段，尿意切迫感（排尿せずにはいられない強い尿意）とともに尿がもれることがありますか？
17. 普段，咳，くしゃみ，笑うなどで尿がもれますか？
18. 普段，尿が少量，もれることがありますか？
19. 普段，尿がうまく出ないことがありますか？
20. 普段，下腹部や外陰部に痛みや不快感がありますか？

作を行わせて骨盤底支持組織（肛門挙筋，恥骨頸部筋膜）の緊張や損傷の有無を判定する。通常の内性器の触診と超音波検査も行い，子宮の体部・頸部の変形やサイズ，屈曲など POP 診療において不可欠な情報を得る。

次いで，子宮や腟の一部が外腟口から脱出している場合は用手的に還納し，コンベックスプローブを用いて経会陰超音波検査を行い，尿道可動性や骨盤底の変形を評価する[1)]。外科治療では破綻部位を再建する際に重要な情報となる。

③ 機能的評価，QOL 評価

骨盤底臓器は排尿機能，排便機能，性機能など女性の大切な機能を担っており，その障害は患者の QOL を阻害するため，機能回復を最終目的とした適切な治療法を選択する必要がある。産婦人科医は子宮，腟の下垂のみにとらわれず，下部尿路，下部消化管症状を総合的に観察し，患者が相談できずにいる悩みに対して積極的に対応する必要がある。患者の高齢化に伴い，内科的な合併症や術後の合併症も増加するため，確実性のみならず安全性の高い治療を選択し，長期にわたって治療後のフォローアップを行うことが重要である。この目的で POP 診療に向けた各種の質問票が開発され，汎用される PFDI-SF20 は日本語版も作られている（表 1）[3-6)]。

2 治療法

❶ 対症的管理

子宮の脱出や腟の外翻があると，分泌物が増え，しばしばこすれて出血する。パッド類で保護し，適宜，ワセリンやアズノール® 軟膏などで粘膜を保護する。腹圧のかかる仕事のときには，パッドをあてた上からガードルや腟の膨隆矯正用のパンツなどを着用して腟口に蓋をするようにすれば，一時の対処になる。

便秘はPOPの助長因子であり，緩下剤を処方する。用手的に脱出部を押さえながら腹圧をかけると排便しづらさは緩和される。膀胱瘤や子宮脱による排尿困難では，用手補助は有用である。自宅では手を洗って直接手で押さえる。外出中の用手補助のために，使い捨ての手袋（介護用など）を携行する。

子宮の脱出や腟の外翻があると，無意識に姿勢が悪くなり腰痛，膝痛や肩こりなども慢性化する。ヨガ，ピラティス，バランスボール体操などには，これらの症状を緩和し体調を整えるためのプログラムもあり効果的である。骨盤底筋トレーニングは，POPの予防を目的として行われるが，症候性のPOPに対する進行防止や治療効果は低い。

❷ 非観血的整復

塩化ビニルやナイロン製のペッサリーを腟内に挿入，子宮頸部を正常の位置に押し上げることで整復できる。外来でペッサリーのサイズを選び，疼痛や違和感を意識せず日常動作をこなせるようであれば，とりあえずペッサリーで保存的に管理する見通しが立つ。リングペッサリーのみならず，ゲルホーン型やドーナツ型などの特殊なペッサリーも利用できる[7)]。1〜6カ月毎に受診させ，整復の安定感や使用中の違和感，疼痛，腟粘膜の損傷や出血，装着中の下部尿路機能，衛生状態（腟炎や臭気）などをチェックする。ペッサリーを連続使用すると腟のびらんは数カ月でほぼ必発する。したがって外科治療の見通しが立てにくく，長期的にペッサリーの装着が必要な場合には，自己着脱の実技を指導し日中に装着，夜間は抜去させるのがよい。挿入する方向や体位を教えることで，高齢者でも習得できる。ペッサリーによる腟の粘膜擦過，びらんにはエストリオール（E_3）製剤で治療し，不十分ならば，しばらくペッサリーの使用を控える。

ペッサリー使用中の患者の通院管理が途切れてしまうことがある。歩行が難しい患者や，長期的な病気療養が見込まれる患者ではペッサリーはQOL改善にほとんど役立たず，一方で膿瘍，瘻孔，敗血症などが懸念される。このようなときにはペッサリーを抜去してもらうよう，前もって指導しておく。

❸ 手術療法

現在，POPの手術療法はメッシュの使用や腹腔鏡下手術など，めざましい発展を遂げており，医療施設や術者によって術式の選択にもそれぞれの特色がみられる。代表的なものだけでも，伝統的な手術法として子宮摘出術＋膀胱底/前腟形成＋後腟/会陰形成やマンチェスター手術をはじめ，仙骨子宮靱帯や仙棘靱帯を用いた腟尖端部固定術（マッコール手術，仙棘靱帯固定術）[8,9)]，Ten-

表2 腟壁の支持区画からみた骨盤臓器脱手術

腟区画	診断	NTR	メッシュ手術
尖端区画	子宮脱 (腟断端脱)	子宮全摘出術 仙骨子宮靱帯固定術(McCall, Shull) 仙棘靱帯固定術 腸骨尾骨筋膜固定(Inmon) Manchester術, 腟閉鎖術	仙骨腟固定術 APTVM, CTVM TFS
	小腸瘤	ダグラス窩閉鎖(Halban, Moschowitz) 仙骨子宮靱帯固定術(McCall, Shull)	
前方区画	膀胱瘤	前腟壁形成術, 傍腟壁形成術, 腟閉鎖術	ATVM
	尿道過可動	前腟壁縫縮(Kelly, Kennedy, Nichols) 恥骨後式尿道挙上術(Burch, M-M-K, 傍腟形成) 針吊り上げ法(Stamy, Ratz)	TVT, TOT
後方区画	直腸瘤	後腟壁形成術, 腟閉鎖術	PTVM
	会陰体損傷	会陰形成術 肛門挙筋縫合術	TFS

M-M-K：Marshall-Marchetti-Kranz, TFS：Tissue Fixation System, CTVM：combined TVM

sion-free Vaginal Mesh (TVM)[10], 仙骨腟固定術(腹腔鏡下：LSC[11], 腹式：ASC)など, 様々な術式が実用に供されている。メッシュを用いず結合組織や筋膜などの縫合による修復手術を native tissue repair (NTR) として区別する。尖端, 前方, 後方の区画別に, 代表的な修正と補強の処置を一覧する(表2)。

従来行われている前後腟壁縫縮術は, 弛緩し膨隆した腟壁(膀胱瘤)を縫縮する手術で, 腟尖端区画の修復がなされないと, 再発率は25～40%と高い。この欠点を補う目的で, 1980年代から, 仙骨子宮靱帯固定術や仙棘靱帯固定術など上部腟管を骨盤壁へ固定する術式が開発され, 尿失禁手術と組み合わせて実施された。これらの組み合わせ手術は新世代のNTRの原形となっている。

NTRに対して人工物であるポリプロピレンを用いるメッシュ手術は腹式仙骨腟固定手術として開発され, 2000年頃からは腟式のメッシュ埋没手術が実用化されるに至った。これにより, コンベンショナルな手術では整復できない広い範囲のPOPが外科治療を受けられるようになった。POPは腟壁の脱出による内臓器のヘルニアである。外科における鼠径ヘルニア, 腹壁ヘルニアの手術は人工素材であるメッシュの開発とともに進化を遂げ, 特に鼠径ヘルニアではメッシュプラグ法やクーゲルパッチ法が一般的な手術法となっている。骨盤底再建に必要な耐久性, 有効性, 汎用性をもち, かつソフトで強度のあるメッシュが開発され, 経腟メッシュ手術が2004年に日本にも導入された。しかし, 人工物ゆえの感染に弱く, 長期の使用による硬化, 脱出, 感染, 拒絶反応などの欠点が報告され, 米国食品医薬品局(FDA)からは使用に関するアラート(2008年, 2011年)が出された[11]。POPのためメッシュ手術を受ける患者は, NTRとは異なるメッシュに伴う合併症が起こることをインフォームド・コンセントで告げられなくてはならない。EBMでは前腟壁の術後再発はメッシュ手術が低率であるが, 患者のQOLによる判断では差が認められない[12]。上部腟管や後腟壁にはメッシュ手術がNTRを上回る有効性が示されたというエビデンスはないことに留意する。2019年6月から経腟的に使用できるメッシュ素材はボストン・サイエンティフィック社の Polyform™ が禁止され，クラウンジュン・コウノ社の ORIHIME® のみとなっている。

④ ヘルスケア

POP は加齢を背景として起こる退行性の病態で，生殖や日常の身体活動などによる消耗や損傷も POP の要因である。多くの場合，POP の症候が問題になるのは更年期以降で，人口の高齢化とともに患者数は増加する。さらに，出産年齢の上昇により 40 歳以降の女性における POP の素因の蓄積が見込まれている。

自然史については個人差があるものの，ほとんどの POP は進行性である。POP 以外にも加齢を背景とする退行性変化は全身に多数存在し，QOL や ADL にネガティブな影響を及ぼしている。POP への治療による介入は，身体の退行性変化の全体のなかでの POP の位置付けや QOL への影響などを勘案して決断すべきである。決して「早期発見・早期治療」は当てはまらない。このような認識を医療従事者と受診者が十分に共有し，啓発・指導から外科治療まで患者のライフスタイルに合った治療を提供すべきである。生活習慣の見直しになどより，POP の自覚症状を軽減させられることも多い。治療開始時には POP による不具合や機能障害は緩やかなものであることがほとんどで，心理的サポートや作業療法的なアプローチにより初期の POP に患者自身が自助努力で取り組めるようにする。医療サイドには情報を供与しつつ本人の自助努力を見守ることが推奨される。

症状の進行に伴ってほとんどの症例に程度の差はあれ，医学的介入が必要になる。それまでに，ペッサリーによる保存管理や外科治療について基礎的な知識と治療の展望を理解させることが肝要である。ペッサリーによる管理には，連続装着か自己着脱による必要時挿入かの選択があり，連続装着で管理する場合は安全上の必要により長くとも 3 カ月毎の通院による点検が必要で，さらに腟炎や自然抜去などによる追加の受診も見込まれる。外科治療に進むためには，手術や麻酔のためにある程度内科的な健康管理がなされている必要がある。手術を計画する際には，一定の療養環境を整えなければならない。外科治療を行う専門的な施設は混み合っていることが多く，紹介してから手術を受けるまでに通常は数カ月かかるということも考慮しておくべきである。

●文献

1) Bump RC, Mattiasson A, Bo K, et al：The standardization of terminology of female pelvic organ prolapse and pelvic floor dysfunction. Am J Obstet Gynecol 175：10-17, 1996（レベルⅣ）[PMID：8694033]
2) Shull BL：Clinical evaluation of women with pelvic support defects. Clin Obstet Gynecol 36：939-951, 1993（レベルⅡ）[PMID：8293594]
3) Yoshida M, Murayama R, Ota E, et al：Reliability and validity of the Japanese version of the pelvic floor distress inventory-short form 20. Int Urogynecol J 24：1039-1046, 2013（レベルⅢ）[PMID：23081741]
4) Barber MD, Walters MD, Bump RC：Short forms of two condition-specific quality-of-life questionnaires for women with pelvic floor disorders (PFDI-20 and PFIQ-7). Am J Obstet Gynecol 193：103-113, 2005（レベルⅢ）[PMID：16021067]
5) Ha M, Dancz C, Nelken R, et al：Colorectal and anal symptoms in women with urinary incontinence and pelvic organ prolapse. Int Urogynecol J 21：187-191, 2010（レベルⅢ）[PMID：19812877]
6) Utomo E, Korfage IJ, Wildhagen MF, et al：Validation of the Urogenital Distress Inventory (UDI-6) and Incontinence Impact Questionnaire (IIQ-7) in a Dutch Population. Neurourology and Urodynamics 34：24-31, 2015（レベルⅢ）[PMID：24167010]
7) Alperin M, Khan A, Dubina E, et al：Patterns of pessary care and outcomes for medicare beneficiaries with pelvic organ prolapse. Female Pelvic Med Reconstr Surg 19：142-147, 2013（レベルⅡ）[PMID：23611931]
8) Koyama M, Yoshida S, Koyama S, et al：Surgical reinforcement of support for the vagina in pelvic organ prolapse：concurrent iliococcygeus fascia

colpopexy (Inmon technique). Int Urogynecol J Pelvic Floor Dysfunct 16 : 197-202, 2005 (レベルⅢ) [PMID : 15875235]
9) Nichols DH : Sacrospinous fixation for massive eversion of the vagina. Am J Obstet Gynecol 142 : 901-904, 1982 (レベルⅢ) [PMID : 7039324]
10) Caquant F, Collinet P, Debodinance P, et al : Safety of Trans Vaginal Mesh procedure : retrospective study of 684 patients. J Obstet Gynaecol Res 34 : 449-456, 2008 (レベルⅢ) [PMID : 18937698]
11) FDA : FDA Public Health Notification : Serious Complications Associated with Transvaginal Placement of Surgical Mesh in Repair of Pelvic Organ Prolapse and Stress Urinary Incontinence. FDA Medical Device Public Health Notifications 2011 (レベルⅣ)
12) Maher C, Feiner B, Baessler K, et al : Surgical management of pelvic organ prolapse in women. Cochrane Database Syst Rev (4) : CD004014, 2013 (レベルⅠ) [PMID : 23633316]

Exercise 17

正しいものはどれか。1つ選べ。

a 骨盤臓器脱を観察するときはクスコ腟鏡を回転させながら前腟壁，後腟壁の下垂部位を観察する。

b 前腟壁の下垂は膀胱，尿道の偏位によって膀胱瘤を来し腹圧性尿失禁を呈するが，過活動膀胱の発症も高頻度である。

c 後腟壁の下垂は小腸瘤，直腸瘤となり，頻便，下痢を繰り返す。

d 骨盤臓器脱の外科治療においてポリプロピレンメッシュを前後の腟壁にインプラントするTVM手術は再発を減少させる効果的な手技で，汎用性が高い。

e 骨盤臓器脱の進行期分類は子宮頸部の位置によってⅠ度からⅢ度に分類する。

解答は537頁へ

8 女性下部尿路機能障害

1 実際・頻度

CQ 18 女性下部尿路機能障害の診断と治療法は？

国際的な申し合わせにより，下部尿路症状（lower urinary tract symptoms；LUTS）は，さらに，蓄尿症状，排尿症状，排尿後症状，疼痛などに区分される[1]。これらの症状が機能的な不具合を構成するとき，下部尿路機能障害（lower urinary tract dysfunction；LUTD）と呼ぶ。膀胱や尿道を取り囲む骨盤底と近接する内性器は男性と女性で異なり，下部尿路症状の成り立ちにも性差が大きいことから，女性の下部尿路の病態を論じるときには，女性下部尿路症状（female LUTS；FLUTS），あるいは女性下部尿路機能障害（female LUTD；FLUTD）の用語を用いることが多い（表1）。

中高年女性や経産女性では，FLUTDはADLとQOLを左右する。FLUTSの原因となる女性固有の疾患や状態については，子宮筋腫，骨盤臓器脱，妊娠出産，閉経などの影響が示されているが，必ずしも全体的には解明されていない。下部尿路の機能に決定的な影響を与える女性骨盤と骨盤底の疾患の診療は歴史的に産婦人科に属し，しかもそれらによって引き起こされる下部尿路症状の診療は泌尿器科に委ねられてきた。FLUTDへの医学的対応を前進させるには，診療科間の開けた協力関係が必要である。

妊娠出産，子宮疾患，および骨盤底支持は，FLUTSの検討において不可欠な3要素である。産婦人科外来で遭遇されるFLUTDには，出産や良性子宮疾患と関係の深い腹圧性尿失禁，骨盤臓器脱に伴う排尿障害と混合性尿失禁，分娩後の高度排尿障害などがある。

表1　女性下部尿路症状（ICS分類，主要なもののみ抜粋）

大分類	主要な症状		
蓄尿症状	昼間頻尿 夜間頻尿 尿意切迫感	腹圧性尿失禁 切迫性尿失禁 混合性尿失禁 遺尿 夜間遺尿	膀胱知覚低下 膀胱知覚欠如 膀胱知覚異常
排尿症状	尿勢低下 尿線分割 尿線散乱	尿線途絶 排尿遅延 腹圧排尿	終末滴下
排尿後症状	残尿感	排尿後尿滴下	
下部尿路痛	疼痛 （膀胱充満時，排尿時，排尿後） （膀胱痛，尿道痛）		

加齢によって膀胱や尿道や関連の神経機能は低下する。高齢域の女性では，変形性脊椎症や腰部脊柱管狭窄症など整形外科的な問題がFLUTSに関与していることが多い。その他，動脈硬化症や生活習慣病，中でもメタボリックシンドロームと糖尿病は，男女にまたがる下部尿路症状の要因に挙げられている。

❶ 腹圧性尿失禁（stress urinary incontinence；SUI）

明らかな尿意を感じていないのに，重いものを持ち上げたり走ったりすると尿がもれる身体状況である。40代，50代，60代，70代の一般女性で週1回以上SUIによる尿もれがある人は，この順に9.7%，11.1%，10.8%，11.3%と報告されている[2)]。不意に咳やくしゃみが出るときに備えてパッドやシートを普段から使用する女性は多く，パッドを使い続けることによる衛生レベルの低下や閉経関連泌尿生殖器症候群（GSM）の増悪が問題になる。また，尿がもれやすいと社会活動や就労は制限を受ける。SUIを有する人は尿道の閉鎖能力が低下しており，尿意を自覚して排尿行動をとる際にも尿がもれやすい（混合性尿失禁）。

SUIは出産や子宮筋腫と関係が深く，排尿筋の知覚・収縮能や排尿反射の弱まり，腹圧による排尿習慣がSUIの発症要因となる。男性でも，前立腺がんの根治手術後にはSUIが10～30%に生じる。

❷ 過活動膀胱（overactive bladder；OAB）

尿もれや，尿もれには至らないまでも尿禁制の低下や下部尿路の刺激症状により，頻回の排尿やパッドの使用が必要になる状態である。OABの定義は，膀胱そのものの機能障害に限定されず，尿もれはあってもなくてもよい。特定の疾患によらない尿意の増強を暫定的にOABと診断する。

2002年に国際禁制学会は他疾患に起因する蓄尿障害をOABの定義から除外したが[1)]，背景となる疾患や病態があっても直接治療の対象としない時にはOABの用語が使われることが多い。例えば「子宮筋腫によるOAB」という表現は，泌尿器科診療ではごく普通に使われる。曖昧さを回避するために，OABのうち原因となる病態を特定できないものを特発性（idiopathic）OABと呼ぶ。

OABは加齢と関係が深く，高齢者のOABには初発尿意の遅延や排尿開始を抑制する能力の低下，排尿筋収縮力の低下，排尿反射の弱まりなどが頻繁に見出される。加齢に伴うOABは単なる尿禁制の低下ではなく，複合的な膀胱と尿道の機能低下の一つの現れである。

慢性的な細菌性膀胱炎，尿糖，膀胱がんなどにより，OABに類似の頻尿や尿意切迫が現れることがある。女性下部尿路機能障害の診療では，中間尿や導尿により尿検・沈渣分析を行ってこれらの問題を除外することが必要である。

婦人科領域では，いわゆるOABの背景をなす病態として，子宮筋腫や骨盤臓器脱が代表的である。その他一部のOABでは，心身症的な背景や排尿習慣の歪みが関与している。

❸ 夜間頻尿

排尿のために就眠中に起き出すことを指す。夜間頻尿は睡眠を損ないQOLを低下させる。1～2回起き出すことは必ずしもQOLの低下に結び付かないが，排尿後の就眠には個人差があるため，LUTDとしての夜間頻尿には回数に関する条件が付けられていない[1)]。夜間頻尿には，膀胱容量の縮小，夜間の利尿亢進，睡眠障害，就寝時間が近づいてからの多量の水分摂取など様々な要因が影響している。

❹ 排尿障害

膀胱内にたまった尿を適切に排出できない状態を排尿障害と呼ぶ。排尿障害には，尿が多量にたまっていて強い尿意があるのに排尿できない急性尿閉（urinary stasis）と，神経や膀胱の機能低下が先行し膀胱充満を意識しないまま残尿を抱えている慢性尿閉（chronic urinary retention）がある。

急性尿閉は即座の対応が必要となる。慢性的な排出障害であっても，排尿に時間がかかる，頻尿になるなど尿の排出に関係した不自由を伴う。また，膀胱内に細菌が侵入すると感染は遷延し膀胱機能が次第に低下する。

後屈子宮に関係した急性尿閉は，産婦人科でも少なからず経験される。子宮筋腫や妊娠によって増大した後屈子宮は膀胱が充満するとさらに後屈しやすく，膀胱頸部の可動性が阻害され流出路が圧迫されて排尿不能に陥る。

分娩直後には生理的な骨盤底弛緩があり，排尿筋の収縮能や排尿反射が故障しても，通常は腹圧で尿を絞り出せる。ところが，なかには膀胱と尿道の機能低下が高度で骨盤底弛緩は比較的軽い症例があり，一過性の排尿不能や高度排尿障害に陥る。

骨盤臓器脱による排尿障害は慢性尿閉の形をとり，これには子宮脱出や腟弛緩による尿排出への悪影響だけでなく加齢による膀胱と尿道の性能低下も関係している。子宮脱や腟弛緩は，高度になれば尿の排出を妨げるが，初期段階では腹圧で尿を絞り出すのに有利な環境を与える。

❺ 婦人科がんの治療とLUTD

婦人科がんの手術によるLUTDは，末梢神経障害（骨盤神経叢，下腹神経叢，内陰部神経）と，子宮摘出や骨盤底の支持組織の離断による膀胱と尿道周囲環境の荒廃によるものである。腟がんの手術後にもLUTDは発生する。

近年は，神経を温存する広汎子宮全摘出術が開発され，さらに腹腔鏡下に精密な神経温存技術が追求されており，頸がん治療後の排尿能力は全体的に上向いている。これは朗報であるが，尿を排出する能力の温存は必ずしも尿禁制の向上を意味しない。

骨盤腔への外照射治療の後は，放射線性膀胱炎により膀胱壁は虚血状態となり線維化が進む。細菌感染による膀胱炎の状態が続き，次第に膀胱機能は荒廃する（膀胱容量の縮小，収縮能の喪失）。

2 評価・対応

産婦人科診療所に持ち込まれる下部尿路関係の愁訴は，ほとんどが尿失禁，尿意切迫，頻尿など蓄尿障害である。ただし，骨盤臓器脱，子宮筋腫，妊娠など，婦人科診療所で取り扱われる疾患や状態の中には排出障害を呈するものが少なくない。

❶ 腹圧性尿失禁（SUI）

診断は，ある程度尿がたまった状態では明らかな尿意を感じていなくとも強い力を入れると尿がもれることからスタートする。SUIの場合，これ以上の力を入れると尿もれが生じるという明確な閾値が存在するのが特徴である。

診察台上で咳負荷による尿もれが再現されるか，超音波画像所見で膀胱頸部の可動性増大や開きやすさが確認できれば診断はほぼ確定する。SUIに特徴的な膀胱頸部の漏斗状変形や尿道の長軸に沿う過可動などは，動的な経会陰超音波検査で評価される。尿失禁手術（後述）は子宮脱や膀胱瘤を有しないSUIが対象となるため，骨盤底支持が安定しているかどうか判定しておく。

治療計画のために，年齢層と妊娠出産歴の他，1日の尿もれの量，もれやすさの閾値，病悩期間，理学所見などの情報が必要である。1日の尿もれは，パッド使用の有無，使っている場合にはパッドで1日にどのくらいの尿を受け止めているかを問診する。治療計画を立てるために，1日のもれの量が30 mL以内，30～100 mL，100～500 mL，500 mLを超える，など大まかに区分する。

もれやすさの閾値は，縄跳びでもれる，強い咳やくしゃみが重なるともれる，単回の咳やくしゃみでもれる，階段を駆け下りるともれる，重いものを持ち上げるともれる，ふつうの歩行でもれる，椅子から立ち上がるともれる，などと区分する。

初発症状とその後の変化，試みた治療とその効果判定などを聞き取り，既に試みて効果のなかった治療法は繰り返さないようにする。

❷ 過活動膀胱（OAB）

『過活動膀胱診療ガイドライン第2版』(2015年，日本排尿機能学会）は，泌尿器科以外の診療科におけるOAB診療を念頭に置いて編纂されたもので，尿意切迫感（必須）と頻尿±尿失禁を訴える受診者を対象に，過活動膀胱症状質問票（表2）をツールに用いて介入を必要とするOAB症例を拾い出し，次いで過活動膀胱診療アルゴリズム（図1）に沿って診療することにより，泌尿器科以外の診療科においてOABに対応できるように導いている[3]。

尿意切迫や頻尿などが，下部尿路のトラブルでなく水分の摂りすぎや利尿剤による見かけ上のOABであることがある。骨盤内の慢性炎症なども，OABとは別の問題であるが頻尿を引き起こす。100 mLを超える残尿がある場合，排尿障害の原因をさぐることがLUTDへの対応策として不可欠である。過活動膀胱診療ガイドラインでは，見かけ上のOABを確実に除外するために，超音波画像による排尿後残尿のチェック（必須），排尿日誌（適宜）などの活用を奨励している。

産婦人科外来で遭遇されるOABは，良性子宮疾患，子宮内膜症，骨盤臓器脱など，下部尿路へ影響を与える内性器疾患や出産後遺症が影響を及ぼしていることが多く，その場合，頻尿や尿意切迫感は婦人科疾患の症候と位置付けられる。原因疾患の同定と治療はOABの劇的な解消につながることがある。ただし，婦人科疾患に起因するLUTDについて医学的な整理は進んでおらず，過活動膀胱診療ガイドラインはこれらの疾患を背景とするOABに対応していない。『女性下部尿路症状診療ガイドライン』(2013年，日本排尿機能学会)[4]は，子宮筋腫や骨盤臓器脱によるLUTDに言及している。

❸ 夜間頻尿

LUTDの中で夜間頻尿は支障度の高いものであるが，当事者がリポートせず見逃されることが多い。夜間頻尿はOABと関わりが深く，循環器的課題や下肢浮腫のある高齢者は高率に夜間頻尿

表2 過活動膀胱症状質問票（Overactive Bladder Symptom Score；OABSS）（日本排尿機能学会：過活動膀胱診療ガイドライン第2版．リッチヒルメディカル，2015より）

質問	症状	点数	頻度
1	朝起きた時から寝る時までに，何回くらい尿をしましたか	0	7回以下
		1	8〜14回
		2	15回以上
2	夜寝てから朝起きるまでに，何回くらい尿をするために起きましたか	0	0回
		1	1回
		2	2回
		3	3回以上
3	急に尿がしたくなり，我慢が難しいことがありましたか	0	なし
		1	週に1回より少ない
		2	週に1回以上
		3	1日1回くらい
		4	1日2〜4回
		5	1日5回以上
4	急に尿がしたくなり，我慢できずに尿をもらすことがありましたか	0	なし
		1	週に1回より少ない
		2	週に1回以上
		3	1日1回くらい
		4	1日2〜4回
		5	1日5回以上
	合計点数		点

「尿意切迫感」についての点数が2点以上かつ全体の合計点が3点以上であるとき，過活動膀胱の疑いありとする。

を抱えている。これらの人のLUTDを取り扱うときには，夜間に排尿のために起き出すか，何回起き出すか，それは睡眠を損なっているかを質問すべきである。

OABを伴わない夜間頻尿では，1日のどの時間帯に摂った水分も就眠中の利尿亢進につながるという夜間多尿の問題があることが多いが，睡眠障害による中途覚醒や就眠前の多量の水分摂取が影響していることもある。問診でおおよそ評価し，昼夜の利尿のバランスが問題になる場合には24時間分の排尿記録をつけて確認する。

3 治療法

現実に遭遇される女性のLUTDは，共通の発症要因を背景とする複数の不具合が組み合わさっていることが多い。そこで，一つの治療法が種々の下部尿路症状に応用されている。

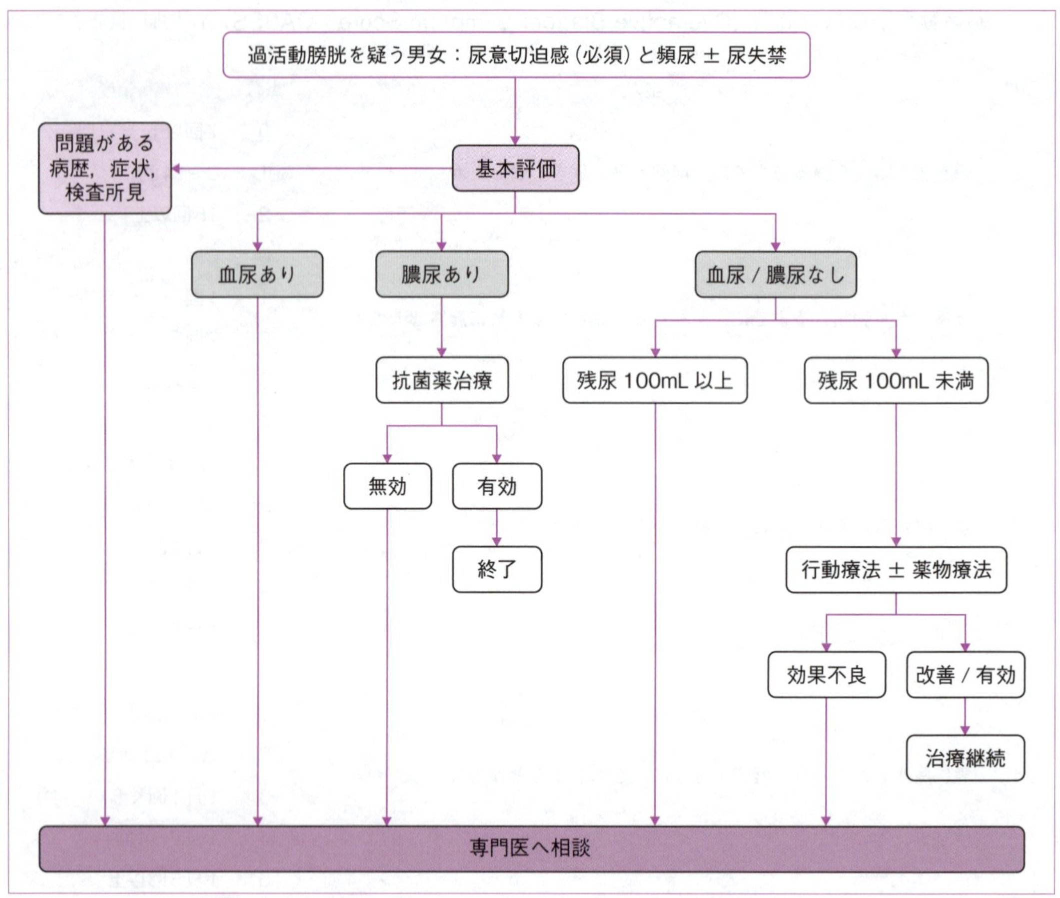

図 1　過活動膀胱診療アルゴリズム（日本排尿機能学会：過活動膀胱診療ガイドライン第 2 版．リッチヒルメディカル，2015 より）

❶ 理学療法，行動療法

a. 骨盤底筋トレーニング（pelvic floor muscle training；PFMT）

骨盤底筋群の収縮性を鍛え，尿道の締まりをよくすると同時に排尿開始を食い止める反射を強化する治療法である。欧州では出産後の SUI の発症を減らすために，出産した女性への指導が推奨されてきた。米国では，1950 年頃に Kegel が腟圧測定器を用いて PFMT を行う治療法を報告した[5]。わが国では，1990 年前後から SUI や切迫性尿失禁への応用が広がった。

PFMT の尿もれ軽減効果については定期的にメタアナリシスが繰り返され，一定の条件下で有効性が示されている。妊娠出産との関連では，妊娠前に尿もれを有していなかった人が妊娠中に PFMT を行うときに，妊娠末期と出産後 6 カ月までの尿もれを軽減する効果が認められた[6]。妊産婦以外では，個々の調査の精度は低くバイアスが大きいが，無治療群との比較において PFMT 群は尿もれの回数，短時間の尿もれの計量，本人の満足度，および性機能の改善において勝っていた[7]。

PFMT が効果を発揮するためには，適切な症例選択と効果的な指導が不可欠である。外来診療の中で医師がPFMTを指導する場合，時間的な制約により特にこの点が重要となる。骨盤底領域や外陰部に炎症や疼痛のあるときには，局所の安静が必要なためPFMTの適応はない。婦人科診察や超音波検査による評価で，すぼめ動作をするつもりで腹圧を加えてしまう，全く収縮できない，など骨盤底筋の収縮動作に問題がある人には，自宅での自己鍛練は難しい。自己鍛練の継続には，十分な理解と動機づけが不可欠で，本人の性格的特性や生活環境なども結果を左右する。

b. バイオフィードバック

PFMTを補完するものとして，すぼめる動作の適切性や強さなどをフィードバックする仕組みである。腟を締める力を鍛えるための腟コーンは，腟内へ挿入し立位でコーンが落下しないように腟の収縮を行うしかけで，メカニカルバイオフィードバックに分類される。メカニカルバイオフィードバックには，腟コーンの他に腟内に挿入して腟腔の圧力をモニターする装置がある。腟内電極で骨盤底筋群の活動電位を拾い，電子式にバイオフィードバックを行う装置も開発されており，画像や電子音声によって動作が正しいか，収縮の強さが十分かを伝える。

c. 刺激療法（電気刺激，磁気刺激）

神経や筋への理学的な刺激療法は神経変調法（neuromodulation）に属し，刺激媒体には電気と磁気がある。電気刺激も磁気刺激も，生体への作用は神経終末への微細電流を介するものとなる。電気刺激は生体に直接電極をあてがうが機材は小型で比較的安価である。磁気刺激は指定の機材に患者を座らせるだけで実施できるが，機材は大がかりで電力消費は大きい。

電気刺激療法の原型は骨盤内で骨盤底筋群や陰部神経などを刺激するもので，電極を腟内か直腸内に配置して交流電流を流す。SUIには20-50 Hz，OABには10-20 Hzが有効とされる。また，二対の電極を用い周波数のわずかに異なる一対の高周波電流を体内で交差させ，生じる干渉低周波によって刺激を及ぼす手法も用いられる（干渉低周波刺激）。電気刺激と磁気刺激は，薬物治療に抵抗するOABに対して保険適用となる。

神経変調法の発展型に，刺激用の電子機器を体内に埋没し，手術によって後仙骨孔から差し入れた電極により仙骨神経根を刺激する治療が開発されている。侵襲が大きくMRIを撮像できなくなるなど制約の生じる治療であるが，尿もれを減らすだけでなく排尿機能を改善し，肛門失禁や排便障害にも効果がある。また，鍼治療にヒントを得た神経変調法として，踝の近傍に電極を貼り付けるか針電極を刺入して後脛骨神経を刺激する治療も行われている。

d. 膀胱訓練，生活指導

習慣性の頻尿や心身症の背景をもつOABでは，尿意を感じ始めるとき，すぐにはトイレへ行かず一定時間排尿を遅らせるよう訓練することで，ためられる量が拡大し蓄尿障害が軽減されることがある（膀胱訓練）。症例を選んで実施すれば，膀胱訓練は安全で副作用がなく費用のかからない優れた治療となり得る。

夜間に多量の水分や酒類を摂取する人では，夜間頻尿の治療において水分摂取のタイミングを見直すための生活指導が重要である。また，尿意が低下していて移動に時間がかかる等，明確な尿意を催してからトイレへ行くのでは粗相してしまう高齢者でも，食事と紐付けるなど妥当な頃合いで早めに声掛けをすると，尿もれを回避できることがある（時間排尿）。

e. 自己導尿

高度排尿障害や尿閉において適応となる。対象となる疾患は，排尿筋の機能低下による慢性尿閉のほか，骨盤臓器脱，婦人科がんの治療後などである。子宮がん手術後の排尿管理における用途は，退院時期を早め，腹圧による排尿を減らすために有用性が高い。

産褥期の高度排尿障害は長くても1カ月以内に排尿可能になるため，留置カテーテルをおき自由流出で管理することが多い。

❷ 薬物療法

a. 向自律神経薬

抗コリン薬：OABの治療には，ムスカリン受容体を介する神経伝達を阻害する抗コリン薬が用いられる。ムスカリン受容体は膀胱平滑筋全体に分布し，ムスカリン作動薬により膀胱平滑筋は収縮する。抗コリン薬には唐突な尿意を和らげる効果もある。RCTもしくはRCTに準じる61の報告を分析したメタアナリシスによると，プラセボと比較して内服抗コリン薬はOABの大きな軽減をもたらした[8)]。

抗コリン薬には，便秘，口腔乾燥などの副作用があり，これらの問題に対してはOAB治療薬の開発途上から低減の努力がなされてきた。現在は，1日1回もしくは2回服用する経口抗コリン薬と，副作用を減らすために開発された貼付による経皮投与剤が使われている。

最近，脳への抗コリン負荷（anticholinergic burden；ACB）という問題が重要視され，OAB治療薬にも新たな影響が及んでいる。抗コリン作用を有する薬剤の品目は多く，多剤併用によりムスカリン受容体を介する神経伝達への阻害が重なると認知機能障害を来し，せん妄様の幻視，妄想，日内リズム障害などの精神症状が現れる[9)]。また，もともと中枢神経に炎症やアミロイドの増加がある場合に，抗コリン薬による脳への副作用は不可逆的なものとなることが指摘されている[10)]。

β_3作動薬：膀胱にはβ_3アドレナリン受容体が広く分布し，β_3作動薬で刺激すると蓄尿相の膀胱は弛緩し容量が拡大する。この関係に着目してOAB向けのβ_3作動薬が開発された。β_3作動薬の治療効果は，抗コリン薬と比較してやや穏和であるが，口内乾燥感や便秘は少なく，ACBの問題がないため高齢者にも使いやすい。一定の条件下では抗コリン薬とβ_3作動薬の併用も許容される。

β_2作動薬：気管支拡張薬（β_2作動薬）は，尿道収縮作用を有し，一部の薬剤はSUIの治療に転用されている。ただし，β_2作動薬は手術治療と比較して尿もれを防止する効果が劣っている。

b. ホルモン療法

閉経前後には尿失禁の発生が増加することから，エストロゲン補充によってこの年齢層の女性尿失禁を減らせるのではないかという期待が古くからあった。しかし，大規模なメタアナリシスによると，子宮摘出後女性（閉経後年齢）へのCEE単独の全身投与もしくは子宮を有する閉経後女性へのCEEと黄体ホルモンの全身投与によって，尿失禁については，保有していた尿もれの悪化や新たな発生が増加することが示された[11)]。

エストロゲンの腟内投与により腟と腟前庭部の微生物叢は安定化するため，この治療は閉経後萎縮性腟炎や老人性外陰炎の治療に用いられる。エストロゲンの腟内投与がLUTSに与える影響については，排尿回数のわずかな減少と尿意切迫感の軽減が示されている[11)]。

c. 漢方薬

八味地黄丸（はちみじおうがん），牛車腎気丸（ごしゃじんきがん），猪苓湯（ちょれいとう）などの漢方薬が，膀胱・尿道の刺激症状や頻尿，夜間頻尿など尿路の諸症状の治療に用いられる。生薬の作用は必ずしも十分に解明されていないが，利尿，粘膜

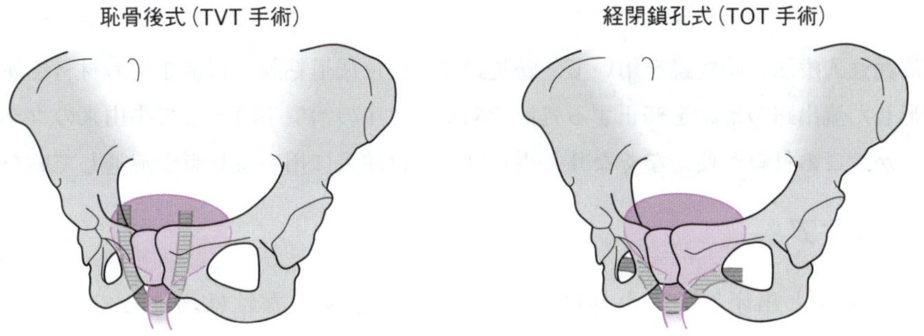

恥骨後式(TVT 手術)　　経閉鎖孔式(TOT 手術)

図2　**中部尿道スリング手術**

の抵抗力改善，平滑筋機能の調整などを介して作用を表すものとみられる。

③ 手術療法

骨盤臓器脱による尿路のぐらつきや下垂，増大した子宮による圧迫や牽引などによって頻尿や排尿障害を起こしている症例には，原疾患の外科治療を優先する。子宮筋腫には時折 SUI が併存するが，子宮が増大した状態で長く経過し下部尿路に不可逆的な変化が起こっているため，子宮筋腫の手術後に SUI は軽減されるとは限らない。一方，SUI への介入という観点では，子宮筋腫が併存する症例でも尿失禁手術は有効である。

SUI の手術治療は，尿もれを解消する見込みの最も高い治療法である (80～90%)。完全に解消されない場合も，症例の選択が正しければ尿もれは著明に軽減される。OAB や排尿筋過活動，排尿筋低活動による FLUTD は，尿失禁手術の対象とならない。

a. 中部尿道スリング手術 (mid-urethral sling procedure ; MUS)

SUI と SUI 優位の混合性尿失禁に対して，最も効果があり医療経済的にも利点のある治療法とされる[12]。スリングを導入するルートによって，恥骨後式 (retropubic, TVT 手術)，経閉鎖孔式 (trans-obturator, TOT 手術) に分類される (図2)。

中部尿道に接する前腟を切開し，専用の穿刺針を用いて中部尿道の下にポリプロピレン製のメッシュテープを通す。これにより尿道と膀胱頸部の可動性は小さくなる。恥骨後式は 1996 年に公表され MUS 手術の源流となった。経閉鎖孔式はその改良型であるが，恥骨後式のほうが適応の範囲は広い。

MUS 手術は少量ではあるが異物の挿入を伴う処置で，長い時間がたってからメッシュが腟壁から露出したりメッシュが膀胱頸部側にずれて排尿障害を起こしたりする場合がある。これらの有害事象は日本では問題になっていないが，MUS 手術はこれらの有害事象により国や地域によって禁止や自主規制の対象となっている。

b. その他の尿失禁手術，処置

流出路の支持補強：恥骨裏式膀胱頸部挙上術 (Burch 手術，Marshall-Marchetti-Krantz 手術など)，ニードルサスペンション手術 (Stamey 手術，Raz 手術など)，膀胱頸部スリング手術などがある。ただし，これらの手術はMUS手術が一般化して以来，日本ではごくわずかしか行われていない。

尿道周囲注入療法：膀胱鏡を用いて，膀胱頸部や近位尿道粘膜下に膨張用の材料を注入し，漏斗状に変形した流出路の形状を修正する処置である。SUIの治療手段として牛由来のコラーゲンが重宝されたが，この材料が使えなくなり，現在日本では注入に用いる材料が流通していない。

4 ヘルスケア

人口の高齢化と出産年齢の上昇に伴い，LUTDを有する女性は増加している。FLUTDは，QOL低下はもとより挙児や職場復帰を断念させる要因となるため，社会的に見ても重要な医学的課題となっている。

出産後たまに尿がもれる女性は軽度のSUIを有している。このような場合はPFMTや刺激治療など保存的治療の対象である。また，生活が不自由になるほどの尿失禁でなくても，尿もれの高度化という不安を抱えている人は心理的サポートを必要としている。

日常生活の中で尿もれが重積する人，尿もれのために力の入る動作を避けて不自由な毎日を過ごしている人の場合，保存的治療はもはや歯が立たずMUS手術が必要になる。

SUIを有する女性の挙児とSUI治療の計画において，本人はもう一度妊娠することに恐怖を感じており，妊娠後期から出産後に実際に尿もれは悪化する。ただし，いったん高度化してもSUIは手術で治療できるため，挙児を終えてからMUS手術に進むか，先にMUS手術で尿もれを治療しておいて出産は帝王切開で行うか，2つの選択肢がある。尿もれが軽度である場合は前者が適し，既にQOL低下が大きい場合は，帝王切開が必要になるとしてもMUS手術でいったん尿もれを解消するプランが推奨される。

子宮筋腫や骨盤臓器脱はLUTSを伴う疾患であるから，産婦人科で治療する際にもLUTSについて問診と記載が必要である。子宮筋腫の治療で，圧迫症状としてのLUTDは子宮を摘出すれば解消するが，長期的には，良性子宮疾患に対する子宮全摘出術とその後の尿失禁手術の間には高い相関があることがわかっている[13)]。特発性のOABの治療は『過活動膀胱診療ガイドライン』に準拠して行い，薬物療法が効果を表さない場合には泌尿器科や心療内科への紹介を計画する。

●文献

1) Abrams P, Cardozo L, Fall M, et al：The standardisation of terminology of lower urinary tract function：Report from the standardisation sub-committee of the international continence society. Neurourol Urodyn 21：167-178, 2002（**レベルⅣ**）[PMID：11857671]
2) 本間之夫，柿崎秀宏，後藤百万，他：排尿に関する疫学的研究．日本排尿機能学会誌 14：266-277, 2003（**レベルⅢ**）
3) 日本排尿機能学会 過活動膀胱ガイドライン作成委員会：過活動膀胱診療ガイドライン第2版．リッチヒルメディカル，2015（**ガイドライン**）
4) 日本排尿機能学会 女性下部尿路症状診療ガイドライン作成委員会：女性下部尿路症状診療ガイドライン．リッチヒルメディカル，2013（**ガイドライン**）
5) Kegel AH：The nonsurgical treatment of genital relaxation；use of the perineometer as an aid in restoring anatomic and functional structure. Ann West Med Surg 2：213-216, 1948（**レベルⅣ**）[PMID：18860416]
6) Woodley SJ, Boyle R, Cody JD, et al：Pelvic floor muscle training for prevention and treatment of urinary and faecal incontinence in antenatal and postnatal women. Cochrane Database Syst Rev 12：CD007471, 2017（**レベルⅠ**）[PMID：29271473]
7) Dumoulin C, Cacciari LP, Hay-Smith EJC：Pelvic floor muscle training versus no treatment, or inactive control treatments, for urinary incontinence

in women. Cochrane Database Syst Rev 10：CD005654, 2018（レベルⅠ）[PMID：30288727]
8) Nabi G, Cody JD, Ellis G, et al：Anticholinergic drugs versus placebo for overactive bladder syndrome in adults. Cochrane Database Syst Rev (4)：CD003781, 2006（レベルⅠ）[PMID：17054185]
9) Konishi K, Hori K, Uchida H, et al：Adverse effects of anticholinergic activity on cognitive functions in Alzheimer's disease. Psychogeriatrics 10：34-38, 2010（レベルⅢ）[PMID：20594285]
10) Perry EK, Kilford L, Lees AJ, et al：Increased Alzheimer pathology in Parkinson's disease related to antimuscarinic drugs. Ann Neurol 54：235-238, 2003（レベルⅢ）[PMID：12891676]
11) Cody JD, Jacobs ML, Richardson K, et al：Oestrogen therapy for urinary incontinence in post-menopausal women. Cochrane Database Syst Rev 10：CD001405, 2012（レベルⅠ）[PMID：23076892]
12) Ford AA, Rogerson L, Cody JD, et al：Mid-urethral sling operations for stress urinary incontinence in women. Cochrane Database Syst Rev 7：CD006375, 2017（レベルⅠ）[PMID：28756647]
13) Altman D, Granath F, Cnattingius S, et al：Hysterectomy and risk of stress-urinary-incontinence surgery：nationwide cohort study. Lancet 370：1494-1499, 2007（レベルⅢ）[PMID：17964350]

Exercise 18

正しいものはどれか。1つ選べ。

a 過活動膀胱とは，排尿筋の不安定な収縮により頻尿や尿もれを生じる病態である。
b 腹圧性尿失禁の治療には，まず骨盤底筋トレーニングとβ作動薬を組み合わせる。
c 過活動膀胱に抗コリン薬を投与する際には，抗コリン負荷を点検する必要がある。
d 子宮筋腫に伴う腹圧性尿失禁は，筋腫核出術などにより長期的に解消されることが多い。
e 夜間就眠中の排尿間隔が3時間未満になることを夜間頻尿と呼ぶ。

解答は 537 頁へ

セクシュアリティ

1 わが国における中高年女性の性の実態

CQ 19 わが国における中高年女性の性交渉や性に関する意識はどのような実態か？

わが国における中高年女性の性交渉や性に関する意識調査は，便宜的サンプル抽出，小規模集団に対して実施されており，中高年女性の実態を反映する強い根拠にはならない。その理由として，「性について語るのは恥ずかしい」という意識など，女性の性について研究されにくいという社会文化的背景があると考えられる。

数少ない中高年女性の性の実態調査として，日本性科学会セクシュアリティ研究会による調査[1]や日本家族計画協会による調査[2]がある。

① 配偶者との性交渉

40代から50代女性の夫婦間の性交頻度について上記調査を概観すると，性交渉のあるものでは，月1回，あるいは年数回程度というものが多いが，質問の仕方が調査によってまちまちであるため頻度にはばらつきがある。いずれの調査においても性交頻度は加齢により減少すること，特に50代から減少するという傾向は一致している。日本性科学会セクシュアリティ研究会による調査[1]は，2002年，2012年に実施し，データ比較を行っている。セックスレス（性交渉が月1回未満）の割合は，40〜50代の増加が目立ち，男性は2.5〜2.7倍，女性は1.8倍に増えていた。セックスレスの割合は，40代女性で54%，50代女性で75%に及んでいた。また，年数回もなく，1年間全く性交渉をしていない人が増加しており，男性全体で前回の25%から46%へ，女性全体で23%から48%へ増加していた（関東圏に在住する40〜79歳までの男女1,162人を対象にした調査）[3]。層化二段無作為抽出法により満16歳から49歳の男女1,263人を対象にした調査（2016年）[2]では，異性（配偶者とは限らず）とこの1カ月セックス（性交渉）をしなかった人の割合は，40〜44歳女性で50%，45〜49歳女性で53.7%と半数を占めていた。2017年には，5,000人の男女を対象にしたデータが，日本家族計画協会の協力のもと，企業によるWEB調査[4]により得られている。1年間全く性交渉をしていない人は男性40代，50代でそれぞれ34.8%，44.5%，女性40代，50代では，41.5%，61.7%と高い頻度を示していた。

セックスレス化には様々な要因が考えられる。一番大きな要因と思われたのは，性生活について「ノー」と言う女性が増えたことである。女性の「ノー」の背景には夫婦の関係性や性生活自体が女性にとって魅力的なものでなかったことなどが考えられる。「性生活で支障になる事柄」では男女とも「自分の仕事で余裕がない」が挙げられた[3]。

❷ 夫婦間の関係性および性についての意識

日本性教育協会による第8回男女の生活と意識に関する調査では，「現在，あなたは実際に異性と関わることを面倒だと感じるか」と聞くと，「面倒である＋嫌悪している」割合は，40～44歳で50.3%，45～49歳で51.0%と半数を超えている[3)]。

更年期女性の90%は，「性はコミュニケーションである」という考えを肯定しているが，「性は楽しいものだ」という思いは40代前半の81%から50代前半には73%，50代後半には55%に減少する[5)]。この背景には，夫婦間の性的コミュニケーションの少なさがある。

安田らの調査[6)]よると，30代から60代の有配偶者女性を対象にした性の満足指数（結婚当初を100とした時の現在の性の満足の程度）は，40代が最も高く，60代が最も低かった。性の満足指数の平均以上（65以上）の「高値」群，平均以下（64以下）の「低値」群の2群間では，高値群は有意に性交回数が高かった。この調査では，「性交回数」に関連する要因の検討を行っており，年齢，性欲の減退の有無，性の快感の程度，結婚の満足感，性の満足指数について統計的に関連がみられた。さらに，重回帰分析により，性交回数に最も影響があったのは，性の満足指数，年齢であった。心身ともに充足感を味わうことによる性の満足感が，より性行為を積極的にするといえる。

❸ 更年期外来を受診する女性の性行動や性反応に現れる症状

更年期外来を受診した40～60歳の初診患者1,069人を対象にした調査[7)]では，易疲労感，肩こり，忘れっぽさを80%以上の女性が体験していた。性交痛，帯下，腟乾燥感は30%台であり，更年期外来を訪れる女性にとって，このような全身および局所の不快な症状は，性生活に対する受け止めに何らかの影響をもたらすと考えられる。女性専用外来を受診する更年期女性の調査[8)]によると，性生活がなくなった理由として最も多かったのは，性交痛であった。また，性交痛は40代，50代の約半数に認められており[8)]，更年期症状に悩む女性にとって，性交痛が配偶者との性交の継続に影響を与えていることが伺える。

以上より，わが国の中高年女性の性の実態としては，更年期における女性の身体的・精神的変化が，性的欲求の減少や性交渉頻度の減少につながっている。その背景には，夫婦の関係性や性生活自体が女性にとって魅力的なものでなかったことなどが考えられる。併せて，「自分の仕事で余裕がない」など社会的要因も挙げられる。

●文献

1) 日本性科学会セクシュアリティ研究会編著：セックスレス時代の中高年「性」白書．株式会社 harunosora，神奈川，2016（**レベルⅣ**）
2) 日本家族計画協会編：第8回男女の生活と意識に関する調査報告書 CD-ROM．日本家族計画協会，東京，2017（**レベルⅣ**）
3) 荒木乳根子，石田雅巳，大川玲子，他：2012年・中高年セクシュアリティ調査特集．日本性科学雑誌 32：68-117，2014
4) 日本家族計画協会・北村邦夫監修：ジャパン・セックスサーベイ2017，ジェクス，大阪，2017（**レベルⅣ**）
5) 荒木乳根子：女性更年期医学の今―更年期女性の性意識と性生活．性差と医療 2：927-932，2005（**レベルⅣ**）
6) 安田かづ子，細江容子：30～60代の有配偶者女性の性交回数にかかわる要因の検討．母性衛生 47：667-674，2007（**レベルⅣ**）
7) 牧田和也，堀口 文，高松 潔，他：中高年女性とセクシャリティ．産婦人科治療 96：1030-1034，2008（**レベルⅣ**）
8) 河端恵美子：更年期女性の性生活の現状と問題点

—女性外来の調査から．日本更年期医学会雑誌 13：111-120，2005（レベルⅣ）

Exercise 19

誤っているものはどれか。1つ選べ。

a 中高年女性のセックスレス（性交渉が月1回未満）の割合が増加している。
b 性交渉がなくなった理由としては，女性の性欲低下が挙げられる。
c 性生活の満足度は，年齢とともに満足が得られない割合が増加する。
d 性生活の満足度に，夫婦間の性的コミュニケーションは関連しない。
e 性交痛は性生活の停止と関係がある。

解答は537頁へ

2 性交痛

CQ 20 性交痛は更年期女性のどれぐらいの人に出現しているのか？ どのような治療やケアが効果的か？

性交痛は，閉経による性機能の adverse effect の一つであり，閉経を境に著しく増加する[1)]。

❶ 症状と罹患率

更年期には，エストロゲンの低下による腟における分泌物の減少，コラーゲンの硝子化，エラスチンの崩壊，腟結合組織の増殖，腟内環境の中性化といった変化が生じ，腟の乾燥や感染が起こりやすくなり，その結果，不快感・かゆみ・性交痛などの腟症状が生じることとなる[2)]。

性交痛の頻度は研究によってばらつきがあるものの，閉経前後を境に年齢とともに性交痛の頻度が高まることが指摘されている[1-3)]。さらに，欧米で行われた大規模研究[4-7)]では，閉経後女性のうち性交痛を自覚していた女性は26～59％であり，外陰腟萎縮症状のなかで腟乾燥感に次いで高率であった。Islam ら[8)]はアジアにおける更年期女性を対象に性機能障害についてシステマティックレビューを行っているが，限定した質問を行った研究が少なく，性交痛について調査した研究は2件[9,10)]のみであり，2.9％，7.0％と西欧の調査に比して低かった。今後，サンプル数を増やし，文化や社会経済的な要因を考慮した分析が必要と考えられる[8)]。閉経後女性の外陰腟萎縮症状と QOL との間には負の相関が認められた[10,11)]。

❷ 治療法

エストロゲン欠乏性の性交痛である場合，外陰腟萎縮への対応が治療の主体となる。

外陰腟萎縮の治療の主目標は，症状の改善である。第一選択としては，腟乾燥感を軽減するために保湿剤（moisturizer）や低用量の局所的ホルモン療法が推奨される[12)]。

a. 薬物療法

① ホルモン補充療法（HRT）

海外では米国 FDA や北米閉経学会[12]，国際閉経学会[13]，わが国では日本産科婦人科学会・日本産婦人科医会編『産婦人科診療ガイドライン』[14]，日本産科婦人科学会・日本女性医学学会編『ホルモン補充療法ガイドライン』[15]により，腟症状については局所的エストロゲン療法を行うべきと提言している。一方で，中等度から重度の腟萎縮やそれに伴う症状に対しては，局所的エストロゲン療法のみならず HRT や，わが国では使用できないが，SERM（selective estrogen receptor modulator）の一種である ospemifene も選択肢となる[12]。

局所的エストロゲン療法には，エストロゲンクリーム，腟錠，腟リングによる投与法がある。まず，エストロゲンクリームは，エストラジオール，エストリオールなどを含有したクリームであり，腟の乾燥を軽減する効果が高い[16]。子宮内膜の増殖という副作用や汚れが気になることからコンプライアンスが高くないという報告がある[17]。FDA は，中～重程度の閉経後性交痛治療に複合型エストロゲンクリーム低用量レジメンを認可した。低用量腟エストロゲンの使用は，子宮内膜の深刻な増殖をもたらすことなく腟萎縮の症状の治療に有効であることが証明されている[18]。一方，573 人の閉経女性を対象にした RCT では，低用量の腟クリーム（0.003％）を 2 週間毎に投与した場合，性交痛の改善はプラセボと同様であった[19]。また近年，エストロゲンの代替療法に関するメタアナリシスの結果，男性ホルモンの一種であるデヒドロエピアンドロステロン（DHEA）が関連研究のすべてにおいて性交痛の改善を示したと報告されている[20]。

わが国ではまだ認可されていないが，Vagifem® はエストラジオールを含む腟錠であり，毎日治療することで 2 週間以内に効果を示すとされ，子宮内膜の増殖も引き起こさず，推奨された用量および頻度で使用する場合は，子宮を保護する黄体ホルモンの追加は必要ではないとされる[17,21]。低用量の腟錠（10 μE_2 vaginal tablets）に関しては，1 年あたりのエストラジオール総投与量を 1.14 mg 以内に抑えることで，より安全に施行できると報告されている[22]。

エストロゲンを含む腟リング（Estring®）は，症状軽減の効果がある上に，子宮内膜増殖を生じないことからエストロゲンクリームよりも好まれる傾向にある。リングは通常 3 カ月間，所定位置に挿入されるが，日中リングの不快感を感じる場合は，夜間のみ挿入することによって不快感を軽減することが可能である[17]。

Grady[21]は，腟へのエストロゲン投与により，治療を受けた女性の 80～100％が腟症状の改善および軽減を報告していると述べている。また，Suckling ら[23]の文献レビューによると，エストロゲンリングと偽薬リングによる RCT において，エストロゲンリングのほうが統計的に有意に性交痛を軽減することが示された。また，エストロゲン腟錠とプラセボによる RCT では，性交痛のほかに，ほてりや掻痒感といった症状についてもエストロゲン腟錠のほうが有意に症状の改善がみられた。さらに，腟の保湿ゲルとエストロゲンクリームの比較でも，エストロゲンクリームのほうが有意に効果がみられた。近年，新規 SERM である ospemifene が開発され，経口 ospemifene 1 日あたり 60 mg の耐容性，有効性，安全性について RCT が行われ，性交痛のある閉経後女性の外陰，腟萎縮の治療の有効性が示された[24]。ネットワークメタアナリシスによっても，ospemifene は，性交痛の改善に有効であることが示された[25]。

以上より，エストロゲンの投与は，いずれの方法でも性交痛などの腟症状の軽減に効果があると考えられるが，いくつかのRCTにおいてクリームは子宮内膜増殖の副作用が起こる可能性があること，プラセボと効果が同様であること，および使いやすさや製品の心地よさなど全体的な満足の点から，女性が腟錠やリングを好む傾向が示された。

注：文献ではVagifem® が挙げられているが，日本ではこのエストロゲン腟錠は認可されていない。また，エストロゲンリングならびに新規SERMであるospemifeneに関しても日本では未認可である。

② 非エストロゲン代替治療

HRT以外の薬物も用いられており，その効果が示されている。潤滑剤や保湿剤は腟萎縮による性交痛や不快症状の緩和に効果が認められている[26]。腟保湿クリーム（Replens®）はpolycarbophilを含み，重量の60倍の水分を運ぶことができ，腟組織に水分と電解質を届けることができる。また，pHが2.8と低いので，正常な腟のpHを維持する能力も有している。メーカーによると48～72時間腟組織に拡散するとされる[17,27]。腟潤滑剤は性交中の乾燥を軽減するが，保湿クリームより作用時間は短期間となる。一般的に使用される潤滑剤としては，水溶性の製品（K-Yゼリー®，Astroglide® など），シリコン製の製品（IDMillennium® など），植物油，グリセリンなどがある。保湿クリームや潤滑剤のなかには，ラテックスの強度を弱め，コンドームの避妊効果を少なくするものもあるので，使用前に確認する必要がある[17]。

腟の保湿クリームや潤滑剤はHRTに比べ副作用がなく，処方箋なしで購入可能であることから使用しやすいが，これらで効果が得られない場合は局所的エストロゲン療法に移行したほうがよいとされる。非エストロゲン保湿剤は，症状が軽度な場合やエストロゲンに関連する腫瘍のリスクがある場合には，効果的である[28]。

b. 心理面も含めた援助

閉経後の性交痛には心理的要因が関連している。疼痛重症度の予測因子として，エストロゲンとプロゲステロンのレベルは説明できなかったが，一方で，認知-感情変数（例えば，破滅的思考〔catastrophization〕，抑うつ，不安）は，性交痛の有意な予測因子となったと報告されている[29]。そのため，性交痛に対する心理的援助は不可欠といえる。数種のケアアプローチが開発されているが，強い根拠とはなり得ていない。Kadriら[30]が，性交痛はうつ症状や睡眠障害と正の関係があることを報告しているように，性交痛には心理的な因子の影響も大きい。したがって，心理面を含めた援助が重要となる。

多くの女性にとって，ほてりなどの更年期症状について話すよりも，性交痛について話すほうが話しにくいと考えられる。したがって，性交痛について話題にすることのできる信頼関係を作ることがまず必要とされる。

具体的には，いくつかのアプローチ方法がある。

① マルチディシプリナリーアプローチ

6つのエリア（粘膜，骨盤底，痛みの経験，セックスおよびパートナー治療，情緒的側面，性的虐待）について身体面，心理面，社会的な側面などから多面的に治療や支援を行う。

② 個別的治療

話を注意深く聞き，病気や経過および可能な治療について情報を得た後，治療計画を立てる。

③ 患者に焦点を置いたアプローチ

治療の決定プロセスに，女性とパートナーを巻き込み，治療選択責任を共有することで，より大きな効果が期待できる。また，心理的機能障害がある場合には精神療法を併用する。

④ BETTER MODEL[31)]

Bringing up to the topic：性交痛について話題にすること。

Explaining that sex is a vital part of life helps the patients to feel less embarrassed or alone：セックスが人生における重要な部分であることを話すことによって，患者が気恥ずかしい思いや孤独感を感じることを軽減することで，話しやすくする。

Telling the patient that resources will be found to address their concerns, even if the nurse doesn't have an immediate solution：看護師が自分で即座に解決することができなくても，患者の心配ごとについて扱うリソースを見つけることができることを患者に伝えること。

Timing of intervention：介入のタイミングを考えること。性的問題を扱う準備のできていない患者は，将来その問題について話せるようになったときに連絡できることを伝え，それまでは強制せずに，相手に役立つと思われる資料を渡すといった方法をとること。

Education on sexual effects of treatment, which is as important as teaching about any other adverse effect：治療の副作用について知らせることや，治療の性的な効果について教育すること。

Recording：セクシュアリティや性的に有害な影響が生じないように，患者と話し合った内容について記録すること。

いずれのアプローチも，何でも話し合うことのできる関係性を構築することの重要性がまず述べられており，その上で，適切なアドバイスやリソースの紹介を行うといった介入が行われている。そのためには，共感や非言語的サイン，相互作用に対する洞察力が必要とされ，さらに女性のセックスやパートナーとの関係性の問題や精神的外傷の経験を明らかにする能力も必要であり，医療従事者が適切なトレーニングを受けることの必要性も指摘されている。

●文献

1) Avis NE, Brockwell S, Randolph JF Jr, et al：Longotudinal changes in sexual functioning as women transition through menopause：results from the Study of Women's Health Across the Nation. Menopause 16：442-452, 2009（レベルⅢ）［PMID：19212271］

2) Kingsberg SA, Wysocki S, Magnus L, et al：Vulvar and vaginal atrophy in postmenopausal women：findings from the REVIVE（REal Women's VIews of Treatment Options for Menopausal Vaginal ChangEs）survey. J Sex Med 10：1790-1799, 2013（レベルⅢ）［PMID：23679050］

3) Castelo-Branco C, Blumel JE, Araya H, et al：Prevalence of sexual dysfunction in a cohort of middle-aged women：influences of menopause and hormone replacement therapy. J Obstet Gynaecol 23：426-430, 2003（レベルⅢ）［PMID：12881088］

4) Nappi RE, Kokot-Kierepa M：Vaginal Health：Insights, Views & Attitudes（VIVA）— results from an international survey. Climacteric 15：36-44, 2012（レベルⅢ）［PMID：22168244］

5) Kingsberg SA, Wysocki S, Magnus L, et al：Vulvar and vaginal atrophy in postmenopausal women：findings from the REVIVE（REal Women's VIews of Treatment Options for MenopausalVaginal ChangEs）survey. J Sex Med 10：1790-1799, 2013（レベルⅢ）［PMID：23679050］

6) Nappi RE, Palacios S, Panay N, et al：Vulvar and vaginal atrophy in four European countries：evidence from the European REVIVE Survey. Climacteric 19：188-197, 2016（レベルⅢ）［PMID：26581580］

7) Kingsberg S, Krychman M, Graham S, et al：The Women's EMPOWER Survey：identifying women's perceptions on vulvar and vaginal atrophy and its treatment. J Sex Med 14：413-424, 2017（レベルⅢ）［PMID：28202320］

8) Islam MR, Gartoulla P, Bell RJ, et al：Prevalence

of menopausal symptoms in Asian midlife women：a systematic review. Climacteric 18：157-176, 2015（レベルⅠ）[PMID：24978151]

9) Melby MK：Factor analysis of climacteric symptoms in Japan. Maturitas 52：205-222, 2005（レベルⅢ）[PMID：16154301]
10) Shea JL：Chinese women's symptoms：Relation to menopause, age and related attitudes. Climacteric 9：30-39, 2006（レベルⅢ）[PMID：16428123]
11) DiBonaventura M, Luo X, Moffatt M, et al：The association between vulvovaginal atrophy symptoms and quality of life among postmenopausal women in the United States and Western Europe. J Womens Health（Larchmt）24：713-722, 2015（レベルⅣ）[PMID：26199981]
12) The North American Menopause Society, POSITION STATEMENT：Management of symptomatic vulvovaginal atrophy：2013 position statement of The North American Menopause Society. Menopause 20：888-902, 2013（レベルⅡ）[PMID：23985562]
13) Sturdee DW, Panay N；International menopause Society Writing Group：Recommendations for the management of postmenopausal vaginal atrophy. Climacteric 13：509-522, 2010（レベルⅡ）[PMID：20883118]
14) 日本産科婦人科学会，日本産婦人科医会編集・監修：産婦人科診療ガイドライン 婦人科外来編 2017，日本産科婦人科学会，東京，2017（レベルⅡ）
15) 日本産科婦人科学会，日本女性医学学会編集・監修：ホルモン補充療法ガイドライン 2017 年度版，日本産科婦人科学会，東京，2017（レベルⅡ）
16) Rees M, Pérez-López FR, Ceausu I, et al：EMAS clinical guide：low-dose vaginal estrogens for postmenopausal vaginal atrophy. Maturitas 73：171-174, 2012（レベルⅡ）[PMID：22818886]
17) Katz A：When sex hurts：menopause-related dyspareunia. Vaginal dryness and atrophy can be treated. Am J Nurs 107：34-39, 2007（レベルⅣ）[PMID：17589227]
18) Krychman ML：Vaginal estrogens for the treatment of dyspareunia. J Sex Med 8：666-674, 2011（レベルⅢ）[PMID：21091878]
19) Archer DF, Kimble TD, Lin FDY, et al：A randomaized, multicenter, double-blind, study to evaluate the safty and efficacy of estradiol vaginal cream 0.003% in postmenopausal women with vasinal dryness as the most bothersome symptom. J Womens Health（Larchmt）27：231-237, 2018（レベルⅡ）[PMID：29193980]
20) Pitsouni E, Grigoriadis T, Douskos A, et al：Efficacy of vaginal therapies alternative to vaginal estrogens on sexual function and orgasm of menopausal women：A systematic review and meta-analysis of randomized controlled trials. Eur J Obstet Gynecol Reprod Biol 229：45-56, 2018（レベルⅠ）[PMID：30103082]
21) Grady D：Clinical practice. Management of menopausal symptoms. N Engl J Med 355：2338-2347, 2006（レベルⅢ）[PMID：17135587]
22) Panay N, Maamari R：Treatment of postmenopausal vaginal atrophy with 10-μg estradiol vaginal tablets. Menopause Int 18：15-19, 2012（レベルⅢ）[PMID：22393176]
23) Suckling J, Lethaby A, Kennedy R：Local oestrogen for vaginal atrophy in postmenopausal women. Cochrane Database Syst Rev（4）：CD001500, 2006（レベルⅠ）[PMID：17054136]
24) Portman DJ, Bachmann GA, Simon JA；Ospemifene Study Group：Ospemifene, a novel selective estrogen receptor modulator for treating dyspareunia associated with postmenopausal vulvar and vaginal atrophy. Menopause 20：623-630, 2013（レベルⅢ）[PMID：23361170]
25) Lee A, Kim TH, Lee HH, et al：Therapeutic approaches to atrophic vaginitis in postmenopausal women：a systematic review with a network meta-analysis of randomized controlled trials. J Menopausal Med 24：1-10, 2018（レベルⅢ）[PMID：29765921]
26) Edwards D, Panay N：Treating vulvovaginal atrophy/genitourinary syndrome of menopause：how important is vaginal lubricant and moisturizer composition? Climacteric 19：151-161, 2016（レベルⅠ）[PMID：26707589]
27) Rousseau ME, Gottlieb SF：Pain at midlife. J Midwifery Womens Health 49：529-538, 2004（レベルⅣ）[PMID：15544982]
28) Rahn DD, Carberry C, Sanses TV, et al；Society of Gynecologic Surgeons Systematic Review Group：Vaginal estrogen for genitourinary syndrome of menopause：a systematic review. Obstet Gynecol 124：1147-1156, 2014（レベルⅠ）[PMID：25415166]
29) Kao A, Binik YM, Amsel R, et al：Biopsychosocial predictors of postmenopausal dyspareunia：the role of steroid hormones, vulvovaginal atrophy, cognitive-emotional factors, and dyadic adjustment. J Sex Med 9：2066-2076, 2012（レベルⅢ）[PMID：22621792]
30) Kadri N, McHichi Alami KH, McHakra Tahiri S：Sexual dysfunction in women：population based epidemiological study. Arch Womens Ment Health 5：59-63, 2002（レベルⅢ）[PMID：12510200]
31) Mick J, Hughes M, Cohen MZ：Using BETTER Model to assess sexuality. Clin J Oncol Nurs 8：84-86, 2004（レベルⅣ）[PMID：15043034]

Exercise 20

誤っているものはどれか。1つ選べ。

a 性交痛は閉経を境に増加する。

b 性交痛の出現には心理的要因の影響がある。

c 局所的エストロゲン療法には，エストロゲンクリーム，腟錠，腟リングによる投与法がある。

d 潤滑剤や保湿剤は腟萎縮による性交痛や不快症状の緩和に効果が認められている。

e マスターベーションや挿入を伴わない性行動は性交痛の軽減に効果は期待できない。

解答は 537 頁へ

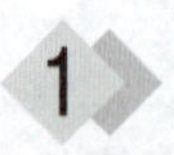

10 脳機能

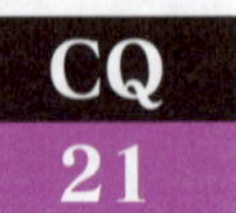

1 もの忘れ，記憶力低下，認知機能

CQ 21 HRTは脳機能，特にもの忘れ，記憶力低下などの認知機能改善に有効か？

❶ もの忘れ

a. もの忘れの頻度

更年期外来を受診している女性が訴える症状は多種多様であるが，それらの症状のなかでも，もの忘れの頻度が高いことが報告されている。ある地域における一般の更年期女性の「もの忘れが多い」という訴えの頻度は，40代は30代と変わらず10数%で低いが，40代後半から50代後半にかけて直線的に増加して約50%に達している[1]。更年期外来受診者519人に行った22項目からなる更年期アンケートでは，頻度が高い順に「首や肩がこる」(81.8%)，「眼が疲れる」(75.0%) に続いて第3位が「もの忘れが多い」(73.8%) であった[2]。このアンケート22項目の出現頻度をまとめたものが『日本産科婦人科学会雑誌』[3]に報告されている。さらに別の報告でも，更年期障害患者の67.6%がもの忘れを自覚している[4]。更年期障害患者 (270人) と非更年期障害患者 (157人) で，ある種のもの忘れがあることを「頻ぱんに」自覚する頻度はそれぞれ33.3%と18.5%であり，前者の出現頻度が有意に高率であった[5]。更年期障害患者にはうつ病の合併も少なくない[6]ので，そのことがもの忘れ (記憶力低下) の頻度が増加する理由の一つと考えられる。

b. もの忘れの種類，鑑別，および評価法

高齢者にみられるもの忘れは，1962年提唱した概念として良性健忘と悪性健忘に大別される[7]。良性健忘の特徴は，比較的重要でない事柄を忘れる，体験のところどころ，例えば名前，場所，日付などは忘れることがあっても体験自体は覚えている，また，あるときには忘れていても別なときには思い出せることもある。これに対して，認知症に相当する悪性健忘では，記憶の保持時間が短くなり，最近の出来事が思い出せない，体験の一部だけでなく体験したこと自体を忘れてしまう，などの特徴がある。更年期外来で経験するもの忘れの大部分は，認知症とは関係のない良性健忘である。

それではどのような種類のもの忘れがどのような頻度で現れるのだろうか。更年期のもの忘れアンケート[5]では，20項目からなるもの忘れについて，「なし」，「たまに」，「ときどき」，「頻ぱんに」の出現頻度を，427人の更年期およびその周辺女性で調査している。各項目別のもの忘れで「頻ぱんに」の出現頻度は「テレビに出てくる有名人の名前を忘れる」が最も多く (13.9%)，次いで「歴史上の人物の名前を忘れる」(12.3%)，「覚えるべきことが覚えられない」(6.6%)，「2階に上がったときや，どこかに移動したときに，何をしようと思っていたのかを忘れる」(5.4%) の順であった。しかし，「水道水の止め忘れ」と「ガスコンロやストーブの火の消し忘れ」などの重要事項で「頻ぱ

んに」もの忘れが出現する頻度は0%であった。これらの項目で「頻ぱんに」もの忘れが出現するようであれば悪性健忘を疑わなければならない。認知症が疑われるとき，その鑑別には知的機能検査の手引き[8]にある長谷川式簡易知能スケール（HDS）またはその改定版（HDS-R）や，Mini-Mental State（MMS）を行えばよいが，これらの検査に慣れていなければ最初から専門医に紹介する。

❷ 記憶力低下

a. 記憶の分類

記憶には様々な分類がある。陳述記憶と非陳述記憶（手続き記憶）に分類され，前者はその内容を陳述できる記憶であり，さらにエピソード記憶（個人の体験の記憶）と意味記憶（知識に相当し，学習の結果得られた記憶）に分けられる。後者は言葉や視覚イメージで表すことができない記憶（自転車の乗り方や泳ぎ方のような技能の記憶）を示している。

また記憶の保持時間により，感覚記憶（約10秒以内），短期記憶（数分～数日程度），さらに長期記憶（数週～数十年）に分類される。一方，記憶される素材によって言語記憶と非言語記憶に分けられることもあり，主に学習能力の検討に用いられる。

これらの記憶は互いに密接な関係をもちながら機能していると考えられている。

b. 加齢に伴う記憶の変化

歳をとるにつれてもの忘れしやすくなり，記憶力が低下するという事実は一般によく受け入れられている。ここでは加齢の短期記憶と長期記憶への影響について考えてみる。

① 短期記憶への影響

加齢に伴って短期記憶が低下すると一般に思われているが，病的な記憶障害でない限り，短期記憶が目立って低下することはない。短期記憶は記憶のプロセスのなかで多くの機能を担っているが，情報の一時的貯蔵庫としての容量はもともと小さいため，容量そのものを比較するような状態では，年齢による差が現れにくい[11]。短期記憶（数唱法など）への加齢の影響はあっても，その影響はごくわずかであることが明らかにされている[12]。このことについては後述する。しかし，短期記憶の正確さや速度には加齢の影響が現れてくる。例えば，数字の記憶課題ではリストが長くなるほど高齢者の反応スピードが落ちることが明らかにされている[13]。

② 長期記憶への影響

加齢は長期記憶に影響することが明らかにされている[12]。図1に6タイプの実験的記憶課題と加齢との関係[12]を示した。これらのなかで，数唱法は先に述べたように短期記憶を意味しているが，30代半ば以降はっきりした低下を示さなかった。数唱法以外のパラグラフ（初回，保持），対連合（初回，保持），図形などの長期記憶では加齢に伴って明らかに低下している[12]。図1は男女を含む記憶機能と加齢との関係を示しているが，図2は20～64歳の女性のみで年齢層をもっと細かく区分したときの記憶機能（無関係対語の再生）を検査したものである[14]。これによると40代前半に有意な記憶力低下が認められ，50代前半にはさらにいっそうの記憶力低下が認められた。前者は血中のエストロゲンレベルが低下して更年期が開始する年齢層であり，後者はほとんどの女性が閉経して卵巣からのエストロゲン分泌が急減する閉経期の年齢層に相当していた。更年期以後も記憶力低下は徐々に進行した。

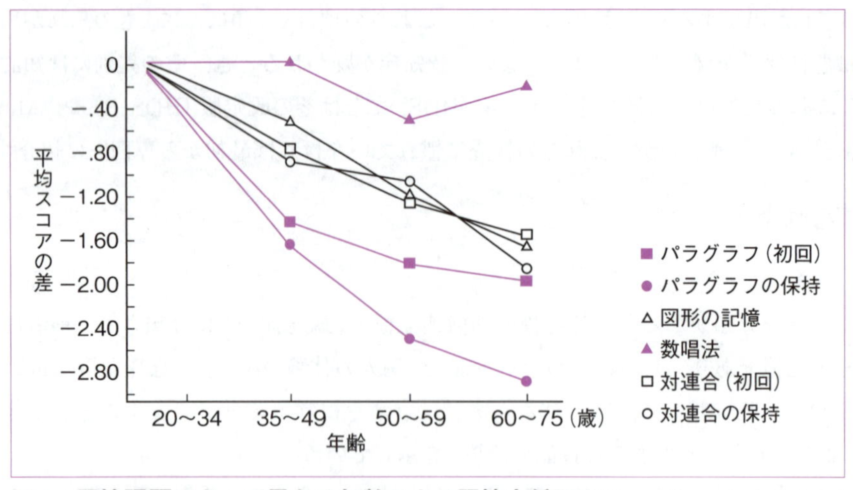

図1 記憶課題によって異なる加齢による記憶力低下（Gilbert JG, et al：J Gerontol 26：70-75, 1971 より）

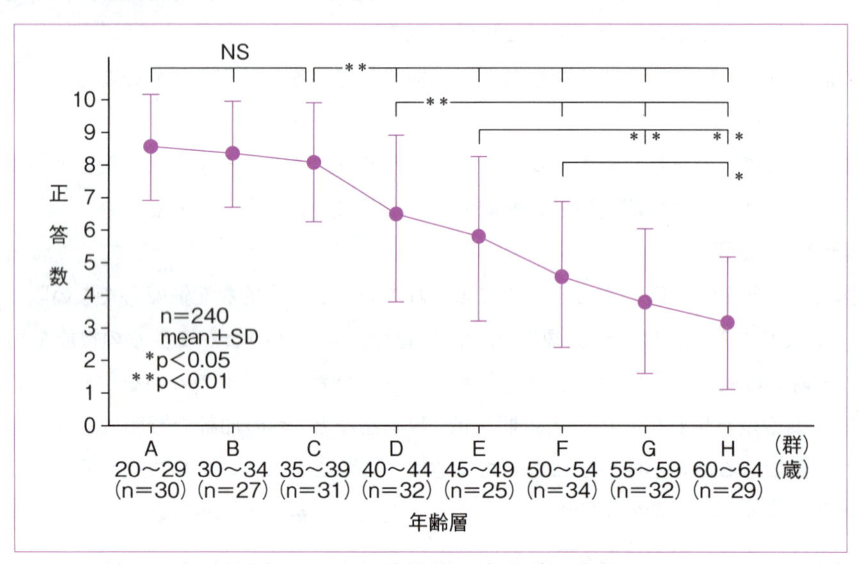

図2 女性の加齢（老化）による記憶機能の変化（無関係対語3回目の正答数）
（大藏健義，他：日更年医会誌 6：36-42，1998 より）

③ ホルモン補充療法（HRT）と認知機能

認知症とは知能低下や記憶障害という精神能力の障害であるが，DSM-5（2013年）では神経認知障害群として，せん妄，認知症，軽度認知障害（mild neurocognitive disorder）に分けられている。このうち認知症の原因は変性疾患としてアルツハイマー型，脳血管性，レビー小体型，前頭側頭型（ピック病）の4種類が，さらに正常圧水頭症や慢性硬膜下血腫，薬剤性などが加わる。

2003年と2004年に発表されたWHI Memory Study（WHIMS）[15,16]では，65〜79歳の高齢になってからHRTを開始すると，かえって認知症が増加すると報告され，HRTの開始年齢がその効果に重要な影響を及ぼすことが報告された。2003年報告でのHRTは結合型エストロゲン（CEE）+

表 1　エストロゲンが認知機能*に及ぼす効果(Maki PM：Ann NY Acad Sci 1052：182-197, 2005 より引用，一部改変)

—無作為化比較試験 (平均65歳未満) —

著者	平均年齢 (歳)	期間	エストロゲン**	結果
Vanhulle & Demol (1976)	57.8	3カ月	E_3，経口，持続	有効
Hackman & Galbraith (1976)	(29～68)	6カ月	E_1，経口，周期	有効
Fedor-Freyberg (1977)	56.5	3カ月	E_2，経口，持続	有効
Sherwin (1988)	45.4	3カ月	E_2，筋注，月1回	有効
Ditkoff (1991)	53	3カ月	CEE，経口，持続	無効
Phillips & Sherwin (1992)	48	2カ月	E_2，筋注，月1回	有効
Sherwin & Tulandi (1996)	34.2	2カ月	CEE，経口，持続	有効
Polo-Kantola (1998)	56.3	3カ月	E_2，経皮，持続	無効
Linzmayer (2001)	57	2カ月	E_2/ジエノゲスト†	有効
Shaywitz (2003)	51.2	21日	CEE，経口，持続	有効
Krug (2003)	58.6	3日	E_2，経皮，持続	有効
Saletu-Zyhlarz (2003)	57	2カ月	E_2/ジエノゲスト†	無効

*認知機能検査は，主として記憶機能検査を中心に構成されている。

**E_1＝エストロン，E_2＝エストラジオール，E_3＝エストリオール，CEE＝結合型エストロゲン。

†E_2単独筋注，またはE_2筋注＋ジエノゲスト経口。

表 2　エストロゲンが認知機能*に及ぼす効果(Maki PM：Ann NY Acad Sci 1052：182-197, 2005 より引用，一部改変)

—無作為化比較試験 (平均65歳以上) —

著　者	平均年齢 (歳)	期間	HRT**	結果
Wolf (1999)	68.7	2週	E_2，経皮，持続	無効
Janowsky (2000)	69.1	1カ月	E_2，経口，持続	無効
Duka (2000)	65	3週	E_2，経皮，持続	無効
Espeland (2004)	45% (65～69) 36% (70～74) 19% (≧75)	5.4年	CEE，経口，持続	悪化
Goebel (1995)	74.4	2, 4, 8カ月	CEE ＋ 周期的 MPA	無効
Binder (2001)	84	9カ月	CEE/MPA†	無効
Grady (2002)	66.8	4.2年	CEE＋MPA併用持続	無効††
Hayes (2003)	>65	1年	CEE＋MPA併用持続	無効
Rapp (2003)	70.5	4.2年	CEE＋MPA併用持続	悪化

*認知機能検査は，主として記憶機能検査を中心に構成されている。一部，改訂MMSE (3MSEが用いられている)。

**E_1＝エストロン，E_2＝エストラジオール，E_3＝エストリオール，CEE＝結合型エストロゲン。

†CEE単独，またはCEE＋周期的 MPA。††一部悪化。

メドロキシプロゲステロン酢酸エステル (MPA) の併用持続投与[15]であり，2004年はCEEの単独持続投与 (ET)[16]であった。前者で認知症になる相対危険度 (RR) は2.05 (p＝0.01)，後者のRRは1.49 (p＝0.18) であり，後者は統計的に有意ではなかった。Maki[17]は2005年に，HRTが認知機能に及ぼす影響を検討したRCTのシステマティックレビューを行った。これによると，平均65歳未満ではHRTの効果が認められるが，平均65歳以上では効果がなく，認知機能が悪化することもあると報告した (表1，表2)。このように年齢によりHRTの効果に決定的な影響を与える，すなわち女性ホルモンの低下した状態が維持されると感受性が低下するという仮説はcritical period hypothesisと呼ばれ，HRTは閉経後早期に行ったほうがよいとされる。

Makiら[18]は2009年に再びHRTと認知機能に関するRCTのシステマティックレビューを行った。将来のアルツハイマー病の発症を予測する言語性エピソード記憶検査を利用して，32件のRCTの中からこの検査を行った17件について検討した。それによると，65歳未満でのETの効果は認められたが，CEE+MPAの併用持続投与では年齢にかかわらず認知機能は悪化した。一方，2010年にはHogervorstら[19]がHRTと認知機能に関するRCT38件のメタアナリシスを報告した。これによると，HRTが開始された時の年齢や閉経後年数は結果に影響を与えなかったが，エストロゲンの長期投与では効果が認められず，4カ月未満の短期投与で効果が認められた。その理由の一つとして，エストロゲンの持続（連続）投与による脳内エストロゲン受容体のダウンレギュレーション[20]が考えられるという。さらに，エストロゲン＋黄体ホルモンの併用持続投与は効果にマイナスに作用したと報告している。先に述べたMakiら[18]の報告ではERTの期間については特に言及していなかったが，解析したRCTのET期間はすべて6カ月未満であった。Horgervorstら[19]の報告と合わせると，4〜6カ月未満のETで認知機能に対する効果が認められたことになる。また，CEEやMPAを含めて，エストロゲン＋黄体ホルモンの併用持続投与は，認知機能を悪化させるか，マイナスに作用した。したがって，認知機能に関する限り，長期HRTによる脳内エストロゲン受容体のダウンレギュレーションを避けるために，カウフマン療法のように毎月一定期間（5〜7日間）の休薬期間を置いた周期投与法または周期的順次投与法（黄体ホルモン併用の場合）が示唆されている。

2017年フィンランドからの報告[21]では認知症による死亡率が示されていて，40歳以上の48万9千人の女性を対象に処方箋の保険診療録調査によって2009年までに血管性認知症（VD）により581人が，またアルツハイマー型認知症（AD）により1,057人が死亡していたが，VDによる死亡リスクはE_2製剤（経口で1 or 2mg 17β-E_2）を用いた黄体ホルモン併用の有無といったHRTの投与内容に関係なく5年未満の使用で37%，5年以上の使用で39%低下していた。一方，ADによる死亡率は5年以上の使用でわずかながら（15%）低下していたが，いずれもHRT開始年齢と有効性との関連はなかったとされている。

認知機能に対するHRTの作用は，未だ調査段階と考えられ投与期間や薬剤の種類，さらに開始年齢なども検討されてはいるが，現在までの情報では，認知機能の維持や認知症予防を目的としてHRTを行う根拠は乏しい。

●文献

1) 柳沼つとむ：更年期の定義と範囲．産婦人科の世界 41：1057-1060，1989（**レベルⅢ**）
2) 岡本雅嗣，太田博明，高松 潔，他：わが国の女性における更年期症状の特徴について—日産婦更年期スコアを用いて．日産婦関東連会報 36：308，1999（**レベルⅢ**）
3) 本庄英雄，大濱紘三，麻生武志，他：生殖・内分泌委員会；日本人用更年期・老年期スコアの確立とHRT副作用調査小委員会報告—日本人女性の更年期症状評価表の作成（平成11年〜平成12年度検討結果報告）．日産婦誌 53：883-888，2001（**レベルⅢ**）
4) 森 一郎：更年期をめぐっての問題点．産婦人科の世界 39：867-874，1987（**レベルⅢ**）
5) 大藏健義：更年期およびその周辺女性のもの忘れアンケート調査に関する研究（第1報）—更年期もの忘れアンケートの開発とアンケートによるもの忘れの種類と出現頻度．日本更年期医学会雑誌 12：231-238，2004（**レベルⅢ**）
6) 後山尚久：女性の健康管理と心身症—更年期女性への心身医学的アプローチ．日産婦誌 53：N182-N186，2001（**レベルⅢ**）
7) KRAL VA：Senescent forgetfulness：benign and malignant. Can Med Assoc J 86：257-260，1962（**レベルⅣ**）[PMID：14459267]
8) 大塚俊男，本間 昭監修：高齢者のための知的機能検査の手引き．ワールドプラニング，東京，1991
9) Tulving E：Episodic and semantic memory. In Organization of memory, Tulving E, Donaldson W, ed. Academic Press, New York, 1972, pp382-404（**レベルⅣ**）
10) Tulving E：How many memory systems are

there ? Am Psychol 40：385-398, 1985（レベルⅣ）
11）本間 昭，小林 充：健常高齢者の記憶力低下の訴えとその予後．老年精神医学雑誌 6：305-311，1995（レベルⅣ）
12）Gilbert JG，Levee RF：Patterns of declining memory．J Gerontol 26：70-75，1971（レベルⅢ）[PMID：5540322]
13）Sternberg S：High-speed scanning in human memory．Science 153：652-654，1966（レベルⅢ）[PMID：5939936]
14）大藏健義，一瀬邦弘，田中邦明，他：女性の記憶機能に関する知見補遺とエストロゲンが記憶に及ぼす影響についての検討．日本更年期医学会雑誌 6：36-42，1998（レベルⅢ）
15）Shumaker SA, Legault C, Rapp SR, et al：Estrogen plus progestin and the incidence of dementia and mild cognitive impairment in postmenopausal women：a randomized controlled trial. The Women's Health Initiative Memory Study. JAMA 289：2651-2662, 2003（レベルⅡ）[PMID：12771112]
16）Shumaker SA, Legault C, Kuller L, et al：Conjugated equine estrogens and incidence of probable dementia and mild cognitive impairment in postmenopausal women：Women's Health Initiative Memory Study. JAMA 291：2947-2958, 2004（レベルⅡ）[PMID：15213206]
17）Maki PM：A systematic review of clinical trials of hormone therapy on cognitive function：effects of age at initiation and progestin use. Ann NY Acad Sci 1052：182-197, 2005（レベルⅠ）[PMID：16024761]
18）Maki PM, Sundermann E：Hormone therapy and cognitive function. Hum Reprod Update 15：667-681, 2009（レベルⅠ）[PMID：19468050]
19）Hogervorst E, Bandelow S：Sex steroids to maintain cognitive function in women after the menopause：a meta-analyses of treatment trials. Maturitas 66：56-71, 2010（レベルⅠ）[PMID：20202765]
20）Brown TJ, Scherz B, Hochberg RB, et al：Regulation of estrogen receptor concentrations in the rat brain：effects of sustained androgen and estrogen exposure. Neuroendocrinology 63：53-60, 1996 [PMID：8839355]
21）Mikkola TS, Savolainen-Peltonen H, Tuomikoski P, et al：Lower death risk for vascular dementia than for alzheimer's disease with postmenopausal hormone therapy users. J Clin Endocrinol Metab 102：870-877, 2017（レベルⅡ）[PMID：27906568]

Exercise 21

正しいものはどれか。1つ選べ。

a 多種多様な更年期症状のなかで，「もの忘れが多い」と自覚する頻度は高い。
b 老年期にみられるもの忘れのほとんどが悪性健忘である。
c エピソード記憶とは，一般的知識や学習の結果獲得した能力などを指している。
d エストロゲン＋黄体ホルモンの併用持続投与は，認知機能に良い影響を及ぼす。
e 加齢は長期記憶にはあまり影響しないが，短期記憶に及ぼす影響が大きい。

解答は 537 頁へ

2 アルツハイマー病

CQ 22 HRT はアルツハイマー病に対して有効か？

❶ アルツハイマー病（AD）とは

認知症は記憶障害や認知障害（失語，失行，失認など）を中核症状とする高次脳機能障害であり，脳血管障害やアルツハイマー病（Alzheimer's disease；AD）がその多くの原因を占める。認知症高齢者は2012年では462万人存在するといわれ，また65歳以上の認知症の有病率は15%と推測され，認知症の半数はADであるといわれている。ADは家族性と孤発性が知られているが，大部分は孤発性であり，年齢とともに増加することが知られている。

ADは環境因子（加齢，性別，教育，喫煙，頭部外傷など）や遺伝子因子（アポリポ蛋白Eε_4遺伝子など）による多因子疾患と考えられており，発症機序は未だ不明であるが，アミロイド仮説等が知られている。臨床症状としては，徐々に進行する近時記憶障害（最近のことは忘れるが，昔のことは覚えている）や失見当識障害に始まり，次第に被害妄想（ものとられ妄想）や暴言，徘徊などの周辺症状（BPSD）が出現してくる。病理組織学的には老人斑の過剰沈着，神経原線維性変化やアセチルコリン作動性細胞の消失・脱落などが特徴的である。老人斑の主な構成成分であるアミロイドβ蛋白（Aβ）は神経毒性を有することが知られている。神経原線維性変化はリン酸化されたタウ蛋白により構成される。タウ蛋白は神経骨格を形成する材料であり，また細胞内輸送に携わる蛋白で，リン酸化されることで構造や機能に異常を来す。Aβはタウ蛋白のリン酸化を促進し，間接的に神経細胞の機能異常をもたらすとも考えられている[1]。家族性ADの原因遺伝子として*Presenilin 1, 2*が有名である。*Presenilin 1, 2*は後述するβセクレターゼ活性を促進する蛋白である。孤発性ADの原因因子としてアポリポ蛋白E_4が有名であり，Aβの沈着を強力に促進する。21トリソミーではAβの前駆蛋白（amyloid precursor protein；APP）をコードする遺伝子が21番染色体上にあるため，APP産生が過剰に亢進し，その結果としてAβ沈着が増加しADが発症しやすい。

ADの発症率には性差があり女性のほうが男性に比べて3倍ほど高い。そのため閉経後のエストロゲンの欠落とAD発症の関連が注目された。

❷ エストロゲンとAD

エストロゲンの脳機能に対する効果の概要を表1に示し，また図1にAβの生成過程を示す[2]。

表1 エストロゲンの作用

①神経伝達物質に対する影響
・セロトニン，ドパミン，ノルアドレナリン，GABA　感情
・アセチルコリン系　記憶
②神経細胞の保護
・細胞死の抑制　bcl-2発現，細胞内カルシウム流入増加抑制
　MAPK/ERK経路・PI3-K/Akt経路
・抗酸化作用　フリーラジカルスカベンジャー
③神経栄養作用
・神経栄養因子の発現増加
・IGF-1との相互作用：神経細胞の軸索の伸長や樹状突起の増加
④脳機能の賦活化
・脳血流量の増加
・グルコースの取り込み増加
⑤脳内環境
アミロイドの沈着抑制
・αセクレターゼ活性を優位にして，アミロイド前駆蛋白からアミロイドβ蛋白への変換抑制
・アポリポ蛋白Eの産生抑制によるアミロイドβ蛋白の沈着減少
・グリア細胞の分化促進

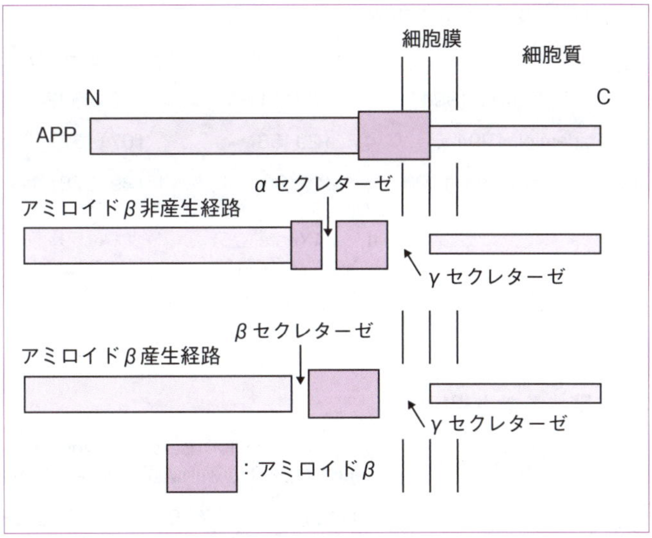

図1　アミロイドβの生成

エストロゲンはAPPの生成量には関与しないが，αセクレターゼ活性をβセクレターゼ活性よりも優位にすることによりAβ生成量を減少させると考えられている。またエストロゲンは，Aβの沈着を促進させるアポリポ蛋白E産生量を減少させる。このことはアポリポ蛋白E_4を発現する遺伝子ε4を保有している場合には，より有効であると考えられる。閉経後に増加するLHもAβ沈着を強力に促進させるものと注目されて[3]おり，閉経後のHRTがLHを減少させることでAβ沈着が減少すること，また同様にGnRHアンタゴニストによる効果も期待されている[4]。さらに最近ではAβによる神経毒性作用は，Aβがオリゴマーとなることで神経細胞死を誘導するとされているが，エストロゲンはAβがオリゴマーになることを抑制し，さらにオリゴマーの毒性を抑制することで神経細胞死を抑制することが報告されている[5,6]。

❸ HRTのADに対する予防的効果

表2aに後方視的な疫学調査の結果を，表2bに前方視的疫学調査の結果を示す。WHI以前の疫学調査では，多くの報告でHRTとAD発症減少の関連性が示唆された。WHIの結果のみで，HRTはAD発症を抑えるどころか増加させてしまう[7,8]とするのは早急で，HRTの開始時期とAD発症には関連がある。Zandiら[9]の報告によると，閉経後早期のHRTの既往がある女性では，HRT施行期間に応じて，3年以内でハザード比（HR）が0.58，3～10年で0.32，10年以上で0.17とAD発症が減少しているが，高齢でHRTを開始して継続している女性では，HRT施行期間が3～10年で2.12とAD発症が増加している。Hendersonら[10]もHRT開始年齢が50～63歳であるとオッズ比（OR）0.35，64～71歳であるとOR 0.86，72～99歳であるとOR 0.97と，開始年齢が早いほどAD発症が減少することを示唆している（表3）。最近では，Whitmerらが，HRT対象者5,504人を中年群（平均48.7歳）と高齢群（平均76歳）に分け検討したところ，高齢群では発症リスクが1.48と増加したが，中年群では逆に0.74と低下した[11]と報告しており，閉経後早期からのHRT投与が，ADの発症を減少もしくは遅延させる可能性を示している。

表 2a　HRT の AD に関する後方視試験

	Case；AD patients	Control；non AD	Odds Ratio
Paganini-Hill：Am J Epidemiol, 1994	136 (51)	545 (252)	0.69
Brenner：Am J Epidemiol, 1994	120 (58)	107 (52)	1.1
Paganini-Hill：Arch Intern Med, 1996	246 (96) Duration of ERT 4－14 Years (25) ＞15 Years (17)	1,139 (578) (187) (159)	0.65 0.50 0.44
Waring：Neurology, 1999	222 (8)	222 (19)	0.42

(　)：エストロゲンの使用者

表 2b　HRT の AD に関する前方視試験

	Follow-up	Total No (No with AD)	HRT users (No with AD)	Nonusers (No with AD)	
Tang：Lancet, 1996	1～5 years	1,124 (167)	156 (9)	968 (158)	RR：0.40
Kawas：Neurology, 1997	16 years	472 (34)	212 (9)	260 (25)	RR：0.46
Zandi：JAMA, 2002	3 years	1,866 (84)	1,066 (26)	800 (58)	HR：0.50
Shumaker：JAMA, 2003	5 years	4,532 (61)	2,229 (40) CEE＋MPA	2,303 (21)	HR：2.05
Shumaker：JAMA, 2004	5 years	2,947 (47)	1,464 (28) CEE alone	1,483 (19)	HR：1.49

RR：相対危険度，HR：ハザード比，(　) 内は AD 発症者数

表 3　HRT と AD：年齢との関係

	Follow-up	Total No (No with AD)	Estrogen users (No with AD)	Nonusers (No with AD)	ハザード比
Zandi：JAMA, 2002	3 years	1,866 (84)	1,066 (26) 既往＜3年：252 (6) 既往3～10年：146 (1) 既往＞10年：83 (1) 現役＜3年：58 (4) 現役3～10年：173 (7)	800 (58)	HR：0.50 HR：0.58 HR：0.32 HR：0.17 HR：2.41 HR：2.12

	HRT開始年齢	Case：AD (HRT User)	Control：nonAD (HRT User)	オッズ比
Henderson： J Neurol Neurosurg Psychiatry, 2005	50～63 64～71 72～99	75 (17) 133 (28) 218 (42)	247 (112) 179 (52) 119 (28)	0.35 0.86 0.97

WHI では 65 歳以上の高齢女性を対象にしているので，HRT により認知症発症が増加したと考えられる。高齢女性では，既に潜在性の脳血管障害を有しているか，不可逆性に脳血管障害が進行している可能性があり，HRT により脳血管障害が助長されることが考えられる。閉経早期に HRT を開始すると，①エストロゲンの細胞保護作用により生存する神経細胞数が増加する，②早期の HRT により LH が減少し間接的に Aβ沈着が減少する，などの理由により予防的効果が得られると考えられる。また WHI Memory Study (WHIMS) の報告などから，脳のエストロゲン感受性は，

表 4a　HRT の治療効果（有効例）

報告者	試験方法	症例数	薬剤	期間
Fillit, 1986	Open trial	7	経口E_2	6週
Honjo, 1989	Open trial	7	CEE 1.25mg	6週
Honjo, 1994	Double-blind	7 vs 7	CEE 1.25mg プラセボ	3週
Ohkura, 1994	Open trial	15	CEE 1.25mg	6週
Ohkura, 1994	Open trial	10	CEE 0.625mg	5カ月
Ohkura, 1995	Open trial	7	CEE 0.625mg	5カ月
Birge, 1997	Double-blind	10 vs 10	CEE 0.625mg プラセボ	9カ月
Henderson, 1996	Case-control	9 vs 27	CEE 対照	不定
Asthana, 2001	Double-blind	10 vs 10	経皮E_2 プラセボ	8週
Yoon, 2003	Case-control	29 vs 26	CEE＋P 100mg タクリン40～160mg	6カ月

表 4b　HRT の治療効果（無効例）

報告者	試験方法	症例数	薬剤	期間
Fillit, 1994	Double-blind	4 vs 4	経皮E_2	3カ月
Mulnard, 2000	Double-blind	42, 39 vs 39	CEE 0.625mg CEE 1.25mg プラセボ	12カ月
Wang, 2000	Double-blind	25 vs 25	CEE 1.25mg プラセボ	12週
Henderson, 2000	Double-blind	18 vs 18	CEE 1.25mg プラセボ	16週
Rigaud, 2003	Case-control	59 vs 58	HRT＋AchE阻害薬 AchE阻害薬	28週

閉経後エストロゲン濃度が低い状態が続くと低下してしまうという説（critical window hypothesis）が提唱された。これが正しければ，やはり閉経後早期に HRT を開始しないと効果はないと考えられる。

さらに，併用する黄体ホルモンの影響も考慮する必要がある。天然のプロゲステロンは，単独でもエストロゲン存在下でも，エストロゲン同様種々の実験モデルで神経細胞保護に働くことが示されているが，合成の黄体ホルモン（MPA）はエストロゲンに拮抗し，神経保護にも働かないことが示されている[12]。また，AD の危険因子をもつ閉経後女性（49～68 歳）では，CEE より 17βエストラジオールを投与された群のほうが，認知機能（言語記憶）は有意に良かったとする報告もあり[13]，エストロゲンの種類や投与法でも AD に影響する可能性があるかもしれない。

AD と HRT に関しての 15 件の論文のシステマティックレビューによれば[14]，10 論文は HRT には予防的効果がありその相対危険度（RR）は 0.28-0.95（95％ CI 0.08-0.99）であるが閉経直後から開始することが勧められていて，一方，他の 5 論文では HRT は無効であり，RR 1.10-2.10（0.60-3.50）であったと示されている。その中の一つはフィンランドの Kuopio Osteoporosis Risk Factor and Prevention study コホートを使った prospective 研究であるが[15]，47〜56 歳の女性 8,195 人，そのうち AD 患者 227 人を対象とし，自己申告と保健病名を用いて 20 年間の追跡調査を行ったところ，10 年以上の HRT（EPT：E_2 製剤＋norethisterone ないしは levonorgestrel）の使用により HR は低下傾向を示し，AD の予防効果があるとしている。

最近の報告では，AD と非 AD の女性（各群 8 万 4739 人）を対象に，ケース・コントロール研究を行っているが[16]，HRT の使用によりアルツハイマー病リスクは全体的に 9〜17％上昇し，治療開始時に 60 歳未満だった女性では，ET および EPT では各々 10 年超の HRT 使用がリスクの上昇と関連すると考えられたが，HRT 開始時の年齢はリスク上昇の明確な決定因子ではなく，HRT の開始年齢が副作用の発症リスクに関連するというタイミング仮説の検証はできなかった。結論として 10 年以上の HRT は，70〜80 歳では 1 万人あたり年間 9〜18 人（同年代で 105/10,000 人の発症率）の AD の増加と関係すると結論している。

このように AD の予防と HRT の効果に関して，未だ結論は出ていない。

4 HRTのADに対する治療効果

1986 年に有効例が報告されて以来，2000 年に至るまでエストロゲンの AD 治療に対する有効性，すなわち認知機能の改善を認めるという報告で占められていた。しかし，症例数が少ないため試験方法がオープントライアル法になりがちで，観察期間も短くデータの信憑性に欠けるきらいがあった。2000 年に二重盲検法による試験の結果，否定的な報告が相次いだ。その後，17βエストラジオールの経皮投与による二重盲検法による肯定的な報告も散見されたが[17, 18]，現時点では，エストロゲンの AD に対する治療的効果に対して否定的な見解が強い（表 4）。最近の報告でも Henderson は，9 つの RCT から同様な見解を述べている[19]。

●文献

1）Zempel H, Mandelkow E：Lost after translation：missorting of Tau protein and consequences for Alzheimer disease. Trends Neurosci 37：721-732, 2014（レベルⅢ）[PMID：25223701]
2）岩佐弘一，菊池典子，本庄英雄：HRT の臨床 痴呆に対する効果。治療学 37：1049-1054，2003（レベルⅣ）
3）Webber KM, Casadesus G, Marlatt MW, et al：Estrogen bows to a new master：the role of gonadotropins in Alzheimer pathogenesis. Ann N Y Acad Sci 1052：201-209, 2005（レベルⅢ）[PMID：16024763]
4）Rao CV：Involvement of luteinizing hormone in Alzheimer disease development in elderly women. Reprod Sci 24：355-368, 2017（レベルⅣ）[PMID：27436369]
5）Cižas P, Jekabsonė A, Borutaitė V, et al：Prevention of amyloid-beta oligomer-induced neuronal death by EGTA, estradiol, and endocytosis inhibitor. Medicina 47：107-112, 2011（レベルⅣ）[PMID：21734444]
6）Amtul Z, Wang L, Westaway D, et al：Neuroprotective mechanism conferred by 17beta-estradiol on the biochemical basis of Alzheimer's disease. Neuroscience 169：781-786, 2010（レベルⅣ）[PMID：20493928]
7）Shumaker SA, Legault C, Rapp SR, et al：Estrogen plus progestin and the incidence of dementia and mild cognitive impairment in postmenopausal women：the Women's Health Initiative Memory Study：a randomized controlled trial. JAMA 289：2651-2662, 2003（レベルⅡ）[PMID：12771112]
8）Shumaker SA, Legault C, Kuller L, et al：Women's Health Initiative Memory Study：Conjugated equine estrogens and incidence of

probable dementia and mild cognitive impairment in postmenopausal women. JAMA 291：2947-2958, 2004（レベルⅡ）[PMID：15213206]
9) Zandi PP, Carlson MC, Plassman BL, et al：Hormone replacement therapy and incidence of Alzheimer's disease in older women：the Cache County Study. JAMA 288：2123-2129, 2002（レベルⅡ）[PMID：12413371]
10) Henderson VW, Benke KS, Green RC, et al；MIRAGE Study Group：Postmenopausal hormone therapy and Alzheimer's disease risk：interaction with age. J Neurol Neurosurg Psychiatry 76：103-105, 2005（レベルⅠ）[PMID：15608005]
11) Whitmer RA, Quesenberry CP, Zhou J, et al：Timing of hormone therapy and dementia：the critical window theory revisited. Ann Neurol 69：163-169, 2011（レベルⅢ）[PMID：21280086]
12) Singh M：Mechanisms of progesterone-induced neuroprotection. Ann N Y Acad Sci 1052：145-151, 2005 [PMID：16024757]
13) Wroolie TE, Kenna HA, Williams KE, et al：Differences in verbal memory performance in postmenopausal women receiving hormone therapy：17β-estradiol versus conjugated equine estrogens. Am J Geriatr Psychiatry 19：792-802, 2011（レベルⅢ）[PMID：21873835]
14) Ibrahim AW, Sodipo OA, Machina BK, et al；Hormone replacement therapy and Alzheimers disease in older women：A systematic review of literature. J Neurosci Behav Health 10：1-8, 2018
15) Imtiaz B, Tuppurainen M, Rikkonen T, et al：Postmenopausal hormone therapy and Alzheimer disease：A prospective cohort study. Neurology 88：1062-1068, 2017（レベルⅡ）[PMID：28202700]
16) Savolainen-Peltonen H, Rahkola-Soisalo P, Hoti F, et al：Use of postmenopausal hormone therapy and risk of Alzheimer's disease in Finland：nationwide case-control study. BMJ 364：I665, 2019（レベルⅡ）[PMID：30842086]
17) Whitney W, Baker LD, Gleason CE, et al：Short-term hormone therapy with transdermal estradiol improves cognition for postmenopausal women with Alzheimer's disease：results of a randomized controlled trial. J Alzheimers Dis 26：495-505, 2011（レベルⅡ）[PMID：21694454]
18) Valen-Sendstad A, Engedal K, Stray-Pedersen B；ADACT Study Group：Effects of hormone therapy on depressive symptoms and cognitive functions in women with Alzheimer disease：a 12 month randomized, double-blind, placebo-controlled study of low-dose estradiol and norethisterone. Am J Geriatr Psychiatry 18：11-20, 2010（レベルⅡ）[PMID：20094015]
19) Henderson VW：Alzheimer's disease：Review of hormone therapy trials and implications for treatment and prevention after menopause. J Steroid Biochem Mol Biol 142：99-106, 2014（レベルⅠ）[PMID：23727128]

Exercise 22

誤っているものはどれか。1つ選べ。

a　アルツハイマー病の発症にはアミロイドβ蛋白が関連する。
b　家族性アルツハイマー病の原因遺伝子として *Presenilin 1, 2* が知られている。
c　エストロゲンは脳血流を増加させ，さらにグルコースの取り込みも増加させる。
d　アルツハイマー病発症率は男性のほうが高いといわれている。
e　アルツハイマー病に対するHRTの効果について未だ結論は出ていない。

解答は537頁へ

11 精神神経系

1 うつ

CQ 23 更年期のうつ状態とは？　抗うつ薬による治療はどのように行うか？

❶ 更年期障害の精神神経症状とうつ状態

更年期における卵巣機能の衰退は，エストロゲンレベルの低下により視床下部・下垂体の機能に変調を来し，自律神経症状をはじめ，内分泌系や免疫系の失調症状，精神神経症状などを引き起こす。また，この時期に起こる環境や人間関係の変化は，生育歴や性格的素因と相俟って，抑うつや不安という精神神経症状の原因になる[1)]。閉経に至る内分泌環境の変化は情緒・感情に影響を及ぼし[2)]，また更年期における心理社会的ストレスは内分泌変動に関与する。

更年期，特に周閉経期は抑うつ症状およびうつ病を来しやすい時期として知られている。多くの横断研究で周閉経期女性は閉経前女性よりも抑うつ症状を訴える頻度が高いと報告されており[3)]，周閉経期から閉経期には閉経前と比較し1.8倍の女性が抑うつ症状を訴えていたという報告もある[4)]。日本国内の報告でも，後山は更年期障害を主訴として外来を受診した2,200余人の最終診断について調査しているが，その後の治療への反応からうつ病と診断された患者は27.4%に至っていたという。さらに，そのほぼ全例に生活機能，社会機能の低下が認められ，そのうち約5%が希死念慮を認めていた[5)]。

更年期障害における精神神経症状には，抑うつ気分，不安，焦燥，入眠困難，夜間中途覚醒，全身倦怠感，頭痛・頭重感などがある。更年期に抑うつ状態を呈している症例において，それが更年期障害の精神神経症状であるのか，あるいは更年期に発症した抑うつ病であるのかを鑑別することは，一般診療科の医師では容易でない場合が多い。睡眠障害，疲労・倦怠感，食欲不振，頭痛・頭重感などのうつ病の身体症状は，更年期障害の症状とかなり重複している。特に更年期では，身体症状が前景に立った仮面うつ病が多くみられる。軽症のうつ病や仮面うつ病は更年期障害と誤診されることがあり，また逆に更年期障害がうつ病と誤診される場合もある。したがって，精神科医との連携が必要となってくる。

❷ 更年期における心理社会的背景

更年期は心理・社会的にも不安定で，全年齢を通じてもストレスを受けやすい時期といわれている。この時期に女性が直面する特有な心理的課題には，2つの側面が考えられる。一つは，この時期に重なって起こる環境の変化に対応するという課題であり，子どもの自立や夫婦関係の問題，定年，介護，親しい人の病気などに対し，一つひとつ解決したり受容したりする必要が生じる。もう一つは，生殖期から老年期へと移行していくなかで，新たな役割を見出していくという課題である。生殖期における役割と比較し，老年期になるとそれまでの社会的役割は希薄になり，もっと内面的な意味で自分自身のあり方を見出していく必要に迫られ，更年期はまさにその過渡期に相当する[1)]。多くの健康な女性たちは，このような更年期における様々な変化を受け入れ葛藤を自分で処理しながら，老年期に向け新しい生き方を模索し心理的な発展を遂げる。しかし，一部の女性では，種々の喪失感から自己評価が低下し，抑うつ気分，病的不安が引き起こされやすくなる。

うつ病の発症には心理社会的な状況因子が多大に影響するといわれるが，更年期におけるこれらの心理社会的状況はうつ病の発症の重要な要因となる。2014年に発表されたレビューでは，更年期のうつ症状およびうつ病の危険因子として，血管運動神経症状の存在，うつ病の既往歴，外科的閉経，辛いライフイベント，閉経や加齢に対する否定的な態度が挙げられている。このように，更年期はうつ病のリスクが高まる時期であることを認識しておくことが重要である。

3 更年期にみられるうつの診断

更年期女性のうつ症状に対して，心理検査を用いた重症度の評価が有用である。日本うつ病学会の治療ガイドラインでは，BDI（Beck Depression Inventory）やSDS（self-rating depression scale），SASS（Social Adaptation Self-evaluation Scale）などの使用が勧められている。また，可能ならばHAM-D（Hamilton's Rating Scale for Depression）などの面接による症状評価も実施することが望ましいとされている。簡易抑うつ症状尺度日本語版（QIDS-J）は厚生労働省のWEBサイト[6)]から入手できるが，自記式で簡便でありながら，HAM-Dとの相関が示されており，使用しやすい[7)]。同時に，うつ病の既往の有無についても確認する。更年期のうつ病は，初発よりも再発であることが多い[3)]。

うつ病が疑われる場合は，米国精神医学会のDSM-5 精神疾患の診断・統計マニュアルを用いてうつ病の診断をする[8)]。DSM-5の抑うつ障害群の一つであるうつ病/大うつ病性障害の診断基準を表1に示す。また，うつ病の重症度は表2に示すように軽症，中等症，重症の3段階に分けられており，日本うつ病学会による治療ガイドラインでは，後に示すように軽症と中等症および重症それぞれの対処法を提示している[7)]。

4 更年期女性のうつ状態の治療

更年期女性のうつ状態が，更年期障害の精神神経症状であると診断された場合，HRT[9)]，漢方療法，向精神薬による薬物治療，カウンセリングを含む心理療法などが行われる。内分泌学的要因が大きいうつ状態にはHRTが奏効する可能性はあり，『ホルモン補充療法ガイドライン2017年度版』にも「HRTは更年期の抑うつ気分または抑うつ症状を改善する」と記載されている。ただし，更年期のうつ病に対するHRTの効果についてのコンセンサスは得られていない[9)]。一方，ホットフラッシュは選択的セロトニン再取り込み阻害薬（SSRI），セロトニン・ノルアドレナリン再取り込み阻害薬（SNRI）でも改善する[10-12)]が，この結果，抑うつ気分がさらに軽減する可能性も指摘されている。

閉経周辺期・閉経後の抑うつ気分に対するHRTの効果に関する研究のメタアナリシス[13)]では，エストロゲンには抑うつ気分を軽減する効果がみられたが，黄体ホルモン併用ではこの効果は減弱していた。

表1 うつ病/大うつ病性障害診断基準（DSM-5）（日本精神神経学会〔日本語版用語監修〕．高橋三郎，大野裕監訳：「DSM-5 精神疾患の診断・統計マニュアル」．医学書院，2014，pp160-161）

A．以下の症状のうち5つ（またはそれ以上）が同じ2週間の間に存在し，病前の機能からの変化を起こしている。これらの症状のうち少なくとも1つは（1）抑うつ気分，または（2）興味または喜びの喪失である。
注：明らかに他の医学的疾患に起因する症状は含まない。
1）その人自身の言葉（例：悲しみ，空虚感，または絶望を感じる）か，他者の観察（例：涙を流しているように見える）によって示される，ほとんど1日中，ほとんど毎日の抑うつ気分
注：子どもや青年では易怒的な気分もあり得る。
2）ほとんど1日中，ほとんど毎日の，すべて，またはほとんどすべての活動における興味または喜びの著しい減退（その人の説明，または他者の観察によって示される）
3）食事療法をしていないのに，有意の体重減少，または体重増加（例：1カ月で体重の5%以上の変化），またはほとんど毎日の食欲の減退または増加
注：子どもの場合，期待される体重増加がみられないことも考慮せよ。
4）ほとんど毎日の不眠または過眠
5）ほとんど毎日の精神運動焦燥または制止（他者によって観察可能で，ただ単に落ち着きがないとか，のろくなったという主観的感覚ではないもの）
6）ほとんど毎日の疲労感，または気力の減退
7）ほとんど毎日の無価値感，または過剰であるか不適切な罪責感（妄想的であることもある。単に自分をとがめること，または病気になったことに対する罪悪感ではない）
8）思考力や集中力の減退，または決断困難がほとんど毎日認められる（その人自身の言明による，または他者によって観察される）
9）死についての反復思考（死の恐怖だけではない），特別な計画はないが反復的な自殺念慮，自殺企図，または自殺するためのはっきりとした計画

B．その症状は，臨床的に意味のある苦痛，または社会的，職業的，または他の重要な領域における機能の障害を引き起こしている。
C．そのエピソードは物質の生理学的作用，または他の医学的疾患によるものではない。
注：基準A～Cにより抑うつエピソードが構成される。
注：重大な喪失（例：親しい者との死別，経済的破綻，災害による損失，重篤な医学的疾患・障害）への反応は，基準Aに記載したような強い悲しみ，喪失の反芻，不眠，食欲不振，体重減少を含むことがあり，抑うつエピソードに類似している場合がある。これらの症状は，喪失に際し生じることは理解可能で，適切なものであるかもしれないが，重大な喪失に対する正常の反応に加えて，抑うつエピソードの存在も入念に検討すべきである。その決定には，喪失についてどのように苦痛を表現するかという点に関して，各個人の生活史や文化的規範に基づいて，臨床的な判断を実行することが不可欠である。
D．抑うつエピソードは，統合失調性感情障害，統合失調症，統合失調症様障害，妄想性障害，または他の特定および特定不能の統合失調症スペクトラム障害および他の精神病性障害群によってはうまく説明されない。
E．躁病エピソード，または軽躁病エピソードが存在したことがない。
注：躁病様または軽躁病様のエピソードのすべてが物質誘発性のものである場合，または他の医学的疾患の生理学的作用に起因するものである場合は，この除外は適応されない。

表2 うつ病の重症度（日本うつ病学会：「うつ病治療ガイドラインⅡ うつ病（DSM-5）/大うつ病性障害 2016」．p10）

軽症：表1の診断基準9項目のうち，5項目を概ね超えない程度に満たす場合で，症状の強度として，苦痛は感じられるが，対人関係上・職業上の機能障害はわずかな状態にとどまる。
中等症：軽症と重症の中間に相当するもの。
重症：診断基準9項目のうち，5項目をはるかに超えて満たし，機能が著明に損なわれている。

DSM-5のうつ病診断基準を満たす場合は，更年期に発症したものであっても，通常のうつ病と同じように治療を行う。すなわち，十分な休養および環境調整，抗うつ薬を中心とした薬物療法，精神療法である。治療にあたって，まず良好な患者・治療者関係を形成し，「うつ病とはどのような病気か，どのような治療が必要か」を伝え，患者が治療に好ましい対処行動をとることを促すこと，すなわち「心理教育」を基本におく[7]。

表3 わが国で使用できる抗うつ薬

グループ名		一般名
三環系	第一世代	イミプラミン，クロミプラミン，アミトリプチリン，トリミプラミン，ノルトリプチリン
	第二世代	アモキサピン，ロフェプラミン，ドスレピン
四環系		マプロチリン，ミアンセリン，セチプチリン
その他		トラゾドン，スルピリド
新規抗うつ薬	SSRI	フルボキサミン，パロキセチン，セルトラリン，エスシタロプラム
	SNRI	ミルナシプラン，デュロキセチン，ベンラファキシン
	NaSSA	ミルタザピン

SSRI：選択的セロトニン再取り込み阻害薬，SNRI：セロトニン・ノルアドレナリン再取り込み阻害薬，NaSSA：ノルアドレナリン作動性・特異的セロトニン作動性抗うつ薬

軽症うつ病に対しては，基礎的介入として支持的精神療法と心理教育を行い，必要に応じて認知行動療法や抗うつ薬の追加を検討する[7]。支持的精神療法とは，患者の訴えを支持的に傾聴し，共感を示した上で共に問題点を整理する，基本的な面接法である。軽症うつ病においては，メタアナリシスで抗うつ薬の優位性がみられなかったと報告されていることから[14]，他国のガイドラインでも軽症に対しては抗うつ薬を第一選択とせず，心理療法やその他の治療方法を優先するものが少なくない。一方，更年期のうつ病では，抑うつ気分や意欲低下のために家事ができないことへの罪責感があり，休養せずに頑張り続ける。そこで，傾聴や共感を基盤とした支持的な面接に，現状や未来に関する捉え方や価値観の変化を促すような認知療法的なアプローチを加えることで症状の改善に役立つことが多い。

中等症および重症のうつ病に対しては，軽症と同様の基礎的介入を行った上で，新規抗うつ薬や三環系/非三環系抗うつ薬などの薬物療法を行う。薬物療法の原則は，抗うつ薬を十分量，十分な期間，服用することである[7]。近年では，選択的セロトニン再取り込み阻害薬（SSRI），セロトニン・ノルアドレナリン再取り込み阻害薬（SNRI）およびノルアドレナリン作動性・特異的セロトニン作動性抗うつ薬（NaSSA）といった新規抗うつ薬が，従来よく用いられていた三環系抗うつ薬と比較し有害作用が軽減していることから忍容性に優れていると考えられている[7]。うつ病と不安症は併存率が高く，SSRI，SNRIの効果が発現するまで数週間を要することから，ベンゾジアゼピン系抗不安薬（BZD）を一時的に併用することも必要に応じて認められる。BZDは身体依存性があるので，SSRI，SNRIの効果が認められたら投与を中止し単剤に切り替えることが望ましい。BZDによる単剤治療は推奨されていない[7]。表3にわが国で使用可能な抗うつ薬を挙げた。他に，漢方薬では柴胡剤（さいこざい）や理気剤，順気剤が治療に用いられる。一方，うつ病に対する効果については，HRTによりうつ病が改善したという報告と改善効果がみられなかったとの報告があり，北米閉経学会（NAMS）の周閉経期うつ病に関するガイドラインでは「閉経後女性のうつ病に対しエストロゲンは有効ではない」と述べられている[3]。

精神科医への紹介のタイミングとしては，①自殺念慮をもっている場合，②うつ病の診断に迷った場合，③SSRI，SNRIで効果が認められない場合，④重症のうつ病の場合，⑤双極性障害の可能性のある場合，⑥精神病性の特徴を伴う可能性のある場合などが推奨される[7,15]。その際には，

患者が「見捨てられた」という気持ちを持たないように，今の主治医と精神科医が協力して心身両面を支えるという姿勢を示すことが必要である[7]。

●文献

1) 相良洋子：更年期障害の治療における心身医学的視点の重要性．心身医学 58：688-695, 2018（**レベルⅣ**）
2) Bungay GT, Vessey MP, McPherson CK：Study of symptoms in middle life with special reference to the menopause. Br Med J 281：181-183, 1980（**レベルⅢ**）［PMID：6447529］
3) Maki PM, Kornstein SG, Joffe H, et al：Guidelines for the evaluation and treatment of perimenopausal depression：summary and recommendations. Menopause 25：1069-1085, 2018（**ガイドライン**）［PMID：30179986］
4) Timur S, Sahin NH：The prevalence of depression symptoms and influencing factors among perimenopausal and postmenopausal women. Menopause 17：545-551, 2010（**レベルⅢ**）［PMID：20400922］
5) 後山尚久：更年期のうつ．臨床婦人科産科 65：531-535, 2011（**レベルⅢ**）
6) 厚生労働省：簡易抑うつ症状尺度 日本語版（QIDS-J）https://www.mhlw.go.jp/topics/2009/05/dl/tp0501-1i_0018.pdf
7) 日本うつ病学会気分障害の治療ガイドライン作成委員会：うつ病治療ガイドラインⅡ うつ病（DSM-5）/大うつ病性障害 2016．2017；http://www.secretariat.ne.jp/jsmd/mood_disorder/index.html（**ガイドライン**）
8) 日本精神神経学会：DSM-5 精神疾患の診断・統計マニュアル．医学書院．東京都，2014，pp155-186（**ガイドライン**）
9) 日本産科婦人科学会・日本女性医学学会：ホルモン補充療法ガイドライン 2017年度版．日本産科婦人科学会，東京都，2017，pp27-28（**ガイドライン**）
10) Stearns V, Beebe KL, Iyengar M, et al：Paroxetine controlled release in the treatment of menopausal hot flashes：a randomized controlled trial. JAMA 289：2827-2834, 2003（**レベルⅡ**）［PMID：12783913］
11) Evans ML, Pritts E, Vittinghoff E, et al：Management of postmenopausal hot flushes with venlafaxine hydrochloride：a randomized, controlled trial. Obstet Gynecol 105：161-166, 2005（**レベルⅡ**）［PMID：15625158］
12) Ramaswami R, Villarreal MD, Pitta DM, et al：Venlafaxine in management of hot flashes in women with breast cancer：a systematic review and meta-analysis. Breast Cancer Res Treat 152：231-237, 2015（**レベルⅠ**）［PMID：26067931］
13) Zweifel JE, O'Brien WH：A meta-analysis of the effect of hormone replacement therapy upon depressed mood. Psychoneuroendocrinology 22：189-212, 1997（**レベルⅠ**）［PMID：9203229］
14) Fournier JC, DeRubeis RJ, Hollon SD, et al：Antidepressant drug effects and depression severity：a patient-level meta-analysis. JAMA 303：47-53, 2010（**レベルⅠ**）［PMID：20051569］
15) 矢野 哲，麻生武志，五来逸雄：更年期医療における問題点を克服する 更年期の精神症状に対する対応．日本産科婦人科学会雑誌 58：N-377-N-381, 2006（**レベルⅣ**）

Exercise 23

正しいものはどれか。1つ選べ。

a 更年期は様々な喪失体験を伴うため，抑うつ状態に陥りやすい。
b 更年期の抑うつ気分には抗うつ薬は無効である。
c 更年期の精神症状には心理教育は無効である。
d 更年期のうつ病の薬物療法では，主に抗不安薬を用いる。
e 更年期のうつ病を診断する際には，更年期障害の診断基準に基づく。

解答は537頁へ

2 不安

CQ 24 更年期の不安には，どのようなものがあるか？ 不安症（不安障害）の診断と治療は？

❶ 更年期の不安

不安は外的対象のない漠然とした将来の脅威に対する予期的な恐れである。一方，恐怖は外的対象のある現実に切迫した脅威に対する情動反応である[1)]。不安や恐怖の程度が明らかに過剰で，長期間にわたり持続し，臨床的に意味のある苦痛や生活における機能の障害を起こしているものは不安症（不安障害）と呼ばれ，ストレスに誘発されることが多い一過性の不安または恐怖と区別される[2)]。

不安症は男性よりも女性に多いことが知られており[3)]，不安症は女性のライフサイクルの中でも思春期，月経前，妊娠中および産後，そして更年期に発症しやすいと言われている[4)]。米国の大規模研究であるSWAN（the Study of Women's Health Across the Naion）studyでは，閉経前に不安が強くなかった女性が，周閉経期早期〔オッズ比（OR）1.58〕，周閉経期後期（OR 1.61），閉経後（OR 1.56）とライフサイクルの変化に伴い強い不安を訴えていたと報告されている[5)]。同研究では，ホットフラッシュなどの血管運動神経症状が周閉経期以降の不安の危険因子であったとも報告しているが[5)]，逆に周閉経期の不安がその後のホットフラッシュの危険因子となっているとの報告もあり，不安とホットフラッシュを同時に治療することの必要性が考えられる[6)]。

更年期の不安については，この時期独特の女性の心理特性や環境的な要因も大きい。更年期は，前項でも述べられているように，多くの心理社会的イベントに直面する時期である。そのようなライフイベントを経験するとき，誰しもが抱くいわば「正常な」不安が惹起されるが，それが正常な心理学的問題として処理できない場合に，心身に不調を来したり，不定愁訴として現れてくる。

更年期に独特な不安の内容として，経過が見えないことによる不安や他の病気ではないかといった不安がある[7)]。更年期の症状がホルモンバランスによるものであることは理解しているが，その経過がはっきりしないことや，心と身体が変化していく上で，どこにそのゴールや着地点を求めればよいのかといった不安や戸惑いが生じる。また「（こんなに不安で落ち着きがない状態が）本当に更年期障害なのか」とか，「わけのわからない不安がある」などのように，更年期の諸症状の原因やメカニズムについての説明を求められたり，他の疾患との鑑別を求められることもある。

このように更年期における不安に対して，いわゆる「正常な」不安と，生活に明らかな支障を来すような「病的な」不安を鑑別することが必要であることは言うまでもない。

❷ 不安症

DSM-5による不安症には，分離不安症，選択性緘黙（かんもく），限局性恐怖症，社交不安症（小児期社交不安障害），パニック症（パニック障害），広場恐怖症，全般不安症（全般性不安障害：GAD），などが含まれる。これらのうち，更年期によく発症するといわれているものは全般不安症およびパニッ

表1 パニック症/パニック障害の診断基準（DSM-5）（日本精神神経学会〔日本語版用語監修〕. 高橋三郎, 大野 裕監訳：「DSM-5 精神疾患の診断・統計マニュアル」. 医学書院, 2014, pp206-207）

A. 繰り返される予期しないパニック発作。パニック発作とは，突然，激しい恐怖または強烈な不快感の高まりが数分以内でピークに達し，その時間内に，以下の症状のうち4つ（またはそれ以上）が起こる。
注：突然の高まりは，平穏状態，または不安状態から起こりうる。
(1) 動悸，心悸亢進，または心拍数の増加
(2) 発汗
(3) 身震いまたは震え
(4) 息切れ感または息苦しさ
(5) 窒息感
(6) 胸痛または胸部の不快感
(7) 嘔気または腹部の不快感
(8) めまい感，ふらつく感じ，頭が軽くなる感じ，または気が遠くなる感じ
(9) 寒気または熱感
(10) 異常感覚（感覚麻痺またはうずき感）
(11) 現実感消失（現実ではない感じ）または離人感（自分自身から離脱している）
(12) 抑制力を失うまたは“どうかなってしまう”ことに対する恐怖
(13) 死ぬことに対する恐怖
注：文化特有の症状（例：耳鳴り，首の痛み，頭痛，抑制を失っての叫びまたは号泣）がみられることもある。この症状は，必要な4つの症状の1つと数え上げるべきではない。

B. 発作のうちの少なくとも1つは，以下に述べる1つまたは両者が1カ月（またはそれ以上）続いている。
(1) さらなるパニック発作またはその結果について持続的な懸念または心配（例：抑制力を失う，心臓発作が起こる，“どうかなってしまう”）
(2) 発作に関連した行動の意味のある不適応的変化（例：運動や不慣れな状況を回避するといった，パニック発作を避けるような行動）

C. その障害は，物質の生物学的作用（例：乱用薬物，医薬品），または他の医学的疾患（例：甲状腺機能亢進症，心肺疾患）によるものでない。

D. その障害は，他の精神疾患によってうまく説明されない（例：パニック発作が生じる状況は，社交不安症の場合のように，恐怖する社交的状況に反応して生じたものではない；限局性恐怖症のように，限定された恐怖対象または状況に反応して生じたものではない；強迫症のように，強迫観念に反応して生じたものではない；心的外傷後ストレス障害のように，外傷的出来事を想起させるものに反応して生じたものではない；または，分離不安症のように，愛着対象からの分離に反応して生じたものではない）。

ク症であり[4]，かつて不安神経症と呼ばれていたものに相当する。また，後山の報告によれば，不定愁訴で更年期専門外来を受診した患者に対しDSM-Ⅳを用いて診断したところ，最終的に不安障害であったものは全体の12.3％で，そのうち63％がパニック障害，32％がGADであった[8]。そのためここでは，不安症のなかでもこれら2つの疾患について述べることにする。

a. パニック症/パニック障害（Panic Disorder；PD）

パニック症（PD）は，その人は予期しない反復性のパニック発作を経験するものである。PDの患者は，再度パニック発作が起こるかも知れないと絶えず心配しまたは悩まされ，また，パニック発作のために自己の行動が不適応な方向に変化する。DSM-5による診断基準を表1に示す。パニック発作は，予期される，すなわち定型的な恐怖または状況に反応するものもあり，一方，予期されない，すなわち明らかな理由もなく起こることを意味するものもある[2]。

PDは女性に多く，有病率は男性の2倍といわれる[2]。青年期に増加し，成人期にピークとなると推測されているが，周閉経期にも発症または増悪を認めることがある[9]。

b. 全般不安症/全般性不安障害（generalized anxiety disorder；GAD）

全般不安症（GAD）の基本的特徴は，多数の出来事または活動に対する過剰な不安と心配である。GADをもつ成人は，仕事の責任の可能性，本人や家族の健康，または些細な出来事などの日

表2 **全般不安症/全般性不安障害の診断基準**（日本精神神経学会〔日本語用語監修〕．高橋三郎，大野 裕監訳：「DSM-5 精神疾患の診断・統計マニュアル」．医学書院，2014，pp220-221）

A. （仕事や学業などの）多数の出来事または活動についての過剰な不安と心配（予期憂慮）が，起こる日のほうが起こらない日より多い状態が，少なくとも6カ月間にわたる。
B. その人は，その心配を抑制することが難しいと感じている。
C. その不安および心配は，以下の6つの症状のうち3つ（またはそれ以上）を伴っている（過去6カ月間，少なくとも数個の症状が，起こる日のほうが起こらない日より多い）。
注：子どもの場合は，1項目だけが必要
(1) 落ち着きのなさ，緊張感，または神経の高ぶり
(2) 疲労しやすいこと
(3) 集中困難，または心が空白になること
(4) 易怒性
(5) 筋肉の緊張
(6) 睡眠障害（入眠または睡眠維持の困難，または，落ち着かず熟眠感のない睡眠）
D. その不安，心配，または身体症状が，臨床的に意味のある苦痛，または社会的，職業的，または他の重要な領域における機能の障害を引き起こしている。
E. その障害は，物質（例：乱用薬物，医薬品）または他の医学的疾患（例：甲状腺機能亢進症）の生理学的作用によるものではない。
F. その障害は他の精神疾患ではうまく説明されない〔例：パニック症におけるパニック発作が起こることの不安または心配，社交不安症（社交恐怖）における否定的評価，強迫症における汚染または，他の強迫観念，分離不安症における愛着の対象からの分離，心的外傷後ストレス障害における外傷的出来事を思い出させるもの，神経性やせ症における体重が増加すること，身体症状症における身体的訴え，醜形恐怖症における想像上の外見上の欠点の知覚，病気不安症における深刻な病気をもつこと，または，統合失調症または妄想性障害における妄想的信念の内容に関する不安または心配〕。

常的な生活状況をしばしば毎日心配している。さらに患者は，落ち着きのなさ，イライラした感じ，疲れやすいこと，集中困難などといった身体症状を経験する。診断基準を表2に示す[2)]。

米国で行われた閉経女性に対するSSRIの効果を検討したRCT（MsFLASH）では，不安の評価にGADのスクリーニングツールであるGAD-7を使用している。それによると，16.6％の女性が軽度の，そして4.4％の女性が中等度の不安を訴えていたと報告されている[10)]。

③ 更年期女性の不安症に対する治療

PDに対する薬物療法としては，パニック症に適応のある選択的セロトニン再取り込み阻害薬（SSRI）が第一選択となる[11)]。表3にわが国で使用できるSSRIおよびセロトニン・ノルアドレナリン再取り込み阻害薬（SNRI）と，それらの不安症に対する効能を示す。また，パニック発作が頻発する場合は，SSRIの効果発現まではベンゾジアゼピン系抗不安薬（BZD）の屯用で対応する[11)]。

GADに対する薬物療法として，日本では適応のある抗うつ薬はないが，欧米の治療ガイドラインなどではSSRIやSNRIが第一選択とされている[12,13)]。米国FDAにおいて，SSRIのエスシタロプラムとパロキセチンがGADの治療薬として認可されている。また，SNRIのベンラファキシンとデュロキセチンもFDAではGADの適応が認められており，その効果はSSRIと同等と考えられている。なお，長期の経過をたどる本症ではBZDは長期投与となり依存を形成しやすいため，多くのガイドラインでBZDを第一選択薬としては推奨していない[12,14)]。

更年期女性の不安症に対するホルモン補充療法（HRT）の効果については，不安に特化した研究の報告がほとんどなく，エビデンスは限られる。大規模研究であるKEEPS（the Kronos Early Estrogen Prevention Study）において，48カ月間のHRTにより閉経後女性の不安症状が改善してい

表3 わが国で使用できるSSRIs/SNRIsの不安症に対する効能

	一般名	商品名の例	不安症への効能
SSRI	フルボキサミン	ルボックス/デプロメール	強迫性障害，社交不安障害
	パロキセチン	パキシル	パニック障害，強迫性障害，社交不安障害
	セルトラリン	ジェイゾロフト	パニック障害
	エスシタロプラム	レクサプロ	社交不安障害
SNRI	ミルナシプラン	トレドミン	効能なし
	デュロキセチン	サインバルタ	効能なし
	ベンラファキシン	イフェクサー	効能なし

SSRI：選択的セロトニン再取り込み阻害薬，SNRI：セロトニン・ノルアドレナリン再取り込み阻害薬

たと報告されているが[15)]，これも不安に焦点をおいた研究ではない。一方，SSRIやSNRIは更年期のホットフラッシュを軽減することも知られており[16,17)]，更年期症状の軽減による不安症状の改善も期待できる。

心理療法としては，認知行動療法（CBT）もPDおよびGADに対する治療法としてのエビデンスを有する。最近報告されたメタアナリシスにおいて，CBTはGADに対し非常に有効であり，PDについては中等度の効果があったと報告されている[18)]。英国のNational Institute for Health and Care Excellence（NICE）のガイドラインでも，閉経後女性に生じた不安の治療法としてCBTを考慮に入れることが推奨されている[19)]。

④ 専門医への紹介のタイミング

うつ病の約57％は何らかの不安症もしくは強迫症，心的外傷後ストレス障害を併存するが，その場合，不安症などがうつ病に先行する場合が多い。また，不安症などを併存しているうつ病の予後は不良であるともいわれている[20)]。そのため，不安症の治療の際にはうつ病の併存を念頭に置く必要がある。

うつ病など他の精神疾患が想定される，CBTの希望がある，精神科などの通院歴がある，既にBZDが大量に投与されている，薬物の効果がみられないなどの場合は精神科へのコンサルトを検討する[11)]。

●文献

1）内山 真，横瀬宏美，降旗隆二：気分障害，不安障害．日本女性心身医学会編，最新女性心身医学，ぱーそん書房，東京，2015, pp120-129
2）日本精神神経学会：不安症群/不安障害群．DSM-5精神疾患の診断・統計マニュアル，医学書院，東京都，2014, pp187-231
3）McLean CP, Anderson ER：Brave men and timid women? A review of the gender differences in fear and anxiety. Clin Psychol Rev 29：496-505, 2009（レベルⅡ）[PMID：19541399]
4）Hantsoo L, Epperson CN：Anxiety Disorders Among Women：A Female Lifespan Approach. Focus（Am Psychiatr Publ）15：162-172, 2017（レベルⅡ）[PMID：28966563]
5）Bromberger JT, Kravitz HM, Chang Y, et al：Does risk for anxiety increase during the menopausal transition? Study of women's health across the nation. Menopause 20：488-495, 2013（レベルⅢ）[PMID：23615639]
6）Avis NE, Crawford SL, Greendale G, et al：Duration of menopausal vasomotor symptoms over the menopause transition. JAMA Intern Med 175：

531-539, 2015 (レベルⅢ) [PMID：25686030]
7) 信夫由美, 猪熊 薫, 佐藤重子, 他：更年期女性の心的葛藤とその対処行動. 日本看護学会論文集：母性看護：45-47, 2004 (レベルⅢ)
8) 後山尚久：更年期・老年期 更年期のうつ. 臨床婦人科産科 65：531-535, 2011 (レベルⅢ)
9) Claudia P, Andrea C, Chiara C, et al：Panic disorder in menopause：a case control study. Maturitas 48：147-154, 2004 (レベルⅢ) [PMID：15172089]
10) LaCroix AZ, Freeman EW, Larson J, et al：Effects of escitalopram on menopause-specific quality of life and pain in healthy menopausal women with hot flashes：a randomized controlled trial. Maturitas 73：361-368, 2012 (レベルⅡ) [PMID：23031421]
11) 塩入俊樹：パニック症と全般不安症. 今日の治療指針 2018年版. 医学書院, 東京, 2018, pp1023-1024 (ガイドライン)
12) 大坪天平：全般不安症難治例の治療. 精神科 33：407-411, 2018 (レベルⅣ)
13) Strawn JR, Geracioti L, Rajdev N, et al：Pharmacotherapy for generalized anxiety disorder in adult and pediatric patients：an evidence-based treatment review. Expert Opin Pharmacother 19：1057-1070, 2018 (レベルⅡ) [PMID：30056792]
14) Abejuela HR, Osser DN：The Psychopharmacology Algorithm Project at the Harvard South Shore Program：An Algorithm for Generalized Anxiety Disorder. Harv Rev Psychiatry 24：243-256, 2016 [PMID：27384395] (ガイドライン)
15) Gleason CE, Dowling NM, Wharton W, et al：Effects of hormone therapy on cognition and mood in recently postmenopausal women：findings from the randomized, controlled KEEPS-Cognitive and Affective Study. PLoS Med 12：e1001833, 2015 (レベルⅡ) [PMID：26035291]
16) Nelson HD, Vesco KK, Haney E, et al：Nonhormonal therapies for menopausal hot flashes：systematic review and meta-analysis. JAMA 295：2057-2071, 2006 (レベルⅠ) [PMID：16670414]
17) Ramaswami R, Villarreal MD, Pitta DM, et al：Venlafaxine in management of hot flashes in women with breast cancer：a systematic review and meta-analysis. Breast Cancer Res Treat 152：231-237, 2015 (レベルⅠ) [PMID：26067931]
18) Carpenter JK, Andrews LA, Witcraft SM, et al：Cognitive behavioral therapy for anxiety and related disorders：A meta-analysis of randomized placebo-controlled trials. Depress Anxiety 35：502-514, 2018 (レベルⅠ) [PMID：29451967]
19) National Institute for Health and Care Excellence：Managing short-term symptoms. Menopause：Full Guideline. London, 2015, pp73-122 [PMID：26598775] (ガイドライン)
20) 日本うつ病学会気分障害の治療ガイドライン作成委員会：うつ病治療ガイドラインⅡ うつ病 (DSM-5) /大うつ病性障害 2016. 2017；http://www.secretariat.ne.jp/jsmd/mood_disorder/index.html (ガイドライン)

Exercise 24

正しいものはどれか。1つ選べ。

a 不安症は女性よりも男性に多い。
b 更年期女性にみられる不安症としては社交不安症が多い。
c 更年期の不安症に対してはベンゾジアゼピン系抗不安薬が第一選択である。
d 更年期の不安に対してホルモン補充療法 (HRT) は禁忌である。
e 不安症に対し, 認知行動療法の効果が認められている。

解答は 537 頁へ

3 不眠

CQ 25 更年期女性に不眠が多くなる理由は何か？ その対処法は？

❶ 更年期における不眠

更年期に現れる多種多様な症状の中で，器質的変化に起因しない症状を更年期症状といい，更年期症状の中で日常生活に支障を来す病態を更年期障害と定義する[1)]。動悸，ほてり，発汗，冷え症などの血管運動神経症状，抑うつ，不安，不眠，イライラなどの精神症状，肩こり，関節痛，腰痛などの運動器官症状等を認める。

一般に男女ともに加齢に伴い不眠は高頻度となっていくが，閉経後の女性においてその変化はより著しいようである[2)]。更年期の睡眠障害は，のぼせ，ほてりや発汗といった血管運動神経症状（vasomotor symptoms；VMS）以上に高頻度で，中高年の約50～80％[3)]，閉経周辺期の31～42％にみられ，閉経への移行期（閉経周辺期後期）に多い[4)]。わが国では，白川らが睡眠障害の全国的な実態調査を行い，睡眠に関する問題を抱えて困っている者の数は50歳以降の女性でより高率に認められたとの報告をしている[5)]。

更年期に不眠が増加する原因として，VMSが夜間に起こることで夜間覚醒が繰り返し起き，睡眠が障害されるという機序が考えられている[6)]。更年期女性の睡眠の質を調べるアンケート調査結果では，VMSの有無で検討したところ，血管運動神経症状がある群では，ない群に比べて有意に入眠しにくく，睡眠効率が低下し，日中の眠気や意欲の低下を感じる割合が高くなっていた[7)]。また更年期女性の不眠はVMS以上にうつ・不安との関係が強く[8)]，入眠障害には不安の，熟眠障害にはうつの寄与が大きいとの報告もある[9)]。更年期の様々な心理社会的ストレスが原因となる場合もあれば，閉経前後でのSSRI類似の作用を有するエストロゲンの産生低下が直接中枢神経に影響し，うつ病の発症に関わっている可能性も考えられている[10)]。更年期の年代はうつ病の好発年齢でもあり，睡眠障害の型としては中途覚醒や早朝覚醒をとりやすい[11)]。他には，一般に男性に多いとされている睡眠時無呼吸症候群が閉経後の女性で増加し，プロゲステロンやエストロゲンの産生減少が睡眠時無呼吸症候群の危険因子となっていることが推察される[12)]。

このように，更年期の不眠はうつ病による不眠，睡眠時無呼吸症候群，レストレスレッグス症候群（むずむず脚症候群）など，不眠症と鑑別の必要な睡眠障害も起きやすく，更年期とは関係なく加齢自体が不眠の原因となっていることもある。不眠の原因を正しく把握することが大切であり，精神科，心療内科，睡眠専門医など，他科との連携も含めた適切な対処を行うことが重要である。

❷ 治療

a. 薬物療法

① 睡眠薬

睡眠薬はその化学構造などにより①バルビツール酸系，②非バルビツール酸系，③ベンゾジアゼ

表 1　不眠治療に用いられる睡眠薬（厚生労働省，日本睡眠学会：睡眠薬の適正な使用と休薬のための診療ガイドラインより）

分類	一般名	商品名	作用時間	半減期（hr）	用量（mg）
メラトニン受容体作動薬	ラメルテオン	ロゼレム		1	8
非ベンゾジアゼピン系	ゾルピデム	マイスリー	超短時間作用型	2	5～10
	ゾピクロン	アモバン		4	7.5～10
	エスゾピクロン	ルネスタ		5～6	1～3
ベンゾジアゼピン系	トリアゾラム	ハルシオン		2～4	0.125～0.5
	エチゾラム	デパス	短時間作用型	6	1～3
	ブロチゾラム	レンドルミン		7	0.25～0.5
	リルマザホン	リスミー		10	1～2
	ロルメタゼパム	エバミール ロラメット		10	1～2
	ニメタゼパム	エリミン	中間作用型	21	3～5
	フルニトラゼパム	サイレース		24	0.5～2
	エスタゾラム	ユーロジン		24	1～4
	ニトラゼパム	ベンザリン ネルボン		28	5～10
	クアゼパム	ドラール	長時間作用型	36	15～30
	フルラゼパム	ダルメート		65	10～30
	ハロキサゾラム	ソメリン		85	5～10

表 2　不眠の分類

入眠障害：就床後入眠するまでの時間が延長し，寝付きが悪くなるもの。
中途覚醒：入眠後，翌朝起きるまでに何度も目が覚めるもの。
早朝覚醒：通常の起床時間より2時間以上早く目が覚め，再入眠できないもの。
熟眠障害：睡眠時間は十分であるにもかかわらず，深く眠った感覚が得られないもの。

ピン系，④非ベンゾジアゼピン系，⑤メラトニン受容体作動薬の５つに大別される。バルビツール酸系や非バルビツール酸系は優れた催眠作用を有するものの，耐性や依存性を早期に形成し，安全域が狭く中毒症状を来しやすいので，現在ではベンゾジアゼピン系や非ベンゾジアゼピン系が主に睡眠薬として使われている。

ベンゾジアゼピン系および非ベンゾジアゼピン系睡眠薬は，血中での消失半減期により超短時間作用型，短時間作用型，中間作用型，長時間作用型の４つに分類され（表 1）[13]，不眠のタイプ（表 2）によって使い分けされる。選択基準として，不眠症を入眠困難型，睡眠維持障害型（中途覚醒，早朝覚醒）に分類し，入眠困難型には超短時間作用型あるいは短時間作用型の睡眠薬，睡眠維持障害型には，中間作用型あるいは長時間作用型の睡眠薬が有効である。非ベンゾジアゼピン系睡眠薬であるエスゾピクロンやゾルピデムは，更年期障害に伴う不眠に有効であることがRCTで示されており，「睡眠薬の適切な使用と休薬のための診療ガイドライン」でも推奨されている（推奨グレードB）[13]。

睡眠薬を使用するにあたって，様々な副作用に注意すべきである。翌朝まで効果が持ち越し，日中の眠気，ふらつき，頭痛，倦怠感を訴えた場合は，より作用時間の短いものに変更するとよい。催眠作用が強く作用時間の短い薬剤では，記憶障害がみられることがある。服薬してから寝付くまでの出来事，睡眠中に起こされた際の出来事，翌朝覚醒してからの出来事などについての健忘がみられるが，これはアルコール併用時に起こりやすい。筋弛緩作用は長時間作用型の睡眠薬で特に強く出現しやすく，ふらつきや転倒を引き起こすことがあり，高齢者では特に注意を要する。また，突然服薬を中断すると，以前よりさらに強い不眠が出現することがある（反跳性不眠）。作用時間の短いものほど起こりやすく，不安・焦燥，振戦，発汗などの退薬症状を伴うこともある。減薬の際は少しずつ減量していき，うまくいかない場合にはいったん作用時間の長いもので置き換えた上で漸減していくとよい。頻度は低いが，ごく稀に睡眠薬を投与してかえって不安・緊張が高まり，興奮や攻撃性が増して錯乱状態となることがある（奇異反応）。呼吸障害のある患者に対しては，呼吸抑制に注意すべきである。

メラトニン受容体作動薬は，就眠前に服用すると，入眠潜時の短縮，総睡眠時間の増加がみられる。ベンゾジアゼピン系睡眠薬にみられるような副作用がなく安全性が高いとされているが，フルボキサミンマレイン酸塩やキノロン系抗菌薬などと併用すると，代謝が阻害されて血中濃度が上昇するため注意が必要である。

② 抗うつ薬・抗不安薬

更年期のうつや不安症状に伴う睡眠障害の場合，抗うつ薬を睡眠薬と併用する。抗不安薬は，長期投与による耐性に気をつけ，補助的に用いる。

③ ホルモン補充療法（HRT）

HRT は VMS を伴う不眠に対して有効な場合が多い。VMS がなくても，精神障害が除外されている場合には，治療的診断法として試されてよい。『ホルモン補充療法ガイドライン 2017 年度版』の CQ「不眠に対し HRT は有効か？」の ANSWER は「有効である」となっている[14]。

④ 漢方薬

漢方薬の加味逍遙散（かみしょうようさん）は，入眠障害，熟眠障害を著明に改善したとの報告[15]があるが，「睡眠薬の適切な使用と休薬のための診療ガイドライン」では，不眠症に対する漢方薬の有効性は確認されておらず，推奨グレードは C2 になっている[13]。漢方薬による更年期障害の改善に伴って不眠症状も改善する可能性は考えられる。

b. 非薬物療法

① 精神療法

更年期女性は，閉経による女性性の喪失感，老後の身体的・経済的不安，子供の独立による空の巣症候群や親の介護，夫との関係など，中年女性に特有な様々な問題を抱えていることが多い。このようなストレスを背景にもつ精神症状が出現している場合は，精神療法的な関わりが不眠にも有効である。まずは患者の訴えに耳を傾け共感的に接することが，精神的苦痛を緩和し現状を受容する上で重要と思われる。

② 睡眠衛生指導

良質な睡眠を確保するために，睡眠に関する適切な知識を持ち，生活を改善するための指導法である。代表的な指導内容を例示する（表 3）[13]。加齢に伴い体内時計機構が脆弱となり，睡眠リズム

表3 睡眠衛生指導内容（厚生労働省，日本睡眠学会：睡眠薬の適正な使用と休薬のための診療ガイドラインより）

指導項目	指導内容
定期的な運動	なるべく定期的に運動しましょう。適度な有酸素運動をすれば寝つきやすくなり，睡眠が深くなるでしょう。
寝室環境	快適な就床環境のもとでは，夜中の目覚めは減るでしょう。音対策のためにじゅうたんを敷く，ドアをきっちり閉める，遮光カーテンを用いるなどの対策も手助けとなります。寝室を快適な温度に保ちましょう。暑すぎたり寒すぎたりすれば，睡眠の妨げとなります。
規則正しい食生活	規則正しい食生活をして，空腹のまま寝ないようにしましょう。空腹で寝ると睡眠は妨げられます。睡眠前に軽食（特に炭水化物）をとると睡眠の助けになることがあります。脂っこいものや胃もたれする食べ物を就寝前に摂るのは避けましょう。
就寝前の水分	就寝前に水分を取りすぎないようにしましょう。夜中のトイレ回数が減ります。脳梗塞や狭心症など血液循環に問題のある方は主治医の指示に従ってください。
就寝前のカフェイン	就寝の4時間前からはカフェインの入ったものは摂らないようにしましょう。カフェインの入った飲料や食べ物（例：日本茶，コーヒー，紅茶，コーラ，チョコレートなど）をとると，寝つきにくくなったり，夜中に目が覚めやすくなったり，睡眠が浅くなったりします。
就寝前のお酒	眠るための飲酒は逆効果です。アルコールを飲むと一時的に寝つきが良くなりますが，徐々に効果は弱まり，夜中に目が覚めやすくなります。深い眠りも減ってしまいます。
就寝前の喫煙	夜は喫煙を避けましょう。ニコチンには精神刺激作用があります。
寝床での考え事	昼間の悩みを寝床に持っていかないようにしましょう。自分の問題に取り組んだり，翌日の行動について計画したりするのは，翌日にしましょう。心配した状態では，寝つくのが難しくなるし，寝ても浅い眠りになってしまいます。

が乱れやすくなるため，規則正しい生活が大切である。寝付きにくいときは，眠たくなるまで床に就かず，就床時間にこだわらないほうがよいが，朝は同じ時刻に起きて，午前中に太陽の光を浴びることが睡眠の質を改善する。また，就寝前は刺激物を避け，リラックスを心がけることが大切である。睡眠薬代わりに寝酒を行うことは，深い睡眠を妨げ，中途覚醒の原因となるので注意を促す必要がある。睡眠薬に抵抗がある患者も多いため，医師の指示の下に使用すれば安全であることを伝えることも重要である。

③ 認知行動療法

不眠症向けの認知行動療法は，うまく睡眠がとれない状態を維持・悪化させるような認知や行動の癖があればそれを修正しようとする治療法である。薬物療法が十分に奏効しない場合のセカンドラインあるいは，第一選択療法として，もしくは薬物療法との併用療法として有効であることが示されている[16)]。

●文献

1) 日本産科婦人科学会編：産科婦人科用語集・用語解説集改訂第4版. 日本産科婦人科学会，東京，2018
2) Ohayon MM：Epidemiology of insomnia：what we know and what we still need to learn. Sleep Med Rev 6：97-111, 2002（レベルⅢ）[PMID：12531146]
3) Abdi F, Mobedi H, Roozbeh N：Hops for menopausel vasomotor symptoms：Mechanisms of action. J Menopausal Med 22：62-64, 2016（レベルⅣ）[PMID：27617238]
4) Ciano C, King TS, Wright RR, et al：Longitudinal study of insomnia symptoms among women during perimenopause. J Obstet Gynecol Neonatal Nurs 46：804-813, 2017（レベルⅢ）[PMID：28886339]

第Ⅰ章 第Ⅱ章 第Ⅲ章 第Ⅳ章 第Ⅴ章 第Ⅵ章 第Ⅶ章 第Ⅷ章 第Ⅸ章 付録

5）白川修一郎，石郷岡純，石東嘉和，他：全国総合病院外来における睡眠障害と睡眠習慣の実態調査．厚生省精神・神経疾患研究委託費　睡眠障害の診断・治療および疫学に関する研究，平成7年度研究報告書．1996，pp7-23（**レベルⅢ**）
6）Ohayon MM：Severe hot flashes are associated with chronic insomnia. Arch Intern Med 166：1262-1268, 2006（**レベルⅢ**）[PMID：168011508]
7）香坂雅子：文部省科学研究費補助金「日常生活における快適な睡眠の確保に関する総合研究」成果報告書．平成11年-13年．2002, pp60-74（**レベルⅢ**）
8）Terauchi M, Obayashi S, Akiyoshi M, et al：Insomnia in Japanese peri- and postmenopausal women. Climacteric 13：479-486, 2010（**レベルⅢ**）[PMID：19886814]
9）Terauchi M, Hiramitsu S, Akiyoshi M, et al：Association between anxiety, depression and insomnia in peri- and post-menopausal women. Maturitas 72：61-65, 2012（**レベルⅢ**）[PMID：22326659]
10）Schmidt PJ：Depression, the perimenopause, and estrogen therapy. Ann NY Acad Sci 1052：27-40, 2005（**レベルⅣ**）[PMID：16024748]
11）香坂雅子：女性の睡眠と健康．保健医療科学 64：33-40, 2015（**レベルⅢ**）
12）Young T, Finn L, Austin D, et al：Menopausal status and sleep-disordered breathing in the Wisconsin Sleep Cohort Study. Am J Respir Crit Care Med 167：1181-1185, 2003（**レベルⅢ**）[PMID：12615621]
13）厚生労働科学研究・障害者対策総合研究事業「睡眠薬の適正使用及び減量・中止のための診療ガイドラインに関する研究班」および日本睡眠学会・睡眠薬使用ガイドライン作成ワーキンググループ編：睡眠薬の適正な使用と休薬のための診療ガイドライン―出口を見据えた不眠医療マニュアル―．2013（**ガイドライン**）
http://jssr.jp/data/guideline.html
14）日本産科婦人科学会・日本女性医学学会編：ホルモン補充療法ガイドライン2017年度版．日本産科婦人科学会，東京，2017（**ガイドライン**）
15）Terauchi M, Hiramitsu S, Akiyoshi M, et al：Effects of three Kampo formulae：Tokishakuyakusan（TJ-23）, Kamishoyosan（TJ-24）, and Keishibukuryogan（TJ-25）on Japanese peri- and postmenopausal women with sleep disturbances. Arch Gynecol Obstet 284：913-921, 2011（**レベルⅢ**）[PMID：21120510]
16）内田亜希子，堀 礼子：不眠の非薬物療法．日本医事新報 4731：65-71, 2014（**レベルⅣ**）

Exercise 25

正しいものはどれか。1つ選べ。

a　更年期に生じる睡眠障害の背景に，うつ・不安がみられることがある。
b　HRTは血管運動神経症状を伴う不眠に対して無効である。
c　入眠困難な場合，長時間作用型の睡眠薬が有効である。
d　漢方薬は更年期女性の不眠に無効である。
e　心理的ストレスが背景にある不眠の場合は，非薬物療法は無効である。

解答は537頁へ

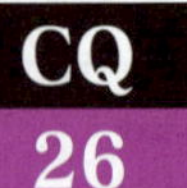

4　心身症

CQ 26　心身症とは？　更年期障害を心身症としてどのように捉えるか？

❶ 心身症とは

日本心身医学会の指針によると，心身症とは「身体疾患の中で，その発症や経過に心理・社会的

表1 心身相関を正しく把握するための具体的目安

1. ライフイベントや日常生活におけるストレスの存在
2. 抑うつや不安状態といった情動上の変化の存在
3. 性格傾向や行動上の問題（ストレスの認知とコーピングスタイル，生活習慣も含む）の存在
4. 生育歴上の人間関係の問題（親子関係など）の存在
5. 疾患自身の心理，行動面への影響の存在

因子が密接に関与し，器質的ないし機能的障害が認められる病態をいう。ただし，神経症やうつ病など，他の精神障害に伴う身体症状は除外する」と定義される[1)]。この定義に基づけば，心身症とは病名ではなく病態を指す用語であり，さらに重要な点は，一般的に考えられているような「心の病気」ではなく，何らかの器質的あるいは機能的異常を示す，あくまで「身体の病気」である。心身症という病態を呈する疾患は各科領域にわたる。

② 病態の特徴

心身症の病像は，疾患により，また患者により様々であるが，共通しているのは“心身相関”（心の状態と身体組織・器官の働きや状態が，相互に影響を及ぼしていること）が認められることである。精神的葛藤や行動様式が身体の状態に影響を与えて病気をつくり，逆に身体の状態が心の動きに影響を及ぼす。心身相関を正しく把握することが，心身症の診断・治療において重要である。心身相関を把握する目安として，表1のような項目が挙げられる[2)]。

③ 心身症という病態からみた更年期障害とは

女性のライフサイクルにおいて，月経前，産後，更年期（閉経前）は女性ホルモンの変動が大きい時期である。更年期障害，月経異常（排卵障害や月経困難症），月経前症候群（premenstrual syndrome；PMS）などは，婦人科疾患で心身症の病態に当てはまる。月経前不快気分障害（premenstrual dysphoric disorder；PMDD）は，PMSとおそらく原因を同じくする類似疾患と考えられるが，DSM-5では初めて抑うつ障害群のカテゴリーの1つに分類され，うつ病（DSM-5）/大うつ病性障害と同列の独立疾患として，診断基準が記載された[3)]。マタニティーブルーは分娩後の一過性の情動障害（抑うつ状態）であり，生理的変化として一般的には経過観察でよい。

一方，更年期障害については『産科婦人科用語集・用語解説集 改訂第4版』（日本産科婦人科学会編）によると，「更年期に現れる多種多様な症状の中で，器質的変化に起因しない症状」を更年期症状と呼び，更年期症状の中で「日常生活に支障をきたす病態を更年期障害と定義する」とされている[4)]。そして，「主たる原因は卵巣機能の低下であり，これに加齢に伴う身体的変化，精神・心理的な要因，社会文化的な環境因子などが複合的に影響することにより症状が発現すると考えられている」と付記されている。卵巣機能の衰退・欠落に伴うエストロゲンの欠乏が，自律神経失調症を中心とした身体の機能的異常を引き起こし，その発症や経過に心理・社会的ストレスが密接に関与しており，心身症の病態に該当する。

更年期の病態は，①内分泌的変化，②心理的・性格的素因，③社会的環境・ストレス，が複雑に絡み合って病因を形成していると考えられる。内分泌学的要因はエストロゲンの低下を主とする症状であり，患者のもつ自律神経的素因と重なって，ホットフラッシュや発汗といった血管運動神経症状が代表的である。心理的・性格的素因や環境といった心理社会的要因が重なると，不安や抑うつなどがみられる。一般的に，更年期に不定愁訴を訴えて受診する患者を更年期障害として一括りにしてしまう傾向があるが，後述のように鑑別診断をしっかり行い，重要な疾患を見落とさないという認識が求められる。

表2 更年期不定愁訴の鑑別疾患

症状	疾患	領域
肩こり	頚肩腕症候群	整形外科領域
腰痛	腰痛症	整形外科領域
頭痛	筋緊張型頭痛，片頭痛	神経内科領域
めまい，身体動揺感	自律神経失調症	神経内科領域
回転性めまい，耳鳴り	メニエル症候群	耳鼻科領域
ホットフラッシュ	更年期障害	婦人科領域
動悸	不整脈	循環器内科領域
下痢	過敏性腸症候群	消化器内科領域
胃痛	胃・十二指腸潰瘍	消化器内科領域
抜け毛	脱毛症	皮膚科
疲れ目	眼精疲労	眼科

4 更年期に不定愁訴を訴える患者に対して

患者の不定愁訴は，大別すると，血管運動神経症状と精神症状に分けられる。更年期に精神症状を認める患者の中には，実際はうつ病，適応障害，不安障害，身体表現性障害といった精神疾患に属する症例が多くみられる。ホットフラッシュを認め，かつ精神症状が軽度であれば更年期障害と考えられるが，精神症状が重度であれば精神疾患の症状の可能性もあり，心療内科や精神科に紹介して精神疾患と鑑別しておく必要がある。更年期不定愁訴の鑑別疾患を表2に示す。心身症では身体症状を改善することと，病態の発症・経過に関連のあるストレスの除去や精神症状の緩和を同時に行う必要がある。症状によっては，積極的に他科に紹介して身体的苦痛を軽減するよう努めたほうがよい。精神疾患が除外され，他科領域の器質的疾患がなく機能的障害と考えられれば，女性心身症として婦人科において治療を行うことが可能である。患者の愁訴が主にエストロゲン欠落症状に起因する場合は，ホルモン補充療法（HRT）の有用性が高い。

心身症は身体の病気であるから，器質的異常があればそれに対する身体医学的治療が行われ，機能的異常であれば身体症状の軽減を図ることが最も重要である。肩こり，腰痛，頭痛などの症状を軽減する一方で，心身の緊張，不安を緩和する。更年期は，親の介護や夫の退職，子供の進学・就職，あるいは空の巣症候群といわれるような子供の親離れの時期にもあたり，身体的だけではなく社会的にも大きな転機を迎える女性が多い。病状と密接に関連する心理・社会的要因を直ちに取り除くことは容易ではないため，社会的要因が解決されるまでの間は，緊張・不安の緩和のために抗不安薬や選択的セロトニン再取り込み阻害薬（SSRI）に代表される抗うつ薬の投与，心理療法，リラクゼーションのトレーニングも有用である。

5 おわりに

心身症を論ずるとき，心身二元論か心身一元論かが問題になる[5]。心療内科は心身一如という心身一元論に基づく考えを基盤として成り立っているが，精神科はあくまでも西洋医学の心身二元論を基盤に成立している。心療内科と精神科では基本的考え方が異なっているが，心身相関の問題を扱う点では共通している。

心身症の定義では，心理・社会的ストレスとの強い関連性を認めているものの，精神疾患との区別を謳っており，身体症状を優先した身体の病気である。これは心身二元論的であるが，治療にあたっては，心身の強い相関性により，心と身体を同時に治療するという意味で心身一元論的である。心身症の概念は心身二元論であるのに，アプローチが心身一元論であるところが，心身症をわかりにくくしている原因である。

最後に，更年期障害は産婦人科領域の心身症の代表的症候群であるが，実地臨床では十分な心身医学的医療が行われているとは言い難い。心身症に限らず，精神疾患，身体疾患であれ，心身相関の強い病態に対して心身一元論的に行う医療が，心身医学的医療である。

●文献

1) 日本心身医学会教育研修委員会編：心身医学の新しい診療指針．心身医学 31：537-573，1991（**レベルⅣ**）
2) 小牧 元，久保千春，福士 審監修：心身症診断・治療ガイドライン 2006．協和企画，東京，2006，pp2-9（**ガイドライン**）
3) American Psychiatric Association：Diagnostic and Statistical Manual of Mental Disorders：5th Edition（DSM-5）．American Psychiatric Publishing, Virginia, 2013
4) 日本産科婦人科学会編：産科婦人科用語集・用語解説集 改訂第 4 版．日本産科婦人科学会，東京，2018
5) 日本女性医学学会編：最新女性心身医学．ぱーそん書房，東京，2015，pp3-10

Exercise 26

正しいものはどれか。1 つ選べ。

a 神経症やうつ病は，心身症に該当する。
b マタニティーブルーに対しては，早急に治療が開始される。
c 更年期障害の診断において，鑑別疾患が重要である。
d 更年期不定愁訴を訴える患者には，まず HRT を行う。
e 心身医学的医療とは，心身二元論的に行うものである

解答は 537 頁へ

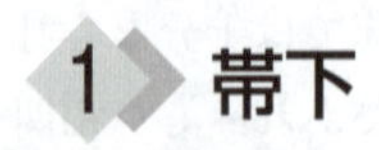

婦人科系

1 帯下

CQ 27 帯下とは何か？ 帯下の検査，腟炎の診断治療はどう行うか？

❶ 帯下とは

帯下とは，外陰，腟，子宮頸管，子宮腔，稀に卵管からの分泌物が生理的あるいは病的に増加したものであり，外来診療では，患者は「おりものが多くなった」という主訴で受診する場合が多い。健常女性の腟分泌物は，通常白色，粘稠性で，腟壁，子宮腟部に薄く付着する程度であり，掻痒感を伴わない。しかし，何らかの原因によって帯下の増量を認めた場合，増加した分泌物が腟入口部より流出し，外陰部に不快感を与える。帯下にはその原因によって，白色帯下，膿性帯下，血性帯下，液状帯下がある。また性成熟期においては，排卵前にエストロゲンの作用で子宮頸管粘液が増量し，この頸管粘液が帯下として自覚されることもある。

外陰部の不快感・違和感に関しては病的な帯下の増加によるものの他に，患者の精神的な状態の変化や普段の生活習慣などによっても影響されることがあるので十分に問診を行うことが必要である。また，外陰部の不快感・違和感の程度には個人差があると考えられる。

❷ 帯下の原因

a. 性成熟期と更年期における腟内環境の変化

閉経前の女性の腟内では，エストロゲンの作用によって腟上皮細胞中にグリコーゲンを含有する。上皮細胞が剥離すると内部のグリコーゲンは糖化作用によって分解されブドウ糖になる。腟内細菌の作用によってブドウ糖から乳酸が産生され，腟内の酸性度が増加する。そのため非病原性の乳酸桿菌（デーデルライン桿菌，*Lactobacillus spp.*）の発育が刺激され，雑菌や病原菌は死滅し，腟内の細菌はほとんど乳酸桿菌で占められることになる。性成熟期には，腟内細菌はほぼ乳酸桿菌で占められているが，閉経期以後には乳酸桿菌は減少する。ホルモン補充療法（HRT）と腟内細菌叢の関係を検討した報告によると，閉経期女性では HRT を受けた場合，全例で乳酸桿菌が検出されている[1)]。このように性成熟期女性の腟内には，エストロゲンの作用によって酸性の状態が保たれ，腟内に侵入する病原菌の増殖を阻止し，さらに子宮や卵管，腹腔内に細菌感染が及ぶのを防ぐ自浄作用がある。しかし，更年期を迎えた女性はエストロゲンに依存した自浄作用である腟の酸性が保たれず，細菌感染などを起こしやすくなる環境に変化していく。

また，閉経後は徐々に腟腔の狭小化および腟粘膜の非薄化，平坦化が進行する。腟の上皮は重層扁平上皮からなるが，中層細胞層の萎縮が認められると腟粘膜の含水量が減少し，接触性の出血を起こしやすくなる（萎縮性腟炎）。その結果，血性帯下として自覚される場合が多い。

b. 更年期における疾病合併率の上昇

加齢により，小児期や思春期，性成熟期などには合併する頻度の少なかった糖尿病や腎疾患，肝疾患，脳血管性疾患，悪性腫瘍など，様々な全身性疾患を発症する頻度が高くなると考えられる。これらの全身性疾患の状態によっては身体の恒常性に変化を起こし，その結果，抵抗性の低下を来し，また使用する薬剤によっては腟内易感染状態へと変化することが考えられる。子宮頸部，子宮体部，腟などに悪性腫瘍が発生すると，腫瘍細胞からの滲出液や出血が腟内に排出され，帯下として自覚されることがある。

加齢は，骨格筋のみならず骨盤底筋群の脆弱化を来す原因となる。それに伴い子宮や膀胱，直腸などが腟を通じて腟外に下垂もしくは脱出を起こすことが，特に多産婦に認められる傾向にある。これら性器脱・下垂が生じた場合，腟粘膜面が体外に脱出するのでより乾燥した状態となり，外陰部に違和感・異物感を訴えることが多い。また，性器脱・下垂の治療として腟内に脱防止用リングを挿入した場合，いわゆる腟内異物を持続的に挿入した状態となるため，これを放置した場合には帯下が増量する原因となる。

③ 帯下の検査・診断

帯下もしくは外陰部不快感などを主訴として来院した場合には，不快感の性状やその色調を聴取するとともに，精神状態や内科的疾患の有無や薬剤投与の既往，子宮内避妊器具の挿入の有無など全身的な状態も十分に問診するように心がける。また，子宮・卵巣・卵管に悪性腫瘍が存在した場合，悪性腫瘍由来の細胞からの滲出液が帯下感として現れることもあるので，その点を考慮して問診することも必要である。

婦人科的診察としては，まず外陰部の視診を行い，外陰部の発疹の有無および帯下の流出がないかを確認する。次いで腟鏡診にて帯下の付着部位（腟内のみの存在なのか，あるいは子宮口から排出しているのかなど）および帯下の性状を観察する。カンジダ菌による帯下およびトリコモナス原虫による帯下であれば検鏡によって原因となる菌や原虫を認めるが，それらを認めない場合には腟分泌物を綿棒などにて採取し，採取した腟分泌物は10% KOHによる検鏡を行う。先にも述べたように，主訴である帯下感の原因として悪性腫瘍の存在を必ず念頭に置き，帯下の観察とともに子宮腟部の視診，帯下検査を行った後の内診，悪性腫瘍の存在を疑った場合には細胞診や超音波検査なども併せて行う。

④ 腟炎・頸管炎の種類と治療

以上に述べたように帯下の増量がみられた場合，腟分泌物の検査を行った後，診断する。ここでは腟炎の種類ごとにその臨床像の特徴と治療について述べる（表1，表2）。

a. 感染性腟炎

① カンジダ腟炎

真菌であるカンジダ（*Candida albicans* など）によるもので，腟炎および外陰炎を発症する。抵抗性が低下している場合に発症しやすい。多くの場合，腟錠や外用剤の使用によって軽快するが，難治性の腟炎となることもある。帯下は悪臭のない白色で粥状あるいはヨーグルト状を呈する。また，パパニコロウ染色では菌糸，芽胞ともに赤褐色に染色される。外陰炎を発症し症状が進行する

表1 帯下の特徴と推定される原因

帯下の特徴	他の所見	推定される原因
白色で粥状，カッテージチーズ状，酒粕状	境界ほぼ明瞭な発赤皮診 痛痒い症状あり	カンジダ腟炎
悪臭を伴う黄色，泡沫状	皮膚は発赤，腫脹 掻痒感，灼熱感，疼痛	トリコモナス腟炎
黄色，もしくは黄緑色	外陰部，腟に発赤，腫脹	淋菌性腟炎
白色ないし淡黄色	腟壁に軽度の発赤，充血	非特異性腟炎
茶褐色帯下や不正性器出血	腟狭小化 腟壁に点状出血	萎縮性腟炎
不正性器出血，水性帯下	内診，超音波検査など 女性性器に腫大など	悪性腫瘍

と，外陰部に左右対称で境界がほぼ明瞭な赤色の発疹を認め，掻痒感に疼痛を伴う場合が多い。カンジダは感染性疾患に対して投与された抗菌薬や副腎皮質ホルモン剤の全身投与が誘引となることが少なくない[2)]。

治療は鏡検にてカンジダ菌糸がみられた場合，もしくは細菌培養検査でカンジダが認められれば行う。治療薬剤としては，イミダゾール系抗真菌薬を用いる。腟錠としてはクロトリマゾール，イソコナゾール硝酸塩，オキシコナゾール硝酸塩，ミコナゾール硝酸塩など，局所塗布剤ではクロトリマゾールクリーム，イソコナゾール硝酸塩クリームなどが用いられる。さらに上記の治療で難治性，あるいは便培養からカンジダが検出されたような場合，トリアゾール系抗真菌薬，ポリエン・マクロライド系抗真菌薬などの内服薬の投与を考慮する。しかし，治療抵抗性を示す場合，とりわけ高齢者で長期にわたる外陰部の掻痒感や外陰部の発赤のために外用剤で治療を受け，その後，外陰部の皮膚生検により悪性腫瘍と診断される場合もある。したがって閉経後の帯下，外陰部の違和感，あるいは掻痒感で来院して症状が長期にわたる場合，病変部の生検・病理検査を含む慎重な診察が求められる。

② トリコモナス腟炎

腟トリコモナス（*Trichomonas vaginalis*）によるもので，悪臭のある膿性黄色，泡沫状の帯下を呈する。帯下感，掻痒感などを主訴とする。外陰部周辺は帯下による表皮の変性が生じ，発赤腫脹することもしばしばである。帯下を検鏡すると，白血球よりやや大型で鞭毛を有する活発に動く西洋梨形の原虫を認めることが多い。検鏡にてトリコモナス原虫を認めた場合，抗原虫薬であるメトロニダゾールにて治療する。またメトロニダゾールの腟錠ならびに必要に応じて経口錠の投与を行う。

③ 淋菌性頸管炎

Neisseria gonorrhoeae によるもので，膿性の帯下を呈する。外陰部と腟には発赤や腫脹を認める。グラム染色標本にてグラム陰性の双球菌が多核白血球内に認められる。治療は，セフトリアキソン静注，スペクチノマイシン筋注の単回投与を第一選択とする[2)]。

④ クラミジア頸管炎

Chlamydia trachomatis によるもので，性交渉により感染することが多い。子宮頸部の円柱上皮

表2 腟炎・頸管炎の診断とその治療例（文献2-4より）

診断	治療		
	一般名	商品名，含有量	使用方法
カンジダ腟炎	◆連日投与法の場合		
	クロトリマゾール	エンペシド®腟錠100mg	1個/日，6日間
	ミコナゾール硝酸塩	フロリード®腟坐剤100mg	1個/日，6日間
	オキシコナゾール硝酸塩	オキナゾール®腟錠100mg	1個/日，6日間
			適時追加
	◆連日通院困難例の場合		
	イソコナゾール硝酸塩	アデスタン®腟錠300mg	2個/回，1回/週
	オキシコナゾール硝酸塩	オキナゾール®腟錠600mg	1個/回，1回/週
			適時追加
カンジダ外陰炎	◆局所塗布剤		
	クロトリマゾール	エンペシド®クリーム1%	2〜3回/日，5〜7日間
	ミコナゾール硝酸塩	フロリードD®クリーム1%	2〜3回/日，5〜7日間
	イソコナゾール硝酸塩	アデスタン®クリーム1%	2〜3回/日，5〜7日間
	オキシコナゾール硝酸塩	オキナゾール®クリーム1%	2〜3回/日，5〜7日間
			適時延長
トリコモナス腟炎	◆経口薬		
	メトロニダゾール	フラジール®錠250mg	500mg/日，分2，10日間
	チニダゾール	チニダゾール®錠200mg「F」	400mg/日，分2，7日間
		チニダゾール®錠500mg「F」	2,000mg，単回投与
	◆腟錠		
	メトロニダゾール	フラジール®腟錠250mg	1個/日，10〜14日間
	チニダゾール	チニダゾール®腟錠200mg「F」	1個/日，7日間
			トリコモナスが消失しない場合は1週間あけ再投与
淋菌性頸管炎	◆注射薬		
	セフトリアキソン水和物	ロセフィン® 1.0g/バイアル	1.0g静注，単回投与
	スペクチノマイシン塩酸水和物	トロビシン® 2.0g/バイアル	2.0g筋注（臀部），単回投与
クラミジア頸管炎	◆経口薬		
	アジスロマイシン水和物	ジスロマック® 250mg/錠	1,000mg，単回投与
		ジスロマック®SR 2g/ドライシロップ	2,000mg，単回投与
	クラリスロマイシン	クラリス®，クラリシッド® 200mg/錠	200mg×2/日，7日間
	レボフロキサシン水和物	クラビット® 500mg/錠	500mg×1/日，7日間
	シタフロキサシン水和物	グレースビット® 50mg/錠	50〜100mg×2/日，7日間
	◆注射薬		
	ミノサイクリン塩酸塩	ミノマイシン® 100mg/バイアル	100mg×2/日 点滴投与，3〜5日間
	アジスロマイシン水和物	ジスロマック® 500mg/バイアル	ジスロマック®点滴静注用500mg×1/日，1〜2日間 その後，ジスロマック®錠250mg×1日，5〜6日間
細菌性腟症	◆腟錠		
	メトロニダゾール	フラジール®腟錠250mg	1回/日，6日間
	◆経口薬		
	メトロニダゾール	フラジール®錠250mg	2錠，分2，7日間
萎縮性腟炎	エストリオール	ホーリン®V腟錠 エストリール®腟錠	1回1錠腟内挿入×7〜14日間

の細胞内に感染し子宮頸管炎を起こす。しかし，自覚症状は感染初期には乏しいことが多く，帯下を含めた非特異的症状を主訴とすることが多い。淋菌との同時感染に注意する。クラミジアの感染は，子宮頸管より上行性に子宮内，卵管，骨盤腔へと至ることが知られており，さらに上腹部に感染が波及すると肝臓の周囲に炎症を来し，肝周囲炎（Fitz-Hugh-Curtis 症候群）が発症すれば右上腹部痛を主訴として来院することがある。スクリーニング的な画像検査上は典型的な所見に乏しく，確定診断に至るのに時間がかかる場合もある。経口薬としてはクラリスロマイシン製剤の7日間，アジスロマイシン水和物錠 1,000 mg 単回投与などがある。しかしセックスパートナーの治療が同時に行われない場合は，反復感染が起こるため注意が必要である。

⑤ 細菌性腟症

細菌性腟症とは，腟内の *Lactobacillus spp.* が減少し，種々の好気性菌や嫌気性菌が異常増殖した病的状態である。多種類の菌の混合感染によるもので，白色ないし淡黄色の帯下を呈する。従来はカンジダ・トリコモナス・淋菌などの特定の原因微生物が検出されない非特異性腟炎と呼ばれていた。腟分泌物の塗抹検鏡での clue cell の視認，腟内 pH の上昇，10% KOH 滴下の際のアミン臭などで診断され，培養で *Gardnerella vaginalis* の増殖，嫌気性菌である *Bacteroides sp.*，*Mycoplasma hominis* が検出された場合，細菌性腟症と診断される。腟鏡診にて腟壁には軽度の発赤，充血を認める。また性器脱・性器下垂のため腟内にリングを長期挿入した場合には，細菌性腟症を伴うことが少なくない。治療としてはメトロニダゾール腟錠が使用される。

b. 非感染性腟炎

① 萎縮性腟炎（196 頁～参照）

閉経期以後，加齢に伴う生理的な変化によって発症する。低エストロゲン状態によって腟腔の狭小化や腟粘膜の非薄化，平坦化が進行し，腟粘膜の含水量が減少するため，接触性の出血を起こしやすくなる。そのため，多くの女性は不正性器出血や黄色・茶褐色の帯下を主訴とすることが多い。鑑別診断のために，細胞診および超音波検査などにて悪性腫瘍の存在を否定することが重要である。

また，萎縮性腟炎が存在する場合，子宮頸部の細胞診では傍基底細胞が多数出現し，一方，中層系と表層系の細胞の比率が減少し（左方移動），核/細胞質比が上昇した細胞が大部分を占めることになり，異形成由来の細胞との鑑別が困難となる場合がある。このような症例では，エストリオール製剤の腟錠を投与し，腟上皮細胞の成熟を待ってから細胞診を再検査施行するようにする。

治療としてはエストリオール製剤の腟錠や内服錠を投与する。さらにエストリオール製剤によって効果が得られない場合，全身的な HRT を考慮する。またホルモン療法が禁忌の場合，漢方療法を行う。

② その他の原因で帯下が増量する場合：女性性器の悪性腫瘍

女性性器の悪性腫瘍に伴う帯下に不正性器出血を伴う場合が多いが，水様性帯下もしくは膿性帯下を主訴として受診することがある。子宮頸部悪性腫瘍であれば初発症状として最も多いのは不正性器出血であるが，次いで多い症状としては帯下の増加である。とりわけ，病巣が感染を起こすと帯下は多くなり，水様性や粘液性の帯下を訴える。悪性腫瘍の病巣が大きくなり，さらに感染や壊死が強くなると，特有な悪臭を伴う肉汁様の帯下となる。また，褐色の帯下や血性帯下を単に帯下と訴える患者もいるため，色調をよく確かめることも重要となる。

子宮体部悪性腫瘍の場合は80〜90%の初発症状は不正性器出血である。帯下を初発症状とする症例でも，何らかの形で不正性器出血を伴っていることが少なくない。初期の段階では漿液性の帯下を訴えるが，悪性腫瘍が進行してくれば帯下は血性となる。子宮頸部や体部の悪性腫瘍では子宮留血症や子宮留膿症を呈する場合がある。また，子宮内感染を伴えば膿性の帯下が出現する。卵管癌はその頻度は少ないが，閉経期の女性にもみられ，進行例では不正性器出血，水様性帯下の症状がみられることがある。更年期女性で水様性帯下を訴えて受診した場合は，詳細な問診を聴取した後に，内診，経腟超音波検査に加えて所見に応じて子宮頸部・子宮内膜の検査を行う。

●文献

1) Devillard E, Burton JP, Hammond JA, et al : Novel insight into the vaginal microflora in postmenopausal women under hormone replacement therapy as analyzed by PCR-denaturing gradient gel electrophoresis. Eur J Obstet Gynecol Reprod Biol 117 : 76-81, 2004 **(レベルⅢ)** [PMID : 15474249]
2) 日本産科婦人科学会，日本産婦人科医会編：産婦人科診療ガイドライン-婦人科外来編 2017 **(ガイドライン)**
3) 日本性感染症学会：性感染症 診断・治療ガイドライン 2016. 日本性感染症学会誌 27 : 1 Suppl, 2016 **(ガイドライン)**
4) 日本産科婦人科学会・日本女性医学学会編：ホルモン補充療法ガイドライン 2017 年度版 **(ガイドライン)**

Exercise 27

正しいものはどれか。1つ選べ。

a 淋菌性腟炎では，白色・ヨーグルト帯下が特徴である。
b 性成熟期女性の腟内は，黄体ホルモンの働きで酸性の状態が保たれる。
c カンジダ腟炎では，黄色帯下が多い。
d 萎縮性腟炎は，低エストロゲン状態が原因である。
e 細菌性腟症は，単一菌の感染によって起こる。

解答は 537 頁へ

2 不正性器出血

CQ 28 更年期女性の不正性器出血の診療で注意すべきことは？

❶ はじめに

更年期の女性においては，女性ホルモンの減少，すなわちエストロゲンの減少に伴う様々な症状を呈することがしばしばある。このようなホルモンの変調に起因した不正性器出血を主訴に来院する場合が少なくない。特に卵巣機能の影響を受けやすい子宮内膜からの不正性器出血が原因である場合が多い。更年期に限らず，あらゆる年代において不正性器出血を訴えて来院された場合には，出血の部位と程度をしっかりと確認し，出血の原因が機能性か器質性かを鑑別することが重要である。更年期のすべての出血は「更年期出血」と呼ばれ，多くはホルモン環境のバランスの変化による機能性出血とされているが[1]，更年期から老年期はがんをはじめとする様々な婦人科腫瘍の好発年齢でもあり，器質的疾患に伴う出血に注意することが大切である。可能性は低いものの妊娠による出血も完全に否定できない年齢であり，更年期女性においてはあらゆる可能性を念頭に置き診断を進めることが肝要である。

❷ 更年期出血の原因検索と診断の手順

「不正性器出血」を引き起こす主な疾患を表1に示した[2,3]。鑑別診断を行う上で重要なことは悪性疾患，すなわち器質的疾患の除外である。特に悪性疾患を否定するために初診外来では，子宮頸部細胞診，子宮内膜細胞診および必要であれば組織診を施行することに躊躇しないことである。特に子宮頸部細胞診検査だけでは不十分で，子宮体癌に留意して内膜細胞診や組織診を行うべきである[4]。もちろんこれらの検査を行う前に，十分な問診をすることは言うまでもないが，それに引き続き，視診，クスコ診，内診そして（経腟あるいは経腹）超音波検査を順序良く行えば，見逃しを防ぐことが可能である。更年期女性では，ときにホルモン補充療法（HRT）を受けている場合があり，ホルモン治療のために性器出血を来すこともある。よって確定診断は，必ず悪性腫瘍，特に子宮頸癌や体癌が否定されて初めて可能であることを念頭に置くべきである。たとえ検査結果が陰性であっても原因がはっきりしない不正性器出血が持続するときには，内膜細胞診結果が偽陰性の割合が比較的高い場合があり，必要に応じて再検査（内膜細胞診，内膜組織診，子宮鏡など）を積極的に行うべきである。

❸ 実際の診察・診断について

問診で必ず確認すべき内容を列挙すると，出血の量，性状，状況および随伴症状，月経歴，性交時出血の有無，子宮がん検診受診の有無と結果，妊娠の可能性，婦人科疾患の既往の有無，合併症の確認，ストレスの有無，薬剤服用の有無などである[4]。次に視診で外陰，外尿道口や肛門からの

表1 不正性器出血を来す部位と主な疾患（文献2, 3より改変）

出血部位	主な原因疾患
外陰	外陰癌，外陰ジストロフィー，外陰潰瘍，外傷
腟	腟癌，腟炎，子宮脱，異物，外傷
子宮頸部	子宮頸癌，子宮腟部びらん，子宮頸管炎，子宮頸管ポリープ，筋腫分娩，外傷
子宮体部	子宮内膜癌，子宮肉腫，子宮筋腫，子宮内膜ポリープ，子宮内膜増殖症，子宮内膜炎，異物（IUDなど），絨毛性疾患，妊娠関連疾患（流産など）
付属器	ホルモン産生卵巣腫瘍，卵管癌，卵管留血腫
尿道	尿道カルンクル，尿道炎，尿道脱，膀胱炎，膀胱癌
肛門	痔核，肛門周囲炎，直腸癌，消化管出血
その他	血液凝固能異常症，肝機能障害，薬物性

出血の有無を確認し，次にクスコ腟鏡で腟および子宮腟部からの出血の有無を確認する[5)]。出血量が少ないとき，または診察までに時間が経っているときには出血および出血部位を視認できない場合もある。そしてまず子宮頸部細胞採取を行うが，閉経期以降の女性における頸部・頸管細胞の採取に際しては，扁平円柱上皮領域（SC-junction）が視認できないこともある。頸部細胞を十分量採取するためには，綿棒による採取よりもサイトブラシ®やサイトピック®などの採取器具を用いることが推奨されてきている[6)]。

双合診による内診にて，子宮や付属器の腫大の有無，可動性の良否，炎症性変化などを確認する[5)]。次いで経腟超音波にて子宮・卵巣腫瘍の有無，同時に子宮の形状や位置，子宮内膜肥厚の有無および内腔の出血の状態を観察する。子宮内膜細胞診を行う際には，あらかじめ患者に，子宮頸癌と体癌の違いや，検査の必要性を十分に説明し，内膜検査では痛みを伴ったり，検査後に出血が持続することを話し，理解を得た上で行うべきである[7)]。分娩経験のない人や子宮頸管が狭窄・閉鎖している人には，より丁寧な説明が必要である。以上の検査を進めることで，機能性疾患と器質的疾患の鑑別がある程度可能であると思われるが，さらに詳しい検査として，必要に応じて各種画像検査を追加する。

④ 治療について

器質的疾患に関しては，それぞれの疾患の治療を各適応に応じて行っていく。器質的疾患が除外されると，機能性による不正性器出血と診断される。更年期には，卵胞数の減少に伴い卵巣機能が閉経に至るまでに徐々に衰え，黄体機能不全，月経周期の短縮あるいは遅延，無排卵へと進み，それぞれの段階に伴って不正性器出血が起こりうる。黄体機能不全による出血，月経周期の乱れに伴う月経前後での出血，無排卵によるエストロゲンの子宮内膜への持続刺激による子宮内膜増殖症による破綻出血などがそれである。ホルモンバランスの変化に伴う機能性更年期出血に対しては少量で短期間であれば，一般の止血剤治療で十分と思われるが，出血が持続的で長引く場合にはホルモン剤の投与を考慮する（図 1）。

エストロゲン製剤と黄体ホルモン製剤の補充療法は更年期症状を改善するとともに，エストロゲン欠乏による骨粗鬆症，脂質異常症などの予防にもなる。薬剤コントロールが不良な場合には手術療法（内膜掻爬，内膜凝固・蒸散・切除，子宮摘出）も考慮する。これらのホルモン治療によっても症状が改善しない場合には，基本に立ち返り，器質的疾患の除外を再度行ってみることも考慮すべき点である。ホルモン産生卵巣腫瘍や初期の卵管癌が発見されたり，子宮腺筋症をベースとする小さな特殊組織型体癌や，絨毛性疾患なども報告されている[2)]。

実際のホルモン治療について，無排卵周期症や子宮内膜過増殖の破綻出血などの場合にはエストロゲン過剰，黄体ホルモン低下の状態であるために，図 1 のようにまず，①黄体ホルモン製剤の投与を行う。これによっても改善しない場合には，②エストロゲン製剤と黄体ホルモン製剤の合剤の投与あるいは③併用療法を行う。実際に用いるホルモン剤の例としては，①黄体ホルモン製剤：メドロキシプロゲステロン酢酸エステル（MPA）2.5～5mg/日，7～12 日間，②エストロゲン製剤と黄体ホルモン製剤の合剤の投与：ノルゲストレル・エチニルエストラジオール 1～2 錠 /日，7～12 日間，③エストロゲン製剤と黄体ホルモン製剤の周期的投与：CEE 1.25mg/日，21 日間，MPA 2.5～5mg/日，後半 12 日間，などが挙げられる[2,4,8-12)]。

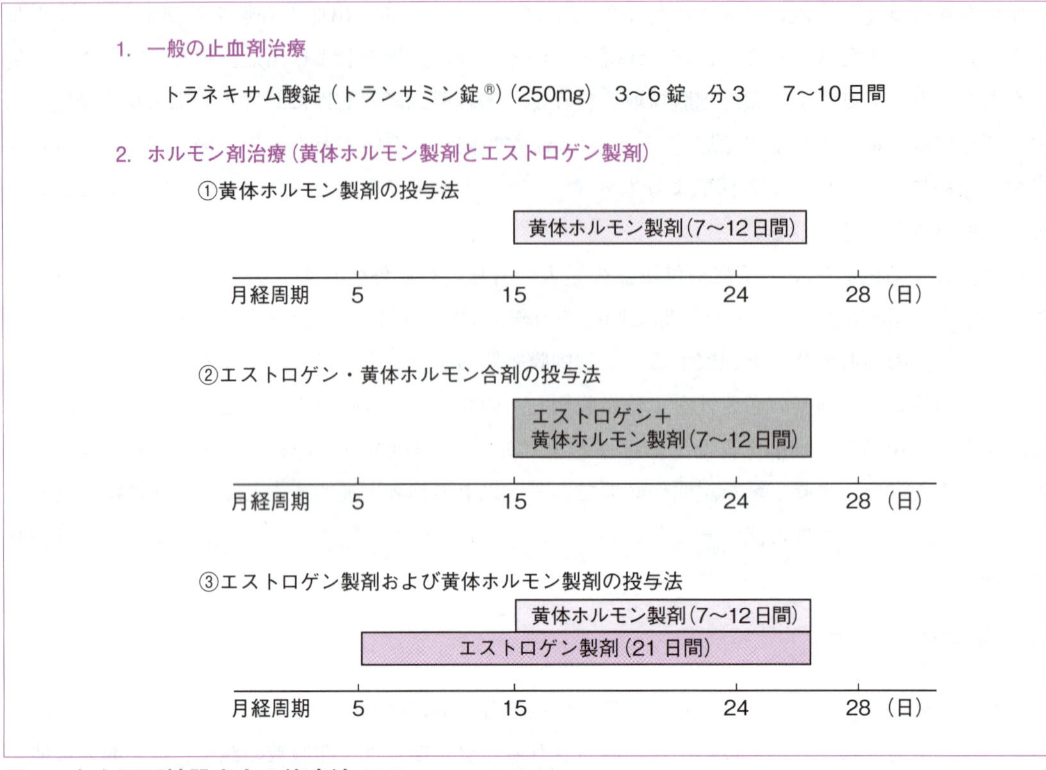

図1 主な不正性器出血の治療法（文献2, 4, 8より改変）

●文献

1）産婦人科研修の必修知識編集委員会：機能性子宮出血．産婦人科研修の必修知識 2016-2018，日本産科婦人科学会，東京，2017，p404（**レベルⅣ**）
2）望月善子：更年期出血．臨床婦人科産科 65：536-539，2011（**レベルⅣ**）
3）坂本知巳，水沼英樹：不正出血の患者が来たら―年齢と reproductive stage で考える―更年期．臨床婦人科産科 58：254-257，2004（**レベルⅣ**）
4）日本産婦人科医会編：研修ノート NO.94．北川広明，小林重光，鮫島 浩，他．機能性不正性器出血，2015，pp59-61（**レベルⅣ**）
5）池田仁惠，三上幹男：婦人科患者の内診所見のとり方とその記載．綾部琢哉，大須賀穣編，産婦人科研修ノート（第2版），診断と治療社，東京，2014，pp25-26（**レベルⅣ**）
6）日本産科婦人科学会，日本産婦人科医会編：産婦人科診療ガイドライン―婦人科外来編 2017．日本産科婦人科学会，東京，2017，pp39-40（**ガイドライン**）
7）日本産科婦人科学会，日本産婦人科医会編：産婦人科診療ガイドライン―婦人科外来編 2017．日本産科婦人科学会，東京，2017，pp76-77（**ガイドライン**）
8）河野康志，宮川勇生：更年期出血．産婦人科の実際 52：39-43，2003（**レベルⅣ**）
9）丸山哲夫：機能性出血の取り扱い．杉山徹，大須賀穣，宮城悦子編，産婦人科診療ハンドブック，中外社，東京，2014，pp19-24（**レベルⅣ**）
10）楢山智明，三上幹男：婦人科疾患患者に投与する時の注意．田中廣壽編，一冊できわめるステロイド診療ガイド，文光堂，東京，2015，pp124-127（**レベルⅣ**）
11）矢野 哲：性成熟期の不正性器出血，機能性子宮出血．福井次男，高木 誠，小室一成編，今日の治療指針，医学書院，東京，2018，pp1291-1292（**レベルⅣ**）
12）吉野 修，斉藤 滋：機能性子宮出血．猿田享男，北村総一郎監修，1336専門家による私の治療，日本医事新報社，2017，pp1450-1451（**レベルⅣ**）

Exercise 28

正しいものはどれか。1つ選べ。

a 子宮内膜細胞診検査は偽陰性が少ない。
b 更年期女性の子宮頸部細胞診の検体採取には綿棒がよい。
c 更年期の不正性器出血の多くは頸部からで子宮内膜の精査は不要である。
d 更年期の不正性器出血の診断には器質的疾患の除外を行うことが重要である。
e 更年期の不正性器出血は女性ホルモンの低下が原因のため，ホルモン剤投与で止血可能である。

解答は 537 頁へ

3 下腹部痛

CQ 29 下腹部痛の鑑別と治療はどのように行うか？

下腹部痛は非常によく遭遇する症状であり，各科の疾患が含まれる。更年期女性に特徴的なものは少ないが，系統だった診察により，緊急手術を要する疾患か，保存的治療でよい疾患かの鑑別を行うことが重要である。治療は原因疾患に対応して行う。

1 鑑別疾患

鑑別疾患には表1のようなものがあり，下腹部痛の原因は非常に多岐にわたる[1,2]。

2 診断手順

a. バイタルサインのチェック

まずバイタルサインをチェックし，緊急を要するものかどうかを判断することが重要である。

表1 下腹部痛の原因疾患

1. 消化管疾患：炎症性腸疾患(クローン病，潰瘍性大腸炎)，十二指腸潰瘍，虫垂炎，イレウス，消化管穿孔，膵炎，便秘など
2. 泌尿器系疾患：尿管結石，排尿障害，膀胱充満など
3. 産婦人科疾患：月経困難症，子宮筋腫，子宮内膜症，卵巣腫瘍茎捻転，卵管炎，骨盤腹膜炎，異所性妊娠，流産，早産，正期産の陣痛，卵巣出血，排卵時痛，クラミジア感染症，付属器炎，進行子宮頸癌・子宮体癌，骨盤臓器脱，リンパ嚢胞など
4. 血管疾患：動脈瘤，血栓症など
5. その他：術後イレウス，術後癒着，糖尿病性ケトアシドーシス

b. 問診[1, 2]

①疼痛部位：痛む部位は同じか，それとも移動しているか。

②痛みの性状：いつから始まっているか，強さの変化。

③月経，排卵との関係：最終月経はいつか，妊娠の有無の確認。更年期になって月経が不順になっていても，疑わしいときは必ず妊娠の有無を確認しておく。

④付随する症状：発熱の有無，性器出血，下痢，便秘，嘔吐，血尿，血便などの有無，排尿状態を確認する。

⑤既往歴：腹部手術，腹膜炎，尿管結石，卵管炎，クラミジア感染症，放射線治療，その他の内科・外科疾患などの既往。

⑥最後の食事摂取時間。

c. 外診

①視診：膨満（子宮筋腫，卵巣腫瘍，イレウス，腹水，妊娠），術創（イレウス，癒着）の有無を確認。

②聴診：腸蠕動音の減弱，喪失（閉塞，麻痺性イレウス）。

③触診：反跳痛，筋性防御の有無，腫瘤（子宮筋腫，卵巣腫瘍），波動感（腹水），圧痛（卵巣腫瘍の茎捻転，腹膜炎，虫垂炎，異所性妊娠など）の有無。

d. 内診・腟直腸診

腫瘤（子宮筋腫，卵巣腫瘍，異所性妊娠），圧痛（卵巣腫瘍茎捻転，卵管妊娠，骨盤腹膜炎，子宮内膜症）の有無，子宮の可動性（子宮内膜症，癒着），子宮の移動痛，骨盤臓器脱の有無をみる。

腟直腸診は子宮周囲の状態を観察するのに有用である。

e. 超音波検査

経腹超音波検査と経腟超音波検査を適宜使い分け，腫瘤（子宮筋腫，卵巣腫瘍，その他骨盤内腫瘤），液体貯留（異所性妊娠，卵巣出血，腹水），結石（尿管結石），水腎症（尿管結石，腎結石），膀胱への尿の充満の有無，そして腫瘤の性状を検査する。

f. CT，MRI 検査

腫瘤性病変があり，超音波検査だけでは判定が困難な場合は，CT，MRI 検査も考慮する。

g. その他の検査

①血算：貧血（腹腔内出血，子宮筋腫），白血球増加（虫垂炎，炎症性腸疾患[2]，腹膜炎）の有無。

② CRP：炎症性疾患の疑われる場合。

③肝機能：AST，ALT，ビリルビン，アルカリフォスファターゼ。

④電解質，BUN，クレアチニン：尿管結石，脱水などの場合に異常を来す。

⑤アミラーゼ：高値の場合は膵炎を疑う。

⑥尿沈渣：血尿（尿管結石）の有無，白血球，細菌尿の有無。

⑦腹部立位 X 線撮影：イレウスや消化管穿孔が疑われる場合。

⑧妊娠反応：閉経前の女性では，問診だけで妊娠を否定してはいけない。

⑨便潜血反応：クローン病，潰瘍性大腸炎，大腸癌などが疑われる場合[2]。

⑩頸管内検査：クラミジア感染が疑われる場合。

⑪腫瘍マーカー：子宮頸癌，子宮体癌，卵巣癌が疑われる場合はそれぞれの腫瘍に特異的な腫瘍マーカーを検査する。

③ 特徴

a. 月経困難症

月経時の腹痛で，鎮痛剤が効かないくらいの疼痛を訴えることもある。子宮筋腫，子宮内膜症などの器質的疾患のないことを確認しておく。鎮痛剤（内服，無効ならば筋注）投与を行う。

b. 子宮筋腫

月経痛，過多月経，貧血を伴うことが多い。内診，超音波，MRI 検査で腫大した子宮を認める。変性が疑われる場合や更年期女性で急に増大する場合は悪性の有無を検査する。巨大筋腫や変性筋腫では下腹部痛などの圧迫症状が出やすい。

c. 子宮内膜症・子宮腺筋症

年月とともに次第に増強する月経痛が特色である。子宮周囲の癒着が進めば性交時，月経時以外に鈍痛を感じることもある。チョコレート嚢胞を合併することがある。内診・直腸診により腫大した子宮，卵巣，子宮の可動性低下，ダグラス窩の圧痛などの所見を認める。超音波検査，MRI 検査で腫大した子宮，チョコレート嚢胞を認める。CA125 が上昇することもある。

d. 卵巣腫瘍茎捻転

激しい下腹部痛を訴え，外診，内診により圧痛を訴える。超音波検査で卵巣腫大を認める。手術を要する。

e. 卵管炎，骨盤腹膜炎

内診により付属器領域に圧痛を認める。進行し骨盤腹膜炎になれば，ダグラス窩を刺激しても疼痛を訴える。卵管留膿腫，膿瘍を形成した場合は経腟超音波で確認できる。白血球増加，CRP 上昇を認める。

f. 排卵時痛，卵巣出血

排卵時期に軽度の腹痛を感じる人がいる。通常，痛みは強くないが，中等度の痛みがありダグラス窩に出血を認める場合は卵巣出血を疑う。出血かどうかの確定にはダグラス窩穿刺も考慮する。卵巣出血は排卵期以外のときにも起こる。

g. クラミジア感染

帯下の増加などの主訴に乏しく，3 分の 2 は無症状である。上行感染すると付属器炎，骨盤内炎症性疾患（pelvic inflammatory disease；PID）を起こし下腹部痛を訴える。さらに，上腹部まで達すると季肋部痛を訴える（Fitz-Hugh-Curtis 症候群）。頸管からのクラミジア DNA 検出，血清 IgA，IgG 抗体の測定を行う。

h. 異所性妊娠

問診だけで妊娠を否定してはいけない。特に更年期女性では月経も不順になり，何が原因の出血かはっきりしないことがあるため，異所性妊娠も念頭に置き診察する必要がある。

i. 骨盤臓器脱，排尿困難

骨盤臓器脱では腹痛を伴うことがある。また，骨盤臓器脱に伴う排尿困難があり，膀胱に尿が 1L 以上たまり激しい下腹部痛を訴えることがある。超音波検査をすると一見巨大卵巣嚢腫様に見えることがあるので注意する。

j. リンパ嚢胞

骨盤リンパ節郭清の既往のある患者で，リンパ嚢胞が大きくなり周囲臓器を圧迫すると下腹部痛を訴える。感染を伴うと特に症状が強くなる。

④ 治療

疼痛の原因を明らかにして，その原因に対する治療を行う。

●文献

1) 平松祐司：下腹痛．コア・ローテーション産婦人科 第2版．豊田長康，他編．金芳堂，京都，2007，pp146-149

2) 平松祐司，松尾 環：消化器疾患合併妊娠．周産期医学 36：1115-1118，2006（レベルⅣ）

Exercise 29

正しいものはどれか。1つ選べ。

a 子宮内膜症に伴う疼痛は年月の経過に従い増悪するのが特徴である。

b 子宮内膜症に関連するマーカーはCEAである。

c 卵巣出血の場合は，開腹手術が原則である。

d 閉経期の子宮筋腫は手術療法が原則である。

e クラミジア感染の疼痛は付属器領域に限局した痛みである。

解答は537頁へ

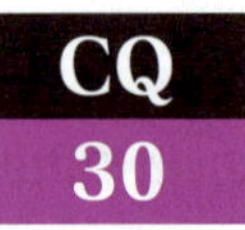

萎縮性腟炎

CQ 30 萎縮性腟炎とは何か？ その診断と治療は？

① はじめに

日本産科婦人科学会編集の『産科婦人科用語集・用語解説集』[1)]では，萎縮性腟炎を「加齢に伴う卵巣機能の低下や卵巣摘出によるエストロゲン欠乏に起因する腟の萎縮性変化。性交時の不快感が出現することや自浄作用の低下により細菌性腟炎が生じやすい。外陰腟萎縮（症）（vulvovaginal atrophy；VVA）とも呼ばれ，近年ではgenitourinary syndrome of the menopause（GSM）の呼称の中で使われている」と定義している。

Genitourinary syndrome of menopause（GSM；閉経関連泌尿生殖器症候群）という概念は，2014年に国際女性性科学会と北米閉経学会が，閉経後の低エストロゲンによる萎縮性腟炎を含む泌尿生殖器症状を包括的かつ正確に表すことを目的に提唱した[2)]。この病名（GSM）は，患者にとって今までの病名（外陰腟萎縮症・萎縮性腟炎・泌尿生殖器萎縮症・性交痛など）よりためらいなく，医療機関に相談できる利点がある。

2 萎縮性腟炎の病態生理

腟壁の上皮は，表層・中層・基底層の3層の非角化扁平上皮からなっており，生理的エストロゲンレベルでは，グリコーゲンを貯蔵している。腟上皮は持続的に剝離し，その際グリコーゲンが放出される。健康な腟の細菌叢は *lactobacillus* が優位でグリコーゲンを乳酸へ代謝し，腟の pH を 3.5〜4.5 に下げ酸性化させ，病原菌の発育を抑え腟炎や尿路感染を予防している。エストロゲンが低下すると，腟上皮は薄く蒼白となり壁のひだは減少し，グリコーゲンの低下により *lactobacillus* の減少を起こし，腟の pH は 5.0 以上となり，正常細菌叢が崩壊し，糞便由来の細菌叢が増殖し，腟や尿路の感染を起こす。また，腟外陰尿路系の血管系が萎縮し，組織の萎縮を起こす。組織中のコラーゲンも減少し，腟は薄く弾性を失い短縮狭小化し，性交痛が出現する[3]。

3 症状

萎縮性腟炎の症状は，性器症状として乾燥，掻痒感，灼熱感，性交痛，帯下（黄色・悪臭），圧迫感・違和感等がある。GSM の泌尿器症状としては排尿困難，血尿，頻尿，易尿路感染，失禁などがある。

4 検査

萎縮性腟炎自体の検査としては，腟分泌物細菌培養，腟分泌物 pH，腟細胞診が挙げられるが，実臨床では，腟分泌物の細菌培養のみが行われることが多い。以下の検査を必要に応じて行う。

a. 腟分泌物細菌培養

Lactobacillus の減少を見る。そのため腟内 pH の上昇を来し，感染が起きやすい環境となる。感染の原因菌は，糞便中のグラム陰性桿菌（group B *streptococcus*, *staphylococcus*, *E.colli*）などが多い。

b. 腟分泌物 pH

正常の腟分泌物の pH は 3.5〜4.5 であるが，有症状時の pH は 5〜7 と上昇している。

c. 腟細胞診

萎縮性腟炎における腟の細胞診では，炎症所見が強く，多数の白血球がみられる。扁平上皮は傍基底層型が主体で表層型は少数であり，表層細胞の割合である成熟度指数は減少する。

性器出血を伴う場合必要な検査

d. 超音波検査

子宮内膜癌，子宮内膜ポリープなどの器質的病変をスクリーニングすることができ，さらに子宮内膜厚，卵巣所見などよりエストロゲン作用を推測することができる。

e. 子宮細胞診（頸部・体部）

子宮頸癌・子宮体癌の除外のために必要である。子宮頸部の細胞診の場合，傍基底層の扁平上皮細胞が多く，異形成との判断が難しい場合があり，その場合は短期間のエストロゲン補充後に再検する。

5 診断

月経歴等問診と上述の症状や検査を施行することにより行う。閉経後の人生が長期間になった今日においては，性を含めたQOLを考え長期的な対応が必要になる。

6 治療

萎縮性腟炎の病態を考えれば，エストロゲンの補充は理に適っている。全身投与か局所投与かは症状の軽重や他のエストロゲン欠乏症状の出方に左右される。また初診時に細菌感染を合併していることが多いので，必要に応じ抗菌薬の腟錠の併用を考慮する。

a. エストロゲン補充療法

① 局所療法

腟外陰へのエストロゲンの補充は，子宮内膜への影響が少なく，エストロゲンによる副作用が少ない反面，ホットフラッシュなどの血管運動神経症状や，骨量減少予防には効果が少ない。したがって，萎縮性腟炎以外のエストロゲン欠乏症状が軽度の患者に勧められる。欧米ではエストロゲンを含むクリームやリングなどが使われているが，日本ではエストリオール腟剤（エストリール®腟錠0.5mg，ホーリンV®腟用錠1mg：1錠/日，1日1回）のみが使用可能である。

② 全身投与

萎縮性腟炎以外のエストロゲン欠乏症状がある患者には，エストロゲンの全身投与を行う。子宮を有する場合は，黄体ホルモンの併用が必要である。エストロゲン製剤は経口剤，貼付剤，ゲル剤などがあり，患者のプロフィールに合ったエストロゲン補充を選択する。詳細はHRTの項（**351頁～**）を参照されたい。

b. 抗菌薬腟坐剤

細菌性腟炎を伴う場合は必要に応じ抗菌薬の腟坐剤の使用を考慮する。メトロニダゾール腟錠を1日1回，1週間ほど使用する。

c. 性交障害対策

性交痛などがある場合は，リューブゼリー®，K-Yゼリー®などを潤滑剤として補助的に使用する。

d. 新規治療

① SERM（selective estrogen receptor modulator）

2013年に米国で，GSMの治療にSERMのospemifeneが認められた。腟上皮の再生や腟のpHの改善が見られ，性交痛などの症状は改善する[4]。一方，子宮内膜への作用がなく，内膜肥厚は見られない。今後の導入が期待される。

② レーザー治療

2014年に米国でCO_2フラクショナルレーザーによるGSMの治療が認められた。レーザー治療により萎縮した血管系の回復，腟壁のグリコーゲンやコラーゲンの増加，腟上皮の厚みの回復が見られる[5]。日本ではCO_2フラクショナルレーザー治療は保険適用外である。効果に関しては今後の検討が必要であろう。

●文献

1) 日本産科婦人科学会編：産科婦人科用語集・用語解説集 改訂第4版. 日本産科婦人科学会, 東京, 2018 (レベルⅣ)
2) Portman DJ, Gass ML；Vulvovaginal atrophy terminology consensus conference panel：Genitourinary syndrome of menopause：new terminology for vulvovaginal atrophy from the Internal Society for the Study of Women's Sexual Health and the North American Menoause Society. Menoause 21：1063-1068, 2014 (レベルⅣ) [PMID：25160739]
3) Gandhi J, Chen A, Dagur G, et al：Genitourinary syndrome of menopause：an over-view of clinical manifestations, pathophysiology, etiology, evaluation, and management. Am J Obstet Gynecol 215：704-711, 2016 (レベルⅣ) [PMID：27472999]
4) Portman DJ, Bachmann GA, Simon JA；Ospemifene Study Group：Ospemifene, a novel selective estrogen receptor modulator for treating dyspareunia associated with postmenoposal vulvar atrophy. Menopause 20：623-630, 2013 (レベルⅢ) [PMID：23361170]
5) Gambacciani M, Palacios S：Laser therapy for the restoration of vaginal function. Maturitas 99：10-15, 2017 (レベルⅢ) [PMID：28364861]

Exercise 30

萎縮性腟炎に関する記述で，誤っているものはどれか。1つ選べ。

a 低エストロゲン下では，グリコーゲンが低下し *lactobacillus* が減少する。

b *lactobacillus* が減少すると，腟の pH はアルカリに傾き，感染が起こりやすくなる。

c 萎縮性腟炎での細菌感染の起因菌は，腸内細菌が多い。

d エストリオール腟錠の使用は，子宮内膜への影響が強い。

e 強いエストロゲン欠落症状を伴う萎縮性腟炎は，HRT の適応となる。

解答は 537 頁へ

5 子宮筋腫

CQ 31 更年期の子宮筋腫の成因・頻度・治療は？

❶ 子宮筋腫の成因

子宮筋腫は性成熟期に発生し，閉経後に縮小することから，その発育には性ステロイドホルモンが関与していると考えられている。

その発育の基礎的メカニズムは十分解明されているとは言い難いが，近年腫瘍の発育は細胞の増殖能と細胞死（アポトーシス）のバランスにより規定されていることが明らかとなり，性ステロイドホルモンによる子宮筋腫発育調節もこの両面から捉える必要が生じている[1]。これまでは，性ステロイドホルモンの子宮筋腫細胞増殖能促進に関する研究が主として展開されていたが，現在では性ステロイドホルモンが直接子宮筋腫細胞の増殖能を促進するのではなく，細胞成長因子や癌遺伝子などの局所因子を介することが明らかとなっている。すなわち，性ステロイドホルモンによる子宮筋腫発育は子宮筋腫細胞の増殖能ならびにアポトーシス両面より調節されており，増殖能に関し

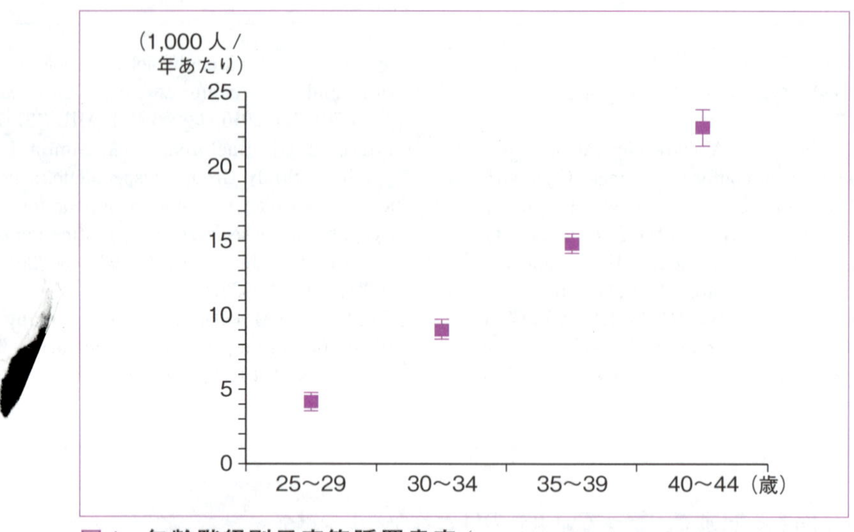

図1 **年齢階級別子宮筋腫罹患率**（Marshall LM, et al：Obstet Gynecol 90：967-973, 1997 より）
米国のNurses' Health Studyのサブ解析における30万人規模の検討では，1,000人/年で平均12.8例に子宮筋腫が発見されており，年齢が高くなるにつれて罹患率は高くなるため，更年期では1,000人/年に対し約25例に発見されると考えられる。

ては，局所因子である上皮成長因子（epidermal growth factor；EGF）が重要な役割を果たす。性ステロイドホルモンとEGF-EGF受容体系との関係では，エストラジオールが子宮筋腫細胞におけるEGF受容体発現を増強するのに対し，プロゲステロンはEGF産生を増加させ，エストラジオールとプロゲステロンはEGF-EGF受容体系を補完的，協調的に刺激することが明らかとなった[2)]。

一方，子宮筋腫細胞のアポトーシスに関しては，アポトーシス抑制遺伝子Bcl-2蛋白質発現が子宮筋腫細胞で観察され，実際に子宮筋腫細胞のアポトーシスの誘導を抑制することから，Bcl-2蛋白質によるアポトーシス抑制機構の子宮筋腫発育への関与が示唆されている。また，プロゲステロンは子宮筋腫細胞Bcl-2蛋白質発現を高めることから，プロゲステロンはEGF産生促進とは別にアポトーシス抑制を介しても子宮筋腫発育に関与している可能性が高いとされている[3,4)]。

❷ 更年期女性における子宮筋腫の頻度

子宮筋腫は婦人科腫瘍のなかで最も頻度の高いものとされている。顕微鏡的なものを含めると女性の77%に子宮筋腫が認められ，その84%が多発性であり，閉経後女性では筋腫の大きさは減少するが，筋腫の頻度自体は減少しないとされている[5)]。米国のNurses' Health Study（NHS）のサブ解析による30万人規模の検討では，1,000人/年で平均12.8人に子宮筋腫が発見されており（図1）[6)]，年齢が高くなるにつれ罹患率は高くなり，更年期では1,000人/年に対し約25人に発見されるという[7)]。

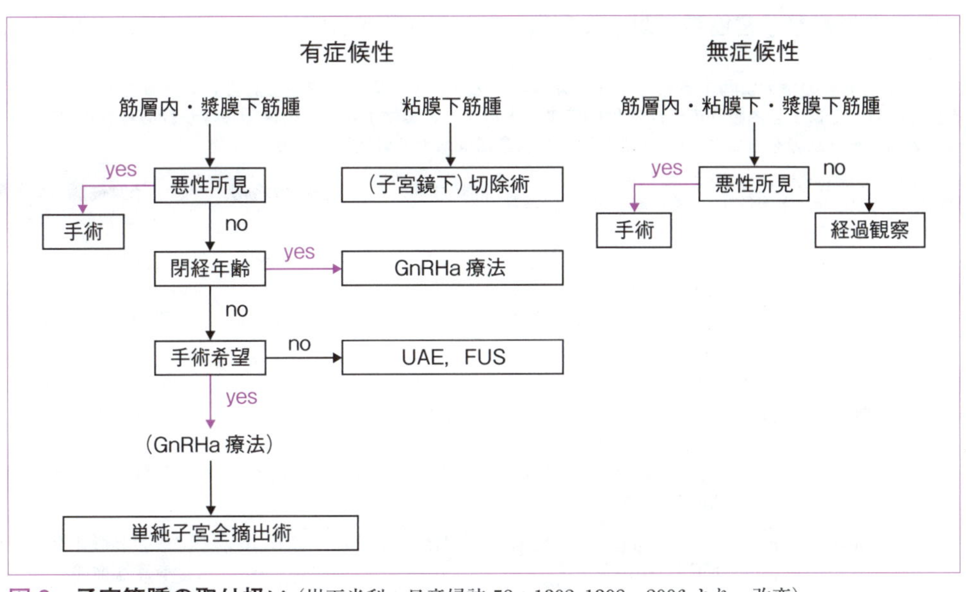

図2　**子宮筋腫の取り扱い**（岩下光利：日産婦誌 58：1302-1308，2006 より，改変）
閉経年齢近くで治療を要する患者に対しては，ほとんどが逃げ込み療法としてのGnRHa療法の選択となる。治療無効例や悪性への変化が否定できない症例は単純子宮全摘出術の適応となる。

③ 更年期女性における子宮筋腫の取り扱い（図2）[8)]

一般的に子宮筋腫の症状は閉経により消失し，筋腫自体も多くは縮小する。したがって閉経期が近い場合，子宮筋腫の手術適応はあるが手術を希望しない症例，まだ手術適応はないが，その可能性が考慮される症例などには，ゴナドトロピン放出ホルモンアゴニスト療法による閉経状態を保ちながら自然閉経へ移行させる，いわゆる逃げ込み療法が治療手段となっている。GnRH アゴニストによる治療メカニズムは，まず下垂体の GnRH 受容体を減少させ，下垂体からのゴナドトロピンの分泌を間接的に抑制する。その結果，卵巣からのエストロゲン，プロゲステロンの分泌が抑制される。さらにエストロゲンの分泌が抑制されると筋腫組織における増殖因子やアポトーシスの変化[9,10)]，さらに子宮動脈の血液減少が起こり，平滑筋の萎縮や変性を来して筋腫が縮小する[11,12)]というメカニズムである。しかし，個々の症例の閉経時期を予想するのは実際には容易ではなく，この方法で閉経に逃げ込めるのは 40％以下といわれている。その際には中止後の血中 FSH レベル（高値）が自然閉経開始の参考になる[13,14)]。また 2019 年 1 月に GnRH アンタゴニスト製剤（レルゴリクス錠）が承認された。この薬剤は GnRH 受容体に対して選択的に拮抗することにより下垂体からの FSH および LH の分泌を阻害する。GnRH アゴニスト製剤と違いフレアアップがないことからその効果発現までの期間が短いことが特徴である。

子宮筋腫による過多月経を改善するその他の薬物療法としては，避妊用に開発されたレボノルゲストレル徐放型子宮内避妊具（levonorgestrel-releasing intrauterine system；LNG-IUS），ミレーナ® が効果があるとされる。経口避妊薬（OC）とその効果を比較した RCT では，LNG-IUS 群で OC 群よりも月経時の経血量が有意に減少したことが報告されている[15)]。しかし，LNG-IUS は自費での治療となること，筋腫サイズの縮小は期待できないこと，FDA では適応を IUD 使用者の過

表1 HRTの閉経後子宮筋腫に対する影響（樋口 毅：更年期医療のコツと落とし穴．中山書店，2005，pp136-137より）

HRT施行と子宮筋腫の増大に関する報告では，黄体ホルモンの投与量との関係に着目しているものが多い。子宮を有する女性に対しては子宮内膜癌の予防を目的にエストロゲンと黄体ホルモンの併用投与が勧められるので，いずれにせよ未摘出の子宮筋腫をもつ女性にHRTを行った場合には増大の可能性がある。

報告者	報告年	症例数	投与薬剤	投与法	診察期間（月）	治療前の筋腫サイズ**	子宮筋腫への影響（開始前との比較）
Sener AB	1996	18	CEE 0.625mg/MPA 2.5mg	連続	12	15.8±6.3mm	有意な変化なし
		22	E_2 0.05mg/MPA 5mg	連続	12	14.3±5.9mm	筋腫長径に有意な増加
Polatti F	2000	74*	E_2 0.05mg/MPA 10mg	周期	24		筋腫発生4例
		36	E_2 0.05mg/MPA 10mg	周期	24	19.3±1.3cm^3	筋腫容積に有意な増加
Fedele L	2000	20	E_2 0.05mg/MPA 10mg	周期	12	26.8±12.5cm^3***	最大筋腫結節の容積に有意な増加
Polomba S	2001	30*	E_2 0.05mg/MPA 2.5mg	連続	12		筋腫発生なし
		31	E_2 0.05mg/MPA 2.5mg	連続	12	141.7±37.8mm^3	有意な変化なし

CEE：結合型エストロゲン，E_2：経皮吸収エストラジオール，MPA：メドロキシプロゲステロン酢酸エステル
*治療開始時に子宮筋腫を認めない閉経後婦人症例。
**数字は平均±標準偏差を示す。mmは筋腫結節の長径を，mm^3，cm^{3}は容積を示す。
***最大筋腫結節の容積を示す。

多月経に限定していることなどをあらかじめ考慮する必要がある[16)]。さらに子宮筋腫の発生・増大にはエストロゲンだけでなくプロゲステロンも重要であることから[17)]，プロゲステロン受容体に高い結合親和性を有する選択的プロゲステロン受容体修飾薬（selective progesterone receptor modulator；SPRM）であるulipristal acetate（UPA）が開発され第Ⅲ相試験によりリュープロレリンとの非劣性が証明されている[18)]。わが国でも第Ⅲ相試験が実施されており，今後承認される可能性が高い。

一方，それまでの定期的な婦人科の診察では子宮の腫大を指摘されたことがなく今回初めて子宮に筋腫様腫瘤を指摘されたという場合，あるいは以前から子宮筋腫を指摘されていたが，今回指摘された腫瘤が明らかにそれよりも大きいといった場合，また閉経後に明らかに腫瘤の増大を自覚している場合は子宮平滑筋肉腫が強く疑われ，手術を前提にした精査が求められる。MRIで境界不鮮明で出血・壊死を示す所見が得られ，血清LDH（LDH_3，LDH_4）が高値の場合などは，積極的に手術を行うべきである。

④ 子宮筋腫患者へのHRT（表1）[19)]

更年期以後，ホルモン補充療法（HRT）を必要とするときになり，結果として筋腫の増大が問題となることがある。HRT施行と子宮筋腫の増大に関する報告でも，黄体ホルモンの投与量との関係に着目しているものが多い[20,21)]。子宮を有する女性に対しては，子宮内膜癌の予防を目的にエストロゲンと黄体ホルモンの併用投与が勧められるので，いずれにせよ未摘出の子宮筋腫をもつ女性

にHRTを行った場合には増大の可能性がある。

子宮筋腫が存在するため，HRTによりそのサイズが増大したり，粘膜下筋腫の場合に性器出血の程度が強くなる可能性があることを十分説明し，超音波などで定期的評価が必要となることを了解してもらう。子宮筋腫への血流でPI（pulsatility index）が低値を示すものほどHRTによる増大傾向が強いことが報告されており[22]，治療前評価の目安の一つとなると思われる。繰り返し続く性器出血に対しては，再度悪性疾患を疑い，HRTを中断し，精査を進めることが大切なのは言うまでもない。

筋腫の増大を認めた場合も，原則としてHRTの中止と子宮筋腫の再評価が必要である。

●文献

1）Wyllie AH, Kerr JF, Currie AR：Cell death：the significance of apoptosis. Int Rev Cytol 68：251-306, 1980（レベルⅢ）[PMID：7014501]
2）Shimomura Y, Matsuo H, Samoto T, et al：Up-regulation by progesterone of proliferating cell nuclear antigen and epidermal growth factor expression in human uterine leiomyoma. J Clin Endocrinol Metab 83：2192-2198, 1998（レベルⅢ）[PMID：9626159]
3）Matsuo H, Maruo T, Samoto T, et al：Increased expression of Bcl-2 protein in human uterine leiomyoma and its up-regulation by progesterone. J Clin Endocrinol Metab 82：293-299, 1997（レベルⅢ）[PMID：8989276]
4）Maruo T, Matsuo H, Samoto T, et al：Sex steroidal regulation of leiomyoma growth and apoptosis. Pathogenesis and Medical Management of Uterine Fibroids. Brosens I, Lunenfeld B, Donnez J, eds. Parthenon Publishing, Lancs, U.K., 1999, p16（レベルⅢ）
5）Cramer SF, Patel A：The frequency of uterine leiomyomas. Am J Clin Pathol 94：435-438, 1990（レベルⅡ）[PMID：2220671]
6）Marshall LM, Spiegelman D, Barbieri RL, et al：Variation in the incidence of uterine leiomyoma among premenopausal women by age and race. Obstet Gynecol 90：967-973, 1997（レベルⅡ）[PMID：9397113]
7）高松 潔，田邊清男：更年期に好発する症状・疾患とその対策―子宮・卵巣の腫瘍．産婦人科治療 88：1287-1295，2004（レベルⅣ）
8）岩下光利：子宮筋腫の取り扱い．日産婦誌 58：1302-1308，2006（レベルⅢ）
9）Harrison-Woolrych ML, Charnoch-Jones DS, Smith SK, et al：Quantification of messenger ribonucleic acid for epidermal growth factor in human myometrium and leiomyoma using reverse transcriptase polymerase chain reaction. J Clin Endocrinol Metab 78：1179-1184, 1994（レベルⅢ）[PMID：8175976]
10）Huang SC, Chou CY, Lin YS, et al：Enhanced deoxyribonucleic acid damage and repair but unchanged apoptosis in uterine leiomyomas treated with gonadotropin-releasing hormone agonist. Am J Obstet Gynecol 177：417-424, 1997（レベルⅢ）[PMID：9290461]
11）石丸忠之：子宮筋腫―新しい薬物療法Ⅰ Gn-RHa/steroid hormone add-back Therapy．産科と婦人科 66：761-769，1999（レベルⅢ）
12）谷口文紀，原田 省，寺川直樹：GnRHアゴニストによる子宮筋腫薬物療法．産婦人科の実際 51：441-447，2002（レベルⅢ）
13）Golan A：GnRH analogues in the treatment of uterine fibroids. Hum Reprod 11 suppl 3：33-41, 1996（レベルⅢ）[PMID：9147100]
14）Broekmans FJ：GnRH agonists and uterine leiomyomas. Hum Reprod 11 suppl 3：3-25, 1996（レベルⅢ）[PMID：9147098]
15）Sayed GH, Zakherah MS, El-Nashar SA, et al：A randomized clinical trial of a levonorgestrel-releasing intrauterine system and a low-dose combined oral contraceptive for fibroid-related menorrhagia. Int J Gynaecol Obstet 112：126-130, 2011（レベルⅡ）[PMID：21092958]
16）Islam MS, Protic O, Giannubilo SR, et al：Uterine leiomyoma：available medical treatments and new possible therapeutic options. J Clin Endocrinol Metab 98：921-934, 2013（レベルⅡ）[PMID：23393173]
17）Kawaguchi K, Fujii S, Konishi I, et al：Immunohistochemical analysis of oestrogen receptors, progesterone receptors and Ki-67 in leiomyoma and myometrium during the menstrual cycle and pregnancy. Virchows Arch A Pathol Anat Histopathol 419：309-315, 1991（レベルⅢ）[PMID：1949613]
18）Donnez J, Tomaszewski J, Vázquez F, et al：Ulipristal acetate versus leuprolide acetate for uterine fibroids. N Engl J Med 366：421-432, 2012（レベルⅡ）[PMID：22296076]
19）樋口 毅：子宮筋腫のある患者へのHRTにおける注意点．麻生武志編，更年期医療のコツと落とし穴．中山書店，東京，2005，pp136-137（レベルⅢ）
20）Palomba S, Sena T, Noia R, et al：Transdermal

hormone replacement therapy in postmenopausal women with uterine leiomyomas. Obstet Gynecol 98：1053-1058, 2001（レベルⅢ）[PMID：11755553]
21）Fedele L, Bianchi S, Raffaelli R, et al：A randomized study of the effects of tibolone and transdermal estrogen replacement therapy in postmenopausal women with uterine myomas. Eur J Obstet Gynecol Reprod Biol 88：91-94, 2000（レベルⅢ）[PMID：10659924]
22）Colacurci N, De Franciscis P, Cobellis L, et al：Effects of hormone replacement therapy on postmenopausal uterine myoma. Maturitas 35：167-173, 2000（レベルⅢ）[PMID：10924843]

Exercise 31

正しいものはどれか。1つ選べ。

a 子宮筋腫の増殖には，プロゲステロンは関係ない。

b HRTは子宮筋腫を縮小させる。

c 子宮筋腫は閉経後に増大する。

d 閉経間近の子宮筋腫症例では，逃げ込み療法としてGnRHaを投与する。

e 閉経期周辺の子宮筋腫に対しては，根治手術を行う。

解答は537頁へ

6 子宮頸癌

CQ 32-1 更年期以降の子宮頸癌の診断までの流れと注意点は？

❶ 子宮頸部細胞採取

更年期以降の子宮頸部細胞採取の留意点は，外頸部由来の扁平上皮細胞と頸管内膜由来の円柱上皮細胞の両者が標本上に観察されるように，扁平円柱上皮境界（squamocolumnar junction；SCJ）が内頸部にシフトしていくことを考慮した上で適切な採取器具を選び，特に頸管内膜から十分に細胞を採取する必要がある。子宮頸部の細胞診判定は，日本母性保護医協会が1978年に「日母クラス分類」として公表した細胞診判定方法が広く用いられていた。しかし現在ではベセスダシステム2001[1]に基づいた報告様式[2,3]が主流になっている。

近年，子宮頸部腺癌が増加傾向にあることや内頸部からの腺癌発生も念頭に置き，子宮頸管腺由来と考えられる異常細胞がみられる場合や，細胞診陰性でも帯下の増量や出血が続く場合には，積極的に生検を含む検査を繰り返し施行するなどの慎重な対応が必要である。

❷ HPV核酸検出検査と感染予防ワクチン

細胞診と同じ検体を用いて，HPV（human papillomavirus）感染の有無を調べる検査である。HPVの遺伝子型は120種類以上が特定されているが，その中でも発癌性が高い十数種類のハイリスク HPV の検出が可能な HPV 核酸検出（HPV DNA キアゲン®HCⅡ，アンプリコア®HPV，サービスタ®HPV HR，アプティマ®HPV，BD Onclarity™ HPV キット），簡易ジェノタイプ判定が可能な検査（コバス®4800 HPV，アキュジーン®m-HPV），HPV のジェノタイプ判定検査（クリニチップ®，MEBGEN™）があり，HPV 感染の有無と細胞診判定によって，その後に行う精査方法や推奨される再検期間が異なる[4)]。HPV 核酸検出および HPV 核酸検出（簡易ジェノタイプ）は細胞診の結果がベセスダ分類上 ASC-US（意義不明異型扁平上皮）と判定された患者や子宮頸部円錐切除後の患者に適用されるのに対し，HPV ジェノタイプ判定検査は，生検で CIN1 または CIN2 と判定された患者に対し，CIN3 への進展リスクを把握して治療方針の決定を目的とする。CIN3 への進展リスクが HPV の型によって異なるからである[5)]。

癌組織から高い検出頻度でみられる HPV16，18 型の感染予防ワクチンとして，サーバリックス®，ガーダシル® が販売されている（女性医学ガイドブック思春期・性成熟期編 2016 年度版の 149 頁も参照）。若年者においては高い感染予防効果を示すが，接種対象年齢は 45 歳以下とされており，更年期以降を対象とした感染予防効果は不明である[6,7)]。

③ コルポスコピー

コルポスコピーは下記のような場合に行う（日本産科婦人科学会，日本産婦人科医会編：産婦人科診療ガイドライン 婦人科外来編 2017 より）。

1. 子宮頸部細胞診が LSIL，ASC-H，HSIL，SCC，AGC，AIS，adenocarcinoma，その他の悪性腫瘍のときは，直ちに行う（B）。
2. 子宮頸部細胞診が ASC-US では以下の場合に行う。すなわちハイリスク HPV 検査が陽性の場合（B）。ハイリスク HPV 検査が施行不可能な施設では，6 カ月後と 12 カ月後の細胞診再検査で ASC-US 以上の場合（B），もしくは直ちに行う（C）。

子宮頸部細胞診が陰性であっても HPV 検査が行われていた場合は以下の状況で行う。

・ハイリスク HPV の持続陽性者と判断した場合に行う。

・HPV16 型もしくは 18 型が陽性の場合に行う。

④ 組織診

a. 狙い生検組織検査

肉眼的に明らかに腫瘍性病変を認めるときは，その部位の組織検査を行う。肉眼的に病変は不明瞭であるが，コルポスコピーで異常所見がある場合には，その部位のコルポスコピー下狙い生検（パンチ生検）を行う。腟壁の観察も重要であり，コルポスコピーにて検査するのと同時に必要に応じてパンチ生検を行う。切除部位が小さいときは，ほとんどの場合腟内タンポンあるいはガーゼでの圧迫で自然止血するが，稀に止血困難で縫合処置が必要となることもあるため，検査の説明を十分に行ってから施行する。

b. 頸管内掻爬

子宮頸部擦過細胞診で異常細胞を認めるがコルポスコピーで SCJ が確認できない，いわゆるコルポスコピー不適格（unsatisfactory colposcopic findings；UCF）の場合は，キュレットを用いて頸管内掻爬組織診を行う[8]。しかしUCFの場合でも，頸管鑷子などを用いて，酢酸加工下でコルポスコピーによる詳細な内頸部の観察を行うことも重要である。頸管内掻爬は頸部腺癌発見のための重要な手技である。

c. 子宮頸部円錐切除術

子宮頸部腫瘍性病変の診断および異形成・初期子宮頸癌（一般にはⅠA1期まで）に対しては，治療的意義を有する手技である。しかし更年期以降で妊孕能温存を考慮する必要がない場合は，正確な診断と根治手術の術式決定のためなどの診断的意味が大きい。以前はコールドナイフで頸部の切除が行われていたが，術中術後の多量出血を避けるため，現在ではレーザーや超音波メスあるいはLEEP（loop electrosurgical excision procedure）法などが選択されることが多い。

細胞診判定による推定病変が生検による組織診断を上回る場合には，円錐切除術の際に頸管内掻爬組織診を行うことにより正確な診断ができることが報告されており[9]，日本婦人科腫瘍学会編集の『子宮頸癌治療ガイドライン2017年版』（以下，頸癌治療ガイドライン）[10]にも，CIN3～ⅠA期の円錐切除術の際に頸管内掻爬施行の記載がある。

5 画像診断

子宮頸癌の存在診断が確定した場合，胸部X線，CT，MRI，腎盂尿管造影，膀胱鏡などの画像検査により腫瘍の広がりを評価した上で適切な治療法を決定する。FDG-PETによる検査では，CTで確定診断が困難なリンパ節腫大の転移の有無に関する診断の有用性が報告されている[11]。また，更年期以降の症例には細胞診判定で癌の存在が疑われ，コルポスコピー下狙い組織診や頸管内掻爬組織診でも癌組織が採取されない場合，癌組織は子宮頸管奥から体部にかけての領域に局在していることがある。この場合にはMRIが病変検出に有効なことがある。

CQ 32-2 更年期以降の子宮頸癌の治療法は？

頸癌治療ガイドライン[10]の内容に沿って，同ガイドラインの推奨のグレードも含め概説する（表1）。

1 CIN3～ⅠA期の治療

近年の若年CIN3の増加に対し，円錐切除術が選択されることが多い。断端陰性であれば最終治療とすることが推奨される（グレードA）[10]。しかし，更年期以降では正確な円錐切除術による臨床病期診断後に単純子宮全摘出術を施行する場合が多い。蒸散法や冷凍法はコルポスコピーの可視病変を有する異形成では有用とされるが，上皮内癌以上での施行は十分慎重に行うべきである。円錐切除術のみで治療を終了させた場合，閉経後では頸管狭窄の頻度が増えるため[12]，子宮留血症・子宮留膿症および局所再発の有無や子宮内膜癌の発生に留意した管理と長期間の経過観察が必要となる。AISには円錐切除標本断端陰性例でも20％に子宮側の遺残病変が存在するため，単純子宮全摘出術が推奨されている（グレードB）[10]。

ⅠA1期では，円錐切除標本内に脈管侵襲が認められなければ単純子宮全摘出術が推奨される（グレードB)[10]。脈管侵襲がある場合には，単純子宮全摘出術あるいは準広汎子宮全摘出術に骨盤リンパ節郭清の追加が考慮される（グレードC1）[10]。更年期以降では正確な円錐切除術による臨床病期診断後に単純子宮全摘出術を施行する場合が多い。蒸散法や冷凍法はコルポスコピーの可視病変を有する異形成では有用とされるが，上皮内癌以上での施行は十分慎重に行うべきである。円錐切除術のみで治療を終了させた場合，閉経後では頸管狭窄の頻度が増えるため[12]，子宮留血症・子宮留膿症および局所再発の有無や子宮内膜癌の発生に留意した管理が必要となる。

ⅠA2期では，リンパ節転移の頻度が0〜10％と報告されており，頸癌治療ガイドラインでは，骨盤リンパ節郭清を含めた準広汎子宮全摘出術が推奨されている（グレードC1）[10]。診断的円錐切除で脈管侵襲の見られない症例にはリンパ節郭清の省略が考慮できる[10]。

② ⅠB〜Ⅱ期の治療

a. 主治療

わが国では主治療は広汎子宮全摘出術が行われている施設が多い。しかし，手術の選択には年齢，performance statusや合併症の有無を考慮し，かつ放射線治療の選択肢も含めた十分なインフォームド・コンセントを得た上での選択が重要である。手術の際の卵巣温存については，卵巣への転移率は扁平上皮癌で0〜0.5％，腺癌で2〜14％[13]とされているが，45歳以上の更年期以降の根治手術の場合は両側付属器摘出術を行い，状況によりエストロゲン補充療法や骨密度の低下に対する治療を行う場合が多い。一般的には，子宮頸癌の治療により卵巣機能が低下した場合のホルモン補充療法（HRT）は子宮頸癌再発のリスクを上昇させないとされている[14,15]。ただしエストロゲン単独療法により健常女性における頸部腺癌の発症リスクが高いケースコントロール研究があり，子宮頸部腺癌がエストロゲン反応性である可能性は否定されてはいない[16]。

表1　更年期以降の子宮頸部前癌病変ならびに臨床病期別子宮頸癌治療の考え方（日本婦人科腫瘍学会編：子宮頸癌治療ガイドライン2017年版．金原出版，2017より抜粋改変）

病期	治療
CIN3/AIS	単純子宮全摘出術
ⅠA1期　脈管侵襲陰性 脈管侵襲陽性	単純子宮全摘出術 単純子宮全摘出術＋骨盤リンパ節郭清 準広汎子宮全摘出術＋骨盤リンパ節郭清
ⅠA2期　脈管侵襲陰性 脈管侵襲陽性	単純子宮全摘出術＋/－骨盤リンパ節郭清 準広汎子宮全摘出術＋骨盤リンパ節郭清 根治的放射線治療
ⅠB1期・ⅡA1期	広汎子宮全摘出術 根治的放射線治療 同時化学放射線療法
ⅠB2期・ⅡA2期・ⅡB期	広汎子宮全摘出術 同時化学放射線療法
Ⅲ期・ⅣA期	同時化学放射線療法
ⅣB期	化学療法 緩和的放射線治療 best supportive care

注）子宮全摘出術には両側付属器切除を含む

ⅠB1，ⅡA1期扁平上皮癌では広汎子宮全摘出術あるいは根治的放射線治療が推奨される（グレードB）[10]。ⅠB2，ⅡA2期扁平上皮癌では広汎子宮全摘出術あるいは同時化学放射線療法（concurrent chemoradiotherapy；CCRT）が推奨される（グレードB）[10]。CCRTが放射線治療単独と比較して有意に予後を改善することが示されている[17]，また，ⅠB2～ⅡA2期に対して広汎子宮全摘出術と放射線治療の治療成績には差がない。両群の治療後QOLに大きな差はないが，手術群では尿路系，放射線治療群では消化管系の晩期合併症の頻度が有意に高い[18]。ⅡB期扁平上皮癌にも広汎子宮全摘出術あるいはCCRTが推奨される（グレードB）[10]。CCRTを実施する施設が増加しているが，手術を主治療として症例は44％（2014年）ある。米国でも20％に手術が行われている（2009年）[19]。ⅡB期には予後改善に向けて，集学的治療の研究が進んでいる[10]。

ⅠB1～ⅡB期の腺癌では，扁平上皮癌に比べて予後不良で放射線感受性も低いと考えられていることから，主治療は手術が推奨されているが，高齢や内科合併症があれば，CCRTも考慮される（グレードC1）[10]。

b. 術後補助療法

広汎子宮全摘出術で外科切除断端陰性かつ骨盤リンパ節転移陰性で他の危険因子（大きな頸部腫瘤，深い頸部間質浸潤，脈管侵襲陽性）を有する場合（再発中リスク群）には，術後に全骨盤腔への放射線治療あるいはCCRTが考慮される（グレードC1）[10]。完全摘出後の骨盤リンパ節転移あるいは子宮傍組織浸潤陽性である，再発高リスク群ではCCRTが推奨される（グレードB）[10,20]。術後化学療法がわが国では多く行われているが，施設間の差が治療成績にみられるため，今後の検討課題である[10]。

腺癌の再発高リスク群に対しても，CCRTが有効であると示されている[20]。わが国では化学療法も有用である結果が示されている[21]。腺癌は扁平上皮癌に比べ遠隔転移が多いことを反映しており，最適な術後補助治療についてはこれも検討課題である。

❸ Ⅲ・Ⅳ期の治療

Ⅲ・ⅣA期では，放射線治療単独よりもCCRTが推奨される（グレードB）[10]。局所進行症例に対するCCRTについて，米国では複数のRCTの結果より，National Cancer Institute（NCI）が1999年に，放射線治療を必要とする子宮頸癌患者においてはCCRTが考慮されるべきとの勧告を出した。さらにⅠB～ⅣA期を対象としたRCT結果のメタアナリシスから，CCRTにより全生存率が40％から52％に改善し，加えてシスプラチンを含んだレジメンで生存率が改善し局所再発も遠隔転移も減少することが明らかになり[22]，米国では進行子宮頸癌の標準的治療はCCRTとなった。

一方，わが国では一般的に行われている根治的放射線治療（全骨盤照射施行中に中央遮蔽を施行し高線量率腔内照射を行う）の方法が勧告の方法と異なるため，導入にあたり慎重な対応をとった。多施設共同第Ⅱ相試験（JGOG1066）により，有効性と安全性が確認され，標準治療の一つとなった[23]。

また，CCRTによる予後改善効果はⅠ・Ⅱ期と比較してⅢ・ⅣA期で低いことや[24]，Ⅲ・ⅣA期では放射線治療単独とCCRTで生存率の向上は有意でなかったとする報告もあり[24,25]，現時点では実地臨床での適用に際しては十分な注意が必要である。急性期毒性については，システマティックレビューから上部消化管障害，血液毒性が有意に増強することが示されたが，晩期合併症の増強の有無は不明である[26)]。

Ⅲ・ⅣA 期に手術は推奨されず，また，主治療の前に施行する化学療法は推奨されない（いずれもグレード C2）[10)]。

ⅣB 期では，転移部位，全身状態に応じた集学的治療を行う。臓器機能が保たれている症例には全身化学療法が考慮され（グレード C1）[10)]，その際にはベバシズマブの併用が推奨される（グレード B）[10)]。

●文献

1) Solomon D, Davey D, Kurman R, et al：The 2001 Bethesda System：terminology for reporting results of cervical cytology. JAMA 287：2114-2119, 2002 **(レベルⅢ)** [PMID：11966386]
2) 日本産婦人科医会：ベセスダシステム 2001 準拠 子宮頸部細胞診報告様式の理解のために．2008 **(レベルⅣ)**
3) Ritu Nayar, David C Wilbur, eds：The Bethesda System for Reporting Cervical Cytology, Third Edition. Springer, Germany, 2015
4) Massad LS, Einstein MH, Huh WK, et al：2012 updated consensus guidelines for the management of abnormal cervical cancer screening tests and cancer precursors. Obstet Gynecol 121：829-846, 2013 **(レベルⅡ)** [PMID：23635684]
5) Matsumoto K, Oki A, Furuta R, et al：Predicting the Progression of Cervical Precursor Lesions by Human Papillomavirus Genotyping：A Prospective Cohort Study. Int J Cancer 128：2898-2910, 2011 **(レベルⅢ)** [PMID：20734388]
6) Harper DM, Franco EL, Wheeler CM, et al：Sustained efficacy up to 4.5 years of a bivalent L1 virus-like particle vaccine against human papillomavirus types 16 and 18：follow-up from a randomised control trial. Lancet 367：1247-1255, 2006 **(レベルⅡ)** [PMID：16631880]
7) Muñoz N, Manalastas R Jr, Pitisuttithum P, et al：Safety, immunogenicity, and efficacy of quadrivalent human papillomavirus (types 6, 11, 16, 18) recombinant vaccine in women aged 24-45 years：a randomised, double-blind trial. Lancet 373：1949-1957, 2009 **(レベルⅡ)** [PMID：19493565]
8) 日本産科婦人科学会編：産婦人科研修の必修知識．日本産科婦人科学会，東京，2013，pp58-62 **(レベルⅣ)**
9) Massad LS, Collins YC：Using history and colposcopy to select women for endocervical curettage. Results from 2,287 cases. J Reprod Med 48：1-6, 2003 **(レベルⅢ)** [PMID：12611087]
10) 日本婦人科腫瘍学会編：子宮頸癌治療ガイドライン 2017 年版．金原出版，東京，2017 **(ガイドライン)**
11) Herrera FG, Prior JO：The role of PET/CT in cervical cancer. Front Oncol 3：1-10, 2013 **(レベルⅢ)** [PMID：23549376]
12) Penna C, Fambrini M, Fallani MG, et al：Laser CO2 conization in postmenopausal age：risk of cervical stenosis and unsatisfactory follow-up. Gynecol Oncol 96：771-775, 2005 **(レベルⅢ)** [PMID：15721425]
13) Shimada M, Kigawa J, Nishimaru R, et al：Ovarian metastasis in carcinoma of the uterine cervix. Gynecol Oncol 101：234-237, 2006 **(レベルⅢ)** [PMID：16300819]
14) Ploch E：Hormonal replacement therapy in patients after cervical cancer treatment. Gynecol Oncol 26：169-177, 1987 **(レベルⅢ)** [PMID：2433195]
15) Faubion SS, MacLaughlin KL, Long ME, et al：Surveillance and care of the gynecologic cancer survivor. J Womens Health (Larchmt) 24：899-906, 2015 **(レベルⅣ)** [PMID：26208166]
16) Lacey JV Jr, Brinton LA, Barnes WA, et al：Use of hormone replacement therapy and adenocarcinomas and squamous cell carcinomas of the uterine cervix. Gynecol Oncol 77：149-154, 2000 **(レベルⅢ)** [PMID：10739704]
17) Chemoradiotherapy for Cervical Cancer Meta-Analysis Collaboration：Reducing uncertainties about the effects of chemoradiotherapy for cervical cancer：a systematic review and meta-analysis of individual patient data from 18 randomized trials. J Clin Oncol 26：5802-5812, 2008 **(レベルⅠ)** [PMID：19001332]
18) Hsu WC, Chung NN, Chen YC, et al：Comparison of surgery or radiotherapy on complications and quality of life in patients with the stage IB and IIA uterine cervical cancer. Gynecol Oncol 115：41-45, 2009 **(レベルⅢ)** [PMID：19615724]
19) Carlson JA, Rusthoven C, DeWitt PE, et al：Are we appropriately selecting therapy for patients with cervical cancer? Longitudinal patterns-of-care analysis for stage IB-IIB cervical cancer. Int J Radiat Oncol Biol Phys 90：786-793, 2014 **(レベルⅣ)** [PMID：25585782]
20) Peters WA 3rd, Liu PY, Barrett RJ 2nd, et al：Concurrent chemotherapy and pelvic radiation therapy compared with pelvic radiation therapy alone as adjuvant therapy after radical surgery in high-risk early-stage cancer of the cervix. J Clin Oncol 18：1606-1613, 2000 **(レベルⅡ)** [PMID：

10764420]
21) Shimada M, Nishimura R, Hatae M, et al：Comparison of adjuvant chemotherapy and radiotherapy in patients with cervical adenocarcinoma of the uterus after radical hysterectomy：SGSG/TGCU Intergroup surveillance. Eur J Gynecol Oncol 34：425-428, 2013（レベルⅢ）[PMID：24475576]
22) Green JA, Kirwan JM, Tierney JF, et al：Survival and recurrence after concomitant chemotherapy and radiotherapy for cancer of the uterine cervix：a systematic review and meta-analysis. Lancet 358：781-786, 2001（レベルⅠ）[PMID：11564482]
23) Toita T, Moromizato H, Ogawa K, et al：Concurrent chemoradiotherapy using high-dose-rate intracavitary brachytherapy for uterine cervical cancer. Gynecol Oncol 96：665-670, 2005（レベルⅢ）[PMID：15721409]
24) Morris M, Eifel PJ, Lu J, et al：Pelvic radiation with concurrent chemotherapy compared with pelvic and para-aortic radiation for high-risk cervical cancer. N Engl J Med 340：1137-1143, 1999（レベルⅡ）[PMID：10202164]
25) Eifel PJ, Winter K, Morris M, et al：Pelvic irradiation with concurrent chemotherapy versus pelvic and para-aortic irradiation for high-risk cervical cancer：an update of radiation therapy oncology group trial（RTOG）90-01. J Clin Oncol 22：872-880, 2004（レベルⅡ）[PMID：14990643]
26) Kirwan JM, Symonds P, Geen JA, et al：A systematic review of acute and late toxicity of concomitant chemoradiation for cervical cancer. Radiother Oncol 68：217-226, 2003（レベルⅠ）[PMID：13129628]

Exercise 32

正しいものはどれか。1つ選べ。

a 子宮頸癌ⅠA2期（脈管侵襲陽性）症例では，骨盤リンパ節郭清を含む準広汎子宮全摘出術が推奨されている。

b 閉経後の内頸部病変を有する子宮頸癌ⅠA1期症例でも，円錐切除術の断端が陰性なら経過観察をすることが多い。

c 子宮頸癌ⅠB2期の治療では，根治的放射線治療は推奨されない。

d 放射線単独療法に比べて同時化学放射線療法の予後改善効果は，ⅠB2，ⅡA2期よりもⅢ，ⅣA期にみられる。

e 進行子宮頸部腺癌では，術前化学療法施行後の広汎子宮全摘出術が推奨されている。

解答は537頁へ

7 子宮体癌

CQ 33 病理学的に子宮体癌と診断された場合，どのような検査が必要か？ どのような治療法が選択されるか？

❶ 子宮体癌の特徴

わが国の子宮体癌の罹患患者数は近年増加傾向にあり，2007年以降は子宮頸癌（浸潤癌）の頻度を子宮体癌が上回っている[1]。体癌の好発年齢は50代であり，患者の約75%は閉経後婦人である。約75%が手術進行期Ⅰ期またはⅡ期で診断されている[1]。

体癌に罹患する危険因子としては，未婚，不妊，初婚や初妊年齢が高い，未産婦，妊娠回数や出生数が少ない，30 歳以上で月経不順，多嚢胞性卵巣などの排卵障害，エストロゲン製剤の服用歴，乳癌の既往などが挙げられる。40 歳未満の若年体癌例も体癌全体の約 5%を占める[2)]。また糖尿病や高血圧，肥満を合併することが多いのも特徴である[3)]。

体癌は病因論的にⅠ型とⅡ型の 2 つに分類され，前者が約 8 割を占める[1,2,4)]。Ⅰ型はホルモン依存性で子宮内膜増殖症を発生母体とし，分化度の高い類内膜癌が多く予後良好である。Ⅱ型と比較して若年者が多く，糖尿病や高血圧，肥満などの基礎疾患を背景にもつことも多い。この型の癌の発生には，子宮内膜増殖抑制作用をもつプロゲステロンによって拮抗されないエストロゲンの持続的な刺激（unopposed estrogen stimulation）が関与するといわれ，さらに *K-ras* や *PTEN* 遺伝子の異常が高頻度にみられる[5)]。一方，Ⅱ型はホルモン非依存性で子宮内膜増殖症を発生母体とせず，漿液性癌や明細胞癌などの特殊型や分化度の低い類内膜癌が多く予後不良とされる。Ⅰ型と比較して閉経後婦人など，比較的高齢者に発生することが多い。この型の遺伝子異常として *p53* の関与が報告されている[6,7)]。

❷ 治療法を決める前にどのような検査が必要か？

子宮内腔細胞診が陽性または疑陽性のいずれかであれば，子宮内膜組織診を行う。病理学的に子宮体癌の診断が確定した場合，超音波断層法，MRI 検査，CT 検査などの精査を可及的速やかに施行し，局所および全身的な癌の広がりを評価してから治療方針を決定する[8)]。

体癌の画像診断では，患者への侵襲性が低く，婦人科医がその手技に精通している経腟超音波断層法がまず初めに施行される。体癌では一般に子宮内膜の肥厚像が観察され，子宮留膿症でみられる子宮腔内の液体の貯留像とは区別される。また，腫瘍の筋層浸潤の程度，頸部浸潤の有無の推定も可能である。

MRI は軟部組織のコントラスト分解能に優れており，しかも任意の方向の断層画像が得られることから，骨盤部 MRI 検査によって腫瘍径ならびに腫瘍の局所進展を評価することが可能である。筋層浸潤と頸部浸潤の評価が主であるが，骨盤リンパ節転移や，膀胱，腸管への浸潤を評価することも可能である。筋層浸潤の程度は腫瘍と junctional zone（T2 強調画像によって筋層の内側部分が帯状の低信号域として明瞭に観察される部分）との関係が保たれているかどうかで判定されるが，閉経後には junctional zone が不明瞭となるため診断が困難なことも少なくない[9)]。また頸部間質の輪郭の不整から，頸部浸潤をある程度予想することも可能である[10)]。

CT は胸部から骨盤部までを撮影し，リンパ節転移や遠隔転移の診断において必須の検査である。局所では体癌の病巣は一般的に子宮腔内の low density area（LDA）として描出され，体部筋層や子宮頸管への浸潤の程度もある程度まで診断可能であるが，子宮内膜の評価においては MRI のほうが診断精度は高い。

さらに近年，PET/CT 検査の普及により，これを術前診断に実施する施設が増えてきている。PET/CT は MRI と比較し，術前の診断精度において筋層浸潤の程度の評価には差はないものの，骨盤リンパ節転移と頸部浸潤の評価で優れているとする報告もある[10)] 一方で，リンパ節転移の術前診断精度では偽陽性を示すこともある。体癌の腫瘍マーカーとして CA125，CA19-9，CEA などが用いられることがあるが，感度，特異度ともに満足する結果は得られておらず，いずれも体癌に特異的なものではない[11)]。

表1 手術進行期分類(日産婦 2011, FIGO 2008)(日本産科婦人科学会, 日本病理学会:子宮体癌取扱い規約 病理編 第4版. 金原出版, 2017より)

Ⅰ期	癌が子宮体部に限局するもの
ⅠA期	癌が子宮筋層1/2未満のもの
ⅠB期	癌が子宮筋層1/2以上のもの
Ⅱ期	癌が頸部間質に浸潤するが,子宮をこえていないもの*
Ⅲ期	癌が子宮外に広がるが,小骨盤腔をこえていないもの,または所属リンパ節へ広がるもの
ⅢA期	子宮漿膜ならびに/あるいは付属器を侵すもの
ⅢB期	腟ならびに/あるいは子宮傍組織へ広がるもの
ⅢC期	骨盤リンパ節ならびに/あるいは傍大動脈リンパ節転移のあるもの
ⅢC1期	骨盤リンパ節転移陽性のもの
ⅢC2期	骨盤リンパ節への転移の有無にかかわらず,傍大動脈リンパ節転移陽性のもの
Ⅳ期	癌が小骨盤腔をこえているか,明らかに膀胱ならびに/あるいは腸粘膜を侵すもの,ならびに/あるいは遠隔転移のあるもの
ⅣA期	膀胱ならびに/あるいは腸粘膜浸潤のあるもの
ⅣB期	腹腔内ならびに/あるいは鼠径リンパ節転移を含む遠隔転移のあるもの

*頸管腺浸潤のみはⅡ期ではなくⅠ期とする。

注1 すべての類内膜癌は腺癌成分の形態によりGrade 1, 2, 3に分類される。

注2 腹腔洗浄細胞診陽性の予後因子としての重要性については一貫した報告がないので,ⅢA期から細胞診は除外されたが,将来再び進行期決定に際し必要な推奨検査として含まれる可能性があり,すべての症例でその結果は登録の際に記録することとした。

注3 子宮内膜癌の進行期分類は癌肉腫にも適用される。癌肉腫,明細胞癌,漿液性癌(漿液性子宮内膜上皮内癌を含む)においては横行結腸下の大網の十分なサンプリングが推奨される。

表2 TNM分類(UICC第8版に準じる)(日本産科婦人科学会, 日本病理学会:子宮体癌取扱い規約 病理編 第4版. 金原出版, 2017より)

TNM分類	FIGO分類	
TX		原発腫瘍が評価できないもの
T0		原発腫瘍を認めないもの
T1	Ⅰ期	癌が子宮体部に限局するもの
T1a	ⅠA期	癌が子宮筋層1/2未満のもの
T1b	ⅠB期	癌が子宮筋層1/2以上のもの
T2	Ⅱ期	癌が頸部間質に浸潤するが,子宮をこえていないもの
T3	Ⅲ期	癌が子宮外に広がるが,小骨盤腔をこえていないもの,または所属リンパ節へ広がるもの
T3a	ⅢA期	子宮漿膜ならびに/あるいは付属器を侵すもの
T3b	ⅢB期	腟ならびに/あるいは子宮傍組織へ広がるもの
N1, N2	ⅢC期	骨盤リンパ節ならびに/あるいは傍大動脈リンパ節転移のあるもの
N1	ⅢC1期	骨盤リンパ節転移陽性のもの
N2	ⅢC2期	骨盤リンパ節への転移の有無にかかわらず,傍大動脈リンパ節転移陽性のもの
T4/M1	Ⅳ期	癌が小骨盤腔をこえているか,明らかに膀胱ならびに/あるいは腸粘膜を侵すもの,ならびに/あるいは遠隔転移のあるもの
T4*	ⅣA期	膀胱ならびに/あるいは腸粘膜浸潤のあるもの
M1	ⅣB期	腹腔内ならびに/あるいは鼠径リンパ節転移を含む遠隔転移のあるもの

*胞状浮腫のみでT4へ分類しない。生検で確認すべきである。

③ 進行期分類[8)]

体癌の進行期分類には手術進行期分類(日産婦2011, FIGO2008)(表1), TNM分類(UICC第8版に準じる)(表2)が用いられる。かつての進行期分類からの主な改訂点としては,①0期を削除,②筋層浸潤の程度による分類を1/2未満をⅠA期,1/2以上をⅠB期とし,ⅠC期を削除,③頸管腺のみへの進展はⅡ期とせず,頸部間質浸潤をⅡ期と設定,④腹腔細胞診を進行期分類から除外,⑤所属リンパ節転移を骨盤リンパ節,傍大動脈リンパ節で再分類し,ⅢC1期とⅢC2期に設定したことである。

❹ 治療法の選択

体癌の 90%以上の症例に対し手術療法が第一選択されている[2]。筋層浸潤が 1/2 以上，組織分化度が低い（Grade 3），リンパ節転移陽性，頸部間質浸潤陽性，特殊組織型など，予後不良因子のある場合には術後の補助療法として化学療法，放射線療法などが施行される[12]。

一方，全身状態が不良で手術が不可能な場合や，術前に癌が子宮外に進展していることが明らかな場合などでは，手術を施行せず他の治療法が選択されることがある。

a. 手術療法

① 術式の選択

子宮体癌に対する手術術式としては単純子宮全摘出術，準広汎子宮全摘出術，広汎子宮全摘出術がある。I期については単純子宮全摘出術を選択することが多いが，II期に関しては頸癌と同様な子宮傍結合織への進展の可能性を考慮して，「準広汎子宮全摘出術または広汎子宮全摘出術を提案する（グレード C1）」と『子宮体がん治療ガイドライン』に記載されている[12]。しかし体癌では，進行期と選択すべき術式との対応は子宮頸癌の場合ほど明確ではない[12]。

また，子宮体癌に対する腹腔鏡下手術に関する多くのデータが集積され，海外のガイドラインで早期症例に限って標準手術の選択肢として是認しつつあり[12-14]，わが国の『子宮体がん治療ガイドライン 2018 年版』でも，「子宮内膜異型増殖症や推定I期子宮体癌のうち再発低リスク群に対して奨める（グレード B）」と記載されている[12]。

② 付属器の摘出

体癌における卵巣転移率はI・II期でも 5〜10%前後と高く，特に若年者では卵巣癌との重複例もみられ，温存卵巣からのエストロゲン刺激による潜在微小転移巣の増大の危険性もあることから，「初回治療において原則として両側付属器摘出術を行い，手術進行期を決定する（グレード A）」と記載されている[12]。しかしながら，「類内膜癌（G1 相当）で筋層浸潤の浅い若年症例では，卵巣温存に伴う危険性を十分に説明した上で温存が考慮される（グレード C1）」と追加記載されている[12]。

③ 後腹膜リンパ節の郭清

術後補助療法を選択する上で手術進行期は重要な判断基準となる。骨盤リンパ節郭清は「正確な手術進行期決定に必要である（グレード A）」[12] ことから，術後補助療法の適応を検討する際に，骨盤リンパ節郭清の病理診断結果は重要である。一方，生存期間の延長に寄与するというエビデンスには乏しく，治療的意義は確立していない。しかしながら，再発中・高リスク群（筋層浸潤 1/2 以上，分化度 Grade 3，頸管浸潤あり，漿液性癌，明細胞癌）と推定される症例では郭清を提案する（グレード C1）[12]。

傍大動脈リンパ節についても同様に，治療的意義に関するコンセンサスは得られていないが，再発中・高リスク群では予後改善に貢献するという報告[15] や，再発高リスクのみで予後改善に寄与したという報告もみられる[16]。わが国では現在，傍大動脈リンパ節郭清術施行が予後に与える影響を検証する第III相 RCT が開始されている。

b. 放射線療法

体癌では頸癌と比較して放射線感受性が低いため，初回治療としては手術が第一選択とされる[12]。根治的放射線治療の適応については，「高齢や合併症などの理由で手術適応にならない症例に対して放射線治療を提案する（グレード C1）」と記載されている[12]。また，術後放射線治療の適応については，「骨盤内再発を減少させるための選択肢の一つとして考慮される（グレード C1）」[12]。

c. 化学療法

婦人科領域の主な癌のなかでは，子宮体癌は化学療法の有効率が低い。そのため体癌の主たる治療として化学療法が単独で選択されることは少ない[2]。しかしながら，欧米とは異なり，わが国では骨盤リンパ節郭清や腟壁切除が十分に行われるため，再発リスクが中リスク，高リスクと判断される症例に対しては放射線療法はほとんど行われず，「再発高リスク群に対して術後化学療法を奨める（グレード B）」，「再発中リスク群に対して術後化学療法を提案する（グレード C1）」[12]。

d. ホルモン療法

I型の体癌の発生や増殖進展にはエストロゲンの持続的な過剰刺激が関与するため，エストロゲンの効果をブロックするという点からホルモン療法が施行されることがある。体癌に対する最も一般的なホルモン療法は，黄体ホルモン製剤の一種である MPA の大量経口投与である。「黄体ホルモン療法は，類内膜癌 G1 あるいはエストロゲン受容体・プロゲステロン受容体陽性の進行・再発癌に対し考慮する（グレード C1）」[12]。また，若年の子宮内膜異型増殖症または子宮内膜に限局した類内膜癌 G1 相当の症例で妊孕性温存を希望する場合には，「黄体ホルモン療法を提案する（グレード C1）」[12]。しかし，血栓塞栓症などの副作用には注意が必要である。

●文献

1) Yamagami W, Nagase S, Takahashi F, et al：Clinical statistics of gynecologic cancers in Japan. J Gynecol Oncol 28：e32, 2017（レベルⅢ）[PMID：28198168]
2) 日本産科婦人科学会婦人科腫瘍委員会：婦人科腫瘍委員会報告．2017 年度患者年報．日本産科婦人科学会 WEB サイトより http://plaza.umin.ac.jp/~jsog-go/，2019（レベルⅣ）
3) 野田起一郎，柳川 洋，栗原操寿：子宮体がんの患者対照（case control）研究―日本婦人における高危険因子の検討．癌の臨床 29：1733-1739，1983（レベルⅡ）
4) Rose PG：Endometrial carcinoma. N Engl J Med 335：640-649, 1996（レベルⅡ）[PMID：8692240]
5) Hecht JL, Mutter GL：Molecular and pathologic aspects of endometrial carcinogenesis. J Clin Oncol 24：4783-4791, 2006（レベルⅢ）[PMID：17028294]
6) Kohler MF, Berchuck A, Davidoff AM, et al：Overexpression and mutation of p53 in endometrial carcinoma. Cancer Res 52：1622-1627, 1992（レベルⅢ）[PMID：1540970]
7) Ito K, Watanabe K, Nasim S, et al：Prognostic significance of p53 overexpression in endometrial cancer. Cancer Res 54：4667-4670, 1994（レベルⅢ）[PMID：8062261]
8) 日本産科婦人科学会・日本病理学会編：子宮体癌取扱い規約 病理編 第 4 版．金原出版，東京，2017（規約）
9) Novellas S, Chassang M, Delotte J, et al：MRI characteristics of the uterine junctional zone：from normal to the diagnosis of adenomyosis. Am J Roentgenol 196：1206-1213, 2011（レベルⅢ）[PMID：21512093]
10) Antonsen SL, Jensen LN, Loft A, et al：MRI, PET/CT and ultrasound in the preoperative staging of endometrial cancer- a multicenter prospective comparative study. Gynecol Oncol 128：300-308, 2013（レベルⅢ）[PMID：23200916]
11) 蝦名康彦，晴山仁志，櫻木範明，他：子宮体癌診断のチェックポイント-腫瘍マーカー．産婦人科の実際 46：313-319，1997（レベルⅣ）
12) 日本婦人科腫瘍学会編：子宮体がん治療ガイドライン 2018 年版．金原出版，東京，2018（ガイドライン）
13) Colombo N, Creutzberg C, Amant F, et al：ESMO-ESGO-ESTRO Consensus Conference on Endometrial Cancer. Diagnosis, Treatment and Follow-up. Int J Gynecol Cancer 26：2-30, 2016（ガイドライン）[PMID：26645990]
14) National Comprehensive Cancer Network Clinical Practice Guidelines in Oncology, Uterine Neoplasmas version 3. 2019 https://www.nccn.org/professionals/physician_gls/pdf/uterine.pdf（ガイドライン）
15) Todo Y, Kato H, Kaneuchi M, et al：Survival ef-

fect of para-aortic lymphadenectomy in endometrial cancer (SEPAL study). Lancet 375：1165-1172, 2010 (レベルⅢ) [PMID：20188410]
16) Eggemann H, Ignatov T, Keiser K, et al：Survival advantage of lymphadenectomy in endometrial cancer. J Cancer Res Clin Oncol 142：1051-1060, 2016 (レベルⅢ) [PMID：26746654]

Exercise 33

子宮体癌について，正しいものはどれか。1つ選べ。

a 約50%は子宮に限局した状態で診断される。
b リンパ節転移の部位によって手術進行期が区分される。
c 黄体ホルモン製剤が術後補助療法として有用である。
d わが国では，放射線感受性が低いため，放射線療法は術後療法として用いられない。
e 再発低リスク症例は，術後化学療法の適応となる。

解答は537頁へ

8 良性卵巣腫瘍

CQ 34 更年期における良性卵巣腫瘍はどのように管理するか？

❶ 良性卵巣腫瘍管理の一般指針

更年期女性において検診などで偶然発見された卵巣腫瘍に対し，経過観察とするかそれとも外科的に切除すべきかがしばしば問題となる。無症候性の単房性卵巣囊胞は閉経後女性の5～14%に認められるが，39～69%は経過観察中に自然消失すると報告されている[1)]。また腫瘍径が5cm以下のものや[2)]，直径10cm未満でも単房性であれば悪性の可能性は極めて低いと報告されている[1)]。したがって超音波検査や腫瘍マーカーなどで明らかな悪性を疑わせる所見がなく，かつ適切な定期的診察が行われれば，保存的な管理が可能であると考えられる。しかしながら超音波検査で悪性が否定できない，もしくは経過観察中に増大傾向がある，あるいは超音波検査所見の変化とともにCA125が上昇する場合には悪性の疑いがあり[2)]，積極的にMRIなどの画像診断を施行し外科的切除を検討する必要がある。また更年期障害でホルモン補充療法(HRT)を受けている女性では卵巣癌の発症リスクが高いという報告もあり，注意が必要である[3)]。杏林大学病院における40～59歳のいわゆる閉経前後における卵巣腫瘍の過去5年間の手術症例357例の検討では境界悪性・悪性は87例(24.4%)に認められ(図1)，悪性のうち6例(8%)は転移性卵巣癌であった。したがって特に他臓器癌の既往のある患者における卵巣腫大では，慎重な評価が望まれる。

良性卵巣腫瘍のフォローアップは3～6カ月毎に行われているのが現状であるがエビデンスはなく，間隔や期間については今後の検討課題である[2)]。

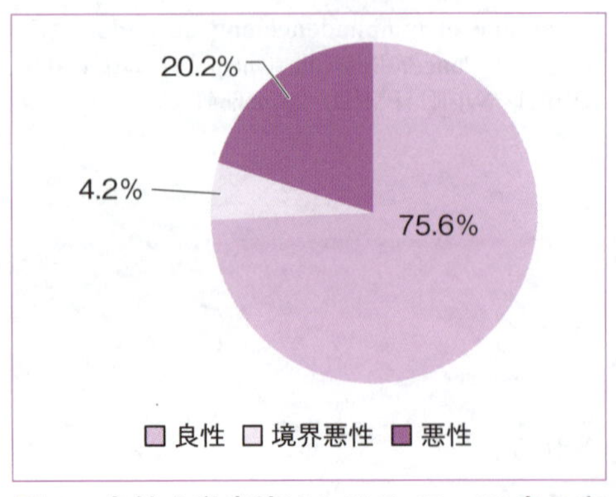

図1　杏林大学病院における40〜59歳の卵巣腫瘍手術症例の良悪性の内訳（357例）

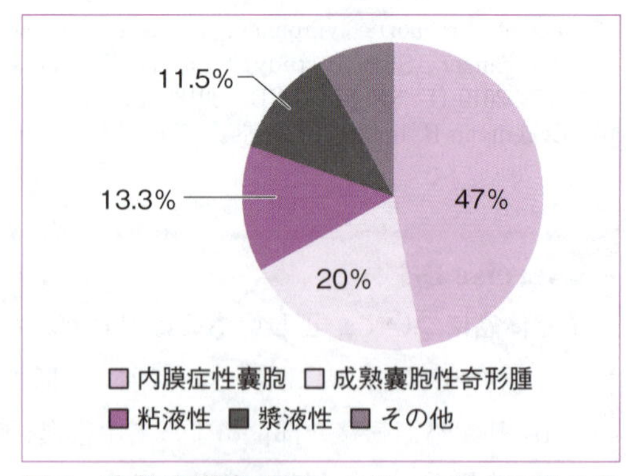

図2　杏林大学病院における，40〜59歳の良性卵巣腫瘍手術症例（270例）の組織型

❷ 年齢と良性卵巣腫瘍

良性卵巣腫瘍の発生は各年代に認められるが，一般的に40代以降では表層上皮性・間質性良性卵巣腫瘍が認められることが多い[4)]。杏林大学病院で過去5年間に良性卵巣腫瘍で手術を施行した40〜59歳の組織型の検討では，内膜症性嚢胞が47%と最も多く，次いで成熟嚢胞性奇形腫（20%），粘液性腺腫（13.3%）の順であった（図2）。内膜症性嚢胞ではわが国での検討では年齢が40歳以上，腫瘍径9cm以上の場合，癌化のリスクが高く[5)]手術療法を考慮する。また成熟嚢胞性奇形腫においても，50歳以上や腫瘍径10cm以上，血中SCCやCA125の上昇は悪性転化のリスクが高くなるため[6)]，悪性転化を念頭に置いた精査を行うことが重要である。

❸ 良性卵巣腫瘍の診断

卵巣は腹腔内臓器であるため，直接的に腫瘍の良悪性診断を行うことは極めて困難である。腫瘍内容の穿刺は，悪性の場合には悪性細胞を腹腔内に散布することとなるため行うべきではない。更年期女性の付属器腫瘤に遭遇した場合，まず経腟超音波検査により腫瘍の大きさや隔壁の性状，充実部分の存在などの卵巣腫瘍の内部構造の評価を行うことは，侵襲も少なく簡便で良悪性の鑑別に有用である[2,7)]。血清CA125も卵巣癌との鑑別に用いられるが，その感度・特異度は低い[8)]。しかしながら卵巣腫大を有する閉経後女性でのCA125の上昇は悪性を強く示唆するため，その場合にはMRIなどによる精査が必要である[2)]。これらの検査結果から悪性卵巣腫瘍が否定できない場合は，CT・MRIなどの画像検査で精査を行う。CA125を補う新しい腫瘍マーカーとして，新たな腫瘍マーカーであるHE4やROMA（risk of ovarian malignancy algorithm）の有用性が報告されている[9)]。

❹ 良性卵巣腫瘍の治療

術前検査において良性腫瘍と診断された卵巣腫瘤に対しては，手術侵襲の軽減を目的として腹腔鏡下手術が適応されることが多い。Saundersらは良性と考えられた隔壁を有する10cm以下の卵巣嚢腫手術症例128例の検討では，1例のみ境界悪性卵巣腫瘍を認めたと報告している[10]。また他の報告では単房性卵巣嚢胞178例の手術症例では悪性腫瘍は認めなかった[1]。したがって超音波検査などの画像診断や腫瘍マーカー等で悪性の疑いがないと考えられる症例では悪性の可能性は極めて低いため，術式としては低侵襲である腹腔鏡下手術を考慮する。

●文献

1) van Nagell JR Jr, Miller RW：Evaluation and management of ultrasonographically detected ovarian tumors in asymptomatic women. Obstet Gynecol 127：848-858, 2016（レベルⅢ）［PMID：27054927］
2) Oyelese Y, Kueck AS, Barter JF, et al：Asymptomatic postmenopausal simple ovarian cyst. Obstet Gynecol Survey 57：803-809, 2002（レベルⅢ）［PMID：12493982］
3) Mørch LS, Løkkegaard E, Andreasen AH, et al：Hormone therapy and ovarian cancer. JAMA 302：298-305, 2009（レベルⅢ）［PMID：19602689］
4) Kurman RJ, Carcangiu ML, Herrington CS, et al：WHO classification of tumours of female reproductive organs. 4th ed., 2017
5) Kobayashi H：Ovarian cancer in endometriosis：epidemiology, natural history, and clinical diagnosis. Int J Clin Oncol 14：378-382, 2009（レベルⅢ）［PMID：19856043］
6) Chiang AJ, Chen MY, Weng CS, et al：Malignant transformation of ovarian mature cystic teratoma into squamous cell carcinoma：a Taiwanese Gynecologic Oncology Group（TGOG）study. J Gynecol Oncol 28：e69, 2017（レベルⅢ）［PMID：28657230］
7) Elder JW, Pavlik EJ, Long A, et al：Serial ultrasonographic evaluation of ovarian anormalities with a morphology index. Gynecol Oncol 135：8-12, 2014（レベルⅢ）［PMID：25068975］
8) Pérez-López FR, Chedraui P, Troyano-Luque JM：Peri- and post-menopausal incidental adnexal masses and the risk of sporadic ovarian malignancy：new insights and clinical management. Gynecol Endocrinol 26：631-643, 2010（レベルⅢ）［PMID：20500106］
9) Karlsen MA, Sandhu N, Høgdall C, et al：Evaluation of HE4, CA125, risk of ovarian malignancy algorithm（ROMA）and risk of malignancy index（RMI）as diagnostic tools of epithelial ovarian cancer in patients with a pelvic mass. Gynecol Oncol 127：379-383, 2012（レベルⅢ）［PMID：22835718］
10) Saunders BA, Podzielinski I, Ware RA, et al：Risk of malignancy in sonographically confirmed septated cystic ovarian tumors. Gynecol Oncol 188：278-282, 2010（レベルⅢ）［PMID：20554314］

Exercise 34

更年期女性の卵巣腫瘍において，まず手術療法を考えるべきものはどれか。1つ選べ。

a 腫瘍径4cm
b 腫瘍径7cmで単房性
c 腫瘍径10cmで多房性
d SCC正常の径3cmの成熟嚢胞性奇形腫
e 腫瘍径3cmの内膜症性嚢胞

解答は537頁へ

9 悪性卵巣腫瘍

CQ 35 悪性卵巣腫瘍の診断と治療は？

❶ 悪性卵巣腫瘍の種類とその特徴

卵巣の悪性腫瘍は，最表層を覆う表層上皮と間質細胞，卵胞を取り巻く性索間質細胞（顆粒膜細胞，莢膜細胞），さらに卵細胞（胚細胞）などから発生する。約85％が上皮性腫瘍である。1950年における日本人女性の卵巣癌死亡数と年齢訂正死亡率（婦人人口10万対）は346人，0.8であったが，2017年は4,745人，7.4と増加した[1)]。胚細胞悪性腫瘍が比較的若年に発生するのに比べ，卵巣癌の発生は60〜69歳をピークにした正規分布を示している[2)]。

❷ 発生危険因子

卵巣癌の約10％が遺伝性といわれ，1親等親族に卵巣癌患者を有する場合，卵巣癌に罹患する確率が3.6倍，2親等の場合は2.9倍[3)]に上昇する。遺伝性卵巣癌に関連する遺伝子としては，*BRCA1*，*BRCA2*が知られており，*BRCA*病的変異保持者の卵巣癌の累積罹患リスクは，70歳でそれぞれ40％，18％とされる[4)]。一方，散発性卵巣癌（非遺伝性卵巣癌）で最も高頻度に異常の認められる遺伝子は*p53*である[5)]。

肥満は卵巣癌の危険因子でBMIが高いとリスクが上昇し[6)]，動物性脂肪の摂取量と卵巣癌発生には用量依存的関係が認められる[7)]。

11歳未満に初経が開始した婦人や，55歳以降に閉経した婦人は卵巣癌発症のリスクが増加する[8)]。逆に正期産により13〜19％リスクが減少し[9)]，授乳することによりさらにリスクが低下する。これは排卵している期間が長いことが，卵巣癌のリスクにつながっていることを示している。また高ゴナドトロピン血症[10)]や，高アンドロゲン血症[11)]などが卵巣癌発症のリスクを上昇させるという報告もあり，更年期や多嚢胞性卵巣症候群（PCOS）での卵巣癌発生の一因と考えられている。さらに不妊治療と卵巣癌の発生には関連があり[12)]，特にクロミフェンの長期的な投与が卵巣境界悪性腫瘍や悪性腫瘍の発生に関与すると報告されている[13)]。

❸ ホルモン補充療法（HRT）と卵巣癌発症・死亡リスク

エストロゲン補充療法（ET）による卵巣癌発生の相対リスクはET非施行女性に比べ1.15（95％ CI 1.05-1.27）と上昇し，ETが10年以上に及ぶ場合は1.27（95％ CI 1.00-1.61）とさらに高くなると報告された[14)]。Women's Health Initiativeによる研究では，エストロゲン・黄体ホルモン併用によるホルモン補充療法（EPT）群に卵巣癌発生が多い傾向を認めたが統計学的には有意差はなかった[15)]。またNurses' Health Studyによれば，5年以上のHRTにおいて相対リスクは“現在使用者”で1.41（95％ CI 1.07-1.86），“過去使用者”で1.52（95％ CI 1.01-2.27）であった。ETでは相対リスクが1.25（$p<0.001$；95％ CI 1.12-1.38）であったが，EPTでは1.04（95％ CI 0.82-1.32）と有意な

上昇は認められなかった[16)]。一方，Million Women Study では“現在使用者”の“非使用者”に対する発症・死亡相対リスクはそれぞれ 1.20（p<0.0002；95% CI 1.09-1.32），1.23（p<0.0006；95% CI 1.09-1.38）であり，EPT 使用期間が長いほど上昇したが，製剤の種類，その成分，投与法による差異は認められなかった[17)]。

④ 症状，検査・診断

卵巣に発生した腫瘍が小さければ，ホルモン産生による特異な場合を除き，一般には無症状である。

進行期分類は国際産科婦人科連合（FIGO 2014）分類を用いる。FIGO では，従来の卵巣癌の進行期に代わって，卵巣癌・卵管癌・腹膜癌のカテゴリーとして新しい進行期を提示した。Ⅰ期は腫瘍が卵巣あるいは卵管内に限局した状態，Ⅱ期は骨盤内臓器への浸潤・転移の認められるもの，あるいは原発性腹膜癌である。Ⅲ期は腫瘍の浸潤転移が骨盤腔を越え，腹腔内に及ぶもの，あるいは後腹膜リンパ節転移を認めるものである。腹腔を越えて肝実質転移や肺転移を認めるもの，胸水中に悪性腫瘍細胞が認められる場合はⅣ期である。

腹部腫瘤を認めた場合はまず，それがどの臓器に由来するものであるか（臓器診断），さらに良性か悪性か（良悪性の診断）の順で検索を進める。問診，内診，画像診断（超音波断層法，CT，MRI）を行い，さらに CA125，CEA，CA19-9，AFP などの腫瘍マーカーを測定する。

⑤ 治療[18)]

a. 早期癌

一般に staging laparotomy でⅠa 期とされた症例で妊孕性の温存を強く希望する場合には，患側の付属器摘出のみにとどめ，対側（健側）卵巣，および子宮の温存が可能であるが，更年期以降の女性における卵巣癌では，たとえ病変が卵巣に限局している場合であっても正確な staging laparotomy が必要である。

術後化学療法は staging laparotomy によって確定したⅠa・Ⅰb 期かつ grade1（高分化型）の症例で省略できる。腫瘍が卵巣に限局していても分化度の低い症例，あるいは明細胞癌，そして被膜破綻や被膜表面への浸潤または腹水，腹腔洗浄液中に悪性腫瘍細胞の認められるⅠc 期については，両側付属器摘出術，子宮全摘出術，大網切除術が基本術式とされ，さらに進行期の確定のためにリンパ節郭清術を行うことが推奨されている。これらの症例に対しては，パクリタキセル，カルボプラチンの 2 剤併用化学療法（TC 療法）を 6 サイクル施行する。

b. 進行癌

進行卵巣癌では，原発巣，転移巣を含め，可能な限り多くの病巣を切除する。したがって両側付属器摘出術，子宮全摘出術，大網・虫垂切除術に系統的リンパ節郭清術を併施し，必要に応じて直腸，S 状結腸，回盲部などの切除を同時に行う。残存腫瘍径と予後との間には密接な関係があり，小さくすればするほど予後の改善につながるとされ，一般的には 1cm 以下に縮小できた場合を治癒切除としている。術後化学療法には TC 療法（3 週間毎，あるいは，dose-dense）を 6 サイクル施行するが，TC 療法とベバシズマブの併用とそれに続くベバシズマブの維持療法も推奨されている。

⑥ 予防

経口避妊薬（OC）の服用により卵巣癌の発生が40～50％減少すると報告されている[19]。また卵管結紮も有意に卵巣癌発生を予防する。OCの服用，経産回数やその他の危険因子を調整しても33％の発生予防効果が確認されている[20]。

BRCA 病的変異保持者を対象としたメタアナリシスでは，リスク低減卵管卵巣摘出術（risk reducing salpingo-oophorectomy；RRSO）によって卵巣癌または卵管癌の発症リスクが79％減少することが明らかとなった[21]。また，前方視的多施設共同コホート研究でRRSOは卵巣癌，卵管癌および腹膜癌を減少させるだけでなく，全死亡リスクを60％減少させることが示された[22]。

また，植物性繊維の摂取や緑葉野菜の摂取[23]，脂肪摂取の抑制[24]が卵巣癌発生のリスクを低下させることも知られている。

●文献

1）国立がん研究センター　がん登録・統計（レベルⅣ）
https://ganjoho.jp/reg_stat/statistics/stat/summary.html
2）Nagase S, Ohta T, Takahashi F, et al：Annual report of the committee on gynecologic oncology, the Japan Society of Obstetrics and Gynecology：Annual patients report for 2015 and annual treatment report for 2010. J Obstet Gynaecol Res 45：289-298, 2019（レベルⅣ）[PMID：30426591]
3）Schildkraut JM, Thompson WD：Familial ovarian cancer：a population-based case-control study. Am J Epidemiol 128：456-466, 1988（レベルⅡ）[PMID：3414654]
4）Chen S, Parmigiani G：Meta-analysis of BRCA1 and BRCA2 penetrance. J Clin Oncol 25：1329-1333, 2007（レベルⅡ）[PMID：17416853]
5）Wen WH, Reles A, Runnebaum IB, et al：p53 mutations and expression in ovarian cancers：correlation with overall survival. Int J Gynecol Pathol 18：29-41, 1999（レベルⅢ）[PMID：9891239]
6）Calle EE, Rodriguez C, Walker-Thurmond K, et al：Overweight, obesity, and mortality from cancer in a prospectively studied cohort of U. S. adults. N Engl J Med 348：1625-1638, 2003（レベルⅡ）[PMID：12711737]
7）Mori M, Nishida T, Sugiyama T, et al：Anthropometric and other risk factors for ovarian cancer in a case-control study. Jpn J Cancer Res 89：246-253, 1998（レベルⅡ）[PMID：9600117]
8）Shu XO, Gao YT, Yuan JM, et al：Dietary factors and epithelial ovarian cancer. Br J Cancer 59：92-96, 1989（レベルⅣ）[PMID：2757927]
9）Parkin DM, Muir CS：Cancer Incidence in Five Continents. Comparability and quality of data. IARC Sci Publ (120)：45-173, 1992（レベルⅡ）[PMID：1284606]
10）Whittemore AS, Harris R, Itnyre J, et al：Characteristics relating to ovarian cancer risk：collaborative analysis of 12 US case-control studies. Ⅳ. The pathogenesis of epithelial ovarian cancer. Collaborative Ovarian Cancer Group. Am J Epidemiol 136：1212-1220, 1992（レベルⅠ）[PMID：1476143]
11）Cramer DW, Welch WR：Determinants of ovarian cancer risk. Ⅱ. Inferences regarding pathogenesis. J Natl Cancer Inst 71：717-721, 1983（レベルⅡ）[PMID：6578367]
12）Helzlsouer KJ, Alberg AJ, Gordon GB, et al：Serum gonadotropins and steroid hormones and the development of ovarian cancer. JAMA 274：1926-1930, 1995（レベルⅢ）[PMID：8568986]
13）Whittemore AS, Harris R, Itnyre J：Characteristics relating to ovarian cancer risk：collaborative analysis of 12 US case-control studies. Ⅱ. Invasive epithelial ovarian cancers in white women. Collaborative Ovarian Cancer Group. Am J Epidemiol 136：1184-1203, 1992（レベルⅡ）[PMID：1476141]
14）Coughlin SS, Giustozzi A, Smith SJ, et al：A meta-analysis of estrogen replacement therapy and risk of epithelial ovarian cancer. J Clin Epidemiol 53：367-375, 2000（レベルⅠ）[PMID：10785567]
15）Anderson GL, Judd HL, Kaunitz AM, et al：Effects of estrogen plus progestin on gynecologic cancers and associated diagnostic procedures：the Women's Health Initiative randomized trial. JAMA 290：1739-1748, 2003（レベルⅡ）[PMID：14519708]
16）Rodriguez C, Patel AV, Calle EE, et al：Estrogen replacement therapy and ovarian cancer mortality in a large prospective study of US women. JAMA 285：1460-1465, 2001（レベルⅡ）[PMID：11255422]
17）Danforth KN, Tworoger SS, Hecht JL, et al：A prospective study of postmenopausal hormone use and ovarian cancer risk. Br J Cancer 96：151-156, 2007（レベルⅡ）[PMID：17179984]

18) 日本婦人科腫瘍学会編：卵巣がん治療ガイドライン 2015年版. 金原出版, 東京, 2015 (ガイドライン)
19) Hankinson SE, Colditz GA, Hunter DJ, et al：A quantitative assessment of oral contraceptive use and risk of ovarian cancer. Obstet Gynecol 80：708-714, 1992 (レベルⅢ) [PMID：1407899]
20) Hankinson SE, Hunter DJ, Colditz GA, et al：Tubal ligation, hysterectomy, and risk of ovarian cancer. A prospective study. JAMA 270：2813-2818, 1993 (レベルⅡ) [PMID：8133619]
21) Rebbeck TR, Kauff ND, Domchek SM：Meta-analysis of risk reduction estimates associated with risk-reducing salpingo-oophorectomy in BRCA1 or BRCA2 mutation carriers. J Natl Cancer Inst 101：80-87, 2009 (レベルⅡ) [PMID：19141781]
22) Domchek SM, Friebel TM, Singer CF, et al：Association of risk-reducing surgery in BRCA1 or BRCA2 mutation carriers with cancer risk and mortality. JAMA 304：967-975, 2010 (レベルⅡ) [PMID：20810374]
23) Kushi LH, Mink PJ, Folsom AR, et al：Prospective study of diet and ovarian cancer. Am J Epidemiol 149：21-31, 1999 (レベルⅡ) [PMID：9883790]
24) Prentice RL, Thomson CA, Caan B, et al：Low-fat dietary pattern and cancer incidence in the Women's Health Initiative Dietary Modification Randomized Controlled Trial. J Natl Cancer Inst 99：1534-1543, 2007 (レベルⅡ) [PMID：17925539]

Exercise 35

正しいものはどれか。1つ選べ。

a 日本における卵巣癌死亡数は年間約3,000人である。
b 不妊治療と卵巣癌発生には関連がない。
c エストロゲン補充療法で卵巣癌発生リスクは上昇しない。
d 卵巣癌Ⅰa期，grade2では化学療法を省略できる。
e リスク低減卵管卵巣摘出術は全死亡リスクを減少させる。

解答は537頁へ

10 乳房（良性疾患）

CQ 36 更年期に遭遇する，注意が必要な乳腺の良性疾患は？

乳腺には炎症性疾患や腫瘍性疾患など様々な良性疾患が存在する。更年期に遭遇する良性疾患として，特に乳管内乳頭腫，線維腺腫，葉状腫瘍，いわゆる乳腺症などは，臨床的に乳癌との鑑別を要する疾患でもあり注意が必要である。

❶ 乳管内乳頭腫

代表的な良性疾患の一つであり，40～50代にかけて好発する。初発症状は，血性乳頭分泌であり，乳輪下に腫瘤を触知することもある。臨床的に発見される乳管内乳頭腫の大きさは，2mmのものから30mmのものまで存在し，大きい場合は画像で描出される[1]。超音波検査では，充実部の立ち上がりが急峻であれば乳管内乳頭腫，なだらかであれば乳管内癌と判断するが，画像のみでの判定は困難であり，確定診断には病理学的診断が必要である。乳管内乳頭腫の多くは，孤立性に乳頭近傍の集合管に発生する中枢型乳管内乳頭腫が典型例であるが，末梢乳管に発生する多発性のものは末梢型乳管内乳頭腫，嚢胞を形成するものは嚢胞内乳頭腫として分類されている。乳管内乳頭腫は乳管内に存在することより，存在診断として乳管造影が，さらに質的診断を目指しての乳管内視鏡も有用とされている。しかし，乳管癌が否定できない場合や，微小な病変で存在部位が特定できない場合には，乳管腺葉区域切除が選択され，詳細な病理学的検索にて診断される。

❷ 線維腺腫

線維腺腫は，間質結合織性成分と上皮性成分の共同増殖による良性腫瘍であり，15～35歳の女性に最も多く認められる[2)]。通常は2～3cmになるとその増殖は止まり，20～60%は自然退縮していき，自然退縮しなかった線維腺腫の約5%だけが増大する[3)]。これらの病変は，OC，妊娠または他のホルモンの刺激による影響を受けて増大する傾向をもっている。線維腺腫に癌化が起こることは非常に稀である[4)]。

3cm以下，40歳未満の線維腺腫であれば治療の必要はなく経過観察でよい。一方，線維腺腫が疑われるが3cmを超えている場合や40歳を超えている場合には，葉状腫瘍の可能性や乳癌も否定はできないので，一般的には切除生検が勧められる。線維腺腫は，急速増大を示す症例においても切除後再発例は少なく予後は良好である。

❸ 葉状腫瘍

葉状腫瘍は，全乳房腫瘍の1%未満であり，その多くは40代の女性に発症し，腫瘍の大きさも平均で4～7cmである。触診上の特徴は，表面平滑，多結節性，境界明瞭な可動性良好で無痛性の腫瘤である。腫瘍は，緩徐にあるいは急速に成長するが，その増大した腫瘍が乳房内を占拠し乳房を歪めたり，皮膚の圧迫壊死を通して表在性潰瘍を起こしたりすることがある。葉状腫瘍は，組織学的に良性，境界型，悪性に分類され，その50%以上が良性で，約25%が悪性である。葉状腫瘍に対する標準的治療は外科的切除であり，wide excision (margin≧1cm) か乳房切除が推奨されている[5)]。良性および境界の葉状腫瘍の多くは，手術だけで治癒する。局所再発は，一般的には初回切除より2年以内に起こるが，良性および境界に比べて悪性は再発までの期間が短い。悪性葉状腫瘍の遠隔転移は13～40%で肺に最も多く，5年生存率は約60～80%である[6)]。

❹ いわゆる乳腺症

『乳癌取扱い規約 第18版』では，従来の乳腺症を「いわゆる乳腺症」と表現し，組織学的変化に応じて，乳管過形成，小葉過形成，腺症などの名称を紹介している[7)]。

いわゆる乳腺症は，30歳から更年期の女性に好発し，片側または両側の乳房の腫瘤，疼痛，異常乳頭分泌を症状とする良性疾患を指す臨床的な概念である。その病因は，エストロゲンの影響によって生じる乳腺の生理的変化による正常からの逸脱として考えられており，それらを一括した乳腺症という名称は使用しない方向に進んでいる。

組織学的には，乳腺の上皮と間質において，増生，退縮，化生などの変化が複合した所見を呈する。主なものとして，嚢胞や間質の線維化，アポクリン化生のほか，乳管過形成，小葉過形成，腺症などがある。現在では，これら個別の像を疾患として捉える概念が定着している。このうち特に乳管過形成や小葉過形成などの増殖性病変は乳癌発症リスクを増加させることが知られている。また異型を認める場合には，乳癌との鑑別が問題になるほか，乳癌発症リスクが高く[8]，慎重な経過観察が必要である。

●文献

1) 坂元吾偉：乳腺腫瘍病理アトラス 改訂第2版．篠原出版新社，東京，1995，pp111-124
2) Carty NJ, Carter C, Rubin C, et al：Management of fibroadenoma of the breast. Ann R Coll Surg Engl 77：127-130, 1995（レベルⅣ）[PMID：7793802]
3) Greenberg R, Skornick Y, Kaplan O：Management of breast fibroadenomas. J Gen Intern Med 13：640-645, 1998（レベルⅣ）[PMID：9754521]
4) Deschênes L, Jacob S, Fabia J, et al：Beware of breast fibroadenomas in middle-aged women. Can J Surg 28：372-374, 1985（レベルⅣ）[PMID：2990650]
5) Reinfuss M, Mituś J, Duda K, et al：The treatment and prognosis of patients with phyllodes tumor of the breast：an analysis of 170 cases. Cancer 77：910-916, 1996（レベルⅢ）[PMID：8608483]
6) Macdonald OK, Lee CM, Tward JD, et al：Malignant phyllodes tumor of the female breast：association of primary therapy with cause-specific survival from the Surveillance, Epidemiology, and End Results（SEER）program. Cancer 107：2127-2133, 2006（レベルⅢ）[PMID：16998937]
7) 日本乳癌学会編：臨床・病理 乳癌取扱い規約 第18版．金原出版，東京，2018（規約）
8) Ma L, Boyd NF：Atypical hyperplasia and breast cancer risk：a critique. Cancer Causes Control 3：517-525, 1992（レベルⅣ）[PMID：1420854]

Exercise 36

正しいものはどれか。1つ選べ。

a 乳管内乳頭腫の主な症状は血性乳頭分泌であり，乳管内癌との鑑別を要する。
b 乳管過形成は乳癌発症リスクを有しない。
c 線維腺腫は悪性化することが多い。
d 線維腺腫は妊娠中に増大することはない。
e 葉状腫瘍は良性であれば腫瘍だけを核出することで治癒する。

解答は537頁へ

11 乳房（乳癌）

CQ 37 乳癌の診断と治療はどのように行うか？

❶ 概念・病態

わが国における乳癌罹患率は上昇しており，最新の統計によると乳癌は女性において全部位の20.2％を占め，最も頻度が高い。年齢調整死亡率は，欧米の減少傾向とは逆にわが国では年々増加の一途をたどり，2010年頃からは横ばい傾向にある。

乳癌の一般的な危険因子としては，妊娠に関係するもの（分娩や授乳はリスクを下げる），飲酒や喫煙などの生活習慣，ホルモンに関連するもの，遺伝的素因に関連するものが考えられる。初経年齢が早い，閉経年齢が遅いなどでは，ホルモン受容体陽性乳癌が増加することが明らかになっている。また，遺伝的素因では，血縁者の乳癌家族歴は確立したリスク要因である。遺伝性乳癌卵巣癌症候群の原因遺伝子として*BRCA1*，*BRCA2*が知られている。

❷ 症状

自覚症状の多くは，しこり（腫瘤）である。その次に血性乳頭分泌物や腋窩リンパ節腫大などである。検診で発見される乳癌の多くは，小腫瘤や石灰化病変の非触知乳癌である。視触診では，腫瘤，皮膚のひきつれ，乳頭の陥凹，皮膚の浮腫などが特徴的な所見である。

❸ 診断

最初に，マンモグラフィと超音波検査を行う。超音波検査では血流ドップラーやエラストグラムなどの併用が質的診断に広く使用されている。また，造影MRI検査は，乳癌の広がりを診断し，術式を決定するためにも多く用いられている。

確定診断には組織診断が必要であり，コア針生検あるいは吸引式乳房組織生検を超音波ガイド，あるいはステレオガイド下に行う。組織診断を行うと同時に，ホルモン受容体（エストロゲン受容体：ER，プロゲステロン受容体：PgR）とHuman epidermal growth factor receptor 2（HER2），Ki67などのバイオマーカーを免疫組織化学検査により評価し，薬物療法の選択に用いる。さらに，多遺伝子アッセイの予後予測因子，および化学療法効果予測因子としての有用性が注目されており[1]，乳癌治療の個別化が一層進むと期待されている。

❹ 治療

乳癌は，非浸潤癌，浸潤癌，Paget病に大別される[2]。非浸潤癌は間質への浸潤を認めないもので，乳癌全体の約10〜20％を占める。乳房切除術だけで治癒が望めるが，術後放射線療法を併用した乳房温存手術も行われている。一方，浸潤癌は間質への浸潤を認めるものである。こうした浸潤癌は，臨床的に発見される以前の比較的早期の段階で全身的な微小転移が既に起こっているとされるため，手術療法に加えて薬物療法が必要である。

手術療法は，乳房に対する手術と腋窩リンパ節に対する手術を分けて考える必要がある。乳房に対する手術には，乳房切除術と乳房温存手術がある。これらの術式において，生存率に差がない[3]ことより，現在では乳房温存手術が主流となっている。一方，乳房切除術においても皮膚温存乳房切除（あるいは乳房切除）＋再建（自己組織あるいはシリコンバッグ）を行うことにより，整容性への配慮が可能である。

放射線治療は，機器の性能の向上により，必要な部位に的確に適正な線量の照射が可能となり，温存療法における温存乳房照射，乳房切除後の再発高危険群に対する胸壁照射が標準化されている。

腋窩リンパ節郭清は，主に局所制御と病期分類のために利用されてきており，腋窩リンパ節郭清によって生存率が向上したというエビデンスは存在しない[4]。腋窩リンパ節郭清の問題点は，上肢リンパ浮腫，運動制限，神経障害等の短期的・長期的な合併症であり，多くの乳癌患者のQOLを損ねることがある。2007年にNSABP B-32試験で，センチネルリンパ節に転移がなかった場合に，腋窩リンパ節郭清を省略しても予後に影響はないという結果が報告された[5)]。この結果を受けてセンチネルリンパ節生検が広まっていくことになり，術後のQOLは飛躍的に向上した[6)]。さらに，ACOSOG-ZOO11試験[7)]など，センチネルリンパ節転移陽性例に対する腋窩リンパ節郭清施行群と非施行群のRCTが行われ，腋窩リンパ節郭清を省略できる可能性が議論になった。『乳癌診療ガイドライン2018年版』では，センチネルリンパ節が微小転移の場合には強く，マクロ転移でも術後放射線療法を行う場合には弱く，腋窩リンパ節郭清の省略が推奨されている[8)]。

予後に直接影響するのは，全身に広がり潜む癌細胞を抑制するための薬物療法であり，化学療法剤，内分泌療法，分子標的薬剤の効果を予測しながら治療戦略を立てる。早期乳癌症例に対する術後補助療法は，内分泌療法，化学療法のいずれも無病生存期間（DFS）と全生存期間（OS）を改善することが証明されている[9)]。

乳癌術後の補助療法の適応を決める際には，ER，PgR，HER2の発現の有無から得られる生物学的性質を知り，その特性に応じて治療法が提案される[10)]。ホルモン受容体陽性乳癌，HER2陽性乳癌，トリプルネガティブ乳癌のサブタイプに分け，ホルモン受容体陽性乳癌は比較的予後良好なグループであり，内分泌療法が主体となる。HER2陽性乳癌は化学療法と分子標的薬トラスツズマブの投与，トリプルネガティブ乳癌は化学療法の対象となる。

内分泌療法は，閉経前はタモキシフェンとLH-RHアナログあるいはタモキシフェンのみ，閉経後はアロマターゼ阻害薬が使用される。これら内分泌療法によるエストロゲンの抑制は，ホットフラッシュや関節痛などの更年期症状を引き起こす。予後が良いとされる乳癌患者に対して，これらの事象に適切な対応をとることは女性ヘルスケアの観点から重要である。基本的にHRTは禁忌であり，症状に応じて対症療法を行う。また，特にアロマターゼ阻害薬では骨密度の低下に注意を払う必要がある。

化学療法の基本的な薬剤は，アンスラサイクリン系薬剤とタキサン系薬剤である。アンスラサイクリンを含むFEC療法（シクロホスファミド，エピルビシン，フルオロウラシル）やAC療法（アドリアマイシン〔ドキソルビシン塩酸塩〕，シクロホスファミド）が代表格であり，早期乳癌に対する術後療法として推奨されている。また，リンパ節転移陽性例では，アンスラサイクリン系薬剤にタキサン系薬剤（パクリタキセルやドセタキセル）を追加することで有意に乳癌の予後が改善するとされている[11)]。

●文献

1) Sparano JA, Gray RJ, Shank S, et al：Prospective varidation of a 21-gene expression assay in breast cancer. N Engl J Med 373：2005-2014, 2015 **(レベルⅢ)** [PMID：26412349]
2) 日本乳癌学会編：臨床・病理 乳癌取扱い規約 第18版．金原出版，東京，2018 **(規約)**
3) Fisher B, Anderson S, Bryant J, et al：Twenty-year follow up of a randomized trial comparing total mastectomy, lumpectomy, and lumpectomy plus irradiation for the treatment of invasive breast cancer. N Engl J Med 347：1233-1241, 2002 **(レベルⅠ)** [PMID：12393820]
4) Fisher B, redmond C, Fisher ER, et al：Ten-year results of a randomized clinical trial comparing radical mastectomy and total mastectomy with or without radiation. N Engl J Med 312：674-681, 1985 **(レベルⅠ)** [PMID：3883168]
5) Krag DN, Anderson SJ, Julian TB, et al：Sentinel-lymph-node resection compared with conventional axillary-lymph-node dissection in clinically node-negative patients with breast cancer：overall survival findings from the NSABP B-32 ran-

domised phase 3 trial. Lancet Oncol 11：927-933, 2010（レベルⅠ）[PMID：20863759]
6) Purushotham AD, Upponi S, Klevesath MB, et al：Morbidity after sentinel lymphnode biopsy in primary breast cancer：results from a randomized controlled trial. J Clin Oncol 23：4312-4321, 2005（レベルⅠ）[PMID：15994144]
7) Giuliano AE, Ballman KV, McCall L, et al：Effect of axillary dissection vs no axillart dissection on 10-year overall survival among women with invasive breast cancer and sentinel node metastasis：The ACOSOG Z0011 (Alliance) Randomized Clinical Traial. JAMA 318：918-926, 2017（レベルⅡ）[PMID：28898379]
8) 日本乳癌学会編：乳癌診療ガイドライン 治療編 2018年版．金原出版，東京，2018（ガイドライン）
9) Early Breast Cancer Trialists Collaborative Group (EBCTCG)：Effects of chemotherapy and hormonal therapy for early breast cancer on recurrence and 15-year survival：an overview of the randomized trials. Lancet 365：1687-1717, 2005（レベルⅠ）[PMID：15894097]
10) Goldhirsch A, Wood WC, Coates AS, et al：Strategies for subtype-dealing with the diversity of breast cancer：highlights of the St. Gallen International Expert Consensus on the Primary Therapy of Early Breast Cancer 2011. Ann Oncol 22：1736-1747, 2011（レベルⅣ）[PMID：21709140]
11) De Laurentus M, Cancello G, D`Agostino D, et al：Taxane-based combinations as adjuvant chemotherapy of early breast cancer：a meta-analysis of randomized trials. J Clin Oncol 26：44-53, 2008（レベルⅠ）[PMID：18165639]

Exercise 37

正しいものはどれか。1つ選べ。

a 日本人女性におけるがん罹患率は胃癌に次いで乳癌が2番目に高い。
b 乳癌発症の危険因子は，初経年齢が遅い，初産年齢が早いなどである。
c 術後補助療法は，免疫組織学的検査によるホルモン受容体，HER2，Ki67といったバイオマーカーの判定結果をもとに決定する。
d 閉経前乳癌の内分泌療法にはアロマターゼ阻害薬を用いる。
e 近年の傾向として，腋窩リンパ節郭清を行う方向で手術が進められている。

解答は537頁へ

12 月経異常・PCOS

CQ 38 月経異常の分類・病態・治療法は？

① 月経

日本産科婦人科学会の定義によれば，月経（menstruation）とは，約1カ月の間隔で自発的に起こり，限られた日数で自然に止まる子宮内膜からの周期的出血をいう。正常月経および月経周期の範囲はおよそ以下のように考えられる。月経周期日数：25～38日，その変動±6日以内，卵胞期日数：17.9±6.2日，黄体期日数：12.7±1.6日，出血持続日数：3～7日（平均4.6日），経血量：20～140 mL[1]（平均50～60 mL）。開始は12歳頃，閉止は50歳頃である。

❷ 月経周期の異常と無月経

a. 定義

月経周期が短縮し24日以内で発来した月経を「頻発月経」，月経周期が延長し39日以上で発来した月経を「希発月経」という。排卵の有無により排卵性と無排卵性の月経周期異常に分類される。また，満18歳になっても初経が起こらないものを「原発性無月経」といい，これまであった月経が3カ月以上停止したものを「続発性無月経」という。「生理的無月経」(初経以前，閉経以後ならびに妊娠，産褥，授乳期における無月経) の場合はこの期間にとらわれない[1)]。

b. 病態の把握

月経不順が主訴であっても，月経周期異常であるか慎重に判断する。悪性腫瘍 (特に更年期前後) や血液疾患による出血傾向に伴う子宮出血などを見逃さないようにする。

診断に際しては，丁寧な問診と身体所見が最も重要である。

問診

初経年齢，初経後の月経の状況，二次性徴の発現時期，妊娠分娩歴，月経異常の出現時期とそれに先立つ生活環境の変化 (入学，転校，就職，転居など)，精神的ストレスの自覚，体重の変化，摂食状況，スポーツや運動の活動状況，常用薬剤の有無，骨盤内手術の既往，出血傾向の有無など

表1 高プロラクチン血症を起こす薬剤 (日本産科婦人科学会編：産婦人科研修の必修知識 2016-2018．2016 より)

ドパミン生成抑制剤
レセルピン
α-メチルドパ
オピアト
抗ドパミン作動性薬
フェノサイアジン系
Chlorpromazine (クロルプロマジン)
Thioridazine (チオリダジン)
Perphenazine (ペルフェナジン)
ブチロフェノン系
Haloperidol (ハロペリドール)
三環系抗うつ剤
Imipramine (イミプラミン)
ベンズアミド系
Sulpiride (スルピリド)
Metoclopramide (メトクロプラミド)
H_2受容体拮抗薬系
Tagamet (タガメット)
下垂体直接作用
エストロゲン
経口避妊薬 (OC)

表2 続発性無月経の分類 (生理的無月経を除く) (日本産科婦人科学会編：産婦人科研修の必修知識 2016-2018．2016 より改変)

1. 視床下部性無月経
1) 間脳性腫瘍 (頭蓋咽頭腫ほか)，脳底動脈瘤
2) 外傷，放射線障害
3) 全身性・消耗性疾患，内分泌疾患
4) 視床下部疾患 (Fröhlich症候群など)
5) Chiari-Frommel症候群，Argonz-del-Castillo症候群
6) 薬剤性 (ドパミン拮抗剤，セロトニン増加剤など)
7) 心因性 (ストレスなど)
8) 摂食障害 (anorexia nervosaなど)，体重減少
9) GnRH欠損・機能障害
10) 原因不明視床下部機能低下
2. 下垂体性無月経
1) Sheehan症候群
2) 下垂体腫瘍
3) GnRH受容体異常，LH遺伝子異常，FSH欠損症など
4) 下垂体腫瘍外科的治療後
3. 卵巣性無月経
1) 早発卵巣機能不全
2) 染色体異常 (Turner症候群など)
3) 外科的治療，放射線治療，薬物 (抗がん剤など) 治療後
4. 多嚢胞性卵巣症候群
5. 子宮性無月経
1) Asherman症候群
2) 子宮内膜炎
3) 頸管癒着
6. その他
異所性ホルモン分泌腫瘍など

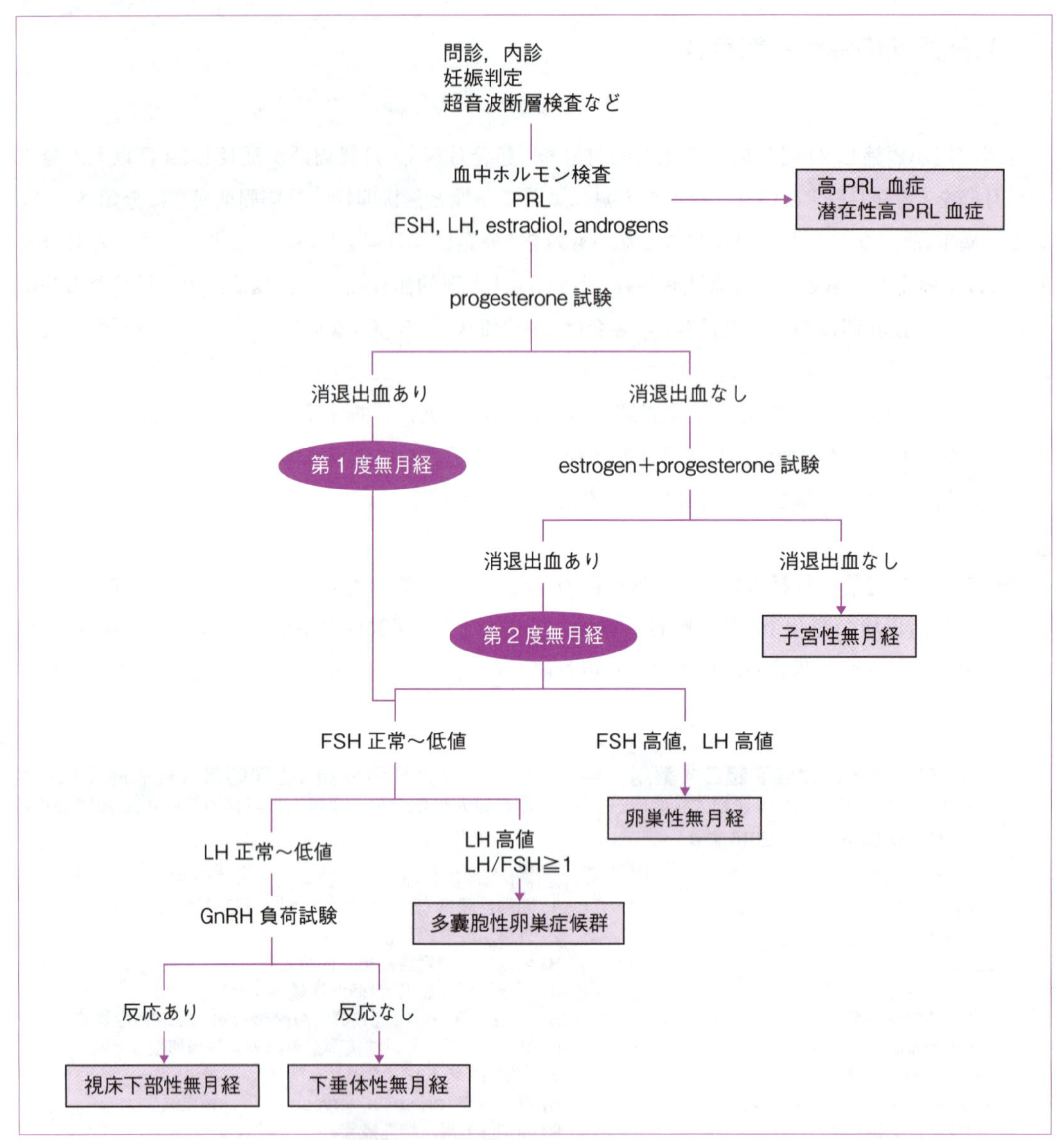

図 1 **続発性無月経の診断**（日本産科婦人科学会編：産婦人科研修の必修知識 2016-2018．2016 より）

を詳細に聴取する。

基礎体温

記録があれば一相性か二相性か，低温相や高温相の期間などを確認する。なければ重要性を説明し記録を奨める。

身体所見

体型，肥満や痩せの有無（BMI），甲状腺腫大の有無，乳房発達の程度，乳汁分泌の有無，にきびの有無，体毛の分布と多毛の有無，子宮や卵巣の状態などを視診，触診，内診，超音波検査で診察する。

臨床検査

血中ホルモン基礎値として黄体化ホルモン (LH)，卵胞刺激ホルモン (FSH)，エストラジオール (E_2) を測定する。乳汁分泌や常用薬の種類 (向精神薬や胃腸薬など) (表 1)[2] から高プロラクチン血症が疑われる場合にはプロラクチンの測定を，甲状腺機能異常が疑われる場合には甲状腺刺激ホルモン (TSH)，遊離トリヨードサイロニン (FT_3)，遊離サイロキシン (FT_4) の測定を追加する。多嚢胞性卵巣症候群 (PCOS) が疑われる場合には卵巣性アンドロゲン (テストステロン，遊離テストステロン，アンドロステンジオンのうち 1 つ) の測定も追加する。

続発性無月経の場合 (表 2，図 1)[2] は，前述した基礎ホルモン検査後に黄体ホルモン負荷試験を行い消退出血があれば，内因性エストロゲン分泌が保たれている「第 1 度無月経」と判定する。消退出血を認めない場合はエストロゲン・黄体ホルモン負荷試験を行い消退出血があれば，内因性エストロゲン分泌が低下している「第 2 度無月経」と判定する。消退出血を認めなければ稀であるが「子宮性無月経」(人工妊娠中絶や流産手術の既往があれば Asherman 症候群等の子宮腔癒着など) と判断する。LH，FSH 値がともに高く，かつ E_2 値が極めて低い場合は，「卵巣性無月経」であり，40 歳未満であれば「早発卵巣不全 (早発閉経)」を考える。周閉経期では FSH 値が高く LH 値はほぼ正常かやや高く，E_2 値がやや低いパターンを示すことが多い (**50 頁〜参照**)。LH，FSH 値が正常〜低値，E_2 値が正常〜低値でプロラクチン値が正常であれば中枢性 (視床下部-下垂体系) の障害を考え，視床下部性か下垂体性かの鑑別には GnRH 負荷試験を行う。過度の体重減少や運動による月経周期異常は「視床下部性無月経」で現れることが多い。

c. 管理と治療

月経周期異常の管理と治療は，年代層 (思春期か性成熟期か更年期か)，月経周期異常の頻度や程度，挙児希望の有無などを考慮して決める。長期にわたるプロゲステロン分泌を伴わないエストロゲンの子宮内膜への作用は，子宮内膜増殖症や子宮内膜癌の発生リスクを高めることから，子宮内膜の検査と評価が重要である[3]。

過度のダイエットや運動負荷による月経周期異常では，適正な食事や運動のメニューを指導することにより，月経周期異常の改善が期待できる。病的な摂食障害の場合は，精神科医へのコンサルトが必要である。低エストロゲン状態が長期に持続する場合には，骨密度測定を行う。ホルモン補充療法 (HRT) を行うことにより骨密度減少の抑制が可能である。

初経発来後の数年間や更年期では比較的高頻度に無排卵性月経がみられるので，特に更年期女性で悪性所見がなく子宮出血が頻回でない場合には経過観察としてもよい。

挙児希望がない場合，必要に応じて以下のホルモン療法を 3〜6 周期行って周期的な消退出血を起こした後に経過観察を行う。無排卵周期による頻発月経や希発月経，第 1 度無月経では，周期的な黄体ホルモンの投与 (ホルムストローム療法) を行う。第 2 度無月経では，周期的なエストロゲンと黄体ホルモンの投与 (カウフマン療法) を行う。慢性の無排卵周期症や頻回の子宮出血の場合には，経口避妊薬 (OC) あるいは LEP 製剤などの投与も考慮する。

挙児希望がある場合，排卵誘発を行う。無排卵周期症や第 1 度無月経ではクロミフェン療法が第一選択であり，第1度無月経のクロミフェン無効例や第2度無月経ではゴナドトロピン療法を行う。排卵誘発の際には，多胎妊娠や卵巣過剰刺激症候群 (OHSS) などの副作用を説明しておく。

❸ 月経量，月経持続日数の異常

a. 定義

過多月経（hypermenorrhea）は月経量が異常に多く，通常140mL以上を指し，過少月経（hypomenorrhea）は月経量が異常に少なく，通常20mL以下を指すが，ともに臨床的には患者の訴えで判断される。また，出血日数が8日以上続くものを過長月経（prolonged menstruation），出血日数が2日以内のものを過短月経（menstruation with shortened duration）という[1]。

b. 病態の把握

器質性と機能性に分類される。器質性過多月経の原因として，子宮筋腫，子宮腺筋症，子宮内膜ポリープ，子宮内膜炎，子宮体癌などの性器病変以外に，特発性血小板減少性紫斑病などの血液疾患，抗凝固剤使用中などがある。器質性過少月経の原因として，子宮内膜の癒着や子宮発育不全，子宮内膜萎縮等がある。月経量異常の機能的原因として，視床下部-下垂体-卵巣系の内分泌機構に失調があり子宮内膜の異常が起こる場合が多い。

c. 管理と治療

過多月経や過長月経による貧血の進行，日常生活への支障，月経困難症合併時などや，過少月経や過短月経の原因であるホルモン分泌不足状態や不妊などの場合には治療を必要とする。

器質性原因があればその治療を優先させる。機能性原因の場合には，過多月経や過少月経の場合に，OC投与やカウフマン療法を行う。過多月経では経血量を抑制するため抗線溶薬（トラネキサム酸）が有効である場合もあり，貧血があれば鉄剤の併用も考慮する。非ステロイド抗炎症薬（NSAIDs）には子宮出血を減少させる効果がある。過多月経の保険適用はないが，避妊目的で承認されているlevonorgestrel releasing intrauterine system（LNG-IUS）も黄体ホルモンが局所的に投与されるため有害事象が少なく有用である。

過多月経で薬物療法が無効の場合や急性の大量出血には子宮内膜掻爬術が考慮され，妊孕性温存が不要な場合には子宮摘出術や子宮内膜アブレーションなどを行う。

❹ 月経困難症

a. 定義

月経期間中に月経に随伴して起こる病的症状を月経困難症（dysmenorrhea）という。下腹部痛，腰痛，腹部膨満感，嘔気，頭痛，疲労・脱力感，食欲不振，イライラ，下痢および憂うつの順に多くみられる[1]。

b. 病態の把握

機能性と器質性に分類される。機能性は初経後2～3年より始まり，月経の初日～2日目頃の出血が多い時に強く，痛みの性質は痙攣性，周期性で，原因は頸管狭小やプロスタグランジン（PG）などの内因性生理活性物質による子宮の過収縮である。比較的若年者に多い。器質性は月経前4～5日から月経後まで続く持続性の鈍痛のことが多く，子宮内膜症，子宮腺筋症，子宮筋腫などの器質性疾患に伴うものをいう。

c. 管理と治療

20～49歳の女性の約3分の1が月経困難症に対する医学的介入を必要とされている。

表3 月経前症候群診断基準（米国産婦人科学会）（ACOG practice bulletin：Int J Gynaecol Obstet 73：183-191, 2001 より訳）

	症状	
身体的症状	・乳房痛 ・腹部膨満感 ・頭痛 ・手足のむくみ	<診断基準> ①過去3カ月間以上連続して，月経前5日間に，以上の症状のうち少なくとも1つ以上が存在すること。 ②月経開始後4日以内に症状が解消し，13日目まで再発しない。 ③症状が薬物療法やアルコール使用によるものでない。 ④診療開始後も3カ月間にわたり症状が起きたことが確認できる。 ⑤社会的または経済的能力に，明確な障害が認められる。
情緒的症状	・抑うつ ・怒りの爆発 ・いらだち ・不安 ・混乱 ・社会からの引きこもり	

器質性であればその治療を優先させる。機能性にはPGの合成阻害薬である非ステロイド抗炎症薬（NSAIDs）やOCやLEPが有効である[4,5]（OCの使用禁忌や副作用は377頁～を参照）。現在では10代の中高生における月経困難症も増加しており，医学的禁忌がなければ生殖可能年齢のいかなる時期でもOCやLEPの使用は可能である[6]。初経発来までに内因性のエストロゲン産生が既に骨端線閉鎖を開始させているため，初経後ならば最終身長は外因性のエストロゲン投与に影響されない[7]。

鎮痙薬（ブチルスコポラミン臭化物）や漢方薬（当帰芍薬散，加味逍遙散，桂枝茯苓丸，桃核承気湯，当帰建中湯などを1～3カ月，あるいは芍薬甘草湯を頓用）を用いることも可能である。

薬物療法無効例では，心理・社会的因子が関与している可能性があり，カウンセリングや心理療法を考慮する。

⑤ 月経前症候群（PMS）

a. 定義

月経前症候群（premenstrual syndrome；PMS）とは，月経前3～10日の黄体期の間に続く精神的あるいは身体的症状で，月経発来とともに減退ないし消失するものをいう[1]。より精神症状が主体となる場合を月経前不快気分障害（premenstrual dysphoric disorder；PMDD）とする。米国DSM-5ではPMSの定義は未だないものの，PMDDの定義が初めて記載されている。

b. 病態の把握

症状として，イライラ，のぼせ，下腹部膨満感，下腹部痛，腰痛，頭重感，怒りっぽくなる，頭痛，乳房痛，落ち着かない，憂うつの順に多い。月経困難症に比べ，精神症状と乳房症状が多く，浮腫や体重増加を主徴とする場合もある。米国産婦人科学会における診断基準を表3に示す[8]。エストロゲンとプロゲステロンの不均衡説，精神的葛藤説，社会的不安説などが考えられ，最近の研究ではうつ状態を誘導するセロトニン作動性ニューロンのプロゲステロンに対する感受性が高いために起こるといわれている[9]ものの，原因は不明である。

c. 管理と治療

カウンセリング・生活指導で症状と月経周期との関係を認識させることで，症状を受容し共存していくことができるようになる（認知療法）。

表4 多嚢胞性卵巣症候群の診断基準（日本産科婦人科学会：日産婦誌 59：868-886，2007 より）

以下の1～3のすべてを満たす場合を多嚢胞性卵巣症候群とする。

1. 月経異常
2. 多嚢胞卵巣
3. 血中男性ホルモン高値またはLH基礎値高値かつFSH基礎値正常

注1）月経異常は，無月経，希発月経，無排卵周期症のいずれかとする。
注2）多嚢胞卵巣は，超音波断層検査で両側卵巣に多数の小卵胞がみられ，少なくとも一方の卵巣で2～9mmの小卵胞が10個以上存在するものとする。
注3）内分泌検査は，排卵誘発薬や女性ホルモン薬を投与していない時期に1cm以上の卵胞が存在しないことを確認の上で行う。また，月経または消退出血から10日目までの時期は高LHの検出率が低いことに留意する。
注4）男性ホルモン高値は，テストステロン，遊離テストステロンまたはアンドロステンジオンのいずれかを用い，各測定系の正常範囲上限を超えるものとする。
注5）LH高値の判定は，スパック-Sによる測定の場合はLH≧7mIU/mL（正常女性の平均値＋1×標準偏差）かつLH≧FSHとし，肥満例（BMI≧25）ではLH≧FSHのみでも可とする。その他の測定系による場合は，スパック-Sとの相関を考慮して判定する。
注6）クッシング症候群，副腎酵素異常，体重減少性無月経の回復期など，本症候群と類似の病態を示すものを除外する。

軽症の場合は，情緒不安定に対する精神安定剤，浮腫に対する利尿剤，頭痛・腹痛に対する鎮痛剤が有効である。中等症には欧米では選択的セロトニン再取り込み阻害薬（SSRI）が頻用される。OC や漢方薬（当帰芍薬散，加味逍遙散，桂枝茯苓丸，桃核承気湯など）も用いられる。他剤で無効な重症例には GnRH agonist 療法による排卵抑制も考慮される。

⑥ 多嚢胞性卵巣症候群（PCOS）

a. 定義

多嚢胞性卵巣症候群（PCOS）は月経異常（無月経，希発月経，無排卵周期症），多嚢胞性卵巣，血中男性ホルモン高値または LH 基礎値高値かつ FSH 基礎値正常の 3 項目を満たす症候群である。不妊のほか，多毛，男性化，肥満，インスリン抵抗性を伴うこともある[1]。わが国では 2007 年に日本産科婦人科学会が示した診断基準を用いて診断する（表 4）[10]。

b. 病態の把握

PCOS の一次的な病因は未だ不明であり，多くの概念が提唱されている。従来は視床下部-下垂体-卵巣系の異常による悪循環サイクルにより病態が説明されていたが，近年はインスリン抵抗性も重要視されている。その病因として遺伝的因子，胎児期や幼少期から始まる環境因子など複合的な因子により発症すると考えられる。

PCOS は思春期の初来とともに発症し，女性のライフステージによって様々な病態・疾病を引き起こすため，年齢や背景により主訴や治療目標が異なる。若年～性成熟期女性では，排卵障害による不妊の原因となるのみでなく，長期的な無排卵による黄体ホルモン分泌を伴わない恒常的なエストロゲン刺激状態が子宮内膜癌のリスクを高める[11,12]。また，性成熟期以降では，PCOS 女性は高インスリン血症や脂質異常症を伴いやすく生活習慣病のハイリスク群である[13-15]。日本ナースヘルス研究（JNHS）ベースラインデータ解析からも，日本人女性において卵巣性（多くは PCOS）不妊の既往があると非不妊女性に比べ，① 45 歳以降の高血圧のリスクが約 1.7～1.9 倍高くなること，② 45 歳未満の糖尿病発症が約 3 倍高くなり，これは若年期からの体重管理により予防できる可能

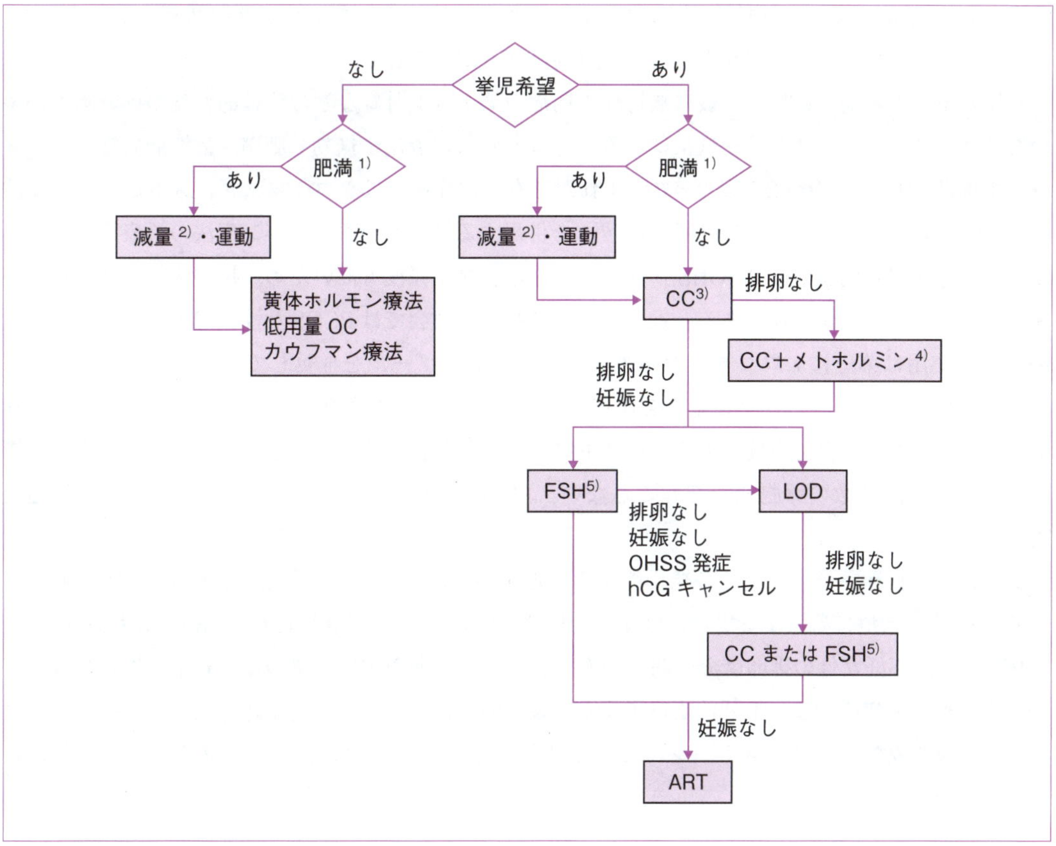

挙児希望
なし
あり
肥満 1)
あり
減量 2)・運動
なし
黄体ホルモン療法
低用量 OC
カウフマン療法
肥満 1)
あり
減量 2)・運動
なし
CC3)
排卵なし
CC＋メトホルミン 4)
排卵なし
妊娠なし
FSH5)
LOD
排卵なし
妊娠なし
OHSS 発症
hCG キャンセル
排卵なし
妊娠なし
CC または FSH5)
妊娠なし
ART

図 2　**多囊胞性卵巣症候群の治療指針**（日本産科婦人科学会，日本産婦人科医会：産婦人科診療ガイドライン婦人科外来編 2017 より）

CC＝clomiphene citrate, LOD＝laparoscopic ovarian drilling,
OHSS＝ovarian hyperstimulation syndrome, ART＝assisted reproductive technology

注 1) BMI＞25 kg/m^2
2) 目標は5～10 kgの減量と2～6カ月のダイエット期間
3) 高PRL血症にはドパミンアゴニスト，副腎性高アンドロゲン血症にはグルココルチコイドを併用
4) 肥満，耐糖能異常，インスリン抵抗性のいずれかを有する症例
5) 低用量漸増法で投与し，16 mm以上の卵胞が4個以上の場合はhCG投与を中止

性があることが示唆されている[16]。

c. 管理と治療（図 2）[17, 18]

肥満例では，基本的に BMI 25 以下を目標に減量を指導する。肥満の有無にかかわらず将来の生活習慣病の予防のためにも，PCOS 女性に対する生活・栄養指導など予防医学的管理の意義は非常に大きい[15]。

挙児希望のない場合には，一般に内因性のエストロゲンが保たれていることから，黄体ホルモンによるホルムストローム療法か OC が選択される。子宮内膜癌予防のために定期的（少なくとも 3 カ月毎）に消退出血を起こす必要がある。

多毛に対しては，発毛サイクルを考慮すると薬物療法には 6 カ月以上を要するので，顔面や四肢の多毛には美容外科的処置のほうがよい。薬物療法には一般的に OC が用いられるが，男性用の発毛薬で5α-reductase 阻害作用があるフィナステリド，抗アルドステロン薬のスピロノラクトン，血中テストステロン低下作用がある芍薬甘草湯（しゃくやくかんぞうとう）なども用いられる。

挙児希望のある場合には，一般に無排卵周期症や第1度無月経などの比較的軽度の排卵障害が多いのでクロミフェン療法が第一選択になる。クロミフェン療法が無効で肥満，耐糖能異常，インスリン抵抗性（HOMA 指数2.5以上）のいずれかを有する症例ではクロミフェンにメトホルミン塩酸塩（PCOSの排卵誘発薬としては保険適用外）を併用する[19]。ゴナドトロピン療法の治療成績は高いが多胎や卵巣過剰刺激症候群（OHSS）などの副作用の発生頻度も高いため，投与法では低用量長期維持療法などの工夫が必要である。近年，米国産婦人科学会ではPCOS女性に対する排卵誘発のための薬剤使用は第一にアロマターゼ阻害薬であるレトロゾールを推奨している[20]。レトロゾールは，卵巣におけるエストロゲン産生を阻害することで中枢へのネガティブフィードバックを抑制し，ゴナドトロピン分泌を促進する。エストロゲン受容体に直接作用しないため，子宮内膜に影響しない。また，多数の卵胞発育を起こさない。（日本でのPCOSの排卵誘発薬としては保険適用外）。

薬剤による排卵誘発無効例や多発排卵を繰り返す場合は，腹腔鏡下卵巣多孔術（LOD）の適応となる。40代や治療に難渋する場合には体外受精-胚移植などの生殖補助医療（ART）も考慮する。

PCOSは，不妊女性の排卵誘発の問題のみでなく，思春期や挙児希望のない若年女性の月経異常や子宮内膜癌発症の問題，不妊治療終了後や分娩後の女性の生活習慣病予防を主としたヘルスケアまで，様々な女性のライフステージにおいて対応が必要となる。これからの「女性医学」における重要な関連領域である。

●文献

1) 日本産科婦人科学会編：産科婦人科用語集・用語解説集 改訂第4版．日本産科婦人科学会，東京，2018（レベルⅣ）
2) 日本産科婦人科学会編：産婦人科研修の必修知識2016-2018．日本産科婦人科学会，東京，2016（レベルⅣ）
3) ACOG Committee on Practice Bulletins-Gynecology. American College of Obstetricians and Gynecologists：ACOG practice bulletin：management of anovulatory bleeding. Int J Gynaecol Obstet 72：263-271, 2001（レベルⅣ）
4) Marjoribanks J, Proctor ML, Farquhar C：Nonsteroidal anti-inflammatory drugs for primary dysmenorrhoea. Cochrane Database Syst Rev (4)：CD001751, 2003（レベルⅠ）
5) Wong CL, Farquhar C, Roberts H et al：Oral contraceptive pill for primary dysmenorrhoea. Cochrane Database Syst Rev (4)：CD002120, 2009（レベルⅠ）
6) 日本産科婦人科学会編：低用量経口避妊薬の使用に関するガイドライン（改訂版）．日産婦誌 58：894-892，2006（レベルⅣ）
7) Bolton GC：Adolecent contraception. Clin Obstet Gynecol 24：977-986, 1981（レベルⅣ）
8) ACOG practice bulletin：Premenstrual syndrome. Int J Gynaecol Obstet 73：183-191, 2001（レベルⅣ）
9) Freeman EW：Premenstrual syndrome and premenstrual disorder：definitions and diagnosis. Psychoneuroendocrinology 28 Suppl 3：25-37, 2003（レベルⅣ）
10) 日本産科婦人科学会生殖・内分泌委員会：本邦における多囊胞性卵巣症候群の新しい診断基準の設定に関する小委員会（平成17年度～平成18年度）検討結果報告．日産婦誌 59：868-886，2007（レベルⅣ）
11) Chittenden BG, Fullerton G, Maheshwari A, et al：Polycystic ovary syndrome and the risk of gynaecological cancer：a systematic review. Reprod Biomed Online 19：398-405, 2009（レベルⅠ）
12) Kurabayashi T, Kase H, Suzuki M, et al：Endometrial abnormalities in infertility women. J Reprod Med 48：455-459, 2003（レベルⅢ）
13) de Groot PC, Dekkers OM, Romijn JA, et al：PCOS, coronary heart disease, stroke and the influence of obesity：a systematic review and meta-analysis. Hum Reprod Update 17：495-500, 2011（レベルⅠ）
14) Wild RA, Carmina E, Diamanti-Kandarakis E, et al：Assessment of cardiovascular risk and prevention of cardiovascular disease in women with

the polycystic ovary syndrome：a consensus statement by the Androgen Excess and Polycystic Ovary Syndrome (AE-PCOS) Society. J Clin Endocrinol Metab 95：2038-2049, 2010（レベルⅣ）
15) The Amsterdam ESHRE/ASRM-Sponsored 3rd PCOS Consensus Workshop Group：Consensus on women's health aspects of polycystic ovary syndrome (PCOS). Hum Reprod 27：14-24, 2012（レベルⅣ）
16) 倉林 工：幼少期の高アンドロゲン環境とインスリン抵抗性からみたPCOSの病因および管理に関する検討．日産婦誌 65：2721-2736，2013（レベルⅢ）
17) 日本産科婦人科学会生殖・内分泌委員会：本邦における多嚢胞性卵巣症候群の治療に関する治療指針作成のための小委員会（平成19年度〜平成20年度）報告．日産婦誌 61：902-912，2009（レベルⅣ）
18) 日本産科婦人科学会，日本産婦人科医会編：産婦人科診療ガイドライン 婦人科外来編 2017．日本産科婦人科学会，東京，2017（レベルⅣ）
19) Tang T, Lord JM, Norman RJ, et al：Insulin-sensitising drugs (metformin, rosiglitazone, pioglitazone, D-chiro-inositol) for women with polycystic ovary syndrome, oligo amenorrhoea and subfertility. Cochrane Database Syst Rev (1)：CD003053, 2010（レベルⅠ）
20) ACOG Practice Bulletin No. 194 Summary：Polycystic Ovary Syndrome. Obstet Gynecol. 131：1174-1176, 2018（レベルⅣ）

Exercise 38

正しいものはどれか。1つ選べ。

a 卵巣性無月経ではFSH値は正常値である。

b 第2度無月経にはホルムストローム療法を第一選択とする。

c 10代の月経困難症に対し経口避妊薬（OC）は禁忌である。

d 多嚢胞性卵巣症候群女性は脂質異常症発症のハイリスク群である。

e 多嚢胞性卵巣症候群女性では更年期からの適切な体重管理指導により生活習慣病発症を予防できる可能性がある。

解答は537頁へ

13 肥満とるいそう

CQ 39 中高年女性（更年期）の肥満とるいそうの成因，合併症，対応（治療）は？

❶ はじめに

中高年女性の肥満（obesity）とるいそう（emaciation）は，様々な合併症を発症する。これらを予防，改善，解消するためには，成因を理解し，対応していくことが重要である。本項では中高年女性（更年期）の肥満・肥満症とるいそうの定義，診断，頻度，成因，合併症，治療，管理・指導について解説する。

❷ 肥満・肥満症

a. 定義

肥満とは脂肪組織にトリグリセライドが過剰に蓄積した状態で，BMI 25以上と定義されており，

表1 肥満症の診断基準に必須な健康障害（日本肥満学会：肥満症診療ガイドライン 2016．ライフサイエンス出版，2016より引用改変）

1. 耐糖能障害（2型糖尿病・耐糖能異常など）
2. 脂質異常症
3. 高血圧
4. 高尿酸血症・痛風
5. 冠動脈疾患：心筋梗塞・狭心症
6. 脳梗塞：脳血栓症・一過性脳虚血性発作（TIA）
7. 非アルコール性脂肪性肝疾患（NAFLD）
8. 月経異常・不妊
9. 閉塞性睡眠時無呼吸症候群（OSAS）・肥満低換気症候群
10. 運動器疾患：変形性関節症（膝・股関節・手指・脊椎）
11. 肥満関連腎臓病

表2 二次性肥満（症候性肥満）（日本肥満学会：肥満症診療ガイドライン 2016．ライフサイエンス出版，2016より引用改変）

1) 内分泌性肥満
①Cushing症候群
②甲状腺機能低下症
③偽性副甲状腺機能低下症
④インスリノーマ
⑤性腺機能低下症
⑥Stein-Leventhal症候群
2) 遺伝性肥満（先天異常症候群）
①Bardet-Biedl症候群
②Prader-Willi症候群
3) 視床下部性肥満
①間脳腫瘍
②Frölich症候群
③Empty sella症候群
4) 薬物による肥満
①向精神薬
②副腎皮質ホルモン

表3 肥満度分類（日本肥満学会：肥満症診療ガイドライン 2016．ライフサイエンス出版，2016より引用改変）

BMI	判定	WHO基準
18.5未満	低体重（やせ）	Underweight
18.5～25未満	普通体重	Normal range
25～30未満	肥満（1度）	Pre-obese
30～35未満	肥満（2度）	Obese class Ⅰ
35～40未満	肥満（3度）	Obese class Ⅱ
40以上	肥満（4度）	Obese class Ⅲ

特にBMI 35以上の肥満を高度肥満と定義している。また，肥満に関連する健康障害（表1）を有し，医学的に減量の必要な状態を肥満症としており，特にBMI 35以上の肥満症を高度肥満症と定義している[1)]。

b. 分類

肥満は，病因が不明の原発性肥満（単純性肥満），特定の疾患に起因する二次性肥満（症候性肥満）に分類される。二次性肥満には，内分泌性肥満，遺伝性肥満，視床下部性肥満，薬物による肥満がある。特に，高度肥満においては，原発性肥満に加え二次性肥満との鑑別が重要である（表2）。

c. 診断

① 体格指数（BMI）

肥満判定基準に用いる指標であり，体重（kg）÷身長（m）^{2}で算出される。日本肥満学会が定めた肥満度分類（表3）では，BMI 25以上30未満を肥満（1度），BMI 30以上35未満を肥満（2度），BMI 35以上40未満を肥満（3度），BMI 40以上を肥満（4度）と定義している。

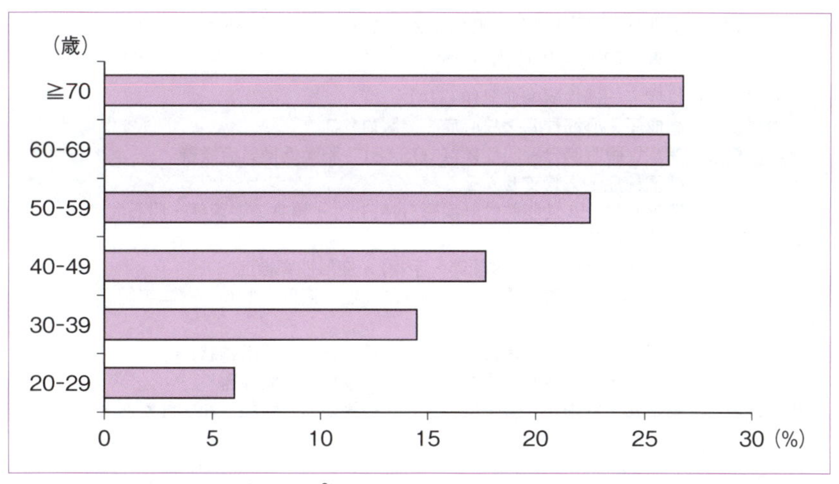

図1 **肥満者（BMI≧25kg/m²）の割合**（厚生労働省：平成29年「国民健康・栄養調査」より引用，改変）

② ウエスト周囲長

J-VFS Study[2]の身体計測指標において，ウエスト周囲長が内臓脂肪面積（visceral fat area；VFA）と最も相関が高いという結果に基づき男性で85cm以上，女性で90cm以上であれば，内臓脂肪蓄積が推定される。

③ 腹部CT

内臓脂肪蓄積は，将来的に健康障害を伴いやすい高リスク肥満であるため，ウエスト周囲長で内臓脂肪蓄積が疑われた場合は，腹部CTによる評価を行う。CT撮影法は10mm刻みで腹部全体をスキャンしたマルチスライス法を施行し，臍レベルあるいは第四腰椎レベルのVFAが100cm^{2}以上であれば，内臓脂肪蓄積と診断される。

d. 頻度

平成29年「国民健康・栄養調査報告」[3]（図1）によると，女性は男性に比べ，肥満の総数が低いが，年齢とともに増加する傾向がみられる。

e. 成因

① 食生活

エネルギー摂取量の過多は体重増加を来し，特に脂質や糖質の過剰摂取や低蛋白食は肥満に関連している。また，早食いと肥満度は若年期から中年期の男女において関連があり，早食いでは満腹感を感じる前に食べ過ぎてしまい，体重増加に関連すると考えられている[4]。

② 飲酒

女性は男性に比べて影響が少ないとされている[5]。

③ 身体活動

身体活動はエネルギー出納に関連するため，身体活動の増加は減量と関連するといわれている。また，座位時間の増加と肥満の増加に相関関係があることも知られている[6]。

④ 喫煙

喫煙者は非喫煙者と比較して痩せていることが多いが，重度の喫煙者は非喫煙者に比べて肥満度

表4 肥満に合併する疾患（日本肥満学会：肥満症診療ガイドライン 2016. ライフサイエンス出版，2016より引用，改変）

- 脳疾患：脳血栓症・一過性脳虚血発作（TIA）
- 循環器疾患：高血圧・心筋梗塞・狭心症・静脈血栓症
- 呼吸器疾患：閉塞性睡眠時無呼吸症候群（OSAS）・肥満低換気症候群
  肺塞栓症・気管支ぜんそく
- 消化器疾患：非アルコール性脂肪性肝疾患（NAFLD）・胃食道逆流症・胆石症
- 腎疾患：肥満関連腎臓病
- 運動器疾患：変形性関節症（膝・股関節・手指）・変形性脊椎症
- 内分泌疾患：耐糖能異常・脂質異常症・高尿酸血症・痛風・サルコペニア肥満
- 婦人科疾患：月経異常・不妊
- 皮膚疾患：偽性黒色表皮腫・摩擦疹・乾癬・汗疹・萎縮性皮膚線状
- 精神疾患：気分障害・不安障害・うつ病・統合失調症・摂食障害
- 悪性疾患：大腸がん・食道がん・子宮体がん・膵臓がん・腎臓がん・乳がん・肝臓がん

表5 高度肥満症の注意すべき合併症（日本肥満学会：肥満症診療ガイドライン 2016. ライフサイエンス出版，2016より引用，改変）

- 心不全
- 呼吸不全
- 静脈血栓症
- 閉塞性睡眠時無呼吸症候群（OSAS）
- 肥満低換気症候群
- 運動器疾患（変形性関節症・腰痛）
- 皮膚疾患（偽性黒色表皮腫・汗疹）
- 精神疾患：うつ病・統合失調症・摂食障害

が高く，ウエスト周囲長も有意に大きいことが言われている[7,8]。

⑤ ストレス

⑥ 性ホルモン低下

⑦ 胎児期および幼小児期の低栄養

胎児期から幼小児期の環境が成人期の慢性疾患リスクに影響を与えるという Developmental Origins of Health and Disease（DOHaD）学説が提唱されている[9,10]。Gluckman らは，妊婦がエネルギー不足を来した場合，生まれた子供が飽食を経験することによって成人期にメタボリックシンドローム，糖尿病，肥満の高リスク群になると報告している[10]。

f. 合併症（表4・表5）

肥満は多数の健康障害を合併するため，他科や多職種との連携が重要である。

e. 治療・管理・指導

中高年女性肥満の特徴として，皮下脂肪蓄積に加え，内臓脂肪蓄積も増加してくる。治療の目的は，体重，特に内臓脂肪蓄積を減らすことによって合併する健康障害を改善，解消することにある。

① 食事療法

肥満症では1日の摂取エネルギーの算定基準を 25kcal×標準体重（BMI 22×身長〔m〕^{2}）以下で

設定し，現在の体重から3〜6カ月間で3%以上の体重減少を目指す。

高度肥満症においては，1日の摂取エネルギーの算定基準は20〜25kcal×標準体重以下で設定し現在の体重から5〜10%の体重減少を目指す。もし，減量が得られない場合は600kcal/日以下の超低エネルギー食を考慮する。各栄養素のバランスとしては指示エネルギーの50〜60%を糖質，15〜20%を蛋白質，20〜25%を脂質とするのが一般的である。

② 運動療法

仕事や通勤，家事労働などの日常生活でもエネルギー消費量を増加させることにより肥満の合併症改善が期待できる。

③ 行動療法

肥満症患者には食行動の異常を伴うことが多いため，発症要因や治療を阻害する要因を抽出することが重要である。

1）食行動質問票

質問票記入を通じて，食生活の問題点を把握する。

2）グラフ化体重日記

起床直後，朝食直後，夕食直後，就寝直前の体重測定を行い，体重波形を見直しさせる目的で行う。

3）30回咀嚼法

早食いの是正や食事量の減少が期待できる。

④ 薬物療法

3〜6カ月間食事療法や運動療法を行ったにもかかわらず，リバウンドを繰り返し減量が確実に見込めない場合や合併症が重篤なため，急速な減量が必要な場合は考慮の対象となる。薬物療法の適応は，① BMI 25以上で内臓脂肪面積100cm^{2}以上であり，かつ肥満に関連する健康障害のうち2つ以上を有する場合や②高度肥満症でかつ肥満に関連する健康障害のうち1つ以上を有する場合である。

わが国では，中枢性食欲抑制薬であるマジンドールが用いられている。

サノレックスの薬理作用はアンフェタミンと類似していることから，依存性に注意が必要である。さらに，重度の高血圧，脳血管障害，肝障害，腎障害，膵障害では使用禁忌であり，またインスリン分泌抑制作用があるため，糖尿病に対しては慎重投与となっている。投与期間は3カ月を限度とし，効果がない場合は中止する。

⑤ 外科療法

日本肥満症治療学会が認定した施設にて，18歳から65歳の高度肥満症で6カ月以上の内科治療で有意な体重減少や肥満関連健康障害の改善が認められない場合，腹腔鏡下胃バンディング術，スリーブ状胃切除術が行われている。

3 るいそう

a. 定義

るいそうとは著しく体脂肪量および体蛋白質量が減少した状態で，標準体重より体重が20%以上減少している場合[11]である。また，日本肥満学会では，BMI 18.5未満を低体重と定義してお

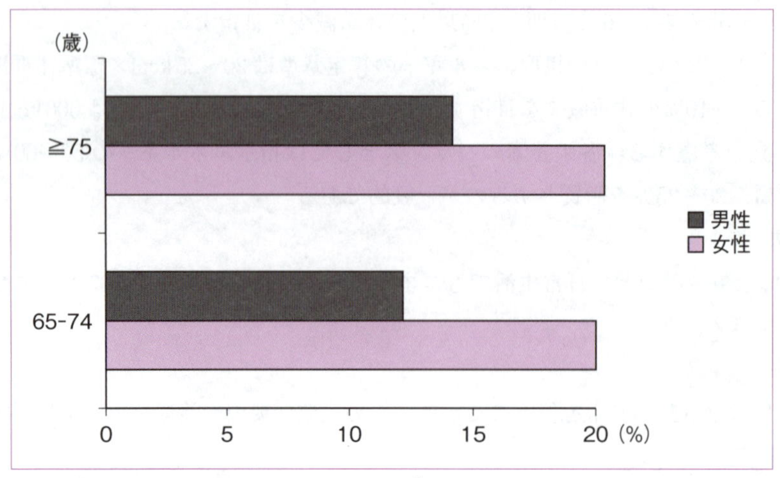

図2 **低栄養傾向の者(BMI≦20kg/m^2)の割合**(厚生労働省:平成29年「国民健康・栄養調査」より引用,改変)

り[1],体重減少が6〜12カ月の期間において4.5kg以上あるいはもとの体重の5%以上の減少は臨床的に重要な体重減少と考える。

b. 分類

病因となる疾患がない単純性るいそう,病因となる疾患が特定できる症候性るいそうに分類される。

c. 診断

① 体重測定

② 体格指数(BMI)

③ 医療面接

随伴症状や体重減少の進行について確認を行う。随伴症状が伴う場合は,症候性るいそうを考える。

④ 血液検査

随伴症状が認められる場合は,必要に応じて血算,生化学検査,内分泌検査,腫瘍マーカー検査などを行う。

⑤ 画像検査

随伴症状が認められる場合は,必要に応じてX線検査,CT,MRIなどを行う。

d. 頻度(図2)

平成29年「国民健康・栄養調査報告」[3]によると,65歳以上の低栄養傾向(BMI≦20kg/m^2)の割合が女性は男性に比べてどの年代においても多い傾向がある。

e. 成因(表6)

① 食物摂取不足

食物不足,食欲不振,消化管通過障害,中毒で出現する。

② 消化吸収障害

胃切除,腸管切除,潰瘍性大腸炎,クローン病などで出現する。

表6　るいそうの発生原因（文献11, 14より引用, 改変）

①物摂取不足
食物不足：社会的・経済的要因
食欲不振
　神経疾患：視床下部摂食中枢の障害
　消化器疾患：胃炎・消化性潰瘍・胃がん・肝炎
　全身疾患：感染症・悪性腫瘍・尿毒症・低カリウム血症・高Ca血症
　内分泌疾患：下垂体機能低下症・Sheehan症候群・副甲状腺機能低下症Addison病
　精神疾患：摂食障害・うつ病・不安障害・統合失調症
　体液喪失：熱傷・外傷・外科的処置
消化管通過障害
　神経疾患：球麻痺
　口腔疾患
　消化器疾患：食道がん・アカラシア・胃がん
中毒：アルコール・麻薬・覚醒剤・ビタミンA・ビタミンD

②消化吸収の障害
消化器官の障害：胃切除・膵炎
吸収期間の障害：腸管切除・腸管バイパス術・潰瘍性大腸炎・クローン病・吸収不良症候群・蛋白漏出症候群

③栄養素の利用障害
先天性代謝異常：ガラクトース血症
内分泌・代謝疾患：糖尿病・下垂体機能低下症・Addison病
肝疾患：慢性肝炎・肝硬変

④代謝・異化・エネルギー消費の亢進
炎症性サイトカインの産生増加：悪性腫瘍・感染症・膠原病
内分泌疾患：バセドウ病・褐色細胞腫
薬物：甲状腺ホルモン薬・覚醒剤
運動：マラソン・重労働

⑤摂取エネルギーの喪失
寄生虫感染症：条虫症・回虫症
尿細管異常：Fanconi症候群・腎性糖尿

⑥原因不明

表7　るいそうの合併症（文献12, 13より引用, 改変）

- 循環器疾患：不整脈・除脈・低血圧
- 呼吸器疾患：呼吸不全・誤嚥性肺炎・肺気腫・気胸
- 消化器疾患：肝炎・便秘・嚥下障害
- 血液疾患：汎血球減少
- 代謝・内分泌疾患：低血糖・甲状腺機能異常・高コルチゾール血症・尿崩症・骨量低下・骨粗鬆症・サルコペニア
- 神経疾患：脳萎縮
- 運動器疾患：ロコモティブシンドローム・フレイル
- 皮膚疾患：脱毛・皮膚乾燥・掻痒症

③ 栄養素の利用障害

内分泌・代謝異常，肝疾患で出現する。

④ 代謝・異化・エネルギー消費の亢進

炎症性サイトカインの産生増加，内分泌異常，薬物などで出現する。

⑤ 摂取エネルギーの消失

寄生虫感染症，尿細管異常，体液喪失で出現する。

f. 合併症（表 7）

合併症が多臓器に及ぶと，状況によっては生命の危機に直結する可能性もあるため他科や多職種との連携が重要である。

g. 治療・管理・指導

中高年女性のるいそうに対しては，まずるいそうの程度の判定，問診，身体所見のチェック，スクリーニング検査を行い，病因となる疾患の検索が重要である。病因疾患が特定できれば，速やかに適切な診療科へ紹介すべきである。るいそうの約 10％は精神疾患といわれており[11,14]，特に精神疾患によるボディーイメージの障害から，やせの体型であっても太っていると主張する患者の場合，メンタルクリニックや心療内科へ紹介することが勧められる。

●文献

1）日本肥満学会：肥満症診療ガイドライン 2016．肥満の判定と肥満症の診断基準．ライフサイエンス出版，東京，2016，pp4-8（レベルⅣ）
2）Examination Committee of Criteria for ‘Obesity Disease’ in Japan：Japan Society for the Study of Obesity. New Criteria for ‘obesity disease’ in Japan. Circ J 66：987-992, 2002（レベルⅣ）[PMID：12419927]
3）厚生労働省：平成 29 年「国民健康・栄養調査報告」http://www.mhlw.go.jp/stf/houdou/0000177189_00001.html
4）Otsuka R,Tamakoshi K,Yotsuya H, et al：Eating fast leads to insulin resistance：findings in middle-aged Japanese men and women. Prev Med 46：154-159, 2008（レベルⅢ）[PMID：17822753]
5）Traversy G, Chaput JP：Alcohol Consumption and Obesity：An Update.Curr Obes Rep 4：122-130, 2015（レベルⅢ）[PMID：25741455]
6）Levine JA, Lanningham-Foster LM, Mccrady SK, et al：Interindividual variation in posture allocation：possible role in human obesity. Science 307：584-586, 2005（レベルⅣ）[PMID：15681386]
7）Bamia C, Trichopoulou A, Lenas D, et al：Tobacco smoking in relation to body fat mass and distribution in general population sample. Int J Obes Relat Metab Disord 28：1091-1096, 2004（レベルⅢ）[PMID：15197410]
8）Chiolero A, Jacot-Sadowski I, Faeh D, et al：Association of cigarettes smoked daily with obesity in general adult population. Obesity 15：1311-1318, 2007（レベルⅢ）[PMID：17495208]
9）Bateson P, Barker D, Clutton-Brock T, et al：Developmental plasticity and human health. Nature 430：419-421, 2004（レベルⅣ）[PMID：15269759]
10）Gluckman PD, Hanson MA：Living with the past evolution, development, and patterns of disease. Science 305：1733-1736, 2004（レベルⅣ）[PMID：15375258]
11）倉橋清衛，松本俊夫：るいそう．内科診断学 第 3 版，医学書院，東京，2016（レベルⅣ）
12）NICE published：Eating disorders：recognition and treatment（NG69）, 2017（レベルⅣ）http://www.nice.org.uk/guidance/ng69
13）Mehler PS, Brown C：Anorexia Nervosa-medical complications. J Eat Disord 3：11-18, 2015（レベルⅣ）[PMID：25834735]
14）村野俊一，齋藤 康：やせと肥満．産婦人科の実際 47：1406-1411，1998（レベルⅣ）

Exercise 39

誤っているものはどれか。1 つ選べ。

a　肥満症とは BMI 25 以上と定義される。
b　高度肥満とは BMI 35 以上と定義される。
c　内臓脂肪蓄積は将来的に健康障害を伴いやすい高リスク肥満である。
d　低体重とは BMI 18.5 未満と定義される。
e　るいそうになると骨粗鬆症を合併する。

解答は 537 頁へ

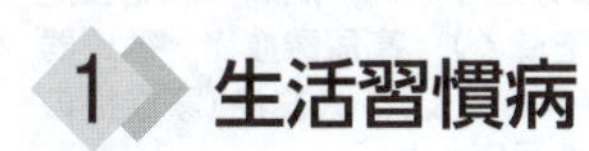

13 症候群

1 生活習慣病

CQ 40 生活習慣病とは何か？　生活習慣病対策のための生活習慣は？

❶ 成人病と生活習慣病

日本人の三大死因である「癌」,「脳卒中」,「心臓病」に対して厚生省（当時）では1956年より「成人病」と称し，集団検診による早期発見，早期治療（二次予防）を行ってきた。1957年の厚生省成人病予防対策協議連絡会によれば,「成人病」とは「主として，脳卒中，がんなどの悪性腫瘍，心臓病などの40歳前後から急に死亡率が高くなり，しかも全死因の中でも高位を占め，40〜60歳くらいの働き盛りに多い疾患」とされている。このように成人病は癌，心疾患，脳卒中のいわゆる三大成人病のほか，動脈硬化，高血圧症，糖尿病，腎疾患，胃腸や肝臓の疾患など，主として中年から発病してくる様々な疾患の総称として考えられてきた。なぜならこれらの疾病は，一般に加齢とともに高い割合で現れるからである。

しかし近年，成人病といわれてきた疾患の多くは，中高年だけでなく若年層にも広がってきた。これは，過食や運動不足など生活習慣の慢性的な乱れに伴って生じる現象と考えられる。すなわち，加齢に伴って発症する疾病として，成人病の多くは「生活習慣病」として捉えられるようになってきた。この成人病対策は，早期発見のために集団検診を受けるようになったことで評価されている。だが，成人病は加齢に着目した概念であるだけに，加齢に伴って罹患率が上昇するものであり，老化はやむを得ないという印象を受けることは否めない。早期発見よりも未然に防ぐ，一次予防のほうがより効率が良いと思われるため，1996年12月から「生活習慣病」と呼ぶことになった。「生活習慣病」は，生活習慣を改善することにより疾病の進行を予防できるという，疾病の捉え方を示したものである。また「生活習慣病」という言葉は，単純に「成人病と呼ばれてきた疾患の呼び方を変える」というものではなく，個人が疾病予防に自主的に取り組むことを目的とした命名である。

厚生省の公衆衛生審議会では1996年の意見具申の中で，生活習慣病について「食習慣，運動習慣，休養，喫煙，飲酒等の生活習慣がその発症・進行に関与する疾患群」と定義している。こうした考え方は社会にも次第に定着しつつあり，糖尿病，高血圧症，脂質異常症（高脂血症），動脈硬化性の虚血性心疾患や脳卒中などが，生活習慣病として捉えられるようになっている。上記の意見具申では，生活習慣病の範囲について表1のような疾患を例示している。ただし，これらの生活習慣病といわれる疾患であっても，それぞれの疾患患者によって生活習慣が主要な原因となる場合もあれば，複数ある危険因子の一部に過ぎない場合もある。また，疾病の発生には様々な要因が関わっているので，生活習慣の影響を強調するあまり，「自業自得」などといった偏見が生まれないように注意が必要である。

近年，慢性腎臓病（chronic kidney disease；CKD）と生活習慣病との関連が注目を集めている。CKDとは慢性に経過するすべての腎臓病を指し，腎機能低下や何らかの腎機能障害を示唆する所見が3カ月以上続けば，CKDに該当する。CKDの背景因子として糖尿病，高血圧などの生活習慣病が挙げられ，内臓脂肪型肥満に加え高血圧，高血糖，脂質異常は腎臓の働きを低下させる要因である。

表1 生活習慣病の範囲（例示）（公衆衛生審議会「生活習慣に着目した疾病対策の基本的方向性について（意見具申）」〔1996年12月〕より）

食習慣	インスリン非依存型糖尿病，肥満，高脂血症（家族性のものを除く），高尿酸血症，循環器病（先天性のものを除く），大腸癌（家族性のものを除く），歯周病など
運動習慣	インスリン非依存型糖尿病，肥満，高脂血症（同上），高血圧症など
喫煙	肺扁平上皮癌，循環器病（同上），慢性気管支炎，肺気腫，歯周病など
飲酒	アルコール性肝疾患など

❷ 各種生活習慣病の罹患者数

これら生活習慣病罹患者の具体的把握は困難であり，その実態は調査によって異なることに注意すべきである。高血圧症はわが国においては最も日常的な疾患であり，その患者数は3,000万人にのぼると推計されている。そして，その数は高齢者人口の増加に伴い，今後さらに増加することが予想される。高血圧症の問題点は高い血圧が長期間持続することにより，二次的に血管や臓器に具体的な異常をもたらし，やがて虚血性心疾患や脳卒中などの致死的疾患を招くことである。このような高血圧症と心血管疾患との関係については，多くの大規模な疫学研究と臨床介入試験によって検討がなされてきた。その結果，現在では高血圧症は心血管疾患の主要な危険因子の一つとされている。

次に糖尿病であるが，平成28年「国民健康・栄養調査」によると，「糖尿病が強く疑われる人」1,000万人と「糖尿病の可能性を否定できない人」1,000万人を合わせると，全国に2,000万人いると推定されている。しかも，糖尿病が疑われる人の約4割はほとんど治療を受けたことがないとされる。糖尿病による死亡者は，年間で約1万4千人（平成19年人口動態統計）に達する。さらに合併症についてみると，糖尿病による腎臓障害で人工透析を開始する人は年間1万5千人程度であり，糖尿病が原因の視覚障害の発生も年間約3,000人である。

生活習慣病の罹患者数は現時点では把握できていないといっても過言ではない。この罹患者数に近似するものとして，厚生労働省では統計表データベースシステムにおいて2008年患者調査を発表している。これは2008年10月のある日における受診者総数を求めたものである。それによると，糖尿病は2,371千人，高血圧性疾患は7,967千人，虚血性心疾患は808千人，脳血管疾患は1,339千人となる。これらの数字は各疾患のある日における受療者であって罹患者ではなく，わが国には罹患者に関するデータがないのが現状である。

❸ 生活習慣病に対する厚生労働省の新たな施策とメタボリックシンドロームの関わり

2008年4月より，メタボリックシンドロームの概念を導入した特定健診・保健指導が40〜74歳の本人および家族に実施されている。この年齢枠に入らない40歳未満および75歳以上の者には努力義務を課している。この健診・保健指導はメタボリックシンドロームの概念により，予防を重視したこと，糖尿病などの生活習慣病有病者や予備群を 25％削減することを目標としたこと，健診・保健指導の実施とデータ管理，実施計画の作成を医療保険者に義務化したことが特徴であるといわれている。今までの健診では自覚症状のない糖尿病，高血圧症を早期に発見し，早期に治療することにより，心筋梗塞，脳卒中などの生活習慣病を予防することが重要であった。このことはもちろん重要であり，意義があるが，今までの扱いでは予備群は具体的な指導を受けず，ひたすら経過観察に終始していた（図 1）[1]。今回の厚生労働省の取り組みでは，ポピュレーションアプローチにより，不健康な生活習慣の人が予備群になることを予防すること，予備群の人が有病者になることを予防すること，有病者が重症化することを予防することの 3 つのアプローチが重要となる（図 2）。また，それぞれを改善することももちろん重要である。

この健診・保健指導ではメタボリックシンドロームの概念を導入したことにより，保健指導によって糖尿病などの生活習慣病の予備群からの発症を予防することが可能となる。すなわち，内臓脂肪の蓄積を改善することにより，予防可能な対象者を絞り込むことが可能となる。さらに，リスクの数に応じて保健指導対象者に対して優先順位付けが可能となる。加えて，腹囲というわかりやすい基準により，生活習慣の改善による成果を自分で確認し，評価することが可能となる。

以上からわかるように，メタボリックシンドロームは生活習慣病対策の新しいキーワードとなっている。生活習慣病は，わが国における死因別死亡割合において 3 分の 2 以上を占め，国民医療費では約 3 分の 1 を占めている。今後人口の高齢化がさらに進展することから，その割合はいっそう増加するものと予測され，その対策が医学，医療の視点からだけでなく，社会的にも広く注目されている。

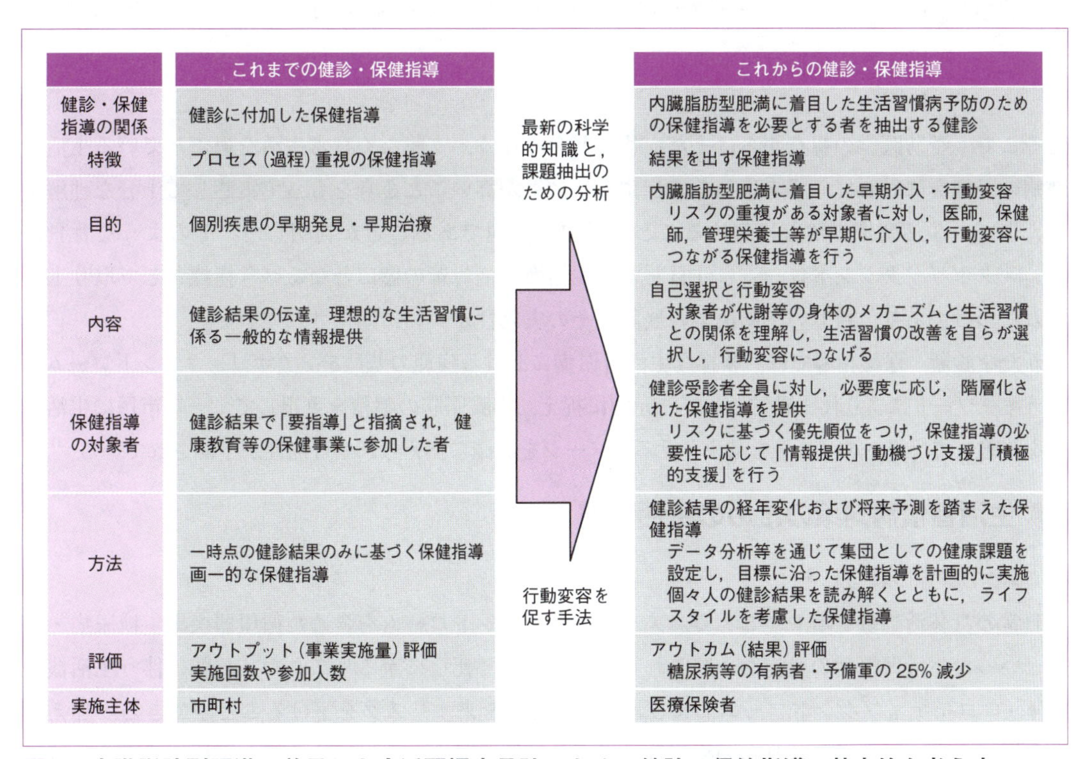

	これまでの健診・保健指導	これからの健診・保健指導
健診・保健指導の関係	健診に付加した保健指導	内臓脂肪型肥満に着目した生活習慣病予防のための保健指導を必要とする者を抽出する健診
特徴	プロセス（過程）重視の保健指導	結果を出す保健指導
目的	個別疾患の早期発見・早期治療	内臓脂肪型肥満に着目した早期介入・行動変容 リスクの重複がある対象者に対し，医師，保健師，管理栄養士等が早期に介入し，行動変容につながる保健指導を行う
内容	健診結果の伝達，理想的な生活習慣に係る一般的な情報提供	自己選択と行動変容 対象者が代謝等の身体のメカニズムと生活習慣との関係を理解し，生活習慣の改善を自らが選択し，行動変容につなげる
保健指導の対象者	健診結果で「要指導」と指摘され，健康教育等の保健事業に参加した者	健診受診者全員に対し，必要度に応じ，階層化された保健指導を提供 リスクに基づく優先順位をつけ，保健指導の必要性に応じて「情報提供」「動機づけ支援」「積極的支援」を行う
方法	一時点の健診結果のみに基づく保健指導 画一的な保健指導	健診結果の経年変化および将来予測を踏まえた保健指導 データ分析等を通じて集団としての健康課題を設定し，目標に沿った保健指導を計画的に実施 個々人の健診結果を読み解くとともに，ライフスタイルを考慮した保健指導
評価	アウトプット（事業実施量）評価 実施回数や参加人数	アウトカム（結果）評価 糖尿病等の有病者・予備軍の 25% 減少
実施主体	市町村	医療保険者

図 1 内臓脂肪型肥満に着目した生活習慣病予防のための健診・保健指導の基本的な考え方
（厚生労働省：http://www.mhlw.go.jp/bunya/kenkou/seikatsu/pdf/02a-05.pdf より）

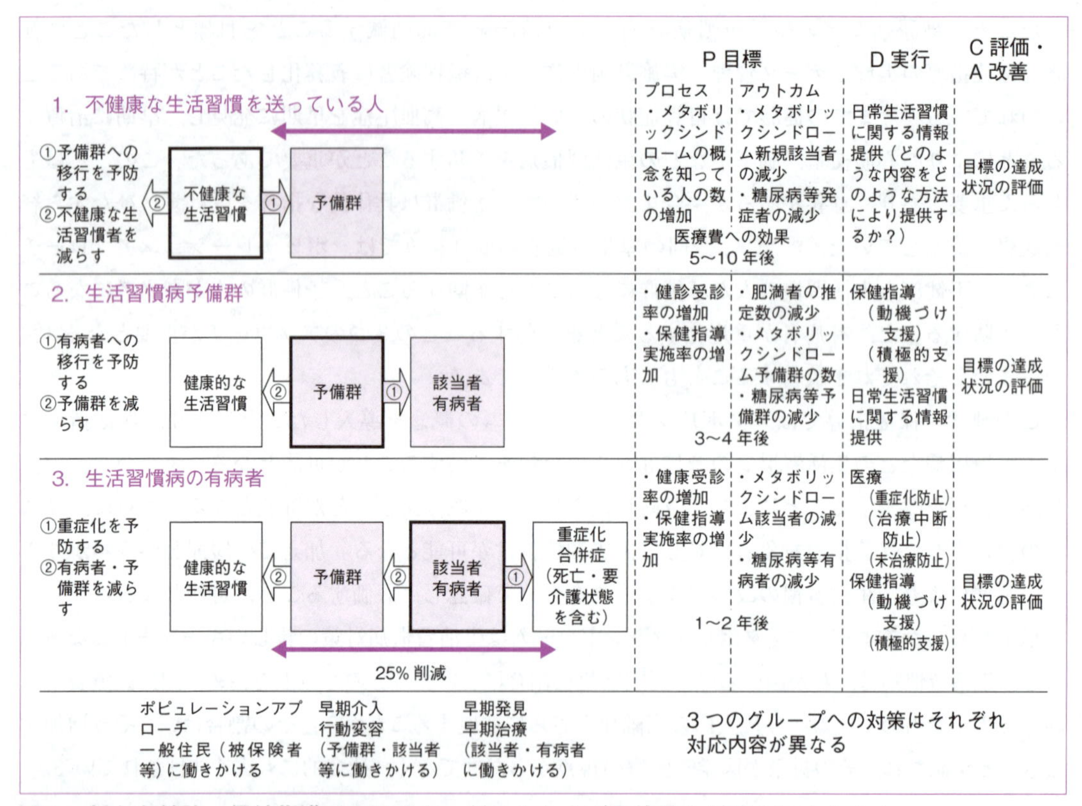

図2 新たな健診・保健指導におけるターゲットおよび具体的な対策とアウトカム
3つの予防を推進し，メタボ該当者・予備群および糖尿病等の生活習慣病有病者・予備群を減らし，医療費の伸びを抑制する。

そこで，予防医学の視点からはまだ症状など全くなく，支障なく日常生活を過ごしている生活習慣病の予備群に対して，将来疾病を発症するリスクが高いことを身をもって実感して十分な理解を得た上で，生活習慣の改善に努めることが重要な課題であることが判明した。そのような背景から，メタボリックシンドロームに注目して，生活習慣病対策の窓口となるべき指標として取り上げられたわけであり，新しい予防医学の展開とその実効性が大いに期待されている。

新たな診断・保健指導では，多様な生活習慣病における病態の基盤をメタボリックシンドロームというキーワードにより代謝異常として一元的に捉え，内臓脂肪の蓄積を重視して，一般市民に生活習慣を改善して疾患へのリスクを減少させるイメージを的確に捉えられる可能性が予測されている[2,3]。

④ 生活習慣病対策のための生活習慣

a. 運動で気をつけること

日常の身体活動量を増やすことで，メタボリックシンドロームを含めた循環器疾患・糖尿病・がんといった生活習慣病の発症およびこれらを原因として死亡に至るリスクや，加齢に伴う生活機能低下（ロコモティブシンドロームおよび認知症など）を来すリスクを下げることができる。加えて運動習慣をもつことで，これらの疾病等に対する予防効果をさらに高めることが期待できる。特に高齢者においては，積極的に体を動かすことで生活機能低下のリスクを低減させ，自立した生活をより長く送ることができる。

厚生労働省は「健康づくりのための身体活動基準 2013」[4] を取りまとめている。国民に対する運動指導に関わる人々は，健康日本 21（第二次）に関する十分な理解が必要である。すなわち，身体活動（生活活動・運動）に関する目標項目としては，「日常生活における歩数の増加（1,200～1,500 歩の増加）」，「運動習慣者の割合の増加（約 10％増加）」，「住民が運動しやすいまちづくり・環境整備に取り組む自治体数の増加（47 都道府県とする）」の 3 点である。

身体活動の強さを表す単位として「METs（metabolic equivalents）：メッツ」が用いられる。これは身体活動の強さが安静時の何倍に相当するかを表す単位であり，座って安静にしている状態が 1 メッツ，普通歩行が 3 メッツに相当する（表 2）。生活習慣病等を発症するリスクを低減させるために，個人にとって達成することが望ましい身体活動の基準は次のとおりである。

18～64 歳の身体活動（生活活動・運動）の基準は，強度が 3 メッツ以上の身体活動を 23 メッツ・時/週行う（メッツ・時とは，運動強度の指数であるメッツに運動時間〔hr〕を乗じたものである）。具体的には，歩行またはそれと同等以上の強度の身体活動を毎日 60 分行うことである。運動量の基準（スポーツや体力づくり運動で体を動かす量の考え方）は，強度が 3 メッツ以上の運動を 4 メッツ・時/週行う。具体的には，息が弾み汗をかく程度の運動を毎週 60 分行うことである。

性・年代別の全身持久力（最大酸素摂取量）の基準値として，以下の強度での運動を約 3 分以上継続できた場合，基準を満たすと評価できるとしている（男性：40 歳未満 11.0 メッツ/40～59 歳 10.0 メッツ/60 歳以上 9.0 メッツ，女性：40 歳未満 9.5 メッツ/40～59 歳 8.5 メッツ，60 歳以上 7.5 メッツ）。

なお，65 歳以上の身体活動（生活活動・運動）の基準としては，「強度を問わず，身体活動を 10 メッツ・時/週行う。具体的には，横になったままや座ったままにならなければどんな動きでもよいので，身体活動を毎日 40 分行う」とされている。

さらに，すべての世代に共通する方向性として，以下のような提示がなされている。身体活動量の方向性として「現在の身体活動量を，少しでも増やす。例えば，今より毎日 10 分ずつ長く歩くようにする」ことであり，運動の方向性としては「運動習慣をもつようにする。具体的には，30 分以上の運動を週 2 日以上行う」ことである。「健康づくりのための身体活動指針 2013（アクティブガイド）」[5] にわかりやすく書かれている。

「健康づくりのための身体活動基準 2013」には，生活習慣病患者等の身体活動に伴う危険性についても述べられており，「生活習慣病患者等が積極的に身体活動を行う際には，より安全性に配慮した指導が必要であることを踏まえ，合併症の有無やその種類に応じた留意点を確認して運動に伴う心血管事故を予防するために，かかりつけの医師等に相談することが望ましい」としている。

b. 食事で気をつけること

食生活の改善は，総エネルギーの適正化と栄養素バランスの適正化，食行動の是正に集約される（表 3）。また，食塩摂取量は平成 29 年「国民健康・栄養調査」では 9.9 g であり，減塩は高血圧・冠動脈疾患の予防のみならず食事摂取量の軽減も期待でき，女性では 7.5 g 未満が目標である。

摂取エネルギーは，

標準体重（身長〔m〕^{2}×22）×25～30 kcal/日程度

とする。炭水化物は総エネルギーの 60％を目安とし，ダイエットなどのために主食を制限するよ

表2　生活活動のメッツ表（厚生労働省：健康づくりのための身体活動基準2013より）

生活活動のメッツ表	
メッツ	3メッツ以上の生活活動の例
3.0	普通歩行（平地，67m/分，犬を連れて），電動アシスト付き自転車に乗る，家財道具の片付け，子どもの世話（立位），台所の手伝い，大工仕事，梱包，ギター演奏（立位）
3.3	カーペット掃き，フロア掃き，掃除機，電気関係の仕事：配線工事，身体の動きを伴うスポーツ観戦
3.5	歩行（平地，75〜85m/分，ほどほどの速さ，散歩など），楽に自転車に乗る（8.9km/時），階段を下りる，軽い荷物運び，車の荷物の積み下ろし，荷づくり，モップがけ，床磨き，風呂掃除，庭の草むしり，子どもと遊ぶ（歩く/走る，中強度），車椅子を押す，釣り（全般），スクーター（原付）・オートバイの運転
4.0	自転車に乗る（≒16km/時未満，通勤），階段を上る（ゆっくり），動物と遊ぶ（歩く/走る，中強度），高齢者や障がい者の介護（身支度，風呂，ベッドの乗り降り），屋根の雪下ろし
4.3	やや速歩（平地，やや速めに＝93m/分），苗木の植栽，農作業（家畜に餌を与える）
4.5	耕作，家の修繕
5.0	かなり速歩（平地，速く＝107m/分），動物と遊ぶ（歩く/走る，活発に）
5.5	シャベルで土や泥をすくう
5.8	子どもと遊ぶ（歩く/走る，活発に），家具・家財道具の移動・運搬
6.0	スコップで雪かきをする
7.8	農作業（干し草をまとめる，納屋の掃除）
8.0	運搬（重い荷物）
8.3	荷物を上の階へ運ぶ
8.8	階段を上る（速く）
メッツ	3メッツ未満の生活活動の例
1.8	立位（会話，電話，読書），皿洗い
2.0	ゆっくりした歩行（平地，非常に遅い＝53m/分未満，散歩または家の中），料理や食材の準備（立位，座位），洗濯，子どもを抱えながら立つ，洗車・ワックスがけ
2.2	子どもと遊ぶ（座位，軽度）
2.3	ガーデニング（コンテナを使用する），動物の世話，ピアノの演奏
2.5	植物への水やり，子どもの世話，仕立て作業
2.8	ゆっくりした歩行（平地，遅い＝53m/分），子ども・動物と遊ぶ（立位，軽度）

うな誤りは指導する。脂質は，脂溶性ビタミンの吸収と必須脂肪酸摂取の必要性もあり，植物性・魚肉性脂肪を心がけながら総エネルギーの20〜25％を目安とする。蛋白質は総エネルギーの15〜20％が必要であるが，肉類を少なく，魚や大豆製品を多く摂取するように心がける。その他，ビタミン・ミネラルは十分確保し，骨粗鬆症予防を考慮し，カルシウムやビタミンDを十分に摂取する。また，サプリメントは栄養補助食品であり，安易に頼るのではなく，バランスの良い食生活を維持するために補うものという位置付けが求められる。

さらに食行動の是正として，早食い，ながら食いを避けて1日3食規則的に食事を取るように指導する。

表3 脂質異常症における食事療法の基本

第1段階(総摂取エネルギー，栄養素配分およびコレステロール摂取量の適正化)
1) 総摂取エネルギーの適正化
適正エネルギー摂取量＝標準体重*×25～30 (kcal)　　*：標準体重＝〔身長(m)〕^{2}×22
2) 栄養素配分の適正化
炭水化物：60% 蛋白質：15～20% (獣鳥肉より魚肉，大豆蛋白を多くする) 脂肪：20～25% (獣鳥性脂肪を少なくし，植物性・魚肉性脂肪を多くする) コレステロール：1日300mg以下 食物繊維：25g以上 アルコール：25g以下 (ほかの合併症を考慮して指導する) その他：ビタミン (C，E，B_6，B_{12}，葉酸など) やポリフェノールの含量が多い野菜，果物などの食品を多くとる (ただし，果物は単糖類の含量も多いので摂取量は1日80～100kcal以内が望ましい)
第1段階で血清脂質が目標値とならない場合は第2段階へ進む
第2段階(病型別食事療法と適正な脂肪酸摂取)
1) 高LDL-C血症 (高コレステロール血症) が持続する場合
脂質制限の強化：脂肪由来エネルギーを総摂取エネルギーの20%以下 コレステロール摂取量の制限：1日200mg以下 飽和脂肪酸/一価不飽和脂肪酸/多価不飽和脂肪酸の摂取比率：3/4/3程度
2) 高トリグリセライド血症が持続する場合
アルコール：禁酒 炭水化物の制限：炭水化物由来エネルギーを総摂取エネルギーの50%以下 単糖類：可能なかぎり制限，できれば1日80～100kcal以内の果物を除き調味料のみでの使用とする
3) 高コレステロール血症と高トリグリセライド血症がともに持続する場合
1) と2) で示した食事療法を併用する
4) 高カイロミクロン血症の場合
脂肪の制限：15%以下

c. 禁煙について

喫煙はあらゆる動脈硬化性疾患の危険因子であり，生活習慣病予防の観点から禁煙を勧めるべきである。ただし，ニコチン依存症に対する禁煙指導は必ずしも容易ではない。禁煙の効果は速やかに現れ，禁煙期間が長くなるほどリスクはさらに低下するため，禁煙の意思があれば積極的に支援するべきである。2000年のAHRQ (The Agency for Healthcare Research and Quality) 禁煙指導ガイドラインを基盤として，2005年に作成された「5Aアプローチ」(Ask，Advice，Assess，Assist，Arrange) という指導方法 (表4) を利用するとよい。

d. その他

アルコールは，1日に平均純アルコールで20g程度が節度のある適切な飲酒とされている。また，ストレスや睡眠不足は胃・十二指腸潰瘍との関連や種々の生活習慣病発症を助長することがわかっている。平成8年度に実施された「健康づくりに関する意識調査」では，ストレスを感じている人が54%，睡眠によって休養が十分に取れていない人の割合が23%存在しており，それぞれ10%以上の減少が目標とされている。さらに，歯周炎や歯牙の喪失と骨代謝疾患の関連性も示唆さ

表4 外来などで短時間にできる禁煙指導の手順：5A アプローチ（中村正和：効果的な禁煙指導―医療機関［禁煙外来を含む］での指導の実際．日本医師会雑誌 127：1025-1030，2002 より）（The Agency for Healthcare Research and Quality, 2000）

ステップ	実施のための戦略
ステップ1：Ask（診察のたびに，すべての喫煙者を系統的に同定する）	・診察のたびに，すべての患者の喫煙に関して，質問し，記録するよう，医療機関としてのシステムをつくる。 ・血圧，脈拍，体温，体重などのバイタルサインの欄に喫煙の欄（現在喫煙，以前喫煙，非喫煙の別）を追加する。あるいは，喫煙状況を示すステッカーをすべてのカルテに貼る。
ステップ2：Advise（すべての喫煙者にやめるようにはっきりと，強く，個別的に忠告する）	・はっきりと：「あなたにとって今禁煙することが重要です，私もお手伝いしましょう」「病気のときに減らすだけでは十分ではありません」 ・強く：「あなたの主治医として，禁煙があなたの健康を守るのに最も重要であることを知ってほしい。私やスタッフがお手伝いします」 ・個別的に：たばこ使用と，現在の健康/病気，社会的・経済的なコスト，禁煙への動機付け/関心レベル，子供や家庭へのインパクトなどと関連づける。
ステップ3：Assess（禁煙への関心度を評価する）	・すべての喫煙者に，今（これから30日以内に）禁煙しようかと思うかどうかを尋ねる。 もし，そうであれば禁煙の支援を行う。 もし，そうでなければ禁煙への動機付けを行う。
ステップ4：Assist（患者の禁煙を支援する）	**患者が禁煙を計画するのを支援する**
	・禁煙開始日を設定する（2週間以内がよい）。 ・家族や友人，同僚に禁煙することを話し，理解とサポートを求める。 ・禁煙する上での問題点（特に禁煙後の最初の数週間）をあらかじめ予測しておく。この中には，ニコチン離脱症状が含まれる。 ・禁煙に際して，自分のまわりからたばこを処分する。禁煙に先立って，仕事や家庭や自動車など，長時間過ごす場所での喫煙を避ける。
	カウンセリングを行う（問題解決のスキルトレーニング）
	・1本も吸わないことが重要：禁煙開始日以降は，1ふかしもダメ。 ・過去の禁煙経験：過去の禁煙の際，何が役に立ち，何が障害になったかを振り返る。 ・アルコール：アルコールは喫煙再開の原因となるので，患者は禁煙中は節酒あるいは禁酒するべきである。 ・家庭内の喫煙者：家庭内に喫煙者がいると，禁煙は困難となる。一緒に禁煙するように誘うか，自分のいるところでたばこを吸わないように言う。
	診療活動の中で，ソーシャル・サポートを提供する
	・「私と私のスタッフは，いつでもお手伝いします」と言う。
	患者が医療従事者以外からソーシャル・サポートを利用できるよう支援する
	・「あなたの禁煙に対して配偶者/パートナー，友人，同僚から社会的な支援を求めなさい」と言う。
	薬物療法の使用を勧める
	・効果が確認されている薬物療法の使用を勧める。これらの薬物がどのようにして禁煙成功率を高め，離脱症状を緩和するかを説明する。 ・第一選択薬はニコチン代替療法剤，およびバレニクリン。
	補助教材を提供する
	・政府機関や非営利団体などが発行する教材の中から患者の特性に合った教材を提供する。
ステップ5：Arrange（フォローアップの診察の予定を決める）	・タイミング：最初のフォローアップの診察は，禁煙開始日の直後，できれば1週間以内に行うべきである。第2回目のフォローアップは1カ月以内がよい。その後のフォローアップの予定も立てる。 ・フォローアップの診察でするべきこと：禁煙成功を祝う。もし再喫煙があれば，その状況を調べて，再度完全禁煙するように働きかける。失敗は成功へ向けての学習の機会とみなすように言う。実際に生じた問題点や今後予想される問題点を予測する。 ・薬物療法の使用と問題点を評価する。さらに強力な治療薬の使用や紹介について検討する。

れる報告があり，歯科検診を定期的に受けることも大切である。

●文献

1) 厚生労働省：関係資料
http://www.mhlw.go.jp/
2) 厚生労働省：標準的な健診・保健指導プログラム改訂版（2013 年度版）
http://www.mhlw.go.jp/seisakunitsuite/bunya/kenkou_iryou/kenkou/seikatsu/dl/hoken-program1.pdf
3) 厚生労働省水嶋研究班報告書：健診データ・レセプト分析から見る生活習慣病管理（2007 年 3 月）
http://www.mhlw.go.jp/bunya/kenkou/seikatsu/pdf/ikk-j-01.pdf
4) 厚生労働省：健康づくりのための身体活動基準 2013
http://www.mhlw.go.jp/stf/houdou/2r9852000002xple-att/2r9852000002xpqt.pdf
5) 厚生労働省：健康づくりのための身体活動指針 2013（アクティブガイド）
http://www.mhlw.go.jp/stf/houdou/2r9852000002xple-att/2r9852000002xpr1.pdf

Exercise 40

正しいものはどれか。１つ選べ。

a METs（メッツ）は身体活動の強さが安静時の何倍に相当するかを表す単位であり，座って安静にしている状態が 1 メッツ，普通歩行が 4 メッツに相当する。
b 18～64 歳の身体活動（生活活動・運動）の基準は，強度が 3 メッツ以上の身体活動を 1 週間あたり 23 メッツ・時行うことである。
c 厚生労働省は，運動の方向性として，すべての世代を対象として「運動習慣をもつようにする。具体的には 15 分以上の運動を週 2 日以上行う」ことを提案している。
d アルコール摂取は生活習慣病の危険因子であり，禁酒を勧めるべきである。
e「日本人の食事摂取基準」によると，女性の食塩摂取量の目標値は 8 g 未満とされている。

解答は 537 頁へ

2 メタボリックシンドローム

CQ 41 メタボリックシンドロームとは何か？ 概念の歴史，定義，診断基準とは何か？ どのように予防するか？

① メタボリックシンドロームの歴史と変遷

肥満が高血圧症，糖尿病，脂質異常症，動脈硬化症などの内分泌・代謝異常を伴いやすいことはよく知られている。しかし，肥満の程度とこれらの異常の発生頻度や重症度は必ずしも相関しない。肥満が体脂肪組織の過剰な蓄積であると定義すれば，その蓄積量の多寡（肥満度）よりも蓄積部位の異常（体脂肪分布の異常）が内分泌・代謝異常と関連して重要であることが明らかになっている。腸間膜や大網に脂肪が過剰蓄積する内臓脂肪型体脂肪分布（上半身型体脂肪分布ともいう）と関連する脂質異常症，高血圧症および糖尿病などの内分泌・代謝異常は，インスリン抵抗性（インスリンに対する感受性の低下）を共通の基盤として病因論的に密接に関連する疾患として認識されている。

Matsuzawaは1980年代の初め，CTスキャンを用いて全身の脂肪組織を分析する方法を考案した[1]。その結果，同じ肥満でも腹腔内の脂肪組織（内臓脂肪）が蓄積したタイプでは糖尿病，脂質異常症，高血圧などを伴いやすく，心筋梗塞，脳梗塞を起こしやすいことがわかり，Matsuzawa[1]はこれを内臓脂肪症候群と名付けた。内臓脂肪症候群には肥満（内臓脂肪蓄積），インスリン抵抗性，糖尿病（耐糖能異常），高血圧，脂質異常症（高中性脂肪血症）などが含まれている。これらはシンドロームX，死の四重奏（deadly quartet）などという名称で報告されてきた。その後いくつかの変遷を経てメタボリックシンドロームと呼ばれるに至った[2]。メタボリックシンドロームを構成するそれぞれのリスクは偶然重なったのではなく，内臓脂肪蓄積というキープレイヤーが上流に存在していることが明らかになり，世界的にも内臓脂肪を重視した概念となった（図1）。

❷ 体脂肪分布異常の呼称

体脂肪分布異常にはいろいろな呼称がある（表1）。内臓脂肪型，上半身型，中心性，男性型およびリンゴ型体脂肪分布は，月経異常，脂質異常症，糖尿病および高血圧症が多いことが知られている（それぞれの対応呼称は皮下脂肪型，下半身型，末梢型，女性型，西洋梨型体脂肪分布）。

❸ メタボリックシンドロームの定義，診断基準，頻度

a. 定義

メタボリックシンドロームとは，「内臓脂肪型肥満を基盤にしたインスリン抵抗性および糖代謝異常，脂質代謝異常，高血圧を複数合併するマルチプルファクター症候群で，動脈硬化になりやすい病態」と定義される。その診断基準は米国，世界保健機関（WHO），日本など国によって異なる。

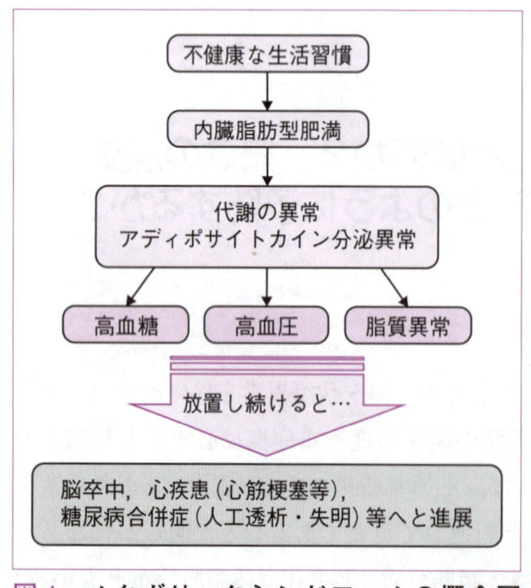

図1 メタボリックシンドロームの概念図
（厚生労働省WEBサイトより）

表1 体脂肪分布の分類

異常*	正常
内臓脂肪型	皮下脂肪型
上半身型	下半身型
中心性	末梢型
男性型	女性型
リンゴ型	西洋梨型

*メタボリックシンドロームの発生と関連する。

b. 国際的な診断基準

1999年のWHOによる診断基準，2001年の米国コレステロール教育計画（NCEP-ATPⅢ）による診断基準（2005年にAHA/NHLBIにより改訂），2005年の国際糖尿病連合（IDF）による診断基準がよく知られている。

なお，日本で使われている診断基準は，IDFの診断基準に近いが，全く同じというわけではない。

① WHOの診断基準（1999年）

糖尿病，空腹時高血糖，耐糖能障害，インスリン抵抗性あるいはそれを表す糖代謝異常を必須として，下記5項目から2項目以上。

(1) ウエスト・ヒップ比≧0.90（男性），≧0.85（女性）またはBMI≧30 kg/m^2

(2) トリグリセリド≧150 mg/dL

(3) HDL-C＜35 mg/dL（男性），＜39 mg/dL（女性）

(4) 血圧≧140/90 mmHg

(5) 尿中アルブミン排泄率≧20 ug/min，またはアルブミン・クレアチニン比≧30 mg/g

② NCEP-ATPⅢの診断基準（AHA/NHLBI改訂，2005年）

5つの危険因子を同等に扱い，下記の5項目のうちから3項目以上。

(1) ウエスト周囲径≧102 cm（男性），≧88 cm（女性）

(2) トリグリセリド≧150 mg/dL（または治療中）

(3) HDL-C＜40 mg/dL（男性），＜50 mg/dL（女性）（または治療中）

(4) 血圧≧130/85 mmHg（または治療中）

(5) 空腹時血糖≧100 mg/dL（または治療中）

③ IDFの診断基準（2005年）

中心性肥満は必須（ウエスト周囲径が，ヨーロッパ系で男性94 cm，女性80 cm以上，アジア系では男性90 cm，女性80 cm以上，ただし日本では男性85 cm，女性90 cm以上，他の民族ではデータが集積されるまでヨーロッパ系での数字を暫定的に用いる）。それに加えて下記4項目のうちから2項目以上。

(1) トリグリセリド≧150 mg/dL（または治療中）

(2) HDL-C＜40 mg/dL（男性），＜50 mg/dL（女性）（または治療中）

(3) 血圧≧130/85 mmHg（または治療中）

(4) 空腹時血糖≧100 mg/dL（または2型糖尿病の診断）

c. わが国の診断基準

2004年からIDFと米国国立衛生研究所（NIH）を中心に国際的な委員会が作られ，わが国でも日本糖尿病学会，日本肥満学会，日本内科学会など8学会の合同委員会により，内臓脂肪の蓄積を必須項目にするという考え方で，2005年に診断基準が設定された[3,4]。

わが国の診断基準では，ウエスト周囲径が男性85 cm以上，女性90 cm以上を必須項目として，血糖値，脂質異常，血圧のうち2つ以上存在する場合にメタボリックシンドロームと診断する（表2）。

国際的な診断基準との最も大きな違いは，WHOの基準では糖尿病や耐糖能障害などが必須であったが，IDFや日本の基準では血糖高値は必須でなくなり，代わりに内臓脂肪蓄積（ウエスト周

表2　日本のメタボリックシンドローム診断基準

内臓脂肪(腹腔内脂肪)蓄積　必須項目	
ウエスト周囲径	男性≧85cm 女性≧90cm
(内臓脂肪面積　男女とも≧100 cm^2 に相当)	
上記に加え以下のうち2項目以上	
高TG血症 かつ/または 低HDL-C血症	≧150mg/dL <40mg/dL
高血圧　収縮期血圧 かつ/または 拡張期血圧	≧130mmHg ≧85mmHg
空腹時高血糖	≧110mg/dL

・CTスキャンなどで内臓脂肪量測定を行うことが望ましい。
・ウエスト周囲径は立位，軽呼気時，臍レベルで測定する。脂肪面積が著明で臍が下方に偏位している場合は，肋骨下縁と前上腸骨棘の中点で測定する。
・メタボリックシンドロームと診断された場合，糖負荷試験が勧められるが，診断には必須ではない。
・高TG血症，低HDL-C血症，高血圧，糖尿病に対する薬剤治療を受けている場合は，それぞれの項目に含める。
・糖尿病，高コレステロール血症の存在は，メタボリックシンドロームの診断から除外されない。

囲径）が必須とされていることである。米国NCEP-ATPⅢの基準でも，内臓脂肪蓄積（ウエスト周囲径）は必須項目としては挙げられていない。

わが国がグローバルの基準と異なる点は，必須項目のウエストを内臓脂肪のCTのデータから導き出した点である[3]。すなわち，日本肥満学会で肥満症の診断基準を作成した時のエビデンスとして，男女ともCTでの内臓脂肪面積が100 cm^2 を超えると有意に動脈硬化の危険因子数が増加し[5]，それに相当するウエスト周囲径は男性85cm，皮下脂肪が多い女性は90cmであったことから，この診断基準が設定された。

ウエストという身近なマーカーを必須項目にしたことで一般の関心が高まったが，「男性の85cmは厳しすぎ，女性の90cmは緩すぎる」という意見もある。実際，他のアジア諸国の診断基準では男性≧90cm，女性≧80cmであり，男性の設定基準が大きい。外国のウエスト基準値は男女の体格の相対的な平均を基盤にして決められているので，女性のほうが小さな値になっているからである。しかし，ウエストは男性ではある程度正確な内臓脂肪の指標になるが，皮下脂肪の多い女性ではバリエーションが大きいことを念頭に置く必要がある[3]。しかも，有経女性と閉経女性で体脂肪分布は異なり，有経女性は皮下脂肪が多いが，閉経女性では内臓脂肪が多いという特徴も念頭に置いておく必要がある。

d. 頻度

平成28年「国民健康・栄養調査」(厚生労働省）によれば，メタボリックシンドローム（内臓脂肪症候群）の疑いと考えられる人は，女性では全体で10.0%であった。その割合は年齢とともに増加し，40代で2.1%，50代で7.1%，60代で12.3%，70代で18.2%であり，50代以降に急増している（図2）[6]。一方，男性は女性に比し多い結果であった。

④ 更年期女性とメタボリックシンドローム

中年太りという言葉があるように，更年期（中高年）は，思春期や産褥期と並んで女性が肥満になりやすい時期である。これらの時期はいずれも内分泌環境が大きく変化する時期である。しかし，肥満の成因には内分泌環境の変化だけではなくストレスも関与する。

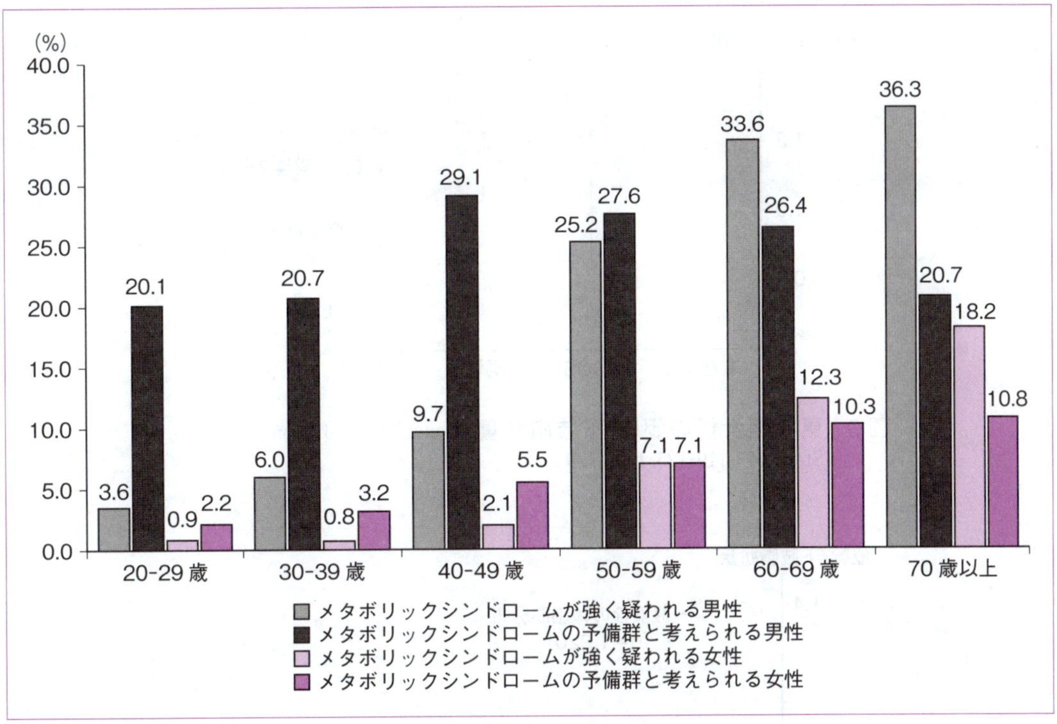

図 2　メタボリックシンドローム（内臓脂肪症候群）の状況（20 歳以上）

Douchi らは全身型 dual-energy X-ray absorptiometry（DXA, QDR2000, Hologic, USA）で身体各部位の体脂肪量を測定し，躯幹・下肢脂肪量比（trunk/leg fat；T/L）を体脂肪分布の指標としている[7)]。T/L はウエスト・ヒップ周囲比に類似するが，筋肉組織が含まれていないことからウエスト・ヒップ周囲比より正確に体脂肪分布を評価できるという。

a. 女性のライフサイクルと体脂肪分布や体脂肪率の変化

Douchi らの検討では，T/L は有経女性（平均で約 0.8，n＝816），男性（1.2，n＝92），閉経女性（1.4，n＝406）の順に相互に有意差をもって上昇した。T/L≧1.0 を上半身型体脂肪分布と定義すると，有経女性では 35.5%（290/816），閉経女性では 73.9%（300/406），男性では 71.7%（66/92）が上半身型脂肪分布を呈した（図 3）[8)]。女性は加齢や閉経により T/L が上昇していく（図 4）[8)]。一方，肥満度の指標である体脂肪率も加齢とともに上昇してはいくが，T/L ほど相関係数は高くなく，linear regression curve の傾きも大きくない。すなわち，「加齢や閉経によって肥満に傾くのではなく，体脂肪分布が上半身型（内臓脂肪型）に傾く」といったほうが正確といえる。このような加齢や閉経による上半身型体脂肪分布（内臓脂肪型体脂肪分布）への移行は，閉経によるエストロゲンの低下とは別に，閉経以降に起こる様々な内分泌・代謝異常やメタボリックシンドロームの発生と関連している[7)]。実際に，女性では閉経以降にメタボリックシンドロームの発生が増加している（図 2）。

更年期になるとなぜ体脂肪分布が上半身型（内臓脂肪型）へ移行しやすいかに関しては，以下のような要因が考えられている。

①加齢や閉経による運動量の低下や筋力の低下（特に筋力の低下が身体各部位によって異なるこ

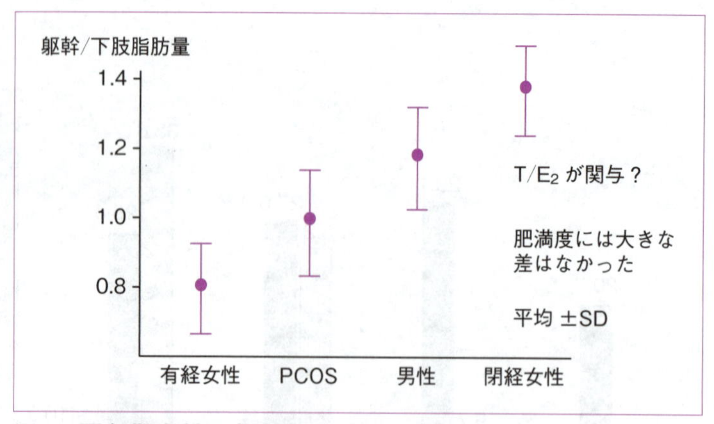

図3 **更年期女性の躯幹/下肢脂肪量**（Douchi T, et al：Jpn J Fertil Steril 44：119-125, 1999 より）

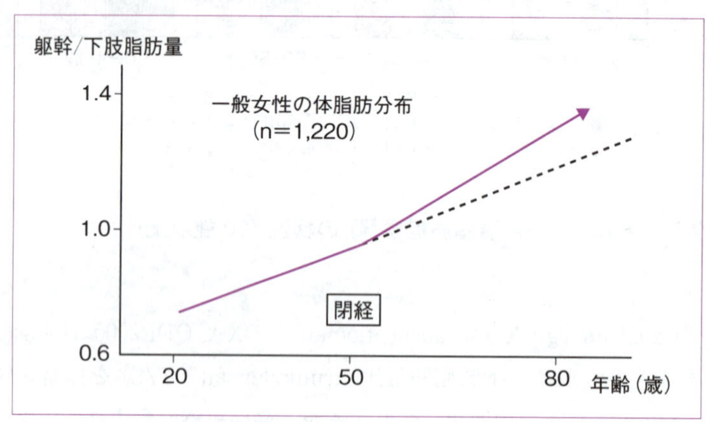

図4 **女性の体脂肪分布年齢**（Douchi T, et al：Jpn J Fertil Steril 44：119-125, 1999 より）

とが関係しているかもしれない）

②エネルギーの摂取と消費のアンバランス（摂取量＞消費量）

③エストロゲンの低下

④男性ホルモンの相対的高値

❺ 女性ヘルスケアから見たメタボリックシンドローム予防

加齢や閉経に伴う上半身型体脂肪分布（内臓脂肪型体脂肪分布）への移行を防止，あるいは軽減させることはメタボリックシンドロームの発症リスクを低下させるという点で重要である。表3に体脂肪分布に影響を及ぼす因子を列挙した。これらはメタボリックシンドロームの予防や治療に示唆を与える。とりわけ，食事と運動療法の組み合わせは重要である[9)]。

a. 運動

運動により上半身型体脂肪分布への移行が軽減できる。堂地らの横断的研究[10)]では，運動群（n＝57，平均年齢 60.4±6.4 歳，平均閉経後年数 10.5±7.3 年）と対照群（n＝130，平均年齢 60.7±6.5

歳，平均閉経後年数 10.6±7.5 年）の比較では，体脂肪率は運動群 32.8±6.7％，対照群 35.7±6.8％（p<0.01）であり，躯幹・下肢脂肪量比は運動群 1.16±0.34，対照群 1.38±0.37（p<0.001）であり，運動群で躯幹・下肢脂肪量比と体脂肪率が有意に低かった。運動により皮下脂肪よりも内臓脂肪が減少しやすい[11]。また，運動療法は，体重の減少とは独立して糖脂質代謝を改善する作用がある[9]。

表 3 体脂肪分布に影響を及ぼす因子

1. 加齢や閉経
   1) 加齢による運動量の低下や筋肉量の低下
   2) エネルギーの摂取と消費のアンバランス
   3) エストロゲンの低下
   4) 男性ホルモンの相対的高値
2. 肥満
3. 低身長
4. 運動不足
5. 男性ホルモン
6. エネルギーの過剰摂取（高ショ糖食，高脂肪食）
7. 飲酒
8. 喫煙
9. 遺伝，体質
10. ストレス
11. その他

b. 食生活や生活習慣の適正化

食事療法には 3 つの柱がある。①減量を目的とした摂取エネルギーの制限，②炭水化物（糖質），脂質，蛋白質といった 3 大栄養素の摂取割合を再調整し，それぞれの栄養素の中身選択への工夫，③食行動の是正（例えば，ゆっくり時間をかけて食事をする）である[12]。また，飲酒を控え禁煙する。さらに，極端なダイエットによる肥満防止・治療は，筋肉量の低下を伴うので勧められない。すなわち，食生活や身体活動を中心とした生活習慣を是正することが重要である。

c. ホルモン補充療法（HRT）

閉経によるエストロゲン欠乏はインスリン感受性を低下させ，インスリン抵抗性を惹起する[13]。ホルモン補充療法（HRT）によるエストロゲン補充はインスリン抵抗性を改善する。HRT に含まれるエストロゲンは大腿部の lipoprotein lipase activity を高め，腹部の lipolytic activity を高める。このような機序を介して HRT は上半身型体脂肪分布への移行を軽減している。実際に Haarbo ら[14]は，2 年間の縦断的研究で HRT は上半身型体脂肪分布への移行を防止できたとしている。Reubinoff ら[15]も 1 年間の縦断的研究で同様の結果を得ている。しかし，体脂肪分布や体型を変える目的だけで HRT を行うことには，HRT が長期的には心・血管系イベントのリスクを上昇させることを考えると問題がある。さらに，HRT はメタボリックシンドロームのヘルスケアという点では，上記の運動療法，食生活や生活習慣の適正化ほどの重要性は有していない。

一方，自ら HRT を積極的に受けようとする女性のパーソナリティも考慮する必要がある。そのような女性は自分の健康に注意している女性で，既に積極的に運動やスポーツに参加し，食生活に注意している可能性もある。

●文献

1) Matsuzawa Y：Pathophysiology and molecular mechanisms of visceral fat syndrome：the Japanese experience. Diabetes Metab Rev 13：3-13, 1997（レベルⅡ）[PMID：9134345]
2) 齋藤 康：メタボリックシンドロームの概念の歴史と変遷．日本医師会雑誌 136：S26-28，2007（レベルⅢ）
3) 松澤佑次：本邦におけるメタボリックシンドロームの現況と展望．日本医師会雑誌 136：S36-39，2007（レベルⅢ）
4) メタボリックシンドローム診断基準検討委員会：メタボリックシンドロームの定義と診断基準．日本内科学会雑誌 94：794-809，2005（レベルⅢ）
5) 日本肥満学会肥満症治療ガイドライン作成委員会：肥満症治療ガイドライン 2006．肥満研究 12 臨増：1-91，2006（ガイドライン）

6）厚生労働省：平成28年国民健康・栄養調査 http://www.mhlw.go.jp/toukei/itiran/gaiyo/k-eisei.html
7）Douchi T, Ijuin H, Nakamura S, et al：The relation between body- fat distribution and lipid metabolism in postmenopausal women. J Obstet Gynaecol Res 22：353-358, 1996（レベルⅢ）[PMID：8870418]
8）Douchi T, Oki T, Maruta K, et al：Body fat distribution in women with polycystic ovary syndrome：its implication in the future risks for life-style-associated disease. Jpn J Fertil Steril 44：119-125, 1999（レベルⅢ）
9）長坂昌一郎：内臓脂肪蓄積を是正する効果的な治療法はありますか？ 日本医師会雑誌 136：S240, 2007（レベルⅢ）
10）Douchi T, Yamamoto S, Oki T, et al：The effects of physical exercise on body fat distribution and bone mineral density in postmenopausal women. Maturitas 35：25-30, 2000（レベルⅢ）[PMID：10802396]
11）Li Y, Bujo H, Takahashi K, et al：Visceral fat：higher responsiveness of fat mass and gene expression to calorie restriction than subcutaneous fat. Exp Biol Med 228：1118-1123, 2003（レベルⅢ）[PMID：14610249]
12）多田紀夫：食事療法の実際．日本医師会雑誌 136：S200-204, 2007（レベルⅢ）
13）Stevenson JC, Proudler AJ, Walton C, et al：HRT mechanisms of action：carbohydrates. Int J Fertil Menopausal Stud 39（suppl 1）：50-55, 1994（レベルⅡ）[PMID：8199641]
14）Haarbo J, Marslew U, Gotfredsen A, et al：Postmenopausal hormone replacement therapy prevents central distribution of body fat after menopause. Metabolism 40：1323-1326, 1991（レベルⅡ）[PMID：1961129]
15）Reubinoff BE, Wurtman J, Rojansky N, et al：Effects of hormone replacement therapy on weight, body composition, fat distribution, and food intake in early postmenopausal women：a prospective study. Fertil Steril 64：963-968, 1995（レベルⅡ）[PMID：7589642]

Exercise 41-1

メタボリックシンドロームについて，誤っているものはどれか。1つ選べ。

a　CTでの内臓脂肪面積が100 cm^{2}を超えると動脈硬化の危険因子数が増加する。
b　診断基準における女性の腹囲は90 cm以上である。
c　診断基準における空腹時血糖は110 mg/dL以上である。
d　診断基準におけるLDL-C値は140 mg/dL以上である。
e　女性では，閉経後発症頻度が高くなるが，男性よりも頻度は少ない。

解答は537頁へ

Exercise 41-2

メタボリックシンドロームについて，誤っているものはどれか。1つ選べ。

a　運動により減少しやすいのは内臓脂肪よりも皮下脂肪である。
b　運動療法は，体重の減少とは独立して糖脂質代謝を改善する作用がある。
c　食事療法としては，摂取エネルギーの制限が必要である。
d　食行動の是正・禁酒・禁煙が重要である。
e　閉経後のホルモン補充療法（HRT）はインスリン抵抗性を改善する。

解答は537頁へ

3 ロコモティブシンドローム・フレイル

CQ 42 更年期以降のロコモティブシンドローム・フレイルにどのように対処するか？

1 ロコモティブシンドロームとフレイルの概念

ロコモティブシンドロームとは運動器の機能不全により要介護の状態，もしくは要介護リスクが高まった状態をいう[1]。日本整形外科学会から提唱された概念で，運動器の主要な構成要素である骨，関節，筋肉，神経のいずれか，もしくは複数に障害が生じ，運動器障害リスクの増大，要支援・要介護への移行の状態を指す（図1）[2]。また，「フレイル」という言葉は，海外の老年医学で使われる“frailty”に対応して使われている。Frailtyという単語の日本語訳は「虚弱」，「老衰」もしくは「脆弱」となってしまうが，“正しく介入すれば戻る”ことを強調した概念とするため，敢えてフレイルに統一された経緯がある。米国老年医学会のフレイルの評価法では，①移動能力の低下，②握力の低下，③体重の減少，④疲労感の自覚，⑤活動レベルの低下，これら5項目のうち3項目以上が当てはまる状態と定義される[3]。わが国のフレイル評価ツールであるCardiovascular Health Study（CHS）評価基準（表1）[4]を示すが，疾患への罹患という視点よりも日常生活の変化に着目しているのが特徴的である。

両者はともに自立生活可能と要介護状態の間に位置する概念といえるが，自立から要介護にいたるプロセスには一般的に2種類想定されており，疾病モデルとフレイルモデルとよばれている（図2）[5]。ロコモティブシンドロームは運動器の具体的疾患である骨粗鬆症，変形性関節症および加齢

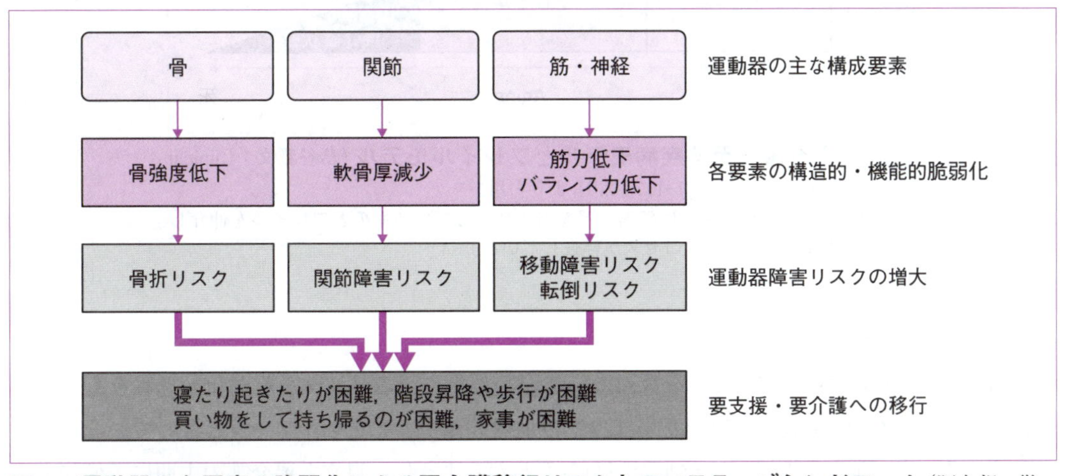

図1 運動器の各要素の脆弱化による要介護移行リスクとロコモティブシンドローム（阿久根 徹：Clinical Calcium 23：83-91, 2012より引用）
運動器の主な構成要素は，骨，関節，筋，神経であり，これらの構造や機能の脆弱化により，運動器障害が増大して，要支援・要介護への移行につながる。このように，運動器障害により要介護になるリスクが高い状態をロコモティブシンドロームと呼んでいる。

表1　フレイルの評価（日本版CHS基準）（Satake S, et al：Geriatr Gerontol Int 17：2629-2634, 2017より引用改変）

項　目	評価基準
1. 体重減少	6カ月で2〜3kg以上の体重減少
2. 筋力低下	握力：男<26kg，女<18kg
3. 疲労感	（この2週間に）わけもなく疲れたような感じがする
4. 歩行速度	通常歩行：<1.0m/秒
5. 身体活動	①軽い運動・体操などをしていますか？ ②定期的な運動・スポーツをしていますか？ 上記いずれも「週に1回もしていない」と回答

上記5項目のうち，3項目以上はフレイル，1〜2項目ならプレフレイルと判断する。

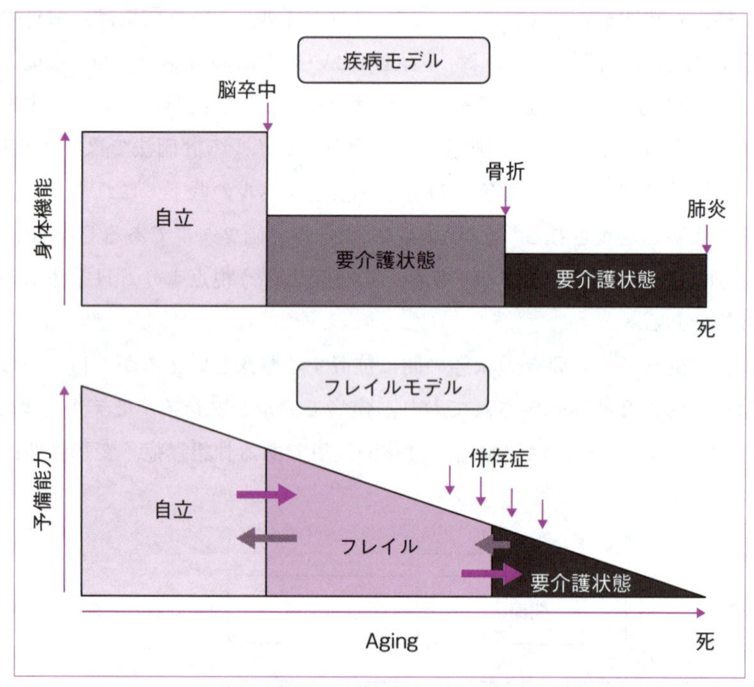

図2　要介護に至る疾病モデルとフレイルモデル（葛谷雅文：Clinical Calcium 28：1171-1176, 2018より引用）
要介護に至るプロセスには疾病などを引き金にしているものとフレイルを仲介して要介護に至る2つのプロセスが存在している。

性筋肉減少症（サルコペニア）などを含んでいるが，疾患に至るリスクや脆弱化の過程をもその概念に含めているため，疾患モデルというより，フレイルモデルに近いイメージとなっている。フレイルは，その名の通りフレイルモデルの図からもわかるように，自立と要介護の中間に予備能力や身体機能の程度により連続的に存在し，それぞれの状態と可逆的に移行できるとされる。フレイルには，要介護を予防し，できうるならば自立に戻すことができる状態という意味が込められている。

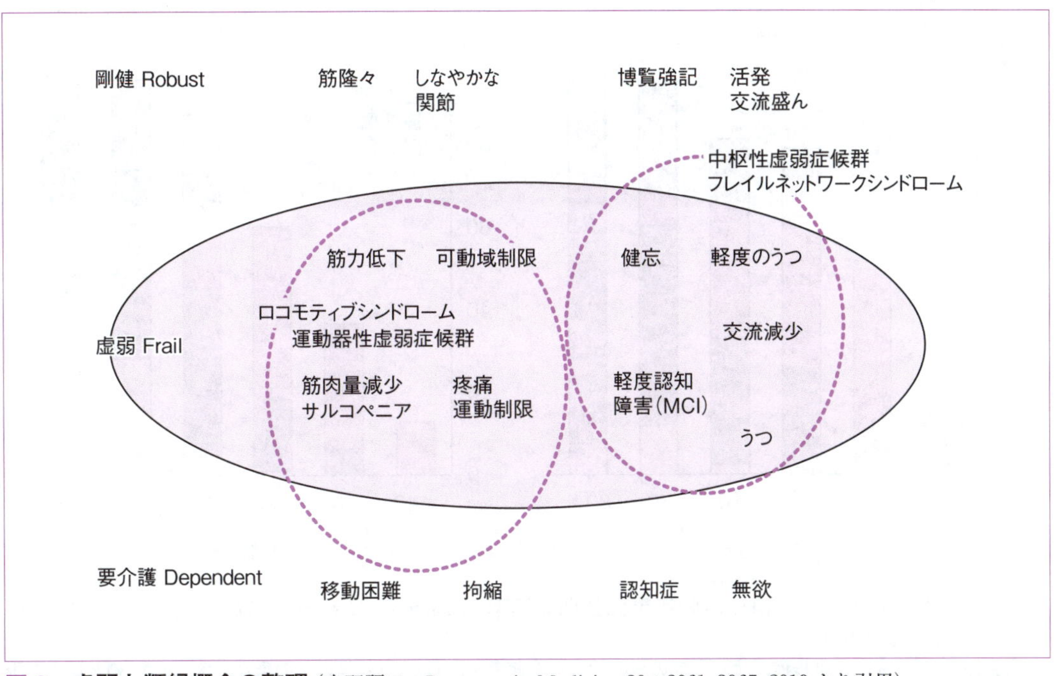

図 3　虚弱と類縁概念の整理（鳥羽研二：Progress in Medicine 30：3061-3065, 2010 より引用）
ロコモティブシンドロームは，中核的な虚弱現象に骨・関節系を加えて移動障害，運動器不安定に着目した概念で，運動器性虚弱症候群といってもよい。虚弱のもう一方の重要な因子は，認知機能の低下とうつ・閉じこもりの精神，神経的要素，いわば中枢性虚弱症候群とも呼ぶべき一群である。

ロコモティブシンドロームとフレイルの関係は，フレイル（虚弱）の大きな枠の中に，運動器疾患やその機能障害に重点を置いているロコモティブシンドローム（運動器性脆弱症候群）ともう一つの主要な因子であるメンタルな活動性の低下をも含めているフレイルネットワークシンドローム（中枢性虚弱症候群）という概念（図 3）[6] が含まれており，フレイルはロコモティブシンドロームを内包した，より包括的な概念といえる。

❷ 疫学

ロコモティブシンドロームもフレイルもわが国における大規模な疫学データが報告されている。前者では Research on Osteoarthritis Against Disability（ROAD）study という，2005 年から始められた長期コホート研究で，3,040 人のベースラインでの罹患調査を開始しロコモティブシンドロームの関連疾患での推定患者数を算出している。それによると変形性膝関節症は 2,530 万人，変形性腰関節症は 3,790 万人，骨粗鬆症（大腿骨頚部）は 1,070 万人と推定され[7]，この 3 疾患の個数別有病率を年代別に見ると 60 歳以上では 80％でいずれかの疾患に罹患し，特に女性では 50 代より複数罹患率が大きな傾きの直線的な増加として認められる（図 4）[7]。フレイルについては住民対象のコホート研究の National Institute for Longevity Sciences-Longitudinal Study of Aging（NILS-LSA）報告があり，フレイルの評価は表 1 の CHS 基準で行っている。それによると男女とも年代上昇とともにフレイル有病率は増加し，女性における有病率は男性よりも高く，特に 85 歳以上で急激に増加している。ロバスト（自立）の比率も男女とも年齢とともに低下するが，女性の

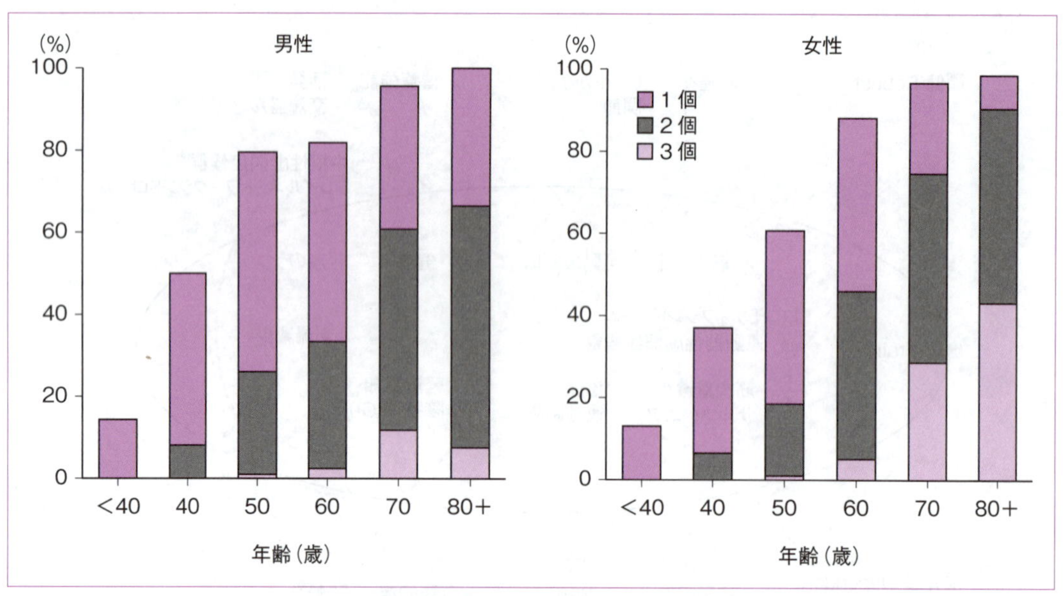

図4 ロコモティブシンドロームの疾患個数別有病率 (Yoshimura N, et al：J Bone Miner Metab 27：620-628, 2009 より引用)

変形性膝関節症，変形性腰椎症，骨粗鬆症の疾病個数別有病率を示した。60歳以上の男女では，その80%以上が少なくともこれら3つのいずれかの疾患を有していた。複数疾患を有する割合は，特に女性で年齢とともに直線的に増加している。

85歳以降の群では75〜84歳の集団と比率はほぼ不変で，同じ年齢層の男性集団と比べてもロバストの比率は高いことがわかる (図5)[8]。男性での年代別変化と違い女性では高齢者でもロバストを維持できるような要因が存在する可能性があり，女性のフレイル予防にフィードバックできるものがあるかもしれない。サルコペニアについては，同じくNILS-LSAのデータを用いた報告から，その有病率は男性で全体9.6%，65〜74歳2.3%，75〜84歳15.3%，85歳以上47.8%，同様に女性では7.7%，5.0%，11.7%，6.1%と男性では年代とともに増加するのに対して女性ではその傾向は認めていない。この研究での詳細な分析からは，女性において筋肉量の低下する例は男性よりも頻度が低いものの，筋力，身体機能低下例は男性よりも高率であることが示されている[9]。推奨されているサルコペニアの診断アルゴリズムでは筋力，歩行速度(身体機能)，筋量から診断 (図6)[8] するが，女性においては筋量低下の程度によらず筋力や身体機能低下にも注意払う必要がある。

3 更年期や周閉経期におけるフレイルの考え方

ロコモティブシンドロームの各疾患，状態も，またフレイルも，通常は更年期や周閉経期に生じるというものではなく，この時期に直接的な対応が必要となることはあまりないと思われる。しかし女性における，これらの状態の始まりはこの時期のエストロゲンの変化に関連があることは理解しておきたい。

ロコモティブシンドロームの中の骨粗鬆症については，月経が不整となった時期から骨量が低下していくことは周知の事実[10]で，その後も低下は持続し脆弱化が亢進し骨粗鬆症や骨折に至ることを考えると，この時期には骨の脆弱性レベルの評価や，それを予防する対応が必要となる (骨粗

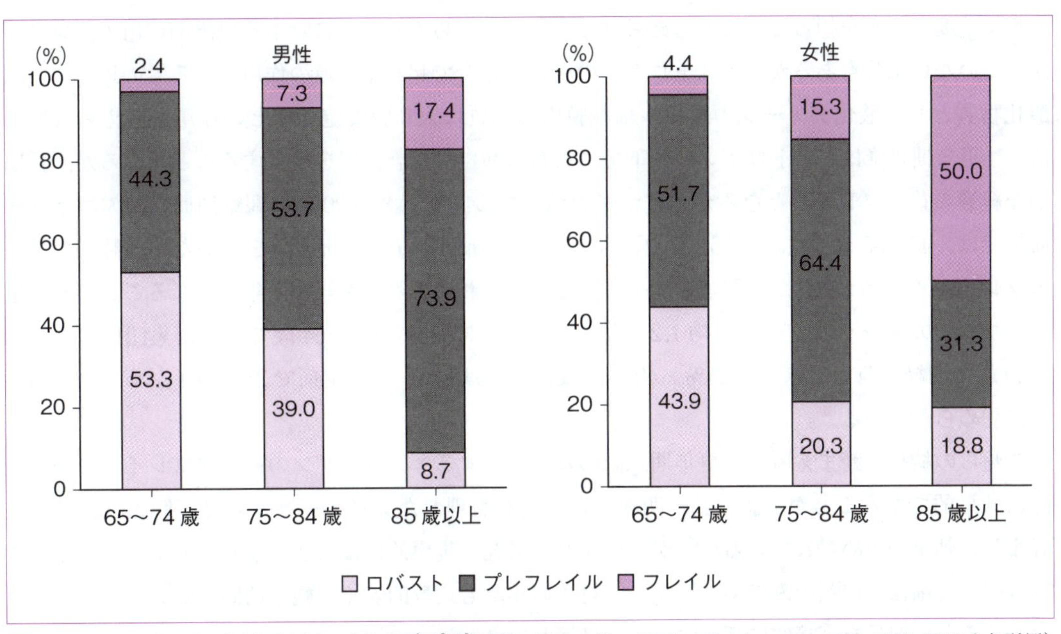

図5 NILS-LSAにおけるフレイルの有病率（幸 篤武，他：Clinical Calcium 28：1183-1189, 2018より引用）
フレイルの有病率は各年齢層において女性で高い。男女とも年齢とともにフレイルが増えて，ロバストは低下するが，85歳以上の女性では75～84歳の集団に比してフレイルの増加は著しいものの，ロバストの低下は緩やかになっている。

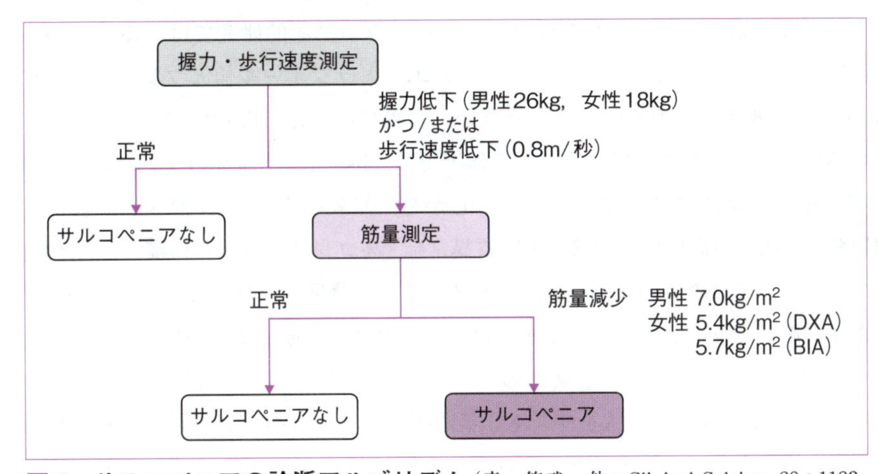

図6 サルコペニアの診断アルゴリズム（幸 篤武，他：Clinical Calcium 28：1183-1189, 2018から引用）
Asian working group for sarcopenia（AWGS）の診断アルゴリズムを示す。
握力は左右各々2回測定し，最大値を採用する。
歩行速度は加減速に必要な歩行路を除いた4m以上の歩行から評価することが推奨される。
筋量の評価は測定機種によって値が異なることを考慮する必要がある。
DXA：dual-energy X-ray absorptiometry，BIA：bioelectrical impedance analysis

鬆症の項**53頁**を参照）。

フレイルについては，特に筋組織とエストロゲンとの関係で多くの報告がある。一般的にエストロゲンは，筋組織の衛星細胞の活性化や増殖を通して筋の修復，再生，または炎症からの回復をする際に重要な役割を担っていると考えられている。これらの筋組織に対する保護的作用の詳細はわかっていない部分もあるが，エストロゲンの受容体結合で起きる一連の作用によるもの以外に，抗酸化物質として酸化ダメージの緩和，細胞膜内の脂質に入り膜安定化などの作用が考えられている[11]。更年期以降はエストロゲンの低下でこれらの筋組織保護作用を喪失することになるが，長期的な経過の後にフレイルとなるかどうかが問題となる。カナダの20年の観察期間に及ぶコホート研究では，45～85歳の女性9,561人で子宮全摘（卵巣摘出の有無は不明）を含めた閉経時期と現在のフレイルインデックスとの関連を調べているが，これによると閉経が1年遅くなるごとにその集団のフレイルインデックスは平均1.2％改善し，さらに閉経を45～54歳で迎えた集団に比べ，30～39歳で閉経を迎えた群では24％，40～45歳の群では8％，子宮全摘で21％のインデックスの悪化が認められている[12]。

これらの結果を踏まえると，更年期以降の女性に対するエストロゲンの補充がフレイルの発症予防に効果的であることが予測され，関連した報告を整理したレビュー[13]からは，筋組織に対する好ましい効果が認められている[14-20]が，いずれの研究も規模的には大きくなく，使用しているエストロゲン製剤は経口剤のみであり，また，対象の年齢も比較的若く，観察期間も短いことなどよりフレイルとの関係を直接的に評価することは難しい。

④ フレイルと性ホルモン

高齢者では，血液中の高い内因性エストラジオールレベルが，その後9年間の死亡の予測因子となりうるという報告もあり[21]，それを受けて，スペインの横断的研究ではあるが，702人の65歳から95歳までのHRTをしていない女性を対象にエストラジオール値とフレイル罹患の関連を調べた報告からは，78歳までの集団では罹患群が，非罹患群に比べ有意に高いエストラジオール値を示している[22]ことが報告されている。この研究では，hs-CRPも罹患群で同様に高く，ともに高い群では罹患率の相乗的増加を認めている。しかし，対象の平均BMIが30.3，合併症として約18％が糖尿病，56.6％が高血圧，44.3％が脂質異常症（高コレステロール血症）という集団であり，直ちに他の集団に当てはめるのは難しいといえる。また，横断的な研究であることから経時的な変動がどのような影響を及ぼしているのかまでは言及できず，長期的な観察の報告が期待される。

血液中のフリーテストステロンと女性のフレイル罹患はU字型の関係があると報告されている[23]。日本女性40～79歳の539人を平均8.3年間観察しサルコペニアの新規発症と男性ホルモンの関係を調べた研究からは，総テストステロン，デヒドロエピアンドロステロンの値とは関連がないものの，フリーテストステロン値は，高い群に比べて低い群では有意にサルコペニア発症が高く，予測因子となりうるとの報告がある[24]。

⑤ おわりに

ロコモティブシンドロームもフレイルも，更年期を過ぎて，しばらくしてから話題となる疾病概念と思われる。しかし，骨脆弱化，運動機能低下など，これらの疾患の入り口ともいえる変化は更年期を境に顕在化する。ロコモティブシンドロームもフレイルも予防の必要性を込めた概念であることを考えると，この時期から予防や予測因子に注意を払うことは重要である。女性医学的な視点からは，予防の大切さについての積極的な啓蒙活動により将来的な効果が期待できると考えられる。

表2 女性ホルモン投与による骨格筋への影響 (Tiidus PM, et al：J Appl Physiol 115：569-578, 2013より引用改変)

報告者(文献番号)	研究対象の閉経後女性	薬物介入様式(例数)	投与量・観察期間	結果概要
Ronkainen (14)	HRTの有無で分けた1卵性双胎15組, 54～62歳	E_2のみ(5) E_2/P_4(6) チボロン(4)	E_2 1～2mg連日 チボロン2.5mg連日 平均6.9±4.1年間	HRTで大腿筋CSA 6%増加 HRTで相対筋面積13%増加*
Sørensen (15)	16例, 55±3歳	PLC, HRT(各8) 12週間観察し, 12週間休薬後, クロスオーバーし12週間	28日あたり E_2 4mg 22日 1mg 6日 NETA 1mg 6日間 12週間で評価	PLCでLBM(0.996±1.58kg)低下* HRTでLBM(0.347±0.858kg)増加*
Qaisar (16)	文献14と同じ	文献14と同じ	文献14と同じ	外側広筋単筋線維CSAに双胎間で差異なし
Taaffe (17)	51例, 50～57歳	HRT(14), Ex(12) HRT/Ex(10) コントロール(15)	E_2 1～2mg連日 NETA 1mg連日 1年間	コントロール以外はLBM増加* HRT, HRT/Exで大腿四頭筋, 大腿部後方筋CSA増加*
Widrick (18)	17例, 45～54歳	HRT(8), Non HRT(9)	24±5カ月間	Type I, II大腿四頭筋単筋線維CSAに差異なし
Skelton (19)	102例, 閉経後5～15年	HRT(50), Non HRT(52)	6～12カ月間	母指内転筋の厚みに差異なし
Sipila (20)	80例, 50～57歳	Ex, HRT, Ex/HRT, コントロール(各20例)	12カ月間	大腿四頭筋CSAはEx, Ex/HRTで増加* 下腿筋CSAはEx/HRTでExより増加*

HRT：ホルモン補充療法, PLC：プラセボ, Ex：運動負荷, CSA：横断面積, LBM：除脂肪体重
E_2：エストラジオール, P_4：黄体ホルモン, NETA：ノルエチステロン酢酸エステル, ＊：有意差あり

●文献

1) 日本産科婦人科学会編：産科婦人科用語集・用語解説集 改訂第4版, 日本産科婦人科学会, 東京, p399, 2018
2) 阿久根　徹：ロコモティブシンドロームの予防・治療へのアプローチ. Clinical Calcium 23：83-91, 2012
3) 日本産科婦人科学会編：産科婦人科用語集・用語解説集 改訂第4版, 日本産科婦人科学会, 東京, p322, 2018
4) Satake S, Shimada H, Yamada M, et al：Prevalence of frailty among community-dwellers and outpatients in Japan as defined by the Japanese version of the Cardiovascular Health Study criteria. Geriatr Gerontol Int 17：2629-2634, 2017 (レベルⅢ) [PMID：29265757]
5) 葛谷雅文：フレイルの概念とその診断. Clinical Calcium 28：1171-1176, 2018
6) 鳥羽研二：ロコモティブシンドロームの予防 1) 虚弱の概念と予防. Progress in Medicine 30：3061-3065, 2010
7) Yoshimura N, Muraki S, Oka H, et al：Prevalence of knee osteoarthritis, lumbar spondylosis and osteoporosis in Japanese men and women：the research on osteoarthiritis/osteoporosis against disability study. J Bone Miner Metab 27：620-628, 2009 (レベルⅢ) [PMID：19568689]
8) 幸　篤武, 安藤富士子, 下方浩史：フレイル・サルコペニアの疫学. Clinical Calcium 28：1183-1189, 2018
9) Yuki A, Ando F, Otsuka R, et al：Epidemiology of sarcopenia on elderly Japanese. J Phys Fit Sports Med 4：111-115, 2015
10) Okano H, Mizunuma H, Soda M, et al：The long-term effect of menopause on postmenopausal bone loss in Japanese women：results from a prospective study. J Bone Miner Res 13：303-309, 1998 (レベルⅢ) [PMID：9495525]
11) Enns DL, Tiidus PM：The influence of estrogen on skeletal muscle：sex matters. Sports Med 40：41-58, 2010 [PMID：20020786]
12) Verschoor CP, Tamim H：Frailty is inversely related to age at menopause and elevated in women who have had a hysterectomy：an analysis of Canadian Longitudinal Study on Aging. J Gerontol A

Biol Sci Med Sci, 2018（レベルⅢ）[PMID：29688443]
13) Tiidus PM, Lowe DA, Brown M：Estrogen replacement and skeletal muscle：mechanisms and population health. J Appl Physiol 115：569-578, 2013 [PMID：23869062]
14) Ronkainen PHA, Kovanen V, Alen M, et al：Postmenopausal hormone replacement therapy modifies skeletal muscle composition and function：a study with monozygotic twin pairs. J Appl Physiol 107：25-33, 2009（レベルⅢ）[PMID：19246654]
15) Sørensen MB, Rosenfalck AM, Hojgaard L, et al：Obesity and sarcopenia after menopause are reversed by sex hormone replacement therapy. Obes Res 9：622-626, 2001（レベルⅡ）[PMID：11595778]
16) Qaisar R, Renaud G, Hedstrom Y, et al：Hormone replacement therapy improves contractile function and myo- nuclear organization of single fibres from postmenopausal monozygotic female twin pairs. J Physiol 591：2333-2344, 2013（レベルⅢ）[PMID：23459759]
17) Taaffe DR, Sipila S, Cheng S, et al：The effect of hormone replacement therapy and/or exercise on skeletal muscle attenuation in postmenopausal women：a yearlong intervention. Clin Physiol Funct Imaging 25：297-304, 2005（レベルⅢ）[PMID：16117734]
18) Widrick JJ, Maddalozzo GF, Lewis D, et al：Morphological and functional characteristics of skeletal muscle fibers from hormone-replaced and nonreplaced postmenopausal women. J Gerontol A Biol Sci Med Sci 58：3-10, 2003（レベルⅢ）[PMID：12560405]
19) Skelton DA, Phillips SK, Bruce AS, et al：Hormone replacement therapy increases isometric muscle strength of adductor pollicis in post-menopausal women. Clin Sci 96：357-364, 1999（レベルⅢ）[PMID：10087242]
20) Sipila S, Taaffe DR, Cheng S, et al：Effects of hormone replacement therapy and high-impact physical exercise on skeletal muscle in post-menopausal women：a randomized placebo- controlled study. Clin Sci 101：147-157, 2001（レベルⅡ）[PMID：11473488]
21) Maggio M, Ceda GP, Lauretani F, et al：Relationship between higher estradiol levels and 9-year mortality in older women：the Invecchiare in Chianti study. J Am Geriatr Soc 57：1810-1815, 2009（レベルⅢ）[PMID：19737330]
22) Carcaillon L, Garcia-Garcia FJ, Tresquerres JA, et al：Higher levels of endogenous estradiol are associated with frailty in postmenopausal women from the Toledo Study for Healty Aging. J Clin Endocrinol Metab 97：2898-2906, 2012（レベルⅢ）[PMID：22679065]
23) Carcaillon L, Blanco C, Alonso- Bouzón C, et al：Sex differences in the association between serum levels of testosterone and frailty in an elderly population：the Toledo Study for Healthy Aging. PloS One 7：e32401, 2012（レベルⅢ）[PMID：22403651]
24) Yuki A, Ando F, Otsuka R, et al：Low free testosterone is associated with loss of appendicular muscle mass in Japanese community-dwelling women. Geriatr Gerontol Int 15：326-333, 2015（レベルⅢ）[PMID：24629182]

Exercise 42

正しいものはどれか。1つ選べ。

a ロコモティブシンドロームには生活習慣病も含まれる。
b フレイルは運動器の状態のみならず虚弱を包括的概念で捉えている。
c 男女とも年齢とともにフレイルの比率は同様に増える。
d フレイルの状態は進行を止めることができない。
e 高齢女性の筋力喪失と男性ホルモンは関係がない。

解答は537頁へ

14 周辺領域の症状・疾患

1 頭痛

CQ 43 更年期における頭痛とは何か？　そのメカニズム，HRT との関連は？

頭痛は，男女を問わず一生のうちで何度となく経験する自覚症状の一つである。しかし，それが慢性的かつ頻回に認められる場合には，日常生活に多大な影響を及ぼし，QOL を著しく低下させる。更年期女性においても，頭痛は最も多く訴える症状の一つであり[1]，古くは Kupperman の更年期指数[2] にも取り上げられていることから，その後のほとんどの更年期症状の評価表に頭痛に関する項目が記載されている。しかしながら，更年期女性に認められる頭痛について，今日までその詳細な検討はほとんど行われていない。

脳神経医学的な「頭痛」の分類は，国際頭痛学会（International Headache Society）から公表された分類が，1988 年の「頭痛の分類と診断基準（旧分類）」にはじまり，現在は国際頭痛分類第 3 版（ICHD-3）[3] が最新版として刊行されている。

それによれば，「頭痛」は，1）一次性頭痛（The primary hedaches），2）二次性頭痛（The secondary hedaches），3）有痛性脳神経ニューロパチー，他の顔面痛およびその他の頭痛（painful cranial neuropathies, other facial pain and other hedaches）の 3 群に大別[3] されている。そして一次性頭痛は，片頭痛（migraine），緊張型頭痛（tension-type headache；TTH），三叉神経・自律神経性頭痛（trigeminal autonomic cephalalgias；TACs），その他の一次性頭痛疾患（other primary headache disorders）に細分類[3] され，さらに細かな診断基準が明文化されている。

これら一次性頭痛のうち，男性より女性に多いとされるのは，片頭痛と緊張型頭痛である。したがって，更年期女性に認められる頭痛を診る際も，まずは一次性頭痛（主に片頭痛と緊張型頭痛）の鑑別診断を行っていくことが重要である。ICHD-3 の診断基準[3] に従えば，女性医学の分野においても片頭痛や緊張型頭痛の診断ならびにプライマリ・ケアは，十分に可能である。そしてその上で，更年期ならびにその周辺女性では，クモ膜下出血や脳腫瘍のような器質性疾患に伴う二次性頭痛も決して忘れてはならない。以下のような頭痛を認めた場合には，直ちに神経内科ないし脳神経外科へのコンサルテーションを考慮することが望ましい。

①突然発症したこれまでに経験したことがないような激しい頭痛
②その頻度と程度が日増しに増悪していく頭痛
③ 50 歳以降に初発した慢性頭痛
④神経脱落症状（神経麻痺，歩行障害，言語障害など）を有する頭痛
⑤発熱，項部硬直などの髄膜刺激症状を有する頭痛

もしもこのような一次性頭痛の診断基準を満たさず，かつ二次性頭痛も否定されるような頭痛が更年期女性に認められれば，それが更年期症状ないし更年期障害の頭痛ということになるが，更年

表1 前兆のない片頭痛の診断基準（日本頭痛学会・国際頭痛分類普及委員会訳：国際頭痛分類第3版．医学書院，2018，p3より）

A. B〜Dを満たす頭痛発作が5回以上ある
B. 頭痛発作の持続時間は4〜72時間（未治療もしくは治療が無効の場合）
C. 頭痛は以下の4つの特徴の少なくとも2項目を満たす
①片側性
②拍動性
③中等度〜重度の頭痛
④日常的な動作（歩行や階段昇降などの）により頭痛が増悪する，あるいは頭痛のために日常的な動作を避ける
D. 頭痛発作中に少なくとも以下の1項目を満たす
①悪心または嘔吐（あるいは両方）
②光過敏および音過敏
E. ほかに最適なICHD-3の診断がない

表2 前兆のある片頭痛の診断基準（日本頭痛学会・国際頭痛分類普及委員会訳：国際頭痛分類第3版．医学書院，2018，p5より）

A. BおよびCを満たす発作が2回以上ある
B. 以下の完全可逆性前兆症状が1つ以上ある
①視覚症状
②感覚症状
③言語症状
④運動症状
⑤脳幹症状
⑥網膜症状
C. 以下の6つの特徴の少なくとも3項目を満たす
①少なくとも1つの前兆症状は5分以上かけて徐々に進展する
②2つ以上の前兆が引き続き生じる
③それぞれの前兆症状は5〜60分持続する
④少なくとも1つの前兆症状は片側性である
⑤少なくとも1つの前兆症状は陽性症状である
⑥前兆に伴って，あるいは前兆出現後60分以内に頭痛が発現する
D. ほかに最適なICHD-3の診断がない

期外来を含む日常臨床で更年期女性に認められる頭痛のほとんどは，片頭痛ないし緊張型頭痛の診断基準に合致するため[4,5]，以下にその診断と治療について記す。

❶ 片頭痛の診断と治療

片頭痛は，日常生活に支障を来す世界的にみても有病率の高い疾患で，その生涯有病率は男性18%に対して女性43%[6]とされている。Global Burden of Disease Study 2015（GBD2015）では，世界的にみて50歳未満の男女共において日常生活に支障を来す原因の第3番目として位置付けられている[3]。片頭痛は，頭痛に先行ないし随伴する一過性の局在神経症状（前兆）を伴う「前兆のある片頭痛（migraine with aura）」とそのような前兆を伴わない「前兆のない片頭痛（migraine without aura）」という2つの主要なサブタイプに分類される[3]が，頻度的には「前兆のない片頭痛」のほうが多い。

表1に最もオーソドックスな「前兆のない片頭痛」の診断基準[3]を示す。頭痛発作を繰り返し，その発作が未治療もしくは治療が無効の場合4〜72時間持続し，その特徴的な事項として①片側性，②拍動性，③中等度〜重度の頭痛，④日常的な動作（歩行や階段昇降など）による頭痛の増悪ないしは頭痛のための動作制限の4項目のうち，少なくとも2項目は満たすこと，そして①頭痛発作中の悪心または嘔吐（あるいはその両方），②光過敏および音過敏の少なくとも1項目を満たすことを条件としている。

表2には，「前兆のある片頭痛」の診断基準[3]を示す。前兆症状として，①視覚症状，②感覚症状，③言語症状，④運動症状，⑤脳幹症状，⑥網膜症状が挙げられ，これらの完全可逆性の前兆症状が1つ以上あることが条件となる。さらにその前兆の特徴として6つの項目が挙げられ，少なくとも3項目は満たさなければならないとしている。

女性の片頭痛は，月経周期・妊娠・出産・授乳・閉経といった各ライフステージに伴う女性ホルモンの変動との関連性が高いことも指摘されている。すなわち，エストロゲンの消褪は，特定の食

表3 頭痛に対して用いられる薬剤

緊張型頭痛
- NSAIDs

片頭痛・治療
- NSAIDs
- トリプタン系薬剤
  - スマトリプタンコハク酸塩（イミグラン®）50mg錠，20mg点鼻，3mg皮下注
  - ゾルミトリプタン（ゾーミッグ®）5mg錠，2.5mg口腔内速溶錠
  - エレトリプタン臭化水素酸塩（レルパックス®）20mg錠
  - リザトリプタン安息香酸塩（マクサルト®）10mg錠，10mg口腔内崩壊錠
  - ナラトリプタン塩酸塩（アマージ®）2.5mg錠

片頭痛・予防
- カルシウム拮抗薬
  - 塩酸ロメリジン（ミグシス®，テラナス®）10～20mg/日
- 抗てんかん薬
  - バルプロ酸ナトリウム（デパケン®，セレニカ®）400～600mg/日

物やアルコール・カフェインの摂取，睡眠不足などと並んで片頭痛の明らかな誘因の一つであり[7)]，純粋月経時片頭痛や月経関連片頭痛の発生機序は月経時あるいは黄体期のエストロゲン低下で説明されている。このため片頭痛はエストロゲンの「ゆらぎ」が亢進する閉経移行期に一過性に悪化することが多く[8)]，エストロゲンの変動がみられなくなる閉経後には軽快する[7)]とされる。

片頭痛の急性期治療としては，軽度～中等度の場合には非ステロイド抗炎症薬（NSAIDs）またはNSAIDsに制吐薬を併用し，中等度～重度の場合や軽度～中等度でも過去にNSAIDsの効果がなかった場合にはトリプタン系薬剤が推奨されている[9)]。さらに発作時のトリプタン系薬剤の使用が頻回である場合には，片頭痛予防薬を併用することもある（表3）。

女性医学の立場から言えば，トリプタン系薬剤を使用しても効果が得られない場合やNSAIDsの使用過多につき予防薬の使用を考慮すべき症例では，神経内科ないし脳神経外科の頭痛専門医へのコンサルテーションを行うべきである。

その他，片頭痛発作の軽減や発作回数の減少効果がある程度期待でき，かつ女性医学の立場からも安全に施行できる治療法としては，漢方療法（呉茱萸湯（ごしゅゆとう）には片頭痛の適応あり）が挙げられる。当帰芍薬散（とうきしゃくやくさん）が更年期女性の頭痛に対して有効であることを示す報告も存在する[10)]。

また，HRTがエストロゲンの「ゆらぎ」を緩和する作用によって少なくとも閉経移行期の片頭痛に対して有効であることが期待されるが，この点についてのエビデンスは乏しい。例えばノルウェーで行われた大規模横断研究では，HRT施行中であることが逆に片頭痛およびそれ以外の頭痛と有意に相関することが示されている[11)]。

なお，前兆のある片頭痛は，心血管疾患の危険因子であることがよく知られており[12)]，OCに関しては投与禁忌とされているが，HRTに関しては前兆がない片頭痛とともにそのような報告はなく[13)]，『ホルモン補充療法ガイドライン』では，「慎重投与ないし条件付きで投与が可能な症例」に分類されている[13)]。

一方で，頭痛は精神症状とも関連することが知られている。ノルウェーで行われた大規模な横断的研究において，抑うつと不安が片頭痛およびそれ以外の頭痛と有意に相関すること，その相関は片頭痛においてより強いことが報告されている[14)]。中年女性の頭痛と抑うつとの関連については米国および日本からも報告があり[10,15,16)]，更年期女性の頭痛診療にあたっては精神症状の評価を同時

表4 頻発反復性緊張型頭痛の診断基準（日本頭痛学会・国際頭痛分類普及委員会訳：国際頭痛分類第3版．医学書院，2018，p23より）

A. 3カ月を超えて，平均して1カ月に1～14日未満（年間12日以上180日未満）の頻度で発現する頭痛が10回以上あり，かつB～Dを満たす
B. 30分～7日間持続する
C. 以下の4つの特徴のうち少なくとも2項目を満たす
①両側性
②性状は圧迫感または締め付け感（非拍動性）
③強さは軽度～中等度
④歩行や階段の昇降のような日常的な動作により増悪しない
D. 以下の両方を満たす
①悪心や嘔吐はない
②光過敏や音過敏はあってもどちらか一方のみ
E. ほかに最適なICHD-3の診断がない

に行うことも重要である。

② 緊張型頭痛の診断と治療

緊張型頭痛も片頭痛と同様に女性に多い一次性頭痛で，その生涯有病率は男性69％に対し女性88％[17]とされている。

表4にICHD-3における「頻発反復性緊張型頭痛」の診断基準[3]を示す。頭痛の頻度が高く（3カ月を超えて，平均して1カ月に1～14日の頻度で発現する頭痛が10回以上），その持続時間が30分～7日間とされ，その特徴的な事項として，①両側性，②非拍動性，③強さは軽度～中等度，④日常的な動作で頭痛が増悪しない の4項目のうち少なくとも2項目は満たすこと，さらには悪心や嘔吐はなく，光過敏や音過敏はあってもどちらか一方のみの両項目を満たすことが挙げられている。これらの条件は，おおよそ片頭痛の特徴の対極にあると言ってよい。

緊張型頭痛に対するエストロゲンの影響については不明な点も多いが，閉経後にも症状が変わらない，あるいは悪化したと訴える女性のほうが多い[18]との報告がある。

緊張型頭痛の急性期治療は，NSAIDsが主体である[9]。ただし，NSAIDsの使用過多に陥っているようであれば，神経内科ないし脳神経外科の頭痛専門医へのコンサルテーションが必要である。また女性医学の立場からも安全に施行できる緊張型頭痛への薬物療法（漢方療法）として，釣藤散（ちょうとうさん）が挙げられる。

●文献

1) Haug TT, Mykletun A, Dahl AA：The association between anxiety, depression, and somatic symptoms in a large population：the HUNT-Ⅱ study. Psychosom Med 66：845-851, 2004（レベルⅢ）[PMID：15564348]
2) Kupperman HS, Blatt MHG, Wiesbader H, et al：Comparative clinical evaluation of estrogenic preparations by the menopausal and amenorrheal indices. J Clin Endocrinol Metab 13：688-703, 1953（レベルⅢ）[PMID：13061588]
3) 日本頭痛学会・国際頭痛分類普及委員会訳：国際頭痛分類第3版（日本語第3版）．医学書院，東京，2018
4) 牧田和也：産婦人科有床診療所における頭痛診療の現状．日頭痛誌 40：391，2013（レベルⅣ）
5) 牧田和也：婦人科の頭痛～更年期女性の慢性頭痛を

中心に～. 日頭痛誌 41：119-120, 2014（レベルⅣ）
6) Stewart WF, Wood C, Reed ML, et al：Cumulative lifetime migraine incidence in women and men. Cephalalgia 28：1170-1178, 2008（レベルⅢ）[PMID：18644028]
7) MacGregor EA：Migraine headache in perimenopausal and menopausal women. Curr Pain Headache Rep 13：399-403, 2009（レベルⅢ）[PMID：19728968]
8) Makita K, Inagaki M, Kitamura S, et al：Changes in migraine before and after menopause in Japanese climacteric women. Cephalalgia 37：1088-1092, 2017 [PMID：27257303]
9) 慢性頭痛の診療ガイドライン作成委員会：慢性頭痛の診療ガイドライン 2013. 日本神経学会・日本頭痛学会監修, 医学書院, 東京, 2013（ガイドライン）
10) Terauchi M, Hiramitsu S, Akiyoshi M, et al：Effects of the Kampo formula Tokishakuyakusan on headaches and concomitant depression in middle-aged women. Evid Based Complement Alternat Med. 2014：593560, 2014（レベルⅢ）[PMID：24648849]
11) Aegidius KL, Zwart JA, Hagen K, et al：Hormone replacement therapy and headache prevalence in postmenopausal women. The Head-HUNT study. Eur J Neurol 14：73-78, 2007（レベルⅢ）[PMID：17222117]
12) Kurth T, Gaziano JM, Cook NR, et al：Migraine and risk of cardiovascular disease in women. JAMA 296：283-291, 2006（レベルⅢ）[PMID：16849661]
13) 日本産科婦人科学会, 日本女性医学学会編：ホルモン補充療法ガイドライン 2017 年度版. 日本産科婦人科学会, 東京, 2017（ガイドライン）
14) Zwart JA, Dyb G, Hagen K, et al：Depression and anxiety disorders associated with headache frequency. The Nord-Trøndelag Health Study. Eur J Neurol 10：147-152, 2003（レベルⅢ）[PMID：12603289]
15) Brown JP, Gallicchio L, Flaws JA, et al：Relations among menopausal symptoms, sleep disturbance and depressive symptoms in midlife. Maturitas 62：184-189, 2009（レベルⅢ）[PMID：19128903]
16) Terauchi M, Hiramitsu S, Akiyoshi M, et al：Associations among depression, anxiety and somatic symptoms in peri- and postmenopausal women. J Obstet Gynaecol Res 39：1007-1013, 2013（レベルⅢ）[PMID：23379427]
17) Rasmussen BK, Jensen R, Schroll M, et al：Epidemiology of headache in a general population--a prevalence study. J Clin Epidemiol 44：1147-1157, 1991（レベルⅢ）[PMID：1941010]
18) Neri I, Granella F, Nappi R, et al：Characteristics of headache at menopause：a clinico-epidemiologic study. Maturitas 17：31-37, 1993（レベルⅢ）[PMID：8412841]

Exercise 43

更年期の頭痛について，正しいものはどれか。1つ選べ。

a　片頭痛の生涯有病率は，女性より男性のほうが高い。
b　緊張型頭痛の発作は，月経時に起こりやすい。
c　片頭痛は閉経後に軽快することが多い。
d　緊張型頭痛の急性期治療には，トリプタン製剤が用いられる。
e　前兆のある片頭痛は，HRT の禁忌症例に該当する。

解答は 537 頁へ

2 めまい

CQ 44 「めまい」の原因とその診断のポイントは？ 見逃してはいけない「めまい」とは？

❶「めまい」の定義と病態

「めまい」の語源としては，平安時代に源順が記した「和名類聚抄」に「眩（女久流女久夜万比：めくるめくやまい）」との記載がみられ，これが「めまい」の原形であるといわれている[1]。

医学用語としての「めまい」に関しては，これまでに数多くの定義が報告[1]されているが，現在においても万国共通の統一した定義はみられない。Brandt の “Vertigo its Multisensory syndromes” には[2]，「めまいは，静的な重力方向認知の不快なゆがみ，あるいは罹患者本人またはその周囲環境の動きの誤った認知である。めまいは疾患単位ではなく，むしろ多くの病的または生理的なプロセスによって生み出された結果である」と記載されている。わが国の文献でみると，『新耳鼻咽喉科学』[3]には，「めまいは，身体の静的ならびに動的な平衡の維持に関係する末梢機構や中枢連絡機構中のどこかに障害が起こったときに意識の領域に広がっていく異常な知覚である」と表現されている。概念的なきらいはあるが，比較的簡潔な定義付けとして，「めまいは，空間における身体に関する見当識（空間識）の障害あるいは空間覚の失調」[4]という表現がある。

❷「めまい」の病態別分類

「めまい」の定義と異なり，病態別の分類に関しては体系化されている。図 1 に，「めまい」の原因疾患を示す。「めまい」は臨床上，平衡機能に関連した「前庭性めまい」と，平衡機能には関連しない「非前庭性めまい」に大別される[2]。そして「前庭性めまい」は，さらに中枢前庭系である脳幹（前庭神経核）・小脳・大脳の障害による「中枢性めまい」と末梢前庭系である内耳（耳石器，半規管）や内耳神経の障害による「末梢性めまい（耳性めまい）」に分類される。それぞれの障害される部位を考えれば，「中枢性めまい」は，脳腫瘍・脳循環障害・脳外傷などの脳神経系疾患に起因し[4]，「末梢性めまい」は，メニエル病・良性発作性頭位めまい症（benign paroxysmal positional vertigo；BPPV）・前庭神経炎などの耳鼻咽喉科疾患がその代表疾患となる[4]。

他方，平衡機能の異常を呈さない「非前庭性めまい」には，眼科的要因，内科的各疾患，あるいは精神医学的要因，婦人科的要因（月経・妊娠・更年期障害），神経症，自律神経不安定症などが含まれている[2]。すなわち，女性医学に関わる更年期症状ないし更年期障害による「めまい」は，病態別には「非前庭性めまい」の一因として挙げられている。

また「めまい」の性状による分類としては，回転性めまい（真性めまい：vertigo）と非回転性めまいである動揺性めまい（dizziness）と失神型めまい（impending faint）の 3 タイプに分類される[4]。回転性めまいとは，その名のとおり周囲や自分がぐるぐるまわるような感じのめまいであり，一般的に「末梢性めまい（耳性めまい）」はこのタイプが多いことが知られている。動揺性めまいは，身体がふらふらする・宙に浮いたような・足が地につかないような感じのめまいであり，失

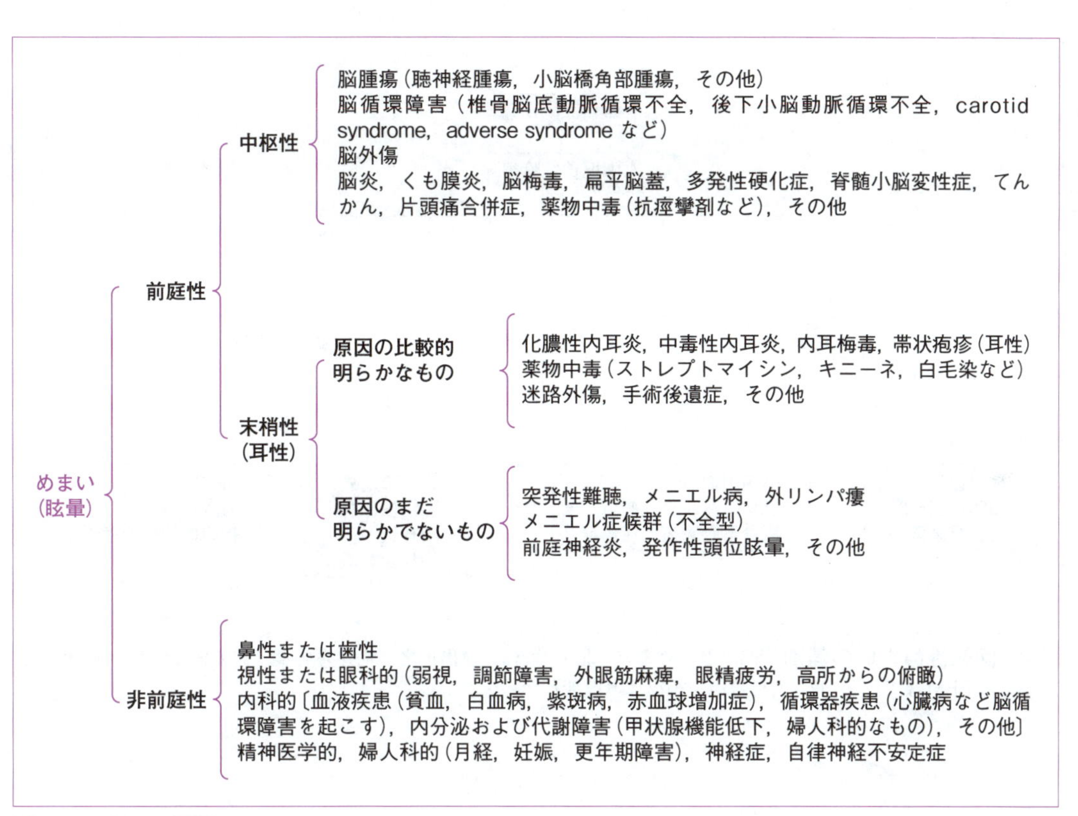

図 1　**めまいの原因**（Brandt T：Its Multisensory syndromes 2nd edition. Springer-Verlas, 1999, pp3-21 より改変）

神型めまいは，目の前が暗くなる・気が遠くなるような感じのめまいであり，これらの非回転性めまいはともに「中枢性めまい」に多いことが知られている（図 2〜図 4）。

❸ 更年期女性にみられる「めまい」

「めまい」は，古くは Kupperman の更年期指数[5]にも「vertigo」として取り上げられており，わが国においても更年期症状ないし更年期障害の症状群の一つとして認識されてきた。しかしながらその実態については，まだ十分には明らかにされていない。

日本人の更年期女性における「めまい」の出現頻度については，日本産科婦人科学会が行った一般女性へのアンケート調査[6]によれば，自覚される 14 症状中第 12 位（発症頻度の高い上位 3 項目は，肩こり，疲労感，のぼせであった）と報告され，また大学病院の更年期外来初診患者からの 40 症状に関する調査[7]によれば，「めまい」の有症率が 49.6％（第 28 位），重症率が 8.6％（第 29 位）と報告されている（この報告[7]においても，有症率・重症率ともに「肩こり」「疲労感」が最上位を占めている）。

日本産科婦人科学会の『産科婦人科用語集・用語解説集』[8]では，「更年期症状の中で，日常生活に支障をきたす病態を更年期障害」と定義しているが，その症状の一つである「めまい」は，耳鼻咽喉科や神経内科で明らかな器質的疾患が同定できないケースも少なくない。また，更年期障害の主たる原因は卵巣機能低下であり，これに加齢に伴う身体的変化，精神・心理的な要因，社会文化

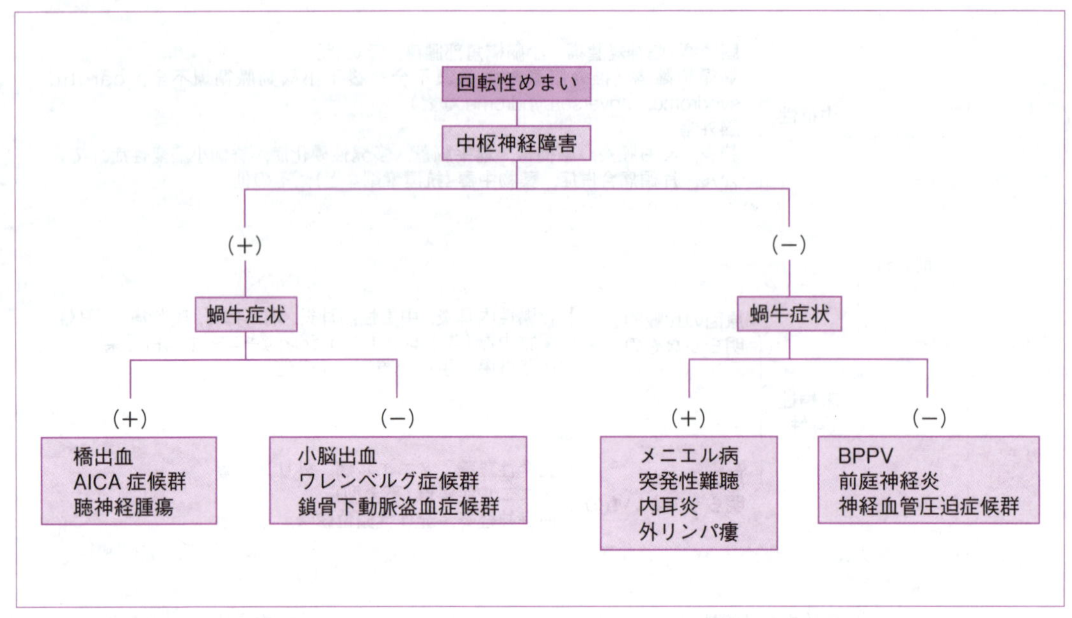

図2　回転性めまいの鑑別（平田 温：めまい，北 徹 監修，横出正之・荒井秀典 編『健康長寿学大事典 QOL から EBM まで』，p142，西村書店，2012 より改変）

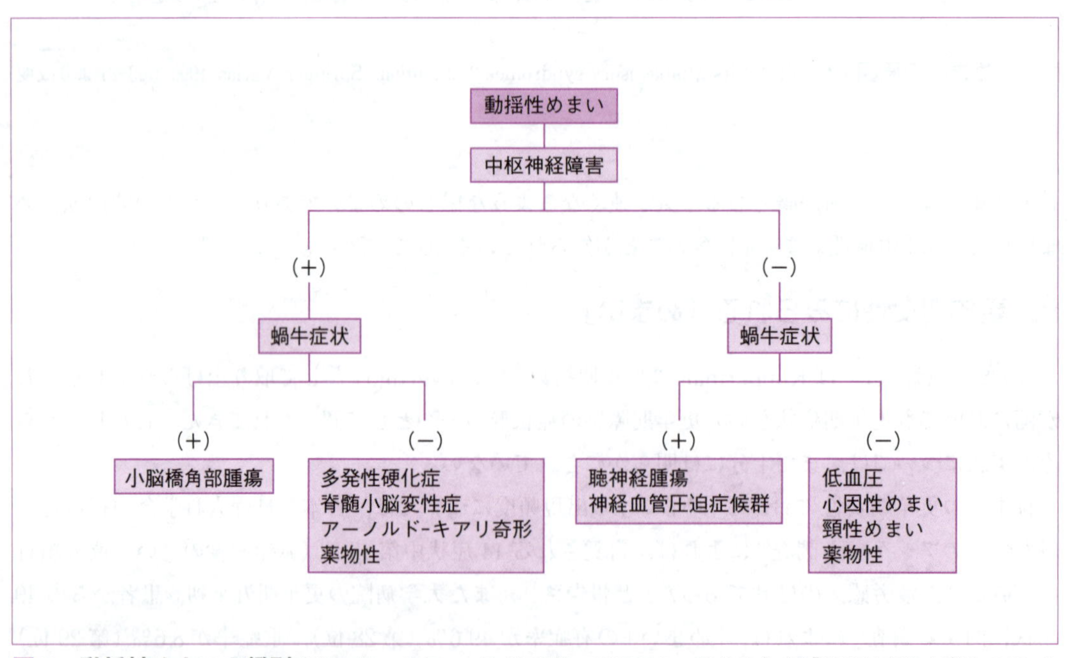

図3　動揺性めまいの鑑別（平田 温：めまい，北 徹 監修，横出正之・荒井秀典 編『健康長寿学大事典 QOL から EBM まで』，p142，西村書店，2012 より改変）

的な環境因子などが複合的に影響して症状が発現するとされている[8]。「めまい」は血管運動神経症状のように「卵巣機能の低下」でその主因を説明できる症状とは現時点では言い難いが，閉経期の女性ホルモンの変動が BPPV 発症リスクを高める可能性を示唆する報告[9]もある。

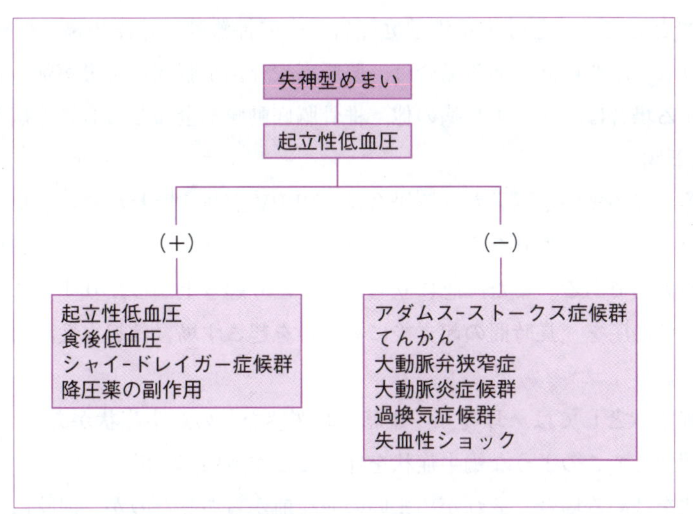

図4 **失神型めまいの鑑別**（平田 温：めまい，北 徹 監修，横出正之・荒井秀典 編『健康長寿学大事典 QOLからEBMまで』，p142，西村書店，2012より改変）

更年期女性の「めまい」については，まず第一に耳鼻咽喉科や神経内科あるいは脳神経外科で精査・加療が必要となる疾患の可能性をしっかり見極める必要があり，その上で更年期症状の一症状として捉えるかどうか検討することが肝要である。

❹「めまい」に関する問診のポイント：見逃してはいけない「めまい」

「めまい」を訴えて来院した患者に対する問診のポイントを以下に示す。

a. めまいの性状

まず第一に，❷の項で述べた「めまい」の性状を把握することが重要である。すなわち，ぐるぐるまわるような「回転性めまい（真性めまい）」なのか，そうではない「非回転性めまい」なのか。もし「非回転性めまい」なら，身体がふわふわするような「動揺性めまい」なのか，あるいは立ちくらみのような「失神型めまい」なのかについて，詳細に聴取する。図2～図4のフローチャートには，めまいの性状別の鑑別ポイントを示す。

b. めまいの発症パターン

「めまい」の発症パターンとしては，急性ないし発作性のものと，慢性ないし非発作性のものに大別できる。急激に起こるめまいは，末梢性めまいである内耳性疾患（BPPV，メニエル病，前庭神経炎など）に多いが，中枢性めまいでも，小脳出血・脳幹梗塞，延髄梗塞などでは急激に起こる強い回転性のめまいが出現することがある[4]。反対に慢性的・緩徐に発症するめまいは，聴神経腫瘍などの脳腫瘍，脊髄小脳変性症などで認められる。

また，めまいが発症してからの時間的経過（めまいの持続時間，増悪傾向に向かうか改善傾向に向かうか，反復して起こるか否か）も鑑別診断に有用な場合がある[4]。BPPVでは，秒単位で症状が改善することが多く，椎骨脳底動脈不全では分単位で改善傾向に向かうことが多い。また，メニエル病では数分以内に症状のピークに達し，その後数時間かけて徐々に改善しやすい。発症してから数日に及ぶ疾患としては，急性末梢性前庭障害，突発性難聴，迷路損傷，梗塞，外傷などがある。数週から数カ月で増悪傾向にある場合は，脳腫瘍や脊髄小脳変性疾患が疑われる。またtotal めまいが反復して発症する場合は，メニエル病の他，椎骨脳底動脈不全などの血管性病変が考えられる。

c. めまいの誘発要因

頭位の変換に伴ってめまいが誘発される場合は，BPPV が強く疑われる。すなわち，起き上がったり，急に振り返ったり，寝返りをうった時などにめまいが誘発されないか，具体的な表現を用いて問診することが大切である。また，急に立ち上がったり起き上がったりすることでめまいを起こす場合には起立性低血圧を，長時間の起立後にめまいを起こす場合は起立性調節障害を疑う[4)]。

d. めまいの随伴症状

最も重要な随伴症状としては，耳鳴り・難聴・耳閉感などの蝸牛症状がある[4,10)]。内耳性の障害では，めまいに随伴してこのような蝸牛症状を伴うことが多い（図 2）。

また，蝸牛症状を認める場合，それがめまいの発症前からあったのか，同時に出現したのかについて確認する。

e. 既往歴および合併症

前庭神経炎ではウイルス感染が示唆され，2〜3 週間前あるいは発症時に上気道感染の症状がみられることがある。頭部外傷の既往がある患者では，骨折がなくても迷路損傷を来していることがある。また耳の手術も迷路損傷の原因になりうる[4)]。

一方で高血圧，糖尿病，脂質異常症などの生活習慣病がある患者では，脳血管障害のリスクがあり，それに伴うめまいではないか確認する必要がある。

f. 薬物使用歴

アミノグリコシド系抗生物質や化学療法剤であるシスプラチンは，前庭の線毛上皮に障害を与えることで，動揺性めまいを引き起こすことがある。またミノマイシンも可逆性の前庭障害の原因となり得る。

一方で，バルビツール酸，ベンゾジアゼピン，抗うつ薬などは，中枢神経系の抑制に伴う非特異性のめまいを起こすことがある[4)]。

g. 家族歴

めまいを来す疾患の中には，遺伝的素因をもつもの（メニエル病，片頭痛，耳硬化症，神経線維腫症，遺伝性小脳失調症など）がある。

❺「めまい」に対する診察

「めまい」を訴える患者に対してまず行うべき診察は，バイタルサインの確認と神経学的診察である[4)]。

a. バイタルサインの確認

更年期症状ないし更年期障害としての「めまい」では，バイタルサインの異常を認めないが，意識レベル，呼吸状態，血圧，脈拍などの基本的なバイタルサインをまず確認する。これらに明らかな異常を認める場合は，直ちに神経内科や脳神経外科などにコンサルテーションを行う。

b. 神経学的診察

めまいの急性期では，体位変換などでめまいが増悪したり，嘔吐することもあるので，患者の状態をよく見極めてから順次行うようにする[4]。各科専門医が揃っている総合病院であれば，婦人科更年期外来でこのような診察まで行う機会はあまりないと思われるが，クリニックにおける外来では，最終的に他科にコンサルテーションをするにしても，どのような疾患が疑われ，何科にコンサルテーションするかを決定する上で参考になるので，考慮してもよいだろう。そのポイントは，以下の 3 項目である[4]。

① 眼振の有無とその性状

一般的には，一方向性の眼振や混合性（水平回旋性）眼振は内耳障害を，注視方向性眼振や垂直眼振は中枢性病変を示唆するといわれている。

② 平衡障害の有無とその内容

静的な体幹の平衡機能検査として両脚直立検査，動的な体幹平衡機能検査として足踏み検査などが行われている。両脚直立検査では，両足をそろえ開眼と閉眼で 30 秒ずつ起立してもらい，身体動揺の有無・程度および転倒傾向を検査する。末梢迷路の病変では閉眼時に動揺が強くなることで (Romberg 現象陽性)，障害側に転倒する傾向がある。両側迷路障害の場合は，その動揺は著明になる。脊髄後索系障害でも閉眼時に著明な動揺を認める（Romberg 現象陽性）ことがある。また小脳障害では，開眼，閉眼いずれにおいても動揺を認める。

③ 起立性低血圧の有無

Schellong 試験を行うことで診断する。一般的には，10 分間の安静臥位の後に 10 分間起立させる。起立前に血圧・心拍数を 3 回程度測定し，起立後は立位のままで 1〜2 分間隔で血圧・心拍数を測定する。そして検査後に起立中の自覚症状についても問診する。判定基準としては，立ちくらみ，ふらつき感，眼前の暗黒感や白濁感などの症状を認め，かつ起立時に 20〜30 mmHg 以上の収縮期低血圧があれば，起立性低血圧と診断する。

❻「めまい」に対する治療

「めまい」に対する治療には，その原因となる各疾患に対する治療と，「めまい」そのものを軽減するための対症的な治療がある。原因となる各疾患に対する治療としては，BPPV に対しての浮遊耳石置換法，メニエル病に対する利尿薬や副腎皮質ステロイドを用いた治療，椎骨脳底動脈循環不全症に対する血小板凝集抑制薬投与などがある。また起立性調節障害の場合には，昇圧剤が有効な場合もある。

更年期障害としての「めまい」に関しては，確立された治療法はない。「めまい」に対するホルモン補充療法（HRT）の有効性を示すエビデンスはなく，むしろ漢方医学の概念にある「水毒」の治療剤である利水剤（五苓散(ごれいさん)，半夏白朮天麻湯(はんげびゃくじゅつてんまとう)，苓桂朮甘湯(りょうけいじゅつかんとう)など）が有効な場合がある[10]。また，加味逍遙散(かみしょうようさん)が HRT と比較して，めまいの改善に有用であったとする報告[11]がある。

「めまい」の軽減を図る対症療法としては，抗めまい薬（ベタヒスチンメシル酸塩，ジフェニドール塩酸塩，アデノシン三リン酸など）を用いる。また，原疾患によらず「めまい」に続発して不安障害や気分障害を訴える場合は，抗不安薬を併用することもある。閉経期前後における女性のめまいは，不安症状が関連しているとする報告[12]もみられる。

●文献

1) 二木 隆：めまいの診かた・考えかた．医学書院，東京，2011（レベルⅣ）
2) Brandt T：Chapter 1.it introduction. Vertigo：Its Multisensory syndromes 2nd edition. Brandt T, eds. Springer-Verlas, London, 1999, pp3-21（レベルⅣ）
3) 切替一郎：8．めまい，眩暈．新耳鼻咽喉科学10版．野村恭也編著．南山堂，東京，2004，pp51-54（レベルⅣ）
4) 内野 誠：めまいを生じる主な疾患．よくわかる頭痛・めまい・しびれのすべて．東儀英夫編．永井書店，大阪，2003，pp198-210（レベルⅣ）
5) Kupperman HS, Blatt MH, Wiesbader H, et al：Comparative clinical evaluation of estrogenic preparations by the menopausal and amenorrheal indices. J Clin Endocrinol Metab 13：688-703, 1953（レベルⅢ）[PMID：13061588]
6) 廣井正彦：更年期障害に関する一般女性へのアンケート調査報告．日産婦誌 49：433-439，1997（レベルⅢ）
7) Kasuga M, Makita K, Ishitani K, et al：Relation between climacteric symptoms and ovarian hypofunction in middle-aged and older Japanese women. Menopause 11：631-638, 2004（レベルⅢ）[PMID：15545791]
8) 日本産科婦人科学会編：産科婦人科用語集・用語解説集改訂第4版．日本産科婦人科学会，東京，2018
9) Ogun OA, Büki B, Cohn ES, et al：Menopause and benign paroxysmal positional vertigo. Menopause 21：886-889, 2014（レベルⅡ）[PMID：24496089]
10) 本庄英雄，島田和幸編：必携女性の医療学：外来で役立つ実践ガイド．永井書店，大阪，pp73-75，2007（レベルⅣ）
11) 樋口 毅，飯野香理，柞木田礼子，他：更年期障害の諸症状に対する加味逍遙散，ホルモン補充療法の効果比較‒無作為割付研究の結果より．日本女性医学学会雑誌 20：305-312，2012（レベルⅢ）
12) Terauchi M, Odai T, Hirose A, et al：Dizziness in peri- and postmenopausal women is associated with anxiety：a cross-sectional study. Biopsychosoc Med 12：21, 2018（レベルⅡ）[PMID：30559834]

Exercise 44

誤っているものはどれか。1つ選べ。

a 更年期障害によるめまいは，病態別には非前庭性めまいの一因として挙げられている。
b 慢性的に発症するめまいは，更年期障害が主な原因である。
c めまいを来す疾患で見逃してはいけないのは，緊急の処置を要する小脳出血やクモ膜下出血などである。
d 一般的に，末梢性めまいには回転性めまいが多いことが知られている。
e 更年期障害に伴うめまいに対して，漢方療法が有効な場合がある。

解答は537頁へ

3 肩こり

CQ 45 肩こりを訴える患者が多いのはなぜか？ どのように治療すればよいか？

① 定義：肩こりとは

「頚より肩甲部にかけての筋緊張感（こり感），重圧感，および鈍痛などを総称」「後頭部から肩，肩甲部にかけての筋内の緊張を中心とする不快感，違和感，鈍痛などの症状，愁訴」などと定義さ

表1 **症候性肩こりの原因疾患**（渡邉和之，矢吹省司：産科と婦人科 4：401-406，2016 より改変）

整形外科領域
頚部椎間板症，むち打ち損傷，胸郭出口症候群，肩関節周囲炎，腱板断裂など
内科・外科領域
胆嚢炎・胆石・膵炎・胃炎などの腹腔内疾患，心筋梗塞，解離性大動脈瘤，心身症など
耳鼻咽喉科領域
鼻炎，副鼻腔炎，頚部の腫瘍性・炎症性疾患など
眼科領域
眼精疲労など
精神神経科領域
心身症，うつ病，神経症など
歯科領域
顎関節症，炎症性疼痛性疾患など
その他
更年期障害など

れる[1)]。ときに緊張型頭痛を伴うことがある。有症率は女性に多く，中高年層に発症頻度が高いとされている。

肩こりの発症原因は，器質的疾患がなく発症する原発性肩こりと，整形外科をはじめ，内科，外科，眼科，精神神経科および耳鼻科領域の疾患に続発する症候性肩こり（表1）[2)]の2種類に分類される。

❷ 肩こりの発症頻度

厚生労働省から報告された「平成28年国民生活基礎調査の概況」の「Ⅲ．世帯員の健康状況 1．自覚症状の状況」によれば，何らかの自覚症状のある者（有訴者）は人口1,000人あたり305.9人であり，男性271.9人，女性337.3人と女性が高い数字を示している。症状別の有訴者率は，男性では「腰痛」が最も多く91.8人に達し，第2位の「肩こり」は57.0人であるが，女性では「肩こり」が最も多く117.5人に達している。なお，女性の有訴者率の第2位は「腰痛」115.5人であった[3)]。

❸ 肩こりの症状

定義において述べたように，項頚部から肩関節または背部（特に僧帽筋および棘上筋）にかけての筋・筋膜の緊張，硬結ならびに圧痛があり，不快感，重圧感，こり感および局所痛を呈するが，上肢の筋力低下や知覚異常・知覚低下を伴うことは稀とされる。

❹ 肩こりの診断

肩こりは，上記のように原発性肩こりと症候性肩こりの2つに大きく分けられ[2)]，まず両者を鑑別する必要がある。しかし，症候性肩こりの原因疾患は，内科をはじめ多くの診療科にまたがるため，診断に際しては困難を伴うことが多い。内科，外科，眼科，耳鼻科領域の各疾患については，その疾患に応じた治療を選択することは当然であるが，その詳細については成書を参照されたい。整形外科領域の症候性肩こり疾患としては，①頚椎症，②頚椎椎間板ヘルニア，③肩関節周囲炎（五十肩），④肩腱板損傷，⑤胸郭出口症候群などが挙げられる[4)]。

身体所見として，頚部から肩甲部にかけて触知して圧痛点や硬結の有無を調べる。続いて，頚椎の可動性と誘発される症状を調べる。例えば，頚椎の後屈で頚部痛が誘発される場合には頚椎症の存在が考えられる。頚椎の運動によって，上肢のしびれや痛みが誘発される場合には，頚部の神経根障害が疑われる。肩関節の動作時痛や可動域制限がある場合には，肩関節周囲炎（いわゆる五十肩）や腱板断裂といった疾患の存在が疑われる。上肢の痛みやしびれがある場合には，神経学的所見の評価を行う。上肢の深部反射，知覚障害の有無，そして筋力低下の有無を調べる。神経障害の存在が考えられる場合は精査が必要となる。肩こりのほかに体幹や下肢の筋痛がある場合や関節痛を合併している場合には，痛みの存在するすべての部位の診察を行う必要がある。圧痛点が多数ある場合には，線維筋痛症を念頭に置く必要がある[1)]。各整形外科関連疾患については，必要があれば頚椎や肩関節のX線撮影，神経障害の存在が疑われる場合などにはMRIなどの検査，リウマチを疑う場合には採血などを行う。保存療法を行い，疼痛の改善が認められない場合や神経症状の悪化が進行した場合には，手術的療法を考慮する[5)]。

原発性肩こり症の病因について明確に論じられた報告は少ない。これらを引き起こす危険因子としては不良姿勢，運動不足による筋力低下，不適切な運動，過労，寒冷，ストレス，加齢などが挙げられる[6)]。河邨らは，115人の肩こり患者に対して，星状神経節ブロックが著効したことから，肩こりは交感神経の局所的緊張亢進が原因と考えた[7)]。茂手木は，頚椎椎体の異常動揺性にその原因を求め[8)]，岩原は，椎間板の不安定性が，脊椎-洞神経を障害した結果，肩こりが発症すると報告している[9)]。肩こりの特徴の一つは筋の硬さであると考えられ，筋硬度計を用いた検討から，肩こり患者の僧帽筋の筋硬度が高いことが判明した。肩こりの痛みについては何かの原因で筋や腱への過負荷がかかり，筋緊張が持続すると，筋の低酸素状態が生じて痛みが惹起される可能性がある。肩こり患者では動作時の筋への酸素供給が低下していることが示されている。原因については長時間の作業と言った持続的筋収縮が挙げられる。また，肩こりとストレスなどの心理的要因の関与も示唆されている[1)]。

日本では肩こりは更年期に多い症状として挙げられるが，海外では肩こりを頚の痛みと表現する場合もあるようであり，更年期と肩こりの関連についての論文はほとんどない。子宮摘出後の女性にエストロゲンのみ投与したところ，関節痛の頻度はコントロールに比べて有意に少なかったが，関節腫脹は多かったという報告はある[10)]。また，肩の痛みの原因で最も多かったのはadhesive capsulitisであったが，周閉経期では次に多かったsynovitisが閉経前期では少なく，差が有意であったという報告がある[11)]。しかしながら女性ホルモンと肩こりの明確な関係を示す報告はやはりほとんどない。

まとめれば，不良姿勢（同一姿勢の保持や姿勢異常を含む），運動不足，精神的緊張，筋肉の発育不良，過労および寒冷などによる筋疲労を誘因として発症していると考えられるため，その治療法は保存的治療が主体である[12)]。

5 原発性肩こりの治療法[1, 13, 14)]

a. 姿勢の矯正

姿勢不良を矯正する際には，患者の日常的な動作および職業上の習慣を考慮する必要がある。また，姿勢不良の原因が肩関節および頚椎以外，例えば下肢長の左右差，腰椎の前弯増強，腹筋力の低下などにある可能性を考慮しなければならない。作業中の机や椅子の高さ，扱う器具の配置にも注意する必要がある。

b. 筋力強化

頚椎や肩関節の不安定さが肩こりの一因であり得るため，周囲筋を強化して安定を保てるようにする。起立位での僧帽筋訓練としては，壁に背部を当てて起立位を保持し，上肢は下垂した状態で，掌部にて壁を押す動作を指導する。また，頚椎の伸展動作を行わせることにより，頚椎前屈のために持続的に緊張していた頚長筋および頭長筋の緊張を緩和することを目的とする。

c. 物理療法

温熱療法により筋肉組織の緊張を軽減することを目的とする。その他，頚椎牽引療法や，トリガーポイントブロックなどが挙げられる。

d. 日常生活動作の指導

頚部痛のある急性期には頚椎の後屈は避け，就寝時の枕の高さも頚椎の生理的前弯を考慮するよう指導する。同一姿勢を長くとらない，仕事の途中に休憩をとり頚椎や肩関節の周囲筋を休ませるといった指導を行う。特に前傾しての姿勢は，頚部の筋緊張を持続させ，肩こりの原因となりうる。時折，頚椎や肩関節を動かして筋の緊張をとる。

精神的なストレスをためないようにする指導，適度な運動を行うこと，趣味をもつことなどを指導する。運動に関しては20分程度の軽い全身運動（散歩など）を行うように指導する。肩こりは頚部周囲の局所の問題だけではなく，身体全体の異常の部分症状として現れた症状である可能性もあり，全身運動で局所の血流改善も期待される。

e. 薬物療法

筋弛緩作用を有する薬剤を中心に筋弛緩薬，抗不安薬などを投与する。抗不安薬はエチゾラムなどを用いるが依存性に注意が必要である。緊張性頭痛の治療と同様に中枢性筋弛緩薬であるエペリゾン塩酸塩，アフロクアロン，チザニジン塩酸塩などを併用したりする。痛みを伴う場合にはNSAIDsを追加する。うつ状態を合併していると考えられる場合は抗うつ薬を併用する。慢性疼痛に対して抗うつ薬の有効性が明らかになっており，肩こりにも有効である可能性がある。

女性ホルモンの補充療法は肩こりに対してはのぼせやほてりに対するほど有用ではないため，第一選択にはならない。

●文献

1) 渡邉和之，矢吹省司：中高年女性に多くみられる症候とその対策 6. 肩こり．産科と婦人科 4：401-406，2016（レベルⅣ）
2) 小川清久：Common Diseases 200の治療戦略—肩凝り症．Medicina 32：575-577，1995（レベルⅣ）
3) 厚生労働省：平成28年国民生活基礎調査の概況 https://www.mhlw.go.jp/toukei/saikin/hw/k-tyosa/k-tyosa16/
4) 矢吹省司，菊地臣一：肩頸肩腕症候群と肩こり—疾患概念とその病態—肩こりの病態．臨床整形外科 36：1241-1246，2001（レベルⅣ）
5) 長谷 斉：頸椎症のリハビリテーション．MEDICAL REHABILITATION 74：59-64，2006（レベルⅣ）
6) 森本昌宏：肩こりの臨床：適切な診断と治療のために．近畿大医誌 35：151-156，2010（レベルⅣ）
7) 河郁文一郎，高橋長雄：所謂肩凝の成因に関する臨床的研究（第一報）．日本整形外科学会雑誌 25：19-22，1951（レベルⅡ）
8) 茂手木三男，磯部弘行：肩こり，頸肩痛の病因．日本整形外科学会雑誌 38：648-649，1964（レベルⅡ）
9) 岩原寅猪，平林 洌，河野通隆，他：肩こりの一つの病態．日本整形外科学会雑誌 41：45-53，1967（レベルⅡ）
10) Chlebowski RT, Cirillo DJ, Eaton CB, et al：Estrogen Alone and Joint Symptoms in the Women's Health Initiative Randomized Trial. Menopause 25：1313-1320, 2018（レベルⅡ）[PMID：30358728]

11) Yoon S, Lee DH, Bang J：Perimenopausal arthralgia in the shoulder. Menopause 25：98-101, 2018（レベルⅢ）［PMID：28697046］
12) 三笠元彦：頸肩腕症候群と肩こり―文献的検討．臨床整形外科 36：1235-1238, 2001（レベルⅣ）
13) 小川清久，井口 理，浪花豊寿：肩関節疾患の臨床診断．痛みと臨床 6：418-424, 2006（レベルⅣ）
14) 牧田和也：更年期障害と頭痛，頭重感，肩こり．MB ENT 151：35-40, 2013（レベルⅣ）

Exercise 45

正しいものはどれか。1つ選べ。

a 原発性肩こりの治療では，手術療法を第一に選択する。
b 肩こりの治療にはホルモン補充療法（HRT）が著効する。
c 肩こりの患者では上肢の筋力低下や知覚低下を伴うことが多い。
d わが国における女性と男性の有訴者率第1位はともに肩こりである。
e 肩こりは，原発性肩こりと症候性肩こりに大別される。

解答は537頁へ

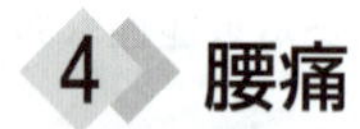

4 腰痛

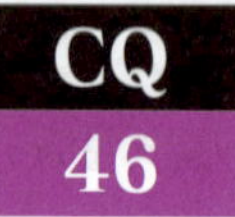

CQ 46 腰痛の原因と診断のポイントは何か？

日本整形外科学会，日本腰痛学会監修『腰痛診療ガイドライン2019』[1]および『ホルモン補充療法ガイドライン2017年度版』のCQ「腰痛に対してHRTは有効か」[2]の内容に沿って，腰痛の原因と診断について概説する。

① 腰痛の定義

腰痛の定義で確立したものはない。文字通り「腰部に存在する疼痛」という定義が成り立つが，一般的には，触知可能な最下端の肋骨と殿溝の間の領域に位置する疼痛と定義される。有症期間別では，急性腰痛（発症からの期間が4週間以上3カ月未満），慢性腰痛（発症からの期間が3カ月以上）と定義される。また，原因の明らかな腰痛と，明らかではない非特異的腰痛（non-specific low back pain）に分類される。

② 腰痛の発症頻度

腰痛を有する患者数は男女ともに極めて多い。国民衛生の動向によると[3]，日本人女性の有訴者率の中では，肩こりに次いで第2位を占めており，1,000人あたり115.5人が腰痛を訴えているとされる。また，通院者率も高血圧症，眼の病気，歯科疾患に次いで第4位である。

腰痛自体の生涯罹患率は60～80％と報告されており，その多くが病因を確定できない非特異的

表 1　腰痛の原因別分類（日本整形外科学会，日本腰痛学会：腰痛診療ガイドライン 2019．南江堂，2019 より引用改変）

脊椎由来
- 腰椎椎間板ヘルニア
- 腰部脊柱管狭窄症
- 分離性脊椎すべり症
- 変性脊椎すべり症
- 代謝性疾患（骨粗鬆症，骨軟化症など）
- 脊椎腫瘍（原発性または転移性腫瘍など）
- 脊椎感染症（化膿性脊椎炎，脊椎カリエスなど）
- 脊椎外傷（椎体骨折など）
- 筋筋膜性腰痛
- 腰椎椎間板症
- 脊柱靱帯骨化症
- 脊柱変形など

神経由来
- 脊髄損傷，馬尾腫瘍など

内臓由来
- 腎尿路系疾患（腎結石，尿路結石，腎盂腎炎など）
- 婦人科系疾患（子宮内膜症など），妊娠
- その他（腹腔内病変，後腹膜病変など）

血管由来
- 腹部大動脈瘤，解離性大動脈瘤など

心因性
- うつ病，ヒステリーなど

その他

表 2　重篤な脊椎疾患（腫瘍，炎症，骨折など）の合併を疑うべき red flags（危険信号）（日本整形外科学会，日本腰痛学会：腰痛診療ガイドライン 2019．南江堂，2019 より）

- 発症年齢　<20 歳 または >55 歳
- 時間や活動性に関係のない腰痛
- 胸部痛
- 癌，ステロイド治療，HIV 感染の既往
- 栄養不良
- 体重減少
- 広範囲に及ぶ神経症状
- 構築性脊柱変形
- 発熱

腰痛であり，80～90％を占める[4)]。

③ 腰痛の原因

腰痛の原因は，脊椎由来，神経由来，内臓由来，血管由来，心因性の 5 つに大別される（表 1）。

この中で特に重要な点は，原因の明らかな腰痛と明らかでない腰痛（非特異的腰痛）の分類である。原因の明らかな腰痛の代表としては，腫瘍（原発性・転移性脊椎腫瘍），感染（化膿性脊椎炎脊椎炎，脊椎カリエスなど），外傷（椎体骨折など）の 3 つが特に重要と言える。その他，腰椎椎間板ヘルニア，腰部脊柱管狭窄症，脊椎すべり症など，神経症状を伴う腰椎疾患もこれに含まれる[5)]。非特異的腰痛は，前述した明らかな原因のない腰痛を総称する言葉である。

また，腰痛発症の危険因子としては，運動不足，喫煙，腰部への身体的負荷が大きい作業が挙げられる。Body mass index（BMI）と腰痛との間には有意な相関はない[1)]。

④ 腰痛の診断

腰痛患者が初診した際に必要なことは，注意深い問診と身体所見から，red flags（危険信号）（表 2）を示し，腫瘍，炎症，骨折などの重篤な脊椎疾患が疑われる腰痛，神経症状を伴う腰痛，非特異的腰痛をトリアージすることである。

腰痛診断のアルゴリズムを図 1 に示す。

プライマリ・ケアにおける問診では，発症以前の症状と治療歴や治療効果だけでなく，痛みの部

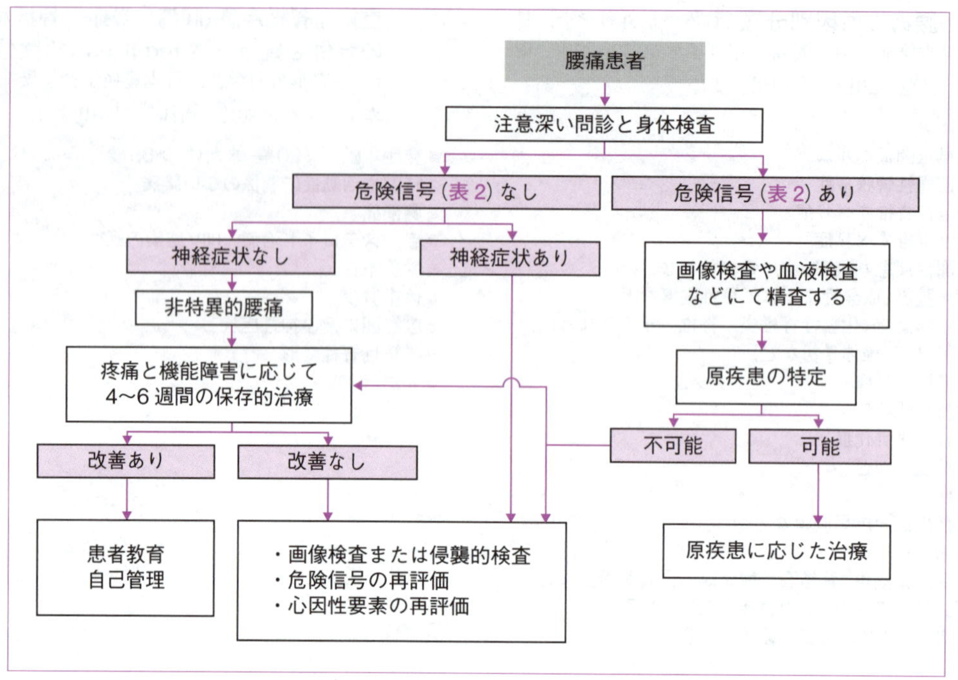

図1 **腰痛診断のアルゴリズム**（文献1, 5より）

位，症状の頻度や痛みの持続期間などを聞き，脊椎以外の内科的疾患由来の腰痛の可能性について考慮する[5,6]。

すべての腰痛患者に対して画像検査を行う必要はないが，危険信号が認められる腰痛，神経症状を伴う腰痛，または保存的治療にもかかわらず軽快しない腰痛には，画像検査が推奨される。特に神経症状がある場合の持続性の腰痛に対しては，MRIでの評価が推奨される。また，椎間板性腰痛の診断には，椎間板造影・椎間板内注射は有用な検査となり得る。

5 腰痛の治療

腰痛の治療法としては，薬物療法，物理・装具療法，運動療法，心理療法，神経ブロック，手術療法などが挙げられる。

安静は必ずしも有効な治療法とはいえず，急性腰痛に対して痛みに応じた活動性を維持することは，ベッド上安静よりも疼痛を軽減し，機能を回復させるのに有効であるとされる。

一般的に薬物療法は腰痛に対して有効であり，第一選択薬は急性・慢性腰痛ともに，非ステロイド性抗炎症薬（NSAIDs）およびアセトアミノフェンである。急性腰痛に対する第二選択薬として筋弛緩薬，慢性腰痛に対する第二選択薬として抗不安薬，抗うつ薬，筋弛緩薬，オピオイドが推奨されている。

運動療法は急性腰痛には効果がないとされ，慢性腰痛に対する有効性には高いエビデンスが示されている[7]。

また，亜急性または慢性腰痛に対しては認知行動療法（CBT）も有効であるとされる。

器質的疾患が否定され，更年期症状と考えられる腰痛に対してHRTは有効である[2]。

●文献

1) 日本整形外科学会，日本腰痛学会監修：腰痛診療ガイドライン 2019. 南江堂，東京，2019 (ガイドライン)
2) 日本産科婦人科学会・日本女性医学学会：ホルモン補充療法ガイドライン 2017 年度版. 日本産科婦人科学会，東京，2017 (ガイドライン)
3) 厚生労働統計協会：国民衛生の動向 2018/2019. 厚生の指標 65：1-504，2012
4) 宮城正行，大鳥精司，井上 玄，他：基礎/臨床研究 疼痛を惹起する運動器疾患モデルでの基礎的研究—椎間板性腰痛. ペインクリニック 34：S14-S22, 2013 (レベルⅢ)
5) Chou R, Qaseem A, Snow V, et al：Diagnosis and treatment of low back pain：a joint clinical practice guideline from the American College of Physicians and the American Pain Society. Ann Intern Med 147：478-491, 2007 (レベルⅠ) [PMID：17909209]
6) Jarvik JG, Deyo RA：Diagnostic evaluation of low back pain with emphasis on imaging. Ann Intern Med 137：586-597, 2002 (レベルⅠ) [PMID：12353946]
7) Chou R, Huffman LH；American Pain Society：Nonpharmacologic therapies for acute and chronic low back pain：a review of the evidence for an American Pain Society/American College of Physicians clinical practice guideline. Ann Intern Med 147：492-504, 2007 (レベルⅠ) [PMID：17909210]

Exercise 46

正しいものはどれか。1つ選べ。

a 腰痛は，男性・女性ともに有訴者率の高い疾患である。
b 腰痛の治療には HRT が必須である。
c 鑑別診断のために画像診断が必須である。
d 急性期の治療としては安静が必須である。
e Body mass index (BMI) と腰痛との間には有意な相関がある。

解答は 537 頁へ

5 糖尿病

CQ 47 閉経は糖尿病の危険因子か？ホルモン補充療法（HRT）は糖尿病のリスク軽減に有効か？

❶ 閉経が糖尿病に与える影響

平成 28 年「国民健康・栄養調査」[1] によれば，糖尿病が「強く疑われる」「可能性を否定できない」女性の割合は 40 代から 60 代にかけて急激に増加する (図 1)。男性の場合は加齢とともに漸増して，このような変化が見られないことから，更年期の女性ホルモンの減少が糖尿病発症に関係する可能性が示唆される。

閉経が糖尿病に与える影響を疫学的に証明するには，一般女性を対象とした縦断研究が必要である。これまで報告された大規模コホート研究のうち，Australian Longitudinal Study on Women's Health (ALSWH)[2] と Pizarra Study[3] は閉経状態別の糖尿病発症のオッズ比 (交絡因子を調整)，Study of Women's Health Across the Nation (SWAN)[4] は更年期の血糖の変化量 (交絡因子を調

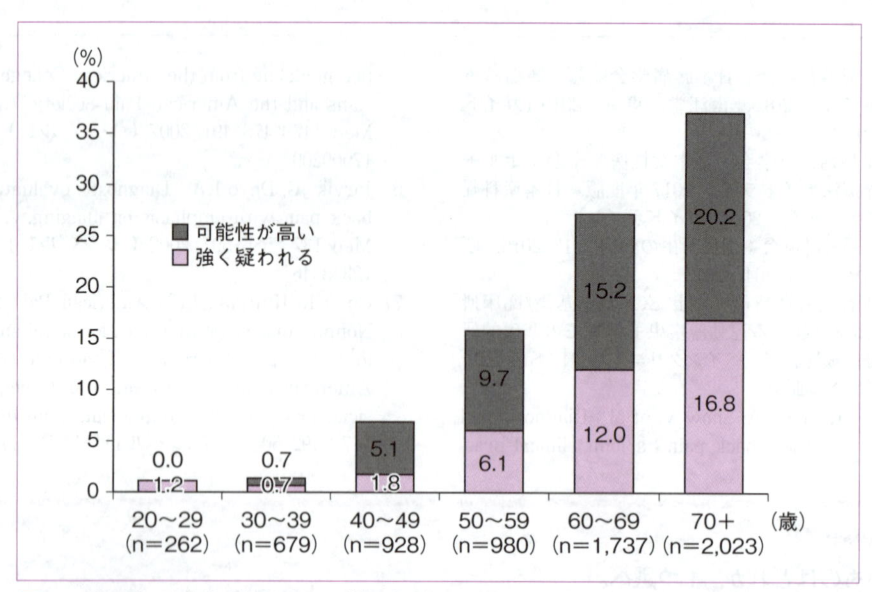

図1 糖尿病が「強く疑われる」「可能性を否定できない」女性の割合（厚生労働省：平成28年「国民健康・栄養調査」より）

糖尿病が強く疑われる：HbA1c 6.1％以上または糖尿病治療中
糖尿病の可能性を否定できない：HbA1c 6.0％以上6.5％未満

整）をそれぞれ検討したが，いずれも有意な関係を認めなかった。この他，閉経年齢と糖尿病発症の関係を調べた研究結果が報告されているが，European Prospective Investigation into Cancer and Nutrition (EPIC) InterAct Study[5]は閉経年齢が早いほど糖尿病の発症リスクが高まるという結果であったのに対して，Japan Nurse's Health Study (JNHS)[6]は有意な関係を認めなかった。

以上より，閉経が糖尿病の危険因子であるとは必ずしも言えない。しかし，加齢とともに肥満が増加し，糖代謝機能が低下することから，更年期以降に糖尿病を発症しやすいことは事実であり，この年齢の女性に対する予防的管理が求められる。

❷ ホルモン補充療法（HRT）が糖尿病に与える影響

ホルモン補充療法（HRT）が糖尿病に与える影響を検討した介入研究は，日本では実施されていないが，欧米では多数実施されている。2004年10月までに報告されたRCT 107件をレビューし，メタボリックシンドロームの構成要素に与える影響をメタ解析した結果[7]，HRTを受けた群は，糖尿病の有無にかかわらず，インスリン抵抗性（HOMA-IR）が有意に改善すること，糖尿病女性では，空腹時血糖，空腹時インスリン値が有意に低下すること，非糖尿病女性では，内臓脂肪が有意に減少し，糖尿病発症の相対危険度が0.7 (95% CI 0.6-0.9) と低いことが示された。さらにサブ解析として，経皮投与と経口投与の比較，エストロゲン単独と黄体ホルモン併用の比較が行われたが，いずれも有意差を認めなかった。

以上より，HRTは糖尿病のリスクを軽減する効果を有する。しかし，これまでに報告された介入研究は糖尿病を主要アウトカムとして検討されたものでなく，現時点において糖尿病の予防を目的としたHRTの保険適用は認可されていない。

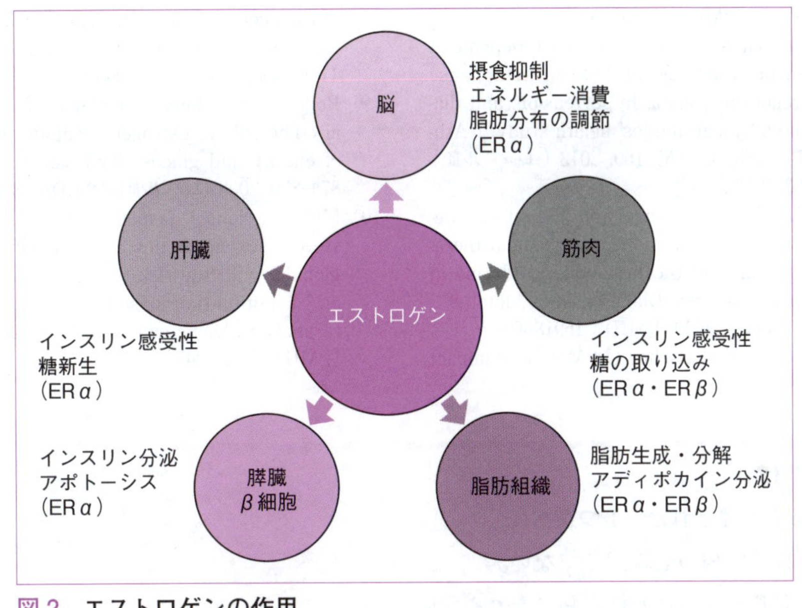

図2 エストロゲンの作用

第Ⅰ章 第Ⅱ章 第Ⅲ章 第Ⅳ章 第Ⅴ章 第Ⅵ章 第Ⅶ章 第Ⅷ章 第Ⅸ章 付録

③ 糖代謝におけるエストロゲンの作用

エストロゲンはエストロゲン受容体（ERα，ERβ）を介して，脳，筋肉，脂肪組織，肝臓，膵臓に作用し，糖・脂質・エネルギー代謝に好影響をもたらす（図2）[8,9]。

しかし，2015年11月までに報告された縦断研究13件をレビューし，性ホルモンおよび性ホルモン結合グロブリン（SHBG）と糖尿病発症の関係をメタ解析した結果[10]，血清中のエストラジオール濃度が高いほど糖尿病の発症リスクが高まる（ただし，遊離エストラジオールとは有意な関係を認めなかった）という結果であった。一方，血清中のSHBG濃度が低いほど糖尿病の発症リスクが高まることが示され，この関係は閉経の有無にかかわらず認められた。

エストロゲンは糖代謝に影響するが，血清中の濃度が糖尿病発症の予測因子として有用であるかは明らかでない。更年期の女性ホルモンの減少と糖尿病の発症・進展の関係について，基礎と臨床の両面から，さらに追究することが求められる。

●文献

1) 厚生労働省：平成28年国民健康・栄養調査報告. https://www.mhlw.go.jp/bunya/kenkou/eiyou/h28-houkoku.html（レベルⅢ）
2) Mishra GD, Carrigan G, Brown WJ, et al：Short-term weight change and the incidence of diabetes in midlife：results from the Australian Longitudinal Study on Women's Health. Diabetes Care 30：1418-1424, 2007（レベルⅢ）[PMID：17351279]
3) Soriguer F, Morcillo S, Hernando V, et al：Type 2 diabetes mellitus and other cardiovascular risk factors are no more common during menopause：longitudinal study. Menopause 16：817-821, 2009（レベルⅢ）[PMID：19387417]
4) Janssen I, Powell LH, Crawford S, et al：Menopause and the metabolic syndrome：the Study of Women's Health Across the Nation. Arch Intern Med 168：1568-1575, 2008（レベルⅢ）[PMID：18663170]
5) Brand JS, van der Schouw YT, Onland-Moret NC, et al：Age at menopause, reproductive life span, and type 2 diabetes risk：results from the EPIC-InterAct study. Diabetes Care 36：1012-1019,

2013(レベルⅢ)[PMID:23230098]
6) Lee JS, Hayashi K, Mishra G, et al:Independent association between age at natural menopause and hypercholesterolemia, hypertension, and diabetes mellitus:Japan nurses' health study. J Atheroscler Thromb 20:161-169, 2013(レベルⅢ)[PMID:23079582]
7) Salpeter SR, Walsh JM, Ormiston TM, et al:Meta-analysis:effect of hormone-replacement therapy on components of the metabolic syndrome in postmenopausal women. Diabetes Obes Metab 8:538-554, 2006(レベルⅠ)[PMID:16918589]
8) Foryst-Ludwig A, Kintscher U:Metabolic impact of estrogen signalling through ERalpha and ERbeta. J Steroid Biochem Mol Biol 122:74-81, 2010(レベルⅢ)[PMID:20599505]
9) Ropero AB, Alonso-Magdalena P, Quesada I, et al:The role of estrogen receptors in the control of energy and glucose homeostasis. Steroids 73:874-879, 2008(レベルⅢ)[PMID:18249429]
10) Muka T, Nano J, Jaspers L, et al:Associations of steroid sex hormones and sex hormone-binding globulin with the risk of type 2 diabetes in women:a population-based cohort study and meta-analysis. Diabetes 66:577-586, 2017(レベルⅠ)[PMID:28223343]

Exercise 47

誤っているものはどれか。1つ選べ。

a 閉経は糖尿病の危険因子でない。
b 閉経年齢が遅いほど糖尿病になりやすい。
c ホルモン補充療法(HRT)は糖尿病の一次予防に有効である。
d エストロゲンは膵臓β細胞のインスリン分泌を促進する。
e 血清中の性ホルモン結合グロブリン濃度が低いほど糖尿病になりやすい。

解答は537頁へ

6 甲状腺疾患

CQ 48 更年期女性における甲状腺機能異常の特徴とは?

甲状腺疾患は高頻度に存在するにもかかわらず,甲状腺疾患に常に注意を払って日常臨床を行う医師は少なく,また健診をはじめとしてルーチンの採血項目に甲状腺ホルモンの測定は含まれていない。しかし,心房細動や脂質異常症として治療されていた患者が,実は甲状腺機能亢進症や低下症であったということは,専門医の間ではしばしば経験するところである。したがって甲状腺疾患を常に念頭に置き日常臨床を行うことが重要である。表1に甲状腺機能亢進症や低下症との鑑別を要する疾患名を列挙する。

甲状腺機能の異常を呈する疾患は女性に多い。甲状腺機能亢進症の代表であるバセドウ病の男女比は1:4であり,20~50代に好発し,甲状腺機能低下症の代表である橋本病は1:20~30と圧倒的に女性に多く,好発年齢は20~60代である。したがって更年期女性は甲状腺疾患の好発年齢に相当する(図1)[1]。

更年期障害の治療を受けていても症状がなかなか改善しない症例のなかに,甲状腺疾患が隠れて

表 1　甲状腺機能亢進症・低下症との鑑別を要する疾患名

甲状腺機能	疾患名	症状，検査値異常
亢進症	更年期 糖尿病 悪性腫瘍 心房細動 本態性振戦 神経筋疾患	イライラ，発汗 高血糖 体重減少 動悸，息切れ ふるえ 筋力低下
低下症	脂質異常症 肝機能障害 筋疾患 認知症 心・腎疾患	コレステロール高値 AST/ALT高値 CPK高値 記憶力低下，動作緩慢 むくみ

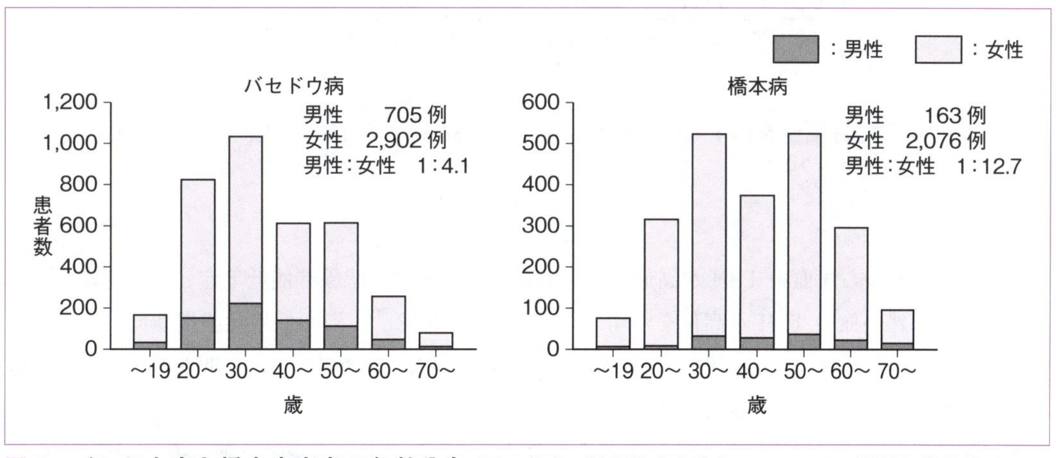

図 1　**バセドウ病と橋本病患者の年齢分布**（野口義彦：甲状腺疾患診療マニュアル．診断と治療社，2009，pp17-19 より改変）

いることがしばしばみられる。米国臨床内分泌専門医会（AACE）は閉経後女性の 2.4%が臨床的に問題となる甲状腺疾患をもっており，23.2%が潜在性の甲状腺機能異常を有しており[2)]，潜在性甲状腺機能異常ではその 73.8%が機能低下，26.2%が機能亢進と報告している。更年期症状と甲状腺機能異常とは鑑別が困難な場合がある。表 2 に甲状腺機能亢進症，低下症の症状を示すが，更年期症状と類似している点が多い。月経周期の乱れ，顔面紅潮，発汗，動悸などの血管運動神経症状，不眠，うつ，イライラ，不安感，無気力，めまいなどの精神神経症状，また肩こり，筋力低下などの筋骨格系症状などである。AACE では更年期前後ならびに更年期症状を呈するすべての女性において，積極的に甲状腺機能異常のチェックを行うことを勧めている。

表 2　甲状腺機能亢進症・低下症の症状

甲状腺機能亢進症	甲状腺機能低下症
発汗過多	易疲労感
動悸	めまい
不眠	記憶力低下
焦燥感	うつ状態
筋力低下	筋力低下
月経不順	月経不順
暑がり	寒がり
下痢	便秘
体重減少	体重増加
易疲労感	皮膚乾燥
手指振戦	脱毛

潜在性甲状腺機能低下症（subclinical hypothyroidism）は，血中の甲状腺ホルモン（FT_4）が基準

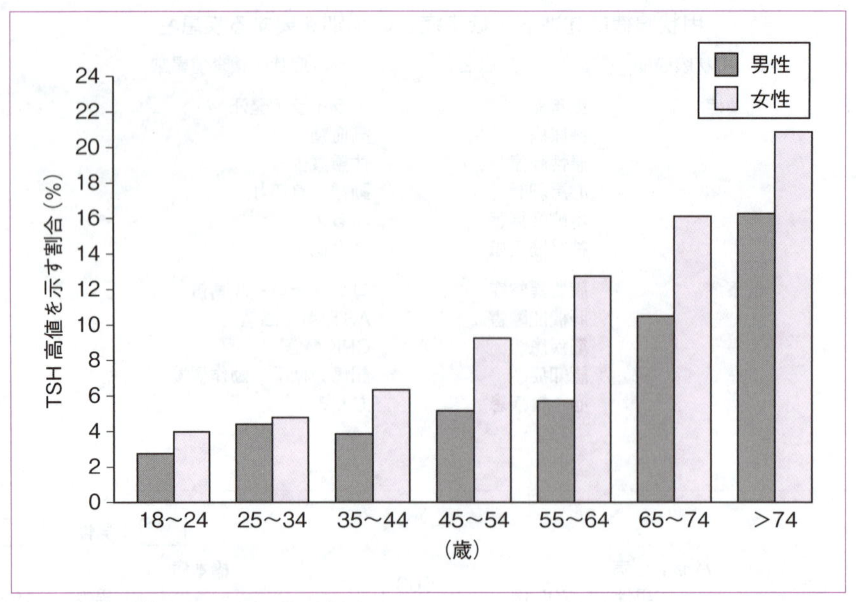

図 2 TSH 高値を示す年齢別割合（Canaris GJ, et al：Arch Intern Med 160：526-534, 2000 より改変）

範囲内にもかかわらず血中 TSH が高値を示す病態で，軽度の甲状腺機能低下症として認識されている。加齢に伴い血中 TSH が高値を示す割合は増加し（図 2）[3]，潜在性甲状腺機能低下症は脂質異常症，動脈硬化，虚血性心疾患との関連が示唆されていることから[4]，更年期女性ではより積極的な甲状腺ホルモン補充の対象となる可能性がある。

甲状腺機能低下症で甲状腺ホルモン剤の投与を受けている患者にホルモン補充療法（HRT）を行うと，遊離甲状腺ホルモン（FT_3，FT_4）が低下し，TSH が上昇し，甲状腺ホルモン剤を適宜増量する必要が生じる[5]。これは HRT によりサイロキシン結合蛋白（TBG）が増加し，遊離甲状腺ホルモンが低下するためフィードバック機構により TSH が上昇すると考えられている。

●文献

1）野口義彦：甲状腺疾患の頻度と発見のきっかけ．田上哲也，他編．甲状腺疾患診療マニュアル．診断と治療社，東京，2009，pp17-19
2）Schindler AE：Thyroid function and postmenopause. Gynecol Endocrinol 17：79-85, 2003（レベルⅡ）[PMID：12724022]
3）Canaris GJ, Manowitz NR, Mayor G, et al：The Colorado thyroid disease prevalence study. Arch Intern Med 160：526-534, 2000（レベルⅢ）[PMID：10695693]
4）Hak AE, Pols HA, Visser TJ, et al：Subclinical hypothyroidism is an independent risk factor for atherosclerosis and myocardial infarction in elderly women：the Rotterdam Study. Ann Intern Med 132：270-278, 2000（レベルⅢ）[PMID：10681281]
5）Arafah BM：Increased need for thyroxine in women with hypothyroidism during estrogen therapy. N Engl J Med 344：1743-1749, 2001（レベルⅢ）[PMID：11396440]

Exercise 48

正しいものはどれか。1つ選べ。

a 閉経後女性の甲状腺疾患罹患率は，同年代の男性に比べて低い。
b 甲状腺機能低下症で甲状腺ホルモン剤を服用中の患者にHRTを行うと，甲状腺ホルモン剤の減量が必要となることがある。
c 更年期症状と甲状腺機能異常の症状は類似している点が多いので注意すべきである。
d 潜在性甲状腺機能低下症は，動脈硬化や虚血性心疾患との関連はない。
e 甲状腺機能が低下すると，血中コレステロール値は低下する。

解答は537頁へ

7 皮膚症状

CQ 49 更年期の皮膚疾患・症状にはどのように対応するか？

❶ エストロゲンが皮膚に及ぼす影響

皮膚にはエストロゲン受容体が存在することが確認されており，エストロゲンは皮膚において，膠原線維の増加，皮脂分泌亢進，水分保持能，角層バリア機能改善，および角質細胞の表面積の最適化により，皮膚の水分の維持に必須の役割を果たし[1]，皮膚の厚さ，しわ，保湿に関与して，加齢変化を予防する効果を有する[2]。

したがって，更年期のエストロゲン分泌減少は，乾燥皮膚（ドライスキン）を筆頭に，皮膚の萎縮，皮膚の強度や弾力性の低下，腋毛・恥毛の減少，硬毛から軟毛への変化をもたらす[1,3]。

❷ エストロゲンの分泌低下に伴う血管運動性症状

更年期のエストロゲン分泌低下は，自律神経系の機能に影響を及ぼし，血管運動性症状を引き起こす。その代表がホットフラッシュと寝汗で，これらの症状は更年期障害の患者の7〜8割程度が自覚するとされる[4,5]。ホットフラッシュは特に誘因なく急に顔がほてって熱くなったり，のぼせて顔が赤くなったりするもので，顔面や頭頸部の皮膚の潮紅や熱感に加えて，発汗，下半身の冷え，ときにめまい，嘔気などの一連の症状が突然起こり数秒から1時間程度持続する。

❸ 更年期に見られる皮膚症状・疾患とその対応

更年期に見られる皮膚症状としては，エストロゲン分泌低下による一連の加齢変化が関連するもの，血管運動性症状によるもの，エストロゲン分泌低下とは関連がないが，更年期女性に多い皮膚疾患・症状とがあり[1,2]，これらが相互に影響し合いながら発現する。

a. 乾燥皮膚（ドライスキン）

更年期の女性に高頻度に生じる皮膚症状で，エストロゲン分泌低下に関連する加齢変化の一つと捉えられる。近年，プロテオーム解析による検討で，角層の蛋白質発現パターンが30代女性と閉経後の女性では異なること，またcorneodesmosinが閉経後の乾燥皮膚のマーカーであることが示されている[6)]。

婦人科等に通院中の更年期女性への質問紙調査では調査により幅があるが，20～40%程度に乾燥皮膚の訴えがあり[3,7)]，同様に頭髪の乾燥は10%程度，爪甲の脆弱性が5%程度であったとの報告がある[3)]。また，日本人女性を対象としたWEBベースの研究では，皮膚の乾燥感は30～70代の対象者の半数近くにあること[8)]，乾燥状態は粘膜や皮膚の複数部位に同時に起こりやすいことが報告されている[9)]。

乾燥皮膚への対策としては，エストロゲン治療が乾燥皮膚を予防することが報告されているが[10)]，閉経後の皮膚の加齢予防のためのエストロゲン使用の推奨については，大規模臨床試験による検討が必要とされる[11,12)]。現実的な対応としては，保湿剤を外用すること，皮膚の過度の洗浄を避けること，生活環境での加湿器の使用，こたつ等の暖房器具を過度に使用しない，などの指導を行う。

b. 痒み

痒みは高齢女性の皮膚の悩みとして，筆頭に挙げられるものである[1)]。その要因として，前述の乾燥皮膚が最も重要であると考えられているが，更年期に関連した経表皮水分喪失量の変動と，それに伴う角層バリア機能の障害が関与している可能性も考えられている[1,13)]。一方，多くの皮膚疾患は痒みを伴うことから，その鑑別が重要である。

対応策として，前述の乾燥皮膚への対応とともに，止痒剤（抗ヒスタミン薬など）の投与を考慮する。また痒みの悪化因子となりうる心理社会的要因についても視野に入れることが望ましい[14)]。

c. 多汗，寝汗

多汗，寝汗はホットフラッシュとともにしばしばみられる症状で，更年期の女性では35～50%，閉経後の女性では30～80%に認められる[1)]。エストロゲンの低下に基づく二次性の全身性多汗症に分類されるが[15)]，多汗は局所的に生じることも多く，局所多汗症の中に，閉経後の頭部・顔面多汗症というサブタイプも提唱されている[16)]。鑑別として薬剤性や甲状腺機能亢進症による多汗症などを否定する必要がある。

治療としてホルモン補充療法（HRT）により軽減する可能性があるほか，オキシブチニンの経口投与，ガバペンチン，SNRI，鍼治療が試みられている[1)]。また，頭部・顔面多汗症の治療に関するシステマティックレビューではグリコピロレートの局所投与が第一選択として推奨されているほか，オキシブチニン経口投与，ボツリヌストキシンが推奨されている[17)]。

d. ホットフラッシュ

更年期に見られる皮膚症状の代表で，エストロゲン低下による血管運動神経症状の一つである。治療としてはHRTが著効する。しかしながら，ホルモン治療に関連した長期の副作用のリスクへの懸念から，補完代替医療への関心も高い[18)]。例えば，大豆イソフラボンなどの植物エストロゲンを用いた報告が多くみられるが，ホットフラッシュの頻度や重症度を効果的に減少させることを示す，決定的なエビデンスはない[18,19)]。

e. その他の皮膚疾患

一般皮膚科外来を受診した更年期の世代の女性に多く見られる皮膚疾患としては，湿疹・皮膚炎群，蕁麻疹などであったとの報告がある[20]。

●文献

1) Duarte VD, Trigo ACM, Paim de Oliveira M de Fatima, et al：Skin disorders during menopause. Cutis 97：E16-E23, 2016 [PMID：26919507]
2) Verdier-Severain S, Bonte F, Gilchrest B：Biology of estrogens in skin：implications for skin aging. Exp Dermatol 15：83-94, 2006 [PMID：16433679]
3) Inayat K, Danish N, Hassan L：Symptoms of menopause in peri and postmenopausal women and their attitude towards them. J Ayub Med Coll Abbottabad 29：477-480, 2017 [PMID：29076687]
4) Freeman EW, Sherif K：Prevalence of hot flushes and night sweats around the world：a systematic review. Climacteric 10：197-214, 2007（レベルI）[PMID：17487647]
5) Mallhi TH, Khan YH, Khan AH, et al：Managing hot flushes in menopausal women：a review. J Coll Physicians Surg Pak 28：460-465, 2018 [PMID：29848424]
6) Delattre C, Winstall E, Lessard C, et al：Proteomic analysis identifies new biomarkers for postmenopausal and dry skin. Exp Dermatol 21：205-210, 2012 [PMID：22379966]
7) 大井のり子，新元五月，有川順子，他：女性外来に通院中の更年期女性の皮膚症状に関する調査. 東女医大誌 79：171-174，2009
8) 伊藤加代子，高松　潔，濃野　要，他：女性におけるドライシンドロームの有病率に関する Web 調査. 日女性医会誌 20：399-405，2013
9) Ito K, Takamatsu K, Nohno K, et al：Factors associated with mucosal dryness in multiple regions and skin：A web-based study in women. J Obstet Gynaecol Res 43：880-886, 2017 [PMID：28422418]
10) Dunn LB, Damesyn M, Moore AA, et al：Does estrogen prevent skin aging? Results from the First National Health and Nutrition Examination Survey (NHANESI). Arch Dermatol 133：339-342, 1997 [PMID：9080894]
11) Calleja-Agius J, Brincat M：The effect of menopause on the skin and other connective tissuees. Gynecol Endocrinol 28：273-277, 2012 [PMID：21970508]
12) Calleja-Agius J, Brincat M, Borg M：Skin connective tissue and ageing. Best Pract Res Clin Obstet Gynaecol 27：727-740, 2013 [PMID：23850161]
13) Patel T, Yosipovitch G：The management of chronic pruritus in elderly. Skin Therapy Lett 15：5-9, 2010 [PMID：20844849]
14) 檜垣祐子：更年期女性の皮膚のトラブル. 日臨皮医誌 25：230-235，2008
15) Paisley AN, Buckler HM：Investigating secondary hyperhidrosis. BMJ 341：c4475, 2010 [PMID：20829299]
16) Eustace K, Wilson NJ：Postmenopausal craniofacial hyperhidrosis. Clin Exp Dermatol 43：180-182, 2018 [PMID：29238998]
17) Nicholas R, Quddus A, Baker DM：Treatment of primary craniofacial hyperhidrosis：a systematic review. Am J Clin Dermatol 16：361-370, 2015（レベルI）[PMID：26055729]
18) Moore TR, Franks RB, Fox C：Review of efficacy of complimentary and alternative medicine treatment for menopausal symptoms. J Midwifery Womens Health 62：286-297, 2017（レベルI）[PMID：28561959]
19) Lethaby A, Marjoribanks J, Kroneberg F, et al：Phytoestrogens for menopausal vasomotor symptoms. Cochrane Database Syst Rev (12)：CD004143, 2013（レベルI）[PMID：24323914]
20) Aboobacker S, Saritha M, Karthikeyan K：A retrospective analysis of dermatoses in the perimenopausal population attending a tertiary care centre in South India. J Midlife Health 6：115-121, 2015 [PMID：26538988]

Exercise 49

正しいものはどれか。1つ選べ。

a 更年期のエストロゲン減少は皮膚の加齢変化には関与しない。
b エストロゲンは皮膚の膠原線維を減少させる。
c 更年期女性の乾燥皮膚にはホルモン補充療法（HRT）を行う。
d 更年期女性の多汗は，頭部・顔面に生じやすい。
e 植物エストロゲンは，ホットフラッシュに対しては無効である。

解答は 537 頁へ

8 眼科領域（ドライアイ）

CQ 50 更年期以降に増える眼疾患，ドライアイの頻度・治療は？

❶ 更年期以降に増える眼疾患

眼科疾患には，加齢に伴って頻度が増加するものが多い（表1）。その中で性差が認められるものとしては，加齢黄斑変性（男性に多い）やドライアイ，膠原病や自己免疫疾患に伴う角膜炎，ブドウ膜炎，網膜血管炎など（女性に多い）が挙げられる。その中でもドライアイは，患者数が多く，加齢とともに頻度が増え，性ホルモンとの関連も指摘されており，臨床的に重要である。

表1 加齢とともに増える眼疾患と性差

	眼疾患
男性に多い	加齢黄斑変性
女性に多い	ドライアイ，膠原病・自己免疫疾患に伴う眼疾患
性差を認めない	白内障，緑内障

❷ ドライアイの定義と診断基準

ドライアイの定義と診断基準は2016年に改訂された（表2）。以前と比べて，ドライアイの本態が涙液層の不安定化にあることが明確に示された。涙液量の減少や角結膜上皮障害の有無は診断基準からは外れたが，ドライアイをもたらす原因を探る目的での重要性には変わりはない。また，以前提唱されていた「ドライアイ疑い」という範疇は今回の改訂では作られなかった。ドライアイはうつ病や post traumatic syndrome,

表2 ドライアイの定義と診断基準（2016年版）（ドライアイ研究会）

●定義：ドライアイは，様々な要因により涙液層の安定性が低下する疾患であり，眼不快感や視機能異常を生じ，眼表面の障害を伴うことがある

●診断基準

1，2を有するものをドライアイとする

1. 眼不快感，視機能異常などの自覚症状
2. 涙液層破壊時間（BUT）が5秒以下

睡眠障害，不幸せ，ストレス障害などとも関連することが指摘されている。

3 ドライアイの頻度

わが国におけるドライアイの頻度が調べられるようになったのは，最近のことである。population-based study としては，Uchino らによって長野県小海町の 40 歳以上の住民 2,791 人に対して行われた調査が代表的なものである[1)]。この研究では，アンケート調査をもとにドライアイ診断を下しており，ドライアイは，男性で 12.5%，女性で 21.6%と後者で有意に高かった。

米国で行われた同様の手法による疫学調査では，男性の 4.34%，女性の 7.8%がドライアイと診断されており，日本は約 2.5 倍の頻度となった[2)]。その他の欧米の調査でも，ドライアイの頻度は 10～15%とするものが多い[3-7)]。一方で日本以外のアジアでは，6.5%～50.1%と手法や地域によってばらつきはあるものの，20～30%の有病率を示す報告が多く，欧米と明らかな差異を示している[4,8-12)]。米国での人種によるドライアイの頻度を調べた報告では，アジア系とヒスパニック系での頻度のほうが白人よりも高かった。ただしこの差は，自覚症状の違いによって判定したものであり，実際の涙液や眼表面の状態の違いは明らかではなかった[2)]。

4 ドライアイの悪化要因

前述の疫学調査では，ドライアイの頻度とともに全身，局所，および環境における悪化要因についても調査を行っている。これまでに報告された結果を表 3 に示すが，これ以外でほぼ共通しているのが，

・女性であること

・加齢

・コンタクトレンズ装用

・長時間の VDT (visual display terminals) 作業

である。性差と加齢の影響については後述するが，コンタクトレンズは，角膜表面からの涙液蒸発を促進することが多く，ドライアイを悪化させる[13,14)]。また長時間の VDT 作業は，瞬目回数を減らすことで眼表面が涙液で覆われることを妨げる[15)]。

表 3 ドライアイのリスクファクター
(Stpleton F, et al : Ocul Surf 15 : 334-365, 2017 より改変)

・加齢
・女性
・アジア人
・マイボーム腺機能不全
・膠原病
・シェーグレン症候群
・アンドロゲン欠乏
・コンピュータ作業
・コンタクトレンズ装用
・ホルモン補充療法 (HRT)
・骨髄移植
・環境要因：大気汚染，低湿度，シックハウス症候群
・服薬：抗ヒスタミン剤，抗うつ剤，抗不安薬，イソトレチノイン

5 女性にドライアイが多い原因，ドライアイと性ホルモンとの関連

ドライアイの有病率は，地域や人種，診断方法によって様々であるが，女性が男性の約 2 倍多いという結果は一致している。特に，閉経前の女性およびエストロゲン補充療法を受けている閉経後の女性はドライアイが多いと報告されている[16)]。なぜ女性にドライアイが多いか，そのメカニズムははっきりしていないが，一つの仮説として，眼瞼にあるマイボーム腺（瞼板腺）との関連が報告されている。マイボーム腺は皮脂腺の一種で，涙液中に脂質を供給している。脂質は涙液層の表面の油層を形成し，涙液層の安定化に寄与しており，マイボーム腺の異常（マイボーム腺機能不全）はドライアイを引き起こす。このマイボーム腺は，アンドロゲンのターゲット器官であり，アンド

ロゲンの減少とマイボーム腺機能不全の関連は，動物モデル，臨床例のいずれにおいても報告されている[17-24]。一方で，マイボーム腺にはエストロゲン受容体が存在し，多くの遺伝子発現に関係していることは報告されているものの，女性ホルモンとマイボーム腺，およびドライアイとの関係はあまりはっきりしていない[25-28]。

6 加齢とドライアイとの関連

加齢は，ドライアイの最も大きな危険因子の一つである。高齢者では，涙液分泌量の低下とともにドライアイが生じやすくなる[6]。男性においても，50～54歳に比べて80歳以上でドライアイの割合は，ほぼ倍となる[29]。高齢者では，涙液産生量，排出量とも低下しており，この涙液バランスの変化は，涙液新陳代謝の低下をもたらす。一方で，角膜知覚の低下に伴って，ドライアイによる眼不快感の強さは低下する傾向がある。強い痛みよりはむしろ，「なんとなくうっとうしい」といった曖昧な愁訴が増える傾向にある。

涙液分泌量は，加齢とともに減少することが報告されている[30-32]。一方，涙液の排出量も加齢とともに減少するとする報告が多い[32]。眼表面に存在する涙液量は，分泌量と排出量のバランスによって決定され，加齢とともに減少するようである[32,33]。涙液の安定性の指標である涙液層破壊時間は，高齢者では低下し[32,34]，ドライアイの指標の一つとして特に欧米で広く用いられている涙液浸透圧も，加齢とともに増大するという報告が多い[32]。涙液蒸発量は，高齢者で有意に増加しているという報告と[32,35]，変わらないという報告[36]が混在していて結論が出ていない。

7 ドライアイの治療

表4 わが国で使用されているドライアイ点眼薬の種類

・人工涙液	・レバミピド（ムコスタ®）
・ヒアルロン酸製剤	・（ステロイド点眼）
・ジクアホソル（ジクアス®）	・（自己血清点眼）

点眼治療が主として用いられる。表4に挙げるものが，わが国ではドライアイ治療薬として発売されている。人工涙液は生理食塩水をベースとした点眼薬で，含まれる添加物や防腐剤によって多くのものが市場に出回っており，多くはOTC（over the counter drug）として薬局などで手に入る。涙液水層の補充を目的としているが，数分程度で眼外に排出されてしまうため，効果は一時的である。ヒアルロン酸製剤は，ヒアルロン酸のもつ保水効果のために，眼表面に比較的長く留まる。またヒアルロン酸には，角結膜上皮の修復作用があり，ドライアイに伴う上皮障害に有効とされる[37-42]。既に市販されてから24年が経過し，最も広く用いられているドライアイ治療薬である。ジクアホソルは，2010年にわが国で世界に先駆けて発売されたドライアイ治療点眼薬で，P2Y2受容体に作用し，結膜上皮からの水分産生と杯細胞からのムチン産生を促す[43-46]。またレバミピドは，胃粘膜保護作用をもつ内服薬として長い歴史をもつ成分をドライアイに応用した点眼薬で，2012年に発売された治療薬である。ムチンを産生する杯細胞を増やすとともに，角結膜上皮の保護，抗炎症作用をもつ薬として注目されている[47,48]。

欧米においては，ドライアイの治療にシクロスポリンなどの抗炎症薬を用いることが多いが，わが国ではドライアイ治療薬としては認められておらず，炎症が強い症例では低濃度のステロイド点眼を併用することがある。その他，市販薬ではないが，重症ドライアイに対しては，患者の自己血清（通常20%に薄めて使用する）点眼を使用することがある[49-51]。

●文献

1) Uchino M, Nishiwaki Y, Michikawa T, et al : Prevalence and risk factors of dry eye disease in Japan : Koumi study. Ophthalmology 118 : 2361-2367, 2011 (レベルⅡ) [PMID : 21889799]
2) Schaumberg DA, Sullivan DA, Buring JE, et al : Prevalence of dry eye syndrome among US women. Am J Ophthalmol 136 : 318-326, 2003 (レベルⅡ) [PMID : 12888056]
3) Moss SE, Klein R, Klein BE : Long-term incidence of dry eye in an older population. Optom Vis Sci 85 : 668-674, 2008 (レベルⅡ) [PMID : 18677233]
4) Lin PY, Tsai SY, Cheng CY, et al : Prevalence of dry eye among an elderly Chinese population in Taiwan : the Shihpai Eye Study. Ophthalmology 110 : 1096-1101, 2003 (レベルⅡ) [PMID : 12799232]
5) Schein OD, Munoz B, Tielsch JM, et al : Prevalence of dry eye among the elderly. Am J Ophthalmol 124 : 723-728, 1997 (レベルⅡ) [PMID : 9402817]
6) Viso E, Rodriguez-Ares MT, Gude F : Prevalence of and associated factors for dry eye in a Spanish adult population (the Salnes Eye Study). Ophthalmic Epidemiol 16 : 15-21, 2009 (レベルⅡ) [PMID : 19191177]
7) Chia EM, Mitchell P, Rochtchina E, et al : Prevalence and associations of dry eye syndrome in an older population : the Blue Mountains Eye Study. Clin Experiment Ophthalmol 31 : 229-32, 2003 (レベルⅡ) [PMID : 12786773]
8) Guo B, Lu P, Chen X, et al : Prevalence of dry eye disease in Mongolians at high altitude in China : the Henan eye study. Ophthalmic Epidemiol 17 : 234-241, 2010 (レベルⅡ) [PMID : 20642346]
9) Jie Y, Xu L, Wu YY, et al : Prevalence of dry eye among adult Chinese in the Beijing Eye Study. Eye (Lond) 23 : 688-693, 2009 (レベルⅡ) [PMID : 18309341]
10) Tong L, Saw SM, Lamoureux EL, et al : A questionnaire-based assessment of symptoms associated with tear film dysfunction and lid margin disease in an Asian population. Ophthalmic Epidemiol 16 : 31-37, 2009 (レベルⅡ) [PMID : 19191179]
11) Lekhanont K, Rojanaporn D, Chuck RS, Vongthongsri A. Prevalence of dry eye in Bangkok, Thailand. Cornea 25 : 1162-1167, 2006 (レベルⅡ) [PMID : 17172891]
12) Lee AJ, Lee J, Saw SM, et al : Prevalence and risk factors associated with dry eye symptoms : a population based study in Indonesia. Br J Ophthalmol 86 : 1347-1351, 2002 (レベルⅡ) [PMID : 12446361]
13) Thai LC, Tomlinson A, Doane MG : Effect of contact lens materials on tear physiology. Optom Vis Sci 81 : 194-204, 2004 (レベルⅢ) [PMID : 15017179]
14) Nichols JJ, Ziegler C, Mitchell GL, et al : Self-reported dry eye disease across refractive modalities. Invest Ophthalmol Vis Sci 46 : 1911-1914, 2005 (レベルⅡ) [PMID : 15914603]
15) Nakamori K, Odawara M, Nakajima T, et al : Blinking is controlled primarily by ocular surface conditions. Am J Ophthalmol 124 : 24-30, 1997 (レベルⅢ) [PMID : 9222228]
16) Schaumberg DA, Buring JE, Sullivan DA, et al : Hormone replacement therapy and dry eye syndrome. JAMA 286 : 2114-2119, 2001 (レベルⅡ) [PMID : 11694152]
17) Khandelwal P, Liu S, Sullivan DA : Androgen regulation of gene expression in human meibomian gland and conjunctival epithelial cells. Mol Vis 18 : 1055-1067, 2012 (レベルⅢ) [PMID : 22605918]
18) Krenzer KL, Dana MR, Ullman MD, et al : Effect of androgen deficiency on the human meibomian gland and ocular surface. J Clin Endocrinol Metab 85 : 4874-4882, 2000 (レベルⅢ) [PMID : 11134156]
19) Schirra F, Suzuki T, Richards SM, et al : Androgen control of gene expression in the mouse meibomian gland. Invest Ophthalmol Vis Sci 46 : 3666-3675, 2005 (レベルⅢ) [PMID : 16186348]
20) Steagall RJ, Yamagami H, Wickham LA, et al : Androgen control of gene expression in the rabbit meibomian gland. Adv Exp Med Biol 506 : 465-476, 2002 (レベルⅢ) [PMID : 12613947]
21) Sullivan DA, Rocha EM, Ullman MD, et al : Androgen regulation of the meibomian gland. Adv Exp Med Biol 438 : 327-331, 1998 (レベルⅢ) [PMID : 9634904]
22) Sullivan DA, Sullivan BD, Ullman MD, et al : Androgen influence on the meibomian gland. Invest Ophthalmol Vis Sci 41 : 3732-3742, 2000 (レベルⅢ) [PMID : 11053270]
23) Sullivan DA, Sullivan BD, Evans JE, et al : Androgen deficiency, Meibomian gland dysfunction, and evaporative dry eye. Ann N Y Acad Sci 966 : 211-222, 2002 (レベルⅢ) [PMID : 12114274]
24) Sullivan BD, Evans JE, Cermak JM, et al : Complete androgen insensitivity syndrome : effect on human meibomian gland secretions. Arch Ophthalmol 120 : 1689-1699, 2002 (レベルⅢ) [PMID : 12470144]
25) Auw-Haedrich C, Feltgen N : Estrogen receptor expression in meibomian glands and its correlation with age and dry-eye parameters. Graefes Arch Clin Exp Ophthalmol 241 : 705-709, 2003 (レベルⅢ) [PMID : 12904971]
26) Suzuki T, Schaumberg DA, Sullivan BD, et al : Do estrogen and progesterone play a role in the dry eye of Sjögren's syndrome? Ann N Y Acad Sci 966 : 223-225, 2002 (レベルⅢ) [PMID : 12114275]
27) Suzuki T, Sullivan BD, Liu M, et al : Estrogen and progesterone effects on the morphology of the mouse meibomian gland. Adv Exp Med Biol 506 : 483-438, 2002 (レベルⅢ) [PMID : 12613949]
28) Suzuki T, Schirra F, Richards SM, et al : Estrogen

and progesterone control of gene expression in the mouse meibomian gland. Invest Ophthalmol Vis Sci 49：1797-1808, 2008（レベルⅢ）[PMID：18436814]
29) Schaumberg DA, Dana R, Buring JE, et al：Prevalence of dry eye disease among US men：estimates from the Physicians' Health Studies. Arch Ophthalmol 127：763-768, 2009（レベルⅡ）[PMID：19506195]
30) Arita R, Itoh K, Inoue K, et al：Noncontact infrared meibography to document age-related changes of the meibomian glands in a normal population. Ophthalmology 115：911-915, 2008（レベルⅢ）[PMID：18452765]
31) Den S, Shimizu K, Ikeda T, et al：Association between meibomian gland changes and aging, sex, or tear function. Cornea 25：651-655, 2006（レベルⅢ）[PMID：17077655]
32) Mathers WD, Lane JA, Zimmerman MB：Tear film changes associated with normal aging. Cornea 15：229-234, 1996（レベルⅢ）[PMID：8713923]
33) Hamano T, Mitsunaga S, Kotani S, et al：Tear volume in relation to contact lens wear and age. CLAO J 16：57-61, 1990（レベルⅢ）[PMID：2306855]
34) Maissa C, Guillon M：Tear film dynamics and lipid layer characteristics-effect of age and gender. Cont Lens Anterior Eye 33：176-182, 2010（レベルⅢ）[PMID：20202891]
35) Guillon M, Maissa C：Tear film evaporation-effect of age and gender. Cont Lens Anterior Eye 33：171-175, 2010（レベルⅢ）[PMID：20382067]
36) Tomlinson A, Giesbrecht C：Effect of age on human tear film evaporation in normals. Adv Exp Med Biol 350：271-274, 1994（レベルⅢ）[PMID：8030488]
37) Condon PI, McEwen CG, Wright M, et al：Double blind, randomised, placebo controlled, crossover, multicentre study to determine the efficacy of a 0.1％(w/v) sodium hyaluronate solution (Fermavisc) in the treatment of dry eye syndrome. Br J Ophthalmol 83：1121-1124, 1999（レベルⅡ）[PMID：10502570]
38) Hamano T, Horimoto K, Lee M, et al：Sodium hyaluronate eyedrops enhance tear film stability. Jpn J Ophthalmol 40：62-65, 1996（レベルⅢ）[PMID：8739501]
39) Johnson ME, Murphy PJ, Boulton M：Effectiveness of sodium hyaluronate eyedrops in the treatment of dry eye. Graefes Arch Clin Exp Ophthalmol 244：109-112, 2006（レベルⅢ）[PMID：15983814]
40) Lee JH, Ahn HS, Kim EK, et al：Efficacy of sodium hyaluronate and carboxymethylcellulose in treating mild to moderate dry eye disease. Cornea 30：175-179, 2011（レベルⅢ）[PMID：21045674]
41) Shimmura S, Ono M, Shinozaki K, et al：Sodium hyaluronate eyedrops in the treatment of dry eyes. Br J Ophthalmol 79：1007-1011, 1995（レベルⅡ）[PMID：8534643]
42) Troiano P, Monaco G：Effect of hypotonic 0.4％ hyaluronic acid drops in dry eye patients：a cross-over study. Cornea 27：1126-1130, 2008（レベルⅡ）[PMID：19034126]
43) Kamiya K, Nakanishi M, Ishii R, et al：Clinical evaluation of the additive effect of diquafosol tetrasodium on sodium hyaluronate monotherapy in patients with dry eye syndrome：a prospective, randomized, multicenter study. Eye (Lond) 26：1363-1368, 2012（レベルⅡ）[PMID：22878452]
44) Matsumoto Y, Ohashi Y, Watanabe H, et al：Group DOSPS：Efficacy and safety of diquafosol ophthalmic solution in patients with dry eye syndrome：a Japanese phase 2 clinical trial. Ophthalmology 119：1954-1960, 2012（レベルⅡ）[PMID：22739038]
45) Shimazaki-Den S, Iseda H, Dogru M, et al：Effects of diquafosol sodium eye drops on tear film stability in short but type of dry eye. Cornea 32：1120-1125, 2013（レベルⅡ）[PMID：23635860]
46) Takamura E, Tsubota K, Watanabe H, et al：Group DOSPS：A randomised, double-masked comparison study of diquafosol versus sodium hyaluronate ophthalmic solutions in dry eye patients. Br J Ophthalmol 96：1310-1315, 2012（レベルⅡ）[PMID：22914501]
47) Kinoshita S, Awamura S, Oshiden K, et al：Rebamipide (OPC-12759) in the treatment of dry eye：a randomized, double-masked, multicenter, placebo-controlled phase II study. Ophthalmology 119：2471-2478, 2012（レベルⅡ）[PMID：23009892]
48) Kinoshita S, Oshiden K, Awamura S, et al：A Randomized, Multicenter Phase 3 Study Comparing 2％ Rebamipide (OPC-12759) with 0.1％ Sodium Hyaluronate in the Treatment of Dry Eye. Ophthalmology 120：1158-1165, 2013（レベルⅡ）[PMID：23490326]
49) Kojima T, Ishida R, Dogru M, et al：The effect of autologous serum eyedrops in the treatment of severe dry eye disease：a prospective randomized case-control study. Am J Ophthalmol 139：242-246, 2005（レベルⅡ）[PMID：15733983]
50) Tananuvat N, Daniell M, Sullivan LJ, et al. Controlled study of the use of autologous serum in dry eye patients. Cornea 20：802-806, 2001（レベルⅡ）[PMID：11685055]
51) Urzua CA, Vasquez DH, Huidobro A, et al：Randomized double-blind clinical trial of autologous serum versus artificial tears in dry eye syndrome. Curr Eye Res 37：684-688, 2012（レベルⅡ）[PMID：22670856]
52) Stpleton F, Alves M, Bunya VYB, et al：TFOS DEWS Ⅱ Epidemiology Report. Ocul Surf 15：334-365, 2017 [PMID：28736337]

Exercise 50

誤っているものはどれか。1つ選べ。

a　ドライアイでは，涙液分泌量が低下しないものもある。
b　抗不安薬内服が，ドライアイを悪化させる場合がある。
c　長時間のコンピュータ作業は，ドライアイの悪化要因である。
d　自分の涙液分泌を促す点眼治療は未だ開発されていない。
e　女性でも男性でも，加齢とともにドライアイのリスクは増える。

解答は537頁へ

9 歯科口腔領域

CQ 51 更年期に多くみられる口腔の症状である口腔乾燥症と舌痛症の検査法・治療法は？

❶ 更年期に多くみられる口腔の症状

更年期の女性には，ほてり，のぼせ，発汗，頭痛などの症状の他，口腔乾燥症，舌痛症などの口腔症状が現れることが多い。エストロゲン受容体は，唾液腺や口腔粘膜に存在する[1,2]が，エストロゲンの減少が直接，症状を引き起こしているのか，更年期症状等のストレスによって二次的に症状が生じているのか，未だ不明である[3]。

❷ 口腔乾燥症（xerostomia）

a. 口腔乾燥症とは

唾液分泌量が減少しているケース（唾液分泌低下症：hyposalivation）と，唾液分泌量が減少していないにもかかわらず，口腔乾燥感を訴えるケースがある。口腔乾燥症の原因は，シェーグレン症候群（Sjögren's syndrome）や放射線性など唾液腺自体の機能障害によるもの，神経性あるいは薬剤性のもの，全身疾患性あるいは代謝性のものなど，多岐にわたる[4]。口腔乾燥症の正確な疫学調査は行われていないが，専門外来の患者統計では女性が7割以上[5]を占めており，更年期以降の女性が多い。唾液分泌は自律神経支配であるため，ストレスの影響を受けやすい。したがって前述のように，エストロゲンの減少が直接，口腔乾燥症状を引き起こしているのか，いわゆる更年期症状や社会的環境の変化などがストレスとなって二次的に口腔乾燥症状が生じているのかは不明である。

b. 口腔乾燥症の検査

シェーグレン症候群の診断基準では，安静時唾液が15分間で1.5mL以下のものを唾液分泌低下としている[6]。刺激唾液の測定には，ガムを噛んで唾液を吐出する方法や，ガーゼを噛むサクソンテストなどがあり，前者は10分間で10mL以下を，後者は2分間で2g以下を唾液分泌低下としている[7]。その他，唾液腺造影検査，シンチグラフィ等の画像検査，抗SS-A抗体，抗SS-B抗体等の血液検査を実施する。これらの検査結果をもとに原因を診断するが，口腔乾燥症は複数の原因によって起こることが多いため，原因の探索にあたっては十分注意する。

c. 口腔乾燥症の治療

① 薬物療法

口腔乾燥症状改善薬としては，ムスカリン受容体に作用するセビメリン塩酸塩水和物[8]やピロカルピン塩酸塩[9]が挙げられる。わが国における保険診療においては，前者はシェーグレン症候群患者の口腔乾燥症状の改善，後者はシェーグレン症候群患者の口腔乾燥症状の改善と頭頸部の放射線治療に伴う口腔乾燥症状の改善にしか適応がないため注意する。また，発汗や悪心，動悸などの副作用が現れることがあるため，少量から開始するステップアップ法が有効である[10]。

その他，麦門冬湯（ばくもんどうとう）[11]，白虎加人参湯（びゃっこかにんじんとう）[12]，利胆剤であるアネトールトリチオン[13]も唾液分泌を促進することが報告されているが，いずれもRCTによる検討は行われていない。ホルモン補充療法(HRT)については，唾液分泌量が増加したという報告[14,15]や有意差が認められないという報告[16]があり，見解の一致をみていない[17]。

② 原因の除去

糖尿病や甲状腺疾患などが原因である場合，まずそれらの治療を行う。薬剤の副作用による場合は，処方医に減量・変更を依頼する。服用薬剤が多数ある場合，薬剤の服用開始（あるいは追加）時期と口腔乾燥の発症時期が一致していれば，原因薬剤の特定を行いやすい。

ストレスによって唾液量が減少していると考えられる場合は，認知行動療法などの心理療法を行うこともある。

③ 人工唾液，保湿剤，唾液腺マッサージ

人工唾液は，シェーグレン症候群による口腔乾燥症および頭頸部の放射線照射による唾液腺障害に基づく口腔乾燥症に対して処方可能である。その他，多くの保湿剤が市販されており，患者の症状や嗜好，使用環境に合わせて，適切な保湿剤を選択する。また，唾液腺に機械的刺激を与えて唾液分泌を促す唾液腺マッサージも有効である。

3 舌痛症（glossodynia/burning mouth syndrome）

a. 舌痛症とは

広義の「舌痛」には，舌癌，舌の潰瘍，口腔カンジダ症などが含まれるが，狭義の舌痛症とは，舌に他覚的変化が認められないにもかかわらず自発痛を訴えるものである。「舌がヒリヒリする」，「やけどをしたみたいな感じがする」という表現をする患者が多い。症状は，食事中や会話中には消失することが多いのが特徴である。また，更年期および更年期以降の女性に多く[18]，ストレスが原因であるともいわれている。

b. 舌痛症の検査

診断にあたっては，器質的変化の有無を診査し，原因が明確であるものを除外することが重要である。まず，視診により，舌の炎症や潰瘍の有無，歯牙や義歯などの鋭縁の有無を調べる。唾液分泌低下による乾燥が舌痛を引き起こすこともあるので，必要に応じて唾液分泌量を測定する。貧血や亜鉛欠乏による可能性もあるため，血液検査を行う。また，口腔カンジダ症のため，ヒリヒリ感が生じることもあるので，必要に応じてカンジダ菌の検査を行う。

c. 舌痛症の治療

① 薬物療法

SSRIやSNRIといった抗うつ薬や抗不安薬が使用されることがあるが，副作用として唾液分泌低下を引き起こし，逆に舌痛を増強させてしまうケースもあるため，留意する必要がある。柴朴湯(さいぼくとう)[19]や加味逍遙散(かみしょうようさん)[20]といった漢方薬を患者の証にあわせて処方することもあるが，大規模なRCTは行われていない。HRTについては，灼熱感を含む口腔不快感が改善したという報告[21]や変化が認められないという報告[22]があり，見解の一致をみていない[17]。

② 原因の除去

ストレスが原因の場合は，認知行動療法などの心理療法を行うことがある。また，舌痛症患者は癌恐怖症を伴うこともあるので，現在の状態をよく説明することが大切である。

●文献

1) Välimaa H, Savolainen S, Soukka T, et al：Estrogen receptor-beta is the predominant estrogen receptor subtype in human oral epithelium and salivary glands. J Endocrinol 180：55-62, 2004（レベルⅣ）[PMID：14709144]
2) Leimola-Virtanen R, Salo T, Toikkanen S, et al：Expression of estrogen receptor（ER）in oral mucosa and salivary glands. Maturitas 36：131-137, 2000（レベルⅣ）[PMID：11006500]
3) Meurman JH, Tarkkila L, Tiitinen A：The menopause and oral health. Maturitas 63：56-62, 2009 [PMID：19324502]
4) 中村誠司：ドライマウスの分類と診断．日本口腔外科学会雑誌 55：169-176，2009（レベルⅣ）
5) 伊藤加代子，竹石英之，浅妻真澄，他：くちのかわき（ドライマウス）外来における初診患者の臨床統計的検討．新潟歯学会雑誌 34：59-61，2004（レベルⅣ）
6) Vitali C, Bombardieri S, Moutsopoulos HM, et al：Preliminary criteria for the classification of Sjögren's syndrome. Results of a prospective concerted action supported by the European Community. Arthritis Rheum 36：340-347, 1993（レベルⅣ）[PMID：8452579]
7) 藤林孝司，菅井 進，宮坂信之，他：シェーグレン症候群改訂診断基準．厚生省特定疾患免疫疾患調査研究班，平成10年度研究報告書．pp135-138, 1999（レベルⅣ）
8) Petrone D, Condemi JJ, Fife R, et al：A double-blind, randomized, placebo-controlled study of cevimeline in Sjogren's syndrome patients with xerostomia and keratoconjunctivitis sicca. Arthritis Rheum 46：748-754, 2002（レベルⅡ）[PMID：11920411]
9) Vivino FB, Al-Hashimi I, Khan Z, et al：Pilocarpine tablets for the treatment of dry mouth and dry eye symptoms in patients with Sjogren Syndrome. A randomized, Placebo-controlled, fixed-dose, multicenter trial. Arch Intern Med 159：174-181, 1999（レベルⅡ）[PMID：9927101]
10) 柏崎禎夫，市川陽一，鳥飼勝隆，他：シェーグレン症候群の口腔乾燥症状に対するSNI-2011の有効性及び安全性に関する用量漸増法による検討 SNI-2011前期第Ⅱ相試験．診療と新薬 38：313-332, 2001（レベルⅡ）
11) 牧かおり，各務秀明，大野雄弘，他：口腔乾燥症患者に関する臨床的研究 麦門冬湯の効果の特徴と適応症例について．老年歯科医学 11：111-117, 1996（レベルⅣ）
12) 海野雅浩，長尾正憲，室賀昭三：高齢者の口腔乾燥症状に対する白虎加人参湯の効果 自覚症状の改善と証との関連性についての解析．日本東洋医学雑誌 45：107-113，1994（レベルⅣ）
13) Hamada T, Nakane T, Kimura T, et al：Treatment of xerostomia with the bile secretion-stimulating drug anethole trithione：a clinical trial. Am J Med Sci 318：146-151, 1999（レベルⅡ）[PMID：10487404]
14) Sewón L, Laine M, Karjalainen S, et al：The effect of hormone replacement therapy on salivary calcium concentrations in menopausal women. Arch Oral Biol 45：201-206, 2000（レベルⅢ）[PMID：10761873]
15) Lago ML, de Oliveira AE, Lopes FF, et al：The influence of hormone replacement therapy on the salivary flow of post-menopausal women. Gynecol Endocrinol 31：109-112, 2015（レベルⅢ）[PMID：25222842]
16) Tarkkila L, Furuholm J, Tiitinen A, et al：Oral health in perimenopausal and early postmenopausal women from baseline to 2 years of follow-up with reference to hormone replacement therapy.

Clin Oral Investig 12：271-277, 2008（レベルⅢ）［PMID：18299902］
17）伊藤加代子，松本貴彦，井上 誠：ホルモン補充療法の口腔領域における効果に関する文献レビュー．日本女性医学学会雑誌 20：35-48，2012
18）瀬川 清，石岡隆弘，関 克典，他：舌痛症 50 例の臨床的検討．日本歯科心身医学会雑誌 14：91-95，1999（レベルⅣ）
19）山田剛也，別所和久，村上賢一郎，他：舌痛症に対する柴朴湯の臨床評価．歯科薬物療法 17：18-22，1998（レベルⅣ）
20）永井 格，安永二良，小浜源郁：舌痛症に対する加味逍遥散の有用性に関する臨床的検討．痛みと漢方 11：22-26，2001（レベルⅣ）
21）Wardrop RW, Hailes J, Burger H, et al：Oral discomfort at menopause. Oral Surg Oral Med Oral Pathol 67：535-540, 1989（レベルⅢ）［PMID：2497421］
22）Tarkkila L, Linna M, Tiitinen A, et al：Oral symptoms at menopause-the role of hormone replacement therapy. Oral Surg Oral Med Oral Pathol Oral Radiol Endod 92：276-280, 2001（レベルⅢ）［PMID：11552144］

Exercise 51

正しいものはどれか。1 つ選べ。

a 更年期の女性で口腔乾燥を訴える者は少ない。

b 口腔乾燥症とは，唾液分泌量が減少しているものを指す。

c 唾液分泌促進剤は，口腔乾燥症患者すべてに保険適用される。

d 舌痛症とは，舌の発赤を伴うものである。

e 舌痛症はストレスにより発症することがある。

解答は 537 頁へ

10 女性ヘルスケアに関連する感染症

CQ 52 女性ヘルスケアに関連する感染症とは？

女性ヘルスケアに影響を及ぼす感染症は膨大な範囲に及ぶが，本項では主に産婦人科で遭遇する機会の多い感染性疾患につき，その原因，症状および対処についてとりあげる。外陰症状，腟症状に分け，各々の症状を起こす感染症を説明する。

❶ 外陰症状を主とする感染症

外陰の疼痛，掻痒感で受診することが多い。潰瘍，易出血性を認め，難治性のものでは腫瘍性疾患やベーチェット病などとの鑑別が必要となる。また，他覚所見に乏しく，疼痛を訴える場合には vulvodynia や骨盤底痛症候群なども念頭に置く。

a. 外陰毛嚢炎

毛嚢部位の傷や湿環境の持続，ステロイド使用などが誘因となる毛嚢，毛嚢周囲の炎症である。主に黄色ブドウ球菌，表皮ブドウ球菌により起こる。陰毛の毛嚢に一致して赤い丘疹を認める。進行し，深度が増すと膿疱となり，せつ（フルンクル）と呼ばれる。さらに複数の毛嚢に炎症が及び，広範囲に膿瘍を形成すると，よう（カルブンクル）となり，切開・排膿が必要となることがある。程度，症状を考慮し感受性のある抗菌薬を使用する。メチシリン耐性黄色ブドウ球菌（MRSA）に注意が必要である。

b. バルトリン腺炎

バルトリン腺開口部の狭窄，閉塞により，分泌物が貯留し，感染，炎症が及んだ状態。膿が貯留した状態をバルトリン腺膿瘍と呼ぶ。好気性菌，嫌気性菌，クラミジア・トラコマチスなどが原因となりうる。膿性の内容物から細菌培養を行い感受性を考慮の上，抗菌薬を投与する。外科的治療としては切開排膿術，造袋術および嚢腫摘出術がある。

c. 性器カンジダ症

真菌類の *Candida albicans*，*Candida glabrata* などの腟，外陰への感染により生じる。腟の症状を伴うことが多く，外陰腟カンジダ症ともいわれる。腟への感染は白色の酒粕様，チーズ様の帯下増量などの所見，症状も呈する。*Candida albicans* は消化管や皮膚などにおける常在菌で，通常は無症状であっても，抗菌薬やステロイドホルモン投与，糖尿病罹患，妊娠など，宿主の状態によって腟内の菌交代現象が起こり，症状を呈するようになる[1)]。診断は，症状とともに，外陰の落屑や腟分泌物中の真菌胞子等の鏡検，もしくは細菌培養で確定診断する。外陰症状には抗真菌剤塗布剤を，またカンジダ腟炎の合併も多いので腟坐剤も投与したほうがよい。難治例や再発反復例では生活習慣の見直しも大切である。

d. 性器ヘルペス

単純ヘルペスウイルス（HSV）Ⅰ型，Ⅱ型の感染により罹患する性感染症である。性器に潰瘍性もしくは水疱性病変を形成する。再発を繰り返すのが特徴である。臨床的には初発と再発に分類され，さらに初発は初感染初発と非初感染初発に分かれる。再発は HSV の再活性化による。初感染では HSV-Ⅰと HSV-Ⅱは同程度とされるが，再発では，ほとんどで HSV-Ⅱが検出される[2)]。初感染初発では，急性症状として出現することが多い。潜伏期 2～7 日で多くは両側の外陰部に水疱，潰瘍性病変を認め，強い疼痛を訴える。子宮腟部にも病変を認めることがある。90％以上で鼠径リンパ節の腫脹，半数以上で発熱を伴う。10～20％で末梢神経麻痺による排尿，排便障害を認める。放置しても 10～20 日で自然治癒する。非初感染初発では症状は軽い。再発例では水疱，潰瘍は小さく，集簇して認められる。疼痛などの症状は軽微なことが多いが，大腿から下肢にかけての神経痛様の疼痛が前駆症状となることもある[3)]。5～7 日で自然治癒するが，再発は患者に身体的，肉体的苦悩を与えるので細やかな対応が必要とされる。年に 6 回以上の再発をみる例では再発抑制療法が有効である[4)]。確定診断は HSV の病原診断が必要である。非典型例では血清検査で初発，再発を鑑別する。各々の治療法を表 1 に示す。また 2017 年 9 月に新しい抗ヘルペスウイルス剤アメナメビルが水痘・帯状疱疹の治療薬として承認された。これは従来の抗ウイルス薬と作用機序が違いヘルペスウイルスの増殖を抑制するものであり，今後単純ヘルペスウイルス感染に対しても適応となる可能性がある[5)]。

e. 外陰帯状疱疹

水痘帯状疱疹ウイルス（varicella zoster virus）の感染で起きる。ヘルペスウイルス科に属し，初感染で水痘を起こし，治癒後は神経細胞周囲に潜伏するが，再活性化で帯状疱疹が発症する。本症は帯状疱疹が外陰にできたものである。稀な疾患であるが，中高年女性に多い。通常片側の神経支

表1 性器ヘルペスの治療

	一般名	商品名	使用法
初発・再発			
軽中等症	アシクロビル錠 バラシクロビル錠	ゾビラックス®(200mg) バルトレックス®(500mg)	5T分5 5日間経口 2T分2 5日間経口 (初発では10日間まで可能)
重症	注射用アシクロビル	ゾビラックス® 5mg/kg/回	8時間ごと 7日間点滴静注
再発抑制	バラシクロビル錠	バルトレックス®(500mg)	1T分1 1年間経口

配領域に紅暈を伴った水疱，膿疱を形成し，ときに強い疼痛を伴う。水疱からのウイルス感染細胞の確認で診断する。治療はアシクロビルなどを使用する。

f. ケジラミ症

吸血性昆虫のケジラミの寄生で生じる。性行為感染が主経路であるが，家庭内感染もある。症状は掻痒感で，皮疹を欠く。頭髪への寄生もある。症状の自覚は感染後1～2カ月後に出現することが多く，また個人差も大きい。陰毛基部の虫体，虫卵などの確認で診断する。ケジラミの簡易な治療は感染部位を剃毛することで，局所的であればこれで治癒する。広範囲に及ぶ場合は，駆除薬としてパウダー，シャンプーを使うが，ともに市販薬である。散布剤の患部への散布，洗浄の反復を行う。虫卵については駆除薬の効果が弱いので，孵化周期に合わせ3～4日毎に行う。必要に応じて止痒剤も使う。セックスパートナー，同居者で同時に治療することが大切である。

g. 疥癬

ヒゼンダニの皮膚寄生で起こる。家族内感染，施設内感染が主体であるが，性行為感染の経路もある。症状は夜間特に強い掻痒感の他には，指間，外陰部の丘疹，小水疱，小結節で，疥癬トンネルといわれる帯状の発疹が特徴的である。治療にはダニの確認後，駆除薬を用いる。外用薬が主体であるが，角化型のものでは内服薬の併用も必要である。なお，ステロイド製剤は免疫力の低下を惹起し，感染を助長させるので駆除薬使用中は禁忌である。治癒後の皮疹に対しては使用できる。掻痒感はダニの殻や糞に対するアレルギー反応であり，駆除薬には止痒効果が期待できないので，抗ヒスタミン作用のある薬剤を使う。

h. 梅毒

性行為により体内に入ったスピロヘータの *Treponema pallidum* により発症する。オーラルセックスでの感染，母子感染もある。近年は男女とも増加傾向にあり女性の罹患者はこの10年で約10倍増加している(図1)[6]。

4つの病期があるが，外陰病変を形成するのは第1期と第2期である。第1期は感染後3週くらいで大小陰唇，子宮頸部に小豆大，示指頭大の軟骨様の硬結が認められる(初期硬結)。隆起し，中心に潰瘍形成したものを硬性下疳という。通常疼痛はない。これに遅れて，無痛性の鼠径リンパ節腫脹が生じる。第2期は感染後3カ月くらい経過して始まる。この時期には全身のリンパ節腫脹，発熱，倦怠感が現れる。バラ疹という赤い皮疹が全身的に出現し，梅毒性丘疹へと変わり，中心部が湿潤(扁平コンジローマ)となる。ここまでが感染性が高い。その後自然消失するがスピロヘータは体内に残る。潜伏期を経て第3期，第4期となるが，現代では稀である。

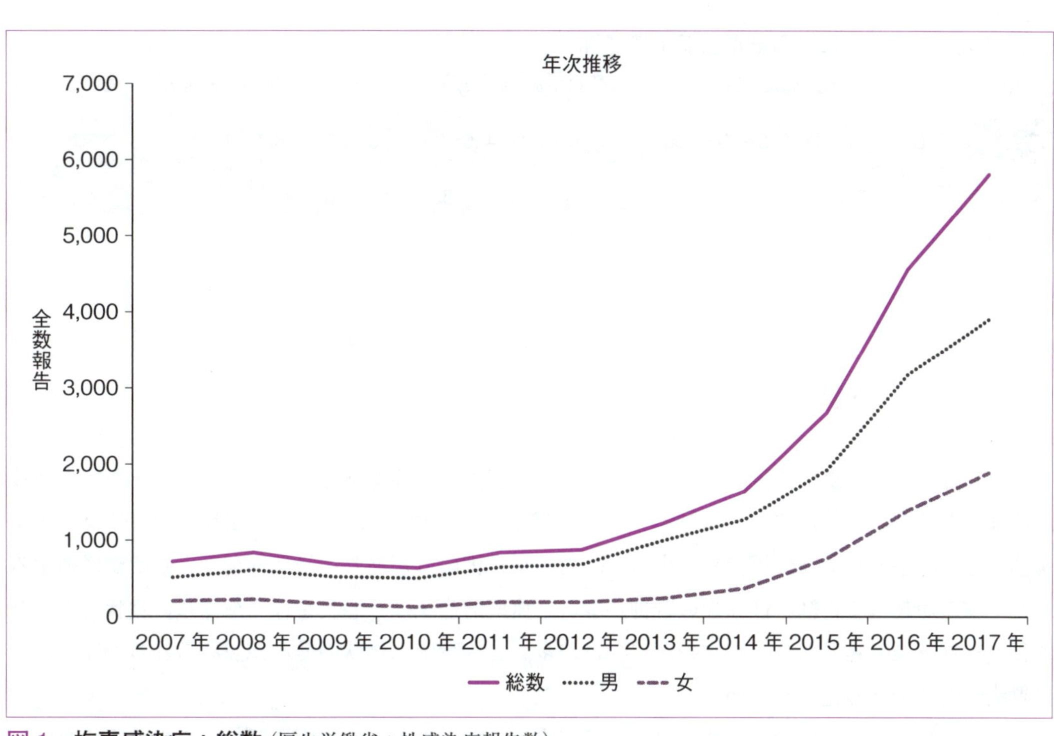

図1　**梅毒感染症：総数**（厚生労働省：性感染症報告数）

診断には非特異的な梅毒血清反応と特異的検査を行う。また梅毒は5類感染症に分類され診断した場合は7日以内に最寄りの保健所に届け出を行わなければならない。治療にはペニシリン系の経口抗菌薬が第一選択であり経口合成ペニシリン剤（アモキシシリンなど）の長期投与が推奨されている。ペニシリンアレルギーの場合はミノサイクリン塩酸塩またはドキシサイクリンを使用する。

i. 尖圭コンジローマ

ヒト乳頭腫ウイルス6型，11型による感染症である。潜伏期は平均約3カ月といわれる。症状はないか，軽い掻痒感である。大小陰唇，会陰部，肛門などの腫瘤感で受診することが多い。子宮頸部，腟壁にも病変を認めることがある。典型的な形態は，ピンク色の花野菜状，鶏冠状の先の尖った乳頭腫である。確定診断は生検標本の病理検査による。

薬物療法としてはサイトカイン産生促進によるウイルス増殖抑制，免疫強化作用のあるイミキモドクリーム塗布がRCTでも効果が示され[7]，世界的に第一選択として認められている。外科的には切除，レーザー蒸散，凍結療法が行われる。

❷ 腟症状を主とする感染症

腟症状としては帯下の異常が主体である。主なものとして以下の疾患が挙げられる。同時に前述の外陰症状を併せ持つことも多い。

a. 細菌性腟症

好気性菌の *Gardnerella vaginalis*，嫌気性菌の *Bacteroides*，*Mobiluncus* が腟内で過剰増殖し，乳酸桿菌優位の細菌叢のバランスが崩れた状態である。腟感染症で最も頻度が高い。通常 Nugent

表 2　Nugent score による細菌性腟症の診断

type	*Lactobacillus type*					*Gardnerella type*					*Mobiluncus type*					合計
菌数/視野 (1,000倍)	0	<1	1〜4	5〜30	>30	0	<1	1〜4	5〜30	>30	0	<1	1〜4	5〜30	>30	
スコア	4	3	2	1	0	0	1	2	3	4	0	1	1	2	2	

判定　合計スコア：0〜3（正常群），4〜6（中間群），7〜10（BV群）

score で診断する（表 2）[8]。自覚症状は軽度の帯下感である。治療はクロラムフェニコール腟坐剤やメトロニダゾール腟坐剤で行う。

b. 腟トリコモナス症

腟トリコモナス原虫の感染による。性行為による感染が主体であるが，タオルなどを通した間接的感染もあり，性交経験のない女性や幼児にも感染者が認められる[9]。原虫が腟内のグリコーゲンを消費し，結果として乳酸桿菌が減少し，腟内の正常細菌叢が崩れ，嫌気性菌や大腸菌が増殖することで本症が起こる。細菌性腟症の合併が多い。典型的症状は，悪臭を伴う泡沫状の膿状帯下とそれに伴う外陰掻痒感である。腟内の原虫の量が多いと，腟壁に斑状の発赤が認められる。10〜20%は無症候性感染と考えられている[10]。

診断は腟分泌物の鏡検で運動する原虫を確認することであるが，本症を疑い，原虫を認めない場合には培養検査を行う。治療は，尿路への感染も考えられる場合はメトロニダゾール，もしくはチニダゾールを内服させる。腟坐剤の単独投与では再発率が高い[9]とされ，内服が基本である。セックスパートナーの同時治療が必要である。経口薬は胎盤通過性があるので妊婦には腟坐剤を用いる。なお，両薬剤には嫌酒効果があるので，投与中から投与後 3 日くらいは禁酒を指導する。

c. 性器カンジダ症

外陰炎，腟炎を併発していることが多く，外陰腟カンジダ症といわれる。詳細は **303 頁**を参照。

d. 細菌性腟炎

主にレンサ球菌，ブドウ球菌，大腸菌が原因となる。これら菌種の腟内での異常増殖が，乳酸菌主体の腟の生態系を崩し，炎症を起こした状態である。性成熟期の女性にみられる。多くは性行為がきっかけとなる。膿性の帯下，外陰，腟の灼熱感が症状である。淋菌感染症，クラミジア感染症でも同症状を起こすことがあり，鑑別が必要である。本症では，帯下中の表層性腟上皮細胞の存在，白血球増多が特徴的所見である。治療には抗菌薬含有腟坐剤を使用する。種々の腟炎はその症状，所見である程度鑑別が可能である。表 3[11] にその鑑別点を示す。

e. 淋菌感染症

淋菌により生じる感染症で性感染症（sexually transmitted infections；STI）の一種である。男性では感染後数日で尿道炎を起こし，排尿痛と外尿道口からの排膿を認めるが女性では尿道炎，子宮頸管炎を起こすものの症状が軽く，また 50%は無症状である。子宮頸管炎の他に子宮内膜炎，卵管炎，子宮付属器炎，骨盤腹膜炎，肝臓周囲炎（Fitz-Hugh-Curtis 症候群），また結膜炎，咽頭炎を発症することもある。性器淋菌感染症例の 10〜30%で咽頭からの淋菌が検出されるが，これも無症状であることが多く[12]，注意が必要である。また，クラミジアの重複感染が生じていることもあるのでクラミジア検査も同時にすることが望ましい[13]。

表3 **腟炎の症状，所見の比較**（日本産科婦人科学会：産婦人科研修の必修知識 2011. 2011，p508 より）

		正常	腟トリコモナス症	細菌性腟症	性器カンジダ症	細菌性腟炎	萎縮性腟炎
症状	帯下感	0	1〜3	0〜2	0〜2	3	0〜1
	掻痒感	0	0〜3	0	1〜3	0	1〜2
	灼熱感	0	0〜1	0	1	1〜2	1
	外陰発赤	0	0〜2	0	1〜3	0〜2	0〜1
	腟発赤	0	2	0	0〜2	2	1〜2
帯下	量	0〜1	1〜3	0〜2	0〜2	1〜3	1
	色	白	黄色〜緑がかる	白〜灰	白	黄	白〜黄
	性状	0	泡状（10%）	泡状（7%）	酒粕状，粥状	漿液性〜膿性	漿液性〜膿性
	臭い	0	1〜3	1〜3 魚臭（アミン臭）	0	0〜1	1
	pH	3.8〜4.2	5.5〜5.8	5.0〜5.5	4.5>	5.0<	6.0〜7.0
検鏡	特徴	乳酸桿菌	腟トリコモナス原虫	clue cells	仮性菌糸・胞子	球菌・桿菌	球菌・桿菌，傍基底細胞
	白血球増多	0〜1	3	0〜1	0〜1	3	3

＊程度を0〜3の4段階に分けた。0はないことを，3は高度，1〜3は軽度から高度まで分布することを示す。
（　）は頻度。

治療はペニシリン，マクロライド，テトラサイクリン，キノロン系抗菌薬などの経口抗菌薬に対する耐性増加のため，セフトリアキソン，セフォジジム，スペクチノマイシンの静注，筋注が基本となる。日本を含めた東アジア地域における耐性菌の出現が世界的な問題[14]となっており，治療後は効果判定の意味も含めて，培養検査を行い，効果不応例には薬剤感受性検査も行うのが望ましい。セックスパートナーの検査，さらに同時期の治療も必要である。

f. 性器クラミジア感染症

Chlamydia trachomatis の感染により起こる。クラミジアは細菌に分類されることもあるが，厳密には偏性細胞内寄生性微生物である。それ自体，単体では生存，増殖できない点が通常の細菌とは異なる。本症では子宮頸管の腺細胞にクラミジアが取り込まれ，封入体となり，細胞内で増殖を繰り返すことで発症する。わが国のSTIの中で最も頻度が高く[15]（図2），若年者に多い。過去15年間では約半数に減少したが，近年は横ばいである。女性では無症状のことも多く，帯下増量などの所見を看過すると，淋菌感染症同様に上行性に子宮付属器炎，骨盤腹膜炎，肝臓周囲炎（Fitz-Hugh-Curtis 症候群）などを起こす。肝臓周囲炎は右上腹部の激痛を伴う本感染症の激症型として発症[16]し，入院治療が必要なことも多い。またオーラルセックスによる咽頭炎も生じる。さらに一般の検査では細菌尿ではないにもかかわらず，膀胱炎，尿道炎の症状を有する尿道症候群を呈することもある。腹腔内で蔓延すると不妊の原因となり，また，妊娠中は絨毛膜羊膜炎を起こし，流早産の原因となり，分娩時に産道感染が起きれば新生児結膜炎や新生児肺炎の原因となる。

子宮頸管炎の診断は，頸管粘液からのクラミジア本体の分離培養の検出頻度が低いので，クラミジア抗原のDNAの遺伝子診断法が主流で，核酸同定法，核酸増幅法，酵素抗体法が行われる[13]。前述のように同時に淋菌の同定も望ましい。

遺伝子診断法は感度が高いため，死滅後のクラミジアDNAも増幅し陽性となることがある。治

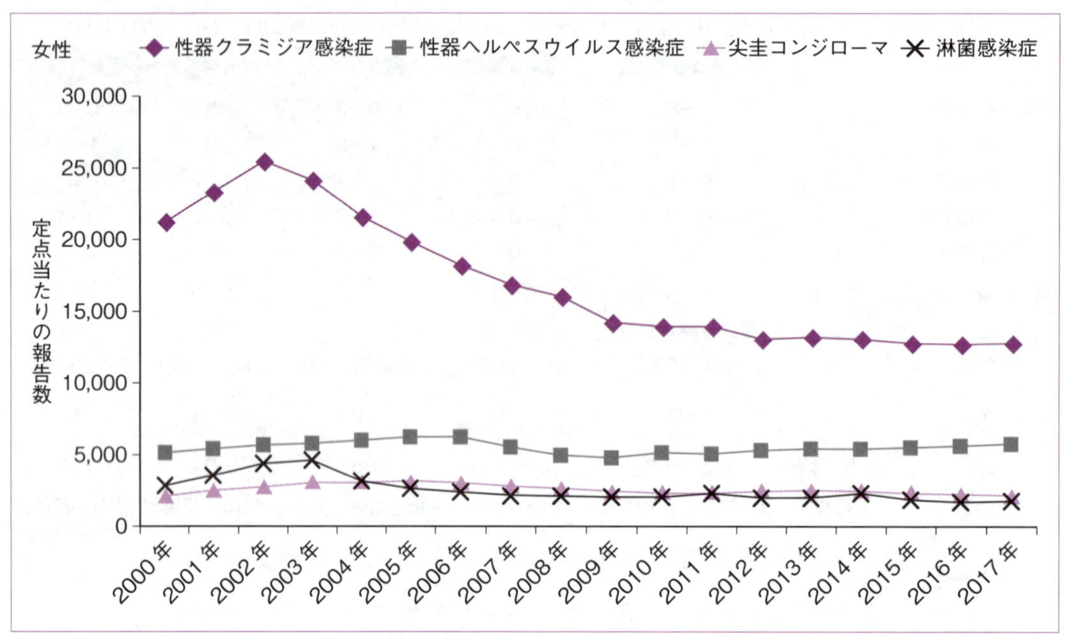

図2 性感染症報告（定点当たりの報告数）

療効果の判断には治療後2〜3週間の期間をあけるなどの工夫が必要である[17)]。なお，この方法では薬剤耐性などは判らず，コストも高いという問題点もある。既往感染の把握には血中のクラミジア抗体検査（IgA，IgG）を行う。子宮頸管からのクラミジアが陰性の時，IgA，IgGがともに陽性であれば，不妊原因となりうる骨盤内癒着のような腹腔内病変を念頭に置く[18)]。IgAが陽性，IgGが陰性の場合には最近の感染を疑い，また，IgA陰性，IgG陽性では活動性感染なく，既往感染のみと判断する。

治療は子宮頸管炎，および軽症状例ではマクロライド系，ニューキノロン系の抗菌薬内服で行うが，骨盤腹膜炎や肝臓周囲炎などで強い症状を伴う例では点滴静注での治療を考える。

●文献

1) 松田静治：外陰・腟の感染症。産婦人科領域感染症Q & A. 医薬ジャーナル社，大阪，1998（レベルⅢ）
2) Kawana T, Kawagoe K, Takizawa K, et al：Clinical and virologic studies on female genital herpes. Obstet Gynecol 60：456-461, 1982（レベルⅢ）[PMID：6289208]
3) 川名 尚：知っておきたい周産期感染症の知識―性器ヘルペスの診断と母子感染. 産婦人科治療 102：151-160, 2011（レベルⅢ）
4) Reitano M, Tyring S, Lang W, et al：Valaciclovir for the suppression of recurrent genital herpes simplex virus infection：a large-scale dose range-finding study. International Valaciclovir HSV Study Group. J Infect Dis 178：603-610, 1998（レベルⅠ）[PMID：9728526]
5) Tyring S, Wald A, Zadeikis N, et al：ASP2151 for the treatment of genital herpes：a randomized, double-blind, placebo- and valacyclovir-controlled, dose-finding study. J Infect Dis 205：1100-1110, 2012（レベルⅡ）[PMID：22351940]
6) 厚生労働省：性感染症報告 https://www.mhlw.go.jp/topics/2005/04/tp0411-1.html
7) 中川秀己：尖圭コンジローマ患者に対するイミキモドクリームのランダム化二重盲検用量反応試験. 日本性感染症学会誌 18：134-144, 2007（レベルⅠ）
8) Nugent RP, Krohn MA, Hillier SL：Reliability of diagnosing bacterial vaginosis is improved by a standardized method of gram stain interpretation. J Clin Microbiol 29：297-301, 1991（レベルⅢ）[PMID：1706728]
9) 松田静治，安藤三郎，王 欣輝，他：腟トリコモナ

ス症の疫学的特徴と臨床効果の検討．日本性感染症学会誌 6：101-107, 1995（レベルⅡ）
10）日本産婦人科医会：感染とパートナーシップ，腟トリコモナス症．研修ノート 69：83-85, 2002（レベルⅢ）
11）日本産科婦人科学会編：産婦人科研修の必修知識 2011．日本産科婦人科学会，東京，2011，p508（レベルⅢ）
12）藤原道久，河本義之，中田敬一：子宮頸管および咽頭でのクラミジア・トラコマティスと淋菌同時検索における TMA 法を用いた核酸増幅同定検査法の有用性．日本性感染症学会誌 20：117-121, 2009（レベルⅢ）
13）松田静治，佐藤郁夫，山田哲夫，他：Transcription-Mediated Amplification 法を用いた RNA 増幅による Chlamydia trachomatis および Neisseria gonorrhoeae の同時検出―産婦人科および泌尿器科における臨床評価．日本性感染症学会誌 15：116-126, 2004（レベルⅢ）
14）Cole MJ, Unemo M, Hoffmann S, et al：The European gonococcal antimicrobial surveillance programme, 2009. Euro Surveill 16：pii：19995, 2011（レベルⅠ）[PMID：22027378]
15）岡部信彦，多田有希，小野寺昭一：感染症発生動向調査から見たわが国の STD の動向．性感染症の効果的な蔓延防止に関する研究．2011, pp17-42（レベルⅡ）
16）Wang SP, Eschenbach DA, Holmes KK, et al：Chlamydia trachomatis infection in Fitz-Hugh-Curtis syndrome. Am J Obstet Gynecol 138：1034-1038, 1980（レベルⅢ）[PMID：6781346]
17）Mikamo H, Ninomiya M, Tamaya T：Clinical efficacy of clarithromycin against uterine cervical and pharyngeal Chlamydia trachomatis and the sensitivity of polymerase chain reaction to detect C. trachomatis at various time points after treatment. J Infect Chemother 9：282-283, 2003（レベルⅡ）[PMID：14513403]
18）中部 健，野口昌良，岡本俊充，他：Chlamydia trachomatis 感染症と妊孕性障害に関する検討．日本性感染症学会誌 6：30-34, 1995（レベルⅢ）

Exercise 52

正しいものはどれか。1つ選べ。

a 扁平コンジローマの認められる時点では，梅毒の感染性は低い。
b 疥癬の活動性が高いとき，ステロイド投与は禁忌である。
c 淋菌感染症の女性では，無症候性であれば自然治癒を期待してもよい。
d 性器ヘルペス感染症の再発が年間2回以上の頻度の場合，再発抑制のための治療を行う。
e クラミジア感染症の治癒判定は治療後すぐに行う。

解答は 537 頁へ

11 Cancer survivor

CQ 53 Cancer survivor への対応として HRT は再発のリスクを高めるか？

❶ Cancer survivor とは？

Cancer survivor とは，がんと診断された時から，生活の質（QOL）を維持・向上させ，自分らしく生きようとする人々やその生き方を指す。最近のがん罹患率の上昇に加えて，治療成績の向上により，cancer survivor は増加しており，推計では国民 20 人に 1 人が cancer survivor となる時代も遠くはないと考えられている。婦人科がんにおいても，人口動態統計によるがん死亡データと地域がん登録全国推計によるがん罹患データから[1,2]，婦人科領域の cancer survivor 増加数を見てみると，20年間で卵巣がんでは約2.5倍，子宮体がんでは4倍以上に増加している[3]。したがって，生命予後のみならず治療後のQOLへの配慮が必要である。

❷ 婦人科領域のcancer survivor，特に外科的閉経の重要性

婦人科がんでは病理組織型によって腫瘍生物学的な特徴が異なる。婦人科がんの代表である子宮頸癌，子宮体癌，卵巣癌についての腫瘍学的なフォローアップの検査や間隔については各種ガイドラインを参照するべきであるが，ここでは有経女性が婦人科がんのため両側卵巣を摘出せざるをえない結果起こる外科的閉経を認識することの重要性を述べる。

婦人科がんは全体的に頻度が増加しているが，閉経前の子宮体癌，卵巣癌，子宮頸部腺癌などの増加のため外科的閉経になる女性が多くなってきている。自然の周閉経期から閉経の過程では，エストロゲンの減少に伴い希発月経などの月経異常，ホットフラッシュ，のぼせ，異常発汗，めまいなどの血管運動神経症状，不眠，不安などの精神神経症状，萎縮性腟炎，外陰掻痒症，性交障害などの泌尿生殖器の萎縮症状，動脈硬化や高血圧に関連する脂質代謝異常，心血管系疾患の発症，骨量減少，骨粗鬆症が加齢とともに緩やかに発現してくることが典型的である。しかし外科的閉経では手術により卵巣が摘出されるため，エストロゲン分泌が急激に低下する。そのため上記の諸症状が一挙に発現する可能性がある。外科的閉経では血管運動神経症状は術後6カ月から有意に増加し[4]，骨密度は年間1～2%の減少と言われている自然閉経と比べ[5]，6～7%の減少を示したとする報告がある[6]。日本産科婦人科学会の Japan Postoperative Women's Health Study では，外科的閉経女性は2年間で高血圧発症，脂質異常症発症が有意に増加していることが示された[7]。予防的卵巣摘出患者のコホート研究では，45歳未満で両側卵巣摘出をし，かつホルモン療法を行わなかった患者の寿命は有意に短いことがわかっている[8]。すなわち，エストロゲンの欠乏によって，女性の健康が損なわれることが明らかとなった。よって，外科的閉経になった場合には，エストロゲン補充療法（ET）を行う意義と必要性がある。

❸ 婦人科がん治療後のエストロゲン使用により再発の危険性は高まるか？

健康を維持する観点から言えば，婦人科がん治療で外科的閉経になった後のETは必須と思われるが，投与するにあたり，がんの再発の問題はないかということを考えなければならない。

a. 上皮性卵巣癌術後

50歳から74歳までの649人の上皮性卵巣癌患者を5年間追跡した前方視的コホート研究では，卵巣癌術後からHRTを開始した患者で予後が有意に良好であった（HR：0.57，95% CI：0.42-0.78）[9]。一方，上皮性卵巣癌Ⅰ～Ⅳ期150人をET施行する75人と施行しない75人に分け19年間追跡したRCTがある[10]。Intention-to-treat 下のデザインであったが，ETに振り分けられた患者群で予後が有意に良好であった（HR：0.63，95% CI：0.44-0.90）[10]。原病死は両群で差がなかったものの，ETなしに振り分けられた患者群で他病死（心血管疾患，脳疾患など）が有意に多かった[10]。卵巣癌術後のHRTのメタアナリシスでは，コホート研究であってもRCTであってもHRTは再発のリスクを増加させず，また早期癌でも進行癌でもHRTは再発に影響を与えなかった[11]。したがって，『ホルモン補充療法ガイドライン2017年度版』でも卵巣癌治療後のHRTは「推奨され

る」と記載されている[12]。

b. 子宮体癌術後

子宮体癌術後のHRTの再発リスクについて，これまで5本の後方視的研究と1本の前方視的研究がある。そのメタ解析が発表され，HRTは再発のリスクを上げないという結果であった[13]。臨床進行期別，黄体ホルモン併用の有無という因子で分けても，再発は増加しない[13]。それを踏まえて『ホルモン補充療法ガイドライン2017年度版』では子宮内膜癌治療後のHRTは「推奨できる」と記載されている[12]。

c. 子宮頸癌術後，根治的放射線治療後

子宮頸癌治療後とHRTの関係を調べた前方視的試験は1件のみである[14]。子宮頸癌Ⅰ/Ⅱ期の治療後にHRTを行った患者80人，HRTを行わなかった40人の予後を比較している[14]。HRTは60カ月施行している。再発率はHRT施行群20%，HRT非施行群32%であり，PFS，OSには差がなかった[14]。HRTは放射線照射による尿路，直腸，腟の合併症を緩和した[14]。子宮頸癌Ⅲ/Ⅳ期症例に対する放射線治療後のHRTは再発のリスクを増加させないが，残存している子宮内膜がエストロゲンに反応する可能性があるためエストロゲンと黄体ホルモンの併用療法（EPT）が推奨される。腺癌について，エストロゲンは子宮頸部腺癌の発症に関与する可能性が示唆されており，5年以上のEPT施行者において，子宮頸癌の発生の標準化罹患比率は扁平上皮癌の0.59に対して腺癌は1.83と有意に上昇したという報告がある[15]。しかし報告数が少ないため，エストロゲンが明らかに子宮頸部腺癌の発症リスクを高めると結論付けるには至っていない。また，これまで子宮頸部腺癌治療後のHRTは再発を増加させたという報告はないことから，『ホルモン補充療法ガイドライン2017年度版』では子宮頸癌治療後のHRTは推奨されている[12]。

④ 婦人科領域cancer survivorにおけるヘルスケア的なフォローアップの実際

a. いつから投与するか？

厳密に決まったルールはないが，外科的閉経患者のホットフラッシュの症状は術後6カ月から有意に増強すること，子宮体癌術後のHRTの唯一のRCTは術後24週以内までのエントリーであったことから[16]，術後6カ月以内からのET開始が望ましい。

子宮頸癌手術で再発高リスクのため放射線治療あるいは同時化学放射線療法を行った患者では，更年期症状を訴えた場合にはfollicle stimulating hormone（FSH），E_2を測定し必要に応じてETを開始する。閉経前に卵巣摘出を行った子宮頸部腺癌患者は，子宮体癌術後の外科的閉経患者と同様のフォローアップと医療介入を行う。

卵巣癌については，Ⅰ/Ⅱ期の早期癌であれば化学療法終了後にHRTを開始できるが，Ⅲ/Ⅳ期で標準治療になりつつあるベバシズマブ併用後の維持療法を行う場合はどうするかという問題が発生する。血栓症の発症が危惧されるが，血栓症のリスクがないと報告されている経皮的エストロゲンを使用すれば，ベバシズマブ維持療法中でもHRTは継続可能である[17]。病変のないⅠ/Ⅱ期上皮性卵巣癌では化学療法中でもHRTは開始してもよいと考える。卵巣癌のHRTの影響を調べたRCTでは対象の多くにⅢ期，Ⅳ期症例が含まれていた[10]。担癌状態あるいは化学療法施行中であってもエストロゲン欠落症状に苦しむ女性にHRTを禁忌とする根拠はない。しかし，再発症例でのHRTの施行についてのデータはなく，エストロゲン受容体の有無など組織型を考慮しながらの投

与になるものと思われる。

b. いつまで投与するか？

実地臨床では，①HRT施行の明確な目的がある，②ベネフィットがリスクを上回る，③患者が継続を希望している，④リスクについて理解しインフォームド・コンセントがある，という4つの条件を満たせば，いつまでも継続は可能である[12]。長期間のHRTのリスクは乳癌発症である。婦人科悪性腫瘍術後のHRTは基本的にETである。WHIのfinal conclusionでは，ETについて中央値7.1年の観察期間で13年目まで乳癌発症リスクが低下している[18]。現実的には外科的閉経患者は自然閉経する50歳から55歳までETを行い，その後は患者個別で対応するのが妥当である。

❺ 乳癌既往cancer survivorに対するHRTは？

乳癌既往患者に対するHRTは，再発，転移，対側乳癌発症が6.9倍増加することが知られている[19]。したがって乳癌既往女性にはHRTは禁忌と言わざるをえない。しかし，閉経後の性器萎縮，性交痛，反復する尿路感染に対しては，乳癌治療後であってもエストロゲンの腟内投与は推奨されている[19]。

乳癌既往cancer survivorに対しては対症療法を基本とすべきである。ホットフラッシュなど血管運動神経症状にはSSRIや桂枝茯苓丸(けいしぶくりょうがん)等，精神症状には加味逍遙散(かみしょうようさん)，骨粗鬆症にはビスホスホネート製剤など，脂質異常症にはスタチン製剤などが無難である。

近年，乳癌既往患者に対する対症療法に植物エストロゲン・エクオールの有用性が報告されている[20]。大豆由来のダイゼインは腸内における消化過程でエクオール産生菌が作用することでエクオールに変換される。乳癌治療後のダイゼイン摂取量と再発リスクは逆相関しており，ダイゼイン摂取量が多ければ多いほど乳癌の再発は低下する[21]。エクオールは乳癌の再発リスクを高めないばかりか，更年期症状の軽減作用[22]，骨密度維持作用[23]，メタボリックシンドローム改善作用[24]，シワ面積減少作用[25]が報告されている。乳癌既往に代表されるHRT禁忌症例にはエクオールの使用がQOL向上などに期待され得る。

●文献

1）厚生労働省大臣官房統計情報部編：人口動態統計. http://www.mhlw.go.jp/toukei/list/81-1a.html（レベルⅣ）
2）Matsuda A, Matsuda T, Shibata A, et al：Cancer incidence and incidence rates in Japan in 2007：a study of 21 population-based cancer registries for the Monitoring of Cancer Incidence in Japan（MCIJ）project. Jpn J Clin Oncol 43：328-336, 2013（レベルⅢ）［PMID：23296772］
3）高松 潔，横山良仁，伊藤 潔：子宮体がん治療後のHRTを考える. 産婦実際 64：1751-1760, 2015（レベルⅣ）
4）高橋一広：クリニカルカンファレンス 2）婦人科術後患者のヘルスケア. 日産婦誌 63：N218-N222, 2011（レベルⅣ）
5）Chaki O, Yoshikawa I, Kikuchi R, et al：The predictive value of biochemical markers of bone turnover for bone mineral density in postmenopausal Japanese women. J Bone Miner Res 15：1537-1544, 2000（レベルⅢ）［PMID：10934652］
6）Yoshida T, Takahashi k, Yamatani H, et al：Impact of surgical menopause on lipid and bone metabolism. Climacteric 14：445-452, 2011（レベルⅢ）［PMID：21545272］
7）Takamatsu K, Kitawaki J：Annual report of the Women's Health Care Committee, Japan Society of Obstetrics and Gynecology, 2017. J Obstet Gynaecol Res 44：13-26, 2018（レベルⅢ）［PMID：29082573］
8）Rocca WA, Grossardt BR, de Andrade M, et al：Survival patterns after oophorectomy in premenopausal women：a population-based cohort study. Lancet Oncol 7：821-828, 2006（レベルⅡ）［PMID：17012044］
9）Mascarenhas C, Lambe M, Bellocco R, et al：Use of hormone replacement therapy before and after ovarian cancer diagnosis and ovarian cancer sur-

vival. Int J Cancer 119：2907-2915, 2006（レベルⅢ）[PMID：16998830]
10) Eeles RA, Morden JP, Gore M, et al：Adjuvant hormone therapy may improve survival in epithelial ovarian cancer：results of the AHT randomized trial. J Clin Oncol 33：4138-4144, 2015（レベルⅡ）[PMID：16998830]
11) Li D, Ding CY, Qiu LH：Postoperative hormone replacement therapy for epithelial ovarian cancer patients：a systematic review and meta-analysis. Gynecol Oncol 139：355-362, 2015（レベルⅡ）[PMID：26232517]
12) 日本産科婦人科学会・日本女性医学学会編：ホルモン補充療法ガイドライン 2017 年度版．日本産婦人科学会，東京，2017（ガイドライン）
13) Shim SH, Lee SJ, Kim SN：Effects of hormone replacement therapy on the rate of recurrence in endometrial cancer survivors：a meta-analysis. Eur J Cancer 50：1628-1637, 2014（レベルⅡ）[PMID：24685478]
14) Ploch E：Hormonal replacement therapy in patients after cervical cancer treatment. Gynecol Oncol 26：169-177, 1987（レベルⅢ）[PMID：2433195]
15) Jaakkola S, Pukkala E, K Lyytinen H, et al：Postmenopausal estradiol-progestagen therapy and risk for uterine cervical cancer. Int J Cancer 131：E537-543, 2012（レベルⅢ）[PMID：22024969]
16) Barakat RR, Bundy BN, Spirtos NM, et al：Randomized double-blind trial of estrogen replacement therapy versus placebo in stage I or II endometrial cancer：a Gynecologic Oncology Group Study. J Clin Oncol 24：587-592, 2006（レベルⅡ）[PMID：16446331]
17) Canonico M, Plu-Bureau G, Lowe GD, et al：Hormone replacement therapy and risk of venous thromboembolism in postmenopausal women：systematic review and meta-analysis. BMJ 336：1227-1231, 2008（レベルⅡ）[PMID：18495631]
18) Chlebowski RT, Rohan TE, Manson JE, et al：Breast cancer after use of estrogen plus progestin and estrogen alone：analyses of data from 2 women's health initiative randomized clinical trials. JAMA Oncol 1：296-305, 2015（レベルⅡ）[PMID：26181174]
19) Holmberg L, Anderson H：HABITS（hormonal replacement therapy after breast cancer--is it safe?），a randomised comparison：trial stopped. Lancet 363：453-455, 2004（レベルⅡ）[PMID：14962527]
20) Nikander E, Kilkkinen A, Metsä-Heikkilä M, et al：A randomized placebo-controlled crossover trial with phytoestrogens in treatment of menopause in breast cancer patients. Obstet Gynecol 101：1213-1220, 2003（レベルⅡ）[PMID：12798527]
21) Guha N, Kwan ML, Quesenberry CP Jr, et al：Soy isoflavones and risk of cancer recurrence in a cohort of breast cancer survivors：the Life After Cancer Epidemiology study. Breast Cancer Res Treat 118：395-405, 2009（レベルⅢ）[PMID：19221874]
22) Aso T, Uchiyama S, Matsumura Y, et al：A natural S-equol supplement alleviates hot flushes and other menopausal symptoms in equolnonproducing postmenopausal Japanese women. J Womens Health（Larchmt）21：92-100, 2012（レベルⅢ）[PMID：21992596]
23) Tousen Y, Ezaki J, Fujii Y, et al：Natural S-equol decreases bone resorption in postmenopausal, non-equol-producing Japanese women：a pilot randomized, placebo-controlled trial. Menopause 18：563-574, 2011（レベルⅡ）[PMID：21252728]
24) Usui T, Tochiya M, Sasaki Y, et al：Effects of natural S-equol supplements on overweight or obesity and metabolic syndrome in the Japanese, based on sex and equol status. Clin Endocrinol（Oxf）78：365-372, 2013（レベルⅢ）[PMID：22469418]
25) Oyama A, Ueno T, Uchiyama S, et al：The effects of natural S-equol supplementation on skin aging in postmenopausal women：a pilot randomized placebo-controlled trial. Menopause 19：202-210, 2012（レベルⅡ）[PMID：22469418]

Exercise 53

Cancer survivor に対する HRT の使用について，正しいものはどれか。1 つ選べ。

a 子宮内膜癌術後の HRT は再発を増加させる。
b 卵巣癌術後の HRT は再発を増加させる。
c 子宮頸部腺癌術後の HRT は再発を増加させる。
d 子宮頸癌放射線治療後の HRT では EPT が推奨される。
e 乳癌既往 cancer survivor へのエストロゲン腟内投与は再発を増加させる。

解答は 537 頁へ

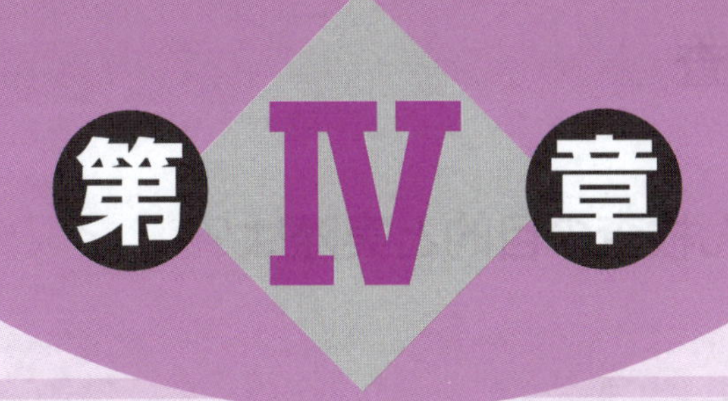

検　査

1 女性医学における検査とその実際

 子宮がん検査

CQ 54 子宮がん検査の目的と実際は？

❶ 日本の子宮がん検診

検診については，老人保健法で胃がん，子宮頸がん，子宮体がん，乳がん，肺がん，大腸がんの6つのがん検診が行われていた[1)]。その中でも子宮頸がん検診は最も古くから始められたがん検診である。

現在，がん検診に対する予算は地方交付税として一般財源化され，健康増進法第19条の2に基づく健康増進事業として市町村が実施主体となって施行されている。これは2004年4月27日付で厚生労働省より発布された『「がん予防重点健康教育及びがん検診実施のための指針」の一部改正について』に基づいて行われてきたものである[2)]。2006年にがん対策基本法が成立し，2009年10月31日には厚生労働省から「有効性評価に基づく子宮頸がん検診ガイドライン」が示され，検診受診率の向上のための様々な対策がなされてきたが，国民生活基礎調査から算出された2016年の子宮頸がん検診受診率は42.4%と目標の50%に達していない。

現在，国の指針で定められている子宮がん検診は子宮「頸がん」検診のみであるが，28.6%の市町村では子宮「体がん」検診も行われている[3)]。

❷ 子宮がん検診の目的

がん検診は，無症状者に対する早期発見・早期治療を目的としたものであり，最終的にがん死亡を減少させることが目標となる。わが国において，がんは1981年より死因の第1位であり，2017年の総死亡の27.8%を占めている。このような状況の中で，がんの罹患率と死亡率の減少は需要な課題であり，その中で子宮頸がん検診は罹患率と死亡率を減少し得る検診であるとされている[4)]。

検診はすべてのがんに応用できるわけではなく，以下のような条件が必要である。すなわち①頻度の高いがんであること，②発生過程が解明されていること，③簡便な検査法であること，④偽陰性率が低いこと，⑤死亡率を減少させ得ること，である。子宮頸がん検診はこれらの条件をすべて満たしている。

しかしながら，有効な検診法であっても受診率を一定レベル以上に上げなければ死亡率を減少させることができず，子宮頸がん検診の低い受診率は最も重要な課題である。

❸ 対象と実施回数

子宮がん検診については，当該市町村の区域内に居住地を有する20歳以上の者を対象とし，原

則として同一人について2年に1回行うものとする。また，がん検診受診率向上を目的として，2009年度より子宮頸がん無料クーポンの配布が行われている。対象年齢は20歳，25歳，30歳，35歳，40歳である。

❹ 子宮頸がん検診の実際

検診項目は問診，視診，子宮頸部の細胞診および内診とし，必要に応じてコルポスコピーを行う[3]。一部の市区町村では，HPV 検査を含めた子宮頸がん検診が行われているが，統一した運営方式は定められていない。

a. 問診

問診にあたっては，妊娠および分娩歴，月経の状況，不正性器出血などの症状の有無，過去の検診受診状況などを聴取する。

b. 視診

腟鏡を挿入し，子宮頸部の状況を観察する。

c. 細胞採取の方法

子宮頸部の細胞診については，子宮頸管および腟部表面は，木製のヘラや，プラスチック製のサイトピック，ブラシなどを使って全面を擦過する。スライドガラスに塗抹し迅速に固定した後，パパニコロウ染色を行い顕微鏡下で観察する。また最近では液状処理細胞診標本（LBC法：liquid-based cytology）が行われる。プラスチック製のブラシで細胞を採取し，これを直接細胞保存液に入れ，細胞を回収しパパニコロウ染色を施し，検鏡する。直接塗抹法に比べて均質な標本作製が可能で診断効率が増すと報告されている。

d. 内診

双合診を実施する。子宮頸部に腫瘍がある場合には正常の頸部より硬く触知される。

❺ 子宮体がん検診について

現在，国の指針で定められている子宮がん検診は子宮「頸がん」検診であり，子宮「体がん」検診については，問診の結果，子宮体がんの有症状者およびハイリスク者に対しては，第一選択として，十分な安全管理の下で多様な検査を実施することができる医療機関の受診を勧奨するとされている。その上で，希望者については，検査の安全性や精度などについての十分な説明を行い，同意を得た者に対して子宮体部の細胞診を実施する。

子宮体部の細胞診による子宮体がん検診は，検診による死亡率減少効果について根拠となる報告がなく[5]，また，検診による子宮体がんの診断について，現在行われている子宮体部の細胞診は，子宮頸部の細胞診に比較すると，感度がやや劣るという指摘がある。その一方で1982年から1996年までの子宮体がん検診において体がん発見率0.13%は同期間中の頸がん発見率0.08%より高かったことが報告されており，子宮体部の細胞診自体の有用性については一定の評価がなされている[6]。

子宮体がんの検診は子宮体部の細胞診で行われる。子宮腔内の細胞を吸引法またはブラシ，エンドサイトなどを用いた擦過法によって採取する。スライドガラスに塗抹し迅速に固定した後，パパニコロウ染色を行い顕微鏡下で観察する。

a. 対象者

不正性器出血など子宮体がんの有症状者およびハイリスク者が対象となる。

b. 問診の留意点

問診時に聴取する不正性器出血は，いわゆる不正性器出血，閉経後出血，不規則月経，下着に付着した染み程度の赤色斑点（スポッティング），一次的な少量の出血，褐色帯下など出血に起因するすべての状態を含む。特に閉経期周辺の女性では不正性器出血が多く，これが病的なものかどうか判断のつかない場合が少なくない。したがって，問診の際にはこのような状態を正しく把握し，疑いのある場合は細胞診の施行を考慮する。

c. 細胞採取の留意点

子宮体部の細胞診の対象者は主として閉経前後または閉経期以後の女性であることから，子宮頸管が狭くなっていることなどを考慮し，吸引法および擦過法の両器具を準備しておくことが望ましい。また，子宮頸部を鉗子で把持し子宮ゾンデで慎重に子宮頸管，子宮体部の方向と長さを測定した後に細胞採取器具を使うことが重要である。同時に経腟超音波検査を行うことができれば，子宮内膜の肥厚程度を知ることができ，参考になる。

検診車や保健所などの検診で，子宮内膜の肥厚が認められるにもかかわらず，吸引法または擦過法のいずれの方法を用いても器具の挿入ができないときには，速やかに医療機関を受診するよう受診者に指導するとともに，紹介医療機関における細胞診の結果などの把握に努める。

d. 指導区分など

原則として，子宮体部の細胞診の判定結果が「疑陽性」および「陽性」の者は「要精検」とし，「陰性」の者は，その他の臨床症状を勘案し精密検査受診の要否を決定するが，精密検査受診の必要がない場合は「精検不要」とし，それぞれ次の内容の指導を行う。

e. 「要精検」と区分された者

医療機関において精密検査を受診するよう指導する。

f. 「精検不要」と区分された者

日常生活において不正性器出血などに注意するよう指導する。

⑥ 子宮頸部および子宮体部の細胞診の検査

検体の顕微鏡検査は，十分な経験を有する医師および臨床検査技師を有する専門的検査機関において行う。この場合，医師および臨床検査技師は日本臨床細胞学会認定の細胞診専門医および細胞検査士であることが必要である。子宮頸部の細胞診の結果は，ベセスダ分類によってあらわされる。この結果により精密検査の必要性の有無を決定する（表1）[7]。子宮体部の細胞診の結果は，「陰性」，「疑陽性」および「陽性」に区分する。

判定後の検体は，専門的検査機関において少なくとも3年間保存しなければならない。

⑦ 記録の整備

検診の記録は，氏名，年齢，住所，過去の検診受診状況，子宮頸部および子宮体部の細胞診の結果，子宮頸部および子宮体部のそれぞれの精密検査の必要性の有無などを記録するものとする。また，受診指導の記録に合わせて整理するほか，必要に応じて個人票を作成し，治療の状況などを記

表1 ベセスダシステムに基づく細胞診の分類，推定される病理診断と対応 (Curry SJ, et al：JAMA 320：674-686, 2018より)

扁平上皮細胞系

結果	略語	推定される病理診断	運用
陰性	NILM	非腫瘍性所見，炎症	異常なし：定期検査
意義不明な異型扁平上皮細胞	ASC-US	軽度扁平上皮内病変の疑い	要精密検査： ①HPV検査による判定が望ましい。 陰性：1年後に細胞診，HPV併用検査 陽性：コルポ，生検 ②HPV検査非施行 6カ月以内細胞診検査
HSILを除外できない異型扁平上皮細胞	ASC-H	高度扁平上皮内病変の疑い	要精密検査：コルポ，生検
軽度扁平上皮内病変	LSIL	HPV感染，軽度異形成	
高度扁平上皮内病変	HSIL	中等度異形成，高度異形成 形成，上皮内癌	
扁平上皮癌	SCC	扁平上皮癌	

腺細胞系

結果	略語	推定される病理診断	取り扱い
異型腺細胞	AGC	腺異型または腺癌疑い	要精密検査：コルポ，生検，頸管および内膜細胞診または組織診
上皮内腺癌	AIS	上皮内腺癌	
腺癌	Adenocarcinoma	腺癌	
その他の悪性腫瘍	other malig.	その他の悪性腫瘍	要精密検査：病変検索

NILM：negative for intraepithelial lesion or malignancy, ASC-US：atypical squamous cells of undetermined significance, ASC-H：atypical squamous cells, cannot exclude HSIL, LSIL：low-grade squamous intraepithelial lesion, HSIL：high-grade squamous intraepithelial lesion, SCC：squamous cell carcinoma, AGC：atypical glandular cells, AIS：adenocarcinoma in situ, other malig.：other malignant neoplasms

録するものとする。

⑧ HPV-DNA検査

子宮頸がんの原因が高リスク型のヒトパピローマウイルス（HPV）の持続感染であることが明らかとなった。さらにこの高リスク型HPVの子宮頸部への感染が検出できるHPV-DNA検査（HPV検査）が開発され，従来の細胞形態をみる子宮頸がん検診と，HPV検査の2つの有力な検診手段が確立された。

細胞診検査は簡便で非侵襲的であり，世界で広く用いられている。しかし，前癌病変に対する感度は浸潤癌ほど高くなく，70～80％にとどまる。一方，HPV検査は特異度こそ細胞診に若干劣るものの，感度は非常に高く，前癌病変でも95％の検出力がある。したがって両者を併用すると，前がん病変も含め見落としのない精度の高いがん検診が可能となる。

米国US Preventive Services Task Force（USPSTF）では子宮頸がん検診について，21歳から29歳の女性に3年ごとの細胞診検査，30歳から65歳の女性に3年ごとの細胞診検査あるいは5年ごとのHPV単独検査，もしくは5年ごとの細胞診とHPV検査の併用，65歳以上でこれまで適切な受診がなされている女性は検診終了としている[8]。

諸外国でHPV検査が導入されている一方，日本においては，HPV検査は細胞診単独法より感度の上昇を認めるが偽陽性率も高くなること，子宮頸がん死亡率減少効果の有無を判断する証拠が不十分であることから，2018年現在，国の指針としては未だ推奨されていない[4]。しかし，HPV検査導入については徐々に議論が進んでおり，作成中の『子宮頸がん検診ガイドライン』を参照されたい。

9 子宮頸がん検診の不利益

子宮頸がん検診は子宮頸部を擦過して得られる検体を用いて行うため，侵襲性は小さく，妊婦を除けば軽い出血にとどまる。またHPV検査については感染症特有の問題や現在の感染に対する治療がないことから，不安への配慮が必要である。

●文献

1）厚生労働省：がん予防重点健康教育及びがん検診実施のための指針について．1998年3月31日
2）厚生労働省：「がん予防重点健康教育及びがん検診実施のための指針」の一部改正について．2004月2月7日
3）厚生労働省：第25回がん検診のあり方に関する検討会資料．2018年8月3日
4）平成21年度厚生労働省がん研究助成金「がん検診の評価とあり方に関する研究」班：有効性評価に基づく子宮頸がん検診ガイドライン．2009年10月31日
5）財団法人日本公衆衛生協会：新たながん検診手法の有効性の評価報告書．2001年3月
6）上坊敏子，佐藤倫也，金井督之ら：子宮内膜細胞診診断精度の検討．日本臨床細胞学会雑誌 39：381-388，2000（レベルⅢ）
7）日本産科婦人科医会：ベセスダシステム2001準拠子宮頸部細胞診報告様式の実際．2012年08月11日
8）Curry SJ，Krist AH，Owens DK，et al：Screening for Cervical Cancer：US Preventive Services Task Force Recommendation Statement. JAMA 320：674-686，2018（レベルⅣ）[PMID：30140884]

Exercise 54

日本における公費負担による子宮頸がん検診について，誤っているものはどれか。1つ選べ。

a 対象者は20歳以上である。
b 原則として2年ごとに行う。
c 2016年の受診率は50％未満である。
d HPV検査を併用することが国から推奨されている。
e 必要に応じてコルポスコピーを行う。

解答は537頁へ

2 ホルモン関連検査

CQ 55 更年期医療において，どのようなときにどのようなホルモンを測定するのか？

❶ 周閉経期にみられるホルモン変化

周閉経期では卵巣機能が徐々に低下し，正常な月経周期の状態から月経周期の短縮や月経期間の延長などがみられるようになり，さらに希発月経や無月経になると，このような月経状況の変化とともにホルモンにも変化がみられる。

a. エストラジオール

周閉経期には，エストロン（E_1）とエストラジオール（E_2）を合わせた総エストロゲン，bioavailable エストロゲンはいずれも大きく減少し，閉経後は男性よりも低いエストロゲン濃度になる[1)]。ただし，卵巣機能の低下に伴う血中 E_2 濃度の低下は直線的ではない。不規則な月経周期になった段階では，卵胞刺激ホルモン（FSH）の増加により E_2 が高値を示すことがある。また，周閉経期女性の E_2 濃度には人種差がみられ，日本人や中国人では他の人種に比べて有意に E_2 濃度が低い[2)]。

周閉経期の E_2 濃度の変化については詳細な報告が行われている。閉経前から閉経後における E_2 の変化に関して，1,215 人の女性の縦断的変化を検討から，① E_2 に変化がみられない時期（final menstrual period：FMP の 8 年前から 2 年前まで），② 急激に E_2 が減少する時期（FMP2 年前から FMP2 年後の間），③ E_2 がほぼ一定になる時期（FMP の 2〜8 年後）の 3 段階に分類されることを報告している[3)]。なお，肥満女性における E_2 減少の変化は非肥満女性に比較して有意に少ない。

さらに E_2 が減少するパターンに焦点をおいた検討では，図 1 のように① 徐々に減少する（slow decline pattern），② flat と称される限定的な減少（flat pattern），③ FMP 前に増加し徐々に減少するパターン（rise/slow decline pattern），④ FMP 前に増加し急激に減少するパターン（rise/steep decline pattern）の 4 つのパターンに集約されると報告している。これら 4 つの E_2 変化のパターンは人種や BMI と密接に関連している。Slow decline pattern は中国人や日本人に，flat pattern はアフリカ系アメリカ人に，rise/steep decline pattern は白人に多くみられる。また ,flat pattern は過体重の女性や肥満女性に多くみられ，rise/slow decline pattern は過体重の女性に多くみられる[4)]。

b. 卵胞刺激ホルモン（FSH）

エストロゲン濃度の低下によるネガティブフィードバック機構によって，FSH の増加がみられる。この増加は閉経の約 2 年前からみられ，閉経の 2 年後にはプラトーに達する[5)]。同時に黄体化ホルモン（LH）も増加するが，FSH の変化が顕著である。FSH レベルについては人種によって違いがみられ，アフリカ系アメリカ人では高い値で推移し，日本人では低い値で推移することが示されている[2)]。

FMP の 10 年前から FMP の 10 年後までの FSH の変化を検討した報告によると，FSH の変化は 4 つの時期に分かれることが報告されている[6)]。① ステージ 1 は，FMP の 10 年前から 7 年前ま

第I章 第II章 第III章 第IV章 第V章 第VI章 第VII章 第VIII章 第IX章 付録

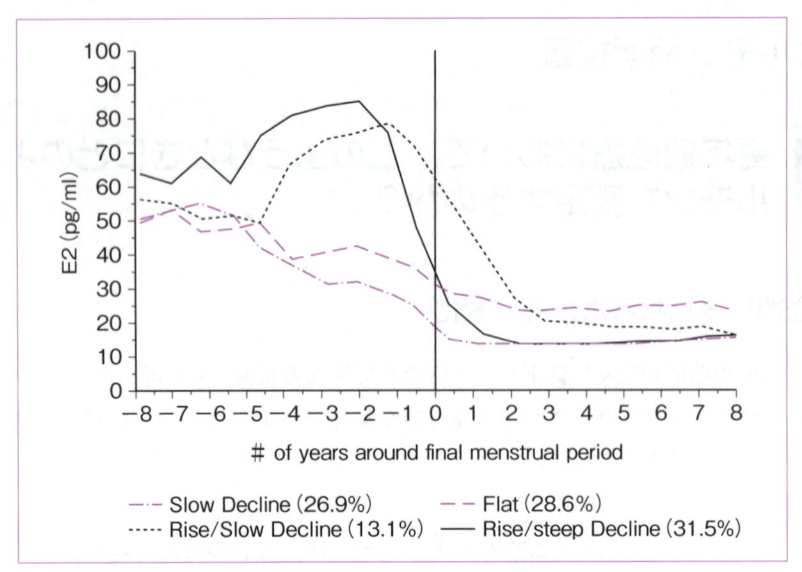

図 1 周閉経期におけるエストラジオールの推移のパターン (Tepper PG, et al：J Clin Endocrinol Metab 97：2872-2880, 2012 より)

での期間であり，年間の FSH の増加はわずかな時期である。② ステージ 2 は，FMP の 7 年前から 2 年前までの期間であり，FSH の増加が加速する時期である。インヒビン B の減少によって FSH の抑制はとれ，FSH は増加を示す。この時期は周閉経期前期と呼ばれ，平均 5 年くらい続く。③ ステージ 3 は，FMP の 2 年前から FMP 後 1 年までの期間であり，急激に FSH が上昇する時期である。この時期では主席卵胞や黄体の形成がみられないことが多く，FSH とインヒビンとの間の関係性が低下する時期である。周閉経期後期と呼ばれる時期に一致し，平均 3 年続く。④ ステージ 4 は，FMP 後 1 年以降の時期であり，FSH はほぼプラトーになる時期である。この時期では卵胞発育はみられない。

一方，SWAN の研究結果によると，FSH の変化の時期を① FSH の変化がみられない時期（FMP の 8 年前から 7 年前），② FSH が徐々に増加する時期（FMP の 7 年前から 2 年前まで），③ FSH が顕著に増加する時期（FMP の 2 年前から FMP にかけて），④ FSH がゆっくりと増加する時期（FMP から FMP2 年後にかけて），⑤ FSH がほぼ一定になる時期（FMP2 年後から 8 年後）の 5 つに分類している[3]。なお，肥満女性における FSH の増加は，非肥満女性に比べて顕著に少ない。

さらに，Tepper らは FSH の増加パターンについて，図 2 のように① ゆっくり増加し，低値で安定（low trajectory），② 中等度に増加し安定（medium trajectory），③ 急速に増加し高値で安定（high trajectory）の 3 つのパターンに分類しており，この FSH の変化には人種と BMI が関係することを報告している。Low trajectory はアフリカ系アメリカ人，ヒスパニック，過体重や肥満女性でみられ，medium trajectory は日本人に多くみられる[4]。

現在，このような FSH のレベルと血管運動神経症状の程度，脂質代謝異常症，動脈硬化，心血管系疾患，非アルコール性脂肪性肝疾患，メタボリックシンドローム，糖尿病など様々な疾患との関係が報告されるようになってきている。

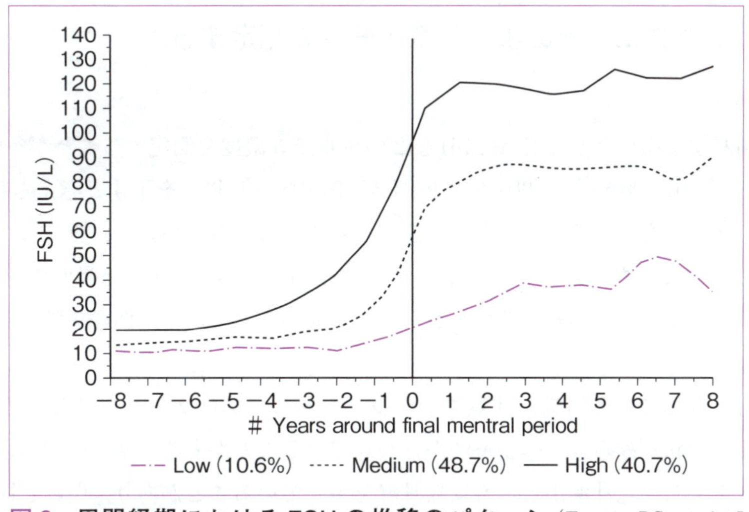

図2 周閉経期におけるFSHの推移のパターン（Tepper PG, et al : J Clin Endocrinol Metab 97 : 2872-2880, 2012 より）

c. インヒビン

インヒビンは卵巣の顆粒膜細胞で産生され，FSH の合成や分泌を抑制する。Burger らは，150 人を 6 年間にわたってフォローアップし，FMP の 2.5 年前から 4 年後における変化を報告した。それによると，FMP 2.5 年前のインヒビン A のレベルは，FMP になると約半分に減少し，その後徐々に減少して，検出限界未満の値を示す割合が FMP の 6 カ月後には 68%，FMP の 4 年後には 94% と増加する。またインヒビン B は，FMP の 2.5 年前のレベルから FMP 6 カ月後には 40% にまで減少し，検出限界未満の値を示す割合も 83% となり，FMP の 3.5 年後にその割合は 100% になることを報告している[5]。一方，Sowers らは，50 人の周閉経期女性を 6 年間にわたって 1 年ごとにフォローアップし，FMP の 9 年前から FMP にかけての変化を報告している。それによると，インヒビン B は FMP の 4〜5 年前に検出限界未満となることが示されている[7]。周閉経期におけるインヒビンの分泌の減少によって FSH は増加する。

d. 抗ミュラー管ホルモン（AMH）

抗ミュラー管ホルモン（AMH）は，前胞状卵胞から胞状卵胞に存在する顆粒膜細胞から産生される因子であり，月経周期による影響を受けないことから卵巣予備能の指標として用いられている。閉経の予測因子としての検討も進められ，閉経の 5 年前には測定感度未満に減少することが報告されている[7]。

e. エストロン（E_1）

閉経前女性では E_2 が主たるエストロゲンであるが，閉経後の E_2 は極めて低く，E_1 が主なエストロゲンとなる。E_1 は主にアンドロゲン側鎖の芳香化によって産生される。芳香化は，脂肪組織，筋肉などの組織で起こり，閉経後の E_1 濃度は閉経前女性の濃度とほぼ同等と考えられている[8]。110 人の女性を 9 年間にわたってフォローアップした研究によると，FMP4 年前の中央値は 89.4 pg/mL，FMP では 87.0 pg/mL，FMP4 年後は 69.9 pg/mL と，周閉経期の E_1 の変化はわずかな減少にとどまっている[9]。

❷ どのようなときに，どのようなホルモンを測定するか

a. 卵巣機能の判断

卵巣機能を判断する指標としてE_2やFSHなどのホルモン濃度を測定することが多い。一般的に，閉経になるとE_2が10〜20pg/mL以下で，FSHが40mIU/mL以上を示すと考えられるが[10)]，1回の測定値のみで個々の女性の閉経の時期を結論付けることはできないので，得られた結果については慎重に解釈しなくてはならない。一般的にはE_2の低下よりもFSHの上昇が先行する。FSHの上昇は閉経の前兆であるが，閉経はその後さらに数年先のことであり，閉経年齢の予測因子とはならない[8)]。

また，無月経となっている時期に注意するホルモンとしてプロラクチン（PRL）がある。周閉経期には精神神経系症状がみられ，薬物療法が行われていることがある。薬剤の種類によっては高プロラクチン血症を来し，乳汁漏出とともに無月経を来していることがあり，閉経と間違えることもある。したがって，問診により内服している薬剤や乳汁漏出の有無を確認し，必要に応じてFSHやE_2とともにプロラクチンの測定を行う。

b. 卵巣予備能の判断

40歳未満で高ゴナドトロピン血性，低エストロゲン性無月経の場合，早発卵巣不全と診断される。超音波検査によって子宮や卵巣を観察し，血液検査ではFSH，E_2値とともに，AMHを測定する。月経周期3日目頃のbasal FSH（月経周期内で最低値となる血清FSH）濃度は卵巣予備能の低下により上昇する。E_2は低値を示す。卵巣予備能を評価する方法としてAMHは卵巣のゴナドトロピンに対する反応性予測における有用性が高い。また，化学療法による治療やチョコレート囊胞手術の際の卵巣予備能の評価として有用である[11)]。

c. 症状の鑑別

周閉経期にみられる発汗や動悸などの症状は，血管運動神経症状である更年期障害と判断されがちであるが，甲状腺機能亢進症においても認められる。また，易疲労感は甲状腺機能低下症の女性でもみられる。したがって，甲状腺疾患との鑑別が重要であり，診察により甲状腺疾患が疑われれば，甲状腺ホルモンである遊離トリヨードサイロニン（FT_3），遊離サイロキシン（FT_4）および甲状腺刺激ホルモン（TSH）の測定を行う。

d. 閉経以降におけるホルモン値の検討

閉経後女性の血中E_2値は10〜20pg/mL未満と一括して捉えられ，それ以下のE_2値については通常問題にされない。しかし，閉経以降に増加する骨粗鬆症や脂質異常症などの疾患と感度未満のE_2濃度との関係が注目されている。欧米では，感度の高いE_2測定法によって内因性E_2濃度が非常に低い高齢女性では，脊椎や大腿骨頚部などの骨密度が低いこと[12)]や骨折の危険率が高まること[13)]が報告されている。わが国でも，高感度測定法を用いた検討から，自然閉経5年を経過した女性においてE_2濃度が低いと腰椎骨密度が低いことが報告されている[14)]。

e. ホルモン補充療法（HRT）中のホルモン値の検討

更年期障害の治療としてHRTを施行した場合，血中E_2濃度が適切な範囲に存在するかどうかを判断するためにE_2を測定する場合もある。Barbieriは血中E_2濃度に対する生体内の反応性は組織によって異なること，HRTの効果的なE_2の範囲は30〜50pg/mL（therapeutic window）であるこ

とを仮説として報告している[15]。HRT 施行中の血中 E_2 濃度を測定し，この範囲を目標にして治療経過をみる場合がある。ただし，使用しているホルモン製剤の種類や量に注意する。CEE を用いた場合，通常の測定キットでは特異性が低く，E_2 のみを測定できないので注意が必要である。経口の CEE（0.625 mg）を連日用いた場合の血中 E_2 濃度は，特異性の高い測定方法によれば約 20～30 pg/mL である[16]。E_2 パッチ製剤（放出量 50 μg）では約 40～60 pg/mL の E_2 濃度が期待できる。また，E_2 ゲル製剤では約 70～80 pg/mL，経口 E_2 製剤（1.0 mg）では約 40～50 pg/mL の E_2 濃度である。低用量の経口 E_2 製剤（0.5 mg）では約 20～30 pg/mL，E_2 ゲル製剤の低用量では約 30～40 pg/mL である。

●文献

1) Khosla S, Melton LJ, Atkinson EJ, et al：Relationship of serum sex steroid levels and bone turnover markers with bone mineral density in men and women：A key role for bioavailable estrogen. J Clin Endocrinol Metab 83：2266-2274, 1998（レベルⅢ）[PMID：9661593]
2) Randolph JF Jr, Sowers M, Bondarenko IV, et al：Change in estradiol and follicle-stimulating hormone across the early menopausal transition：effects of ethnicity and age. J Clin Endocrinol Metab 89：1555-1561, 2004（レベルⅢ）[PMID：15070912]
3) Randolph JF Jr, Zheng H, Sowers MR, et al：Change in follicle-stimulating hormone and estradiol across the menopausal transition：effect of age at the final menstrual period. J Clin Endocrinol Metab 96：746-754, 2011（レベルⅢ）[PMID：21159842]
4) Tepper PG, Randolph JF Jr, McConnell DS, et al：Trajectory clustering of estradiol and follicle-stimulating hormone during the menopausal transition among women in the Study of Women's Health across the Nation（SWAN）. J Clin Endocrinol Metab 97：2872-2880, 2012（レベルⅡ）[PMID：22659249]
5) Burger HG, Dudley EC, Hopper JL, et al：Prospectively measured levels of serum follicle-stimulating hormone, estradiol, and the dimeric inhibins during the menopausal transition in a population-based cohort of women. J Clin Endocrinol Metab 84：4025-4030, 1999（レベルⅢ）[PMID：10566644]
6) Sowers MR, Zheng H, McConnell D, et al：Follicle stimulating hormone and its rate of change in defining menopausal transition stages. J Clin Endocrinol Metab 93：3958-3964, 2008（レベルⅢ）[PMID：18647816]
7) Sower MR, Eyvazzadeh AD, McConnell D, et al：Anti-Müllerian hormone and inhibin B in the definition of ovarian aging and the menopause transition. J Clin Endocrinol Metab 93：3478-3483, 2008（レベルⅡ）[PMID：18593767]
8) NIH2002 国際方針声明書：実行委員会要約．女性の健康と更年期：包括的アプローチ，友池仁暢監訳，学習研究社，東京，2003，pp24-38（レベルⅣ）
9) Kim C, Harlow SD, Zheng H, et al：Changes in androstenedione, dehydroepiandrosterone, testosterone, estradiol, and estrone over the menopausal transition. Womens Midlife Health 3：doi：10.1186/s40695-017-0028-4, 2017（レベルⅢ）[PMID：29333273]
10) 日本母性保護産婦人科医会：研修ノート No.63 高齢女性のケア．1999，pp3-4（レベルⅣ）
11) 郡瀬智彦，岩瀬 明：卵巣予備能の評価．臨床婦人科産科 72：106-109，2018（レベルⅣ）
12) Greendale GA, Edelstein S, Barrett-Connor E：Endogenous sex steroids and bone mineral density in older women and men：the Rancho Bernard study. J Bone Miner Res 12：1833-1843, 1997（レベルⅢ）[PMID：9383688]
13) Chapurlat RD, Garnero P, Breart G, et al：Serum estradiol and sex hormone-binding globulin and the risk of hip fracture in elderly women：the EPIDOS study. J Bone Miner Res 15：1835-1841, 2000（レベルⅢ）[PMID：10977003]
14) 安井敏之，手束典子，山田正代，他：閉経後婦人における内因性エストロゲン濃度と腰椎骨密度の検討．Osteoporosis Japan 10：76-78，2002（レベルⅢ）
15) Barbieri RL：Hormone treatment of endometriosis：the estrogen threshold hypothesis. Am J Obstet Gynecol 166：740-745, 1992（レベルⅢ）[PMID：1536260]
16) Yasui T, Yamada M, Kinoshita H, et al：Combination of automatic HPLC-RIA method for determination of estrone and estradiol in serum. J Clin Lab Anal 13：266-272, 1999（レベルⅢ）[PMID：10633293]

Exercise 55

正しいものはどれか。1つ選べ。

a FSH は閉経の予測因子となる。
b 閉経の10年前から閉経にかけてみられるFSHの増加の割合は一定である。
c 肥満女性におけるFSHの増加は，非肥満女性に比べて大きい。
d FSHの増加のパターンは人種によらず同じである。
e HRT施行中のFSH値は，HRT開始前に比べて低下する。

解答は537頁へ

3 更年期障害の評価方法

CQ 56 更年期障害はどう評価するか？ 更年期指数とは？

❶ 多岐にわたる更年期症状

更年期女性の愁訴は多岐にわたり，その重症度も各人様々である。愁訴によっては，思春期より老年期に至るまでみられるものもある。一般に更年期に出現した愁訴の原因として他に器質的疾患が認められなければ，更年期障害と診断される。しかし，更年期障害の診断基準は目下のところ明確でなく，性格や心理的要因，または本人を取り巻く環境などの社会的要因などの影響も大きい。ホットフラッシュなど卵巣機能の低下を起因とする症状の他に，客観的にその病態を捉えにくいものも多い。

このように更年期症状の把握は，大半は患者の訴えに依存し，また治療効果の判定も自覚症状の変化や消退によることが多く，このために更年期障害の診断，治療に際して，重症度や治療効果を客観的に判断する目的で，更年期指数が重要な位置を占めているといえる。

❷ 更年期指数

Kuppermanらは1953年，閉経女性に出現する更年期症状に対する様々なエストロゲン製剤の治療効果を客観的に比較するために，更年期症状の重症度を表現するものとしてmenopausal indexを考案し報告した[1]。これが現在のわが国の更年期指数のもとになっている。本指数は11種類の症状につき4段階の重症度に分け，それらの症状に「重み付け」を与えて合計したものを指数として算出するものであるが，1950年初頭に米国人を対象として作成されたもので，日本人女性の症状にあまり適合しない，欧米からも現代の更年期障害に特徴的ではない，重み付けの根拠が明らかでないなどの批判がある。さらに，この指数はホルモン療法の臨床効果を検討するために考案されたものであるが，わが国では便宜的に更年期障害の診断に用いられてきた。

国内では植田（1961年），田中（1966年），岩崎（1967年），森（1967年）など1960年代に種々の更年期指数が発表されてきたが，最も汎用されてきたのは安部の更年期スコア（1979年）である[2)]。これはKuppermanらの指数を17項目に改編し，更年期障害を6つの病型に分類するために作成された方法で，決められた判別係数との積から判別スコアを算定するのであるが，実地臨床の場ではスコアの用紙だけが使用されてきたようである。最近では，小山ら（1992年）の10項目に絞った簡略更年期指数[3)]，赤松ら（1994年）の多変量解析により7項目に絞った指数など少ない項目の指数[4)]や，一方では太田ら（1999年）の40項目の詳細な指数[5)]，東京医科歯科大学（1994年）の38項目から成る更年期QOL質問票[6)]など，様々な報告が個別には行われてきたが，多施設による大規模な検討はなかなかなされていなかった。

③ 更年期指数の長所と短所

日本更年期医学会（現：日本女性医学学会）では，1992年に更年期指数に関する臨床的再評価を

表1 日本人女性の更年期症状評価表（日本産科婦人科学会 生殖・内分泌委員会：日産婦誌 53：883-888，2001より）

症状	症状の程度		
	強	弱	無
1. 顔や上半身がほてる（熱くなる）			
2. 汗をかきやすい			
3. 夜なかなか寝付かれない			
4. 夜眠っても目をさましやすい			
5. 興奮しやすく，イライラすることが多い			
6. いつも不安感がある			
7. ささいなことが気になる			
8. くよくよし，ゆううつなことが多い			
9. 無気力で，疲れやすい			
10. 目が疲れる			
11. ものごとが覚えにくかったり，物忘れが多い			
12. めまいがある			
13. 胸がどきどきする			
14. 胸がしめつけられる			
15. 頭が重かったり，頭痛がよくする			
16. 肩や首がこる			
17. 背中や腰が痛む			
18. 手足の節々（関節）の痛みがある			
19. 腰や手足が冷える			
20. 手足（指）がしびれる			
21. 最近音に敏感である			

行った。その長所として①更年期障害の治療の効果判定に必要，②外来での問診の迅速化，簡略化，③誰が行っても一定の評価が得やすい，④判定が簡単に数量化でき客観性が得やすい，などが挙げられた。一方，短所として①うつ病など精神疾患の身体症状との鑑別が困難，②指数にない症状への対応，③患者により症状は異なり個々に対応すればよい，④老年期障害まで考慮する必要もあり指数の症状数が増加する，⑤文化，社会的環境，生活習慣などの違いを考慮すべきで統一は困難，などの意見があった。

④ 望まれる更年期指数

以上から，実際的な更年期指数としては，第一には更年期障害に特徴的な症状および程度をよく反映し，かつ把握しやすく，診断や治療に役立つものが要求される。第二には臨床上の治療効果の判定がしやすいことである。また指数の数値化については，症状の程度が重度であっても症状数が少なければ総点化の意味も薄れるので，症状単位で判断しやすいものが望まれる。更年期障害に合併しているうつ病などの鑑別には各種心理テスト（次項）を利用することで補える。そうした点をほぼ満足するものとして，表 1 に示す日本産科婦人科学会生殖・内分泌委員会が 2001 年に発表した日本人女性の更年期症状評価表[7]が，現代の日本人女性の更年期障害を評価する方法として最も利用しやすい更年期指数と考えられる。

●文献

1）Kupperman HS, Blatt MH, Wiesbader H, et al：Comparative clinical evaluation of estrogenic preparations by the menopausal and amenorrheal indices. J Clin Endocrinol Metab 13：688-703, 1953（レベルⅢ）[PMID：13061588]
2）安部徹良，山谷義博，鈴木雅州，他：症候による更年期不定愁訴症候群の型分類の試み．日産婦誌 31：607-614，1979（レベルⅢ）
3）小山嵩夫，麻生武志：更年期婦人における漢方療法．簡略化更年期指数による評価．産婦人科漢方のあゆみ 9：30-34，1992（レベルⅣ）
4）赤松達也，木村武彦，広瀬一浩，他：更年期障害に特徴的症状の選定とホルモン補充療法に対する効果判定の有用性．日本更年期医学会雑誌 2：106-113，1994（レベルⅢ）
5）太田博明，牧田和也，高松 潔，他：症状のとらえ方．更年期外来．矢内原巧，麻生武志編．メジカルビュー社，東京，1999，pp16-23（レベルⅣ）
6）Terauchi M, Hirose A, Akiyoshi M, et al：Subgrouping of Japanese middle-aged women using physical and psychological symptom profiles：a cross-sectional study. BMC Women's Health 14：148, 2014（レベルⅢ）[PMID：25420911]
7）日本産科婦人科学会 生殖・内分泌委員会：「日本人用更年期・老年期スコアの確立と HRT 副作用調査小委員会」報告：日本人女性の更年期症状評価表の作成．日産婦誌 53：883-888，2001

Exercise 56

卵巣機能欠落と最も関連が強いと考えられる症状はどれか。1 つ選べ。

a　熱感　　b　倦怠感　　c　胸部症状　　d　疼痛症状　　e　知覚異常

解答は 537 頁へ

4 心理テスト

CQ 57 心理テストとは何か？ その利用方法と注意すべき点は？

❶ 定義：心理テストとは

心理テストあるいは心理検査（psychological test）とは，「人間の精神機能あるいは心的特性（具体的には，ある特定の能力，知識，技能，性格，適性，学力，知能など）について，それらの存否やその程度を客観的に測ること（質的，量的に）を目的として，あらかじめ定められた課題や作業を特定の定められた方法で実施し，その結果（言語ないし非言語的な反応，行動）を一定の方法で採点処理できるような用具」と定義される[1-3]。狭義には統計的手続きを経て標準化され，信頼性（reliability）と妥当性（validity）を備え，得られた結果を標準化集団の統計的基準と照合できるものを心理テストというが，実際の臨床ではそれぞれの患者に対して違った取り組みが必要であり，客観化するだけでは不十分な場合もあるため，一般的には刺激や作業手続きなど一定の手続きによる心理的測定法を総称して心理テストという[4]。

研究，診療においては，心理テストは主として①診断の補助，②心理的要因が疾病にどのように関与しているかの病態理解，③治療効果の評価などに用いられる。

心理テストは大別すると知能テストと人格テストからなり，前者は主として人格の知的・能力的側面を，後者は人格の情緒的・性格的側面を捉えることを目的としたものである。後者はさらに検査の形式から質問紙法，投影法などに分けられる。心身医学領域で広く使用されている心理テストを表1に示す[5]。

厚生労働省の医科診療報酬点数表（平成30年度診療報酬改定）[6]では，臨床心理・神経心理検査をD283発達及び知能検査，D284人格検査，D285認知機能検査，その他の心理検査の3つに区分されている。各区分のうち「1」の「操作が容易なもの」とは検査及び結果処理に概ね40分以上を要するもの，「2」の「操作が複雑なもの」とは，検査および結果処理に概ね1時間以上を要するもの，「3」の「操作と処理が極めて複雑なもの」とは検査および結果処理に1時間30分以上要するものをいう。臨床心理・神経心理検査は，医師が自ら，または医師の指示により他の従事者が自施設において検査および検査処理を行い，かつ，その結果に基づき医師が自ら結果を分析した場合にのみ算定することとされている。主な臨床心理・神経心理検査を区分分けして表2に示した。

❷ 心理テストの利用方法

更年期障害の要因の一つである心理・社会的因子の状態の把握には主として面接が行われるが，心理テストはより客観的・定量的なデータが得られるため，面接を補助する目的で用いられることが多い。心理テストは多種に及ぶが，更年期診療に利用されるのは主として人格テスト，なかでも質問紙法である。

心理テストは多種多様であるが，通常単一の心理テストでは情報量に偏りと限界があり，全体を

表1 各種心理テスト

1. 知能テスト
   - a. 個別式知能テスト
     - ①鈴木ビネー式知能検査
     - ②田中ビネー式知能検査
     - ③WAIS成人知能診断検査
     - ④コース立方体組み合わせテスト
   - b. 集団式知能テスト
     - ①田中A式知能検査
     - ②田中B式知能検査
2. 人格テスト
   - 1) 質問紙法テスト
     - a. 心身両面の症状の検査を目的としたもの
       - ①健康調査表(CMI)
       - ②九大式健康調査表(KMI)
     - b. ある特定の精神状態または症状の測定を目的としたもの
       - ①テイラー顕在性不安尺度(MAS)
       - ②状態不安・特性不安尺度(STAI)
       - ③自己評定式抑うつ尺度(SDS)
       - ④気管支喘息判定テスト(CAI)
       - ⑤食行動調査表(EAT, EDQ)
       - ⑥A型行動パターン調査表(A型傾向判別表, JAS)
       - ⑦アレキシサイミア評価尺度(BIQ, TAS, など)
     - c. 性格・人格テスト
       - ①矢田部ギルフォード性格検査(Y-G性格検査)
       - ②ミネソタ多面的人格目録(MMPI)
       - ③モーズレイ性格検査(MPI)
       - ④東大式人格目録(TPI)
       - ⑤エゴグラム(Egogram)—東大式エゴグラム(TEG), 九大式エゴグラム(ECL), 琉球大式エゴグラム(ECL-R)など
   - 2) 投影法テスト
     - a. 言語表現による方法
       - ①文章完成テスト(SCT, KSCT)
       - ②絵画欲求不満テスト(PFスタディ)
       - ③ロールシャッハ・テスト
       - ④CAT絵画統覚検査(TAT)・児童絵画統覚検査(CAT)
     - b. 描画による方法
       - ①バウム・テスト
       - ②人物描画法(DAP)など

把握することが難しいため，目的に応じて複数の心理テストを選択し，テスト・バッテリーを組んで検査を実施する場合が多い。テスト・バッテリーは心理テストの目的，患者の理解力や集中力，あるいは所要時間などを考慮し，適切な結果が得られるよう配慮する。テスト・バッテリーについては，既定の方法が確立しているわけではなく，施設や医療者の判断により，組み合わせは様々である。

更年期女性の心理状態として重要な抑うつと不安の診断として，更年期外来では簡便性を考慮し，抑うつに対してはうつ性自己評価尺度(SDS)[7]やうつ病(抑うつ状態)自己評価尺度(CES-D)[8,9]，不安に対しては状態不安・特性不安尺度(STAI)[10]やテイラー顕在性不安尺度(MAS)[11]などが用いられていることが多いようである。その他，心身両面の自覚症状を把握することができる健康調査表(CMI)[12]，性格傾向を診断する矢田部ギルフォード性格検査(Yatabe-

表2 臨床心理・神経心理検査

	D283 発達及び知能検査	D284 人格検査	D285 認知機能検査その他の検査
操作が容易なもの 80点	津守式乳幼児精神発達検査 牛島乳幼児簡易検査 日本版ミラー幼児発達スクリーニング検査 遠城寺式乳幼児分析的発達検査 デンバー式発達スクリーニング グッドイナフ人物画知能検査(DAM) フロスティッグ視知覚発達検査 脳研式知能検査 コース立方体組み合わせテスト レーヴン色彩マトリックス JART知的機能の簡易評価	パーソナリティイベントリー モーズレイ性格検査 矢田部ギルフォード性格検査(Y-G性格検査) TEG-Ⅱ東大式エゴグラム 新版TEG	不安測定検査(CAS), うつ性自己評価尺度(SDS), うつ病(抑うつ状態)自己評価尺度(CES-D), ハミルトンうつ病症状評価尺度(HDRS), 状態・特性不安検査(STAI), POMS, IES-R, PDS, TK式診断的新親子関係検査, 健康調査票(CMI), 精神健康評価票(GHQ), 不安尺度(MAS), ブルドン抹消検査, 多面的初期認知症判定検査(MEDE), WHO QOL26, COGNISTAT, SIB, Coghealth(医師, 看護師又は臨床心理技術者が検査に立ち会った場合に限る), NPI, BEHAVE-AD, 音読検査(特異的読字障害を対象にしたものに限る), AQ日本語版, WURS, MCMI-Ⅱ, MOCI邦訳版, 日本語版LSAS-J(6カ月に1回に限る), DES-Ⅱ, EAT-26, M-C HAT, 状態・特性不安検査(児童用)(STAI-C), DSRS-C, 長谷川式知能評価スケール, MMSE, 前頭葉評価バッテリー, ストループテスト, MoCA-J
操作が複雑なもの 280点	MCCベビーテスト, ピクチュア・ブロック知能検査(PBT), 新版K式発達検査, WPPSI知能診断検査, 全訂版田中ビネー知能検査 田中ビネー知能検査Ⅴ 鈴木ビネー式知能検査 WISC-R知能検査 WAIS-R成人知能検査(WAIS含) 大脇式盲人用知能検査及びベイリー発達検査	バウムテスト, SCT, P-Fスタディ, MMPI, TPI, EPPS性格検査, 16P-F人格検査, 描画テスト, ゾンディーテスト, PILテスト	ベントン視覚記銘検査, 内田クレペリン精神検査, 三宅式記銘力検査, 標準言語性対連合学習検査(S-PA), ベンダーゲシュタルトテスト, WCSTウイスコンシン・カード分類検査, SCID構造化面接法, 遂行機能障害症候群の行動評価(BADS), リバーミード行動記憶検査, Ray-OsterriethComplex Figure Test(ROCFT)
操作と処理が極めて複雑なもの 450点	WISC-Ⅲ知能検査 WISC-Ⅳ知能検査 WAIS-Ⅲ成人知能検査	ロールシャッハ・テスト, CAPS, 絵画統覚検査(TAT), 幼児児童用絵画統覚検査(CAT)	ITPA, 標準失語症検査, 標準失語症検査補助テスト, 標準高次動作性検査, 標準高次視知覚検査, 標準注意検査法・標準意欲評価法, WAB失語症検査, 老研版失語症検査, K-ABC, K-ABCⅡ, WMS-R, ADAS, DN-CAS認知評価システム, 小児自閉症評定尺度, 発達障害の要支援度評価尺度(MSPA), 親面接式自閉スペクトラム症評定尺度改訂版(PARS-TR), 子ども版解離評価表

Guilford character test：Y-G 性格検査)[13], 生活史の把握のためには文章完成テスト (sentence completion test；SCT)[14] なども用いられる。

更年期診療においては精神疾患の鑑別も重要であり, この目的で精神疾患簡易構造化面接法

(The Mini International Neuropsychiatric Interview；M.I.N.I.)[15] を用いることがある。これは，はい・いいえのどちらかで答える構造化面接法であるが，自記式のM.I.N.I. screenもあり，大うつ病性障害やパニック障害，自殺傾向など19疾患が診断可能であるため，精神科への紹介の根拠としても有用である。また，外来患者用不安抑うつテスト（hospital anxiety and depression scale；HADS)[16] は14項目で項目数も少なく，簡便で，記入時間も短く，不安と抑うつの両方把握できることから，時間的制約のある外来臨床場面で利用されることがある。

3 心理テストの注意点

心理テストの特性として，妥当性，信頼性が保証され，標準化されたテストを用いれば比較的短時間に目的とする客観情報を入手することができる。しかし，十分標準化されていないテストや検証尺度が組み込まれていないテストでは結果が信頼できないことがある[2]。したがって，テストの実施にあたっては，検査者が何を目的に検査をするのかを十分に把握し，それぞれの心理テストの短所や使用制限と限界などを承知し，このテストで何が査定できるのかを理解している必要がある。心理テストはあくまで面接の補助であり，面接の代用にはできないものであり，心理テストに対する軽視や過信は禁物であることを念頭に置く。

心理テストを使用する際は著作権への十分な倫理的配慮が必要である。多くの心理テストは市販されており，それらを無許可でコピーして使用することは著作権法に触れる可能性がある。また，一部の心理テストは入手および利用に関して特別な制限がないものもあるが，使用する際は，許諾を得る，引用を明確にするなどの倫理的配慮が必要であり，使用した心理テストの内容や項目をWEBサイトにより一般に公開するなど，安易な取り扱いは避けなければならない。

心理テストの実施に際しては対象者への倫理的配慮が必要である。心理テストそのものが患者にとっては負担であり，できるだけ少ないテストで全体像を把握するように心がける。心理テストの目的・方法について説明を行い，検査環境（場所や時間帯），理解力や集中力，心理テストに対する不安感や抵抗感を理解し，同意を得てから実施することが望ましい。心理テストを受けるかどうかは患者の判断により，同意が得られない場合には実施を中止し，患者の状況を配慮した対応が必要である。得られた結果は患者のものであり，適切な診断・評価の後，結果のフィードバックは慎重に行う。また，個人情報保護法の観点から，得られた心理テストの結果の保管には十分に注意を払い，結果が誤用や悪用されることがないように十分に注意を払う必要がある。

日本心理臨床学会が会員のための倫理綱領および基準を定めているが[17,18]，心理テストの実施者は結果を適切に活用するための基礎並びに専門的知識および技能を有する者であること，またその者により慎重に実施されるべきである。

●文献

1) 最新医学大辞典編集委員会編：最新医学大辞典 第3版．医歯薬出版，東京，2005
2) 日本心身医学会用語委員会編：心身医学用語辞典 第2版．三輪書店，東京，2009
3) 佐野信也：心理テスト．精神科必修ハンドブック．堀川直史，野村総一郎編．羊土社，東京，2005，pp140-142（レベルⅣ）
4) 田形修一，深津千賀子：一般的心理検査法．臨床精神医学講座 精神科データブック．松下正明編．中山書店，東京，2001，pp173-193
5) 日高三喜夫：心理テスト．心身医学標準テキスト．久保千春編．医学書院，東京，2009，pp84-92
6) 平成30年厚生労働省告示第43号：診療報酬の算定方法の一部を改正する件（告示）

https://www.mhlw.go.jp/file/06-Seisakujouhou-12400000-Hokenkyoku/0000196290.pdf
7) 福田一彦，小林茂雄：日本版SDS使用の手引き．三京房，京都，1983
8) 島 悟：CES-D使用の手引き．千葉テストセンター，東京，1998
9) 島 悟，鹿野達男，北村俊則：新しい抑うつ性自己評価尺度について．精神医学 27：717-723，1985（レベルⅡ）
10) 肥田野直，福原眞知子，岩脇三良，他：新版STAIマニュアル（State-Trait Anxiety Inventory-Form JYZ）．実務教育出版，東京，2000
11) Taylor JA：A personality scale of manifest anxiety. J Abnorm Psychol 48：285-290, 1953（レベルⅢ）[PMID：13052352]
12) 金久卓也，深町 健：日本版コーネル・メディカル・インデックス（改定版）その解説と資料．三京房，京都，1983
13) 辻岡美延：新性格検査法― Y-G性格検査実施応用研究手引き．竹井機器工業，東京，1966
14) 佐野勝男，槙田 仁：SCT入門テキスト．金子書房，東京，1987
15) Sheehan DV，Lecrubier Y：M.I.N.I. 精神疾患簡易構造化面接法．大坪天平，宮岡 等，上島国利訳．星和書店，東京，2000
16) Zigmond AS，Snaith RP，北村俊則訳：Hospital anxiety and depression scale（HAD尺度）．精神科診断学 4：371-372，1993（レベルⅢ）
17) 日本心理臨床学会：会員のための倫理綱領
https://www.ajcp.info/pdf/rules/014_rules_511.pdf
18) 日本心理臨床学会：会員のための倫理基準
https://www.ajcp.info/pdf/rules/015_rules_512.pdf

Exercise 57

正しいものはどれか。1つ選べ。

a 心理テストは通常，テスト・バッテリーを組んで施行される。
b 心理テストは市販されているので誰でも実施してよい。
c 心理テストは信頼性が保証されている。
d 更年期診療では推奨される組み合わせが決まっている。
e 数多くの心理テストを実施することで，確定診断となる。

解答は537頁へ

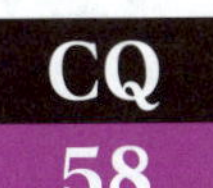

5 骨量測定

CQ 58 骨密度測定とは？ 骨密度値をどのように利用するか？

❶ 骨密度測定はいつ，誰を対象に行うか

閉経後骨粗鬆症が疑われる女性で，骨粗鬆症治療を行う可能性がある症例が骨密度測定の対象になる。『骨粗鬆症の予防と治療ガイドライン2015年版』[1]によると65歳以上の女性，周閉経期から閉経後で骨折危険因子（60頁表1参照）を有する女性において骨折リスク評価のための骨密度測定は有効である。危険因子の中でも過度のアルコール摂取（1日3単位以上：1単位はエタノール8～12g），現在の喫煙，大腿部近位部骨折の家族歴は重要である[1]。脆弱性骨折既往のある女性では，骨粗鬆症の重症度判定のために骨密度測定の対象になる。低骨密度・骨量減少を来す疾患に罹患している，またはそれを引き起こす薬物を投与されている人も測定の対象である。米国骨粗鬆症財団

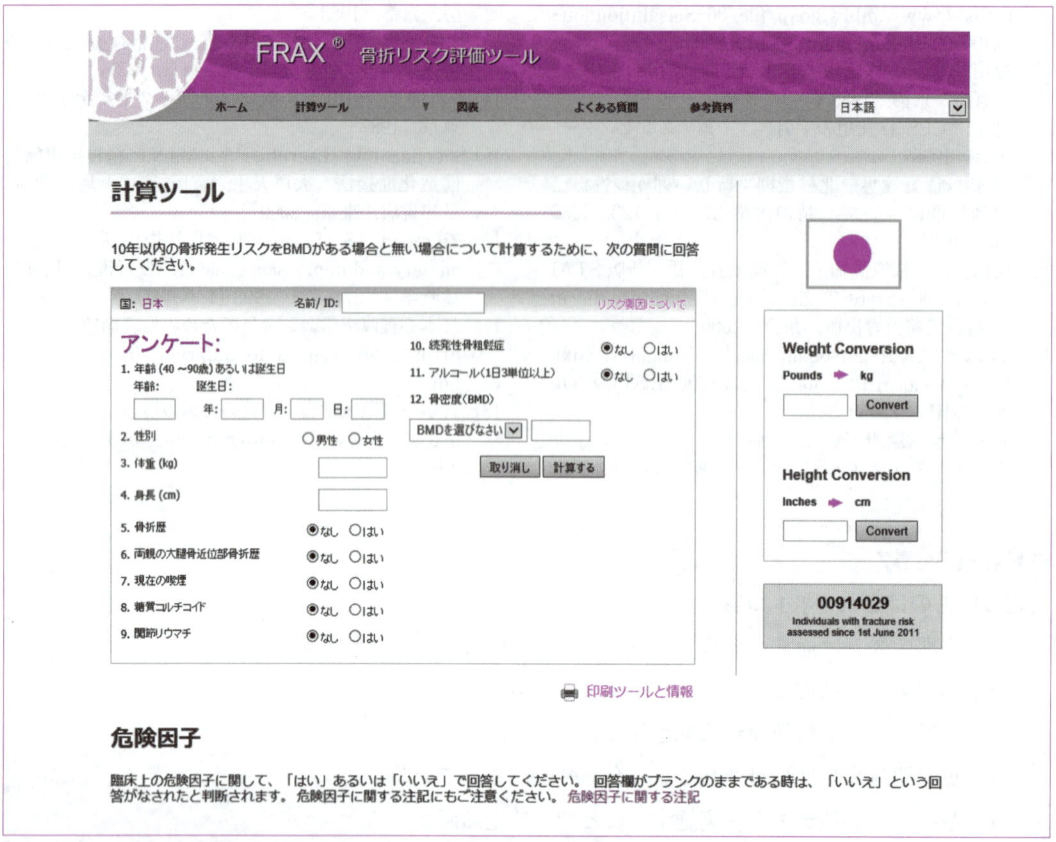

図 1 FRAX® の実際の画面 (https://www.sheffield.ac.uk/FRAX/tool.aspx?lang=jp)

(National Osteoporosis Foundation；NOF) は 65 歳以上の女性，閉経後の骨折危険因子のある女性，成人になってから骨折したことがある女性に対する骨密度検査を推奨している[2)]。

女性では閉経を境に急激な骨密度の低下が起こるので，将来の骨粗鬆症のリスクを予測する意味で周閉経期に一度は骨密度を測定しておくことが考慮される。

❷ FRAXとは？

WHOにより作成された「骨折リスク評価ツール (FRAX®)」[3)]が現在国際的に用いられている。骨密度あるいは危険因子によって，将来 10 年間の主要骨粗鬆症性骨折 (大腿骨頸部骨折，椎体骨折，橈骨骨折，前腕骨骨折) の絶対骨折リスクと大腿骨頸部骨折の絶対骨折リスクが算出される。世界中のプライマリ・ケア医が簡単に使えるように設計されており (図 1)[4)] 日常診療や骨粗鬆症検診におけるスクリーニングに利用できる。FRAX® では数多の議論を経て，最終的に年齢，性，大腿骨頸部骨密度 (測定できない場合は BMI〔身長，体重〕)，既存骨折，両親の大腿骨頸部骨折の既往，現在の喫煙，ステロイド服用歴，関節リウマチ，他の続発性骨粗鬆症，過剰なアルコール摂取 (1 日 3 単位以上) が危険因子として採用されている。それぞれの危険因子の相対リスクを表 1[1)] に示す。『骨粗鬆症の予防と治療ガイドライン 2015 年版』においては，骨密度が YAM の 70%より大きく 80%未満の場合に「将来 10 年間の主要骨粗鬆症性骨折確率 15%以上」が，薬物療法の治療開始基

表1 Fracture Risk Assessment（FRAX®）に使う危険因子

項目	危険因子（Relative Risk；RR）
骨密度	1SD低下：RR 1.5
成人後の脆弱性骨折歴	既存椎体骨折：椎体骨折RR 4
ステロイド使用（3カ月以上5mg以上のプレドニゾロンの経口投与）	骨粗鬆症性骨折：RR 2.63～1.71，大腿骨近位部骨折：RR 4.42～2.48
関節リウマチ	骨粗鬆症性骨折：RR 1.5
続発性骨粗鬆症（I型糖尿病，骨形成不全症，早発閉経など）	
両親の大腿骨近位部骨折歴	大腿骨近位部骨折：RR 2.3
現在喫煙	RR 1.25，椎体骨折：RR 1.76
アルコール1日3単位以上（1単位はアルコール8～10g）	骨折：RR 1.23，骨粗鬆症性骨折：RR 1.38

準に記載されている[1)]。ただし，75歳以上の女性ではそもそも90%以上がFRAX®において骨折確率が15%以上になるため，FRAX®は75歳未満の女性に適応する。米国では，閉経後女性において腰椎もしくは大腿骨頚部の骨密度が骨量減少症（T-score；−1.0～−2.5SD）の場合，将来10年間の大腿骨頚部骨折確率3%以上もしくは主要骨粗鬆症性骨折確率20%以上で薬物療法開始を考慮される[2)]。

3 骨密度測定にはどのような方法があり，どの部位を測定するべきか？

骨粗鬆症診断にはDXA（dual energy X-ray absorptiometry）法を用いて，腰椎と大腿骨近位部の両方を測定することが望ましい[5)]。DXA法はX線源よりエネルギーの異なる2つのピークを取り出し，骨による吸収と軟部組織による吸収の差を算出して骨密度を測定する。いずれの部位でも測定可能である。精度が高く，測定時間も短く，被曝するX線量は非常に少ない。通常の胸部X線撮影のときと比べると被曝量は約20分の1から40分の1である。腰椎DXAでは前後方向L_1～L_4またはL_2～L_4を計測する。大腿骨近位部DXAでは頚部，転子部，全大腿骨近位部を測定する。左右どちらの測定でもよい[1)]。高齢者において脊柱変形などのために腰椎骨密度の測定が適当でないと判断される場合には大腿骨近位部骨密度を測定する。もし，両側股関節術後や椎体骨折多発症例などで腰椎および大腿骨近位部の骨密度測定が十分に行われない場合は橈骨骨幹部（1/3遠位部）が測定の対象となる[4)]。原発性骨粗鬆症の診断基準[6)]に従い，低骨量を来す骨粗鬆症以外の疾患または続発性骨粗鬆症を認めず，骨評価が後述を満たす場合，骨粗鬆症と診断される。

Ⅰ．脆弱性骨折あり

1. 椎体骨折または大腿骨近位部骨折あり
2. その他の脆弱性骨折（肋骨や上腕骨など）があり，骨密度がYAMの80%未満

Ⅱ．脆弱性骨折なし

骨密度がYAMの70%以下または−2.5SD（標準偏差）以下

〔YAM：若年成人平均値（腰椎では20～44歳，大腿骨近位部では20～29歳）〕

YAM値70%がほぼ−2.5SDに相当する。骨粗鬆症の前段階ある骨量減少症はWHOの定義に

従い，骨密度が－2.5SDより大きく－1.0SD未満の場合と定義されている。

DXA法以外の骨評価法としては，MD（microdensitometry）法と定量的超音波測定（quantitative ultrasound；QUS）法などが挙げられる。DXA測定装置がない場合に実施が考慮される。MD法は第2中手骨のX線撮影画像を用いて，その濃淡や皮質骨の幅から骨密度を評価する方法である。保険適用があり，140点（D217-2 平成30年現在）で4カ月に1回算定できる。ただし，中手骨は海綿骨の割合は2～3%であり殆どは皮質骨である。また測定精度（1.5～5%）を考え合わせても，MD法で薬物療法の治療効果を判定することが困難である[1]。QUS法は超音波の骨内の伝播速度（speed of sound；SOS）と減衰速度（broadband ultrasound attenuation；BUA）を測定することにより，骨評価を行う方法であり，直接骨密度を測定しているわけではない。通常は海綿骨の多い踵骨を測定する。診療所や人間ドックで骨粗鬆症のスクリーニングとして汎用されている。保険適用があり，80点（D217-3 平成30年現在）で4カ月に1回算定できる。踵骨QUS法は，65歳以上の閉経後女性での大腿骨近位部骨折リスクの評価に有用であり[7,8]，わが国でも縦断的調査から踵骨QUS法は骨折リスクを予測することが報告されている[9]。欠点としては誤差が大きいこと（3～4%），温度の影響を受けやすいことが挙げられる[1]。QUS法は骨粗鬆症のスクリーニングなどには用いることができるものの骨密度を直接測定するわけではないことから，原発性骨粗鬆症の診断基準には含まれておらず，QUS法のみでは骨粗鬆症の確定診断に至らない。その他，SXA（single energy X-ray absorptiometry）法，定量的CT測定法（QCT，pQCT）などがある（表2）。

④ 骨密度を測定するときにはどのような点に注意するか？

骨塩定量検査は，骨粗鬆症の診断およびその経過観察の際に算定できる。ただし，4カ月に1回を限度とする。DXA法による腰椎撮影は360点（D217-1 平成30年現在）であり，同一日にDXA法により大腿骨撮影を行った場合には，大腿骨同時撮影加算として，90点を所定点数に加算する。

被験者が妊娠可能な女性では妊娠の有無を確認する。DXA法による骨密度測定では消化管のバリウム検査から測定まではおよそ3～7日，ヨード造影剤使用からは約1日を要する。

精度管理は測定の品質水準を保つために重要である。DXA装置に付属しているファントムを用いて周期的に（少なくとも週1回）キャリブレーションを行う。さらにヒトを測定対象とした値が必要である。ヒトを対象とする測定精度は同一症例で多数回ではなく，多数例で少数回の測定で十分である[10]。変動係数（CV）の算出は全症例の平均CVではなくて，二乗平均平方根（root mean square；RMS）を用いる（$CV=\sqrt{\Sigma CV_i^2/m}$；$CV_i$＝個々の症例のCV）。腰椎の前後方向を繰り返して測定した場合の測定誤差は通常1～2%と報告されている[11]。

測定誤差を最小にするために実地臨床で工夫すべき点の一つとしては，測定時の体位を常に同一に保つことである。腰椎スキャンでは①腰椎がまっすぐに描画される，②腰椎が画像の中央に位置している，③第1～第4腰椎（L_1～L_4）が描画される，大腿骨近位部スキャンでは①大腿骨骨幹部がまっすぐである，②正しく内旋位になる，③大腿骨頚部，大転子および骨頭が完全に描出される，④トータルの計算に必要なROIが設定できるなどである[10]。立体である骨を平面あたりの密度（g/cm^2）として測定するので，わずかな体位の変化でも骨密度の測定値には大きく影響する。経時的に複数回にわたって測定する場合には注意を要する。

また，同じDXA法であっても機種（QDR，DPX，XR，Discoveryなど）あるいは測定部位（腰

表 2　各骨量測定法の特徴

方法	測定部位	原理	検査時間	測定精度	被曝線量	特徴
二重X線吸収法(DXA) 躯幹骨DXA 末梢骨DXA	 腰椎/大腿骨/全身骨 橈骨/踵骨	X線ビーム	5〜10分	1〜3%	1〜5mrem	2種の異なるエネルギーのX線を照射し，骨と軟部組織の吸収率の差により骨密度を測定する。いずれの部位でも精度よく迅速に測定できる。骨密度測定の標準である。
一重X線吸収法(SXA)	橈骨/踵骨	X線ビーム	5〜15分	1〜3%	1mrem	単一エネルギーのX線を照射し，組織の吸収率から測定する。軟部組織の薄い前腕・踵骨が適用になる。精度は高く，測定時間も短い。
RA(MD)	第二中手骨	X線写真	5〜10分	1〜2%	5mrem	厚さの異なるアルミニウム板と手を並べて通常のX線写真を撮影し，写真上のアルミニウムの光学的濃度を基準に骨密度を測定する。デジタル画像をコンピュータで解析する方法では測定精度が向上。
定量的CT測定法 QCT pQCT	 腰椎 橈骨(脛骨)	X線CT	10分 5〜20分	2〜4% 2〜4%	50mrem 5mrem	三次元骨密度(mg/cm^3)として算出する。海綿骨骨密度を選択的に測定できる。QCTでは，他の測定法と比べてX線被曝量が多い。感度は高いが，精度が低い。
定量的超音波測定法(QUS)	踵骨(脛骨/趾骨)	超音波	1〜10分	3〜4%	—	超音波の伝播速度と減衰率により骨を評価する方法。骨密度を測定しているわけではない。X線を使用しないので放射線被曝がなく，放射線管理区域以外でも使用可能である。測定精度は低い。

CT：computed tomography，DXA：dual X-ray absorptiometry，SXA：single X-ray absorptiometry，RA(MD)：radiographic absorptiometry(microdensitometry)，QCT：quantitative CT，pQCT：peripheral QCT, QUS：quantitative ultrasound

椎，大腿骨頚部，橈骨など）により，YAM値および骨粗鬆症と診断する骨密度のカットオフ値は異なる。このために，使用している機種と測定部位を確認する注意が必要である。外部の施設に骨密度測定を依頼する場合には，機種名と測定部位を確認して診療録に記載する。

⑤ 閉経後骨粗鬆症の治療で骨密度値をどのように利用するか

骨密度値は閉経後骨粗鬆症の薬物治療を開始する時の判定と治療効果を評価するのに用いられる。現在わが国では**69頁図1**に示す骨粗鬆症の薬物治療開始基準が設定されている[1)]。骨密度がYAMの70%未満であれば骨粗鬆症として薬物治療を開始する。骨密度がYAMの70%以上80%未満であれば，大腿骨近位部骨折の家族歴を有するか，あるいはFRAX®による骨粗鬆症性骨折リスク15%以上であれば治療の適応になる。骨密度がYAMの70%以上80%未満は『原発性骨粗鬆症の診断基準』(2012年度版)[6)]でいうところの骨量減少症とは異なることに留意する。

骨粗鬆症薬剤の治療効果を評価する本来の方法は骨折予防効果である。骨折予防効果のsurrogate endpointとして骨密度の変化率，骨代謝マーカーの抑制率などが用いられる。骨密度により治療効果を判定するときには，骨密度の測定誤差が1.2%と仮定すると，測定誤差の2倍，すなわち2.4%以上骨密度が増加して初めて治療効果があると判定できる。骨密度により治療効果を判定する時期は治療開始2年後がよいといわれる。骨密度の変化率を評価する場合には統計学でいうregression to the meanが問題となる。

Regression to the meanとは文字通り平均値への回帰である。薬物療法を開始するとプラセボ群（無治療群）に比し，一般的に治療群では骨密度は増加傾向を示す。骨密度の変化は骨密度測定装置を用いて測定されるが，骨密度測定装置による測定は必然的に測定誤差を伴い，治療開始後の最初の骨密度測定（例えば6カ月後）で異常に高い値を示した症例は次の測定，1年後ではその値は低下し，一方最初の6カ月で異常に低い値であった症例は，1年後の値が上昇することにより平均値に近づく。個々の症例レベルで見ると測定値には必ず測定誤差が伴うので，いずれは平均値に回帰するという考え方である[12]。

●文献

1）骨粗鬆症の予防と治療ガイドライン作成委員会 編：骨粗鬆症の予防と治療ガイドライン2015年版. ライフサイエンス社，東京，2015（レベルⅢ）
2）Cosman F, de Beur SJ, LeBoff MS, et al：Clinician's Guide to Prevention and Treatment of Osteoporosis. Osteoporos Int 25：2359-2381, 2014（レベルⅣ）[PMID：25182228]
3）Kanis JA, Borgstrom F, De Laet C, et al：Assessment of fracture risk. Osteoporos Int 16：581-589, 2005（レベルⅡ）[PMID：15616758]
4）Leib ES, Lewiecki EM, Binkley N, et al：Official positions of the International Society for Clinical Densitometry. J Clin Densitom 7：1-6, 2004（レベルⅣ）[PMID：14742881]
5）FRAX® 骨折リスク評価ツール https://www.sheffield.ac.uk/FRAX/tool.aspx?lang=jp
6）日本骨代謝学会，日本骨粗鬆症学会合同原発性骨粗鬆症診断基準改訂検討委員会：原発性骨粗鬆症の診断基準（2012年度改訂版）．Osteoporosis Japan 21：9-21, 2013
7）Bauer DC, Gluer CC, Cauley JA, et al：Broadband ultrasound attenuation predicts fractures strongly and independently of densitometry in older women：a prospective study. Arch Intern Med 157：629-634, 1997（レベルⅢ）[PMID：9080917]
8）Hans D, Dargent-Molina P, Schott AM, et al：Ultrasonographic heel measurements to predict hip fracture in elderly women：EPIDOS prospective study. Lancet 348：511-514, 1996（レベルⅢ）[PMID：8757153]
9）Fujiwara S, Sone T, Yamazaki K, et al：Heel bone ultrasound predicts non-spine fracture in Japanese men and women. Osteoporos Int 16：2107-2112, 2005（レベルⅢ）[PMID：16195817]
10）友光達志，曽根照喜：測定技術編．福永仁夫監修，図説DXAによる骨量測定—腰椎と大腿骨近位部—．ライフサイエンス出版，東京，2013，pp27-88
11）Chaki O, Yoshikata H, Kikuchi R, et al：The predictive value of biochemical markers of bone turnover for bone mineral density in postmenopausal Japanese women. J Bone Miner Res 15：1537-1544, 2000（レベルⅢ）[PMID：10934652]
12）Cummings SR, Palermo L, Browner W, et al：Monitoring osteoporosis therapy with bone densitometry：misleading changes and regression to the mean. Fracture Intervention Trial Research Group. JAMA 283：1318-1321, 2000（レベルⅢ）[PMID：10714731]

Exercise 58

正しいものはどれか。1つ選べ。

a どの部位の骨折でも，骨折があれば原発性骨粗鬆症と診断される。
b 骨粗鬆症の診断基準には定量的超音波測定法（QUS）による測定も用いられる。
c DXA法において，腰椎と大腿骨の同時測定は保険上認められない。
d 薬物治療を開始して骨密度値により効果判定をする場合は，測定誤差の2倍以上の増加を認めてはじめて効果ありとされる。
e 骨密度がYAMの70%以上80%未満を「骨量減少」と定義する。

解答は537頁へ

6 乳がん検診

CQ 59 乳がん検診とは？ 方法の実際は？

❶ 日本の乳がん検診

近年，女性が罹患するがんのうち最も多いのが乳がんであり，生涯で11人に1人が罹患している。わが国の年齢別乳がん罹患率は，高齢になるほど罹患率が上昇する欧米の傾向とは異なり，年齢階級では40代後半にピークがあり60代までは高い罹患率を示す[1)]。日本では乳がんの罹患率・死亡率ともに上昇し続けているのに対して，欧米では1980年から2000年までの間に乳がんによる死亡率が大幅に減少している。これは，乳がん検診にマンモグラフィ（mammography：以下，MGと略す）が導入されたことにより乳がんの早期発見が可能になったことが一つの要因であるとされる[2)]。また，欧米では乳がん検診の受診率は70〜80%と高いが，日本では40〜69歳における乳がん検診の受診率は36.9%と低い水準となっている[3)]。

日本の乳がん検診の歴史は浅く，1987年に視触診単独の乳がん検診が初めて導入された。MG検診が開始されたのは2000年で50歳以上の女性が対象であったが，2004年からは対象が40歳以上の女性に拡大された。2009年からは「女性特有のがん対策の推進」が開始され，子宮がんおよび乳がん検診に対し無料クーポン券が配布されたが，死亡率減少に必要とされる受診率50%にはまだ遠く及ばないのが現状である。

❷ 乳がん検診の実際

乳がん検診は，問診，視触診，MGを用いて行われる。がん検診の対象は無症状女性であるため，進行した乳がんに遭遇することは稀だと思われるが，見逃すことはあってはならないため，その所見も記載した。

a. 問診

月経歴，妊娠出産歴，家族歴，既往歴，生活歴等，主に乳がんの危険因子について問診を行う。一般にエストロゲンへの曝露期間が長いほど乳がんのリスクは上昇する[4]。家族歴としては，母親や姉妹に乳がんの既往がある場合や，家族内における罹患人数が多いほどハイリスクとなり，遺伝性乳癌卵巣癌症候群（Hereditary Breast and Ovarian Cancer；HBOC）の原因となる*BRCA1/2*変異を認める可能性があることを考慮する。その他，生殖内分泌・代謝関連因子として，初経年齢が早い，閉経年齢が遅い，未産，初産年齢が高い，授乳回数が少ない，高エストロゲン，肥満などが挙げられ，乳房自体の因子としては高濃度乳房（dense breast）が挙げられる[5]。これらのリスクは未分化な乳腺組織の存在とエストロゲンへの曝露の程度が関与していると推察されている。低用量エストロゲン・プロゲスチン製剤（OC・LEP）に関しては，現在のところ製剤によりわずかながら乳がん発症リスクを増加させる可能性は否定できないが，その影響は極めて小さいと考えられる。更年期以降のホルモン補充療法（HRT）はWHIの報告[6]ではCEEとMPAの併用では1.26倍のリスク増加がみられるが，エストロゲン単独ではリスクの上昇はない。

b. 視診

診察は上半身脱衣の後，はじめは両上肢を下垂した状態で，続いて挙上した状態で行う。以下の①～⑤のような所見が認められる場合は乳がんが強く疑われる。また進行したがんではこのような症状が複数混在することが多く，播種による衛星結節が見られることもある。

① 乳房の非対称性

癌腫が大きくなると，片側の乳房の挙上や偏位を来すことが多い。

② 皮膚の陥凹

腫瘤を含む脂肪および乳腺組織を指で挟むようにすると，腫瘤直上にえくぼ状の陥凹を見ることがある（えくぼ症状，dimpling sign）。進行した乳がんでは自然な状態で陥凹を認めることがあり，delleと呼ばれる。

③ 乳頭の偏位

乳頭近傍の癌腫の場合に乳頭が腫瘤の方向に向いたり，傾いたりすることがあり（pointing sign），さらに進行すると乳頭が陥凹する。

④ 皮膚の橙皮状変化（peau d' orange），豚皮状変化（pig skin）

腫瘤を形成しない炎症性乳癌に特徴的な所見であり，皮膚の浮腫を伴うびまん性の発赤をいう。夏蜜柑の皮や豚皮に似ていることからこのように呼ばれる。乳腺炎との鑑別診断が必要である。

⑤ 乳頭のびらん，湿疹

Paget病では乳頭のびらんや湿疹といった症状が特徴的である。これは乳管上皮から発生した癌が乳頭に向かって進展するために起きる。乳頭の皮膚炎との鑑別診断が必要である。

c. 触診

月経周期がある場合，高温期の乳腺では結合組織の浮腫や腺房の拡張などにより硬結や疼痛を来しやすいため，触診は月経終了後に行うのが望ましい。体位は仰臥位で行う。掌全体を用いた平手法にてスクリーニングを行い，次に第2，3，4指先を用いる指腹法，第2，3指を交互に用いる指先交互法（ピアノタッチ法）を組み合わせて行うのが一般的である。乳がんの特徴的な所見として，不正形，境界不明瞭，硬，可動性不良などが挙げられる。また，血性あるいは漿液性の乳頭分泌を

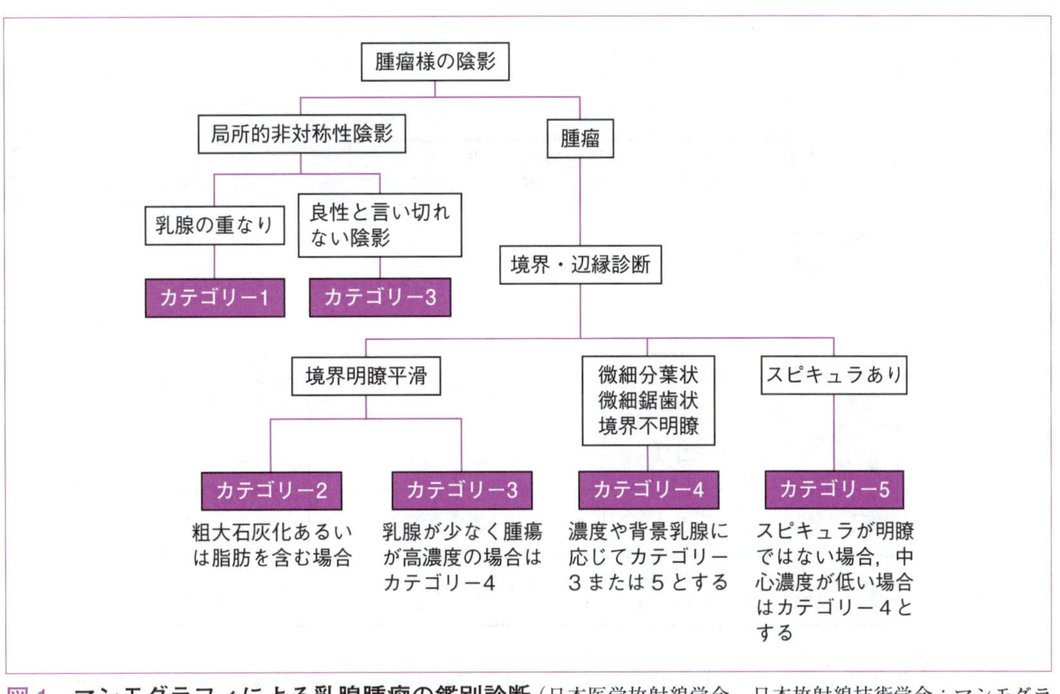

図1　マンモグラフィによる乳腺腫瘤の鑑別診断（日本医学放射線学会，日本放射線技術学会：マンモグラフィガイドライン 第3版増補版．医学書院，2014，p69より）

単一の乳管口から認める場合は，無腫瘤性のがんの存在を疑う。

詳細に触診を行ったとしても触診のみでがんかどうか診断をつけることは困難である。特に腫瘤を形成しない乳がんや，乳腺症や線維腺腫などの良性乳房疾患が存在する場合は触診だけでは診断し得ないため，次に述べる画像診断も必ず施行する。

d. 画像診断

画像診断は良性，悪性の鑑別診断には必須であり，代表的な方法としてはMGと超音波断層法(ultrasonography；US)が挙げられる。それぞれの長所・短所を把握し，時には併用して診断を進めていくことが重要である。最近では検診による不利益，すなわち偽陽性による不要な精検，検査による偶発症，過剰診断，過剰治療なども問題とされ，検診による利益ばかりでなく不利益についても情報を提供する必要がある。利益を最大に，不利益を最小にすることが重要である。

① マンモグラフィ（MG）

MGによる乳癌死亡率減少効果は多くのRCTメタアナリシスによって証明されている[7,8]。マンモグラフィ検診精度管理中央委員会による精度管理システムの目的は，機器の精度管理と検査技師の撮影技能レベルを一定に保つことである。近年では，デジタルMGの導入が進んでおり被曝線量の低減化と，より精度の高い画像の提供が可能となった。読影は『マンモグラフィガイドライン』[9]に基づいて行い，日本乳がん検診精度管理中央機構によりAまたはB判定を受けた医師（検診マンモグラフィ読影認定医師）により二重読影がなされるよう推奨されている。カテゴリー判定は以下のように分類され，カテゴリー3以上は専門医による精査が必要である。

カテゴリー1：異常なし

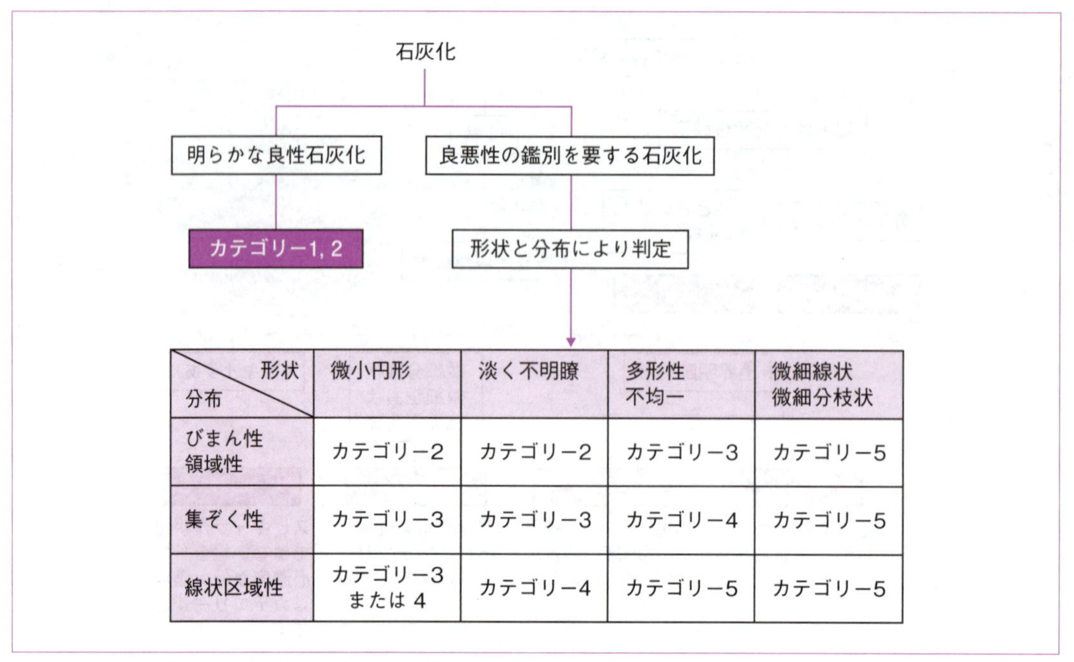

形状＼分布	微小円形	淡く不明瞭	多形性 不均一	微細線状 微細分枝状
びまん性 領域性	カテゴリー2	カテゴリー2	カテゴリー3	カテゴリー5
集ぞく性	カテゴリー3	カテゴリー3	カテゴリー4	カテゴリー5
線状区域性	カテゴリー3 または 4	カテゴリー4	カテゴリー5	カテゴリー5

図 2　マンモグラフィによる石灰化の鑑別診断（日本医学放射線学会，日本放射線技術学会：マンモグラフィガイドライン 第 3 版増補版．医学書院，2014，p72 より）

カテゴリー 2：良性

カテゴリー 3：良性であるが悪性を否定できず

カテゴリー 4：悪性の疑い

カテゴリー 5：悪性

ガイドラインに基づき，腫瘤は形状，境界および辺縁，濃度の各項目に則してカテゴリー判定を行う（図 1）。また石灰化は初めに大きく良性および良悪性の鑑別を要する石灰化に分類し，後者については形状と分布によりカテゴリー判定を行う（図 2）。

MG は乳房全体をくまなく観察でき，石灰化の描出や病巣の広がり診断に優れている。また現像後に読影するため，二重読影が可能であり，読影のみを他施設に依頼することも容易である。しかし，高濃度乳房において診断能は低下すること，腫瘤性病変の鑑別には超音波検査の併用が必要であること，乳房を圧迫する際に痛みを伴うことがあること，などが欠点として挙げられる。

高濃度乳房は MG 検診の感度が低いだけでなく，乳がんの罹患リスクが高いことから，米国では検診結果と別に高濃度乳房であることを告知することを義務付けられている州が多い。日本人女性は欧米に比べて乳腺濃度が高い人の割合が大きく，特に対策型検診において乳房の構成を通知するか否かが問題となっている。平成 29 年 3 月には，日本乳癌検診学会・日本乳癌学会・日本乳がん検診制度管理中央機構より，対策型乳がん検診における「高濃度乳房」問題の対応に関する提言がなされ，現時点では乳房構成の一律通知は尚早と考えられている。

② 超音波断層法（US）

乳房の US は，通常，腫瘤や硬結を認める場合に精密検査の一つとして行われるが，高濃度乳房を呈する症例や，あるいは MG 撮影に際して痛みの強い被験者に対してコンプライアンスを上げる目的でスクリーニングとしてのUSが選択されることもある。現在のところ，USによる乳がん検診の効果として死亡率が減少するという証明はなされていないが[10]，USの簡易性と非侵襲性の面でMGより優っていることと，高濃度乳房での有効性が報告されていることなどが評価すべき点として挙げられる[11]。また，実際にUSが乳がんのスクリーニング方法として採用されている地域や施設も少なくない[12,13]。日本乳がん検診精度管理中央機構では，MG同様に講習会を開催し，乳がん検診超音波検査実施・判定医師を育成している[14]。

わが国で40代の女性を対象とした「乳がん検診における超音波検査の有効性を検証するための比較試験（Japan Strategic Anti-cancer Randomized Trial；J-START）」[15]が行われ，感度はMG単独群の77％に対し併用群では91％へと大きく上昇することが示された。癌発見率は1.5倍に増加し，検診以外で発見される中間癌は半減した。一方，MGとUSでそれぞれ独立判定を行っていたため，要精検率はMG単独群の8.8％に対し併用群では精度管理基準を超える12.6％，特異度はMG単独群の91.4％に対し併用群で87.7％であった。がん検診では要精検率の低下（特異度の上昇）が目標であり，わが国で導入が始まった総合判定[16]を適用することで特異度はもっと上がるものと予想される。

USによるスクリーニング検査の問題点としては，検査に時間がかかること，検査技師の技能レベルに結果が影響され得ること，検査方法の標準化がなされていないこと，などが挙げられる。しかし，乳がん検診に関わっている産婦人科医はまだ少ないものの，産婦人科医は日常診療でUSを使用している。最近の妊娠高年齢化に伴い妊娠年齢が乳がんの好発年齢に近づいている現状や妊娠関連乳がんを考慮すると，産婦人科医は妊娠中も含めて生涯の乳房管理を行うべき機会に恵まれている。USは簡便で侵襲性が少なく，産婦人科医は研鑽を積むことで乳がん検診へ参入する契機となるツールと思われる。

●文献

1) 国立がん研究センターがん情報サービス「がん登録・統計」 https://ganjoho.jp/reg_stat/statistics/stat/summary.html（レベルⅢ）
2) Berry DA, Cronin KA, Plevritis SK, et al：Effect of screening and adjuvant therapy on mortality from breast cancer. N Engl J Med 353：1784-1792, 2005（レベルⅠ）[PMID：16251534]
3) 厚生労働省：平成28年 国民生活基礎調査 http://www.mhlw.go.jp/toukei/saikin/hw/k-tyosa/k-tyosa10/3-6.html（レベルⅢ）
4) Kotsopoulos J, Chen WY, Gates MA, et al：Risk factors for ductal and lobular breast cancer：results from the nurses' health study. Breast Cancer Res 12：R106, 2010（レベルⅡ）[PMID：21143857]
5) Santen RJ：Menopausal hormone therapy and breast cancer. J Steroid Biochem Mol Biol 142：52-61, 2014（レベルⅡ）[PMID：23871991]
6) Crandall CJ, Aragaki AK, Cauley JA, et al：Breast tenderness and breast cancer risk in the estrogen plus progestin and estrogen-alone women's health initiative clinical trials. Breast Cancer Res Treat 132：275-285, 2012（レベルⅡ）[PMID：22042371]
7) Hamashima C, Ohta K, Kasahara Y, et al：A meta-analysis of mammographic screening with and without clinical breast examination. Cancer Sci 106：812-818, 2015（レベルⅠ）[PMID：25959787]
8) Humphrey LL, Helfand M, Chan BK, et al：Breast cancer screening：a summary of the evidence for the U.S. Preventive Services Task Force. Ann Intern Med 137：347-360, 2002（レベルⅠ）[PMID：12204020]
9) 日本医学放射線学会，日本放射線技術学会編：マンモグラフィガイドライン 第3版増補版．医学書院，東京，2014（ガイドライン）
10) 日本乳癌学会編：乳癌診療ガイドライン2 疫学・診断編．金原出版，東京，2018（ガイドライン）
11) 栗山進一，大貫幸二，鈴木昭彦，他：シミュレーション分析による40歳代超音波乳がん検診の救命効果および効率の検討．日乳癌検診会誌 16：93-98, 2007（レベルⅢ）
12) 柄松章司，杉浦博士，三田圭子，他：超音波による検診は乳癌死亡率を減少させるか？ 超音波発見

乳癌のマンモグラフィ所見からの考察. 日乳癌検診会誌 16：79-84, 2007（レベルⅢ）
13）橋本秀行, 押田恵子, 梶原崇恵, 他：乳房超音波検査を用いた乳癌検診 千葉県における現状と課題. 日乳癌検診会誌 17：37-45, 2008（レベルⅢ）
14）日本乳腺甲状腺超音波医学会編：乳房超音波診断ガイドライン改訂第3版. 南江堂, 東京, 2014（ガイドライン）
15）Ohuchi N, Suzuki A, Sobue T, et al：Sensitivity and specificity of mammography and adjunctive ultrasonography to screen for breast cancer in the Japan Strategic Anti-cancer Randomized Trial（J-START）：a randomised controlled trial. Lancet 387：341-348, 2016（レベルⅡ）[PMID：26547101]
16）日本乳癌検診学会総合判定委員会編：マンモグラフィと超音波検査の総合判定マニュアル. 篠原出版新社, 東京, 2015

Exercise 59

正しいものはどれか。1つ選べ。

a 日本における乳がん検診率は50%を超えている。
b 日本では乳がん罹患率・死亡率ともに上昇傾向である。
c マンモグラフィと超音波の併用検診が最も推奨される。
d マンモグラフィは高濃度乳房の検出に優れている。
e 超音波検査の乳がん死亡率減少効果が証明されている。

解答は537頁へ

7 子宮鏡

CQ 60 子宮鏡とは何か？ 注意すべき点は？

❶ 子宮鏡とは

子宮腔内に生理食塩水や5%ブドウ糖液を灌流し, 経腟的に子宮頸管, 子宮内腔を観察する内視鏡である。子宮鏡には硬性鏡, 軟性鏡があり共に長所, 短所がある（表1）[1-3]。

表1 硬性鏡と軟性鏡の違い（文献1-3より引用）

	硬性鏡	軟性鏡
頸管拡張の有無	あり	なし
画像解像度	鮮明	硬性鏡より劣る
操作手技	視野角に制限があるため死角が生じる	操作が硬性鏡よりも容易
検査時疼痛	あり	少ない

表2 子宮鏡所見の比較

	子宮内膜ポリープ	子宮筋腫	子宮内膜増殖症	子宮体癌
表面の性状	表面平滑で柔らかい隆起性病変	表面平滑で硬い球状・楕円状病変	内腔全体に内膜増殖を認める	ポリープ状 結節状・内膜増殖様の隆起性病変
色調	淡い赤色 ピンク色	白色	淡い赤色 ピンク色	白色・黄色の壊死物質を伴う
異型血管	なし	なし	なし	あり
その他の所見		樹枝状血管 易出血		易出血

② 適応

画像診断，子宮内膜細胞診にて異常を認める場合，不正性器出血，過多月経，子宮内異物に対して施行する。また，子宮粘膜下筋腫，子宮内膜ポリープ，中隔子宮，Asherman 症候群の術前評価の際に行う。

③ 検査時の注意

- 月経がある場合は，月経終了直後から排卵終了までに行う
- 出血が著明な場合は，子宮腔内の観察が困難なため施行しない
- 妊娠例，子宮，付属器に急性炎症を有する場合は施行しない
- スコープの挿入が困難と予想される場合（未産婦，高齢者など）は可能であれば事前に頸管拡張を行う
- 検査後の抗菌薬投与は必ずしも必要ではない[4)]

④ 合併症

出血，疼痛，腹部膨満様症状，穿孔，水中毒，感染といった合併症がある。

⑤ 所見

子宮鏡で子宮内腔を観察する際には，隆起病変の形状，表面の性状，病変の位置，色調の確認を行う。さらに血管怒張や血管蛇行，稲妻様血管，口径不同，血管屈曲，静脈瘤，血管途絶，乳頭状血管，coiling といった異型血管の出現や壊死組織を認めた場合は子宮体癌を疑う。

子宮内膜ポリープ，子宮筋腫，子宮内膜増殖症，子宮体癌の所見を表2に示す。

●文献

1）齊藤寿一郎，他：検査用子宮鏡機器　軟性鏡．OGS NOW19 腹腔鏡・子宮鏡手術［基本編］，平松祐司，小西郁生，櫻木範明，他編，メジカルビュー社，東京，2014，pp162-171（レベルⅣ）
2）髙島明子，他：検査用子宮鏡機器　硬性鏡．OGS NOW19 腹腔鏡・子宮鏡手術［基本編］，平松祐司，小西郁生，櫻木範明，他編，メジカルビュー社，東京，2014，pp172-179（レベルⅣ）
3）Kisu I, Banno K, Kobayashi Y, et al：Flexible hysteroscopy with band imaging (NBI) for endoscop-

ic diagnosis of malignant endometrial lesions. Int J Oncol 38：613-618, 2011（レベルⅣ）[PMID：21240458]
4) ACOG PRACTICE BULLETIN：Prevention of Infection After Gynecologic Procedures. Obstet Gynecol 131：e172-e189, 2018（レベルⅣ）[PMID：29794678]

Exercise 60

正しいものはどれか。1つ選べ。

a 月経がある場合，子宮鏡検査は黄体期に行う。

b 軟性鏡のほうが硬性鏡に比べて，画像解像度が鮮明である。

c 軟性鏡のほうが硬性鏡に比べて，視野角に制限がある。

d 子宮筋腫の子宮鏡所見に壊死物質の出現がある。

e 子宮体癌の子宮鏡所見に異型血管がある。

解答は 537 頁へ

第V章

治　療

1 治療法の選択

CQ 61 更年期障害に対する治療法をどのように選択したらよいか？

更年期障害に対しては民間療法を含めて，多くの治療法が施行されている。現在，医療機関で施行されている治療法としては，薬物療法として低下したエストロゲンを補うホルモン補充療法（HRT），漢方薬を用いる漢方療法，選択的セロトニン再取り込み阻害薬（SSRI）を中心とした向精神薬などが，非薬物療法としてカウンセリング，各種心理療法などがある。表1[1)]に示すように，それぞれの治療法には長所と短所があり，効果についても偏りがある。一方，更年期障害の症状も多様であるため，これらのうちから適切な治療法を選択する方法に関する一定のコンセンサスはない。また，漫然とした治療は好ましくなく，一定期間の治療後には治療効果に応じた変更も必要であることは言うまでもない。各々の症例の状況に応じた治療の個別化が必要であると考えられる。

しかし，それぞれの治療法の特徴から，一般的に効果が高いと考えられている症状が存在することも知られており，実際の臨床において選択の基準としている場合も少なくない。第Ⅲ章および第Ⅴ章にそれぞれの基本的知識が記されているが，本項ではそれぞれの特徴をまとめ，治療法選択の一助とする。

① 薬物療法

a. ホルモン補充療法（HRT）

更年期障害の主たる原因の一つは閉経に伴うエストロゲンの消退であるため，ホルモン補充療法（HRT）は更年期障害に有効であると考えられ，禁忌などがなければ，まず考慮してよい治療法である。特に血管運動神経症状に対し著効を示す。結合型エストロゲン（CEE）単独またはCEE＋メ

表1 更年期障害に対する各治療法の比較（文献1より）

	ホルモン補充療法（HRT）	漢方療法	向精神薬（SSRI）	カウンセリング心理療法
長所	・一般的に有効性が高い ・他の退行期疾患（骨粗鬆症，脂質異常症など）にも効果がある	・知名度が高い ・副作用が少ない ・種類が豊富である ・複数の生薬を含むため，一剤で幅広い対応が可能	・心理的背景を持つもののみならず，一般的に有効性が高い ・比較的安全	・心理的背景を持つものに効果が高い ・安全
短所	・副作用の問題 ―乳癌，子宮体癌，卵巣癌（?） ―血栓症，脳卒中 ―出血 ―肝機能障害，凝固能異常 ―マイナートラブル（乳房痛，嘔気など） ・保険の問題	・証の問題 ―どの漢方方剤を選択するのか？ ・切れ味が悪い ―8～12週間の服用が必要 ・飲みにくい	・副作用の問題 ―消化器症状 ・効果発現までに時間がかかる ・薬剤相互作用に注意が必要 ・服薬への心理的抵抗感	・治療へのモチベーションが難しい ・治療への心理的な抵抗がある ・専門的知識と経験が必要 ・治療時間とスペース，スタッフの確保が必要である

ドロキシプロゲステロン酢酸エステル（MPA）併用によるHRTにより，ホットフラッシュが3カ月目までに頻度にして平均75％の減少，強さでも著明な改善をみることがメタアナリシスによって示されている[2]。また，中等度以上の更年期障害へのCEE投与はホットフラッシュ以外にも不眠，腟乾燥感，記憶力低下，頻尿，精神的症状（特に閉経期抑うつ症状）に対して有意な改善効果があるとされている[3-5]。WHI中間報告直後の2003年に米国FDAから発表されたHRTの適応においても，中等度～高度の血管運動神経症状（ホットフラッシュ，寝汗など）と腟症状（腟乾燥感，掻痒感など）が挙げられており[6]，これらについては特にHRTが考慮されてよいと考えられる（施行法については**351頁～**を参照のこと）。またWHI報告後はHRT開始のタイミング，投与経路，投与量，併用する黄体ホルモン製剤についての研究も行われている。例えば17β-estradiol経皮吸収投与が，経口投与と比較して静脈血栓塞栓症や脳卒中の発症リスクを有意に減少させることが報告されている[7,8]。また，経口エストラジオール製剤を閉経後6年未満と閉経後10年以上の女性に投与し，総頸動脈内膜中膜複合体の厚さの変化を計測したところ，閉経後6年未満の女性では有意に肥厚速度が抑制されたが，閉経後10年以上の女性では有意な抑制が見られなかったことが報告[9]され，HRT開始のタイミングは年齢と閉経後年数を考慮すべきと考えられるようになってきている。

b. 漢方療法

日本東洋医学会は「エビデンスに基づく医療」(evidence-based medicine；EBM）が漢方薬についても必要と考え，EBM特別委員会を設立した。RCTを収集し「漢方薬エビデンスレポート」としてWEBサイトに公開されている[10]。

レポートでは更年期障害に対するRCTは2016年までに16の報告が蓄積され，特に冷えや抑うつおよび不安などの精神症状を伴う更年期障害に漢方製剤が有効であることが示唆されている。一方で漢方療法における患者の「証」を考慮した随証療法が，その有用性についての評価において重要であることがアブストラクターによりコメントされている。また，主に用いられる薬剤として三大漢方薬と呼ばれる当帰芍薬散（とうきしゃくやくさん），加味逍遙散（かみしょうようさん），桂枝茯苓丸（けいしぶくりょうがん）があるが，近年は温経湯（うんけいとう）の冷えや抑うつおよび不安などについての有用性が報告されている（**385頁～**を参照のこと）。

c. 向精神薬

更年期障害においては精神的な症状，特に抑うつや不安が多いことが知られている[11]。このため向精神薬も利用される。以前は三環系，四環系抗うつ薬が使用されていたが，副作用の問題から，近年では選択的セロトニン再取り込み阻害薬（SSRI）やセロトニン・ノルアドレナリン再取り込み阻害薬（SNRI）が頻用される。SSRIは精神的症状のみならず，更年期の身体的症状にも効果があることも示されており[12]，特にホットフラッシュを軽減することがいくつかのRCTで証明されている[13,14]。最近の精神的症状の頻度の増加傾向に加え，使用しやすいことも相まって，近年使用が増えてきている。ただし，SSRIのCYP2D6阻害作用により，タモキシフェンの効果が減弱する可能性もあるため，タモキシフェン投与中の患者におけるSSRI投与に関しては慎重に判断すべきである。

また，血管運動神経症状に加え不眠を訴える症例，不安焦燥が強い症例にはベンゾジアゼピン系などの睡眠薬，抗不安薬を併用する場合がある（**392頁～**を参照のこと）。

❷ 非薬物療法

非薬物療法として，心理療法やカウンセリングも施行される。更年期障害の治療においては，背景にある心理・社会的要因への対応を志向して，まず受診者の愁訴をカウンセリングマインドですべて受けとめる姿勢が重要である。これら非薬物療法は各種薬物療法と併用できることも長所の一つであるとともに，一定の効果も期待できる。

●文献

1) 高松 潔，高橋香織，小林佑介，他：更年期の不定愁訴．産婦人科治療 94 増刊：711-720，2007（レベルⅣ）
2) Maclennan AH, Broadbent JL, Lester S, et al：Oral oestrogen and combined oestrogen/progestogen therapy versus placebo for hot flushes. Cochrane Database Syst Rev (4)：CD002978, 2004（レベルⅠ）[PMID：15495039]
3) Campbell S, Whitehead M：Oestrogen therapy and the menopausal syndrome. Clin Obstet Gynecol 4：31-47, 1977（レベルⅡ）[PMID：322905]
4) Board of the International Menopause Society, Pines A, Sturdee DW, et al：IMS updated recommendations on postmenopausal hormone therapy. Climacteric 10：181-194, 2007（レベルⅢ）[PMID：17487645]
5) Zweifel JE, O'Brien WH：A meta-analysis of the effect of hormone replacement therapy upon depressed mood. Psychoneuroendocrinology 22：189-212, 1997（レベルⅠ）[PMID：9203229]
6) 米国食品医薬品局（FDA）
http://www.fda.gov/default.htm
7) Scarabin PY, Oger E, Plu-Bureau G；EStrogen and THromboEmbolism Risk Study Group：Differential association of oral and transdermal oestrogen-replacement therapy with venous thromboembolism risk. Lancet 362：428-432, 2003（レベルⅡ）[PMID：12927428]
8) Renoux C, Dell'aniello S, Garbe E, et al：Transdermal and oral hormone replacement therapy and the risk of stroke：a nested case-control study. BMJ 340：c2519, 2010（レベルⅡ）[PMID：20525678]
9) Hodis HN, Mack WJ, Henderson VW, et al：Vascular effects of early versus late postmenopausal treatment with estradiol. N Engl J Med 374：1221-1231, 2016（レベルⅡ）[PMID：27028912]
10) 日本東洋医学会
http://www.jsom.or.jp/medical/ebm/index.html
11) 高松 潔：日本人女性の更年期障害における精神的症状に関する検討．日本更年期医学会雑誌 16：44-51，2008（レベルⅢ）
12) Stearns V, Slack R, Greep N, et al：Paroxetine is an effective treatment for hot flashes：results from a prospective randomized clinical trial. J Clin Oncol 23：6919-6930, 2005（レベルⅡ）[PMID：16192581]
13) Liu P, He FF, Bai WP, et al：Menopausal depression：comparison of hormone replacement therapy and hormone replacement therapy plus fluoxetine. Chin Med J 117：189-194, 2004（レベルⅡ）[PMID：14975200]
14) Soares CN, Arsenio H, Joffe H, et al：Escitalopram versus ethinyl estradiol and norethindrone acetate for symptomatic peri- and postmenopausal women：impact on depression, vasomotor symptoms, sleep, and quality of life. Menopause 13：780-786, 2006（レベルⅡ）[PMID：16894334]

Exercise 61

更年期障害の治療法の選択について，正しいものはどれか。1つ選べ。

a ホットフラッシュを訴える患者には HRT を考慮する。
b 腟乾燥感などの腟症状には HRT は無効である。
c 向精神薬としてはベンゾジアゼピン系睡眠薬が第一選択である。
d 非薬物療法の効果はない。
e 漢方療法にはエビデンスがない。

解答は 537 頁へ

2 女性医学における治療法とその実際—薬物療法

1 ホルモン補充療法（HRT）

A. HRT の実際

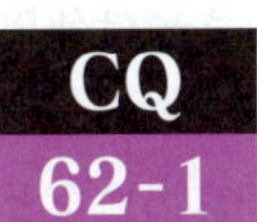

CQ 62-1 HRT とは何か？　HRT の種類と方法にはどのようなものがあるか？

❶ HRT の定義

ホルモン補充療法（HRT）は，子宮摘出後の女性にエストロゲンのみを与える方法（estrogen therapy；ET）と，子宮を有する女性にエストロゲンと黄体ホルモン製剤を与える方法（combined estrogen-progestogen therapy；EPT）に大別される。WHI の中間報告後は，エストロゲン欠乏症状を呈した女性に治療を目的として女性ホルモンを与える場合を HRT，症状のない女性にヘルスケア・退行期疾患予防の目的で女性ホルモンを与える場合にはホルモン療法（hormone therapy；HT）というように，国際閉経学会や米国産婦人科学会では使い分ける場合がある[1)]。なお近年，欧米では menopausal hormone therapy（MHT）を使うことが多くなってきているが，日本では HRT を使うことが多いので，本書内では HRT に統一した。

❷ HRT 開始前および治療中の検査

第Ⅳ章および **360 頁〜**などに各々検査の内容は詳述するが，HRT 開始前および治療中には以下の検査が特に重要である[2)]。また，インフォームド・コンセントなど，すべての説明事項と患者からの質問は診療録に記録を残しておくことも必要である。

a. 血圧，身長，体重の測定

高血圧症の場合は脳卒中，血栓症のリスクが増加し，BMI 25 以上の肥満者では血栓症のリスクが高くなるので，治療開始前に高血圧症，肥満の有無を確認しておくことが重要である。

b. 乳房検査

現時点では，触診に加えて，マンモグラフィか乳腺超音波検査のいずれかを行い，HRT が禁忌である乳癌や慎重に取り扱うべき良性の乳腺腫瘍の有無を必ず確認しておくことが重要である。患者には，月に一度の自己触診，年に一度の乳房検査が必要であることを説明しておく。

c. 婦人科診察

原則として子宮頸部細胞診および内膜細胞診または組織診を年に 1 回行うが，HRT 前には特に内診および経腟超音波検査を行い，子宮筋腫や子宮腺筋症の有無，卵巣腫大の有無，子宮内膜についての観察を行う。子宮筋腫や子宮腺筋症などは，HRT 中に増大することもあるため，定期的なチェックを行うことが重要である。子宮内膜細胞診または組織診を HRT 前に行っておくことが望ましいが，病理学的検索が困難または不可能な場合には，経腟超音波検査での子宮内膜厚と子宮内膜の形状を必ず確認しておく[2)]。

d. 血液生化学検査

HRTにより肝機能異常が起こる頻度は低いが，定期的な肝機能検査を含めた血液生化学検査を行う。骨代謝マーカー，脂質検査，高感度CRPなどの項目は他項に詳述する。

③ HRT開始時の注意点

HRT開始に際して，まずはホルモン剤使用直後（数時間～数日以内）から出現する浮腫や発赤などの皮疹，掻痒感などのアレルギー症状のチェックが重要であり，何か異常を感じたときには使用を中止して，速やかに外来受診をするように説明することが必要である。

また，乳房緊満感，月経時のような不快な下腹部痛，下腹部の重たい感じ，腰痛，子宮出血などのチェックを必ず行い，個々の症例における適切なホルモン量と投薬パターンを調節していく。さらに，下腿の疼痛や下腿浮腫などは血栓症のサインであることもあるので，常に問診を十分に行い，使用中止を速やかに指示することをためらってはならない。

④ HRTの種類と方法

1970年代，子宮を有する女性にETを行い子宮体癌のリスクが増加したという多くの報告[3-7)]と，黄体ホルモン製剤の併用で子宮体癌は増加しないか減少するというこれまでの報告[8,9)]から，子宮を有する女性に対するEPTにより子宮体癌のリスクは増大しないことがガイドラインで明記されている。

したがって，子宮摘出後の女性にはET，子宮を有する女性にはEPTを行うことを原則とする。両者ともに，乳房緊満感に代表される前述の注意点に留意し，エストロゲン欠乏症状の軽減・消失を定期的に確認し，HRT単独で一定期間治療するか他の治療方法との併用を検討するか，各症例に応じた個別のチェックを行っていく。

EPTの方法としては，子宮内膜保護の目的と子宮出血をコントロールする目的で様々な方法が提唱されている（図1）。わが国では一般にエストロゲン単独療法（ET）とエストロゲン・黄体ホルモン併用療法（EPT）に大別され，さらに周期的併用投与法や持続的併用投与法などの呼称が用いられている。

a. エストロゲン単独療法（ET）

子宮のない女性に行う。持続的投与法と間欠的投与法がある。

b. エストロゲン・黄体ホルモン併用療法（EPT）

① 周期的併用投与法

正常月経周期に近い内分泌環境を再現し，ほぼ確実に消退出血を起こしていく方法である。この方法は，不規則ながらも月経のある閉経前で更年期症状を呈する症例や，持続的併用療法中で子宮出血のコントロールに苦慮する症例などでの変更時に有用である。5～7日の休薬期間を設ける方法（間欠法）と設けない方法（持続法）があるが，間欠法では休薬期間に更年期症状が再燃することもありうる。また，閉経後年数を経た症例では稀に消退出血をみないこともある。周期的投与法は，持続的投与法に比べて大脳血流量が増加し，脳機能に好影響を与えるという報告もある[10)]。

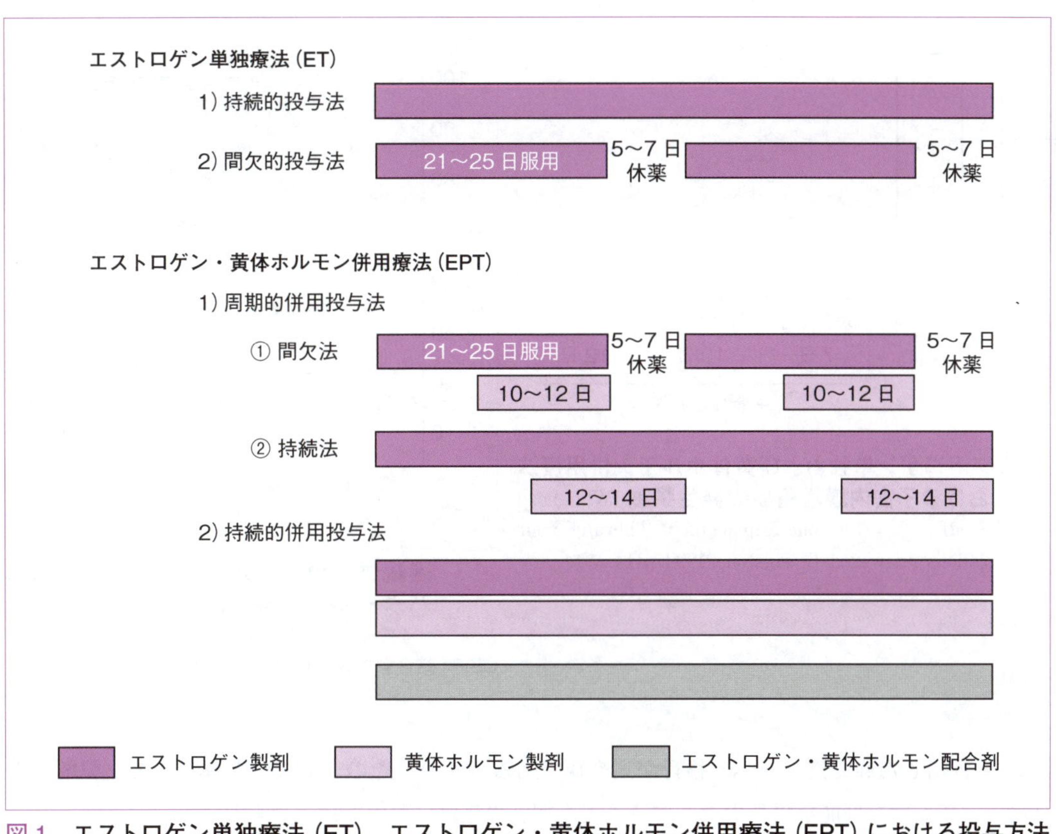

図 1　エストロゲン単独療法（ET），エストロゲン・黄体ホルモン併用療法（EPT）における投与方法

a）間欠法

エストロゲン製剤を 21～25 日間使用し，エストロゲン製剤使用期間の後半 10～12 日間黄体ホルモン製剤を併用する。黄体ホルモン製剤の使用終了後，数日で消退出血が起こる。

b）持続法

ET に黄体ホルモン製剤を定期的に併用していく方法で，黄体ホルモン製剤を併用する頻度は毎月，隔月，あるいは 3 カ月に 1 回と消退出血の頻度を症例に応じて調節する。

Bjarnason らは，子宮内膜の病理組織学的異常所見の年間発生率が，毎月消褪出血を起こさせた場合は 1％であるのに対し，3 カ月に 1 回の消褪出血の場合は 5.6％であると報告している[11]。Whitehead らの報告[12]によると，黄体ホルモン製剤の併用期間は 12 日で子宮内膜増殖症の発生が観察されなかった（図 2）。CEE 0.625 mg/日投与の場合，28 日間に少なくとも 10 日以上 MPA を 5～10 mg/日投与すれば子宮内膜増殖症のリスクは増加しない[13]。

② 持続的併用投与法

黄体ホルモン製剤を継続して使用することにより黄体ホルモン製剤の抗エストロゲン作用で子宮内膜が萎縮することから，1982 年 Mattsson ら[14]によって始められた方法である。この方法を行うにあたり最も対応に苦慮するのが，いわゆる unscheduled uterine bleeding である。この子宮出血は，年齢，閉経後年数，ホルモン剤の種類および量に関連している。CEE にノルエチステロン（NET）を併用した報告[15]では，65％が 3 カ月以内に，全例が 1 年以内に無月経になり，高用量の

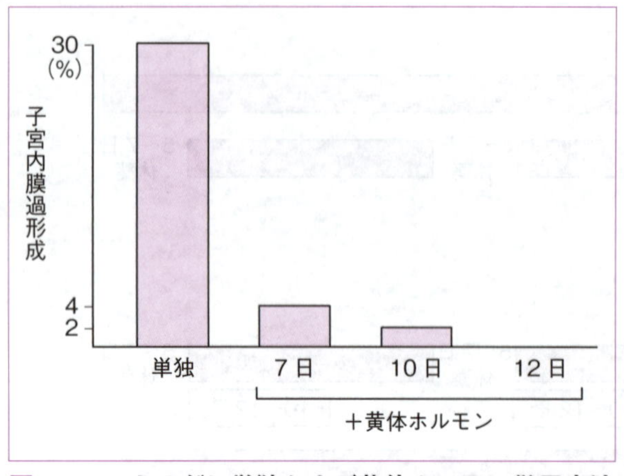

図2 **エストロゲン単独および黄体ホルモン併用療法における子宮内膜増殖症の発生頻度**（Whitehead M, Godfree V：Hormone Replacement Therapy Your Questions Answered. Livingstone, 1992, p114 より）

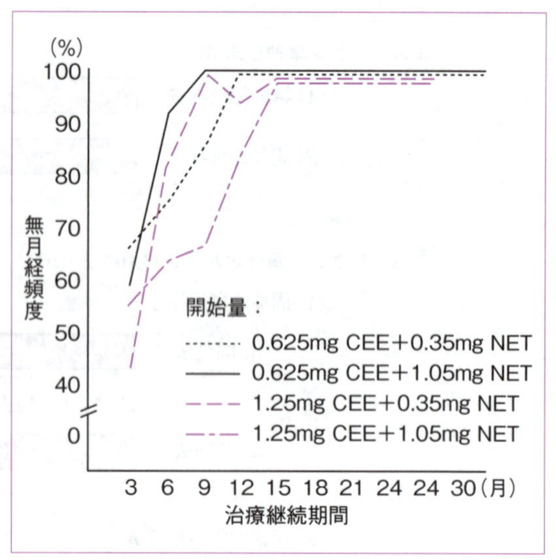

図3 **連続併用療法（CEE/NET）による無月経パターン**（Magos AL, et al：Obstet Gynecol 65：496-499, 1985 より）

CEE：結合型エストロゲン，NET：ノルエチステロン

NET を併用した群で無月経への移行が速やかである（図 3）。その一方で，黄体ホルモン製剤の投与量，投与期間を可能な限り少なくする工夫も個別の症例においては求められる。

HRT の基本は，エストロゲン欠乏に対して有効量のエストロゲンをより安全に使用していくことである。ホルモン製剤については **356 頁〜**の項に詳述されるが，経口剤から経皮剤（貼付剤，ゲル剤）まで選択肢が広がってきたことや，黄体ホルモン製剤の種類も複数存在することから，症例に応じてより安全で快適な方法を行うよう常に念頭に置くことが求められる。

⑤ EPT 中の子宮出血への対応

閉経後女性に CEE 0.625mg と MPA 2.5mg による持続的併用投与法（EPT）を 1 年間行い子宮出血の頻度を検討した報告[16]では，50 歳以下で 90％であった出血は加齢とともに減少し，60 歳以上では 25％であり（図 4a），閉経後 1〜2 年で 92％であった出血は閉経後年数を経るにしたがって減少し，閉経後 11 年以上では 27％である（図 4b）。EPT 開始前の諸検査で異常を認めない症例でも，年齢と閉経後年数によって子宮出血のパターンが異なることを医師・患者ともに十分認識しておくことが重要である。

a. 経過観察

EPT を開始したら，子宮出血に関する問診を毎回行い，その頻度や出血量の経過を確認する。性急にホルモン剤の種類や用量を変更することにより，出血の病態を複雑にし器質的疾患の発見が遅れる原因となる。

b. 器質的疾患の除外診断

EPT 開始後の子宮出血が減少傾向にない場合は，器質的疾患の存在の可能性を常に念頭に置き，子宮内膜細胞診または組織診を行う。病理学的検索が困難な場合には経腟超音波検査で子宮内膜厚

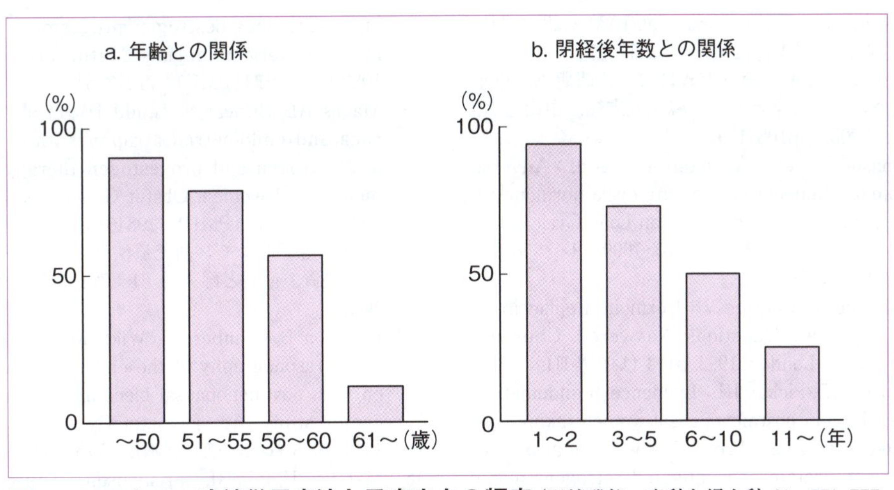

図4 CEE/MPA連続併用療法と子宮出血の頻度(野崎雅裕：産科と婦人科 61：771-777, 1994より)
CEE：結合型エストロゲン：0.625mg/日，MPA：メドロキシプロゲステロン酢酸エステル：2.5mg/日

を測定し，閉経後症例で5mm以上の場合は子宮内膜癌などの疑いが否定できないので精査を行う[17]。

c. 中止ならびに方法の変更

器質的疾患が明らかでなく出血がコントロールできない場合は，持続的併用投与法によるEPTを中止する。更年期障害にHRTが必要であれば，周期的併用投与法によるEPTへの変更を試行する。

d. その他

エストロゲンは同じでもノルエチステロン(NET)とシプロテロンでは後者において子宮出血の頻度が高く，出血の期間も長いという報告[18]もあり，黄体ホルモン製剤の種類を変更することも一法である。

●文献

1) Sturdee DW, MacLennan A：HT or HRT, that is the question? Climacteric 6：1, 2003 (**レベルⅣ**) [PMID：12776690]
2) 日本産科婦人科学会・日本女性医学学会編集監修：ホルモン補充療法ガイドライン 2017年度版. 日本産科婦人科学会，2017 (**ガイドライン**)
3) Smith DC, Prentice R, Thompson DJ, et al：Association of exogenous estrogen and endometrial carcinoma. N Engl J Med 293：1164-1167, 1975 (**レベルⅡ**) [PMID：1186789]
4) Ziel HK, Finkle WD：Increased risk of endometrial carcinoma among users of conjugated estrogens. N Engl J Med 293：1167-1170, 1975 (**レベルⅡ**) [PMID：171569]
5) Gray LA, Christpferson WM, Hoover RN：Estrogens and endometrial carcinoma. Obstet Gynecol 49：385-389, 1977 (**レベルⅡ**) [PMID：193072]
6) Greenwald P, Caputo TA, Wolfgang PE：Endometrial cancer after menopausal use of estrogens. Obstet Gynecol 50：239-243, 1977 (**レベルⅡ**) [PMID：876565]
7) Macdonald TW, Annegers JF, O'Fallon WM, et al：Exogenous estrogen and endometrial carcinoma：case-control and incidence study. Am J Obstet Gynecol 127：572-580, 1977 (**レベルⅠ**) [PMID：190887]
8) Persson I, Adami HO, Bergkvist L, et al：Risk of endometrial cancer after treatment with oestrogens alone or in conjunction with progestogens：results of a prospective study. BMJ 298：147-151, 1989 (**レベルⅠ**) [PMID：2538173]
9) Rossouw JE, Anderson GL, Prentice RL, et al；Writing Group for the Women's Health Initiative Investigators：Risks and benefits of estrogen plus progestin in healthy postmenopausal women：principal results from the Women's Health Initia-

tive randomized controlled trial. JAMA 288 : 321-333, 2002 (レベルI) [PMID : 12117397]
10) 大蔵健義：HRT の投与方式における問題点．更年期医療のコツと落とし穴．麻生武志編，中山書店，東京，2005，pp108-109
11) Bjarnason K, Cerin A, Lindgren R, et al : Adverse endometrial effects during long cycle hormone replacement therapy. Scandinavian Long Cycle Study Group. Maturitas 32 : 161-170, 1999 (レベルIII) [PMID : 10515673]
12) Whitehead M, Godfree V : Hormone Replacement Therapy Your Questions Answered. Churchill Livingstone, London, 1992, p114 (レベルIII)
13) Woodruff JD, Pickar JH : Incidence of endometrial hyperplasia in postmenopausal women taking conjugated estrogens (Premarin) with medroxyprogesterone acetate or conjugated estrogens alone. The Menopause Study Group. Am J Obstet Gynecol 170 : 1213-1223, 1994 (レベルII) [PMID : 8178840]
14) Mattsson LA, Cullberg G, Samcioe G : Evaluation of a continuous oestrogen-progestogen regimen for climacteric complains. Maturutas 4 : 95-102, 1982 (レベルII) [PMID : 7121296]
15) Magos AL, Brincat M, Studd JW, et al : Amenorrhea and endometrial atrophy with continuous oral estrogen and progestogen therapy in postmenopausal women. Obstet Gynecol 65 : 496-499, 1985 (レベルII) [PMID : 2984616]
16) 野崎雅裕：ホルモン補充療法における子宮出血とその処置．産科と婦人科 61 : 771-777，1994 (レベルII)
17) Karlsson B, Granberg S, Wikland M : Transvaginal ultrasonography of the endometrium in women with postmenopausal bleeding-a Nordic multicenter study. Am J Obstet Gynecol 172 : 1488-1494, 1995 (レベルIII) [PMID : 7755059]
18) Marslew U, Riis BJ, Christiansen C : Bleeding pattens during continuous combined estrogen-progestogen therapy. Am J Obstet Gynecol 164 : 1163-1168, 1991 (レベルII) [PMID : 1827947]

Exercise 62-1

HRT について，正しいものはどれか。1つ選べ。

a 子宮の有無を問わず，EPT を原則とする。
b HRT 開始前の婦人科診察は，内診と経腟超音波検査を行うことでよい。
c HRT 開始前の乳房検査は，触診のみでよい。
d 持続的併用投与法は，周期的併用投与法に比べ脳血流量が増加する。
e 持続的併用投与法で子宮出血がコントロールできない場合は，周期的併用投与法への変更を考慮する。

解答は 537 頁へ

CQ 62-2 HRT に用いるホルモン剤の種類，投与量，投与方法は？

❶ HRTに用いるホルモン剤

更年期障害の薬物治療の一つである HRT は，卵巣機能が低下する更年期以降に減少するエストロゲンを補い，更年期障害特有の身体的・心理的症状を改善する治療法である。

内因性のエストロゲンにはエストロン (E_1)，エストラジオール (E_2)，エストリオール (E_3) があり，図1に示すとおり，コレステロールから主にプロゲストーゲンを経てアンドロゲンが芳香化され生成する[1]。HRT では，これらの E_1，E_2，E_3 の製剤が経口剤，貼付剤，ゲル剤および注射剤として，更年期症状（ホットフラッシュおよび発汗）および卵巣欠落症状に用いられる。また HRT

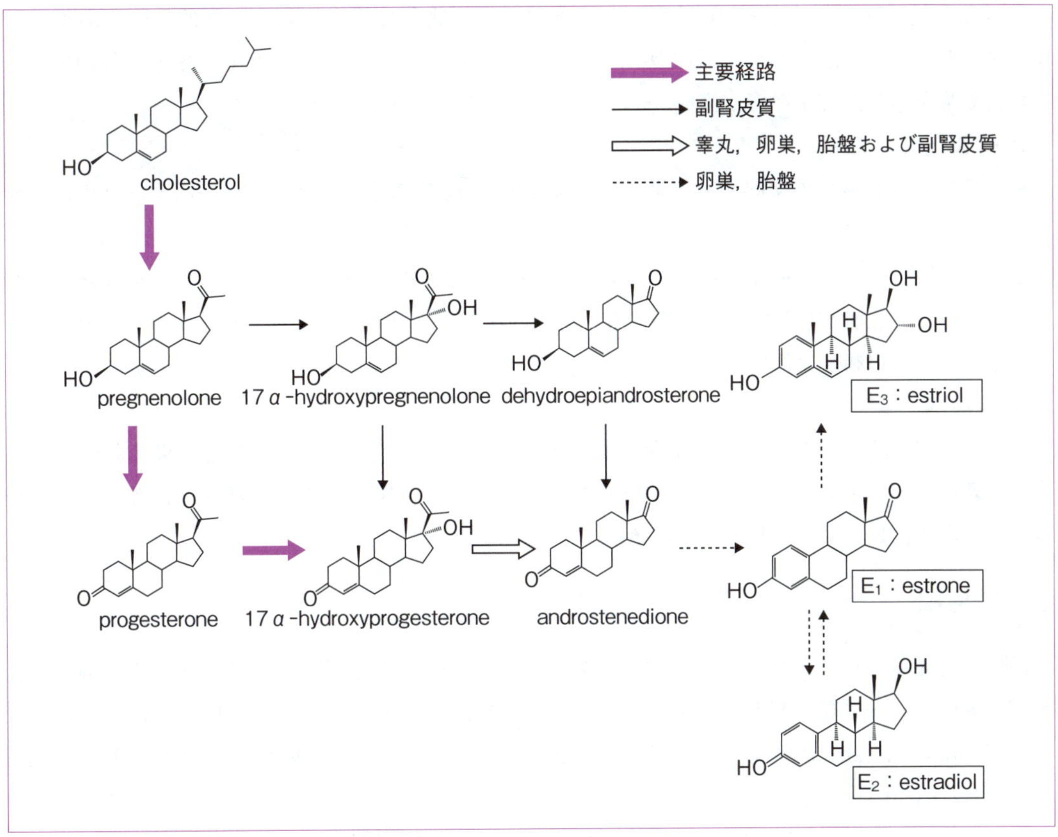

図 1　エストロゲン生合成の主要経路
E_1 と E_2 は相互転換される。E_2→E_3 の変換も知られ，E_3 が最終代謝産物である。

では，黄体ホルモン製剤（MPA，ジドロゲステロン）がエストロゲン単独投与による子宮内膜癌発症の予防のために併用される。

❷ エストロゲン製剤

わが国で使用されている主なエストロゲン製剤とその特徴を，巻末の付表「現在わが国で HRT に使用できるホルモン剤一覧」に示す[2]。

a. 作用機序

エストロゲンは，標的細胞の核内にあるエストロゲン受容体（ER）に結合し活性化され作用を発現する。ER には ERα と ERβ の 2 種類の存在が知られ[3]，ERα は主に子宮，卵巣，膣，乳腺などの生殖器に，ERβ は中枢，骨，血管など全身に分布するため広範囲な作用を示す。さらに最近ではエストロゲンの細胞表面に存在すると想定される ER を介する non-genomic action が報告され，核内 ER 以外による刺激伝達系も報告されている[4]。

b. 種類

① 結合型エストロゲン（CEE）

経口剤のみである。CEE は妊馬尿から抽出され，ごくわずかな 17β-E_2 とエストロン硫酸ナトリウムなど活性を示さない約10種類のエストロゲン様物質で構成される。標的細胞にあるサルファターゼにより加水分解され活性型 E_1 となり，さらに E_2 に変化し作用する。閉経直後の更年期症状に効果を示し，使用頻度が高い。

② E_2 製剤

経口投与では肝臓での初回通過効果（first-pass effect）によってほとんどが失活するため経口剤がなかったが，E_2 を微粒子加工することにより臨床的に効果のある製剤が開発された。その他に，17β-E_2 を成分とした貼付剤やゲル剤の経皮吸収剤およびエストラジオールエステルを成分とした注射剤がある。注射剤は油性や水性懸濁液で筋肉内注射により使われてきたが，血中濃度の変動幅が大きいため使用頻度は低い。

③ E_3 製剤

E_1，E_2 と比較して ER との結合時間が短く親和性も低いため更年期症状改善効果は弱いが子宮内膜，乳腺に対する作用も弱いため副作用の発生も少ない。閉経後年数の経った患者の萎縮性腟炎，骨粗鬆症に対して使われることが多い。

3 投与量

添付文書記載の用法用量を巻末の付表「現在わが国で HRT に使用できるホルモン剤一覧」に示すが，各種エストロゲン製剤は最少必要量を最短期間使用すべきである。CEE については HOPE（the Women's Health, Osteoporosis, Progestin, Estrogen）study において，低用量（CEE 0.3mg 単独群と CEE 0.3mg と MPA 1.5mg の併用群）でホットフラッシュおよび腟萎縮症状に対して効果が認められ[5)]，腰椎骨密度の増加[6)] および脂質代謝[7)] や凝固・線溶系へのベネフィット[8)] が確認された。また性器出血や子宮内膜増殖症の割合も低く[9)] 副作用防止が期待できると報告され，持続的併用投与の場合には低用量の HRT が推奨されている。

4 投与方法

表 1[10,11)] に示す各投与方法のメリット，デメリットを考慮し，個々人の要望に合った使い分けを行う。

5 使用上の注意

HRT を有効に実施するため，以下の使用上の注意点[10)] について患者に十分な説明を行う。

a. エストロゲン共通の注意点

・高用量，長期使用の場合は，子宮内膜・乳腺への影響を考慮した定期的な検査を受ける必要がある。
・主な副作用に乳房緊満感，帯下，子宮出血，貼付剤では貼付部位の掻痒感がみられる。
・妊娠中または妊娠が疑われる場合は使用しない。

b. 貼付剤の注意点

・下腹部あるいは臀部に貼付する。背部，胸部に貼付しない。
・創傷面または湿疹，皮膚炎などがみられる部位には貼付しない。
・衣服との摩擦で剝がれるおそれがあるため，ベルトラインを避けて貼付する。

表1 経口剤と経皮吸収剤の比較 (文献 10, 11 より)

	経口CEE	経皮E_2
メリット	・使用経験が多い ・臨床データが多い ・LDL-C減少，HDL-C増加 ・骨密度増加作用がある ・薬価が安い	・肝初回通過効果 (first-pass effect) がない ①活性が高い17β-E_2が投与できる ②脂質代謝，血液凝固作用などへの悪影響が少ない ③肝代謝酵素に影響を与える薬剤と併用できる ④血中濃度を一定に維持する ・WHIで指摘された心血管疾患患者への影響が少ない可能性がある ・エストロゲン用量の調節が容易である
デメリット	・肝初回通過効果がある ①TG増加，AT-Ⅲ低下 ②肝代謝による影響 ③血糖降下剤の作用を減弱することがある ④血中濃度が不安定 ・WHIで心血管疾患，乳癌，脳卒中，肺塞栓患者への影響が指摘されている ・単独・長期療法で子宮内膜癌が上昇 ・高感度CRPを上昇させる ・用量調節には粉砕の必要がある	・貼付，塗布部位の皮膚刺激症状がある (ゲル剤<貼付剤) ・夏季は発汗の増加により剝がれやすい ・経口剤 (黄体ホルモン製剤) との併用が煩雑になる ・薬価が高い

・皮膚刺激を避けるため，毎回貼付部位を変える。
・貼付部位を清潔にして，水分を十分取り除いて貼付する。
・光や湿度の影響で放出の遅延を認めるため，開封後は速やかに貼付する。

c. ゲル剤の注意点

・ゲル剤の種類により，大腿部あるいは下腹部に塗布するもの，両腕の手首から肩までに塗布するものがある。どちらも顔面，乳房，外陰部および粘膜には塗布しない。
・創傷面または湿疹，皮膚炎などがみられる部位には塗布しない。
・塗布後30分以内の塗布部位の洗浄を行わない。
・塗布後は手を洗う。
・手掌皮膚からの吸収があるため，必ず患者自身の手で塗る (患者以外が塗る場合には手袋を着用すること)。

●文献

1) 菊地吾郎：一般医化学 改訂7版．南山堂，東京，2002
2) 日本産科婦人科学会・日本女性医学学会編集監修：ホルモン補充療法ガイドライン 2017年度版．日本産科婦人科学会，2017 (ガイドライン)
3) Enmark E, Gustafsson JA：Estrogen receptor β-a novel receptor opens up new possibilities for cancer diagnosis and treatment. Endocr Relat Cancer 5：213-222, 1998 (レベルⅢ)
4) Wu Q, Chambliss K, Umetani M, et al：Non-nuclear estrogen receptor signaling in the endothelium. J Biol Chem 286：14737-14743, 2011 (レベルⅣ) [PMID：21343284]
5) Utian WH, Shoupe D, Bachmann G, et al：Relief of vasomotor symptoms and vaginal atrophy with lower doses of conjugated equine estrogens and medroxyprogesterone acetate. Fertil Steril 75：1065-1079, 2001 (レベルⅢ) [PMID：11384629]
6) Lindsay R, Gallagher JC, Kleerekoper M, et al：Effect of lower doses of conjugated equine estrogens with and without medroxyprogesterone acetate on bone in early postmenopausal women.

JAMA 287：2668-2676, 2002（レベルⅢ）[PMID：12020302]
7) Lobo RA, Bush T, Carr BR, et al：Effects of lower doses of conjugated equine estrogens and medroxyprogesterone acetate on plasma lipids and lipoproteins, coagulation factors, and carbohydrate metabolism. Fertil Steril 76：13-24, 2001（レベルⅢ）[PMID：11438314]
8) Archer DF, Dorin M, Lewis V, et al：Effects of lower doses of conjugated equine estrogens and medroxyprogesterone acetate on endometrial bleeding. Fertil Steril 75：1080-1087, 2001（レベルⅢ）[PMID：11384630]
9) Pickar JH, Yeh IT, Wheeler JE, et al：Endometrial effects of lower doses of conjugated equine estrogens and medroxyprogesterone acetate. Fertil Steril 76：25-31, 2001（レベルⅢ）[PMID：11438315]
10) 各社医薬品インタビューフォーム
11) 田中栄一，三浦明香，倉智博久：経口剤と経皮剤の比較．Hormone Frontier in Gynecology 9：365-369，2002（レベルⅣ）

Exercise 62-2

HRT に用いるホルモン剤について，正しいものはどれか。1つ選べ。

a E_2 注射剤は使用頻度が高い。
b 微粒子化 E_2 は，肝初回通過作用を受けやすいので，臨床効果が低い。
c 経皮吸収剤は乳房を避けて，貼付あるいは塗布する。
d ゲル剤は，患者以外の者が手で直接塗布してもよい。
e 低用量の HRT は，副作用の抑止にはならない。

解答は 537 頁へ

B. HRT の副作用

CQ 62-3 HRT 施行中の副作用にはどのようなものがあるか？また，その副作用を回避する方法は？

HRT 施行中にみられる副作用を大別すると，1) 副作用（メジャーおよびマイナートラブル），2) 臨床検査値の異常がある。メジャートラブルとして脳卒中や静脈血栓塞栓症は重要である。

❶ マイナートラブル

a. 不正性器出血

① 頻度

不正性器出血は，有子宮者に HRT を行った場合に予想される副作用の中では比較的高頻度にみられる症状である。周期的併用投与法の場合には消退出血はほぼ必発でみられる[1]。一方，子宮内膜の萎縮を期待して持続的併用投与法を施行した場合には，投与開始 3 カ月までは高頻度に不正性器出血がみられるが，その後子宮内膜は萎縮し徐々にその頻度は減少する。開始後 1～2 カ月では約 50％に不正性器出血を認め，また，開始後 12 カ月においても量や期間に違いがあるものの約 25％に何らかの出血がみられることも報告されている[2]。なお，この頻度は経皮エストロゲン製剤と経口黄体ホルモン製剤を併用した場合でも同様である。

表1 わが国における低用量製剤の有害事象頻度（文献4-6より）

	経口 E_2		経皮 E_2（ゲル）	
	低用量（0.5mg）	通常量（1.0mg）	低用量 1プッシュ（0.54mg）	通常量 2プッシュ（1.08mg）
血中 E_2 濃度	24.1pg/mL	47.1pg/mL	38pg/mL	80pg/mL
性器出血	2.8%	5.6%	4.4%	8.1%
乳房痛・緊満感	0-4.2%	4.2-8.5%	1.1%	2.4%

② 注意点

不正性器出血がみられる場合，直ちにHRTの副作用と考えるのではなく，子宮内膜増殖症や子宮内膜癌の可能性を念頭に置き，細胞診や組織診を施行することが必要である。また，粘膜下筋腫や子宮内膜ポリープなどが原因となっていることがあるので，必要に応じて超音波検査や子宮鏡検査を考慮する。

③ 対策

低用量HRTは不正性器出血の頻度を低下させる方法の一つである。海外で行われたWomen's Health, Osteoporosis, Progestin, Estrogen（HOPE）study では，CEE（0.3mg）とMPA（1.5mg），CEE（0.45mg）とMPA（1.5mg），CEE（0.45mg）とMPA（2.5mg）を用いた低用量HRTにおいては，通常量のCEE（0.625mg）とMPA（2.5mg）を用いた場合に比べて，出血を認めない頻度が有意に高いことが報告されている[3]。わが国では低用量CEE製剤（0.3mg）は発売されていないが，経口エストラジオール（E_2）製剤として0.5mgの用量が，経皮ゲルも製剤によっては低用量（0.5mg）が可能であり，これらの製剤によって表1のように性器出血の頻度は通常量の約半分と低くなることが示されている[4-6]。また，CEEとMPAの隔日投与による不正性器出血の割合は，開始後1～2カ月で約23%，12カ月後には不正性器出血が消失したことも報告されている[2]。なお，性腺機能低下症，両側付属器摘出術後または原発性卵巣機能不全による低エストロゲン血症では，低用量経皮貼付製剤を用いたHRTが性器出血の頻度を低下させる方法の一つになる。

b. 乳房緊満感および乳房痛

① 頻度

HRTは乳房痛の頻度を増加させる。CEEとMPAの持続的併用療法によるHRTを施行した場合，乳房緊満感が10～20%程度みられるが，継続するとその頻度や程度は徐々に低下する[7]。この頻度は経皮エストロゲン投与と経口黄体ホルモン製剤の併用療法でも同様である。

② 注意点

HRTを開始する前に，触診，マンモグラフィ，超音波検査などの乳房検診を施行しておくことが必要である。

③ 対策

乳房緊満感が強い場合にはエストロゲン量を減量した低用量HRTを行う。また，乳房緊満感や乳房痛対策のために低用量から開始しdose-upをゆっくり行うことが勧められている[1]。経口 E_2 製剤（0.5mg）では，ほてりや腟乾燥感に効果がみられ[4]，腰椎骨密度の増加もみられるが[5]，乳房の不快感は少ないことが報告されている[5]。経皮ゲルを低用量（0.5mg）で用いた場合にも，乳房緊満感の頻度は通常量に比べて低い[6]。CEE と MPA の隔日投与を用いた場合，連日投与に比べて乳房緊満感の程度は減少することが報告されている[2]。

c. 消化器症状（悪心，嘔吐）

① 頻度

経口のホルモン製剤によって胃腸障害，悪心，嘔吐，消化不良などの消化器症状の副作用が出現することがある。CEE 製剤の場合，胃腸障害の頻度が 0.43%，悪心，嘔吐の頻度が 0.67% と報告されている[7]。経皮貼布剤やゲル剤を用いたときにはこれらの頻度が低くなると考えられるが，全くみられないわけではない。

② 対策

程度が強い場合には服用時間を食後にするなどの工夫を行う。それでも改善されない場合には投与量を減らしたり，経皮製剤に変更する。また，症状が持続する場合には消化管の検査を行う必要がある。

d. 片頭痛

① 頻度

片頭痛を有する女性では，HRT 未施行者よりも HRT 施行者のほうが片頭痛の増悪リスクが高いことが報告されている[1]。

② 注意点

HRT のレジメンに関して，エストロゲン単独療法（ET）とエストロゲン黄体ホルモン併用療法（EPT）では片頭痛の増悪リスクに差はない。また，持続的併用投与法のほうが周期的併用投与法よりも片頭痛の増悪が少ないという報告があるが，差がないという報告もある。経皮貼付剤よりも経口剤のほうが片頭痛の増悪頻度が高いとも報告されている[1]。

③ 対策

HRT 施行後に頭痛発作が増悪する場合には，HRT を中止する。

❷ 静脈血栓塞栓症

① 頻度

経口 HRT は静脈血栓塞栓症のリスクを 2～3 倍増加させる。そのリスクは，年齢および BMI の上昇に依存して増加し，50 代および BMI が 25 未満では絶対リスクは低い。

② 注意点

HRT 開始初年度のリスクが最も高い。静脈血栓塞栓症の既往者に対する HRT は再発リスクを高める。HRT 施行中の血液凝固および線溶因子の変化については多数の報告があるが，必ずしも一致した結果ではない[8]。日本女性において，CEE と MPA の連日投与を用いた場合，プラスミノゲンの増加やアンチトロンビン-Ⅲの低下[9]，フィブリノゲンや PAI-1 の低下[10] が報告されている。また，エストロゲン製剤や黄体ホルモン製剤の種類は異なるが，プロトロンビンフラグメント 1+2 や D ダイマーの増加も報告されている[8]。一方，CEE と MPA の隔日投与の場合はプラスミノゲンの増加やアンチトロンビン-Ⅲの低下の程度が少なく，経皮エストロゲン製剤を用いた場合はこれらの変化がみられなかったことも報告されている[9]。

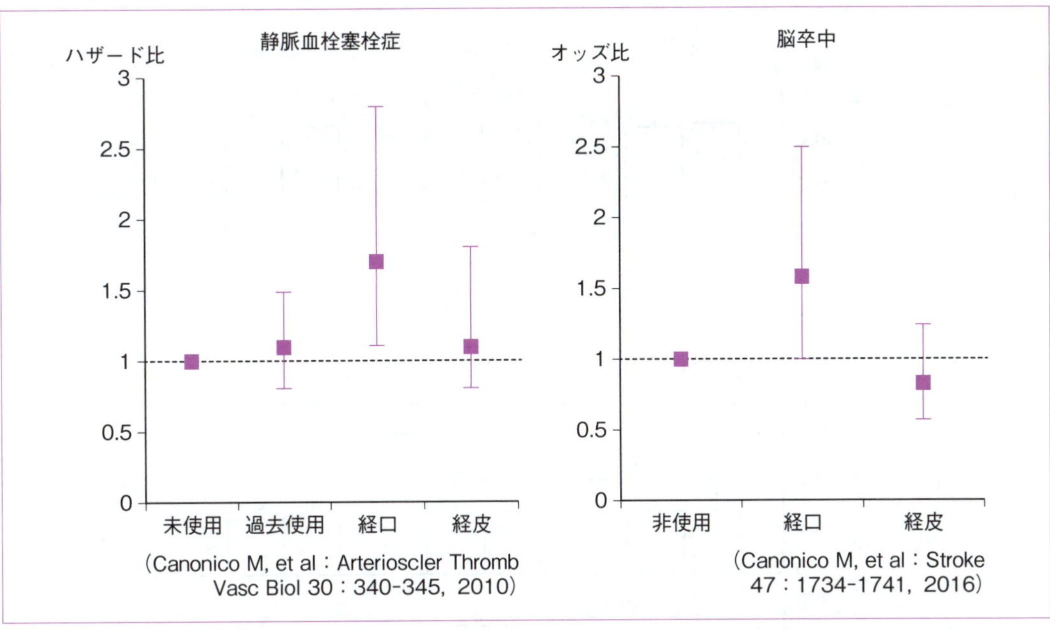

図1　投与経路による静脈血栓塞栓症および脳卒中発症リスクの違い（文献11，13より）

③ 対策

HRT開始前に，問診により血栓症の既往をチェックすることが必要であり，HRT開始後も症状について定期的なチェックが重要である。なお，図1のように経皮貼付エストロゲン製剤を用いたHRTでは静脈血栓塞栓症のリスクが増加しない可能性がある[11]。

3 脳卒中

① 頻度

WHIの報告によると，EPTによる脳卒中のハザード比（HR）は1.31（1.02-2.68）である。脳卒中のうち，虚血性脳卒中のリスクは増加させるが，出血性脳卒中のリスクは増加させない[12]。

② 注意点

ETとEPTとの間，CEEとE_2との間など，レジメンによる差はみられない。また閉経後早期から開始したHRTでは虚血性脳卒中の絶対リスクは少ない。ただし，高血圧患者へのHRTは脳卒中を増加させる。また脳血管障害や冠動脈疾患の既往を有する患者に対するHRTには，その後の脳卒中の予防効果はみられない[7]。

③ 対策

HRT開始前に血圧をチェックし，高血圧がみられる場合には血圧のコントロールを行うことが必要である。経口低用量HRTおよび経皮HRTでは虚血性脳卒中リスクを増加させない可能性がある[7,13]（図1）。

第Ⅰ章 第Ⅱ章 第Ⅲ章 第Ⅳ章 第Ⅴ章 第Ⅵ章 第Ⅶ章 第Ⅷ章 第Ⅸ章 付録

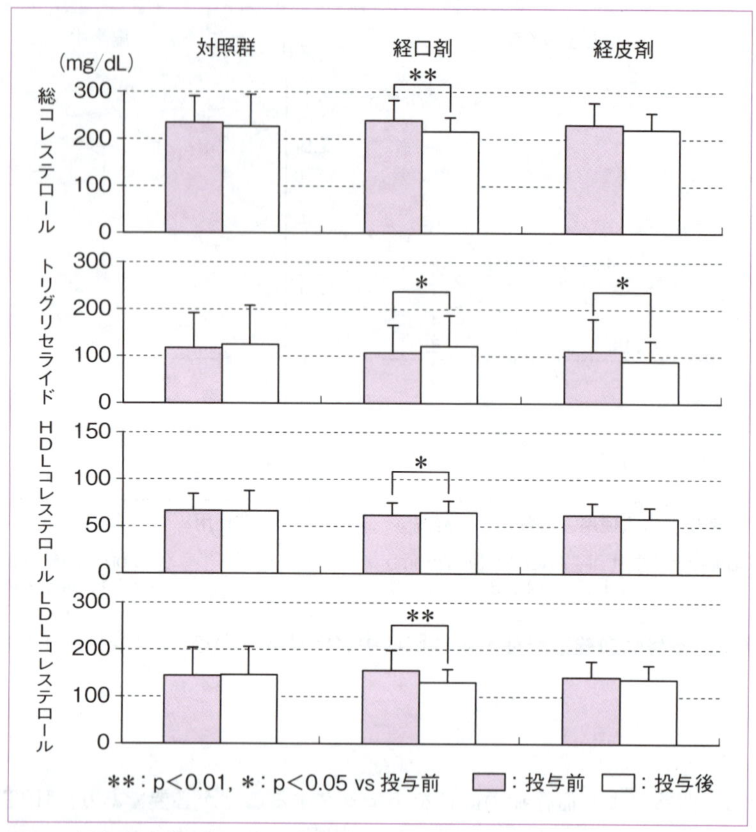

図2 経皮剤と経口剤の血清脂質への影響 (Wakatsuki A, et al：Circulation 106：1771-1776, 2002 より改変)

④ 臨床検査値の異常

a. 肝機能障害

経口ホルモン製剤はまず肝臓で代謝されるため，肝機能障害を来すことがある。経口エストロゲン製剤に比べて，経皮エストロゲン製剤では頻度が低いものの肝機能障害がみられることもあるので注意する。HRT によって肝機能異常が出現した場合，まず薬剤の減量あるいは変更を考える。ただし肝機能異常の程度が強い場合には中止する。更年期障害が強く，継続が必要であれば，経皮エストロゲン製剤の低用量が有用である。

b. 中性脂肪の増加

経口 CEE 製剤の通常量（0.625mg）を使用すると中性脂肪の増加がみられる[14]。しかし図2のように経皮エストロゲン製剤あるいは低用量（0.31mg）の CEE 製剤を用いた場合は，中性脂肪には変化がみられないか低下がみられ[15,16]，高感度 CRP の増加はみられない[17]。また，経口 E_2 製剤（0.5mg）では脂質代謝には有意な変化を及ぼさない[18]．ただし，1.0mg になると中性脂肪の増加はみられないが，LDL コレステロールの低下が報告されている[18]。したがって，中性脂肪が高い女性に HRT を施行する場合には，経皮エストロゲン製剤あるいは低用量の経口エストロゲン製剤を考える。

c. 炎症マーカーの増加

経口CEE製剤（0.625mg）の場合には，動脈硬化性疾患の予知因子である高感度CRPの増加がみられるが，経皮エストロゲン製剤（放出量100μg/日）の場合にはみられない[19]。また，経口E_2（1.0mg）では高感度CRPの有意な変化を認めていない[20]。

●文献

1) 日本産科婦人科学会・日本女性医学学会編：ホルモン補充療法ガイドライン2017年度版．HRTに予想される有害事象．日本産科婦人科学会，2017，pp40-43，pp54-59（**ガイドライン**）
2) 米田直人，上村浩一，安井敏之，他：更年期障害に対する女性ホルモン補充療法におけるエストロゲン及びプロゲスチンの隔日投与法の有効性とコンプライアンスに関する検討．日本更年期医学会雑誌4：65-71，1996（**レベルⅢ**）
3) Archer DF, Dorin M, Lewis V, et al：Effects of lower doses of conjugated equine estrogens and medroxyprogesterone acetate on endometrial bleeding. Fertil Steril 75：1080-1087, 2001（**レベルⅡ**）[PMID：11384630]
4) Honjo H, Taketani Y：Low-dose estradiol for climacteric symptoms in Japanese women：a randomized, controlled trial. Climacteric 12：319-328, 2009（**レベルⅡ**）[PMID：19330598]
5) Mizunuma H, Taketani Y, Ohta H, et al：Dose effects of oral estradiol on bone mineral density in Japanese women with osteoporosis. Climacteric 13：72-83, 2010（**レベルⅡ**）[PMID：19591010]
6) Mizunuma H：Clinical usefulness of a low-dose maintenance therapy with transdermal estradiol gel in Japanese women with estrogen deficiency symptoms. Climacteric 14：581-589, 2011（**レベルⅡ**）[PMID 21848497]
7) 苛原 稔：HRTの副作用と対策．臨床医のための女性ホルモン補充療法マニュアル，青野敏博編．医学書院，東京，1999，pp181-188（**レベルⅣ**）
8) 水沼英樹：ホルモン補充療法と血液凝固．Hormone Frontier in Gynecology 12：59-64，2005（**レベルⅣ**）
9) 佐久間一郎：ホルモン補充療法の臨床的作用，血液凝固・線溶系．高齢女性の健康増進のためのホルモン補充療法ガイドライン，大内尉義編．メディカルレビュー社，東京，2001，pp134-141（**レベルⅣ**）
10) Nozaki M, Ogata R, Koera K, et al：Changes in coagulation factors and fibrinolytic components of postmenopausal women receiving continuous hormone replacement therapy. Climacteric 2：124-130, 1999（**レベルⅢ**）[PMID：11910665]
11) Canonico M, Fournier A, Carcaillon L, et al：Postmenopausal hormone therapy and risk of idiopathic venous thromboembolism：results from the E3N cohort study. Arterioscler Thromb Vasc Biol 30：340-345, 2010（**レベルⅡ**）[PMID：19834106]
12) Wassertheil-Smoller S, Hendrix SL, Limacher M, et al：Effect of estrogen plus progestin on strole in postmenopausal womn. The Women's Health Initiative：A randomized Tial. JAMA 289：2673-2684, 2003（**レベルⅡ**）[PMID：12771114]
13) Canonico M, Carcaillon L, Plu-Bureau G, et al：Postmenopausal Hormone Therapy and Risk of Stroke：Impact of the Route of Estrogen Administration and Type of Progestogen. Stroke 47：1734-1741, 2016（**レベルⅢ**）[PMID：27256671]
14) Godsland IF：Effects of postmenopausal hormone replacement therapy on lipid, lipoprotein, and apolipoprotein (a) concentrations：analysis of studies published from 1974-2000. Fertil Steril 75：898-915, 2001（**レベルⅡ**）[PMID：11334901]
15) Wakatsuki A, Okatani Y, Ikenoue N, et al：Different effects of oral conjugated equine estrogen and transdermal estrogen replacement therapy on size and oxidative susceptibility of low-density lipoprotein particles in postmenopausal women. Circulation 106：1771-1776, 2002（**レベルⅡ**）[PMID：12356628]
16) Wakatsuki A, Okatani Y, Ikenoue N, et al：Effect of lower dose of oral conjugated equine estrogen on size and oxidative susceptibility of low-density lipoprotein particles in postmenopausal women. Circulation 108：808-813, 2003（**レベルⅡ**）[PMID：12900341]
17) Wakatsuki A, Ikenoue N, Shinohara K, et al：Effect of lower dosage of oral conjugated equine estrogen on inflammatory markers and endothelial function in healthy postmenopausal women. Arterioscler Thromb Vasc Biol 24：571-576, 2004（**レベルⅡ**）[PMID：14699021]
18) Terauchi M, Honjo H, Mizunuma H, et al：Effects of oral estradiol and leveonorgestrel on cardiovascular risk markers in postmenopausal women. Arch Gynecol Obstet 285：1647-1656, 2012（**レベルⅡ**）[PMID：22258305]
19) Vongpatanasin W, Tuncel M, Wang Z, et al：Differential effects of oral versus transdermal estrogen replacement therapy on C-reactive protein in postmenopausal women. J Am Coll Cardiol 41：1358-1363, 2003（**レベルⅢ**）[PMID：12706932]
20) Casanova G, dos Reis AM, Spritzer PM：Low-dose oral or non-oral hormone therapy：effects on C-reactive protein and atrial natriuretic peptide in menopause. Climacteric 18：86-93, 2015（**レベルⅢ**）[PMID：25017924]

Exercise 62-3

HRTを施行した場合にみられる副作用および検査値異常として，正しいものはどれか。1つ選べ。

a 経口エストロゲン製剤と経口黄体ホルモン製剤の持続的併用投与法に不正性器出血がみられた場合には，経皮エストロゲン製剤単独に変更する。

b 経口エストロゲン製剤を用いたHRTを施行時，乳房緊満感が強い場合は経皮エストロゲン製剤に変更する。

c 片頭痛が強い場合は，エストロゲン製剤を増量する。

d 経皮エストロゲン製剤では，静脈血栓塞栓症の発症は低い。

e 経口E_2製剤（0.5mg）では，中性脂肪が増加する。

解答は537頁へ

C. HRTと癌

CQ 62-4 HRTにより各種がんリスクはどう変化するか？

現在までのところ，ホルモン補充療法（HRT）によりリスクが上昇するものとしては乳癌，低異型度子宮内膜間質肉腫，卵巣癌，逆にリスクが低下するものとしては大腸癌，食道癌，胃癌，肺癌などが挙げられる[1)]。

❶ エストロゲンとがんリスク

図1[2-5)]に示すとおり，HRTの施行による全悪性腫瘍の罹患率の相対危険度（RR）は，WHI研究では1.03（95%CI 0.86-1.22）[3)]，WISDOM研究では0.88（95% CI 0.49-1.56）[4)]とほぼ1.0である。また，腫瘍死のRRは0.7-0.9へと低下することが報告されており，エストロゲンはがんに対して抑制的に働く可能性が示唆されている。さらに，多くの悪性腫瘍において女性の予後は男性のそれよりも良好であることが知られている。

しかし，エストロゲンは従来から発癌に関与している可能性が示唆されている。その機序として，エストロゲン受容体（ER）を介し，細胞の増殖を促し，mitotic activityを上げることにより細胞分裂時におけるエラー（random genetic error）を引き起こしやすくし，癌化に関与することが考えられてきた[6)]。最近では，エストロゲンの代謝産物である4-hydroxy catechol estrogenなどによる直接的なDNAダメージ，あるいは脂質過酸化やredox imbalanceを介した間接的な効果もinitiationやprogressionという発癌過程に影響することが明らかになってきた[7)]。したがって，エストロゲンによって発癌や癌の進展のリスクが変化する可能性が否定できない。2016年の米国National Toxicology Programによる“The Report on Carcinogens 第14版”においても，“steroidal estrogens are known to be human carcinogens based on sufficient evidence of carcinogenicity in humans”と述べられている[8)]。

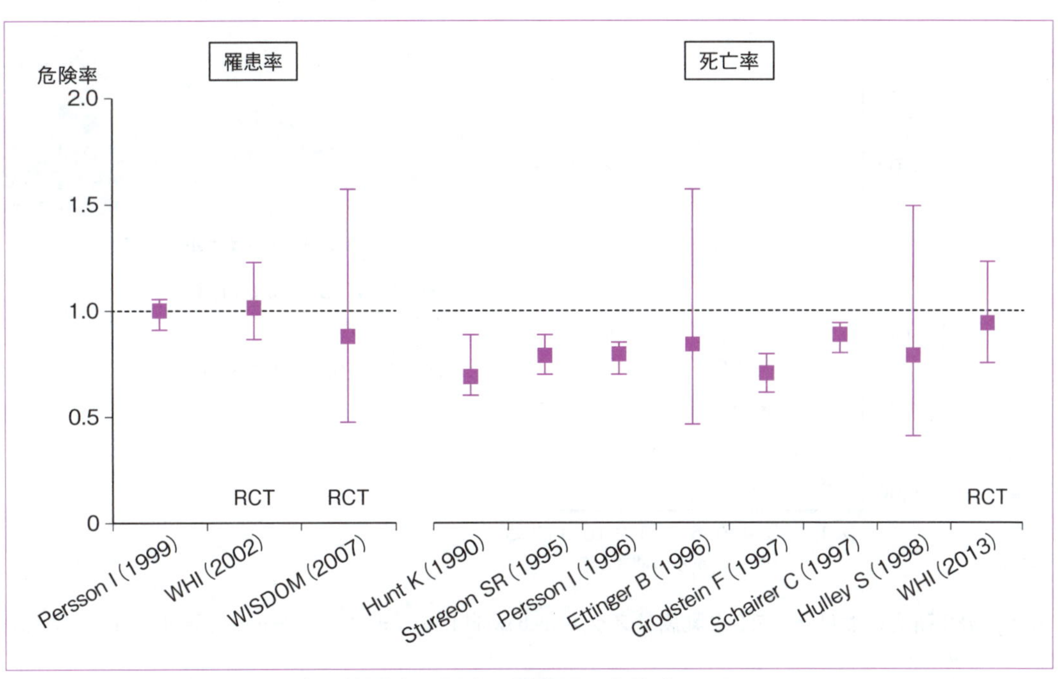

図1　HRT施行者における全悪性腫瘍の罹患・腫瘍死の危険率（文献2-5より）

一方，エストロゲンはその代謝産物である2-methoxy catechol estrogenなどを介して増殖抑制，アポトーシス誘導や血管新生抑制といった発癌抑制作用や組織保護作用をもつことも明らかになってきており[7]，これがHRTに対する悪性腫瘍リスクの相反する結果の原因となっている可能性がある。このため，エストロゲンの悪性腫瘍のリスクへの影響を評価する場合，悪性腫瘍ごとにエビデンスを集積する必要があると考えられる。

❷ 各悪性腫瘍別HRTによるがんリスク変化

a. 乳癌

乳腺はエストロゲンの標的臓器であるため，1970年代後半からHRTによる乳癌リスクの上昇が問題となっており，多くの報告がなされている[1]。エストロゲン・黄体ホルモン併用（EPT）での浸潤性乳癌のRRは，WHI研究の中間報告では5年以上の投与において1.26（95% CI 1.00-1.59）[3]，Million Women StudyではRR 1.66（95% CI 1.58-1.75）[9]とHRTにより有意に浸潤性乳癌が増加するとの結果であった。

一方，2015年に報告されたWHI研究のフォローアップの結果では，有子宮女性に対するEPT，子宮摘出後女性に対するエストロゲン単独療法（ET）において，EPTではHR 1.28と有意に上昇していたが，逆にETではHR 0.79と有意に低下していた（図2）[10]。2016年に発表されたHRTに関するGlobal consensus statementにおいても，「HRTによる乳癌リスクは低く，発生率の増加は1,000人あたり1人以下であり，これらはライフスタイル，肥満，アルコールなどの因子と同等かそれ以下である。また，乳癌リスクはHRTを中止すると低下する」と明記されている[11]。

さらに，HRTによる乳癌リスクを考える上で，併用される黄体ホルモン製剤による違いも重要

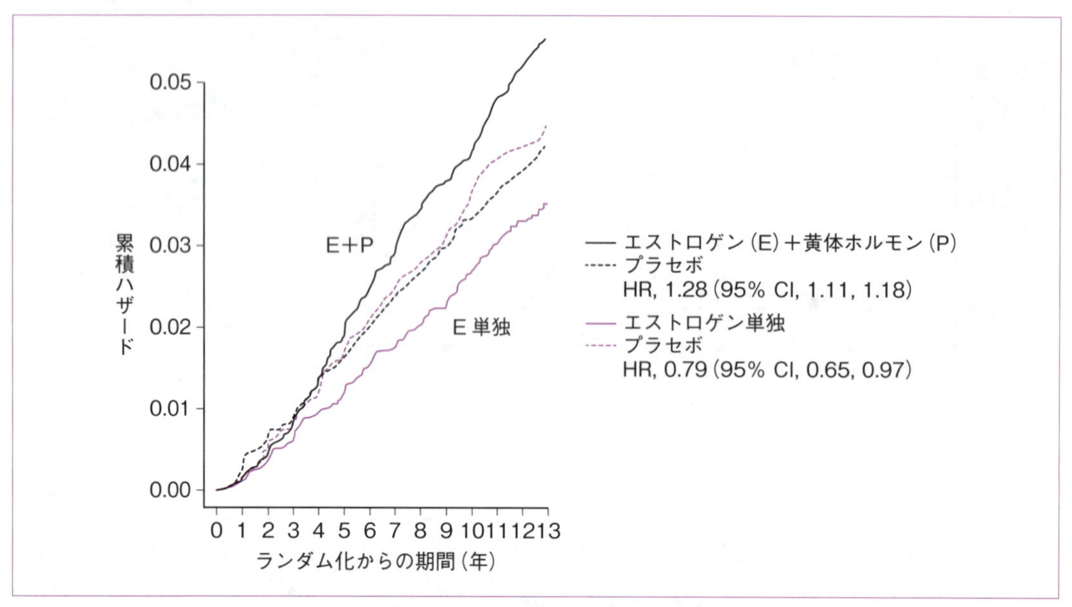

図2 WHI研究におけるHRTと乳癌リスク（Chlebowski RT, et al：J Natl Compr Canc Netw 13：917-924, 2015より）

視されている。合成黄体ホルモンは乳癌リスクを上昇させると考えられているが[9]，微粒子化した経口の天然型プロゲステロンや，天然型プロゲステロンの立体異性体であるジドロゲステロンでは，リスクの上昇がみられなかったと報告されている[12]。

『ホルモン補充療法ガイドライン2017年度版』にも，「乳癌リスクに及ぼすHRTの影響は小さい」と明記されており，現状ではEPTは5年以上の投与により乳癌のリスクを上げる可能性があるが，遅発閉経婦人のリスクと同程度であり，死亡率は変わらないと考えられる。また，ETに関しては必ずしも乳癌を増加させるとは断定できないと考えられる。ただし，乳癌の既往者に対するHRTは勧められない。

b. 子宮頸癌，子宮体癌，卵巣癌，その他の婦人科がん

① 子宮頸癌

子宮頸癌は組織型により扁平上皮癌と腺癌に分けられる。2012年に発表された後方視的研究において，EPTを5年以上施行した女性において，扁平上皮癌のリスクは低下していた（SIR 0.34）のに対し，腺癌のリスクは上昇していた（SIR 1.83）ことから[13]，HRTは扁平上皮癌のリスクには影響を与えないが，子宮頸部腺癌のリスクは上昇させる可能性があると考えられる。

② 子宮内膜癌

有子宮女性におけるETによる子宮内膜癌リスクの上昇（RR 2.3）は黄体ホルモン併用（EPT）によって解決した（RR 0.4）と考えられている[14]。わが国の報告でも，ケースコントロール研究であるが，RR 0.930（95% CI 0.631-1.410）とHRTによる子宮内膜癌の増加はみられていない[15]。

EPTでは持続的併用投与法のほうが，周期的併用投与法に比べて子宮内膜癌の発生が少ないことがわかっている。最近のシステマティックレビューでも，周期的併用投与法では5年以内の使用でも子宮内膜癌リスクが上昇する可能性があるが，持続的併用投与法ではHRT未使用者よりもリ

スクが低い可能性があると報告されており，少なくとも持続的併用投与法では子宮内膜癌リスクは上昇しない[16)]。

③ 卵巣癌

HRTにより卵巣癌のリスクは上昇する可能性がある[17,18)]。最近のメタアナリシスでは後方視的研究では有意差を認めなかったものの，前方視的研究でRR 1.37（95% CI 1.27-1.48）と上昇していた[19)]。組織型別にリスクが異なることも知られており，漿液性腺癌と類内膜腺癌では有意にリスクが上昇していたが，他の組織型ではリスク上昇はみられなかったと報告されている[19)]。また，HRTによる卵巣癌リスクは中止により消失する[17)]。

④ その他の婦人科がん

外陰癌，腟癌については，RR 1.2（95% CI 0.7-1.8）[20)]という報告がある。これらの癌はその多くが扁平上皮癌であり，HRTの影響は少ないものと考えられる。一方，子宮肉腫，特に低異型度子宮内膜間質肉腫はエストロゲンに反応して増殖・進展することから，HRTの禁忌とされているため注意が必要である[21)]。

c. 大腸癌

HRT，特にEPTは大腸癌のリスクを低下させると考えられている[1)]。WHI研究の長期フォローアップの結果でも，HR 0.62（95% CI 0.43-0.89）と有意な低下を認めていた[22)]。2015年に発表された米国内分泌学会の声明においても，EPTは大腸癌のリスクを低下させると記載されており[23)]，HRTによる大腸癌リスクの低下についてはコンセンサスが得られていると考えられる。

d. その他の消化器癌

大腸癌以外の消化器癌についてもいくつかの報告がなされている。胃癌についてはHRTによって有意に減少するというメタアナリシスが報告されている[24)]。食道癌についても，2014年のメタアナリシスにより，HRT既施行者は未施行者と比較し有意にリスクが低下していたと報告されている[25)]。

e. 皮膚癌

従来HRTにより悪性黒色腫のリスクが上昇する可能性があると考えられてきたが[26)]，近年では，HRTとの関連はないという報告もある[27)]。一方，基底細胞癌のリスクを上昇させる可能性が報告されており，特にEPTでリスクが上昇するという[28)]。

f. その他の悪性腫瘍

その他の悪性腫瘍としては，甲状腺癌，脳腫瘍，肺癌，腎臓癌のリスクに与えるHRTの影響についての報告がなされている。

甲状腺癌については，少なくともHRTによって甲状腺癌のリスクが上昇することを示す報告はない[29,30)]。

Million Women Studyにおける中枢神経系腫瘍のリスク解析では，HRTにより髄膜腫と聴神経腫瘍のリスクが上昇していた[31)]。2015年に発表されたメタアナリシスでは，髄膜腫リスクはETにおいて上昇していたが，EPTではリスクの上昇はみられなかった[32)]。以上よりHRTは髄膜腫リスクを上昇させる可能性があると考えられる。しかし，絶対リスクとしては髄膜腫では1万人女性・年に対し0.4にしかならないことには注意すべきである。

肺癌については2009年，WHI研究のサブ解析として，EPTにより肺癌による死亡率がHR 1.71

(95% CI 1.16-2.52) 有意に上昇するという報告がなされ[33]，話題となった。一方，罹患率は HR 1.23 (95% CI 0.92-1.63) と有意差を認めていない[33]。2013年に報告された25研究を対象としたメタアナリシスでは，HRT により肺癌リスクが OR 0.91 と低下していたという[34]。また，6研究のプール解析の結果でも HRT 全体で OR 0.77 と有意にリスクが低下しており[35]，11の報告によるプール解析の結果では，前方視的コホート研究においては肺癌による死亡率が低下していた[36]。以上から，現在では HRT は肺癌リスクを低下させる可能性があると考えられている。

腎臓癌に関しては，HRT 施行による罹患率，死亡率の RR はともに 0.99-1.1 と報告されており[20,37]，2013年に発表された長期にわたるコホート研究でもリスク上昇はみられておらず[38]，HRT はリスクに影響を与えないと思われる。

③ HRTによる婦人科がんの再発リスク

婦人科がんの治療は卵巣機能の消失を来すことが多く，特に閉経前に両側付属器摘出術を施行した患者に対する HRT の可否が問題となる。

a. 子宮頸癌

子宮頸部扁平上皮癌は臨床的にはエストロゲン依存性腫瘍とは考えられていない[39,40]。また，HRT とヒトパピローマウイルス (HPV) の保持や増殖との関連を示唆するような報告はみられない[39,40]。RCT でも再発率に有意差はみられておらず[41]，HRT 子宮頸部扁平上皮癌の再発リスクには影響しないと考えられる。

子宮頸部腺癌についてはエストロゲンとの関連が示唆されるが，現在までのところ，子宮頸部腺癌治療後の HRT が再発リスクを高めるとの報告はみられておらず[39]，HRT により再発リスクが上昇するとはいえないと考えられる。

b. 子宮内膜癌

子宮内膜癌治療後の HRT と再発リスクに関して，旧進行期分類Ⅲ期までの症例を対象とした6報告のメタアナリシスにおいて，OR 0.534 と有意に低下していた[42]。現在までのデータからは HRT による子宮内膜癌再発リスクの上昇は認められていない。

c. 卵巣癌

卵巣癌治療後の HRT について，2015年に報告されたメタアナリシスでは，再発・死亡リスクは HR 0.68 と有意に低下していた[43]。さらに近年欧州より報告された RCT では，約19年間のフォローアップにおいて HRT 施行者の全生存期間 (OS) が有意に延長していたと報告されており[44]，上皮性卵巣癌治療後の HRT は少なくとも再発や死亡リスクには悪影響を与えず，逆にリスクを低下させる可能性があると考えられる。

④ HRTが各種がんリスクへ与える影響の評価とその対応方法

種々の報告結果は，ある条件下の集団におけるデータであり，これを実際の臨床にそのまま当てはめることはできない。RR の解釈・評価にあたっては，その背景にある各種因子によるバイアスを勘案して慎重に判断しなければならない。解釈にあたって考慮しなければならない項目を表1にまとめた[2]。

現在のところ，HRT が癌のリスクに与える影響については未だ結論が出ていないが，エストロ

表1 報告結果を解釈するにあたって考慮しなければならない各種因子（高松 潔，太田 博：日本更年期医学会雑誌 10：87-96，2002より）

- HRTの使用薬剤・投与方法・投与量・投与期間
- 遺伝的因子
  （人種，薬物代謝酵素シトクロムP450の遺伝子多型など）
- 環境因子
- 食事・運動などの生活習慣
- 脂肪量
- 卵巣の残存の有無
- Study design
  （Endpoint—死亡率か罹患率か，患者背景，対照群によるバイアス，他の発癌リスク因子の調整など）

ゲンおよびその代謝産物の作用を考えると，どの悪性腫瘍についても各個人に対してはリスクが増大する可能性がないとは言い切れないため，慎重な対応が必要である。実際の臨床の現場での対応としては，個々の症例におけるHRT施行によるベネフィットとリスクを検討し，定期的にがん検査を含めた各種検査を施行することが必要である。

●文献

1) 日本産科婦人科学会・日本女性医学学会：ホルモン補充療法ガイドライン 2017年度版．日本産科婦人科学会，東京，2017（**ガイドライン**）
2) 高松 潔，太田 博：乳癌，子宮体癌，卵巣癌以外の悪性腫瘍に対するHRTのリスク．日本更年期医学会雑誌 10：87-96，2002（**レベルⅡ**）
3) Rossouw JE, Anderson GL, Prentice RL, et al：Risks and benefits of estrogen plus progestin in healthy postmenopausal women：principal results From the Women's Health Initiative randomized controlled trial. JAMA 288：321-333, 2002（**レベルⅡ**）[PMID：12117397]
4) Vickers MR, MacLennan AH, Lawton B, et al：Main morbidities recorded in the women's international study of long duration oestrogen after menopause（WISDOM）：a randomised controlled trial of hormone replacement therapy in postmenopausal women. BMJ 335：239, 2007（**レベルⅡ**）[PMID：17626056]
5) 髙松 潔，小川真里子：臨床医のための最新産科婦人科（先端医療シリーズ48）．先端医療技術研究所，2017（**レベルⅣ**）
6) Feigelson HS, Henderson BE：Estrogens and breast cancer. Carcinogenesis 17：2279-2284, 1996（**レベルⅢ**）[PMID：8968038]
7) Yager JD：Mechanisms of estrogen carcinogenesis：The role of E2/E1-quinone metabolites suggests new approaches to preventive intervention--A review. Steroids 99：56-60, 2015（**レベルⅢ**）[PMID：25159108]
8) Program. NT. 14th Report on Carcinogens 2016 https://ntp.niehs.nih.gov/pubhealth/roc/index-1.html（**レベルⅢ**）
9) Beral V, Million Women Study C：Breast cancer and hormone-replacement therapy in the Million Women Study. Lancet 362：419-427, 2003（**レベルⅢ**）[PMID：12927427]
10) Chlebowski RT, Aragaki AK, Anderson GL：Menopausal Hormone Therapy Influence on Breast Cancer Outcomes in the Women's Health Initiative. J Natl Compr Canc Netw 13：917-924, 2015（**レベルⅡ**）[PMID：26150583]
11) de Villiers TJ, Hall JE, Pinkerton JV, et al：Revised Global Consensus Statement on Menopausal Hormone Therapy. Climacteric 19：313-315, 2016（**ガイドライン**）[PMID：27322027]
12) Fournier A, Berrino F, Clavel-Chapelon F：Unequal risks for breast cancer associated with different hormone replacement therapies：results from the E3N cohort study. Breast Cancer Res Treat 107：103-111, 2008（**レベルⅢ**）[PMID：17333341]
13) Jaakkola S, Pukkala E, K Lyytinen H, et al：Postmenopausal estradiol-progestagen therapy and risk for uterine cervical cancer. Int J Cancer 131：E537-543, 2012（**レベルⅡ**）[PMID：22024969]
14) Grady D, Gebretsadik T, Kerlikowske K, et al：Hormone replacement therapy and endometrial cancer risk：a meta-analysis. Obstet Gynecol 85：304-313, 1995（**レベルⅠ**）[PMID：7824251]
15) 水沼英樹：HRTと子宮内膜がんリスク 本邦における調査研究から．日本更年期医学会雑誌 10：77-80，2002（**レベルⅢ**）
16) Sjogren LL, Morch LS, Lokkegaard E：Hormone replacement therapy and the risk of endometrial cancer：A systematic review. Maturitas 91：25-

35, 2016 (レベルⅡ) [PMID : 27451318]
17) Beral V, Million Women Study C, Bull D, et al : Ovarian cancer and hormone replacement therapy in the Million Women Study. Lancet 369 : 1703-1710, 2007 (レベルⅠ) [PMID : 17512855]
18) Lacey JV Jr, Brinton LA, Leitzmann MF, et al : Menopausal hormone therapy and ovarian cancer risk in the National Institutes of Health-AARP Diet and Health Study Cohort. J Natl Cancer Inst 98 : 1397-1405, 2006 (レベルⅡ) [PMID : 17018786]
19) Collaborative Group On Epidemiological Studies Of Ovarian Cancer, Beral V, Gaitskell K, et al : Menopausal hormone use and ovarian cancer risk : individual participant meta-analysis of 52 epidemiological studies. Lancet 385 : 1835-1842, 2015 (レベルⅠ) [PMID : 25684585]
20) Persson I, Yuen J, Bergkvist L, et al : Cancer incidence and mortality in women receiving estrogen and estrogen-progestin replacement therapy--long-term follow-up of a Swedish cohort. Int J Cancer 67 : 327-332, 1996 (レベルⅢ) [PMID : 8707404]
21) Baber RJ, Panay N, Fenton A, et al : 2016 IMS Recommendations on women's midlife health and menopause hormone therapy. Climacteric 19 : 109-150, 2016 (ガイドライン) [PMID : 26872610]
22) Manson JE, Chlebowski RT, Stefanick ML, et al : Menopausal hormone therapy and health outcomes during the intervention and extended poststopping phases of the Women's Health Initiative randomized trials. JAMA 310 : 1353-1368, 2013 (レベルⅡ) [PMID : 24084921]
23) Stuenkel CA, Davis SR, Gompel A, et al : Treatment of Symptoms of the Menopause : An Endocrine Society Clinical Practice Guideline. J Clin Endocrinol Metab 100 : 3975-4011, 2015 (ガイドライン) [PMID : 26444994]
24) Camargo MC, Goto Y, Zabaleta J, et al : Sex hormones, hormonal interventions, and gastric cancer risk : a meta-analysis. Cancer Epidemiol Biomarkers Prev 21 : 20-38, 2012 (レベルⅠ) [PMID : 22028402]
25) Lagergren K, Lagergren J, Brusselaers N : Hormone replacement therapy and oral contraceptives and risk of oesophageal adenocarcinoma : a systematic review and meta-analysis. Int J Cancer 135 : 2183-2190, 2014 (レベルⅠ) [PMID : 24676860]
26) Beral V, Banks E, Reeves G, et al : Use of HRT and the subsequent risk of cancer. J Epidemiol Biostat 4 : 191-210, 1999 (レベルⅡ) [PMID : 10695959]
27) De Giorgi V, Gori A, Sevarese I, et al : Role of BMI and hormone therapy in melanoma risk : a case-control study. J Cancer Res Clin Oncol. 143 : 1191-1197, 2017 (レベルⅢ) [PMID : 28289899]
28) Cahoon EK, Kitahara CM, Ntowe E, et al : Female Estrogen-Related Factors and Incidence of Basal Cell Carcinoma in a Nationwide US Cohort. J Clin Oncol 33 : 4058-4065, 2015 (レベルⅢ) [PMID : 26527779]
29) La Vecchia C, Ron E, Franceschi S, et al : A pooled analysis of case-control studies of thyroid cancer. III. Oral contraceptives, menopausal replacement therapy and other female hormones. Cancer Causes Control 10 : 157-166, 1999 (レベルⅡ) [PMID : 10231164]
30) Braganza MZ, de Gonzalez AB, Schonfeld SJ, et al : Benign breast and gynecologic conditions, reproductive and hormonal factors, and risk of thyroid cancer. Cancer Prev Res (Phila) 7 : 418-425, 2014 (レベルⅢ) [PMID : 24449056]
31) Benson VS, Pirie K, Green J, et al : Hormone replacement therapy and incidence of central nervous system tumours in the Million Women Study. Int J Cancer 127 : 1692-1698, 2010 (レベルⅢ) [PMID : 20091865]
32) Benson VS, Kirichek O, Beral V, et al : Menopausal hormone therapy and central nervous system tumor risk : large UK prospective study and meta-analysis. Int J Cancer 136 : 2369-2377, 2015 (レベルⅡ) [PMID : 25335165]
33) Chlebowski RT, Schwartz AG, Wakelee H, et al : Oestrogen plus progestin and lung cancer in postmenopausal women (Women's Health Initiative trial) : a post-hoc analysis of a randomised controlled trial. Lancet 374 : 1243-1251, 2009 (レベルⅡ) [PMID : 19767090]
34) Yao Y, Gu X, Zhu J, et al : Hormone replacement therapy in females can decrease the risk of lung cancer : a meta-analysis. PLoS One 8 : e71236, 2013 (レベルⅠ) [PMID : 23967172]
35) Pesatori AC, Carugno M, Consonni D, et al : Hormone use and risk for lung cancer : a pooled analysis from the International Lung Cancer Consortium (ILCCO). Br J Cancer 109 : 1954-1964, 2013 (レベルⅡ) [PMID : 24002594]
36) Li W, Lin X, Wang R, et al : Hormone therapy and lung cancer mortality in women : Systematic review and meta-analysis. Steroids 118 : 47-54, 2017 (レベルⅠ) [PMID : 27964943]
37) Adami HO, Persson I, Hoover R, et al : Risk of cancer in women receiving hormone replacement therapy. Int J Cancer 44 : 833-839, 1989 (レベルⅢ) [PMID : 2583865]
38) Karami S, Daugherty SE, Schonfeld SJ, et al : Reproductive factors and kidney cancer risk in 2 US cohort studies, 1993-2010. Am J Epidemiol 177 : 1368-1377, 2013 (レベルⅡ) [PMID : 23624999]
39) Singh P, Oehler MK : Hormone replacement after gynaecological cancer. Maturitas 65 : 190-197, 2010 [PMID : 20018467]
40) Guidozzi F, Daponte A : Estrogen replacement therapy for ovarian carcinoma survivors : A randomized controlled trial. Cancer 86 : 1013-1018, 1999 [PMID : 10491528]

41) Ploch E：Hormonal replacement therapy in patients after cervical cancer treatment. Gynecol Oncol 26：169-177, 1987 (レベルⅡ) [PMID：2433195]
42) Shim SH, Lee SJ, Kim SN：Effects of hormone replacement therapy on the rate of recurrence in endometrial cancer survivors：a meta-analysis. Eur J Cancer 50：1628-1637, 2014 (レベルⅡ) [PMID：24685478]
43) Li D, Ding CY, Qiu LH：Postoperative hormone replacement therapy for epithelial ovarian cancer patients：a systematic review and meta-analysis. Gynecol Oncol 139：355-362, 2015 (レベルⅠ) [PMID：26232517]
44) Eeles RA, Morden JP, Gore M, et al：Adjuvant Hormone Therapy May Improve Survival in Epithelial Ovarian Cancer：Results of the AHT Randomized Trial. J Clin Oncol 33：4138-4144, 2015 (レベルⅡ) [PMID：26417001]

Exercise 62-4

正しいものはどれか。1つ選べ。

a HRTによる乳癌リスクはEPTよりETのほうが高い。
b HRTにより胃癌リスクが上昇する。
c EPT周期併用投与法のほうが持続的併用投与法よりも子宮内膜癌リスクが低い。
d HRTにより大腸癌リスクが低下する。
e HRTにより卵巣癌リスクが低下する。

解答は537頁へ

2 OC・LEP

CQ 63 OC・LEPが適応となる疾患・病態は？

① はじめに：OC・LEPの歴史的経緯

経口避妊薬（OC）は，1960年に米国FDAがノルエチノドレル（norethynodrel）9.85mgとメストラノール（mestranol）0.15mgを含有したEnovid 10®の使用を初めて承認して以来，女性が主体的に施行でき，かつ有効性の高い避妊法として世界各国で使用されるようになった[1)]。今日では黄体ホルモン単剤のタイプもあるが，OCの多くはこのようなエストロゲンと黄体ホルモンの合剤からなっている。しかしながら，OCの服用による重篤な副作用として，エストロゲン由来の静脈血栓塞栓症（VTE）と動脈血栓塞栓症（ATE）に起因した心筋梗塞が問題となった。特にVTEに関しては，FDAの承認が得られたわずか1年後の1961年にOC服用者における肺塞栓症（pulmonary embolism）の発症例が初めて報告され，その後OC服用とVTEの発症リスクに関する疫学調査が実施された[2)]。その結果，FDAは1970年にOCのエストロゲン（エチニルエストラジオール）含有量を0.05mg（50μg）未満にすべきであるという勧告を出し，その結果として承認当初使用されていたOCよりもエストロゲン量の低用量化が図られるようになり，今日ではいわゆる「低用量OC」がその主流となっている。

わが国においては，米国での承認から約40年後の1999年6月にようやく当時の厚生省から正式な認可がなされ，同年9月より薬価のつかない「生活改善薬」として発売されるに至った[1]。OCの主たる使用目的は，言わずと知れた「避妊」にあるが，その副効用（避妊以外の潜在的効用）として，The American College of Obstetricians and Gynecologists（ACOG）は，OCに関するガイドラインの中で表1に示すような疾患・病態を挙げている[3]。そしてわが国では低用量OCと同じ成分のEP配合剤が2008年と2010年に月経困難症の治療薬として保険収載された。現在では避妊を目的としたOCと区別するために，組成は同じであるものの保険適用のあるEP配合剤をlow dose estrogen progestin（LEP）と呼ぶことが慣例になっている。2015年には『低用量経口避妊薬，低用量エストロゲン・プロゲスチン配合薬ガイドライン（OC・LEPガイドライン）』が発刊された[4]。このOC・LEPガイドラインは，OC・LEPの適正使用を広く普及させることで女性ヘルスケア向上に貢献している。

表1 OCの避妊以外の潜在的効用
（Committee on practice bulletins-gynecology : Practice Bulletin 110 : 1-13, 2010より改変）

- 月経周期の正順化
- 不正性器出血の治療
- 月経困難症の治療
- 生活スタイルに配慮した無月経の誘導
- 月経前症候群の治療
- 月経関連片頭痛の予防
- 子宮内膜癌，卵巣癌，大腸癌の発症リスクの軽減
- 痤瘡や多毛症の治療
- 骨密度の改善
- 子宮筋腫由来の性器出血の治療
- 子宮内膜症由来の骨盤痛の治療

❷ OC・LEPの避妊に対する作用機序

OCによる避妊効果の作用機序として最も重要なものは，視床下部からのゴナドトロピン放出ホルモン（GnRH）の分泌を抑制し，その結果として卵胞刺激ホルモン（FSH）や黄体化ホルモン（LH）の分泌を抑えることによる卵胞の発育および排卵抑制である[1,4]。それ以外にも，子宮頸管粘液の分泌抑制作用や子宮内膜の非定型的分泌期像による受精卵の着床抑制作用なども知られており[5]，これらの作用が総合して，100人の女性がOCを開始してから1年間で「理想的な使用（選んだ避妊法を正しく続けて使用する場合）」で避妊を失敗する割合が0.3，「一般的な使用（飲み忘れを含め一般的に使用する場合）」での失敗の割合が8という，他の避妊法と比べて高い避妊効果[5]を発揮すると考えられている。

❸ わが国で使用可能なOC・LEPの種類

わが国で認可されているOC・LEPは，エストロゲンはすべてエストロゲン活性の高い合成エストロゲンであるエチニルエストラジオール（EE）を，黄体ホルモンは第1世代がエストラン系のノルエチステロン（NET），第2世代がゴナン系のレボノルゲストレル（LNG），第3世代が同じくゴナン系のデソゲストレル（DSG），第4世代がスピロラクトン系のドロスピレノン（DRSP）を用いている。各黄体ホルモンの特徴としては，NETは弱いアンドロゲン作用とエストロゲン作用を有し，LNGはNETと比較して強い黄体ホルモン作用とアンドロゲン作用を有し，DSGは黄体ホルモン作用は高いがLNGと比較してアンドロゲン作用が低く[2,5]，DRSPはアンドロゲン作用がなく，弱い抗ミネラルコルチコイド作用を有している。多くの製剤は1サイクルで実薬を21日間連続して服用する方式をとっているが，その後の7日間を休薬するタイプ（21錠シート）と，次周期の飲

表 2　わが国で使用可能な OC・LEP 製剤一覧

		ホルモン種類と含有量（1 錠中）		製品名	レジメン		OC/LEP
		エストロゲン	プロゲスチン		ホルモン内服期間（日）	ホルモンフリー期間（日）	
一相性	1 mg NET 0.035 mg EE	EE 0.035 mg	NET 1 mg	ルナベル®LD	21	7	LEP
	1 mg NET 0.02 mg EE	EE 0.02 mg	NET 1 mg	ルナベル®ULD	21	7	LEP
	0.09 mg LNG 0.02 mg EE	EE 0.02 mg	LNG 0.09 mg	ジェミーナ®	21 or 77	7	LEP
	0.15 mg DSG 0.03 mg EE	EE 0.03 mg	DSG 0.15 mg	マーベロン®21 マーベロン®28 ファボワール®21 ファボワール®28	21	7	OC
	3 mg DRSP 0.02 mg EE	EE 0.02 mg	DRSP 3 mg	ヤーズ® ヤーズフレックス®	24 or 120	4	LEP
三相性	1 mg 0.5 mg　NET　0.5 mg 0.035 mg EE	EE 0.035 mg EE 0.035 mg EE 0.035 mg	NET 0.5 mg NET 1 mg NET 0.5 mg	シンフェーズ®T28	21	7	OC
	0.125 mg 0.075 mg 0.05 mg　LNG 0.03 mg　0.04 mg　0.03 mg EE	EE 0.03 mg EE 0.04 mg EE 0.03 mg	LNG 0.05 mg LNG 0.075 mg LNG 0.125 mg	アンジュ®21 アンジュ®28 トリキュラー®21 トリキュラー®28 ラベルフィーユ®21 ラベルフィーユ®28	21	7	OC

EE：エチニルエストラジオール，NET：ノルエチステロン，LNG：レボノルゲストレル，DSG：デソゲストレル，DRSP：ドロスピレノン

み忘れを防ぐためにその後の 7 日間にプラセボ薬を服用することで全体として 28 日間の連続服用とするタイプ（28 錠シート）に分類される。28 錠シートの中には 24 日間の実薬と 4 日間のプラセボ薬で 28 日周期とするシートタイプがある。基本的に OC では 28 日周期中 7 日間の休薬期間があり，そこで月経がみられたが，これはあくまでも自然周期に近い月経周期にするためであった。しかし，休薬期間を設定することで，毎月月経があることに加え，月経痛や頭痛などの症状が起こる場合があった[6)]。そのため，休薬またはプラセボ薬内服期間などホルモンフリーの期間を少なくする目的で，実薬 120 日間内服後に 4 日間プラセボ薬を内服するタイプや 77 日間実薬内服後にプラセボ薬 7 日間を内服するタイプの LEP がある。このような使用法に対応するため 28 錠すべてが実薬のシートも発売されている。ホルモン量が 21 日間すべて同量であるものを一相性，後半にホルモン量が増量されるものを二相性（1999 年 6 月の認可時には，このタイプのものが 1 製剤あったが，現在は発売されていない），3 段階にホルモン量が変更されるものを三相性と称している。

表 2 には，2019 年 3 月現在わが国で低用量 OC・LEP として販売されている製剤を示す。一相性には第 1 世代から第 4 世代まですべて揃っており，第 2 世代と第 4 世代の LEP は長期連続使用が認められている。三相性のものは OC のみで 21 日型で 3 製剤，28 日型で 4 製剤の計 7 製剤ある。

④ OCの避妊以外の副効用

冒頭でも述べたように，ACOGのガイドラインの中で，OCの避妊以外の副効用について簡潔にまとめられている（表1）[3]。副効用の中で月経困難症に関してはわが国では保険適用が認められたEP製剤がLEPとして使用されている。以下にはこれらの副効用のうち，わが国の女性医学の分野でも女性の恒常的なQOLの改善のため，今後のさらなる使用経験を踏まえてその効用を評価すべきものについて述べる。

a. 卵巣機能不全に伴う不正性器出血の管理

従来から若年者の続発性無月経には，OC以外のエストロゲン製剤および黄体ホルモン製剤が用いられている。しかしながら，無排卵性周期によって引き起こされる月経不順のうち不正性器出血の量や期間が長いタイプの場合には，むしろ低用量OCのほうが出血のコントロールがしやすい場合もある。服用方法も，実薬の服用を21日間ではなく4カ月単位（84日）として，そこに7日間の休薬を入れるというレジメンも紹介されている[3]。

b. 月経困難症の治療

月経困難症は，性成熟期女性に高頻度に認められる病態であり，激しい月経痛によりQOLの低下を招く。OCには，月経時の疼痛のトリガーとなる子宮内膜におけるプロスタグランジン産生を減少させる効果があり，小規模なRCTや疫学調査により月経困難症に対する有効性が証明されている[3]。

OCを月経困難症の治療目的で使用することはできるが，わが国では，月経困難症に対する保険適用があるLEP製剤として，EEとNETの配合錠（ルナベル®），EEとDRSPの配合錠（ヤーズ®），EEとLNG配合薬（ジェミーナ®）の3種類が発売されており，日常診療の中に既に定着している。また，LNG単独の子宮内黄体ホルモン放出システム（ミレーナ®）にも適応疾患として月経困難症が挙げられており，月経困難症の治療の選択肢がさらに広がりつつある。

c. 月経前症候群の治療

月経前症候群（PMS）は，症状の発現時期に特徴があり診断は比較的容易であるが，その病因が未だ十分解明されていないため，明確な治療指針までは確立されていない。しかしながら症状が出現する時期が月経発来の7〜10日前ということを考えると，排卵後の女性ホルモンの急激な変動がその病態に関与している可能性は高いと言える。実際に，PMSの患者に対してOCを服用させ排卵の抑制を図ることで，症状の軽減ないし消失が認められる症例は存在するが，RCTでの有用性までは証明されていない状況である[7,8]。しかしながら，LEPの一つであるヤーズ®の月経前不快気分障害（PMDD）患者に対する有用性を検討したRCT[9]では，プラセボと比較して有意な改善効果を認めている。2016年にRoyal College of Obstetricians and Gynecologists（RCOG）はEE/DRSP配合錠をPMS治療として推奨している[10]。

d. 月経関連片頭痛の予防的治療

片頭痛は，疫学的に男性より女性に多い機能性頭痛であり，月経はその最大のトリガーであると言われている。そのため，片頭痛発作が月経時に一致して生じる純粋月経時片頭痛と月経時以外の時期にも生じる月経関連片頭痛という病態が存在する。頭痛学のテキストの一つである“Wolff's Headache and Other Head Pain”[11]には，「OCが重度の月経困難症や子宮内膜症のような排卵抑制を行う適応のある婦人科疾患に関連した難治性の月経関連片頭痛患者に有効な場合がある」との記載もみられ，頭痛診療においても一般的な片頭痛よりも難治性である月経関連片頭痛に対する治療の1つの選択肢として検討に値すると言える。

e. 子宮内膜癌，卵巣癌，大腸癌の発症リスクの軽減

OC服用により子宮体がん（子宮内膜癌）のリスクは低下することが知られており，2013年のシステマティックレビューで，OC使用により子宮体がんのリスクはOR 0.57（0.43-0.77）になると報告された[12]。さらにOC中止後も子宮体がんリスクの低下効果は持続する。卵巣癌についても2013年のメタアナリシスではOC使用でリスクは低下し，10年以上の使用でリスクが50％減少すると報告された[13]。大腸癌に対するメタアナリシスではOC使用によりリスクはRR 0.82（0.76-0.86）に減少することが明らかになった。大腸癌は女性の癌死因の中で最も多いことを考えると[14]，OCの副効用の中でも注目に値するものと思われる。

f. 骨密度改善

女性の一生涯における骨密度の変化は，エストロゲンの変化と関連しており，ホルモン補充療法（HRT）が骨密度増加だけでなく骨折予防にも効果があることは周知の事実である。OC使用者による小規模前方視的研究でOCの骨密度減少効果の可能性を示唆する報告もあったが，2014年および2015年のコクランレビューでは骨密度の変化では一定した見解が得られていない[15,16]。思春期女性の骨密度に対する影響について，2019年のメタアナリシスではOC使用により骨密度の低下が指摘されたが，現時点ではRCTによる検討がされておらず，今後検証が必要である[17]。

g. 子宮筋腫，子宮内膜症の症状軽減

子宮筋腫や子宮内膜症の治療薬としては，視床下部のGnRH受容体に作用することで排卵を抑制し，かつエストロゲン分泌を抑制するGnRH agonistが主流であったが，その副作用として低エストロゲン状態に起因する血管運動神経症状や骨密度低下が指摘されており，長期的な使用が難しい側面がある。OCは，これらの病態を増悪させることなく，子宮筋腫による子宮出血の減少や子宮内膜症による骨盤痛の軽減効果があり[3]，治療の選択肢の一つとしてその活用が期待される。

⑤ OCの副作用

OCの使用にあたって最もその発症に注意すべき副作用は，VTEである。活性化プロテインC（Activated protein C；APC）は血栓形成に抑制的に作用するが，OC内服はAPC抵抗性の状態を惹起するため，血栓を形成しやすい状況になる。内服するEE量が多くなるのに伴いAPC抵抗性が増加し，VTEリスクも増加する。OCに含まれるEEが30 μgのVTEリスクを1とした場合，50 μg EEではVTEリスクが1.9（1.1～3.4）と有意に増加する。20 μg EEではリスクが0.8（0.5～1.2）と有意差は認めない[4]。OC非使用者のVTE発症頻度は1～5/10,000婦人・年に対して，OC使用者3～9/10,000婦人・年である。わが国の10～59歳におけるLEP（EE 30 μg＋NET，EE 20 μg＋DRSP）使用者のVTEおよびATE発症頻度はそれぞれ3.26/10,000婦人・年，0.81/10,000婦人・年である。各年代によるVTE発症頻度は，1.88（20～29歳），2.27（30～39歳），5.72（40～49歳），8.46（50～59歳）/10,000婦人・年と年齢とともにリスクが増加している。またBMI 25以上のOC使用者は，普通体重女性に比較してVTEリスクがOR 2.32（1.71-3.15）に，ATEリスクがOR 1.16（0.62-2.18）になる[18]。このように年齢および肥満とともにリスクは増加するので，40歳以降の女

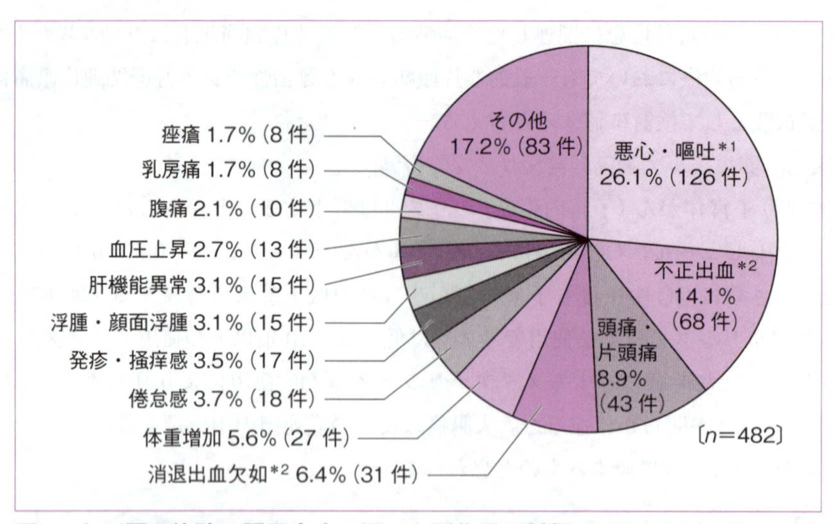

図1 わが国の治験で服用中止に至った副作用の種類（文献1より）（文献29改変）
副作用による総中止率：10.4%（514/4,958）。
図は副作用による総中止例数（514例）のうち，副作用の詳細が明らかな354例（482件）の内訳を示したものである。
*1 悪心と嘔吐を合併しているものは1件として集計した。ただし，悪心と嘔吐が分けられて論文中に記載されているものは，それぞれの項目を1件として集計した。
*2 論文によっては，不正出血，消退出血の欠如を副作用として扱っていないものがあるがこれらをすべて，副作用として集計した（ただし，妊娠確認例は集計から除外した）。
注）複数の副作用がみられたものも多いので，必ずしも単一の副作用による中止例とは限らない。

性にOC・LEPを使用する場合は，注意を要する。わが国におけるATE発症頻度は決して多くないが，VTE同様に喫煙習慣や肥満・高血圧を有する女性や，40歳以上でこれらの条件件を満たす女性では特に注意が必要である。

OCは黄体ホルモン製剤の種類により第1世代から第4世代まで分類されているが，OCの種類によりVTE発症頻度の差については一定の見解が確立していないものの[4)]，第2世代（LNG）に比較して第3世代，第4世代でわずかにVTE発症頻度が増加すると報告されている[19,20)]。

日常臨床でOCの服用中止に至る原因としては，VTEや心筋梗塞のような重篤な副作用ではなくマイナートラブルのほうがむしろ問題となる。図1には，わが国で行われたOCの臨床治験において服用中止に至った副作用の具体的内容を示す[1)]。それによれば，最も多かった副作用は，悪心・嘔吐（26.1%）であり，次いで不正出血（14.1%），頭痛・片頭痛（8.9%）の順となっていた。片頭痛に関しては，「❹OCの避妊以外の副効用」の項で述べたような月経関連片頭痛を含めた，いわゆる前兆のないタイプの場合は，OCを使用することによるメリットのほうが期待されるが，前兆のある片頭痛を有する女性では将来的な脳卒中のリスクとの関連で，World Health Organization（WHO），ACOG，International Headache Society（HIS）のいずれのガイドライン[21-23)]でも「容認できない健康上リスクがある」としてOCの使用は認めていない。前兆のある片頭痛を有する女性がOCを使わない場合の脳卒中発症のリスクがOR 2.7（1.9-3.7）であるのに対し，前兆のある片頭痛を有する女性がOCを使用するとリスクがOR 6.1（3.1-12.1）と大きく増加する[24)]。OC・LEPガイドラインでも前兆のある片頭痛患者への投与は禁忌となっている[4)]。

⑥ OC処方時の留意点

わが国でのOCの正式認可に伴い，直ちに日本産科婦人科学会を中心とした関連6団体より『低用量経口避妊薬の使用に関するガイドライン（改訂版）』が作成され[25]，その後OCと同成分であるEP製剤が月経困難症に対し保険収載されたことを受け，2015年には『低用量経口避妊薬，低用量エストロゲン・プロゲスチン配合薬ガイドライン（OC・LEPガイドライン）』が作成された[4]。図2には，『低用量経口避妊薬の使用に関するガイドライン（改訂版）』に明記されているOC初回処方時の手順概略を示す。OC・LEPガイドラインでもOCの服用希望者が来院した場合，まずは問診を行うことで使用禁忌疾患や慎重投与疾患（OC・LEPガイドラインに記されているものを表3に示す）の有無をスクリーニングし，かつ高血圧のスクリーニングを行うことが推奨されている。その際に，忙しい一般外来で簡潔に投与禁忌疾患をスクリーニングするためのツールとして，「OC・LEP初回処方時問診チェックシート」（図3）が提唱されている[4]。そして問診および血圧測定の結果を踏まえて，処方を開始する前に行うべき検査を決定する。ホルモン補充療法（HRT）の施行前検査[26]と異なり，症例に応じて，子宮頸部細胞診・乳房検査・性感染症検査・血液凝固機能検査などを行うとされており，必須項目とはしていない。その上で，服用に関しての注意事項として，①正しい服用方法と飲み忘れた場合の対応，②副作用の説明，③副効用の説明，④妊娠への注意，⑤定期的な受診，⑥処方の間隔・期間を挙げている。

⑦ おわりに：女性医学におけるOC・LEPの役割

本項の最後に女性医学の分野におけるOCの役割について，OCの本来的な効果である「避妊」とそれ以外の副効用に分けて示す。

a. 避妊法の一つとしての役割

冒頭で述べたようにOCは，女性が主体的に施行でき，かつ有効性の高い避妊法であり，その役割は今日でも揺らぐことはない。したがって性成熟期から更年期にかけての月経を有する女性が「避妊の手段」としてOCを選択希望した場合は，その絶対的禁忌や副作用のリスクが極めて高い場合を除けば，その適応を考慮すべきである。ただし何歳まで服用すべきかという問題に関しては，客観的なデータから検証する必要がある。多くの産婦人科臨床医の経験上は，高度な生殖医療を施さない限り40代半ば以降では自然妊娠に至る症例は比較的稀だと考えられるが，完全な無排卵性周期にならない限り妊娠の可能性が100％ないとは言い難い。この問題に関して大蔵ら[2]は，厚生労働省母体保護関係報告[27]を参考資料として意見を述べている。すなわち，40歳以降の人工妊娠中絶施行件数は，40〜44歳で17,066件（4.1人/年齢階級別女子人口1,000人あたり），45〜49歳で1,379件（0.4人/同1,000人あたり），50歳以上で22件とのことであり，40〜44歳に比べて，45〜49歳ではその施行件数は大幅な低下を示してはいるが，その数字はまだ完全に看過できるレベルではない。50歳以上になれば，全国でわずか22件ということであり，年齢階級別女子人口1,000人あたりの比率はかなりゼロに近いものと考えられる。したがってこれらのデータを踏まえれば，OCを本来の目的で使用する場合でも，50歳まででよいと考えられる。

b. 副効用を目的とした使用

OCには「❹OCの避妊以外の副効用」の項で述べたような様々な副効用があり，特にLEPの保

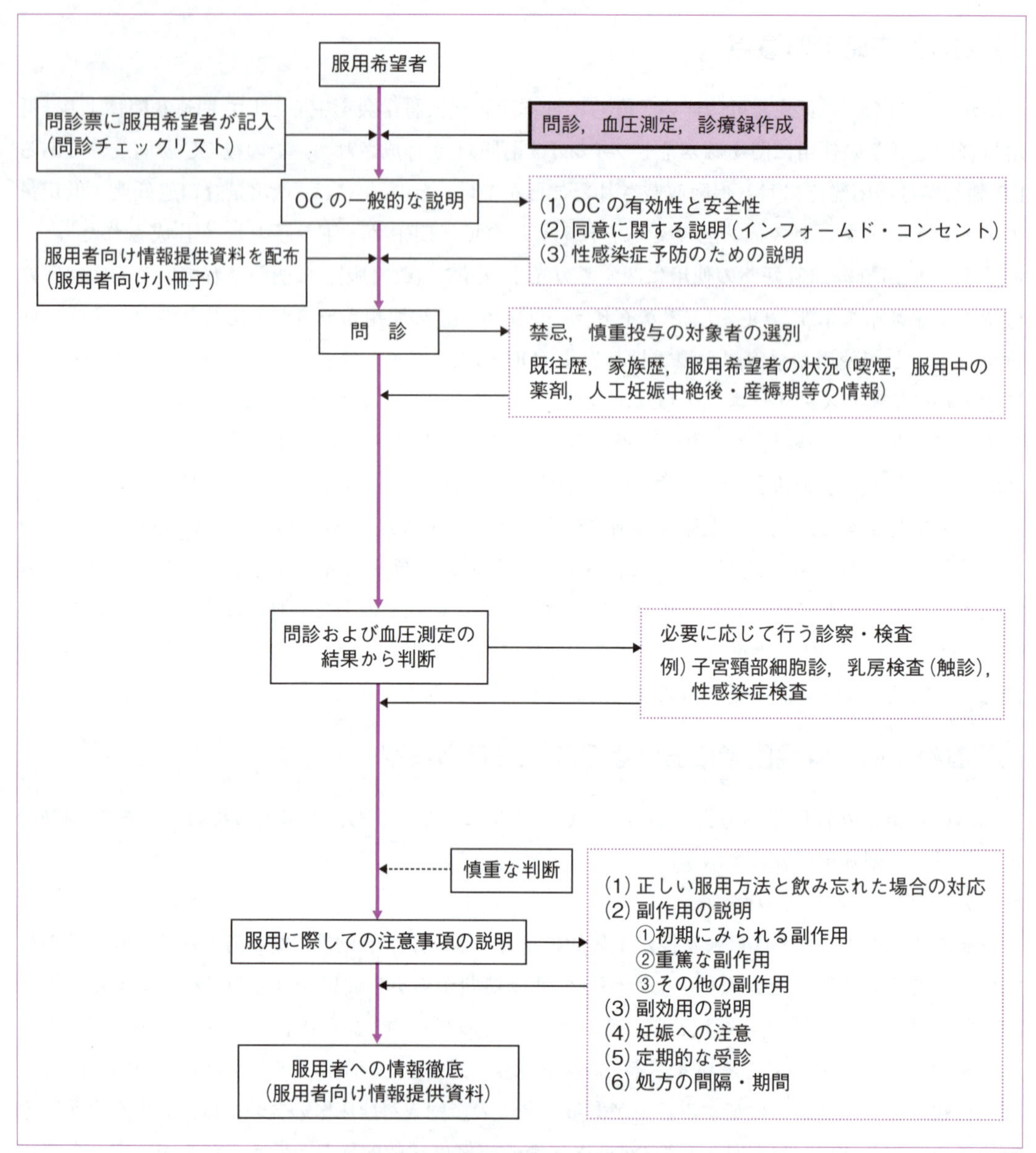

図 2　低用量経口避妊薬 (OC) の処方の手順概略 (初日処方時) (日本産科婦人科学会編：日産婦誌 58：894-962，2006 より)
OC 希望者に対し必要な問診と血圧を測定し，その結果を踏まえて，OC 服用に適した者に処方することが望まれる。

険適用である月経困難症以外の月経に関連した諸問題 (月経不順，PMS，月経関連片頭痛など) や子宮筋腫ないし子宮内膜症の治療薬として，他の治療法で難渋するようなケースには積極的にその使用を検討してもよいと思われる。ただし，40 歳以上の女性で使用する場合には，特に VTE の危険因子に留意し，十分なインフォームド・コンセントが必要と考えられる。

また更年期女性においては，HRT との使い分けや OC・LEP から HRT への切り替えという大きな課題がある。HRT は，更年期における卵巣機能の低下により失われていく女性ホルモン (主に

表3 OC服用の慎重投与と禁忌（日本産科婦人科学会編：OC・LEPガイドライン2015年度版．2015，p94より）

	慎重投与	禁忌
年齢	40歳以上	初経発来前，50歳以上（*1）または閉経後
肥満	BMI 30以上	
喫煙	喫煙者（禁忌の対象者以外）	35歳以上で1日15本以上（*2）
高血圧	軽症の高血圧症（*3）（妊娠中の高血圧の既往も含む）	重症の高血圧症（*4）
糖尿病	耐糖能の低下（*5）	血管病変を伴う糖尿病（*6）
妊娠		妊娠または妊娠している可能性
産後（非授乳）		産後4週以内（WHOMECでは産後21日未満）
産後（授乳中）		授乳中（WHOMECでは産後6カ月未満）
手術等		手術前4週以内　術後2週以内（*7），および長期間安静状態
心疾患	心臓弁膜症，心疾患	肺高血圧症または心房細動を合併する心臓弁膜症，亜急性細菌性心内膜炎の既往のある心臓弁膜症
肝臓・胆囊疾患	肝障害，肝腫瘤（*8），胆石症	重篤な肝障害（*9），肝腫瘍（*10）
片頭痛	前兆を伴わない片頭痛	前兆（閃輝暗点，星型閃光等）を伴う片頭痛
乳腺疾患	乳癌の既往（*11），乳癌の家族歴または乳房に結節	乳癌
血栓症	血栓症の家族歴，表在性血栓性静脈炎	血栓性素因 深部静脈血栓症，血栓性静脈炎，肺塞栓症，脳血管障害，冠動脈疾患またはその既往歴
自己免疫性疾患		抗リン脂質抗体症候群
生殖器疾患	子宮頸部上皮内腫瘍（CIN），子宮頸癌（*12），有症状で治療を必要とする子宮筋腫	診断の確定していない異常性器出血
その他	ポルフィリン症 テタニー てんかん 腎疾患またはその既往歴 脂質代謝異常（*13） 炎症性腸疾患（クローン病，潰瘍性大腸炎）	過敏性素因 耳硬化症 妊娠中に黄疸，持続性掻痒症または妊娠ヘルペスの既往歴

*1 「50歳以上禁忌」についてWHOMECや添付文書には記載されていない
*2 WHOMECでは，35歳以上で1日15本未満の習慣的喫煙者はカテゴリー3，1日15本以上の習慣的喫煙者はカテゴリー4である
*3 収縮期血圧140〜159mmHgまたは拡張期血圧90〜99mmHg，コントロールされた高血圧症も含む
*4 収縮期血圧160mmHg以上または拡張期血圧100mmHg以上，または血管病変を伴う高血圧
*5 血管病変を伴わない糖尿病または耐糖能異常
*6 糖尿病性腎症，糖尿病性網膜症など
*7 30分以上の手術
*8 限局性結節性過形成など
*9 急性ウイルス性肝炎，重症肝硬変など
*10 肝細胞癌，肝細胞腺腫など
*11 発症後5年以上再発がない
*12 添付文書で子宮頸癌およびその疑いは禁忌に入っているが，慎重投与に移動
*13 添付文書で脂質代謝異常は禁忌に入っているが，慎重投与に移動

OC・LEP初回処方時問診チェックシート

記入日：西暦20____年____月____日
氏名______________________ 年齢______歳 身長______cm 体重______kg
血圧 ______/______mmHg（測定してお待ちください） BMI（______：こちらで計算します）

●最後に月経があったのはいつですか？ 西暦20____年____月____日から____日間
●不正性器出血がありますか？ □はい □いいえ
●妊娠中または妊娠している可能性がありますか？ □はい □いいえ
●現在授乳中ですか？ □はい □いいえ
●喫煙しますか？ □はい □いいえ
「はい」の場合 1日____本
●激しい頭痛や片頭痛，目がかすむことがありますか？ □はい □いいえ
「はい」の場合 □前兆を伴わない □前兆（目がチカチカする等）を伴う
●ふくらはぎの痛み，むくみ，突然の息切れ，胸の痛み，激しい頭痛，失神，目のかすみ，舌のもつれなどがありますか？ □はい □いいえ
●現在，医師の治療を受けていますか？ □はい □いいえ
「はい」の場合 病名は何ですか？（______________________）
●今までに入院や手術などを要する大きな病気にかかったことがありますか？ □はい □いいえ
「はい」の場合 それは何の病気ですか？（______________________）
●以下の病気と言われたことがありますか？
□深部静脈血栓症 □肺塞栓症 □抗リン脂質抗体症候群
□脳血管障害 □冠動脈疾患 □心臓弁膜症
□高血圧 □糖尿病 □脂質代謝異常（高脂血症） □胆嚢疾患
□子宮頸癌 □子宮体癌 □乳癌
□耳硬化症 □ポルフィリン症 □てんかん □テタニー
□クローン病 □潰瘍性大腸炎
●流産・死産を繰り返したことがありますか？ □はい □いいえ
●妊娠中に妊娠高血圧症候群，あるいは妊娠中毒症といわれたことがありますか？ □はい □いいえ
●現在，お薬やサプリメントなどを服用していますか？ □はい □いいえ
「はい」の場合 それは何というお薬ですか？（______________________）
●今までにOCまたはLEPを服用した経験はありますか？ □はい □いいえ
「はい」の場合 それは何というお薬ですか？（______________________）
●今までお薬を使用してアレルギー症状（じんましん等）が現れたことがありますか？ □はい □いいえ
「はい」の場合 それは何というお薬ですか？（______________________）
●過去2週間以内に大きな手術を受けましたか？ 今後4週間以内に手術の予定がありますか？ □はい □いいえ
●ご家族に血栓症にかかったことのある方はいますか？ □はい □いいえ
●ご家族に乳がんにかかったことのある方はいますか？ □はい □いいえ

●その他，自分の身体のこと，あるいはOCまたはLEPについて心配なことや何か知りたいことなどがありましたらご記入ください。（______________________）

図3 **OC・LEP初回処方時問診チェックシート**（日本産科婦人科学会編：OC・LEPガイドライン2015年度版．2015，p105より）

エストロゲン）を外部から補充する治療法であるが，そこでこれまで頻用されてきたエストロゲン製剤であるCEEとOCで用いられているEEの生物学的力価を比べてみると，EEはCEE 0.625mg錠の6～8倍強力であることが指摘されている。ここで問題となるのは年齢を経るごとのVTEリスクの問題である。Roachら[28]は，50歳以上の女性に対するOCとHRTのVTEリスクについて，非ホルモン使用者との間で比較検討したケースコントロールスタディの結果を報告している。それによれば，OC施行者のVTEリスクは非ホルモン使用者の6.3倍であったのに対してHRT施行者のそれは4.0倍であり，明らかにOC施行者のほうがHRT施行者と比べてVTEのリスクが有意に高いという結果が示された。

WHOの“Medical eligibility criteria for contraceptive use Fifth edition”（WHOMEC）では，OCは閉経まで使用できることが基本になっているが，『OC・LEPガイドライン』では原則的に50歳以後はOC・LEPを投与しないことが望ましいとしている[4]。OC・LEP終了後に更年期症状がみられた場合はHRTに移行することが望ましいと考えられる。

●文献

1) 田辺清男：低用量ピルのメリット・デメリット．武谷雄二総編集，新女性医学大系11 リプロダクティブヘルス．中山書店，東京，2001，pp135-149（レベルⅣ）
2) 大蔵健義，市村三紀男：OCはHRTの代用となりうるか？ 水沼英樹，高松 潔編，今日からできるホルモン補充療法―HRT実践マニュアル．中外医学社，東京，2013，pp132-139（レベルⅣ）
3) Committee on practice bulletins-gynecology：Noncontraceptive uses of hormonal contraceptives. Practice Bulletin 110：1-13, 2010（レベルⅣ）
4) 日本産科婦人科学会編：低用量経口避妊薬，低用量エストロゲン・プロゲスチン配合薬ガイドライン2015年度版．日本産科婦人科学会，東京，2015（レベルⅣ）
5) 日本産科婦人科学会編：12 避妊法．産婦人科研修の必修知識2016-2018．日本産科婦人科学会，東京，2011，pp692-700（レベルⅣ）
6) MacGregor EA, Guillebaud J：The 7-day contraceptive hormone-free interval should be consigned to history. BMJ Sex Reprod Health 44：214-220, 2018（レベルⅣ）[PMID：29945924]
7) Graham CA, Sherwin BB：A prospective treatment study of premenstrual symptoms using a triphasic oral contraceptive. J Psychosom Res 36：257-266, 1992（レベルⅠ）[PMID：1564678]
8) Bäckström T, Hansson-Malmström Y, Lindhe BA, et al：Oral contraceptives in premenstrual syndrome：a randomized comparison of triphasic and monophasic preparations. Contraception 46：253-268, 1992（レベルⅠ）[PMID：1451521]
9) Yonkers KA, Brown C, Pearlstein TB, et al：Efficacy of a new low-dose oral contraceptive with drospirenone in premenstrual dysphoric disorder. Obstet Gynecol 106：492-501, 2005（レベルⅠ）[PMID：16135578]
10) Royal Colledge of Obstetricians snd Gynaecologists（RCOG）：Management of Premenstrual Syndrome：Green-top Guideline No. 48. BJOG 124：e73-105, 2017（レベルⅣ）[PMID：27900828]
11) Loder E, Silberstein SD：Headaches in women. Silberstein SD, Lipton RB, Dodich DW ed. Wolff'S Headache and Other Head Pain. Oxford, New York, 2008, pp691-710（レベルⅣ）
12) Gierisch JM, Coeytaux RR, Urrutia RP, et al：Oral contraceptive use and risk of breast, cervical, colorectal, and endometrial cancers：a systematic review. Cancer Epidemiol Biomarkers Prev 22：1931-1943, 2013（レベルⅡ）[PMID：24014598]
13) Havrilesky LJ, Moorman PG, Lowery WJ, et al：Oral contraceptive pills as primary prevention for ovarian cancer：a systematic review and meta-analysis. Obstet Gynecol 122：139-147, 2013（レベルⅡ）[PMID：23743450]
14) 国立がん研究センター：がん情報サービス「がん登録・統計」 https://ganjoho.jp/reg_stat/statistics/stat/summary.html
15) Lopez LM, Grimes DA, Schulz KF, et al：Steroidal contraceptives：effect on bone fractures in women. Cochrane Database Syst Rev (6)：CD006033, 2014（レベルⅠ）[PMID：24960023]
16) Lopez LM, Chen M, Mullins Long S, et al：Steroidal contraceptives and bone fractures in women：evidence from observational studies. Cochrane Database Syst Rev (7)：CD009849, 2015（レベルⅠ）[PMID：26195091]
17) Goshtasebi A, Subotic Brajic T, Scholes D, et al：Adolescent use of combined hormonal contraception and peak bone mineral density accrual：A meta-analysis of international prospective controlled studies. Clin Endocrinol 90：517-524, 2019

(レベルⅡ)[PMID：30614555]
18) Sugiura K, Kobayashi T, Ojima T：Risks of thromboembolism associated with hormonal contraceptives related to body mass index and aging in Japanese women. Thromb Res 137：11-16, 2016 (レベルⅢ)[PMID：26672897]
19) FSRH Clinical Guidance：Combined Hormonal Contraception - January 2019 https://www.fsrh.org/standards-and-guidance/documents/combined-hormonal-contraception/ (レベルⅣ)
20) Practice Committee of the American Society for Reproductive Medicine：Combined hormonal contraception and the risk of venous thromboembolism：a guideline. Fertil Steril 107：43-51, 2017 (レベルⅣ)[PMID：27793376]
21) World Health Organization：Medical eligibility criteria for contraceptive use. 3rd ed. WHO, Geneva, 2004 (レベルⅣ)
22) ACOG Committee on Practice Bulletins-Gynecology：ACOG practice bulletin. No. 73：Use of hormonal contraception in women with coexisting medical conditions. Obstet Gynecol 107：1453-1472, 2006 (レベルⅣ)[PMID：16738183]
23) Bousser MG, Conard J, Kittner S, et al：Recommendations on the risk of ischaemic stroke associated with use of combined oral contraceptives and hormone replacement therapy in women with migraine. The International Headache Society Task Force on Combined Oral Contraceptives & Hormone Replacement Therapy. Cephalalgia 20：155-156, 2000 (レベルⅣ)[PMID：16738183]
24) Champaloux SW, Tepper NK, Monsour M, et al：Use of combined hormonal contraceptives among women with migraines and risk of ischemic stroke. Am J Obstet Gynecol 216：489.e1-489.e7, 2017 (レベルⅢ)[PMID：28034652]
25) 日本産科婦人科学会編：低用量経口避妊薬の使用に関するガイドライン(改訂版). 日産婦誌 58：894-962, 2006 (レベルⅣ)
26) 日本産科婦人科学会, 日本女性医学学会編：ホルモン補充療法ガイドライン 2017 年度版. 日本産科婦人科学会, 東京, 2017 (レベルⅣ)
27) 厚生労働省：厚生労働省平成 20 年度保健・衛生行政業務報告結果の概況. 5 母体保護関係. 2009, pp9-10
28) Roach RE, Lijfering WM, Helmerhorst FM, et al：The risk of venous thrombosis in women over 50 years old using oral contraception or postmenopausal hormone therapy. J Thromb Haemost 11：124-131, 2013 (レベルⅡ)[PMID：23136837]
29) 田辺清男：ピル処方の時の危機管理. 周産期医学 28：367-372, 1998

Exercise 63

誤っているものはどれか。1つ選べ。

a OC と違い LEP に避妊効果はない。
b OC・LEP は 50 歳以降は処方しない。
c OC・LEP 投与で大腸癌のリスクが減少する。
d OC・LEP の重要な副作用に, 静脈血栓塞栓症がある。
e 前兆のある片頭痛を有する場合, OC・LEP を使用すべきではない。

解答は 537 頁へ

3 漢方療法

CQ 64 漢方療法とは何か？ また，どのような症状にどれくらいの効果があるか？

❶ 定義：漢方療法とは？

漢方療法は，古代中国の伝統医学（中国伝統医学）が，6世紀前半に朝鮮半島経由で日本に伝わり，日本で改良・独自の発展を遂げたものである。江戸時代において現在用いられている医療体系が確立されたと考えられている[1)]。現在では130品目以上の医療用エキス製剤が利用できること，また，1976年から薬価収載されており保険適用があることからも処方しやすい状況下にある。高品質のエキス剤を保険診療で使用できることが，日本の漢方療法の一番の特徴である。漢方療法は，世界的には代替療法のなかの伝統医学に分類されるが，わが国の96％の医師が漢方の処方経験があり[2)]，いわゆる代替医療のハーブとは異なる独自の位置を占めている。また，患者サイドからも漢方治療に対しては，非常に好意的な印象が示されている[3)]。

❷ 女性医療における漢方療法の意義

漢方療法の特徴は大きく3つあると考えられる。1つは生体のバランスの維持が心身の健康を促すと考えることである。バランスの崩れを気血水論，陰陽論，虚実論，五臓論といった基本概念を通して「証」という特殊な尺度により把握し，それを改善する最適方剤を選択するのが漢方療法であり，これは周期的な発現が多い女性の疾患・病態に適した治療法であると考えられる。また，漢方医学には人体を一個の有機体とみなして，心と身体を不可分のものとして考える「心身一如」という全人医療の思想があるが，精神的要因が関与する女性の疾患や病態の治療方針に合致する。もう1つの特徴は，生薬を単剤として使用するだけではなく，生薬の相互作用を期待する多味薬剤（polypharmacy）として用いる点である。西洋医学では，敢えて合剤という呼称をするように，単剤の投与が基本であるが，漢方医学では総合作用によりバランスを回復させることを目的とする。このため漢方療法は，感染症の亜急性期から慢性期の管理医療，患者の先天的なあるいは西洋医学的処置後の機能変調疾患，慢性機能性疾患のQOLの調整などが適応となりやすいが，女性においては更年期障害などのように器質的疾患に相応しない慢性的な機能の異常を主体とする病態も少なくないことから，漢方療法の良い適応となる場合が多い。3つめの特徴としては安全性が挙げられる。漢方療法は副作用が少なく，ホルモン作用がないことから，妊婦や妊娠の可能性のある女性にも比較的安全に使用できるとともに，長期連用が可能である。いわゆるエビデンスという概念からみれば，妊娠中での安全性としては「安胎薬」として副作用の強い薬剤は，長い歴史の中で淘汰されてきたと考えられる。もちろん構成生薬との相互作用を確認する必要はあるが，西洋薬との併用もしばしば行われるようになってきた[4)]。また，わが国においては「四千年の歴史に基づいた信頼がある，比較的安全な治療法」というイメージにより，漢方療法は一般によく知られており，コンプライアンスが良いことも無視できない。これらの点から，漢方療法が女性医療において重要な意

表1 女性医療において漢方治療の対象となる疾患・病態（後山尚久：女性診療科医のための漢方医学マニュアル．永井書店，2003，pp43-45より改変）

月経異常，不妊・不育領域	更年期医学領域	産科領域	婦人科癌領域
無月経 無排卵周期症 希発月経 頻発月経 黄体機能不全症 高プロラクチン血症 卵胞発育不全 習慣流産 子宮内膜症 月経前症候群 月経困難症 子宮筋腫	更年期障害 更年期不正出血 冷え症 萎縮性腟炎 高脂血症 骨粗鬆症	妊娠悪阻 切迫流・早産 妊娠高血圧症候群 妊娠浮腫 妊娠中の貧血 感冒	抗がん剤副作用対策 術後体力回復 免疫力強化

義をもち，無視できないツールであることには異論はないと思われる。

実際に女性医療において漢方治療の対象となると考えられる疾患・病態を表1[5]にまとめる。使用される方剤は本来は「証」に従い，選択される「随証療法」をすべきものとされているが，「証」の考え方が西洋医学とはやや離れた概念であるため，近年では「症状」から選択する「随症療法」が中心となっている。ただし，効果の実際については西洋医学とは異なった体系であったこともあり，いわゆる evidence-based medicine（EBM）の観点からは有効性が示されているものは少ない。

③ 各ライフステージにおける漢方療法の実際

中国伝統医学の三大古典の一つとされる書物である『黄帝内経（こうていだいけい）』には，女性の一生におけるホルモン変化に関する記載が認められ，血液検査をしてホルモン測定などできない時代に，女性のライフサイクルにおけるホルモン変動を見事に観察していることがわかる。以下に女性のライフサイクルの各ステージにおける疾患と漢方治療の実際についてまとめる。

a. 思春期まで

いわゆる小児期においては女児に限った特徴はないが，家族，特に母親は妊孕性を含めて将来への影響について心配する場合が多いため，漢方療法は考慮すべき治療法である。

また，疾患によっては母児同服が推奨される。気管支喘息，夜泣きなどは母親も苛立っており，神経質や過保護などがよくみられるため，母親にも抑肝散（よくかんさん）等の同じ薬剤を服用させると有効なことが多い[6]。

b. 思春期

思春期は女性の成長過程において，月経周期の獲得，社会的自立など心身ともにダイナミックな変化を来す時期であり，変化への適応障害として月経異常や食行動異常などの精神的，身体的症状がともに現れる疾患の発生頻度が高い。さらに薬剤服用に対する不安も大きく，精神的にも未だ不安定であるため漢方療法の意義は大きい。この時期における漢方療法の適応となる疾患としては，月経異常，思春期心身症，摂食障害（神経性食欲不振症，神経性過食症），起立性調節障害などが挙げられる[7]。外見を気にし始める時期でもあり，にきびや肌あれなどの皮膚疾患に悩んだり，これらの発症を気に病んだりする者も少なくはなく，漢方療法が有用である。

c. 性成熟期

妊娠・分娩が可能な時期であり，悪阻など妊娠時に特異的な症状や感冒，頭痛といった妊娠時における諸症状に対して漢方方剤が投薬されるのみならず，今後の妊娠の可能性までを考慮して非妊婦にも漢方療法が頻用される。また，産後・授乳中といった新生児への影響を考慮する場合にも利用される。

また，この時期は月経周期というサイクルが順調に動いていることが求められるが，ホルモンバランスが崩れることによりサイクルが乱れ，不妊症，不育症や卵巣機能不全，排卵障害，月経不順といった疾患・病態が問題となる場合も多い。排卵は視床下部-下垂体-卵巣系の多因子が絡んだ精緻な相互機能によって生じていること，精神的因子も関与すること，また，治療が長期にわたる場合も少なくないことなどからホルモン剤とともに漢方療法も頻用されている。

漢方医学には約250年前，江戸時代の頃から「血の道症」という概念がある。現在では女性の自律神経失調症状全般を意味しており[4]，成人女性に生じる女性ホルモンサイクルに関連したすべての病態を含有する概念である。現代女性はストレスなどによって精神的不安定になり，血の道症がより現れやすい状況にあるといえ，月経困難症や月経前症候群（PMS）のように痛みや精神的症状が主体となる病態も顕在化すると考えられるため，ここでも漢方療法が有用である。

子宮内膜症や子宮筋腫といった器質的疾患の治療においては，マイルドではあるがADLを改善し，QOLを高める効果を期待して漢方療法が用いられ，偽閉経療法における更年期障害様症状に対して処方される[4]。

d. 更年期

更年期という言葉は本来，1800年代に欧米で造られた言葉であり，漢方医学の古典にはない。しかし，更年期障害における症状の多彩性，発症機序における多様性の両面から，更年期障害は漢方療法の最も良い適応の一つであると考えられてきた[8]。

① 更年期障害に対する漢方療法の効果

現在では表2[9]に示すように，多数の方剤が保険適応をもつ。更年期外来における漢方処方のうち，多くの報告で婦人科三大処方と呼ばれている当帰芍薬散（とうきしゃくやくさん），加味逍遙散（かみしょうようさん），桂枝茯苓丸（けいしぶくりょうがん）の3剤が50～70％を占めるとされているが，これらの使い分け，選択方法についてのコンセンサスは未だない。

効果については，更年期障害に対して有効であるとの報告が多いが小数例での検討がほとんどであった。実際，漢方医学における尺度や選択方法は近代科学の考え方からは理解しづらい面もあり，その効果についてもナラティヴであったため，日本東洋医学会では2005年より「漢方治療エビデンスレポート」を作成しており，2016年には

表2 更年期障害や血の道症に適応をもつ漢方処方
（株式会社ツムラ：医療用漢方製剤ガイドより抜粋）

更年期障害	血の道症
11 柴胡桂枝乾姜湯	11 柴胡桂枝乾姜湯
23 当帰芍薬散	
24 加味逍遙散	24 加味逍遙散
25 桂枝茯苓丸	
57 温清飲	57 温清飲
63 五積散	
	67 女神散
	71 四物湯
105 通導散	
106 温経湯	
113 三黄瀉心湯	113 三黄瀉心湯
	124 川芎茶調散
	125 桂枝茯苓丸加薏苡仁

「漢方治療エビデンスレポート 2016 (EKAT2016)」[10]を公開している。このEKAT2016には，更年期障害関連ではICD10コードにおいてN95.1に分類される閉経期および女性更年期障害を対象とした10研究，N95.8に分類されるその他の明示された閉経期および閉経周辺期障害を対象とした3研究が取り上げられている (表3)。

このなかにも含まれる最近実施された3つのRCTを以下に示す。

a) 日本における更年期不定愁訴に対する加味逍遙散ならびにHRTの効果の比較検討

本研究は，全国28施設で行われた多施設共同無作為化群間比較試験である[11]。外来受診者のうち，更年期障害を訴える者を封筒法により加味逍遙散群，HRT群，加味逍遙散＋HRT併用群に割り付け，8週間投与における症状の変化を検討した。方法は，0週時，4週時，8週時に自己評定式抑うつ尺度 (SDS) により抑うつを，ハミルトン不安スケール (HAS) を用いて不安を，ピッツバーグ睡眠質問表 (PSQI) で睡眠状況を検討するとともに，日本産科婦人科学会作成の更年期症状評価表を用いて愁訴の変化を評価した。0週時と8週時には採血により有害事象をチェックした。症例は2005年11月から2008年5月までに加味逍遙散群29例，HRT群24例，加味逍遙散＋HRT群29例が登録された。平均年齢は51.9±5.2歳であった。結果としては，抑うつ，不安，睡眠についてはどの観察時点でも3群間に有意差は認めなかった。それぞれの群内における投与前との比較では，抑うつは加味逍遙散群とHRT群において投与4週後より，また，加味逍遙散＋HRT群でも8週時には有意な改善を認めた。不安については3群ともに投与4週後より有意な改善を認めた。睡眠はHRT群で4週後より，加味逍遙散群と加味逍遙散＋HRT群でも8週時には有意な効果を認めた。

更年期症状評価表での解析では，「めまいがある」が加味逍遙散群でHRT群よりも有意に改善率が高く，逆に「頭や上半身がほてる」「汗をかきやすい」ではHRT群で有意に改善していた。「夜眠っても目を覚ましやすい」「胸がしめつけられる」では併用群がそれぞれ加味逍遙散群，HRT群に比べ有意に改善率が高かった。

b) 米国におけるホットフラッシュに対する桂枝茯苓丸の効果の検討

本研究は2011年に報告された，桂枝茯苓丸のホットフラッシュに対する効果についてプラセボを対照として検討した米国での無作為化二重盲検比較試験である[12]。新聞やテレビ，ラジオによる募集によりリクルートされた45～58歳のホットフラッシュを訴える閉経後米国女性178人 (平均年齢：53.3±0.24歳) を対象としている。プラセボあるいは方剤をカプセル化した製剤を用いて，1週間のプラセボ投与ののち，プラセボ，桂枝茯苓丸7.5g/日 (日本での通常用量)，桂枝茯苓丸12.5g/日を，それぞれ3カ月間投与し，1，2，3カ月時点でのホットフラッシュの回数とMayo Hot Flash Symptom Diary scoring systemを用いた重症度，Greene更年期指数，睡眠の質 (PSQI) の変化を検討した。その結果，治療前後においてホットフラッシュのスコアは，プラセボ群で34%，桂枝茯苓丸7.5g群で40%，桂枝茯苓丸12.5g群で38%と各群とも有意に低下したが，群間には有意差は認められなかった ($p=0.990$)。Greene更年期指数やPSQIも同様にすべての群において治療前後で有意に低下したが，群間の有意差はなかった。一方，桂枝茯苓丸群では7.5g群で22.6%，12.5g群で19.3%に下痢を認め，プラセボ群 (1.7%) に比較して有意に高率であった。本研究では桂枝茯苓丸は米国女性に対してはホットフラッシュの頻度と重症度，その他の更年期障害，睡眠の質を改善しない結果であり，さらに下痢という有害事象を認め，日本での多くの臨床報

表 3　**更年期障害に対する漢方療法に関するこれまでの報告**（日本東洋医学会 EBM 委員会：漢方治療エビデンスレポート 2016 より）

ICD-10	Research Question	漢方処方名	論文	研究デザイン
N95.1	桂枝茯苓丸単独投与と自律神経調整剤との併用投与による臨床効果の比較評価	桂枝茯苓丸	田中栄一，ほか．*漢方診療* 1997；16：22-4.	RCT
N95.1	更年期障害に対するコウジン末と当帰芍薬散の臨床効果および両者の併用による臨床効果の評価	当帰芍薬散 紅参末	寒川慶一，ほか．*治療学* 1994；28：57-62.	RCT-envelope
N95.1	更年期障害の治療法としてHRTと漢方治療の比較評価	漢方薬群（桂枝茯苓丸，加味逍遙散，牛車腎気丸など）	太田博明．*産婦人科漢方研究のあゆみ* 2001；18：21-9.	RCT
N95.1	更年期障害に対する漢方療法とホルモン補充療法の効果比較および三大婦人漢方薬の非随証療法による有効性の評価	加味逍遙散 当帰芍薬散 桂枝茯苓丸 十全大補湯	高松 潔，ほか．*産婦人科漢方研究のあゆみ* 2002：19；111-6.	quasi-RCT
		当帰芍薬散 加味逍遙散 桂枝茯苓丸	高松 潔．*日本更年期医学会雑誌* 2004；12：155-7.	
		当帰芍薬散 加味逍遙散 桂枝茯苓丸	高松 潔，ほか．*臨床検査* 2004；48：877-84.	
		当帰芍薬散 加味逍遙散 桂枝茯苓丸	高松 潔，ほか．*産婦人科治療* 2004；89：408-15.	
		当帰芍薬散 加味逍遙散 桂枝茯苓丸	高松 潔．*産婦人科漢方研究のあゆみ* 2006；23：35-42.	
N95.1	非エキス化桂枝茯苓丸のエキス製剤桂枝茯苓丸との同等比較試験	桂枝茯苓丸（TK-061）	荻田幸雄，ほか．*臨床婦人科産科* 2002；56：799-810.	RCT
		桂枝茯苓丸（TK-061）	荻田幸雄，ほか．*産科と婦人科* 2002；69：953-62.	
N95.1	抑うつを伴う更年期症候群に対する温経湯の有効性を評価	温経湯 当帰芍薬散	Koike K, et al. *Clinical Neuropharmacology* 2004；27：157-62.	RCT-cross over
N95.1	更年期障害の治療法としてのホルモン補充療法と加味逍遙散の効果の相違および併用効果の評価	加味逍遙散	樋口 毅，ほか．*産婦人科漢方研究のあゆみ* 2009；26：18-23.	RCT-envelope
			樋口 毅，ほか．*日本女性医学学会雑誌* 2012；20：305-12.	
N95.1	米国人更年期女性におけるホットフラッシュに対する桂枝茯苓丸の臨床効果の評価	桂枝茯苓丸	Plotnikoff GA, et al. *Menopause* 2011；18：886-92.	RCT
N95.1	桂枝茯苓丸，加味逍遙散がホットフラッシュ患者の血中サイトカインレベルに及ぼす影響を評価する	桂枝茯苓丸 加味逍遙散	Yasui T, et al. *Menopause* 2011；18：85-92	quasi-RCT
N95.1	女性更年期障害に対する女神散の効果の検証	女神散 当帰芍薬散 加味逍遙散 桂枝茯苓丸	高松 潔，ほか．*産婦人科漢方研究のあゆみ* 2003；20：95-100.	quasi-RCT
N95.8	桂枝茯苓丸とホルモン補充療法のホットフラッシュと冷えに対する有効性の比較	桂枝茯苓丸	Ushiroyama T, et al. *American Journal of Chinese Medicine* 2005；33：259-67.	RCT
N95.8	ホルモン補充療法に抵抗性の鬱患者に対する漢方薬の有用性を確認する	当帰芍薬散 温経湯	松尾亜伊，ほか．*産婦人科漢方研究のあゆみ* 2005；22：70-4.	RCT-cross over
		当帰芍薬散 温経湯	小池浩司．*産婦人科治療* 2006；92：784-6.	
N95.8	温経湯とビタミンEが末梢の血流に与える効果を比較評価する	温経湯	Ushiroyama T, et al., *The American Journal of Chinese Medicine* 2006；34：969-79.	RCT

告とは異なる結果となった。

c) 日本における更年期障害に対する加味逍遙散のプラセボ対照二重盲検群間比較試験

本研究は厚生労働科学研究として，2010年6月から2013年3月にかけて行われた。実際の方剤と外観，においや味を似せたプラセボを用いた多施設共同無作為化二重盲検比較試験である。更年期障害患者（n＝205）に8週間の試験薬（プラセボ，加味逍遙散エキス7.5g）を投薬し，更年期症状，うつ症状，不安症状，QOLを評価したが，加味逍遙散とプラセボでの改善効果における有意差を認めなかった[13]。加味逍遙散に関しては，韓国の伝統医学において同様の処方が使用されており（Gamisoyo-San；GSS），この薬剤のエキス剤を用いて更年期障害とは異なるが，全般性不安障害（GAD）への改善効果をプラセボ対照二重盲検比較試験で検討した報告がある[14]。8週間の試験薬（プラセボ，GSSを構成する生薬のエキス剤を混合したもの；GSS-I，GSSのエキス剤；GSS-M）を投薬し，不安尺度とQOLを評価した。主要評価項目のハミルトン不安評価尺度ではGSS-Mとプラセボ間に有意差を認めなかったが，副次評価項目のQOLでGSS-Mはプラセボと GSS-Iの両者と比較して有意な改善効果を認めた。

② 更年期障害以外の疾患・病態に対する漢方療法の有用性

婦人科がんといわれる子宮頸癌，子宮体癌，卵巣癌への罹患は更年期以降上昇する。婦人科がん治療の主体は手術療法であるが，術後の腸閉塞の改善，体力回復に漢方方剤が頻用されている。また，化学療法時の副作用軽減として，食欲不振や嘔気・嘔吐，特にCPT-11による下痢やタキサン系製剤を用いた化学療法時の末梢神経障害などに対し漢方療法が利用されている。漢方療法の併用は子宮頸癌治療時の全生存期間（OS）を改善するという報告もあり[15]，この分野における効果のエビデンスが集積されていくことが期待される。

消化機能を改善して，全身状態の改善を期待する処方（補剤）の一つである六君子湯（りっくんしとう）は，多くの基礎研究・臨床研究が実施されている。食欲の改善の作用機序として，シスプラチン誘発性食思不振モデルラットを使用した検討からグレリンの増加作用によることが報告された[16]。さらに，機能性胃腸症を対象としたプラセボ対照二重盲検試験も実施されており，主要評価項目である臨床改善度をはじめ，多くの妥当性を検証された評価スケールにおいて，プラセボと比較した有効性が証明された[17]。

e. 老年期

この時期では，尿失禁，頻尿，脂質異常症（高脂血症），動脈硬化，骨粗鬆症といった閉経後のエストロゲン分泌低下による晩期障害が問題となる。これらに付随してめまいや息切れなどの不定愁訴がみられる場合も多く，漢方療法を活用できる場合がある。

近年の高齢化社会の進行はめざましく，高齢者に特徴的な疾患である認知症やサルコペニア・フレイルは，これまで以上に対応が必要となってきた疾患である。これらに対しての漢方治療の応用が注目されるようになってきた。認知症の周辺症状（BPSD）であるせん妄，衝動性（興奮や攻撃性），不眠に対して抑肝散の有効性が報告されており[18]，さらに4件のRCTをまとめたメタアナリシスが報告され，BPSDの評価スコアのtotal score，妄想，幻覚，興奮の項目で有意な改善を認めた[19]。六君子湯で増加するグレリンはサルコペニア・フレイル治療に対する応用が期待されており，老化促進マウスを使用した動物実験により，六君子湯エキス投与により寿命の延長効果を認めることが報告された[20]。この作用機序としては，グレリンによる長寿遺伝子であるsirtuin1活性化によることが示唆された。

④ 漢方療法施行時の注意点

漢方処方での副作用発現頻度は西洋薬と比較して少ないが，決して皆無というわけではない[21]。患者においては，漢方治療による副作用はないと誤解している場合もあり，注意が必要である[4]。重要なことは起こりうる副作用を把握し，患者にも十分説明し，注意を喚起することであり，変化があればすぐに来院を促すことである。漢方薬にも特徴的な副作用があり，小柴胡湯（しょうさいことう）による間質性肺炎などが有名である。甘草は偽アルドステロン症や低カリウム血症の結果としてミオパチーなどの副作用を引き起こすことが知られている。甘草は多くの方剤に含まれており，高齢者や複数の方剤を処方する場合にも注意しなければならない。さらに，健康食品やサプリメントに含有されている場合もあり，薬剤以外からの摂取の可能性にも注意が必要である。甘草を最も多量に含有する漢方製剤である芍薬甘草湯（しゃくやくかんぞうとう）に関しては，副作用発現頻度調査が実施され，全体の副作用発現頻度は1.1%（2,975例中33例）で低カリウム血症は0.2%（7例）であることが報告された[21]。また，いくつかの生薬には妊婦に対して禁忌，あるいは慎用とされているものがある。エキス剤には禁忌薬は含まれていないが，慎用薬を含む製剤は少なくない[10]。特に，大黄による子宮収縮作用や骨盤内臓器の充血作用，芒硝による子宮収縮作用，桃仁，牡丹皮，紅花，牛膝による流早産の危険性の上昇，附子の副作用が現れやすくなること，等の可能性が指摘されている。女性においては，「血」が滞った状態である「瘀血（おけつ）」を改善する駆瘀血剤が処方されることが多いが，これらの生薬が含まれていることが少なくない。例えば，不妊治療中に使用された桂枝茯苓丸などの駆瘀血剤は流産を促す可能性が否定できないため，妊娠が確認できた時点で，念のために安胎薬とされる当帰芍薬散へ変更したほうがよいとされる。

●文献

1) 小曽戸 洋：漢方医学の歴史．専門医のための漢方医学テキスト．日本東洋医学会学術教育委員会編．日本東洋医学会，東京，2009，pp2-7（レベルⅣ）
2) Imanishi J, Watanabe S, Satoh M, et al：Japanese doctors' attitudes to complementary medicine. Lancet 354：1735-1736, 1999（レベルⅢ）[PMID：10568609]
3) Takeda T, Yamaguchi T, Yaegashi N：Perceptions and attitudes of Japanese gynecologic cancer patients to Kampo (Japanese herbal) medicines. Int J Clin Oncol 17：143-149, 2012（レベルⅢ）[PMID：21706124]
4) 武田 卓：女性診療で使えるヌーベル漢方処方ノート，メディカ出版，大阪，2017（レベルⅣ）
5) 後山尚久：女性診療における漢方医学の位置づけ．女性診療科医のための漢方医学マニュアル．永井書店，大阪，2003，pp43-45（レベルⅣ）
6) 大国真彦：小児科領域総論．漢方治療のABC．日本医師会編．医学書院，東京，1992，pp154-155（レベルⅣ）
7) 後山尚久：思春期医療における漢方の応用．産婦人科治療 89：395-400，2004（レベルⅣ）
8) 石野尚吾：更年期と漢方．産婦人科漢方研究のあゆみ 12：21-25，1995（レベルⅣ）
9) 株式会社ツムラ：医療用漢方製剤ガイド．https://www.tsumura.co.jp/products/g_medical/
10) 日本東洋医学会EBM委員会：漢方治療エビデンスレポート2016（EKAT 2016）http://www.jsom.or.jp/medical/ebm/er/index.html#anchor14
11) 樋口 毅，飯野香理，柞木田礼子，他：更年期障害の諸症状に対する加味逍遙散，ホルモン補充療法の効果比較－無作為割付研究の結果より－．日本女性医学学会雑誌 20：305-312，2012（レベルⅡ）
12) Plotnikoff GA, Watanabe K, Torkelson C, et al：The TU-025 keishibukuryogan clinical trial for hot flash management in postmenopauusal women：results and lessons for future research. Menopause 18：886-892, 2011（レベルⅡ）[PMID：21738077]
13) 水沼英樹：厚生労働科学研究費補助金・循環器疾患・糖尿病等生活習慣対策総合研究事業・平成22年度～平成24年度総合研究報告書．2013（レベルⅡ）
14) Park DM, Kim SH, Park YC, et al：The comparative clinical study of efficacy of Gamisoyo-San (Jia-

weixiaoyaosan) on generalized anxiety disorder according to differently manufactured preparations : multicenter, randomized, double blind, placebo controlled trial. J Ethnopharmacol 158 Pt A : 11-17, 2014 (レベルII) [PMID : 25456420]
15) Takegawa Y, Ikushima H, Ozaki K, et al : Can Kampo therapy prolong the life of cancer patients? J Med Invest 55 : 99-105, 2008 (レベルIII) [PMID : 18319551]
16) Takeda H, Sadakane C, Hattori T, et al : Rikkunshito, an herbal medicine, suppresses cisplatin-induced anorexia in rats via 5-HT2 receptor antagonism. Gastroenterology 134 : 2004-2013, 2008 (レベルIII) [PMID : 18439428]
17) Tominaga K, Sakata Y, Kusunoki H, et al : Rikkunshito simultaneously improves dyspepsia correlated with anxiety in patients with functional dyspepsia : A randomized clinical trial (the DREAM study). Neurogastroenterol Motil 30 : e13319, 2018 (レベルII) [PMID : 29498457]
18) Iwasaki K, Kosaka K, Mori H, et al : Open label trial to evaluate the efficacy and safety of Yokukansan, a traditional Asian medicine, in dementia with Lewy bodies. J Am Geriatr Soc 59 : 936-938, 2011 (レベルIII) [PMID : 21568966]
19) Matsuda Y, Kishi T, Shibayama H, et al : Yokukansan in the treatment of behavioral and psychological symptoms of dementia : a systematic review and meta-analysis of randomized controlled trials. Hum Psychopharmacol 28 : 80-86, 2013 (レベルI) [PMID : 23359469]
20) Fujitsuka N, Asakawa A, Morinaga A, et al : Increased ghrelin signaling prolongs survival in mouse models of human aging through activation of sirtuin1. Mol Psychiatry 21 : 1613-1623, 2016 (レベルIII) [PMID : 26830139]
21) 牧 綾子, 久田孝光, 香取征典：ツムラ芍薬甘草湯エキス顆粒（医療用）の副作用発現頻度調査. 診断と治療 104 : 947-958, 2016 (レベルIII)

Exercise 64

誤っているものはどれか。1つ選べ。

a 漢方療法にも副作用がある。
b 更年期障害に保険適用のある方剤は婦人科三大処方だけである。
c 漢方薬の有効性を検証するプラセボ対照の臨床試験がある。
d いくつかの漢方薬では，動物実験等による作用機序解析が実施されている。
e 更年期障害に対する漢方療法の有効性には十分なエビデンスがあるとは言い難い。

解答は 537 頁へ

4 向精神薬

CQ 65 更年期の精神症状に対して使用される薬の特徴は？

❶ 抗うつ薬

a. 薬剤の種類と特徴[1,2]

抗うつ薬には，三環系，四環系，選択的セロトニン再取り込み阻害薬（SSRI），セロトニン・ノルアドレナリン再取り込み阻害薬（SNRI），ノルアドレナリン作動性・特異的セロトニン作動性抗うつ薬（NaSSA）その他の種類がある。抗うつ薬の薬理作用は，セロトニン，ノルアドレナリン，ドパミンの神経伝達物質のシナプス前部トランスポーターの再取り込み阻害とされている。第一世代の三環系抗うつ薬は，抗うつ作用は強いが抗コリン作用などによる副作用があり，第二世代の四環系抗うつ薬ではこの副作用が軽減された。SSRI，SNRI は認容性が高く抗うつ効果が三環系抗うつ薬に匹敵することから，うつ病治療において第一選択薬とされている。2009 年に承認された新規作用機序の NaSSA は，三環系抗うつ薬や SSRI，SNRI と同等の効果を有することが知られており，その即効性が注目されている。

① 三環系・四環系抗うつ薬

三環系抗うつ薬は，抗うつ作用は強いが，抗コリン性の副作用（口渇，便秘，排尿困難など）および抗 α_1 作用の副作用（立ちくらみなど）が比較的強く，心臓機能への副作用も有することが問題点として挙げられる。有効性は中等度改善以上が 50～60％で，重症例での改善率は他の抗うつ薬よりも高いといわれている。過量服薬にて致死的となり得る問題点がある。

四環系抗うつ薬は，抗うつ作用は三環系より少し弱いが，抗コリン性の副作用や心臓機能に対する副作用が少ないのが特徴である。ただし，てんかん閾値を低下させるため，てんかん患者への投与については注意する必要がある。しかし，この点については三環系も同様と考えられ，てんかん患者に対しては SSRI または SNRI の投与が勧められる。

② SSRI，SNRI

過量服薬しても比較的安全で，かつ治療域が広いことから，軽症および中等症のうつに対する第一選択薬として用いられる。したがってプライマリ・ケア医にとって使いやすい薬であるといえる。更年期外来で扱うような比較的軽症の「うつ」に対しては，これら SSRI，SNRI の投薬が中心となる。初期には少量投与し比較的早期に十分量に漸増する。急速な減少や中断は離脱症状が惹起されるので避ける。

モノアミン神経系神経伝達物質の役割からいうと，気分のむらが激しくイライラを伴うような症状には SSRI は効果的で，何となく億劫でやる気が出ないようなときには SNRI のほうが効果的と考えられている。うつ病性障害のみならずパニック障害，強迫性障害などの不安障害に対しても効能効果が認められており，ベンゾジアゼピン系薬剤が不安が惹起した後にそれを抑える効果があるのに対し，SSRI は不安が生じること自体を予防する効果があると考えられている。これらの不安障害に対する効果の発現は抗うつ効果よりさらに遅く，6～8 週間は必要といわれている。更年期障害に対する効果判定も 1 カ月くらいの服薬後となる。

エスシタロプラムおよびフルオキセチン（日本未発売）には，更年期のうつに対する効果を検討したエビデンスレベルの高い報告がある[3,4]。

なお，SSRI および SNRI には更年期のホットフラッシュを軽快させるという報告があり，乳がん治療後などホルモン補充療法（HRT）の施行できない例では，ホットフラッシュ改善効果を期待して SSRI あるいは SNRI を投与することも考慮される。ただし，一部の SSRI（特にパロキセチン）は薬物代謝酵素 CYP2D6 を抑制することによって乳がん治療薬であるタモキシフェンの抗腫瘍効果を減弱させるので，長期投与においては注意を要する[5]。

③ NaSSA

トランスポーター阻害でなく，α_2 受容体阻害によりセロトニンとノルアドレナリンの放出を促進することで効果を発揮する。このため効果発現が早いとされる。眠気や体重増加の副作用がある。作用機序が異なるため，SSRI や SNRI と併用することも可能で，SSRI,SNRI で効果が不十分

表1 日本で使用可能なSSRI，SNRI，NaSSA

	一般名	商品名	通常用量mg/日
SSRI	フルボキサミン	デプロメール®，ルボックス®	50～150
	パロキセチン	パキシル®	10～40
	セルトラリン	ジェイゾロフト®	25～100
	エスシタロプラム	レクサプロ®	10～20
SNRI	ミルナシプラン	トレドミン®	25～100
	デュロキセチン	サインバルタ®	20～60
NaSSA	ミルタザピン	リフレックス®，レメロン®	15～45

な症例に対して併用されるほか，睡眠障害が強い症例に対しては第一選択とされることもある。

④ その他

ドパミン遮断薬であるスルピリドは，抗うつ作用のほかに抗潰瘍作用も有している。抗コリン性の副作用が少ない。ただし，高齢者にはドパミン遮断作用のため薬剤性パーキンソン症状が出現しやすく，その使用は慎重に行う必要がある。

b. 投与法

うつを治療する際には，治療者と患者との「治療関係の構築」がまず大切である。安易に薬物を投与開始するのではなく，まずは休養と環境調整を行うことが先決である。

抗うつ薬を服薬してから効果が発現するまでに1～2週間を要するため，不安・焦燥が強い場合には，初期に限りベンゾジアゼピン系抗不安薬を併用する。また，不眠がみられる場合は睡眠薬を併用する。薬剤は少量から開始して漸増し，効果のみられる十分量を投与する。効果が現れて症状が消失した場合，直ちに投薬をやめるのではなく，そのままの投与量を4～6カ月間継続することが必要であり，減量するときには離脱症候群についても留意する。早期に投薬を中止すると症状が再燃しやすいことが報告されている。

c. 副作用と使用上の注意

SSRIやSNRIは消化器系（嘔気，食欲不振，下痢など）の副作用の頻度が高く，服用初期に発現しやすい。次いで眠気や便秘も発現しやすい（一部の症例では逆に不眠を生じることがあり，その場合は朝食後などへの服薬タイミングの変更が必要となる）。ただし抑うつ症状の一つとして不眠を訴える患者は多いことから，就寝前の服薬とすることで副作用をカバーし，睡眠障害の治療薬として使用することがある。またSSRIの投与を急にやめると，めまい，ふらつき，倦怠感，抑うつ感の増悪など中止症状（中断症候群）がみられるので漸減していく。

フルボキサミンはCYP1A2の強力な阻害物質であり，さらにCYP3A4とCYP2C19に対しても中等度の阻害作用を有していることから，薬物相互作用には十分注意する必要がある。フルボキサミンほど強力ではないが，パロキセチンはCYP2D6，セルトラリンはCYP2C19に対して阻害作用を有しているとの報告があり，これらの代謝酵素で代謝される薬物との併用では血中濃度を上昇させることがある。

表 2　**抗不安薬の種類と特徴**（樋口比登実編：難治性疼痛の薬物療法．南山堂，2010 より改変）

作用時間	力価	一般名	一般的な商品名	作用特性			
				抗不安	催眠	筋弛緩	抗けいれん
短時間型	高	エチゾラム	デパス®	+++	+++	++	−
	低	クロチアゼパム	リーゼ®	++	+	±	±
		フルタゾラム	コレミナール®	++	+	±	−
中時間型	高	ロラゼパム	ワイパックス®	+++	++	+	+++?
	中	アルプラゾラム	コンスタン®	++	++	±	−
		ブロマゼパム	レキソタン®	+++	++	+++	+++
長時間型	高	フルジアゼパム	エリスパン®	++	++	++	±
		メキサゾラム	メレックス®	++	++	±	−
		ジアゼパム	セルシン®	++	+++	+++	+++
		クロナゼパム	リボトリール®	+++	+++	++	+++
	中	クロキサゾラム	セパゾン®	+++	+	+	−
		クロルジアゼポキシド	コントール®	++	+++	+	±
	低	クロラゼプ酸二カリウム	メンドン®	++	±	−	++
		メダゼパム	レスミット®	++	++	±	+
		オキサゾラム	セレナール®	++	++	±	+
超長時間型	高	フルトプラゼパム	レスタス®	+++	++	++	−
		ロフラゼプ酸エチル	メイラックス®	++	+	±	++

❷ 抗不安薬

a. 薬剤の種類と特徴

① ベンゾジアゼピン系薬剤[6]（表 2）

抗不安薬はベンゾジアゼピン系誘導体が主に用いられている。様々な不安・焦燥・緊張を選択的に除去，軽減するために使用される。中枢神経系の抑制性の伝達物質 GABA を介し，情動を司る大脳辺縁系や視床下部を抑制することにより，催眠，鎮静，抗不安などの中枢神経作用を示す。また抗不安・抗けいれん作用，筋弛緩作用，鎮静・催眠作用は用量に依存して出現する。さらに高用量になると健忘作用を示す（図 1）[7]。

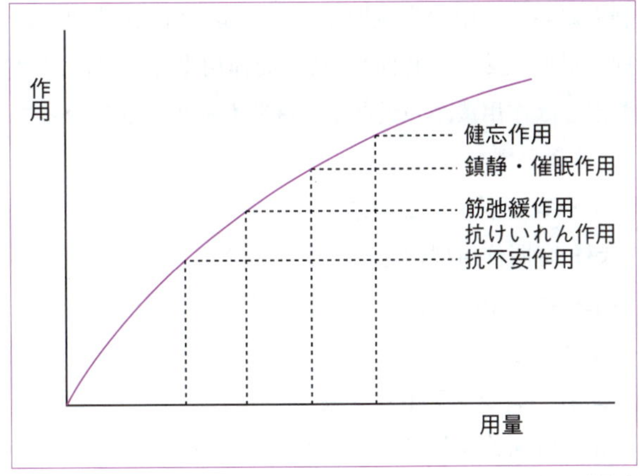

図 1　**ベンゾジアゼピン系薬剤の用量と作用との関連**
（村崎光邦：臨床精神薬理 4 増刊：9-23，2001 より）

不安障害に対し選択的セロトニン再取り込み阻害薬（SSRI）も使用されるようになってきた。

② セロトニン作動性

タンドスピロンクエン酸塩は大脳辺縁系シナプス後膜のセロトニン 1A 受容体に選択的に作用

し，亢進状態にあるセロトニン神経活動を抑制することで抗不安作用を示す。抗不安作用に加えて，弱い抗うつ作用をもつ。一方，筋弛緩作用，抗けいれん作用はもたない。

ベンゾジアゼピン薬剤に比べ精神的不安に効果がある。効果発現に時間がかかるため，軽症例に使われることが多い。また副作用が少ないため，長期治療を必要とする患者に使用しやすい。

b. 投与法

原則として少量より開始し，症状の改善をみながら漸増，漸減する。不安発作に対しては頓服としての使用に効果が認められる。長期投与の場合は依存性や耐性に注意する。依存性は半減期の短い薬物でより認められるため，長期間にわたる使用では必要性を再検討し，できるだけ長時間作用型のものに置き換えるか，SSRIなどへの変更が望ましい。

c. 副作用と使用上の注意

ベンゾジアゼピン系薬剤の副作用は少ないとはいえ，常用量依存，眠気，脱力・ふらつき，認知障害，運動失調，呼吸抑制などの報告がある。短期間の使用であれば即効性で，有用な薬剤であるが，4～6カ月以上治療を要するような不安に対しては，依存と離脱症状の危険が大幅に増加すると考えられている。

ベンゾジアゼピン系薬剤は即効性であり，頓服としての効果は認められているが，頓服の繁用は結果的に離脱症状出現の可能性が高くなること，不安が強い状況では服薬回数が増えること，患者意識のなかで自ら不安をコントロールしようとする思いが薄れることなど，弊害も挙げられている[8]。

③ 睡眠薬

主としてベンゾジアゼピン系薬剤が広く用いられている。安全性が高く，依存性が少なく呼吸抑制も弱い。血中の半減期により，超短時間作用型（2～4時間），短時間作用型（6～10時間），中時間作用型（12～24時間），長時間作用型（24時間以上）に分けられる。近年，ベンゾジアゼピン系薬剤とは作用機序の異なる睡眠薬も使用可能になっている。

a. 薬剤の種類と特徴

① ベンゾジアゼピン系

超短時間作用型のものはトリアゾラム，短時間作用型のものはブロチゾラム，リルマザホン塩酸塩水和物，中時間作用型のものはエスタゾラム，ニトラゼパム，長時間作用型のものにはクアゼパムなどがある。

② 非ベンゾジアゼピン系

超短時間作用型のものとしてゾピクロン，ゾルピデム酒石酸塩がある。ゾルピデム酒石酸塩には，更年期の睡眠障害に対する効果を検討したエビデンスレベルの高い報告がある[9]。また，ゾピクロンの有効光学異性体であるエスゾピクロンにも同様の報告がある[10]。化学構造は異なるものの，ベンゾジアゼピン系と同様にGABA受容体に結合し結果として脳細胞の活動を抑制することで催眠作用を呈するが，ベンゾジアゼピン系と比較しα_1サブユニットへの結合性が高く，結果として抗不安作用や筋弛緩作用が少ないことが知られている。

③ メラトニン受容体作動薬

ラメルテオンはメラトニン受容体刺激により催眠効果を発揮する。ベンゾジアゼピン系薬剤より

表3 睡眠薬の種類（浦部晶夫，他：今日の治療薬 2013 年版．南江堂，2013 より改変）

分類	一般名	一般的な商品名
超短時間作用型	トリアゾラム	ハルシオン®
	ゾピクロン	アモバン®
	ゾルピデム	マイスリー®
	エスゾピクロン	ルネスタ®
短時間作用型	ブロチゾラム	レンドルミン®
	リルマザホン	リスミー®
	ロルメタゼパム	エバミール®，ロラメット®
中時間作用型	エスタゾラム	ユーロジン®
	フルニトラゼパム	ロヒプノール®，サイレース®
	ニトラゼパム	ベンザリン®，ネルボン®
長時間作用型	クアゼパム	ドラール®
	ハロキサゾラム	ソメリン®
	フルラゼパム	ダルメート®，ベノジール®
メラトニン受容体作動薬	ラメルテオン	ロゼレム®
オレキシン受容体拮抗薬	スボレキサント	ベルソムラ®

依存性や転倒リスクが低いなど安全性は高いが，効果は若干弱いとされる。SSRI であるフルボキサミンは併用禁忌である。

④ オレキシン受容体拮抗薬

スボレキサントは覚醒の維持に働く神経ペプチドであるオレキシン A および B の OX_1 および OX_2 受容体への結合を可逆的に阻害することにより，脳を覚醒状態から睡眠状態へ移行させ，睡眠を誘発する。GABA 受容体に対する親和性はない。

b. 投与法と副作用

不眠には様々な種類があり，それぞれに見合った治療法を選択すべきである。入眠に 30 分以上要する入眠障害，夜中に何度も覚醒し再入眠が困難な中途覚醒，午前 5 時以前に目が覚めてその後眠れない早朝覚醒，夜間 2 回以上覚醒し熟眠感の得られない熟眠障害に分類される。原則として入眠障害には短時間作用型のものを，中途覚醒，早朝覚醒，熟眠障害には短時間から中時間作用のものを用いる（表3）。

更年期にみられるうつ病の不眠では，早朝覚醒を伴う場合が多く，抗うつ薬の投与とともに短時間作用型や中時間作用型の睡眠薬が適している。

1 カ月以上連続投与すると身体的依存が形成されやすく，中止時に反跳性不眠や離脱症状を来すことがあり，漫然と長期にわたって投与することは慎むべきである。半減期の短い超短時間作用型や短時間作用型の薬剤をやめる場合は，急に中止せず漸減を行う。また，飲酒により作用が増強されることを説明し，長時間作用型の薬剤の場合は車の運転を控えるよう指導する。

●文献

1）山口 徹，北原光夫，福井次矢：精神疾患．今日の治療指針 2013年版．医学書院，東京，2013
2）浦部晶夫，島田和幸，川合眞一：今日の治療薬 2013年版．南江堂，東京，2013
3）Liu P, He FF, Bai WP, et al：Menopausal depression：comparison of hormone replacement therapy and hormone replacement therapy plus fluoxetine. Chin Med J 117：189-194, 2004（レベルⅡ）[PMID：14975200]
4）Soares CN, Arsenio H, Joffe H, et al：Escitalopram versus ethinyl estradiol and norethindrone acetate for symptomatic peri- and postmenopausal women：impact on depression, vasomotor symptoms, sleep, and quality of life. Menopause 13：780-786, 2006（レベルⅡ）[PMID：16894334]
5）Kelly CM, Juurlink DN, Gomes T, et al：Seletive serotonin reuptake inhibitors and breast cancer mortality in women receiving tamoxifen：a population based cohort study. BMJ 8：340, 2010（レベルⅢ）[PMID：20142325]
6）樋口比登実編：難治性疼痛の薬物療法．南山堂，東京，2010
7）村崎光邦：睡眠薬開発の歴史と展望．臨床精神薬理 4 増刊：9-23，2001
8）小野真吾，張 賢徳：抗不安薬．治療 87：569-574, 2005
9）Dorsey CM, Lee KA, Scharf MB：Effect of zolpidem on sleep in women with perimenopausal and postmenopausal insomnia：a 4-week, randomized, multicenter, double-blind, placebo-controlled study. Clin Ther 26：1578-1586, 2004（レベルⅠ）[PMID：15598474]
10）Soares CN, Joffe H, Rubens R, et al：Eszopiclone in patients with insomnia during perimenopause and early postmenopause：a randomized controlled trial. Obstet Gynecol 108：1402-1410, 2006（レベルⅠ）[PMID：17138773]

Exercise 65

正しいものはどれか。1つ選べ。

a 抗うつ薬であるSSRIは初回から十分量を投与する。
b SSRI服薬初期に現れる嘔気・嘔吐は，継続服用によりさらに増悪する。
c SSRIは抗うつ効果のみならず，不安障害に対する抗不安効果も発現する。
d ベンゾジアゼピン系薬剤は低用量で抗不安作用を示し，用量増加に伴い，鎮静・催眠作用，さらに高用量で筋弛緩作用が現れる。
e 不眠症のうち入眠障害には中時間作用型の薬剤が望ましい。

解答は537頁へ

3 女性医学における治療法とその実際—その他の治療法

1 カウンセリング

CQ 66 カウンセリングを促進させるコミュニケーション技術とは？　更年期女性へのカウンセリングの実際は？

❶ カウンセリングの理論

カウンセリングとは，「悩みや問題などの心の問題をもつ人を，言語的および非言語的コミュニケーションを通して，その人が自主的な力で問題を解決していけるように援助する人間関係」[1]である。

わが国では，Rogersが創始した来談者中心療法（client-centered therapy）による非指示的な相談がカウンセリングであると捉えてきた傾向がある。しかし，カウンセリングには精神分析，行動療法，認知療法，認知行動療法，論理療法，ゲシュタルト療法，交流分析，トランスパーソナルなど数々の理論がある[2]（何を考えているかが中心となる論理療法，何をするかという行動に焦点が当てられている行動療法など，理論の特徴を強調する名称がつけられる）。これら理論の相違は，人間観や病因論，性格論などの立場における違いであり，理論に優劣はつけられない。効果的なカウンセリングを行うためには，理論に基づく一貫性のある援助を行うことが大切であり，専門的な訓練が必要である（図1）[3]。

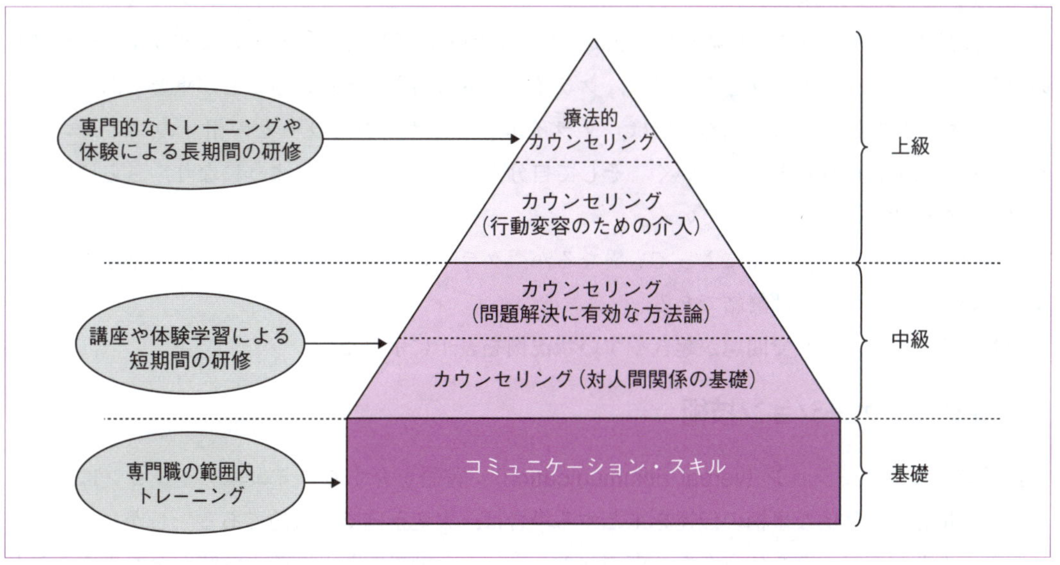

図1　**カウンセリングの段階**（Sherr L：The Psychology of Pregnancy and Childbirth. Blackwell Science, 1995, p10より改変）

なお，一般にカウンセリングと心理療法（psychotherapy）の違いは，カウンセリングは適応水準の高い健常者が対象であるのに対し，心理療法は神経症や境界例など病理の深い人が対象であるとされてきた。近年，海外では，心理療法である認知行動療法が更年期症状の軽減にも実施されている。

❷ カウンセリングの基本

a. 援助の基本としての関係性

医療者による援助関係でしばしば陥りやすい問題は，相手に「問題を解決させる」とか「主体的にさせる」など，援助者が「上からの目線」により相手を操作する立場に立ってしまう点である。カウンセラーの役割は，クライエントが変化するのを援助する立場に立つことであり，その援助とはクライエントを操作することではなく，クライエントとの関係性をつくることである[4)]。こうしたことからカウンセリングは「援助の関係」(helping relationship）であるともいわれる。

b. カウンセラーの基本的な 3 つの態度

① 無条件の積極的関心（unconditional positive regard)

クライエントを批判したり評価したりしないで，ひとりの人間として無条件に価値を認めて尊重し，ありのままに受け入れることを意味する。相手の立場を尊重し，温かさをもってひたすら聴くことである。

② 共感的理解（empathic understanding)

カウンセラーがクライエントの立場や視点に立って，クライエントがみているように感じているように理解し，クライエントと同じような世界を追体験することをいう。

③ 自己一致あるいは純粋性（genuine)

関係のなかで，ありのままの自己の感情の流れに沿いながら，十分に感情がこもった状態であり，自己一致，すなわち現実の体験と自分の考えが一致していることをいう。

c. カウンセリングの過程

初期段階（ラポールの形成と見通し）では，まずラポール（信頼関係）をいかに確立するかが最初の課題である。温かさと共感を大切にし，クライエントの話を聴き続けることが重要である。中期（クライエントの課題に取り組む）では，クライエントはカウンセラーとの相互のコミュニケーションを通して自己理解を深めていく。そして自分から問題解決を行うようになり，さらにはそれが自らの行動変容へと結びついていく。

終結はカウンセリング期間によっても異なるが，クライエントがカウンセリングに来なくても大丈夫といえるようになれば終結である。

なお，カウンセリングで問題が起きやすい状況例を表 1 に示した[5)]。

❸ コミュニケーション技術

言語コミュニケーション（verbal communication)：言語を介するコミュニケーションは，事実に基づく情報や具体的な事柄の伝達を主とする場合は，大変正確で効果的である。しかし，そこには限界があり，同じ言葉を使っても，声の強さ，トーン，抑揚などからその意味が全く異なることがある。

表1 カウンセリングで問題が起きやすい状況例（高橋眞理：Journal of Integrated Medicine 9：709-711，1999より）

・カウンセラーがカウンセリングの主導権を握ろうとしたとき
・カウンセラーが問題の性質や規模に圧倒されてしまったとき
・カウンセラーがおびただしいアドバイスを与えようとしたとき
・カウンセラーが正直でなかったり，誤っているとき
・カウンセラーがクライエントの問題をすべて解決しようとしたとき
・カウンセラーの時間的な余裕がないとき
・カウンセラーの訓練が適切でなかったとき
・カウンセリングをする環境が秘密を守れるものでないとき
・クライエントが不本意ながら強制的にカウンセリングを受けているとき

非言語的コミュニケーション（nonverbal communication）：「目は口ほどにものを言う」というように，言葉によらないコミュニケーションは言葉以上に相手の心を捉える。動作（身振り，手振り，顔の表情，視線，姿勢，緊張），空間や触れ合い，準言葉（抑揚，沈黙），身体的特徴，装飾品（化粧，服装）など言語以外のすべてのコミュニケーションを指す。

a. カウンセリング過程を促進させるためのコミュニケーション技法

コミュニケーション技法を効果的に用いることでカウンセリングの過程は促進される。

① 傾聴

日常のコミュニケーション場面で効果的に相手の話を「聴く」ことができる人は意外と少ない。カウンセリングのほとんどの部分は，クライエントの訴えや気持ちを心から聴くことである。よい聴き手は単に相手の言葉を聞くだけでなく，言葉の背後にある相手の感情なども聴ける人である。相手が話しているときに「うん，うん。それで？」と相づちを打ったり，温かい“まなざし”や“微笑み”を通して「あなたの会話を積極的に聴いています」というメッセージを相手に上手に伝えている。また，沈黙がみられたら，相手の言葉を黙って待ち，“間”を効果的に用いることも重要である。間とは相手が物事を深く考えて，うまく表現するための時間でもある。

② 質問の仕方

相手への質問は，「はい」「いいえ」で答えるような「閉じた質問」(close question) よりは，「それから？」「もう少し詳しく言うと？」「あなたはどのように感じましたか？」など，相手があとを続けて答えられるような「開いた質問」(open question) のほうが，話が継続し，相手の心の内を自由に話しやすい。

③ 適切な応答[6]

クライエントの話している内容に対して，カウンセラーが適切な応答をすることがカウンセリングの秘訣である。一般には，次のような技法が用いられる。

・繰り返し (reflection)：相手の言葉の一部もしくは全部を繰り返す。
・要約 (summation)：相手が語った長い話の内容を，要点だけ整理して言い返す。
・解釈 (interpretation)：相手の話のなかで，要点と要点との関係を系統立てて説明する。
・明確化 (clarification)：相手が伝えたいと思っている内容を，相手に代わって明確な言葉で表現する。
・対決 (confrontation)：相手の言動に対する非一貫性を指摘する。

④ 共感的理解

相手の訴えや状態から，相手に対する正確な評価，判断をするのは客観的理解である。共感的理

解では，クライエントが訴えていることやそのときの気持ちがカウンセラーに受け入れられ，理解されることにより，心理的な不安や恐怖などの感情がクライエント自身のなかでも受け入れられていく（自己理解）。この過程の中で，建設的な方向に思考が進んでいく。

4 医療者が行う更年期女性へのカウンセリングの実際

女性外来や更年期外来を受診する更年期女性の特徴は，ほてり，頭痛，無気力感，肩こり，めまいなど，更年期障害における様々な不定愁訴をもち，相談の内容は多岐にわたる[7]。なお，相談者の大半は症状に対する強い不安感を抱えており，他の病院を転々としたが診断がつかないケースが多い。また，多くは女性本人の受診であるが，なかには夫が妻を受診させたいなど，家族からの相談もみられる。なお，受診に至る女性の多くには，本人の性格，ものの考え方や人間関係，環境，生活習慣など，心理的，身体的や社会的要因が複雑に絡み合って症状が現れている。特にこの時期には，就業女性では職場での責任が重くなり，既婚女性では子供の自立，配偶者の退職，親の介護や死別などによるストレスも多く，ストレスコントロールへの支援も重要な鍵となる。

a. 更年期女性への（個人）カウンセリングの特徴

① コンサルティングとカウンセリング両者によるアプローチ

医師，看護師，助産師などの医療者によるカウンセリングは，更年期女性の更年期症状改善に向けた有効な治療法の一つである。医療機関における更年期女性へのカウンセリングも，まずは，何よりも本人の話す内容に耳を傾けることから始まる点は同じである。その後のカウンセリング過程での大きなポイントは，女性自身が更年期という移行期に生じるホルモン環境の変化のなかで，自分の心身に起きている様々な変化を自然な変化として受け入れていくことへの支援である。そのため，図解（図2）などを用いて，この時期の女性に起きている身体の変化と症状との関連を説明することが必要であ

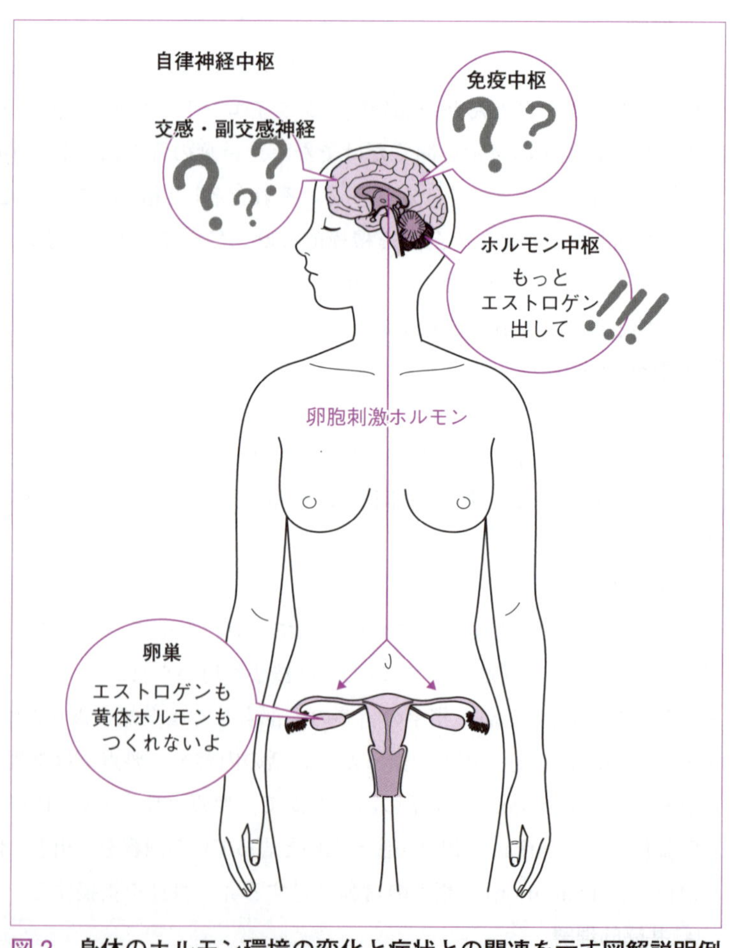

図2 身体のホルモン環境の変化と症状との関連を示す図解説明例
女性が自分の変化を知り理解することは，更年期障害の症状軽減への力になる。

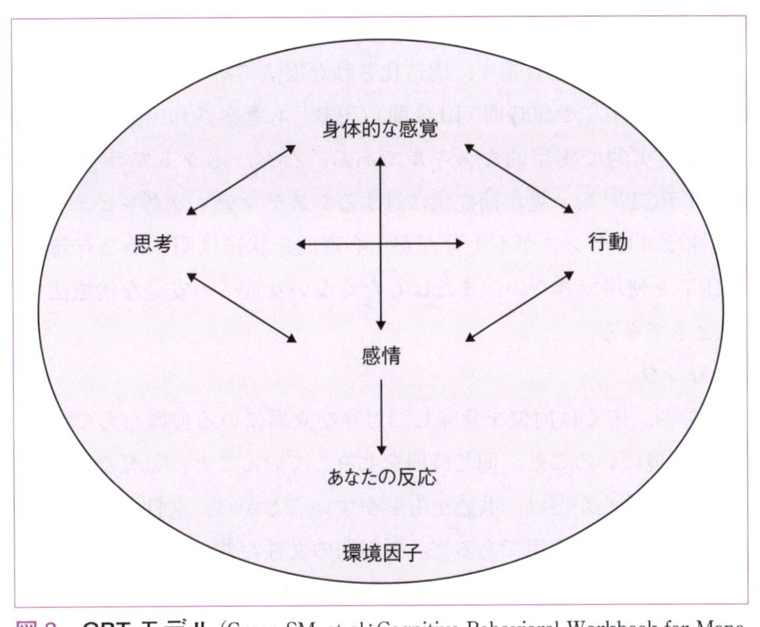

図 3　CBT モデル (Green SM, et al : Cognitive Behavioral Workbook for Menopause. 2012 より)

る。さらに，更年期障害についての正しい知識の提供，ライフスタイル改善やストレスマネージメントへのアドバイスなども重要である。したがって，更年期障害をもつ女性へのカウンセリングは，コンサルティングとカウンセリング両者が求められている[8]。

更年期女性へのカウンセリングの基本は，女性自身が自分の心身の変化に気づき，受け止め，迷いながらも自分で安定できる力，決められる力をもてるように支援することである。

② ライフスタイルへのアドバイス[9]

更年期を迎え，自分の健康について医療者に相談する時が，女性たちのライフスタイルを見直す良い機会である。一般的な健康相談は女性の生涯を通じて同じであるが，更年期女性に対しては，更年期にみられる特定の要因 (主に閉経が，更年期障害の日々の症状と同様，心血管や骨の健康に及ぼす影響) に重点を置く。なお，その内容は食事と栄養，運動，体重管理，更年期障害の心理的側面，乳がんや子宮がん検診の奨励，心血管系リスクの評価，骨粗鬆症のリスク評価，尿もれ，喫煙，アルコール，更年期症状の軽減などである。

③ ストレスマネージメントへのリラクセーション技法

ストレス要因の多いこの時期に，カウンセリングの過程の中に，漸進的弛緩法・自律訓練法・イメージ法・気功・ヨガ・香り療法などのリラクゼーション技法を取り入れ，症状緩和を図ることにも関心が高まっている。

b. 更年期女性へのカウンセリングの方法

① 認知行動療法

米国の精神科医 Aaron Beck によって開発された，認知行動療法 (Cognitive Behavioural Therapy ; CBT) は，様々な出来事に対して，どのように考え，行動するかを問題として捉える心理療法である。CBT は，抱える問題を感情面，思考 (認知) 面，行動面，身体 (症状) 面の相互作用から生じると捉え (図 3)，各側面から問題を解決するための対処法やセルフコントロールの方法のアプローチを図ることによって，苦痛な身体症状や感情症状を緩和し，役に立っていない思考を再評価し，役に立つ行動を促すことを目指す，構造化された療法である。通常6〜12セッションで構成されるが，近年セルフCBT[10]や短時間（10分間）CBT[11]も考案され，医療従事者が日常診療でも用いることができる現実的で実用的なスキルである。なお，ホットフラッシュや夜間発汗へのCBTの有効性を示すRCT[12]や，更年期症状に対するシステマティックレビュー[13]では，血管運動神経症状への有効性はエビデンスが不十分だが，心理的症状には明らかな有効性が報告されている。乳がんなどHRTを使用できない，またはしたくない女性への安全な治療法でもあり，薬剤と併用して用いることもできる。

② ピアカウンセリング

ピア（peer）とは仲間，広くは同僚を意味し，対等な立場にいる仲間たちでカウンセリングを行うことである。同じ環境にいること，同じ時間を共有していること，気軽な関係であることなどの特徴から，メンバー間では心が開け，共感をもちやすいことから，女性たちが今後の解決策を考えていく上での心理的効果として有用である[14]。更年期の女性たちがグループで話し合うことについては，欧米では1980年代から更年期障害の悩みをもつ人同士の交流として，セルフグループやサポートグループの導入が知られている。近年わが国でも，地域における更年期女性への生涯にわたる健康づくりなどの中で，更年期障害をもつ女性への支援策の一つとして実施され始めている。

③ 家族カウンセリング

家族を一つのシステム全体として，そのコミュニケーション不全の構造を変えていくのが「家族療法」であるが，家族カウンセリングはもう少し緩やかな意味での「家族に対する心理的相談活動」をいう。更年期障害の要因には，しばしば家族関係が複雑に絡み合っていることもあるため，家族カウンセリングによる支援も有効と考えられる。

④ グリーフカウンセリング[15]

グリーフ（grief）は悲嘆と訳され，一般的な喪失（自分にとって価値あるもの，大切なものを失う）の際に生じる反応や感情を呼ぶ。重要な他者の喪失による悲しみを癒すには，グリーフカウンセリングによる援助が必要である。カウンセリングを通して，クライエントが喪失の現実感を強め，言葉になった感情と言葉にならない感情の両者を処理でき，喪失後の様々な障害を乗り越え再び適応できるようになるまで援助する。女性にとり，更年期はある意味では喪失の時とも言える。

⑤ 意思決定へのカウンセリング[16]

検査や治療を受けるべきかといった葛藤を伴う意思決定には，クライエントが最善で最も適切な決定を下せるよう，カウンセリングによる支援が必要である。十分な情報を提供しつつ，精神的なサポートが必要な点である。ホルモン補充療法（HRT）などの治療法の選択における意思決定への支援として，意思決定に向けたカウンセリングは重要な支援となりうる。

⑥ ナラティヴセラピー[17]

ナラティヴ（narrative）とは物語を語る行為を意味し，家族療法から誕生したナラティヴセラピー（物語再構成療法）は，クライエントとカウンセラーが共同して新しい物語を作る作業である。クライエントのこれまでの問題や悩みという悲しい物語を，カウンセラーとの相互交流のなかで言葉を交わしながら，今までとは異なる新しい物語の意味を見出す。その新しい物語は，個人の経験に好ましい意味を与えるものである。更年期は人生の折り返し点でもあり，一人ひとりの女性にとって，人生の意味を再構築する時期であるとも言えよう。

⑦ コーチング[18)]

質問，傾聴，承認，提案などの基本的なスキルを使いながら，対話を通して，クライエントの目標，意欲，能力を引き出し，相手の自発的な行動を促すコミュニケーション技術である。適切で効果的な目標の設定が重要なポイントである。コーチングによる健康支援の効果としては生活習慣の改善，治療に関する意思決定などが挙げられるが，治療の意思決定では，海外で更年期女性を対象にしたコーチングの試みが報告[19)]されている。

●文献

1) 氏原 寛，近藤邦夫，東山紘久，他：カウンセリング辞典．ミネルヴァ書房，京都，1999（**レベルⅣ**）
2) 氏原 寛，東山紘久：カウンセリングの理論と技法（別冊発達 16）．ミネルヴァ書房，京都，1993（**レベルⅣ**）
3) Sherr L：The Psychology of Pregnancy and Childbirth. Blackwell Science, Oxford, 1995, p10（**レベルⅣ**）
4) 伊東 博：援助する教育―教師のためのカウンセリング入門．明治図書，東京，1971，p45（**レベルⅣ**）
5) 高橋眞理：更年期女性の不定愁訴に対するカウンセリング．Journal of Integrated Medicine 9：709-711，1999（**レベルⅣ**）
6) 諏訪茂樹：援助者のためのコミュニケーションと人間関係 第 2 版．建帛社，東京，1995（**レベルⅣ**）
7) 高松 潔，太田博明，牧田和也，他：日本人閉経後女性の更年期障害に対するカウンセリングの有用性．日産婦誌 53：1745，2001（**レベルⅢ**）
8) 土岐優美：最新カウンセリング業界の動向とカラクリがよ～くわかる本．秀和システム，東京，2007（**レベルⅣ**）
9) The Royal College of Nursing：Menopause：lifestyle and therapeutic approaches. The Royal College of Nursing, London, 2010, pp11-19（**レベルⅢ**）
10) Aroll MA, Efiong L：The Menopause Maze, Singing Dragon, 2016（**レベルⅡ**）
11) Lee D 著，竹本 毅訳：10 分でできる認知行動療法入門，日経 BP 社，東京，2016（**レベルⅢ**）
12) Ayers B, Smith M, Hellier J, et al：Effectiveness of group and self-help cognitive behavior therapy in reducing problematic menopausal hot flushes and night sweats（MENOS 2）：a randomized controlled trial. Menopause 19：749-759, 2012（**レベルⅡ**）［PMID：22336748］
13) Vélez Toral M, Godoy-Izquierdo D, Padial García A, et al：Psychosocial interventions in perimenopausal and postmenopausal women：A systematic review of randomized and non-randimused trials and non-controlled studies.Maturitas 77：93-110, 2014（**レベルⅣ**）［PMID：24289897］
14) Hunter MS：Depression and the menopause. BMJ 313：1217-1218, 1996（**レベルⅢ**）［PMID：8939093］
15) Worden JW：グリーフカウンセリング．鳴澤 實監訳．川島書店，東京，1993（**レベルⅣ**）
16) マーク・ラドフォード，中根充文：意思決定行為―比較文学的考察．ヒューマンティワイ，東京，1991（**レベルⅣ**）
17) 小森康永，野口裕二，野村直樹：ナラティヴ・セラピーの世界．日本評論社，東京，1999（**レベルⅣ**）
18) 柳澤厚生編著：ナースのためのコーチング活用術．医学書院，東京，2003（**レベルⅣ**）
19) Col NF, Ngo L, Fortin JM, et al：Can computerized decision support help patients make complex treatment decisions? A randomized controlled trial of an individualized menopause decision aid. Med Decis Making 27：585-598, 2007（**レベルⅡ**）［PMID：17873260］
20) Green SM, McCabe RE, Soares CN：Cognitive Behavioral Workbook for Menopause. New Harbinger publicartions, 2012

Exercise 66

下記の相手の会話に対する自分の対応は，コミュニケーション技法の応答技法のどれに相当するか。1 つ選べ。

相手：家族なんてお見舞いにこなくても平気です

自分：そうですか。でも，顔には寂しいと書いてあります

a 明確化　b 対決　c 要約　d 解釈　e 繰り返し

解答は 537 頁へ

2 心理療法

CQ 67 更年期の心理療法の効果はどうか？

1 心理療法と精神療法

心理療法と精神療法には明確な区別はない。英語でいう psychotherapy を心理療法，精神療法と呼び，同義語として用いている。あえていえば精神療法という用語は精神科医が用いることが多く，精神科医が行うものと考え，心理療法は公認心理師および他の専門家が行うもの，という区別をすることがある。ここでは，同義語として文脈の中や引用文献で使用している用語を用いる。

精神療法（心理療法）を日本の精神健康に関する臨床の観点から分類すると，精神科医が一般的な診療の範囲内で，多くの場合薬物療法と同時に行う広義の精神療法（精神療法的アプローチ）と，訓練を受けた専門職が特別な枠組みを設定して専門的治療として行う狭義の精神療法とに分けられる。後者では治療を受ける者は来談者（クライエント）と呼ばれることが多い。狭義の精神療法には，個人を対象とするだけでなく，家族，集団に向けて行われるものもある。様々な技法の心理療法があるが，主なものには精神分析，来談者中心療法，行動療法，認知行動療法，森田療法，内観療法，ブリーフセラピーなどがある。自律訓練法，芸術療法，遊戯療法，箱庭療法，動作法なども精神療法として分類されることがある。日本の広義の精神療法は非指示，受容，傾聴，共感を中心的概念としたロジャース学派による来談者中心療法の影響を強く受けている。なお，精神科以外の科では，患者の心理社会的背景に関してじっくり話を聞くといった治療的態度や，公認心理師による面談を「心理療法」とすることも多い。

2 更年期女性の気分障害に対する精神療法

精神療法は必ずしも疾患単位で行われるものではないが，近年では狭義の精神療法において，特に気分障害や不安障害の改善をターゲットとする治療効果エビデンスに関する研究が盛んに行われるようになっている。更年期障害と最も関わりの深い精神健康障害は，うつ病性障害や双極性障害が属する気分障害である。

気分障害に対し最も治療効果エビデンスに関する報告が多いのは，CBT（認知行動療法）である[1]。日本でも既に報告があり，例えばうつ病性障害について個人 CBT では，大野ら[2]が抑うつ重症度，全般的機能，主観的 well-being，非機能的思考態度のすべてにおいて有意な改善を報告している。集団的 CBT で木下ら[3]は抑うつ症状，心理社会的機能，非機能的認知の改善がみられ，12 カ月後の評価で治療終了後の改善がほぼ保たれていた成績を残した。仲本[4]は，うつ病に特化した CBT を導入するデイケアが就労に有効である可能性を示唆した。

大野[5]は，Hay の研究を引用して，更年期のうつ病は深刻な問題であり，大うつ病は一般人口中の更年期女性で 15％弱，更年期障害専門医療機関で 30％前後の人に認められるとしている。更年期女性のうつ病性障害に特化して行った CBT の治療効果研究は少ないが，うつ病性障害全般に

CBTの高い治療効果エビデンスが確認されていることから，当該女性にとってもCBTは十分な効果を示す可能性が高い。Romansら[6]は人生のその他の時と同様に，閉経前後のうつ病に対しても心理療法は単独に，あるいは他の治療と併用して用いられる，と言及している。

❸ 更年期症状に対する精神療法（心理療法）の必要性

他方，更年期症状に対する精神療法（心理療法）に関してはどうだろうか。わが国において更年期医療における心理療法の必要性を指摘した報告は多い。

後山[7]は，更年期女性の気分障害（うつ病）は身体症状が目立ち，不定愁訴で産婦人科を受診するのが最近の動向であるとして，後山の更年期専門外来では2,020例の不定愁訴女性のうち，うつ病，不安障害，および身体表現性障害がそれぞれ27.0%，12.3%，および3.6%を占めており，不定愁訴例の43%が精神障害であり，15.3%は適応障害として治療する心身症であった，と述べている。このことは，更年期女性の身体症状の訴えあるいは不定愁訴には，薬物療法に加えて心理療法を考えなくてはならないことを示唆している。

松本ら[8]の治療成績をもとにした研究では，患者の病状に合わせ，傾聴を重視した一般心理療法にCBTや外来森田療法，バイオフィードバックなどの簡易精神療法を組み合わせたテーラーメイドの心身医学的療法を行い，症状が改善していく過程で生じる体内環境の変化を自律神経活動の観点から評価した。その結果，不定愁訴を有する更年期女性は，交感神経に比較して副交感神経活動が弱い傾向にあり，心理療法を的確に行うことが交感神経活動の鎮静と副交感神経活動の亢進を促すことが明らかになった，とある。

10年間に94人に心理療法を行った結果から，木村ら[9]は次のようにまとめている。心理療法は，心理社会的因子が要因になっている更年期障害に対し約51%の有効性を示したが，中断例が17%，精神科など他科紹介例が約13%みられた。心理療法を必要とした更年期外来患者の心理社会的要因は，夫との不和や子供の問題・巣立ち，家族の病気など家族の問題が最も多く，何らかのサポートや自律性の確立・支援の必要性が示唆された。憂うつや不眠，イライラなどの精神症状が強く，家族関係での悩みが大きい人は心理療法を受け入れやすく，有効例が多かった。

心療内科から熊野[10]は，①エストロゲン欠乏が主要因の更年期障害，②心身症としての更年期障害，③身体表現性障害，④うつ病・パニック障害の4つのグループに分けると，それぞれの病態に最も効果が大きいと思われる治療法は，①ホルモン補充療法（HRT），②HRT＋生活習慣の是正・リラクゼーション・CBT，③生活習慣の是正・リラクゼーション・CBT，④抗うつ薬・抗不安薬・CBTであり，それぞれの病態に合わせて専門科への紹介も含めて治療技法を選択する必要があると提示している。

高松[11]は，抑うつは閉経後よりも周閉経期に多いと指摘し，必ずしも女性ホルモンの消退のみでは説明できない，としている。HRT無効症例においては，平均3つの心理・社会的因子をもち，約80%において家族あるいは親族に1つ以上の問題を抱えていることも明らかになっており，更年期障害の背景にあるメンタルヘルスをどのようにして見抜くかが重要である，と論述している。

太田[12]は3症例の心理療法から，身体症状と心理社会的背景を結び付けていく作業が，心療内科的な，更年期女性への心理療法であると結び，特に対象喪失の視点の重要性を述べている。

上記報告は異口同音に，更年期症状全般における心理社会的要因の強い関与と，心理療法（的手段）を用いたアプローチの重要性を指摘している。

また，更年期症状全般に対する個人および集団CBTのRCTも徐々に行われるようになり，ホットフラッシュ，寝汗，睡眠障害等の症状に関して治療効果が得られたとの報告が提出されるようになっている[13]。これらの研究では，リラクゼーションを用いた行動療法が，ホットフラッシュの発現回数の減少にHRTと同様に効果的であることも報告されている。更年期症状に対するCBTを用いた治療的介入は，うつ病に対するCBTの治療効果エビデンスにまで到達する結果ではないが，今後注目される分野である。

4 更年期の統合的な治療に心理療法を取り込むことの重要性

前述したように，更年期に生じるうつ病性障害にはCBTを中心とした精神療法（心理療法）は有用であり，ホットフラッシュなどの症状にも有用である可能性が示され始めている。うつ病か，更年期障害かという鑑別が必ずしも明確でなくても，治療者が症状を親身になって聞く態度，心理社会ストレスに関する情報を収集すること，そして更年期の病態に関する心理教育は，おそらく治療的効果をもち得るであろう。

今後は予防の観点もまた重要である。Millerら[14]は，更年期に生じる様々な問題に関する予防・治療に関し，心理療法をベースに数々の介入が行われていることを示している。すなわち，患者・医師間のコミュニケーションを促進し，支援を求めている女性が訴える感情的な問題に対応する試み，閉経周辺期の女性にバランスのとれた情報を提供し健康教育を行う試み，また，医療相談の際の意思決定を助けるための介入方法の開発，ホットフラッシュと夜間の発汗の治療を目的とした，特に深呼吸とリラクゼーションによる行動療法を含む精神医学的介入の開発などである。

女性医療では全般に診断，治療両面においてbio-psycho-social approachの重要性が強調されるが，更年期はこれが最も望まれる時期である。更年期の統合的な医療に，心理療法（あるいは心理療法的アプローチ）は必須といってよいだろう。

●文献

1）藤澤大介：本邦における精神療法の効果研究の現状と課題．こころの臨床 a・la・carte 26：412-417，2007（レベルⅢ）
2）大野 裕，藤澤大介，田島美幸，他：うつ病に対する認知行動療法の効果研究．厚生労働省こころの健康科学研究事業「精神療法の実施方法と有効性に関する研究」平成16～18年度総合研究報告書．2007，pp62-71（レベルⅡ）
3）木下亜紀子，鈴木伸一，松永美希，他：うつ病に対する集団認知行動療法．カレントテラピー 23：46-53，2004（レベルⅢ）
4）仲本晴男：心理・社会的研究 慢性うつ病に特化したデイケアの有効性-認知行動療法（CBT）を中心としたプログラムと効果．医学のあゆみ 219：1103-1107，2006（レベルⅢ）
5）大野 裕：更年期のメンタルヘルス．日本更年期医学会雑誌 10：112-114，2002（レベルⅡ）
6）Romans SE, Seeman MV：Women's Mental Health：A Life-Cycle Approach. Lippincott Williams & Wilkins, Philadelphia, 2006, p304（レベルⅢ）
7）後山尚久：更年期うつ病の診断と治療―更年期女性の気分障害への臨床的対応．日本更年期医学会雑誌 13 Suppl：97-98，2005（レベルⅡ）
8）松本珠希，後山尚久，木村哲也，他：自律神経活動から評価した更年期外来における心理療法の臨床効果．日本更年期医学会雑誌 15：135-145，2007（レベルⅡ）
9）木村武彦，辻裕美子，白土なほ子，他：更年期外来での心理療法の検討．日本更年期医学会雑誌 14 Suppl：72，2006（レベルⅡ）
10）熊野宏昭：心療内科からみた更年期医療．日本更年期医学会雑誌 11 Suppl：49，2003（レベルⅡ）
11）高松 潔：更年期外来受診者におけるメンタルストレスの実際とその対応．日本更年期医学会雑誌 14 Suppl：56，2006（レベルⅢ）
12）太田大介：更年期女性の心理療法．更年期を取り巻く心理社会的諸問題―対象喪失の視点から．日本更年期医学会雑誌 15：126-130，2007（レベルⅢ）

13) Hunter M：Cognitive behavioral therapy for menopause symptoms. In First to Know, Newsletter of The North American Menopause Society, 2013

14) Miller D, Green J 編著：性の心理. 川野雅資監訳, 日本放射線技師会出版会, 東京, 2007, p320 (レベルⅢ)

Exercise 67

正しいものはどれか。1つ選べ。

a 心理療法は医師が行うものではない。

b 閉経前に心理療法を要することはない。

c 更年期障害では，症状に応じて心理療法も含めて多様な治療法を組み合わせることで効果がある。

d 更年期障害への治療の選択肢に認知療法は入らない。

e 更年期障害に対する心理療法の効果は証明されていない。

解答は537頁へ

3 運動療法

CQ 68 更年期障害に運動療法は有効か？ 具体的にはどのように行うのが望ましいか？

更年期は，加齢に加えて，生活環境の変化や卵巣機能の低下（エストロゲンの減少）などが重なって生じる多彩な不定愁訴（更年期障害）が出現したり，さらに各種の生活習慣病の発症も増加する時期である。この時期に自分の健康や生活習慣に目を向け，更年期障害への対処のみならず，生活習慣病予防，健康増進にむけて身体活動量を増加できるよう推奨することが重要である。

① 更年期女性への運動の意義

一般的に女性の身体は，男性に比較し，脂肪が多く筋肉が少ない。更年期以降の女性は体脂肪の蓄積がさらに増加しやすい。「国民健康・栄養調査」でも，40代女性のBMI 25以上は17.4%であるが，50代になると22.2%と増加している[1]。

WHOは，死亡に対する危険因子として高血圧，喫煙，高血糖に次いで身体活動不足を4位に位置付けた[2]。また，厚生労働白書のリスク要因別関連死亡者数では，喫煙，高血圧，運動不足の順となっている[3]。さらに，多目的コホート研究では，身体活動量が少ない群と比較して多い群は死亡リスクが0.61倍と低下し，がん死亡リスクも0.69倍と低下し，身体活動の種類によらず，全体的に良く動いていると死亡リスクが低下することが示された[4]。このように，身体活動不足は重要な危険因子として位置付けられ，身体活動を促進することは健康増進だけでなく，疾病予防にも非常に重要である。

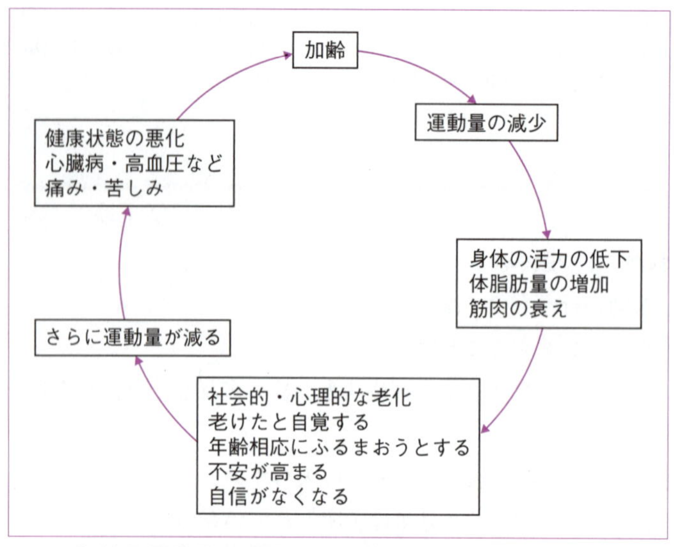

図1 加齢と運動量の減少という悪循環（Berger BG, et al：Aging and Motor Behavior. Benchmark Press, 1989, pp157-177 より）

しかし，図1[5]に示したように加齢と運動量の減少という悪循環となりやすい。さらに，現代はデスクワークなどの仕事や，電化製品によって家事の負担が軽減し，体を動かす機会が減っている。国民総運動不足状態にあり，更年期女性においても同様である。実態調査においても，40～50代女性の8割以上が運動不足を感じている[6]。また，運動習慣のある者（30分以上の運動を週2回以上実施し，1年以上継続）の割合は，40代女性は16％で，50代女性はやや増加したが24％であった[1]。つまり，運動習慣のある者は1～2割程度であり，運動を推奨する必要性が伺える。運動を行わない理由は，「仕事（家事・育児）が忙しくて時間がない」が最も多かった[6]。更年期女性は，両親の介護や子どもの受験などで多忙なことが多いため，効率的で導入しやすい運動を選択するなどの工夫が必要となる。

❷ 運動の効果

更年期障害の治療は薬物・運動療法と栄養指導が主体であるが，運動療法についての報告はそれほど多くない。

a. 更年期症状への効果

血管運動神経症状（ホットフラッシュと寝汗）に対するエクササイズの効果のメタアナリシス結果を2014年にDaleyらが報告し，適格と判断された5つのRCTを検討した[7]。エクササイズ群とコントロール群との比較では，血管運動神経症状の頻度と程度で有意差はなく，エクササイズが血管運動神経症状の効果的な治療として示せるエビデンスは不足していると報告した。ヨガとエクササイズの比較でも血管運動神経症状の頻度と程度で群間に有意差はなかった。ホルモン療法（HT）とエクササイズの比較は小規模研究が1つのみであり，エクササイズ群と比較してHT群は有意に血管運動神経症状が減少した。結論として，研究結果に一貫性がなく，研究方法の十分な記述がないなどから，エビデンスはlow qualityと評価された。

その他，エクササイズ群とコントロール群を比較したRCTでも，血管運動神経症状の頻度は有意に減少せず，women's health questionnaire（WHQ）尺度，体重，BMI，不安抑うつ（HADS），QOL尺度（SF-12）でも有意な変化はみられず，効果的とはいえなかった[8]。

一方，2012年までの研究を用いて更年期症状に対するヨガの効果に関してシステマティックレビューを行い，4つのRCTでメタアナリシスを行った結果，心理的症状の短期効果で中等度のエビデンスが示された[9]。しかし，更年期症状，身体症状，血管運動神経症状，泌尿生殖器症状では相違のエビデンスはなかった。ヨガによる深刻な有害事象はなく，ヨガは更年期に関連した心理的不調に悩む女性の付加的な介入として推奨されていた。

また，2010～2016年の研究を用いて更年期症状に対するヨガの効果を検討した研究では，1つの質の高いシステマティックレビューと3つのRCTを抽出した[10]。メタアナリシスでは，ヨガとコントロール群の比較において，ホットフラッシュの程度と心理的症状で相違のエビデンスが示された。

以上から，ヨガは心理的症状やホットフラッシュに効果がある可能性が示唆されたが，更年期症状に対する運動効果は一貫性がみられず，十分なエビデンスは得られていない。エクササイズの効果があるとしても，薬物療法よりも効果は少ないと予測される。

運動が更年期障害の症状をなぜ緩和するのかというメカニズムは未だ明らかではない。推察できるのは運動時に増加する血中カテコラミン，セロトニン，β-エンドルフィンなどの関与の他，運動が有する心理的効果や運動に参加するなどの環境要因の変化の影響も考えられる。

b. 費用対効果

プライマリ・ケアを基盤としたエクササイズ群とコントロール群を比較し，cost-effectiveを検討した研究では，エクササイズプログラムのincremental cost-effectiveness ratio（増分費用効果比：既存の薬または治療法をやめて，新しい薬または治療法を用いたときに，どれだけの効果が得られるかを示す）を検討すると，費用効率が良いことが明らかになった[11]。だが，コストと健康ベネフィットにおける相違はわずかであった。血管運動神経症状に対するエアロビック運動の費用効果分析では，DVDやブックレットを郵送する群とエクササイズソーシャルサポートに対象者を招待する群を比較した[12]。その結果，エクササイズソーシャルサポートは血管運動神経症状のマネジメントにおいて費用対効果が高いことが示された。この2つの研究から，運動は費用効率が高いと期待できる。また，エクササイズの継続にはソーシャルサポートが重要であり費用効率が高いと考えられる。

③ 運動療法の実際

a. メディカルチェック

運動療法を効果的に行うためには安全であることが肝要となる。不適切な方法で行うと十分な効果が得られないだけでなく，病状を悪化させたり，膝や腰を痛めたりすることがある。貧血や虚血性心疾患を有している可能性もあり，運動を行って良いのかの判断や運動の強度を決定するためにメディカルチェックを受けることが望ましい。

メディカルチェックは医師の診断と医学的検査（血圧，心電図，尿・血液検査など）からなり，疾患の有無とその程度を確認する（図2）。問診では，既往歴，運動に関連した自覚症状，生活習慣などを詳細に聞くことが大切である。メディカルチェックの際に，メタボリックシンドローム，

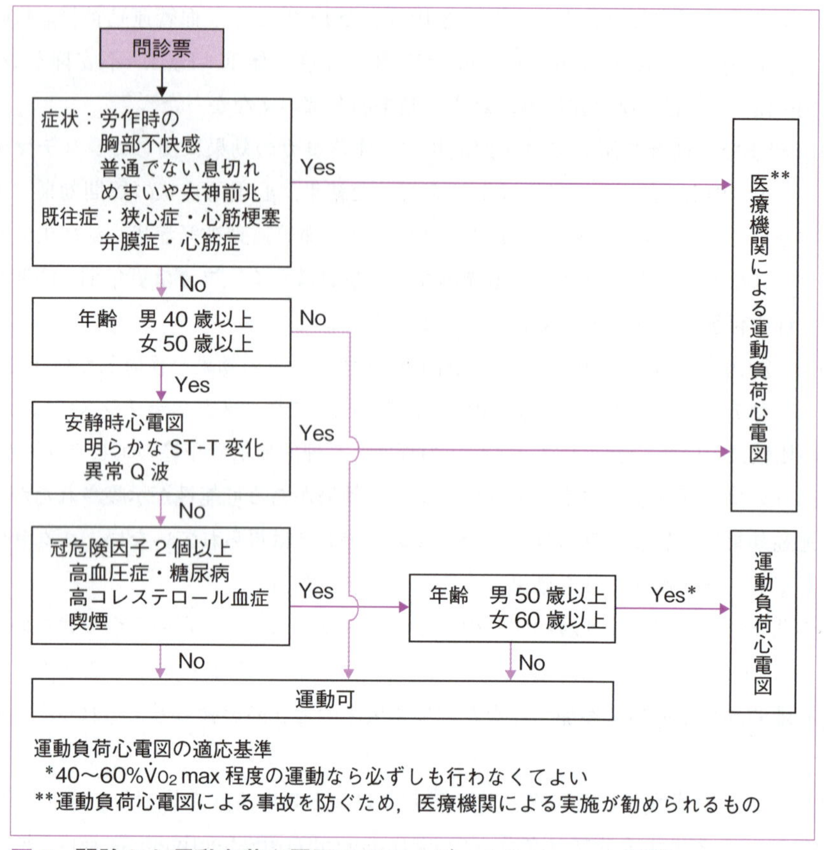

図 2 問診から運動負荷心電図までのメディカルチェック基準
（日本医師会編：健康運動のガイドライン．医学書院，1994，p4 より）

脂質異常症，2 型糖尿病などがある場合には，運動負荷試験を行い，冠動脈の循環予備力や心機能の予備力を評価する。負荷試験により，無症状の心筋虚血や不整脈の発見につながることもある。

b. 運動種目とその強度

厚生労働省は，身体活動・運動に関する新たな科学的知見の蓄積により，「健康づくりのための身体活動基準 2013」を公表した[2)]。健康づくりでは，スポーツやレクリエーション活動のような余暇時間に目的をもって行う活動すなわち運動だけでなく，日常生活を営む上で必要な活動すなわち生活活動も含めた身体活動を増やすことを推奨している（図 3）。身体活動量を増加することで，メタボリックシンドローム，循環器疾患，糖尿病，がんなどの生活習慣病の発症や，生活機能低下のリスクを下げることができる。さらに，これらの疾患の予防効果をより高めることができる。

「健康づくりのための身体活動基準 2013」では，ライフステージに応じた健康づくりのための身体活動・運動が推奨されている（表 1）[2)]。身体活動や運動の強度には METs（metabolic equivalents：メッツ：安静時を 1 として何倍のエネルギーを消費するかで活動の強度を示したもの）が用いられる。3 メッツ以上の生活活動と運動の例を表 2，表 3 に示した。メッツに時間と体重を乗じるとエネルギー消費量が換算できるので目安になりやすい（例：72 kg の人がヨガ〔2.5 メッツ〕を 30 分間行った場合は，2.5 メッツ×0.5 時間×72 kg＝90 kcal となる）。身体活動量を増加するには，

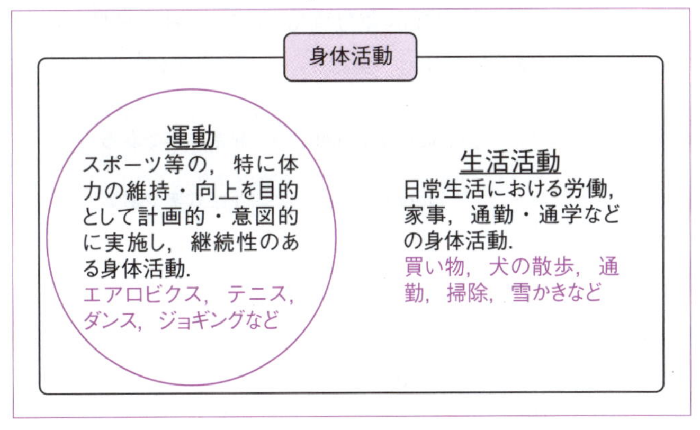

図3 **身体活動**（厚生労働省：「健康づくりのための身体活動基準2013」から作成）

表1 **健康づくりのための身体活動基準2013**（厚生労働省：「健康づくりのための身体活動基準2013」から作成）

	身体活動（生活活動・運動）		運動		体力（うち全身持久力）
健診結果が基準範囲内 18-64歳	3メッツ以上の強度の身体活動を毎日60分（＝23メッツ・時/週）	今より少しでも増やす（例えば10分多く歩く）	3メッツ以上の強度の運動を毎週60分（＝4メッツ・時/週）	運動習慣をもつようにする（30分以上・週2日以上）	性・年代別に示した強度での運動を約3分間継続可能（40〜59歳女性が8.5メッツの運動を約3分以上継続できた場合，基準を満たすと評価できる）

表2 **3メッツ以上の生活活動の例**（厚生労働省：「健康づくりのための運動基準2006改訂のためのシステマティックレビュー」から作成）

3.0	普通歩行，電動アシスト付き自転車に乗る，台所の手伝いなど
3.3	カーペット拭き，掃除機，身体の動きを伴うスポーツ観戦
3.5	歩行，楽に自転車に乗る，階段を下りる，軽い荷物運びなど
4.0	自転車にのる，階段を上る，動物と遊ぶなど

表3 **3メッツ以上の運動の例**（厚生労働省：「健康づくりのための運動基準2006改訂のためのシステマティックレビュー」から作成）

3.0	ボウリング，バレーボール，社交ダンス，太極拳など
3.5	自転車エルゴメーター（30-50ワット），体操，ゴルフ，カヌーなど
3.8	全身を使ったテレビゲーム
4.0	卓球，パワーヨガ，ラジオ体操第一など

これまでの生活習慣を見直し改善について検討する必要がある。

運動は，大別すると有酸素運動とレジスタンス運動になる[13]。有酸素運動は，大きい筋肉を使って行う全身運動で，十分に酸素を取り込むことで，筋肉に取り込まれたブドウ糖や脂肪酸をエネルギー源として使うことができる運動を指す。脂肪を燃焼するので血中コレステロール・中性脂肪や体脂肪の減少が期待でき，冠動脈疾患や高血圧などに効果がある。また，心肺機能改善や骨粗鬆症予防などの効果が期待できる。有酸素運動を継続して20分頃からエネルギー源が体脂肪に切り替

表4 ボルグの自覚的運動強度判定表（日本語版）

尺度	英語	日本語
6		
7	very very light	非常に楽である
8		
9	very light	かなり楽である
10		
11	light	楽である
12		
13	fairly hard	ややきつい
14		
15	hard	きつい
16		
17	very hard	かなりきつい
18		
19	very very hard	非常にきつい
20		

わるため，脂肪の減少を目的とする場合は，長時間継続できる有酸素運動が多いエクササイズを選ぶことが効果的となる[14)]。レジスタンス運動とは，標的とする筋肉に抵抗（レジスタンス）をかける動作を繰り返し行う運動であり，スクワット・腕立て伏せ・ダンベル体操などをいう。筋肉量を増加し，筋肉を増強する効果が期待できる。有酸素運動とレジスタンス運動を組み合わせると効果が高まる。運動は継続しなければ十分な効果が得られないので，運動種目は無理なく継続できるものを選択するよう指導する。

運動強度の設定には，心拍数を基にすることもあるが，一般的で利便性が高いのがボルグの自覚的運動強度である（表4）。これは運動中に自分の感覚を主観的に評価するものである。一般的に「楽である」から「ややきつい」（尺度11〜13）での有酸素運動が良いとされている。これを心拍数で表現すれば120〜130拍（毎分）程度に相当する。さらに運動の前後ではストレッチを行うことが望ましい。ストレッチは関節可動域の改善，身体パフォーマンスの改善，運動中の損傷予防などのメリットがある。

運動頻度は1週間に3〜4回が望ましい。また，運動時間は運動の強さによっても異なるが，一般的には1日あたり30〜60分程度行い，1週間の合計が140〜160分くらいが望ましい。運動実施の際の注意点としては，運動する時間帯は食後2時間くらいがよく，早朝空腹時，食直後，入浴後，飲酒後などは行ってはならない。

c. 運動療法の導入

運動習慣がない人にとっては，生活習慣に運動を加えることは大きなストレスとなることもある。そのため運動療法をスムーズに始められるように，多理論統合モデルとして行動変容ステージモデル（Transtheoretical Model）を基にした介入が導入されてきている（図4）[15)]。行動変容ステージモデルに基づき，その人がどのステージにいるのかを把握し，それぞれのステージに合わせた働きかけをする。このような介入は，その人の心理的な準備状況が反映されるため効果的となる。

女性を対象に行動変容ステージモデルを基盤とした心臓リハビリテーションプログラムを行った研究では，心臓リハビリテーションのアドヒアランスを妨げる抑うつ症状の有意な緩和が示され

無関心期	関心期	準備期	実行期	維持期
6カ月以内に行動を変えようと思っていない	6カ月以内に行動を変えようと思っている	1カ月以内に行動を変えようと思っていない	行動を変えて6カ月未満である	行動を変えて6カ月以上である

図4　行動変容ステージモデル（Transtheoretical Model）
（厚生労働省：生活習慣病予防のための健康情報サイト e-ヘルスネットから作成）

た[16]。更年期女性においても同様の効果が得られる可能性がある。

●文献

1）厚生労働省：国民健康・栄養調査（平成29年）（レベルⅣ）
https://www.mhlw.go.jp/stf/houdou/0000177189_00001.html
2）厚生労働省：健康づくりのための身体活動基準2013（レベルⅣ）
https://www.mhlw.go.jp/stf/houdou/2r9852000002xple-att/2r9852000002xpqt.pdf
3）厚生労働省：平成26年度版厚生労働白書（レベルⅣ）
https://www.mhlw.go.jp/wp/hakusyo/kousei/14/backdata/1-2-2-01.html
4）Inoue M, Iso H, Yamamoto S, et al：Daily total physical activity level and premature death in men and women：results from a large-scale population-based cohort study in Japan（JPHC study）. Ann Epidemiol 18：522-530, 2008（レベルⅢ）[PMID：18504139]
5）Berger BG, Hecht LM：Exercise aging and psychological wellbeing：The mind-body question. Aging and Motor Behavior（Ostrow AC, ed）. Benchmark Press, Indianapolis, 1989, pp157-177 より宮下充正訳（レベルⅣ）
6）文部科学省：体力・スポーツに関する世論調査（2013）（レベルⅣ）
http://www.mext.go.jp/b_menu/toukei/chousa04/sports/1338692.htm
7）Daley A, Stokes-Lampard H, Thomas A, et al：Exercise for vasomotor menopausal symptoms. Cochrane Database Syst Rev（14）：CD006108, 2014（レベルⅠ）[PMID：25431132]
8）Daley AJ, Thomas A, Roalfe AK, et al：The effectiveness of exercise as treatment for vasomotor menopausal symptoms：randomized controlled trial. BJOG 122：565-575, 2015（レベルⅡ）[PMID：25516405]
9）Cremer H, Lauche R, Langhorst J, et al：Effectiveness of yoga for menopausal symptoms：a systematic review and meta-analysis of randomized controlled trials. Evid Based Complement Alternat Med 2012：863905, 2012（レベルⅠ）[PMID：23304220]
10）Shepherd-Banigan M, Goldstein KM, Coeytaux RR, et al：Improving vasomotor symptoms；psychological symptoms；and health-related quality of life in peri- or post-menopausal women through yoga：An umbrella systematic review and meta-analysis. Complement Ther Med 34：156-164, 2017（レベルⅠ）[PMID：28917368]
11）Spacirova Z, Epstein D, Garcia-Mochon L, et al：Cost-effectiveness of a primary care-based exercise intervention in perimenopausal women. The FLAMENCO project. Gac Sanit：S0213-9111（18）30177-8, 2018（レベルⅡ）[PMID：30340794]
12）Goranitis I, Bellanca L, Daley AJ, et al：Aerobic exercise for vasomotor menopausal symptoms：a cost-utility analysis based on the active women trial. PLoS One 12：e0184328, 2017（レベルⅡ）[PMID：28949974]
13）日本糖尿病学会編著：糖尿病治療ガイド2018-2019. 文光堂, 東京, 2018, pp49-51（レベルⅣ）
14）厚生労働省：生活習慣病予防のための健康情報サイト e-ヘルスネット 有酸素運動（レベルⅣ）
https://www.e-healthnet.mhlw.go.jp/information/dictionary/exercise/ys-072.html
15）厚生労働省：生活習慣病予防のための健康情報サイト e-ヘルスネット 行動変容ステージモデル（レベルⅣ）
https://www.e-healthnet.mhlw.go.jp/information/exercise/s-07-001.html
16）Beckie TM, Beckstead JW, Schocken DD, et al：The effects of a tailored cardiac rehabilitation program on depressive symptoms in women：a randomized clinical trials. Int J Nurs Stud 48：3-12, 2011（レベルⅡ）[PMID：20615504]

Exercise 68

正しいものはどれか。1つ選べ。

a 更年期症状に対する運動療法の効果には十分なエビデンスがある。
b 中高年女性の運動習慣は50%を超えている。
c メディカルチェックに運動負荷試験は含まれない。
d レジスタンス運動は，大きな筋肉を使った全身運動である。
e 日常生活上の活動も含めた身体運動を増やすことを推奨する。

解答は537頁へ

4 食事療法

CQ 69 更年期の女性は，どのような食事を心がければよいか？

更年期になると，加齢や長年の生活習慣による身体の変化にエストロゲンの急激な減少の影響が加わり，様々な不定愁訴が出現する。またエネルギー代謝や脂質代謝および骨代謝も大きく変化するので，栄養の潜在的過剰状態あるいは潜在的欠乏状態に移行しやすく，心身の半健康状態となるために生活習慣病のリスクが高まる[1)]。

本項では骨粗鬆症と動脈硬化性疾患を中心に生活習慣病の予防，悪化防止とフレイル予防および更年期症状軽減のための食事療法について解説する。

❶ 骨粗鬆症予防のための食事と食習慣（表1）

カルシウム，ビタミンDとビタミンK（脂溶性ビタミン），ビタミンCとビタミンB群（水溶性ビタミン），マグネシウム，蛋白質，および食習慣に関して配慮すべき事項について述べる。これらの栄養素が有効に利用されるためには，適正なエネルギー摂取量の確保が大前提となる。

『骨粗鬆症の予防と治療ガイドライン2015年版』[2)]には，食事指導における各種栄養素の摂取量に関する評価として推奨グレードの提示もされているので参照されたい。

a. カルシウム

必要量のカルシウム摂取は骨粗鬆症の予防と治療の基本事項であり，骨粗鬆症治療薬の効果を高める基礎的栄養素でもある[3,4)]。

カルシウム摂取と骨密度，骨折との関係を検討したメタアナリシス[5-12)]では，少ないカルシウム摂取量では骨折の発生率が高いこと[8)]や，ビタミンDとの併用により骨折発生率が抑制されたとの報告がある[7,10,11)]。

『日本人の食事摂取基準2020年版』[13)]に示されているカルシウムの推奨量は表2のとおりであるが，現状ではどの年代もその摂取量が充足されていない[14)]。

表1 骨粗鬆症の予防と治療のために十分摂取すべき食品と過剰摂取を避けたい食品

積極的に摂取すべき栄養素	摂取すべき食品	過剰摂取を避けたい栄養素や機能性成分	過剰摂取を避けたい食品
カルシウム	牛乳・乳製品，小魚，緑黄色野菜，大豆・大豆製品	リン	加工食品，清涼飲料水
マグネシウム	大豆・大豆製品，種実，海藻	ナトリウム	食塩，加工食品，保存食品
ビタミンD	魚類，きのこ類	カフェイン	コーヒー，紅茶
ビタミンK	納豆，緑黄色野菜	アルコール	酒類
ビタミンC	野菜，果物		
ビタミンB_2，B_6，B_{12}，葉酸	野菜，果物		
蛋白質	肉，魚，卵，豆，穀類		

表2 蛋白質・カルシウムの推奨量，ビタミンD・ビタミンKの目安量
（厚生労働省：日本人の食事摂取基準2020年版）

	蛋白質の推奨量（g/日）		カルシウムの推奨量（mg/日）		ビタミンDの目安量（μg/日）		ビタミンKの目安量（μg/日）	
年齢	男性	女性	男性	女性	男性	女性	男性	女性
30～49歳	65	50	750	650	8.5	8.5	150	150
50～64歳	65	50	750	650	8.5	8.5	150	150
65～74歳	60	50	750	650	8.5	8.5	150	150
75歳以上	55	45	700	600	8.5	8.5	150	150

カルシウムの18歳以上の耐容上限量は2,500mg/日
ビタミンDの18歳以上の耐容上限量は100μg/日

『骨粗鬆症の予防と治療ガイドライン2015年版』には，更年期以降の女性の骨量減少率を考慮した性差別の推奨摂取量は示されていないが，成長期における骨量獲得が不十分な場合の想定と骨量減少を軽減するためとして約100mgの付加量が示され，骨粗鬆症の治療，予防のためには1日700～800mgのカルシウム摂取が勧められている。

b. ビタミンD

ビタミンDの基本的な生理作用は，小腸および腎臓でのカルシウムおよびリンの吸収促進である。ビタミンDの栄養指標である血中25-ヒドロキシビタミンD濃度の低値は，血中副甲状腺ホルモン（PTH）濃度の高値，骨吸収マーカーの高値，骨密度の低値，骨折有病率の高値とよく相関することが多くの疫学研究で証明されている[15)]。

c. ビタミンK

骨芽細胞によって産生されるオステオカルシン（OC）は，ビタミンK依存性γ-グルタミルカルボキシラーゼによってカルボキシル化オステオカルシンとなりカルシウムと結合する能力を獲得する。一方，カルボキシル化が不十分な低カルボキシル化オステオカルシン（ucOC）は，優先的に血中へ移行する。このため，ビタミンK不足では血中ucOC濃度が上昇する。このような理由から

ビタミンK不足は骨粗鬆症のリスク要因となると考えられている。

d. ビタミンC

ビタミンCは，骨I型コラーゲンが安定的なへリックス構造を形成するために必要である。ビタミンC摂取量と骨密度の関係については閉経後の女性を対象とした観察研究[16]があり，カルシウム摂取量充足集団において両者の間に弱い有意な正の相関が認められている。

e. ビタミンB群

ビタミンB_2，B_6，B_{12}，葉酸の4種ビタミンはホモシステイン代謝に関与する酵素の補因子であり，摂取不足によって血中ホモシステイン濃度の上昇がみられるとの報告が多い[17]。最近の疫学調査では，高ホモシステイン血症が骨密度とは独立した骨折の危険因子であることが明らかになっており，ホモシステインは骨量ではなく骨質を低下させて骨を脆弱にすると考えられている[18]。

f. マグネシウム

マグネシウムは骨の構成栄養素であると同時にカルシウムの働きを調節する。

g. 蛋白質

骨を構成する成分はコラーゲンを代表とする有機物質と，カルシウムやリンなどを代表とする無機物質に分けられるが，コラーゲンは蛋白質の一種であるので，蛋白質の十分な確保が必要である。

h. 食習慣（朝食欠食や嗜好飲料と骨密度の関係）

骨粗鬆症の予防には若年期における高い最大骨量（peak bone mass；PBM）の獲得が重要であるが，「朝食欠食」という食行動と骨密度の関係が示唆されている[19]。また，嗜好飲料のカフェインやアルコールはカルシウムの吸収を阻害することによって骨代謝に影響を及ぼすと考えられている。さらに，過度のアルコール摂取は骨折の危険因子の一つである。

② 動脈硬化性疾患予防を目指す食事と食習慣

『動脈硬化性疾患予防のための脂質異常症診療ガイド2018年版』[20]では，動脈硬化性疾患予防のための生活習慣の改善（表3）と食事療法のポイントが提示されている。また，『動脈硬化性疾患予防ガイドライン2017年版』[21]には，それらのエビデンスレベルと推奨レベルが記載されている。

a. エネルギー摂取量とエネルギー産生栄養素（蛋白質，脂質，炭水化物）バランスの適正化

① エネルギー摂取量の適正化

適正体重の維持のためのエネルギー摂取量

BMI（kg/m^2）＝体重（kg）÷〔身長（m）〕^{2}

◆肥満（BMI≧25）

エネルギー摂取量（kcal/日）＝標準体重（kg）× 25～30（kcal）を目指すが，初期段階では現状より250kcal/日 程度減らす。標準体重（kg）＝身長（m）^{2}×22

◆標準（18.5≦BMI＜25）

推定エネルギー必要量（kcal/日）＝基礎代謝基準値×体重（kg）×身体活動レベル

基礎代謝基準値（女性）は，30～49歳では21.7，50歳以上では20.7となる。

身体活動レベル（15～69歳）の係数は，低い場合は1.50，ふつう1.75，高い2.00となる。

表3 動脈硬化性疾患予防のための生活習慣の改善（日本内科学会：日本内科学会雑誌 104：824-64，2015 より一部改変）

禁煙	禁煙は必須。受動喫煙を防止。
食事管理	・適正なエネルギー量と，エネルギー産生栄養素（たんぱく質，脂肪，炭水化物）およびビタミン・ミネラルをバランス良く摂取する。 ・飽和脂肪酸やコレステロールの摂取を抑える。n-3系多価不飽和脂肪酸の摂取を増やす。 ・トランス脂肪酸の摂取を控える。 ・食物繊維の摂取を増やす。 ・食塩摂取量6g/日未満を目指す。
体重管理	定期的に体重を測定する。BMI＜25であれば，適正体重を維持する。 BMI≧25の場合は，摂取エネルギーを消費エネルギーより少なくし，体重減少を図る。
身体活動・運動	中強度以上*の有酸素運動を中心に，習慣的に（毎日30分以上を目標に**）行う。 運動療法以外の時間も，こまめに歩くなど，座ったままの生活にならないよう，活動的な生活を送るように注意を促す。
飲酒	アルコールはエタノール換算で1日25g***以下にとどめる。

* 3メッツ以上の強度。通常歩行は3メッツに相当する。
** 運動習慣がない者には，軽い運動や短時間の運動から実施するように指導する。
*** およそ日本酒1合，ビール中瓶1本，焼酎半合，ウイスキー・ブランデーダブル1杯，ワイン2杯に相当する。

◆やせ（BMI＜18.5）

エネルギー摂取量（kcal/日）＝標準体重（kg）×30～35（kcal）

② エネルギー産生栄養素のバランスの適正化（%エネルギー）

蛋白質 13～20%，脂質 20～30%，炭水化物 50～65%

b. 脂質（飽和脂肪酸と不飽和脂肪酸，コレステロール）

①飽和脂肪酸摂取量は，インスリン抵抗性および血中LDL-C濃度と正の相関を示す[22,23]ことから，飽和脂肪酸の過剰摂取は避けなければならないが，極端に少ない摂取は脳出血の発症率を高める[24,25]。飽和脂肪酸が総エネルギー摂取量に占める割合は4.5%以上7%未満とすることが推奨されている。

②一価不飽和脂肪酸や多価不飽和脂肪酸にはLDL-C低下作用があるが，多価不飽和脂肪酸であっても人工的に水素を付加したトランス型の多価不飽和脂肪酸摂取はLDLを上昇させ，HDL-Cを低下させ冠動脈疾患のリスクを増加させる[26]ので注意する。WHOは総エネルギー摂取量の1%未満を目標としている。減らした飽和脂肪酸の代わりに不飽和脂肪酸を増やすが，魚類特に青魚に含まれるn-3系多価不飽和脂肪酸にはTG低下作用，血圧低下作用，血小板凝集抑制作用，血管内皮機能の改善作用がある[27-30]ため積極的な摂取を指導する。

③コレステロール量の増大はLDL-Cを上昇させる。高LDL-C血症の場合，コレステロール摂取量の目安として200mg/日未満を目指す。

c. 炭水化物摂取とglycemic index

炭水化物は糖質と食物繊維に分けられるが，糖質の種類や摂取量は耐糖能障害や脂質異常症に影響するため，glycemic index（GI）を考慮した食事が望まれる。GIとは，食後血糖値の上昇を示す指標である。

また，食物繊維の増加は腸管での脂肪吸収の抑制とGIの低下をもたらす。食物繊維，特に水溶性の食物繊維摂取にはLDL-C低下作用がある[31]。食物繊維摂取量の増加と冠動脈疾患および心血管疾患死亡の低下との関連が報告されている[32]。水溶性食物繊維は未精製穀類に含まれるβ-グルカン，マメ科の植物に含まれるグアーガム，海藻類に含まれるアルギン酸，熟した果物に含まれるペクチンに多く含まれている。不溶性食物繊維は主に野菜類のセルロースやヘミセルロース，イモ類のイヌリンなどがある。日本人の食事摂取基準では女性（18〜69歳）は1日18g以上が目標量となっているが，脂質異常症の治療には欧米並みの25g以上を考慮する。

d. 大豆・大豆製品，野菜，果物

大豆・大豆製品やその成分であるイソフラボンの摂取が，女性の冠動脈疾患や脳梗塞の発症抑制と関連することが報告されている[33]。これは，大豆に含まれるイソフラボン，蛋白質，多価不飽和脂肪酸などによる軽度のLDL-C低下，抗酸化作用，血圧低下作用，エストロゲン作用の関与が考えられている。

また野菜，果物は低エネルギーであり，ビタミン，ミネラル，食物繊維が豊富であるため積極的に摂取すべきであるが，女性では果物の摂取過剰には注意する。

e. 食塩とアルコール

食塩の過剰摂取は血圧上昇や動脈硬化を促進するため，食塩摂取は1日6g未満を目標にする。また，アルコールの過剰摂取はエネルギー摂取量を増加させ，血圧を高めTG合成を高めるため，アルコール摂取は1日25g以下にする。

f. 食習慣・食行動の修正

・朝食，昼食，夕食を規則的にとる。
・腹八分目とする。
・就寝前2時間は摂食しない。
・よく噛んで食べる。
・まとめ食い，ながら食いを避ける。
・薄味にする。
・外食・中食はできるだけ控える。

g. 薬物を服用している場合の注意点

・薬物代謝酵素チトクロームP450（CYP）3A4で代謝される薬剤を投与されている場合には，大量のグレープフルーツジュースの摂取を控える。
・陰イオン交換樹脂（レジン）を投与されている場合には，脂溶性ビタミンの欠乏に留意する。
・ワルファリンを投与されている場合には，ビタミンKを多く含む納豆，クロレラ，青汁，海藻類の摂取を控える。

動脈硬化性疾患予防の食事のまとめ

・日本食パターンの食事（The Japan Diet）は動脈硬化性疾患の予防に有効である[34]。
・過食を控え，適正体重を維持する。
・肉の脂身，動物脂（牛脂，ラード，バター）の摂取を抑え，魚，大豆の摂取を増やす。
・野菜，海藻，きのこの摂取を増やす。果物を適度に摂取する。
・精白された穀物を減らし，未精製穀類や麦などを増やす。
・食塩を多く含む食品の摂取を控える。

・アルコールの過剰摂取を控える。
・食習慣・食行動を修正する。
・食品と薬物の相互作用に注意する。

③ フレイル予防のための食事

身体的フレイル予防には，骨粗鬆症とサルコペニア（筋肉減少症），変形性関節症などからなるロコモティブシンドローム（ロコモ）の予防が中心となるので，ロコモ予防の食事についてまとめる。

ロコモ予防には，「エネルギー摂取量」と「エネルギー消費量」のバランスを考慮して，適正なエネルギー摂取による体重管理を行うことが重要である。やせは骨粗鬆症やサルコペニアのリスクとなる一方，肥満は変形性関節症のリスクとなりうる。

肥満防止の食事については動脈硬化予防の食事（418頁〜）を参照されたい。また，骨密度減少を予防する食事については骨粗鬆症予防の食事（416頁〜）で解説したので，サルコペニア予防のための「筋肉」を強くする食事について補足する。

a. 適正なエネルギー摂取

エネルギー不足になると筋肉が減少する。筋肉量を維持し，筋力低下を防ぐために最も重要な栄養素は蛋白質であるが，エネルギー源となる炭水化物や脂質を十分摂取することが大前提となる。炭水化物や脂質が不足している場合，筋肉を構成している蛋白質を使ってエネルギーを産生しようとするため筋肉量が減少する。

b. 蛋白質

蛋白質は約20種類のアミノ酸からなる栄養素であるが，体内で合成できない9つの必須アミノ酸は食品から摂取しなければならない。したがって蛋白質を多く含む肉，魚，卵，乳製品，大豆製品を組み合わせて摂ることが必要である。

c. ビタミンB_6

蛋白質の代謝を促進する栄養素がビタミンB_6である。

④ まとめ：更年期の女性は，どのような食事を心がければよいか？

骨粗鬆症と動脈硬化性疾患およびフレイルに焦点を当てて，その予防と治療のための食事について述べたが，「この食べ物さえ食べていたら骨に良い」ということもなく，また「この食べ物を食べなければ動脈硬化を防ぐことができる」ということもない。「更年期女性に適した食事や食生活とはどのようなものか？」という問いに対する答えを突き詰めていくと，まさに「食生活指針」（表4）に示されているような食事を目指すしかないことに帰結する。我々は体に良い魔法のような食べ物を模索し期待しがちであるが，改めて健康に必要な栄養素を丁寧に確認していくと，バランス良く食べることがいかに重要であるかということを再認識させられる。そしてそのような食事は，更年期の不定愁訴に関連する潜在性の栄養素欠乏状態や過剰状態の改善にも必要なのである。

ここに一般の健康な人を対象とした栄養教育教材としての「食事バランスガイド」（図1）を示すが，これは半健康状態である更年期女性の食事指導をする際にも十分活用できるものである。

骨粗鬆症や脂質異常症などの生活習慣病に対する影響因子は多様であり，たとえ年齢や性別が同

表4 食生活指針（2016年一部改正）（厚生労働省 WEB サイトより）

- 食事を楽しみましょう。
- 1日の食事のリズムから，健やかな生活リズムを。
- 適度な運動とバランスのよい食事で，適正体重の維持を。
- 主食，主菜，副菜を基本に，食事のバランスを。
- ごはんなどの穀類をしっかりと。
- 野菜・果物，牛乳・乳製品，豆類，魚なども組み合わせて。
- 食塩は控えめに，脂肪は質と量を考えて。
- 日本の食文化や地域の産物を活かし，郷土の味の継承を。
- 食糧資源を大切に，無駄や廃棄を少ない食生活を。
- 「食」に関する理解を深め，食生活を見直してみましょう。

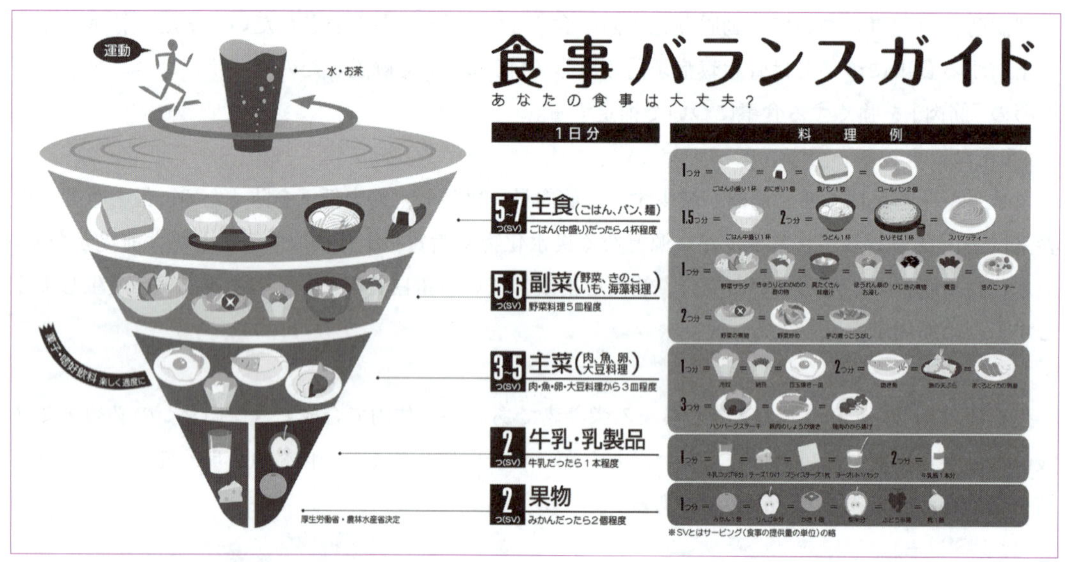

図1 食事バランスガイド（厚生労働省 WEB サイトより）

じでも，遺伝的要素を含め，食物摂取状況や身体活動量・休養の取り方・ストレスなど心身への影響は一律ではないことを十分に認識し，個別の栄養教育を行う必要がある。

⑤ 食事バランスガイド解説

「食事バランスガイド（2005年厚生労働省・農林水産省策定）」とは日本版フードガイドで，「健康を維持するために，1日に何をどれだけ食べたらよいかの目安を料理で示したイラスト」である。形状は日本で古くから親しまれている「コマ」をイメージしたもので，食事のバランスが悪くなると倒れてしまうことを表している。

①水分をコマの軸とし，食事の中で欠かせない存在であることを強調している。

②コマの回転は運動を連想させるということで，回転（運動）することによって初めて安定するということも表している。

③ヒモは，菓子・嗜好飲料を表し，適度な摂取に対する注意を喚起させている。

④「食事バランスガイド」の料理区分としては，主食，副菜，主菜，牛乳・乳製品，果物の5つとし，食物の主な栄養成分が同じものが1つの料理区分となっており，上部から（面積の広い順に）量的に多く摂る必要性が高い料理区分の順番になっている。

⑤油脂・調味料については，区分を設けていない。

食事のバランスを1日の食事で揃えるのが難しい場合は1週間のなかでトータルに揃え，バランスの良い食事を摂ることの継続が重要である。

●文献

1) 杉山みち子：更年期の保健学—半健康状態と生活習慣の改善．第一出版，東京，1995
2) 骨粗鬆症の予防と治療ガイドライン作成委員会編：骨粗鬆症の予防と治療ガイドライン2015年版．ライフサイエンス出版，東京，2015（ガイドライン）
3) Sunyecz JA, Weisman SM：The role of calcium in osteoporosis drug therapy. J Womens Health (Larchmt) 14：180-192, 2005（レベルⅠ）[PMID：15775736]
4) Nieves JW, Komer L, Cosman F, et al：Calcium potentiates the effect of estrogen and calcitonin on bone mass：review and analysis. Am J Clin Nutr 67：18-24, 1998（レベルⅠ）[PMID：9440370]
5) Welten DC, Kemper HC, Post GB, et al：A meta-analysis of the effect of calcium intake on bone mass in young and middle aged females and males. J Nutr 125：2802-2813, 1995（レベルⅡ）[PMID：7472660]
6) Cumming RG, Nevitt MC：Calcium for prevention of osteoporotic fractures in postmenopausal women. J Bone Miner Res 12：1321-1329, 1997（レベルⅠ）[PMID：9286747]
7) Shea B, Wells G, Cranney A, et al：Meta-analyses of therapies for postmenopausal osteoporosis. Ⅶ. Meta-analysis of calcium supplementation for the prevention of postmenopausal osteoporosis. Endocr Rev 23：552-559, 2002（レベルⅠ）[PMID：12202470]
8) Xu L, McElduff P, D'Este C, et al：Does dietary calcium have a protective effect on bone fractures in women? A meta-analysis of observational studies. Br J Nutr 91：625-634, 2004（レベルⅡ）[PMID：15035690]
9) Bischoff-Ferrari HA, Dawson-Hughes B, Baron JA, et al：Calcium intake and hip fracture risk in men and women：a meta-analysis of prospective cohort studies and randomized controlled trials. Am J Clin Nutr 86：1780-1790, 2007（レベルⅠ）[PMID：18065599]
10) Tang BM, Eslick GD, Nowson C, et al：Use of calcium or calcium in combination with vitamin D supplementation to prevent fractures and bone loss in people aged 50 years and older：a meta-analysis. Lancet 370：657-666, 2007（レベルⅠ）[PMID：17720017]
11) Boonen S, Lips P, Bouillon R, et al：Need for additional calcium to reduce the risk of hip fracture with vitamin d supplementation：evidence from a comparative metaanalysis of randomized controlled trials. J Clin Endocrinol Metab 92：1415-1423, 2007（レベルⅠ）[PMID：17264183]
12) Chung M, Lee J, Terasawa T, et al：Vitamin D with or without calcium supplementation for prevention of cancer and fractures：an updated meta-analysis for the U.S. Preven-tive Services Task Force. Ann Inter Med 155：827-838, 2011（レベルⅠ）[PMID：22184690]
13) 厚生労働省：「日本人の食事摂取基準（2020年版）」策定検討会資料 https://www.mhlw.go.jp/content/10901000/000491509.pdf
14) 厚生労働省：平成29年国民健康・栄養調査報告 https://www.mhlw.go.jp/stf/seisakunitsuite/bunya/kenkou_iryou/kenkou/eiyou/h29-houkoku.html
15) Holic MF：Vitamin D deficiency. N Engl J Med 357：266-281, 2007（レベルⅠ）[PMID：17634462]
16) Hall SL, Greendale GA：The relation of dietary vitamin C intake to bone mineral den-sity：results from the PEPI study. Calcif Tissue Int 63：183-189, 1998（レベルⅢ）[PMID：9701620]
17) van Meurs JB, Dhonukshe-Rutten RA, Pluijm SM, et al：Homocysteine levels and the risk of osteoporotic fracture. N Engl J Med 350：2033-2041, 2004（レベルⅡ）[PMID：15141041]
18) Saito M, Fujii K, Marumo K：Degree of mineralization-related collagen crosslinking in the femoral neck cancellous bone in cases of hip fracture and controls. Calcif Tissue Int 79：160-168, 2006（レベルⅢ）[PMID：16969591]
19) Kuroda T, Onoe Y, Yoshikata R, et al：Relationship between skipping breakfast and bone mineral density in young Japanese women. Asia Pac J Clin Nutr 32：583-589, 2013（レベルⅢ）[PMID：24231019]
20) 日本動脈硬化学会編：動脈硬化性疾患予防のための脂質異常症診療ガイド2018年版．日本動脈硬化学会，東京，2018

21) 日本動脈硬化学会編：動脈硬化性疾患予防ガイドライン 2017年版. 日本動脈硬化学会, 東京, 2017（ガイドライン）
22) Wilke MS, Clandinin MT：Influence of dietary saturated fatty acids on the regulation of plasma cholesterol concentration. Lipids 40：1207-1213, 2005（レベルⅣ）[PMID：16477804]
23) Nakamura Y, Okuda N, Turin TC, et al；NIPPON DATA80/90 Research Group：Fatty acids intakes and serum lipid profiles：NIPPON DATA90 and the national nutrition monitoring. J Epidemiol 20：S544-548, 2010（レベルⅢ）[PMID：20351476]
24) Iso H, Sato S, Kitamura A, et al：Fat and protein intakes and risk of intraparenchymal hemorrhage among middle-aged Japanese. Am J Epidemiol 157：32-39, 2003（レベルⅢ）[PMID：12505888]
25) Yamagishi K, Iso H, Yatsuya H, et al；JACC Study Group：Dietary intake of saturated fatty acids and mortality from cardiovascular disease in Japanese：the Japan Collab-orative Cohort Study for Evaluation of Cancer Risk（JACC）Study. Am J Clin Nutr 92：759-765, 2010（レベルⅢ）[PMID：20685950]
26) Teegala SM, Willett WC, Mozaffarian D：Consumption and health effects of trans fatty acids：a review. J AOAC Int 92：1250-1257, 2009（レベルⅠ）[PMID：19916363]
27) Yokoyama M, Origasa H, Matsuzaki M, et al：Effects of eicosapentaenoic acid on major coronary events in hypercholesterolaemic patients（JELIS）：a randomised open-label, blinded endpoint analysis. Lancet 369：1090-1098, 2007（レベルⅡ）[PMID：17398308]
28) Harris WS：Fish oils and plasma lipid and lipoprotein metabolism in humans：a critical review. J Lipid Res 30：785-807, 1989（レベルⅡ）[PMID：2677200]
29) Gruppo Italiano per lo Studio della Sopravvivenza nell'Infarto miocardico：Dietary supplementation with n-3 polyunsaturated fatty acids and vitamin E after myocardial infarction：results of the GISSI-Prevenzione trial. Lancet 354：447-455, 1999（レベルⅠ）[PMID：10465168]
30) Bucher HC, Hengstler P, Schindler C, et al：N-3 polyunsaturated fatty acids in coro-nary heart disease：a meta-analysis of randomized controlled trials. Am J Med 112：298-304, 2002（レベルⅠ）[PMID：11893369]
31) Sood N, Baker WL, Coleman CI：Effect of glucomannan on plasma lipid and glucose concentrations, body weight, and blood pressure：systematic review and meta-analysis. Am J Clin Nutr 88：1167-1175, 2008（レベルⅠ）[PMID：18842808]
32) Eshak ES, Iso H, Date C, et al；JACC Study Group：Dietary fiber intake is associated with reduced risk of mortality from cardiovascular disease among Japanese men and women. J Nutr 140：1445-1453, 2010（レベルⅢ）[PMID：20573945]
33) Kokubo Y, Iso H, Ishihara J, et al；JPHC Study Group：Association of dietary intake of soy, beans, and isoflavones with risk of cerebral and myocardial infarctions in Japa-nese populations：the Japan Public Health Center-based（JPHC）study cohort I. Circulation 116：2553-2562, 2007（レベルⅢ）[PMID：18025534]
34) Tada N, Maruyama C, Koba S, et al：Japanese dietary lifestyle and cardiovascular disease. J Atheroscler Thromb 18：723-734, 2011（レベルⅡ）[PMID：21685707]

Exercise 69

更年期女性が気をつけるべき食事内容について，正しいものはどれか。1つ選べ。

a 骨粗鬆症予防のために，カルシウムはサプリメントからいくら摂ってもよい。
b BMI≧25の場合は，摂取エネルギーを消費エネルギーより多くする。
c 摂取エネルギー不足でも，蛋白質のエネルギー比率が適正ならば筋肉量を維持できる。
d 動脈硬化を予防するためには，未精製穀類より精白米を積極的に食べる。
e 食事バランスガイドの料理区分では，主食，副菜，主菜の順に多く食べるとよい。

解答は537頁へ

5 サプリメントなど

CQ 70 更年期症状の改善に利用されているハーブ・サプリメントは？

❶ 医薬品，食品，健康食品，サプリメントなどの違い

口から入るものは医薬品と食品に分類され，医薬品は薬事法により厳密に審査される。一方，食品は医薬品と医薬部外品以外のすべての飲食物を含み，食品衛生法とJAS（農林規格）法による適応を受ける。そして食品のうち一定の審査を経て許可された製品（特定保健用食品）と国の定めた基準に沿った表示のある製品（栄養機能食品）を保健機能食品と呼ぶ（図1）[1)]。その他のいわゆる“健康食品”やサプリメントは一般食品として分類される[1)]。スーパーやドラッグストアでは“健康食品”や“サプリメント”と称して多くの商品が販売されているが，健康保持や疾病予防効果について科学的根拠が十分に認められていないものも含まれる。

❷ サプリメントの利用およびその注意点：薬剤との相互作用および有効性と安全性

医療に携わる者が特に注意しなければならない点は，サプリメントと薬剤との併用による相互作用である。サプリメントは特定の薬剤と併用すると，薬剤の効果を減弱させたり，逆に強めたりすることがある。そのため薬剤を処方する際は，患者がどのようなサプリメントを利用しているかを確認しなければならない。

❸ 更年期症状の緩和が期待されているサプリメント

更年期症状に効果があるといわれているハーブ・サプリメントは種々あり，以下に代表的なもの

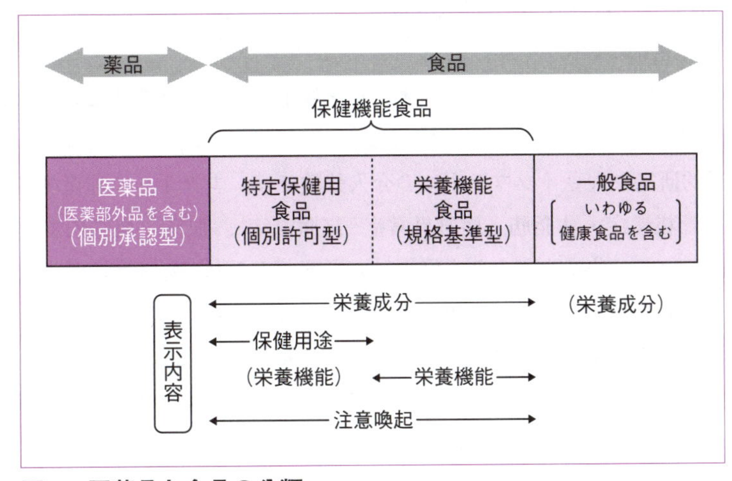

図1　医薬品と食品の分類

を挙げる。

a. 大豆/イソフラボン

大豆は食品として，またサプリメントとして更年期症状の緩和に用いられてきた。大豆には高濃度の phytoestrogens（ダイゼイン，ゲニステインなど）が含まれており，エストロゲン作用を示すものと考えられている。大豆蛋白とイソフラボンの組み合わせ，またはプラセボを3カ月間投与した臨床試験では，大豆成分は血中の女性ホルモン関連物質には影響を与えなかったとの報告があり，大豆成分はエストロゲン受容体に直接作用するSERMであるため，大量かつ長期に服用しない限り乳癌や子宮内膜癌発生の危険性は少ないものと考えられる[2)]。

大豆成分に関する臨床試験は数多く行われているが，現在までのところ更年期症状に関する最終的な結論は出ていない。試験によってデザインが異なる（投与期間や投与量・剤型，具材が異なる）ため，単純に比較できないからである。

血清脂質に対する影響は最も有望である。メタアナリシス[3)]では，LDL-Cとトリグリセリドの減少，HDL-Cの増加などの有効性が示されている。米国FDAはコレステロールを低下させる効果として，1日25gの大豆蛋白摂取を認めた。ただし，大豆イソフラボンが損なわれない状態で，大豆蛋白に含まれる形で摂取される必要がある。

骨に対する影響も，血清脂質ほどではないが有望である。動物実験では骨密度（bone mineral density；BMD）を増加させるが[4)]，ヒト対象の臨床試験では大豆蛋白25gの影響は明らかではなかった[5)]。しかし，骨塩量の低下した更年期女性に対しては，骨塩量の明らかな増加が認められるなど，適切な対象を選択することで効果が明らかになる[6)]。

乳癌・子宮内膜癌に対する影響については，動物実験では対照群に比べ25～50％の再発の抑制が認められた[7)]。ヒト対象ではアジアでの試験があるが，予防的効果が認められている[8-10)]。

以上の結果，更年期症状については，わずかに改善にとどまるものの，心血管系には良い影響を与え，骨代謝も改善が期待できる。乳癌・子宮内膜癌に対しては予防効果があると考えられるが，癌細胞に対しては増殖刺激効果があるかもしれないので慎重に使用するべきである。

b. 大豆イソフラボン代謝物/エクオール

大豆イソフラボンの一種であるダイゼインから腸内細菌によって産生される活性代謝物「エクオール」の生理的意義が注目されるようになった[11)]。

① エクオールの産生について

エクオールの産生には個人差があり，エクオールを産生できる人とできない人が存在する。エクオール産生者の割合は欧米では約30%，日本では約50%との報告がある[12)]。

これまでの横断的研究や大豆イソフラボンの介入試験では，エクオール非産生者に比べて産生者では更年期症状，骨粗鬆症・体脂肪，脂質異常症（高脂血症），血圧，血管内皮機能，乳癌，前立腺肥大・癌などにおいて，非産生者よりも好ましい影響がみられている[12)]。最近では，高齢者女性の認知機能[13-15)]や健康寿命[16)]についてもエクオール産生者によるリスク低減が報告されている。

日本人の中高年女性を対象に更年期症状とエクオール排泄量の関係を調査した横断研究[17)]では，薬物療法を必要としない程度の更年期症状の予防には，尿中エクオール排泄量として5μmol（1.2mg）/24hr以上が必要と推測されている。

これまでに探索されたエクオール産生菌15株[18)]では，唯一乳酸菌として単離されたラクトコッカス属（ラクトコッカス 20-92 株）[19] は安全性が確認されている菌株であり，この菌を用いて大豆胚芽を直接発酵させた大豆胚芽乳酸菌発酵食品（素材名：SE5-OH）が開発され，サプリメントとして 2014 年より販売されている[20]。

② エクオールの効果について

SE5-OH（エクオール 10mg）の開発によってヒト介入試験が実施可能となり，プラセボ対照二重盲検試験（RCT）によりエクオール 10mg/日摂取の効果が更年期症状（ホットフラッシュの回数・程度，肩こりの程度）[21-24]，閉経後の骨代謝（骨密度低下）[25]，メタボリックシンドローム〔HbA1c，LDL-C と動脈硬化指標である cardio-ankle vascular index（CAVI）〕[26] および肌の老化（目尻のシワ面積率，最大シワの最大深さ）[27] で認められている。また，オープン試験では，合成のエクオール 6～12mg/日を摂取させ，閉経後女性のアルツハイマー[28]，腟症状[29]，変形性関節症（手指症状）[30] や男性の前立腺症状[30] を改善したとの報告もある。

③ 効果が期待される摂取量について

SE5-OH（エクオール 10mg）については，動物および人での安全性データが揃っており[12]，1 日 30mg の摂取を 3 カ月続けても，子宮内膜厚や腟細胞診，乳腺密度，そして甲状腺ホルモンにも異常は認められないというデータがあり[27]，安心して摂取できるものと考えられている。

c. レッドクローバー（Red clover/Trifolium pratense）

レッドクローバーは大豆と同様に，ゲニステインやダイゼインなどのイソフラボンを含有する。大豆と同様に更年期の症状緩和や骨量低下予防目的で使用されているが，その効果は明らかではない。いくつかの臨床試験が行われているが，明らかな有意差のみられた例がほとんどない[24]。レッドクローバーの安全性は高く，子宮内膜などへの影響はないとされているが，効果が定まっていない。

d. ブラックコホシュ（Black cohosh/Cimicifuga racemosa）

ブラックコホシュは，「女性ホルモンのバランスを整える」「更年期のほてりを軽減する」などといわれ，欧州や米国では更年期の症状緩和のためのサプリメントとして人気があるが，有効性についての報告は一貫していない[25]。さらに近年，ブラックコホシュの利用による肝機能障害の可能性を示す事例が多数報告され[26]，欧州医薬品庁（European Medicines Agency；EMA）などではブラックコホシュ製品に対する注意喚起を行っている。日本でも 2012 年 11 月，厚生労働省から，国内でブラックコホシュまたはこれを含む食品を摂取したことによる健康被害事例はこれまで報告されていないものの，摂取に注意するよう通達が出された。

e. ザクロ（サンセキリュウ/セキリョウ）

ザクロは「天然の女性ホルモン（エストロゲン）が含まれており，更年期症状を緩和できる」など，ザクロジュースや濃縮エキス類（エキス・錠剤・顆粒など）が一時ブームになった。しかし，国民生活センターが代表的な 10 銘柄について測定した結果，いずれの製品からも女性ホルモンは検出されず，女性ホルモン様作用も認められなかった[27]。また，有効性や安全性についての信頼できるデータも見当たらず，逆に副作用としてアレルギー反応や，過剰摂取により嘔吐，めまい，下痢などの健康被害が報告されている。

f. ローヤルゼリー

ローヤルゼリーは，俗に「女性ホルモンの働きを助け，糖代謝を改善する」「体質を改善し，若返る」などと謳われ，錠剤やエキスタイプのほか，飲料水や飴などにも添加され，日本では人気がある。しかし，ローヤルゼリー単体あるいは数種の医薬品との併用により，顔面掻痒や紅斑，紅潮，呼吸困難，膨疹など，アナフィラキシー反応を示した事例も報告されており[28,29]，特にアトピー性皮膚炎や喘息の既往歴がある人は，各種アレルギー反応が高頻度で起こる可能性があるため注意が必要である。

g. その他のハーブ・サプリメント

上記以外にも更年期症状に対して用いられるハーブ・サプリメントは種々あり，イチョウ葉，ホップ，当帰，月見草，朝鮮人参，バレリア，甘草，メハジキ，レモンバーム，自然薯などがあるが，有効性を示すデータは極めて少ない。

4 まとめ

更年期における女性ホルモンの低下による健康障害を，サプリメントや健康食品で緩和させたいと希望する女性は多い。

しかし閉経前後に起こる更年期症状や骨粗鬆症，循環器系疾患，加齢現象を抑えるためには，まず，各人のこれまでの食生活の問題点を見つけ出し，改善することから始める必要がある。ビタミン・ミネラル類や良質の蛋白質を摂り，大豆，魚，野菜・果物等をバランス良く摂取することが，更年期以降のヘルスケアを改善する上で有効であろう。

●文献

1) 厚生労働省：「健康食品」に係る今後の制度のあり方について（提言）．2004（**レベルⅣ**）http://www.mhlw.go.jp/shingi/2004/06/s0609-1a.html
2) Teede HJ, Dalais FS, McGrath BP：Dietary soy containing phytoestrogens does not have detectable estrogenic effects on hepatic protein synthesis in postmenopausal women. Am J Clin Nutr 79：396-401, 2004（**レベルⅡ**）[PMID：14985213]
3) Anderson JW, Johnstone BM, Cook-Newell ME：Meta-analysis of the effects of soy protein intake on serum lipids. N Engl J Med 333：276-282, 1995（**レベルⅠ**）[PMID：7596371]
4) Chen X, Anderson JJB：Isoflavones and bone：Animal and human evidence of efficacy. J Musculoskel Neuron Interact 2：352-359, 2002（**レベルⅢ**）[PMID：15758427]
5) Roughead ZK, Hunt JR, Johnson LK, et al：Controlled substitution of soy protein for meat protein：effects on calcium retention, bone, and cardiovascular health indices in postmenopausal women. J Clin Endocrinol Metab 90：181-189, 2005（**レベルⅢ**）[PMID：15483071]
6) Chen YM, Ho SC, Lam SS, et al：Soy isoflavones have a favorable effect on bone loss in Chinese postmenopausal women with lower bone mass：a double-blind, randomized, controlled trial. J Clin Endocrinol Metab 88：4740-4747, 2003（**レベルⅢ**）[PMID：14557449]
7) Foth D, Cline JM：Effects of mammalian and plant estrogens on mammary glands and uteri of macaques. Am J Clin Nutr 68：1413S-1417S, 1998（**レベルⅡ**）[PMID：9848509]
8) Dai Q, Shu XO, Jin F, et al：Population-based case-control study of soyfood intake and breast cancer risk in Shanghai. Br J Cancer 85：372-378, 2001（**レベルⅢ**）[PMID：11487268]
9) Lee HP, Gourley L, Duffy SW, et al：Dietary effects on breast-cancer risk in Singapore. Lancet 337：1197-1200, 1991（**レベルⅢ**）[PMID：1673746]
10) Wu AH, Ziegler RG, Horn-Ross PL, et al：Tofu and risk of breast cancer in Asian-Americans. Cancer Epidemiol Biomarkers Prev 5：901-906, 1996（**レベルⅢ**）[PMID：8922298]
11) Setchell KD, Brown NM, Lydeking-Olsen E：The clinical importance of the metabolite equol-a clue to the effectiveness of soy and its isoflavones. J Nutr 132：3577-3584, 2002（**レベルⅢ**）[PMID：12468591]
12) 麻生武志，内山成人：ウイメンズヘルスケアにおけるサプリメント―大豆イソフラボン代謝産物エクオールの役割．日本女性医学学会雑誌 20：313-332，2012（**レベルⅢ**）
13) Henderson VW, St John JA, Hodis HN, et al；WISH Research Group：Long-term soy isoflavone supplementation and cognition in women：a ran-

domized, controlled trial. Neurology 78, 1841-1848, 2012 (レベルⅢ) [PMID : 22665144]
14) Igase M, Igase K, Tabara Y,et al : Cross-sectional study of equol producer status and cognitive impairment in older adults. Geriatr Gerontol Int 17 : 2103-2108, 2017 (レベルⅢ) [PMID : 28345266]
15) Gleason CE, Fischer BL, Dowling NM, et al : Cognitive effects of soy isoflavones in patients with Alzheimer's disease. J Alzheimers Dis 47 : 1009-1019, 2015 (レベルⅢ) [PMID : 26401779]
16) Hozawa A, Sugawara Y, Tomata Y, et al : Relationship Between Serum Isoflavone Levels and Disability-Free Survival Among Community-Dwelling Elderly Individuals : Nested Case-Control Study of the Tsurugaya Project. J Gerontol A Biol Sci Med Sci 68 : 465-472, 2013 (レベルⅢ) [PMID : 23051976]
17) 内山成人, 上野友美, 正木恭介, 他 : 日本人女性における大豆イソフラボンおよびエクオールと更年期症状の関係に関する調査研究. 日本更年期医学会雑誌 15 : 28-37, 2007 (レベルⅢ)
18) Yuan JP, Wang JH, Liu X : Metabolism of dietary soy isoflavones to equol by human intestinal microflora--implications for health. Mol Nutr Food Res 51 : 765-781, 2007 (レベルⅢ) [PMID : 17579894]
19) Uchiyama S, Ueno T, Suzuki T : Identification of a newly isolated equol producing lactic acid bacterium from the human feces [Japanese]. J Intestinal Microbiol (Tokyo) 21 : 217-220, 2007 (レベルⅢ)
20) Yee S, Burdock GA, Kurata Y, et al : Acute and subchronic toxicity and genotoxicity of SE5-OH, an equol-rich product produced by Lactococcus garvieae. Food Chem Toxicol 46 : 2713-2720, 2008 (レベルⅢ) [PMID : 18554770]
21) Ishiwata N, Melby MK, Mizuno S, et al : New equol supplement for relieving menopausal symptoms : randomized, placebo-controlled trial of Japanese women. Menopause 16 : 141-148, 2009 (レベルⅡ) [PMID : 19131846]
22) Aso T : Equol improves menopausal symptoms in Japanese women. J Nutr 140 : 1386S-1389S, 2010 (レベルⅢ) [PMID : 20484552]
23) Aso T, Uchiyama S, Matsumura Y, et al : A natural S-equol supplement alleviates hot flushes and other menopausal symptoms in equol nonproducing postmenopausal Japanese women. J Womens Health (Larchmt) 21 : 92-100, 2012 (レベルⅡ) [PMID : 21992596]
24) Jenks BH, Iwashita S, Nakagawa Y, et al : A pilot study on the effects of S-equol compared to soy isoflavones on menopausal hot flash frequency. J Womens Health (Larchmt) 21 : 674-682, 2012 (レベルⅢ) [PMID : 22409590]
25) Tousen Y, Ezaki J, Fujii Y, et al : Natural S-equol decreases bone resorption in postmenopausal, non-equol producing Japanese women : a pilot randomized, placebo-controlled trial. Menopause 18 : 563-574, 2011 (レベルⅡ) [PMID : 21252728]
26) Einbond LS, Soffritti M, Esposti DD, et al : A transcriptomic analysis of black cohosh : Actein alters cholesterol biosynthesis pathways and synergizes with simvastatin. Food Chem Toxicol 120 : 356-366, 2018 (レベルⅡ) [PMID : 29969672]
27) Oyama A, Ueno T, Uchiyama S, et al : The effects of natural S-equol supplementation on skin aging in postmenopausal women : a pilot randomized placebo-controlled trial. Menopause 19 : 202-210, 2012 (レベルⅡ) [PMID : 21934634]
28) Wilkins HM, Mahnken JD, Welch P, et al : A Mitochondrial Biomarker-Based Study of S-Equol in Alzheimer's Disease Subjects : Results of a Single-Arm, Pilot Trial. J Alzheimers Dis 59 : 291-300, 2017 (レベルⅢ) [PMID : 28598847]
29) Caruso S, Cianci S, Fava V, et al : Vaginal health of postmenopausal women on nutraceutical containing equol. Menopause 25 : 430-435, 2018 (レベルⅢ) [PMID : 29315133]
30) 平瀬雄一 : 女性疾患としての手の痛み. 日本女性医学学会誌 (日女性医学誌) 25 : 307-311, 2018

Exercise 70

正しいものはどれか。1つ選べ。

a サプリメントの有効性については, 科学的根拠が十分に認められていない。
b 更年期における不調をサプリメントや健康食品で緩和させたいと希望する女性は少ない。
c 更年期以降のヘルスケアを改善するには, 良質の蛋白質を摂り, バランスの良い食生活が重要である。
d 更年期症状に効果があるといわれているハーブ・サプリメントの有効性を示すデータは多数報告されている。
e サプリメントは特定の薬剤と併用しても, 薬剤の効果に影響を与えることはない。

解答は 537 頁へ

4 薬剤の禁忌と使用上の注意点

CQ 71 薬剤の警告，禁忌とは？ これらの情報はどこから得られるのか？

❶ はじめに

薬物とは薬理作用をもつ化学物質であり，この化学物質を製剤化することで薬剤となる。さらに薬剤に関する様々な情報を把握して正しく使用することで初めて“くすり（＝医薬品）”となる。医薬品の基本的な情報源の一つとなっているのが添付文書であり，医薬品に必ず添付することが法的に定められている（後述の医薬品医療機器等法 第52条による）。

❷ 添付文書とは

医薬品，医療機器等の品質，有効性及び安全性の確保等に関する法律（医薬品医療機器等法）第52条に，医薬品の製造・販売時に製造販売業者が作成して添付するよう義務付けられており，唯一の法的根拠のある医薬品情報源とされている。一方で，日本では十分な疫学調査が行われていないことを背景に，使用上の注意等に関する情報や新たな知見に基づく使用方法に関しての情報が十分に掲載されているとは言えない。妊婦授乳婦等への使用でそれに関する情報収集とその結果が後に反映されている事例もあることから，常に新しい知見と公的文書である添付文書の相互背景をよく理解し，医薬品の有効性と安全性を踏まえた使用を心がける。学会等が示すガイドラインなどと矛盾を呈する場合もあるため，**442頁～**に示すような適応外使用などに関する記載も参照する。

なお，平成31年（2019年）4月より添付文書の記載要領等が改定された。改定については，次の項目でまとめた。

❸ 添付文書記載要領の改定について

1997年（平成9年）の通知[1]に基づき現在使用されている添付文書は，その記載要領が20年ぶりに改定されることとなった[2,3]。図1に現行の記載要領と改定後の比較を，図2に改正後の添付文書のイメージ図を示す。主な改定内容は以下の通りである。

【「原則禁忌」，「慎重投与」の廃止】

「原則禁忌」は，従来よりその位置付けの理解が個人によりばらつきがあったため，新記載要領では「原則禁忌」を廃止し，「禁忌」，または新設された「特定の背景を有する患者に関する注意」（後述）の下の「合併症・既往歴等のある患者」等に記載することとなった。なお，内容によっては「効能又は効果に関連する注意」，「用法及び用量に関連する注意」，「相互作用」などに記載する場合もある。また，「慎重投与」も廃止となり，これまで「慎重投与」に記載されていた合併症・既往歴などのある患者や腎機能・肝機能障害患者に関する情報も同様に「特定の背景を有する患者に関する注意」の下に項目が作成され，記載される。

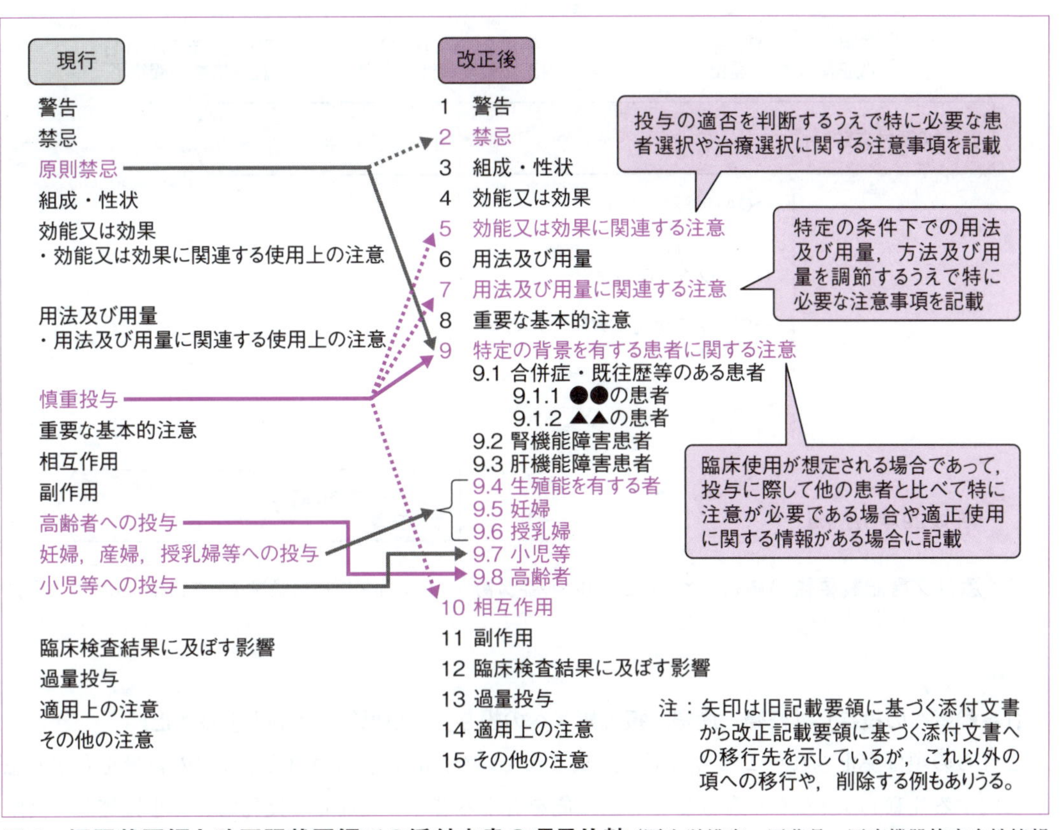

図 1　旧記載要領と改正記載要領での添付文書の項目比較（厚生労働省：医薬品・医療機器等安全性情報 No.344〔平成 29 年 6 月 27 日〕より）

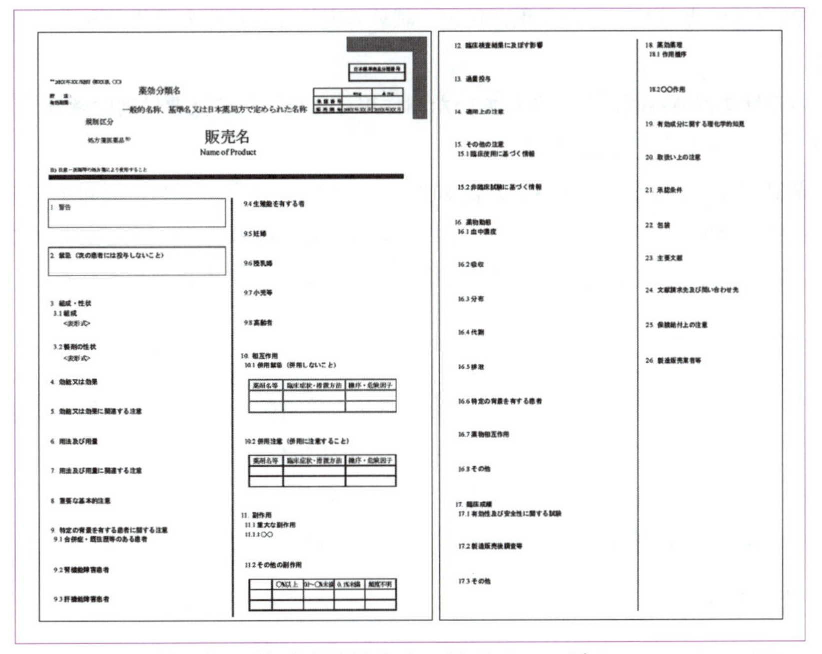

薬効分類名

一般的名称、基準名又は日本薬局方で定められた名称

規制区分

販売名

Name of Product

1 警告

2 禁忌（次の患者には投与しないこと）

3 組成・性状

3.1 組成

<表形式>

3.2 製剤の性状

<表形式>

4 効能又は効果

5 効能又は効果に関連する注意

6 用法及び用量

7 用法及び用量に関連する注意

8 重要な基本的注意

9 特定の背景を有する患者に関する注意

9.1 合併症・既往歴等のある患者

9.2 腎機能障害患者

9.3 肝機能障害患者

9.4 生殖能を有する者

9.5 妊婦

9.6 授乳婦

9.7 小児等

9.8 高齢者

10 相互作用

10.1 併用禁忌（併用しないこと）

薬剤名等	臨床症状・措置方法	機序・危険因子

10.2 併用注意（併用に注意すること）

薬剤名等	臨床症状・措置方法	機序・危険因子

11 副作用

11.1 重大な副作用

11.1.1 ○○

11.2 その他の副作用

	○%以上	0.1～○%未満	0.1%未満	頻度不明

12 臨床検査結果に及ぼす影響

13 過量投与

14 適用上の注意

15 その他の注意

15.1 臨床使用に基づく情報

15.2 非臨床試験に基づく情報

16 薬物動態

16.1 血中濃度

16.2 吸収

16.3 分布

16.4 代謝

16.5 排泄

16.6 特定の背景を有する患者

16.7 薬物相互作用

16.8 その他

17 臨床成績

17.1 有効性及び安全性に関する試験

17.2 製造販売後調査等

17.3 その他

18 薬効薬理

18.1 作用機序

18.2 ○○作用

19 有効成分に関する理化学的知見

20 取扱い上の注意

21 承認条件

22 包装

23 主要文献

24 文献請求先及び問い合わせ先

25 保険給付上の注意

26 製造販売業者等

図 2　改正記載要領に基づく添付文書の様式イメージ（厚生労働省：医薬品・医療機器等安全性情報 No.344〔平成 29 年 6 月 27 日〕より）

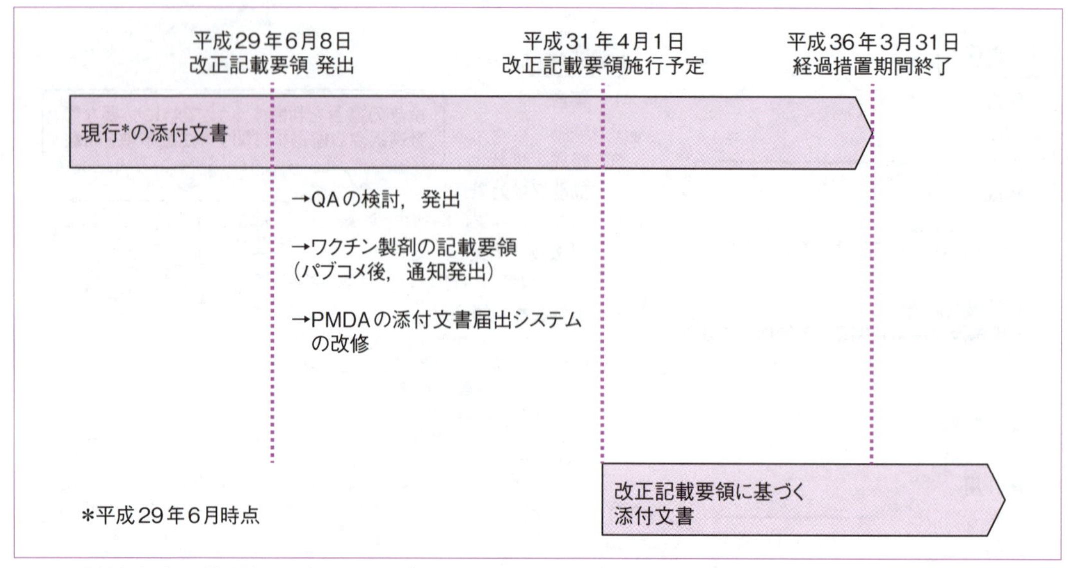

図3 **添付文書記載要領の施行スケジュール**（厚生労働省：医薬品・医療機器等安全性情報 No.344〔平成29年6月27日〕より）

【「高齢者への投与」，「妊婦，産婦，授乳婦等への投与」，「小児等への投与」の廃止】

これらの項は廃止され，これらの項に記載されていた内容は新設された「特定の背景を有する患者に関する注意」の項の下の適切な項（「生殖能を有する者」，「妊婦」，「授乳婦」，「小児等」，「高齢者」の項）に記載される。なお授乳に関する注意の文言は，単に乳汁移行が認められたという理由だけでは「授乳を避けさせること」との記載をしないこととなった。また，小児等において「安全性は確立していない」とされていた表現に代え，試験の実施の有無等を記載する。

【副作用】

これまでの添付文書の冒頭に記載されていた副作用等発現状況の概要は削除され，「その他の副作用」については，表形式で記載される。

なお，平成31年4月1日から改正された記載要領施行は，その後経過措置期間が平成36年（2024年）3月31日まで設けられており（図3），この5年の経過措置の間は，旧記載要領に基づく添付文書と改正記載要領に基づく添付文書の両方が医療現場に存在するため留意されたい。

④ 警告とは（図4）

当該医薬品を使用する際に，死に至る，または重篤な後遺障害が生じるような可能性がある場合，生じた副作用により極めて重大な事故につながる可能性がある場合などにおいて，特に注意を喚起し，現場に適切な対応を求める必要があるものに設定される。

本文冒頭に記載され，記載事項は，赤枠内に項目名を含めて赤字で記載される。

⑤ 禁忌とは（図5）

当該薬品を投与すべきでない患者の症状，原疾患，合併症，既往歴，家族歴，体質，併用薬剤などを示す。添付文書では，非常に重要な情報として赤枠黒字で目立たせてある。原則として過敏症

【警告】
幼小児・高齢者又は消耗性疾患の患者は、過度の体温下降・血圧低下によるショック症状があらわれやすいので、これらの患者には特に慎重に投与すること。

図4 警告の表記例
(ボルタレン® サポの「警告」欄の抜粋〔2016年7月改訂第12版〕)
赤字で記載される。

【禁 忌(次の患者には投与しないこと)】
(1)本剤の成分に対し過敏症の既往歴のある患者
(2)重篤な肝障害のある患者[代謝機能の低下により血中濃度が上昇し、作用が強くあらわれるおそれがある。(「薬物動態」の項参照)]
(3)重症筋無力症の患者[筋弛緩作用により症状を悪化させるおそれがある。]
(4)急性狭隅角緑内障の患者[眼圧が上昇し、症状を悪化させるおそれがある。]

【原則禁忌(次の患者には投与しないことを原則とするが、特に必要とする場合には慎重に投与すること)】
肺性心、肺気腫、気管支喘息及び脳血管障害の急性期などで呼吸機能が高度に低下している場合[呼吸抑制により炭酸ガスナルコーシスを起こしやすい。]

図5 禁忌，原則禁忌の表記例
(マイスリー® 錠の「禁忌」，「原則禁忌」欄の抜粋〔2018年10月改訂第27版〕)
※新記載要領への移行に伴い，原則禁忌は削除となる。

以外は禁忌の設定理由も記載されている。

⑥ 使用上の注意とは(新記載要領への移行に伴い削除となる項目)

医療用医薬品の「使用上の注意」は，薬事法第52条第1号の規定に基づき医薬品の適用を受ける患者の安全を確保し適正使用を図るために，医師，歯科医師および薬剤師に対して必要な情報を提供する目的で，当該医薬品の製造業者または輸入販売業者が添付文書等に記載する文書である。その記載項目，記載順序も規定されている(関連通知は本項目末に記載)。

「使用上の注意」の記載項目は以下の13項目である。

1) 警告，2) 禁忌，3) 慎重投与，4) 重要な基本的注意，5) 相互作用(この項目の中に必要に応じて併用禁忌，併用注意が記載される)，6) 副作用(重大な副作用，その他の副作用)，7) 高齢者への投与，8) 妊婦，産婦，授乳婦等への投与，9) 小児等への投与，10) 臨床検査結果に及ぼす影響，11) 過量投与，12) 適用上の注意，13) その他の注意が記載されている(警告，禁忌に関しては重要項目のため，本項目冒頭で示した)。

慎重投与(次の患者には慎重に投与すること)

患者の症状，原疾患，合併症，既往歴，家族歴，体質，併用薬剤等からみて，他の患者よりも副作用による危険性が高いため，投与の可否の判断，用法および用量の決定等に特に注意が必要である場合，または，臨床検査の実施や患者に対する細かい観察が必要な場合に記載される。

重要な基本的注意

重大な副作用または事故を防止する上で，用法および用量，効能または効果，投与期間，投与すべき患者の選択，検査の実施等に関する重要な基本的注意事項があれば内容が具体的に記載される。

相互作用

他の医薬品を併用することにより，当該医薬品または併用薬の薬理作用の増強または減弱，副作用の増強，新しい副作用の出現または原疾患の増悪等が生じる場合で，臨床上注意を要する組み合わせを記載する。これには物理療法，飲食物等との相互作用についても重要なものを含むものであることとされている。必要に応じて「併用禁忌（併用しないこと）」と「併用注意（併用に注意すること）」に分けて記載され，併用禁忌は禁忌の項にも簡潔に記載し，「相互作用の項参照」と記載されている。臨床症状・措置方法等，参考にできる情報も掲載されている。

副作用

副作用発生状況の概要が記載されている。次いで医薬品の使用に伴って生じる副作用等を「重要な副作用」と「その他の副作用」に区分して記載することで，重要な副作用を見逃さない工夫がされている。副作用等の発生状況の記載にあたっては調査症例数，調査の情報源，記載時期（承認時，安全性定期報告時，再審査終了時，再評価結果等）を明記することとなっている。また，発現頻度については調査症例数が明確な調査結果に基づいて記載されている。海外のみで知られているその他の副作用についても，原則として，国内の副作用に準じて記載する。

高齢者への投与（新設の「特定の背景を有する患者に関する注意」の項の下へ移行する項目）

高齢者は腎機能，肝機能等の生理機能が低下していることが多く，医薬品の副作用が発現しやすい傾向があり，一般的に，医薬品の投与にあたっては常に十分な注意が必要である。用法および用量，効能または効果，剤形等から高齢者に用いられる可能性のある医薬品の場合は，他の患者と比べて高齢者で特に注意する必要がないと考えられる場合を除き，原則として「高齢者への投与」の項を設け，必要な注意を記載する。

妊婦，産婦，授乳婦等への投与（新設の「特定の背景を有する患者に関する注意」の項の下へ移行する項目）

用法および用量，効能または効果，剤形等から妊婦，産婦，授乳婦等の患者に用いられる可能性があり，他の患者と比べて，特に注意する必要がある場合や，適正使用に関する情報がある場合には，必要な注意を記載する。また，投与してはならない場合は禁忌の項にも記載する。

●新しい知見反映の事例

妊娠と薬情報センター（以下「センター」という）[4]は厚生労働省の事業により，2005年10月に国立成育医療センター内に開設された。海外の先天異常ネットワークとも連携し，薬剤の妊娠や胎児に与える影響に関する最新の研究報告を収集・評価した情報に基づき，妊娠中や妊娠を希望する女性の相談に対応している。全国47都道府県の拠点病院とのネットワークを整備し，毎年約2,000件の妊娠・授乳中の相談を受けている。さらに相談者を対象とした妊娠転帰や児の調査を行い，妊娠中の薬剤曝露に関する研究解析を進めている。

また，2016年からは厚生労働省の「妊婦・授乳婦を対象とした薬の適正使用推進事業」により，各専門家を交えたワーキンググループをセンター内に設置し，これまでセンターで集積した情報などに基づいて，薬剤添付文書の妊婦・授乳婦への投与の項に関する記載内容の検討，改訂作業に取り組んでいる。

最初の取り組みとして，臓器移植における拒絶反応の抑制や自己免疫疾患治療のために使用される免疫抑制薬（タクロリムス水和物，シクロスポリン，アザチオプリン）をとりあげた。3薬剤は動物実験を用いた試験において催奇形性が認められていることから，妊婦又は妊娠している可能性のある女性への投与は禁忌とされているが，臓器移植や自己免疫疾患の長期予後の改善で妊娠を希望する患者が増加する中で上記薬剤の治療継続が課題となっていた。

ワーキンググループでは3薬剤の疫学研究報告を網羅的に収集，センターでの相談例，各疾患ガイドラインや海外の添付文書記載などについて検討を行った結果を報告書としてまとめた。薬事・食品衛生審議会医薬品等安全対策部会安全対策調査会にて添付文書の改訂についての審議が行われた結果，2018年7月に厚生労働省より3薬剤の添付文書の改訂指示通知が発出され，「禁忌」の項から「妊婦又は妊娠している可能性のある婦人」が削除されるなどの改訂が行われた。

今後も各学会からの要望がある薬剤などに対して添付文書の記載内容の検討，改訂作業を行っていく予定である。

小児等への投与（新設の「特定の背景を有する患者に関する注意」の下へ移行する項目）

「未熟児，新生児，乳児，幼児または小児（以下「小児等」という）」の用法および用量は承認されていないが，小児等に用いられる可能性のある医薬品であって「小児等」に対する臨床試験データが十分でない場合には，原則として「未熟児，新生児，乳児，幼児又は小児に対する安全性は確立していない」と記載されている。

なお，「使用経験がない」，「使用経験が少ない」等の理由を（　）書きで付記しても差し支えないとされているが，解毒機能が未発達な乳児以下の者に関する情報（例えば，解毒・排泄機能が未発達であるために生ずる血中薬物濃度低下の遅延等の情報）があれば記載する。

過量投与

薬物の過量投与時（自殺企図，誤用を含む）に中毒症状が出現するが，その症状は添付文書に記載される。処置方法があれば併記される。

適用上の注意

投与経路，剤形，注射速度，投与部位，調製方法，薬剤交付時などに関する必要な注意事項である。添付文書には用法・用量に関連した注意事項を中心に記載される（図6）。

その他の注意

薬物に関して評価の確立していない文献や報告であっても，適正使用に必要な情報が存在する。「使用上の注意」の項のいずれにも属さないが安全性を確保する上で必要な情報は，添付文書に「その他の注意」として記載される。

7 添付文書の改訂について

添付文書は，効能・効果，用法・用量の追加，変更時，再審査・再評価終了時，副作用報告が集積された時などに改訂される。添付文書を改訂する際，製造販売業者等関係者が業務を効率的に実施できるように，医薬食品局安全対策課事務連絡（2010年2月10日付）により「医薬品の添付文書

8. 適用上の注意
貼付部位
(1)本剤を背部に貼付した場合、下腹部に比べてエストラジオールの血中濃度が高くなることがある。
(2)衣服との摩擦ではがれるおそれがあるため、ベルトラインを避けること。また、胸部に貼付しないこと。
(3)創傷面又は湿疹・皮膚炎等がみられる部位は避けて貼付すること。
(4)皮膚刺激を避けるため、毎回貼付部位を変えることが望ましい。
※貼付時
(1)貼付部位の皮膚を拭い、清潔にしてから本剤を貼付すること。また、貼付部位の水分は十分に取り除くこと。
(2)本剤をハサミ等で切って使用しないこと。

図6 適用上の注意の表記例（エストラーナ® テープ0.72mgの「適用上の注意」欄の抜粋〔2016年6月改訂第16版〕）

改訂業務に至る標準的な作業の流れ」が示された。

独立行政法人 医薬品医療機器総合機構（Pharmaceuticals and Medical Devices Agency；PMDA）[5]は，医薬品医療機器等法に基づき製薬企業から情報を集めたり，文献等から医薬品の安全性に関する情報を収集し，使用上の注意改訂等の安全対策の検討を行う。また，製薬企業も，医療機関からの副作用報告・文献等の情報に基づき，安全対策措置の検討が必要と考えた場合は，PMDAに相談を行う。

前述の結果，PMDAが安全対策措置の検討が必要と考えた場合は，製薬企業に照会を行い，必要に応じて調査および専門協議を行う。その結果，必要な安全対策については厚生労働省医薬食品局安全対策課から企業に通知される。企業は，伝達された措置内容に基づき，添付文書の改訂を行うことになる。

8 おわりに

本項では，添付文書の警告，禁忌および添付文書記載要領の改定について解説した。正しく薬剤を使用するために，添付文書の「警告」，「禁忌」は必ず確認しておかなければならない必須項目である。更年期医療に用いられる薬剤はホルモン剤，漢方製剤，精神神経用剤と多岐にわたり，各薬剤により警告，禁忌も大きく異なるため，各々の特徴をしっかりと理解しておくことが重要である。

●文献

1）平成9年4月25日薬発第606号薬務局長通知「医療用医薬品の添付文書の記載要領について」
2）平成29年6月27日 医薬品・医療機器等安全性情報No.344，厚生労働省「医療用医薬品の添付文書記載要領の改定について」
3）平成31年2月5日 医薬品・医療機器等安全性情報No.360，厚生労働省「改正記載要領に基づく医療用医薬品添付文書について」
4）妊娠と薬情報センター https://www.ncchd.go.jp/kusuri/
5）医薬品医療機器総合機構 http://www.pmda.go.jp/

Exercise 71

誤っているものはどれか。1つ選べ。

a　添付文書において「禁忌」は，当該薬品を投与すべきでない項目について，赤枠内に目立つよう記載される。

b　添付文書は，医薬品医療機器等法に基づく公的な文書である。

c　医薬品医療機器総合機構（PMDA）とは，医薬品等の副作用等による健康被害救済や，医薬品・医療機器の承認審査，市販後における安全対策などを通じて，国民保健の向上に貢献することを目的としている厚生労働省所管の独立行政法人である。

d　添付文書は平成31年4月より記載要領が改定され，一律に「授乳を避けさせること」との記載をすることとなる。

e　妊娠と薬情報センターの取り組みにより，3種の免疫抑制剤（タクロリムス水和物，シクロスポリン，アザチオプリン）の添付文書の「禁忌」の項について改訂が行われた。

解答は537頁へ

5 薬剤相互作用

CQ 72 医薬品の相互作用はなぜ起こるのか？　更年期医療に用いる医薬品ではどのような相互作用が生じるのか？

① 薬剤相互作用とは

ある医薬品の薬効や副作用の発現状況が，他の医薬品などの存在により影響を受けることを相互作用という。相互作用は，複数の医薬品の併用時には多かれ少なかれ発生している現象であるが，一部は臨床上問題となることがあり，本項ではこの狭義の「相互作用」を説明する。抗ウイルス薬ソリブジンとフルオロウラシル系抗がん剤の併用時に，5-FU の血中濃度が上昇して副作用である骨髄抑制が発生した事例が有名である[1]。

② 相互作用のメカニズム[2]

相互作用は，そのメカニズムから薬物動態学的相互作用と薬力学的相互作用に大別される。さらに前者は，薬物動態の吸収・分布・代謝・排泄の各相に分けて整理できる。

吸収相で起こりうる相互作用としては，炭酸水素ナトリウムなどによる消化管内の pH 変化によりテトラサイクリンの吸収阻害やテオフィリンの吸収促進が生じる例，メトクロプラミドにより消化管運動が亢進してアセトアミノフェンの吸収促進が生じる例，テトラサイクリンがマグネシウムやアルミニウムを含む制酸薬とキレート形成して吸収阻害が生じる例，リファンピシンが小腸粘膜に存在するシトクロム P450 (CYP) 3A4 と P 糖蛋白質の発現を誘導して代謝促進と小腸腔内への排出促進によりニフェジピンの吸収阻害を生じる例などがある。

分布相では，医薬品の血中蛋白質（アルブミンやα_1酸性糖蛋白質など）との結合が関係する。医薬品は，血中では蛋白質と結合した状態と遊離の状態とが平衡関係にあり，遊離型が活性を有している。このため，相互作用によりその平衡が変化すると遊離型の率が変動することになる。特に，ほとんどが結合型で遊離型の率が極めて低い医薬品は，少しの変動でも遊離型の率が倍増しやすいので影響が出やすい。例えば，アルブミンとの結合率が 97％と高いワルファリンが，他の結合率の高い医薬品フェニルブタゾンなどにより結合を競合阻害され，遊離型が増加して薬効が増強し，出血などの副作用を引き起こす。

代謝相では，多くの医薬品の代謝に関係する肝臓ミクロソーム中の薬物代謝酵素 CYP が関係する例が多く報告されている。CYP には多くの分子種があり，医薬品の開発過程ではどの分子種が代謝に関与するかが研究されている。また，分子種ごとにそれを阻害する薬物や誘導する薬物の調査が行われ，多くの知見が集積されている。例えば，CYP3A4 は多くの医薬品の代謝に関与しているが，イトラコナゾールなどのアゾール系抗真菌薬は阻害薬として働き，カルバマゼピンやリファンピシンは誘導薬として作用する。CYP3A4 で代謝されるカルシウム拮抗薬は，イトラコナゾールと併用すると代謝が遅れて薬効が増強し，リファンピシンと併用すると代謝が亢進して薬効が減弱することになる。CYP 以外では，ソリブジンとフルオロウラシル系抗がん剤の相互作用のように，ソリブジンの代謝物がフルオロウラシルの代謝酵素であるジヒドロピリジン還元酵素を完全に阻害した例がある。

排泄相では，腎臓での糸球体濾過，尿細管分泌，尿細管再吸収の過程で相互作用が発現する。糸球体濾過では血中の遊離型が濾過されるので分布相と同様の相互作用がある。尿細管分泌では酸性，塩基性の医薬品で別々の輸送系が関与するため，酸性同士，塩基性同士という同種の医薬品が併用されると競合することがある。プロベネシドとペニシリンの併用により，ペニシリンの尿細管分泌が抑制され，血中濃度が上昇する例がある。再吸収では尿の pH が関係するため，炭酸水素ナトリウムによりアルカリ尿となることで，酸性のフェノバルビタールの再吸収が抑制されるという例がある。

次に，薬力学的相互作用とは薬物の作用部位に関係した場合や異なるまたは同種の薬理作用が相互に影響する場合であるが，薬物動態学的相互作用ほど体系的な知見は集積されていない。気管支喘息患者をβ_2刺激薬で治療中，β遮断薬を併用するとβ_2受容体が遮断されて薬効が減弱され，喘息が増悪する例，ワルファリンとサリチル酸系解熱鎮痛薬を併用すると抗凝固作用が増強される例，カリウム保持性利尿薬とカリウム製剤の併用により高カリウム血症が発生する例などがある。

なお，医薬品と相互作用をするのは他の医薬品だけではなく食品の場合もあるので注意する必要がある[3]。グレープフルーツジュースは CYP3A4 を阻害し，セントジョーンズワート（西洋オトギリ草）は CYP3A4 を誘導するので，CYP3A4 が代謝に関与する多数の医薬品と相互作用を生じること，ビタミン K が豊富な納豆やクロレラ，青汁がワルファリンの抗凝固作用を減弱することはよく知られている。

③ 相互作用の情報入手方法

医薬品の相互作用は，併用の組み合わせが膨大になること，相互作用の研究が遅れていたことなどから，承認後の副作用報告から相互作用の事例を収集し，添付文書に記載して情報提供する対応が行われていた。しかし近年，薬物代謝酵素の研究の進展などにより体系的な研究が可能になってきたことから，平成 13 年に厚生労働省から「薬物相互作用の検討方法について」[4]，その後平成 30 年 7 月 23 日付で「医薬品開発と適正な情報提供のための薬物相互作用ガイドラインについて」が通知され，医薬品開発段階で主に薬物動態学的相互作用についての検討が活発に行われるようになった。また，添付文書の記載内容も平成 31 年 4 月より改定されることとなっており[5]，情報収集が容易になってきている。添付文書では，併用の危険度を「併用禁忌」「併用注意」に分類し，併用時の副作用内容，そのメカニズムが記載されている。添付文書情報は医薬品医療機器総合機構 WEB サイト（http://www.info.pmda.go.jp/）で提供され，相互作用についても容易に検索する機能がついている。

④ 更年期医療に使用する医薬品での相互作用例

a. エストラジオール[6]（図 1）

本薬は CYP3A4 で代謝されるので，リファンピシン，抗てんかん薬（フェノバルビタール，フェニトイン，カルバマゼピン），HIV 逆転写酵素阻害薬（エファビレンツ），西洋オトギリ草，ステロイドホルモンによる CYP3A4 の誘導により血中濃度が低下し，プロテアーゼ阻害薬（リトナビル，

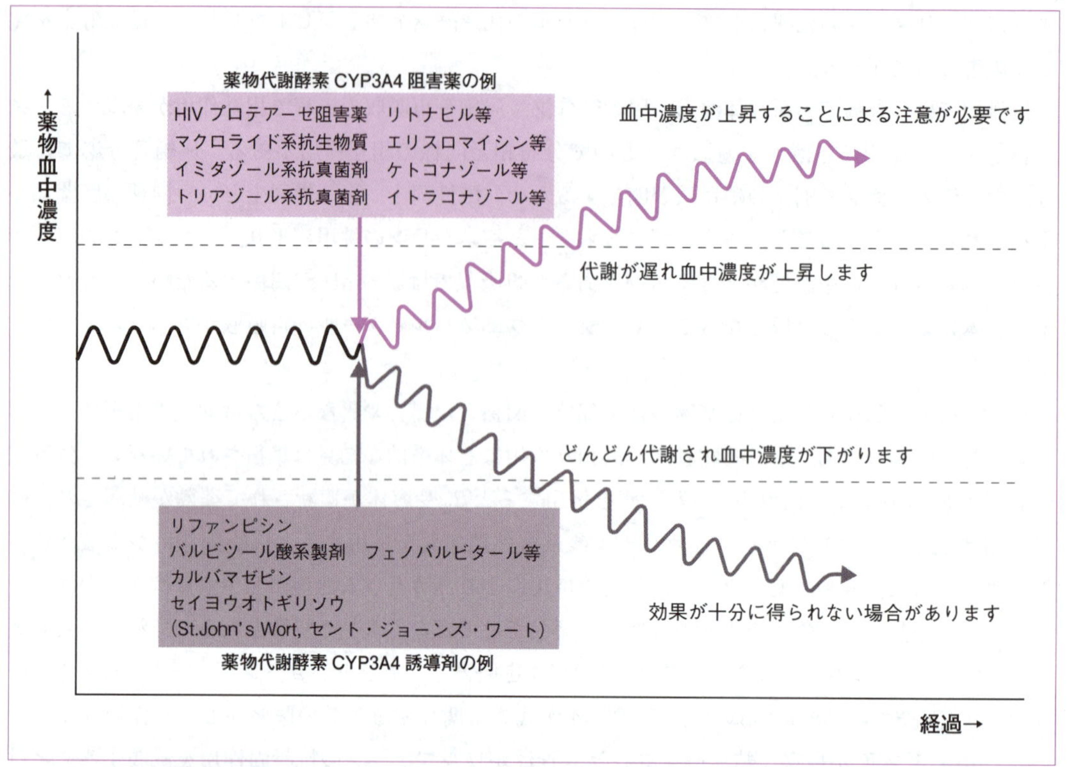

図1 薬物代謝酵素阻害薬・誘導薬との併用で起きる可能性があるエストロゲン製剤の血中濃度の推移（イメージ図）

ネルフィナビルなど）によるCYP3A4の誘導または阻害により血中濃度が変化するので併用注意である。

b. パロキセチン塩酸塩[7)]

本薬はCYP2D6で代謝され，またCYP2D6を阻害する。多くの医薬品との相互作用が報告されている。薬力学的相互作用として，脳内のセロトニン濃度を高めて副作用であるセロトニン症候群が発生するとしてMAO阻害薬（セレギリン塩酸塩）との併用が禁止され，セロトニン作用薬（炭酸リチウム，SSRI，トリプタン系薬剤，トラマドール，フェンタニル，リネゾリド，セロトニン前駆物質〔L-トリプトファンなど〕，西洋オトギリ草）とは相互にセロトニン作用を増強するので併用注意である。出血傾向が増強する例として，止血・血液凝固を阻害する薬剤（NSAIDs，アスピリンなど）や出血症状の報告のある薬剤（フェノチアジン系抗精神病薬など）とは併用注意である。薬物動態学的相互作用では，本薬の代謝に影響する例として，キニジン，シメチジンのCYP2D6阻害により本薬の血中濃度の上昇，フェニトイン，フェノバルビタール，カルバマゼピン，リファンピシンのCYP2D6誘導により本薬の血中濃度の低下が発生するので併用注意である。機序は不明だが，ホスアンプレナビルとリトナビルとの3剤併用時に本薬の血中濃度が低下したとして併用注意になっている。

一方，本薬によるCYP2D6阻害については，チオリダジンの代謝を阻害して血中濃度を上昇させ，QT延長などの重篤な心臓血管系副作用が発生する可能性があり，ピモジドが併用禁忌とされる。また，フェノチアジン系抗精神病薬，リスペリドン，三環系抗うつ薬，抗不整脈薬，β遮断薬の代謝を阻害して血中濃度を高め，それぞれの併用薬による副作用が発生する可能性があり併用注意である。CYP2D6で代謝されることで代謝活性物となるタモキシフェンは，その作用減弱の恐れがあることから，併用注意とされている。機序は不明だが，ジゴキシンの血中濃度が低下した報告もあるので併用注意である。さらに本薬ではないが，類薬で報告されたとして，ワルファリンの作用が増強する可能性，アルコール（飲酒）との併用で本薬の作用増強の可能性が注意喚起されている。

●文献

1) 厚生省薬務局：ソリブジンによる副作用に関する調査結果．1994
2) 小林真一：薬物相互作用．臨床薬理学第4版．日本臨床薬理学会編．医学書院，東京，2017，pp145-153
3) 澤田康文：薬と食の相互作用．医薬ジャーナル社，大阪，2005
4) 厚生労働省：医薬局審査管理課長通知「薬物相互作用の検討方法について」．平成13年6月4日，医薬審発第813号
5) 厚生労働省：医薬局審査管理課長通知「医薬品開発と適正な情報提供のための薬物相互作用ガイドラインについて」．平成30年7月23日，薬生薬審発0723第4号
6) 添付文書「エストラーナ® テープ0.09mg, 0.18mg, 0.36mg, .72mg」
7) 添付文書「パキシル® 錠5mg, 10mg, 20mg」

Exercise 72

正しいものはどれか。1つ選べ。

a 納豆はワルファリンの抗凝固作用を減弱することで知られている。

b グレープフルーツジュースはCYP3A4を誘導する。

c エストラジオールはCYP2D6で代謝されるので，セントジョーンズワート（西洋オトギリ草）と同時に服用すると血中濃度が低下する。

d パロキセチン塩酸塩はセロトニンの血中濃度を介した薬力学的相互作用により，MAO阻害薬との併用が禁止されているが，トラマドール，西洋オトギリ草などとの併用は問題ない。

e 医薬品の相互作用について，併用の組み合わせが膨大になることから，医薬品開発段階ではその検討が活発に行われていない。

解答は537頁へ

6 応用的処方解析（適応外処方などを含む）の考え方

CQ 73 適応外処方とは何か？

❶ 医薬品の開発と臨床試験

医薬品は合成，天然物からの抽出，バイオテクノロジーなどにより創製され，品質や安定性試験，動物実験などの非臨床試験により安全性と有効性が試験され，さらにヒトにおいて治験実施計画書に基づいた臨床試験（第Ⅰ相，第Ⅱ相，第Ⅲ相，第Ⅳ相）が行われ，安全性および有効性が確認される[1)]。第Ⅰ相試験は，少数の健常志願者が被験者になることが多いが，重篤な副作用の発生可能性が高い抗悪性腫瘍薬などの場合は直接患者を対象とする。第Ⅱ相試験は少数の患者を対象とし，治療効果，用法・用量，用量依存性などを探索する。第Ⅲ相試験は多数の患者を対象とし，二重盲検RCTにより有効性および安全性を検証する。これら試験結果をもとに申請が行われ，審査，承認を経て，医薬品として市販される。また，承認後は年齢，病態，併用薬および投与期間等が異なる多数の患者の治療に使用されるため，製造販売後調査，副作用報告等が行われ，有害事象や相互作用などの情報収集が行われる。

薬効や薬物体内動態には性差が認められることがある。ヘルペスウイルスワクチンは女性では有効性が認められたが，男性ではほとんど効果が認められなかったとの報告[2)]がある。糖尿病治療薬のピオグリタゾン塩酸塩は副作用として循環血漿量の増加によると考えられる浮腫があるが，女性での発生が多いことから，女性では少量から開始することが望ましいとされている[3)]。また，性ホルモンなどにより，シトクロムP450（CYP）などの薬物代謝酵素が影響されることがある。女性ではCYP3A4，CYP2A6などの活性が高く，男性ではCYP1A2，CYP2E1などの活性が高いとの報告があるが，相反する報告もあり，さらなる検討が必要である。これらの性差を考慮した臨床試験も増加してきている。

❷ 医薬品の適応外使用

医薬品の適応外使用（off-label use）とは，承認された効能・効果（適応症）以外に使用されること，または承認された用法・用量とは異なる使用がなされることをいう。医薬品の適応症は，臨床試験を行って承認されているが，適応外使用は国内では臨床試験を行っていないものが多い。医療保険制度では医薬品は承認された効能・効果および用法・用量に従って使用することが求められているため，適応外使用は原則として認められない。

一方，承認された医薬品使用時の臨床経験や自発的臨床研究により，他の疾患への有効性が認められることがある。適応症はないが，エビデンスがあるのに用いないことは患者の利益を損なうとの考え方もある。適応外使用にはエビデンスが不可欠であり，倫理委員会での承認，患者への説明および同意（インフォームド・コンセント）が必要となる。また，処方箋に基づいて調剤する薬剤師は，疑義照会の義務を有するが，医薬品添付文書には適応外使用に関する記載はない。

③ 適応外使用に関する施策の歴史

厚生労働省は1995年から適応外使用の調査研究を行い，その結果を受けて様々な施策を行ってきた。消炎鎮痛薬として100年以上前から繁用されているアスピリンは，血小板凝集抑制作用を有することが見出され，その有用性が立証され，米国においては抗血小板薬として適応が認められていた。一方，日本においては抗血小板薬として使用されているにもかかわらず適応症はなく，1999年の厚生省医薬審第104号通知「適応外使用に係る医療用医薬品の取扱いについて」の適用条件（外国において効能・効果が承認され，使用実績があり，資料，論文等がある場合〔略〕）に該当することから申請，承認されるに至った。このように，適応外使用の医薬品においてもエビデンスをもとにした適応症拡大が行われている。

適応外使用に係る公知申請とは，医薬品（適応追加等）の承認申請に関して，その医薬品の有効性や安全性が医学薬学上公知であるとして，臨床試験の全部または一部を新たに実施することなく承認申請が可能となる制度である。

厚生労働省では「医療上の必要性の高い未承認薬・適応外薬検討会議」を設置し，医療上の必要性を評価するとともに，公知申請への妥当性も確認している。また，薬事・食品衛生審議会では，検討会議が作成した公知申請への妥当性に関する報告書に基づき，事前評価を行っており，この事前評価が終了した段階で，当該効能効果または用法用量は，薬事承認を待たずに保険適用されることになる。

④ 適応外処方の考え方（公知申請から薬価収載まで）

公知申請とは，医薬品の承認申請（適応追加等含む）において，その医薬品の有効性や安全性が医学薬学上認められている（公知）として臨床試験の全部もしくは一部を新たに実施することなく承認申請ができる制度のことである。

これらの医薬品を使用する際には，保険適用後，正式に薬事承認されるまでの間は，公知申請への妥当性に係る報告書の内容を読み，また，承認後には併せて審査報告書を読んで，適正に使用することが望まれる。最新の添付文書（公知申請に係る事前評価が終了し，薬事承認適応外であっても保険適用の対象となる医薬品，その後，薬事承認された医薬品）についてはPMDAのWEBサイト「保険適用される公知申請品目に関する情報について」[4]に記載されている。

主な事例として，以下が挙げられる。

●例：経皮吸収型エストラジオール製剤「エストラーナ®0.72 μg」

効能：性腺機能低下症，性腺摘出または原発性卵巣不全による低エストロゲン症（用法用量省略）

平成24年3月23日に開催された「医療上必要性の高い未承認薬・適応外薬検討会議」において，医療上必要性が高いと評価され，厚生労働省より開発要請が出される。

平成25年8月23日「薬事・食品衛生審議会医薬品第一部会」において公知申請（保険適用）

平成26年2月，薬事法上の効能追加となる。

●参考：2012年9月24日，「医薬品の適応外使用に係る保険診療上の取扱いについて」（保医発0924第1号）を通達し，社会保険診療報酬支払基金が設置している審査情報提供検討委員会での検討結果を報告している。この報告では，適応外使用の事例について，「画一的あるいは一律的に適応されるものではない」と付記しているものの，症例に対する医学的判断により審査上認めてよいとの見解が出されている。

⑤ 適応外使用の現状

現在，適応外使用から保険適用となった医薬品の例を，以下に記載する。

薬事・食品衛生審議会において公知申請に係る事前評価が終了し，薬事承認上は適応外であっても保険適用の対象となる医薬品として，メトトレキサートがある。メトトレキサートは，2018年11月8日に局所療法で効果不十分な尋常性乾癬，関節症性乾癬，膿疱性乾癬，乾癬性紅皮症への適応が承認された。

また，薬事・食品衛生審議会において公知申請に係る事前評価が終了し，その後，薬事承認された医薬品としては，オセルタミビルリン酸塩が挙げられる。2017年3月24日に，新生児および乳児への使用への適応が追加された。

⑥ その他の適応外使用医薬品の例

社会保険診療報酬支払基金の審査情報提供検討委員会が情報を提供した医薬品以外にも，適応外使用は行われている。女性に使用されることが多い適応外使用を紹介するが，必ずしもエビデンスがあるものではない。

a. 片頭痛予防における適応外使用例

片頭痛は月経周期に関連して発現することがあり，エストロゲンの低下により脳血管などが反応して片頭痛が誘発されると考えられている。片頭痛の予防薬として，カルシウム拮抗薬であるロメリジン塩酸塩，抗てんかん薬のバルプロ酸ナトリウム，β-遮断薬のプロプラノロールが保険適用となっている。三環系抗うつ薬のアミトリプチリン塩酸塩には適応はないが，2012年9月24日付厚生労働省保険局医療課長からの通達を受け，適応外使用が可能となっている。

アミトリプチリン塩酸塩は，脳内セロトニンやノルアドレナリンの神経終末への取り込み阻害により抗うつ作用を示す。片頭痛患者でプラセボとのRCTを行った結果，有意に片頭痛予防効果が認められたことが報告されている[5)]。

b. 緊張型頭痛治療における適応外使用

緊張型頭痛は主に筋の持続的異常緊張による頭痛であり，原因として口・顎部の機能異常，ストレスなどが考えられている。アミトリプチン塩酸塩およびチザニジン塩酸塩は，2012年9月24日，「医薬品の適応外使用に係る保険診療上の取扱いについて」(保医発0924第1号）により，その薬理作用に基づき，現在適応外使用が認められている。

●文献

1) 医薬品医療機器総合機構：臨床試験の一般指針 https://www.pmda.go.jp/files/000156372.pdf
2) Stanberry LR, Spruance SL, Cunningham AL, et al：Glycoprotein-D-adjuvant vaccine to prevent genital herpes. N Engl J Med 347：1652-1661, 2002 **(レベルII)** [PMID：12444179]
3) 添付文書「アクトス® 錠15mg，30mg」2017年6月改訂（第16版）
4) 医薬品医療機器総合機構：保険適用される公知申請品目に関する情報について http://www.pmda.go.jp/review-services/drug-reviews/review-information/p-drugs/0016.html
5) Couch JR, Hassanein RS：Amitriptyline in migraine prophylaxis. Arch Neurol 36：695-699,

1979（レベルⅡ）［PMID：508127］

Exercise 73

正しいものはどれか。1つ選べ。

a 第Ⅰ相試験は多数の患者を対象とし，二重盲検RCTにより有効性および安全性を検証する。

b 適応外使用医薬品はすべて患者の自己負担となる。

c 公知申請で認められ保険適用となった医薬品，その後薬事法で承認になった医薬品一覧は厚生労働省のWEBサイトで確認ができ，その背景を把握した上で使用することが勧められる。

d 厚生労働省では公知申請への妥当性に関する事前評価を行っており，この事前評価が終了した段階で，当該効能効果または用法用量は，薬事承認を待たずに保険適用されることになる。

e 適応外使用の医薬品においてエビデンスをもとにした適応症拡大が行われた医薬品としては，アスピリンの消炎鎮痛薬としての適応の例が有名である。

解答は537頁へ

第VI章

ヘルスケア

1 更年期外来の実際

CQ 74 更年期外来とは？　更年期外来の運営にはどのような工夫が必要か？

更年期外来は1990年頃から大学附属病院を中心として設けられ始め，現在は個人クリニックも含め全国的に普及している。更年期障害，骨粗鬆症治療外来として運営されている場合が多いが，本来は更年期前後からその女性の生涯にかけての健康管理が目的である。2000年代前半には性差医療の考えに基づく女性外来が普及しはじめ，概念が似ているところから一緒に運営する施設も出現している。

❶ 更年期外来の目的

目的について表1に示した。更年期は人生の折り返し点といわれるが，後半の40年余りをいかに上手に過ごすかを健康面から評価することは重要である。更年期健診は，検査結果が単に正常か異常かをみるだけでなく，その後の人生を健康に過ごすためには現在の結果がどのような意味をもっているかを総合的に判断し，解説することも含まれている[1,2]。

更年期障害の治療では，単にホルモン補充療法（HRT），漢方薬を処方するだけでなく，なぜそのような症状が出現したかを患者と一緒に考え，対応する。「眠れないので睡眠薬」，「めまいにはめまい止め」，「動悸には不整脈の薬」などの対症療法薬による治療は，どうしても必要なときにのみ用いることが基本である。

骨粗鬆症の予防と治療についても，更年期外来ではまず骨量を測定することから始める。予防が中心であり，生活習慣の改善とともに減少が認められた場合は必要に応じて薬物治療も行う。

更年期からの健康管理は，生きている限りは健康で自立した生活を目標としており，幅広い助言を医学面から行う。すなわち，年に1回更年期健診を行い，結果に基づいて助言することも，この外来の重要な役目である。また，HRTを適切な管理の下に5年，10年と投与し，エストロゲン欠乏による症状を和らげることも予防医学，健康増進の立場から，この外来の領域である[3]。

❷ 更年期外来の実際

更年期外来は，現在は婦人科の外来の一部門として運営されている所が多い。本来は婦人科のみでなく，内科，整形外科，精神科，泌尿器科，歯科や，食事，運動，カウンセリングの専門家たちと協力して運営していくことが基本である。

わが国の医療はほとんど健康保険制度により運営されており，疾病の治療が中心となっている。そのため，更年期外来のように，病気にならないよう健康を維持していくことも含めた領域（例：骨量減少や動脈硬化を早くから予防する）も対象としている場合は，医療保険制度内ではカバーすることが困難といえる。現在の病気の発見のための検査，直ちにその治療となると，本来の更年期外来とはいえず，知恵を出し合う必要があろう。すなわち，相談機能，インフォームド・コンセントを十分にとるだけの余裕をもった診療体制などを，どのようにして実現していくかが重要である。

表 1 更年期外来の目的

1. 更年期健診，更年期相談
2. 更年期障害の治療
3. 骨粗鬆症の予防と治療
4. 更年期からの健康管理
   QOL の維持，向上

表 2 更年期健診

1. 問診，更年期指数
2. 身体測定
3. 婦人科検診
   子宮頸がん，体がん
4. 乳がん検診
5. 血液検査
6. 骨密度測定
7. 健康相談

表 3 更年期外来の問題点

1. 健康管理，予防医療のシステムが不十分
2. 話を十分に聞き，説明する習慣があまりない
3. 各論的な臓器別の診断，治療に片寄りがち
4. 医療保険制度の枠外の領域が多い
5. 受け入れ体制が足りない

更年期外来の実際として，更年期健診は重要な項目を占めている（表 2）。

a. 問診，更年期指数

健診のみの来院であれば，問診はそれほど必要ではないが，更年期障害などの症状，特にうつ気分などの精神症状が中心の場合は十分に話を聞く必要がある。初診のみでなく，数回に分けてよいが，単に 10 分，15 分の問診時間では症状の把握，診断は非常に困難である。問診は単に話を聞いているだけではなく，目的意識をもち，整理しながら聞く姿勢が重要である。目安としては，初診時の問診は 30〜40 分，再診は 30 分以内，数回の診察で診断および今後の方向性についての判断は可能と思われる。

更年期症状の把握は面倒なものであるが，経過を追うため，客観性をもたせるために更年期指数を用いる。指数は詳しすぎると実際の臨床では用いられないため，数分間位で採点できるものがよい。

b. 身体測定

身長，体重，BMI，体脂肪，腹囲，血圧などを測定する。血圧が高い場合は安静時，または自宅にての起床時などを測定して診断する。最近では，電気抵抗性を利用した簡単な装置で内臓脂肪，筋肉量，水分量などを測定することができ，健康度，加齢の指標として用いられている。

c. 婦人科検診

細胞診による子宮頸がん，体がん検診および超音波による子宮筋腫，卵巣腫瘍の有無の検査などを実施する。

老年期女性で子宮頸部が萎縮して硬くなり，子宮内膜細胞診が実施困難な場合にもしばしば遭遇する。そのような場合は不正出血などの臨床症状がなければ，可能な範囲で実施して，超音波などの所見と併せて総合的に診断する。

d. 乳がん検診

触診とマンモグラフィ，触診と超音波が原則である。特に所見がなければ，2 年に 1 回の検診が推奨されている。HRT 実施中は少なくとも 1 年以内に 1 回は実施する。

e. 血液検査

貧血，肝機能，腎機能，脂質，血糖などの一般検査の他に，閉経前後はエストラジオール，FSH を測定し，卵巣機能推定の参考とする。

f. 骨密度測定

DXA 法（X 線）による腰椎，大腿骨頸部，前腕骨の測定が一般に実施される。骨粗鬆症と診断する場合は 2 カ所以上測定するのがよい。

治療としては，『骨粗鬆症の予防と治療ガイドライン』に従う。更年期外来においては，食事，

運動も含めた対応をする[4)]。

g. 健康相談

長期的な健康管理，QOL の維持改善，向上を目的として，患者の要望を聞き，その対策を一緒に考える。わが国では，このようなことを行う部門はないが，潜在的な需要が予測され，国民への啓発が進めば相談者は増加するであろう。

③ 今後の展望

既に述べたように，更年期外来は更年期障害，骨粗鬆症などの治療を目的として実施されている場合が多く，本来の目的である更年期からの健康管理，さらに進んで健康増進として実施されるには至っていない。また，医療者，患者側ともこの本来の目的を理解していない場合も多く，この概念の啓発活動が重要である。

更年期外来の問題点を表3に記した。まず，予防医療，生活指導中心，十分に話ができる診療体制など，現在の医療保険制度にそぐわない部分が多い。医師は患者に対して短時間で必要な検査，診断を行い，処方，処置をする医療システムに慣れきっている。更年期外来で期待されているような，十分に話を聞き，臓器別ではなく総合的，全身的に考えるシステムは一般的ではなく，とまどいを感じることが多いであろう。

余裕のある診療システムをつくったとしても国民の理解が十分ではない現状では医療経営的には成立が難しく，その費用を誰が負担するのかという問題も重要である。患者は医療費の 3 割負担に慣れており，全額自費ということも現実問題としては非常に難しいと思われる。

更年期外来の概念が理解され，需要が出現し始めたとしても，その受け皿の問題も存在する。医療者側にこの概念を理解してもらい，技術を習得してもらうためには再教育が必須であろう[5)]。

④ まとめ

更年期外来は学問的にはその概念，構想はほぼ完成しているといえるが，臨床との隔たりは大きい。この隔たりは学問的のみならず，医学教育，医療制度，国民への啓発活動とも深く関係しており，一朝一夕には解決しない問題でもある。しかし将来，この外来が実現されれば，更年期からの QOL の改善，向上に大きな進展を与えることが予想される。まず，国民の理解を得ることから始めることが重要である。

●文献

1) Notelovitz M：Is there a need for menopause clinics? Ann N Y Acad Sci 592：239-241, 1990（レベルⅣ）[PMID：2375585]
2) 水沼英樹：QOL からみた更年期女性のトータルヘルスケア．産婦人科治療 93：8-14，2006（レベルⅣ）
3) 小山嵩夫：中高年女性のニーズからみた婦人科医療のあり方．産婦人科治療 98：932-935，2009（レベルⅣ）
4) Notelovitz M：Integrated adult women's medicine：A model for women's Healthcare Centers. In Treatment of the postmenopausal women. Lobo RA, ed. Lippincott Williams & Wilkins, Philadelphia, 1999, pp621-628（レベルⅣ）
5) Eggert RW, Perkinson MD：Preventive medicine and health system reform. Improving physician education, training and practice. JAMA 272：688-693, 1994（レベルⅢ）[PMID：8064984]

Exercise 74

正しいものはどれか。１つ選べ。

a 更年期外来の検査項目として，疾病の有無のみでなく健康の程度をみることも重要である。

b 閉経後骨粗鬆症の治療としてはビスホスホネートが考慮されるべきであり，HRT については有効性が確立されていない。

c HRT は５年以上は行わない。

d 更年期のうつ症状にカウンセリングは有力な治療手段とはいえない。

e 更年期からの健康管理の重要性は既に広く一般に理解されている。

解答は 537 頁へ

2 更年期女性のヘルスケア（健康診断を含む）

CQ 75 更年期女性における健康診断としては，どのようなものがあるか？

❶ 更年期女性における健康診断の概況

健康診断（健診）には，一般的な健康状態を診断する一般健診と特定の目的で行われる健診があり，公的な制度のもとに行われている健診と人間ドックなど任意に行われる健診がある。40代，50代の女性における健診，人間ドックの受診率は約66％であり3分の1の女性は何の健診も受診していない。受けない理由として40代では「時間がとれなかったから」，50代以上では「心配な時はいつでも医療機関を受診できるから」という割合が多く，それぞれ3割前後を占める[1)]。

健診には死亡率を減らすのが目的の健診（がん検診など）と健康寿命を延ばすのが目的の健診（特定健診など）がある。健康寿命とは日常的に介護を必要としないで，自立した生活ができる生存期間のことであり，わが国では平成28年データでは，女性の平均寿命（87.14歳）と健康寿命（74.79歳）との間には12.35年の差がある。健康寿命を延ばすには要介護者を減らすことが目標となる。女性が要介護になる原因としては老衰を除くと心血管疾患17.1％（脳血管疾患12.6％＋心疾患4.5％），認知症17.6％，運動器疾患29.5％（骨折・転倒15.4％，関節疾患14.1％）が大きな割合を占め，これらを抑制することが健康寿命を延ばすことにつながると考えられている（図1）[1)]。

健康寿命を延ばすことを目的とした健康対策事業として厚生労働省による「二十一世紀における第二次国民健康づくり運動（健康日本21〔第二次〕）」が平成25年度から実施されている。この対策は，がん，循環器疾患，糖尿病および慢性閉塞性肺疾患など生活習慣の改善により減少可能な疾患の一次予防を重点としている。メタボ検診として知られる特定健診はハイリスクな対象集団の抽出とその対象に対する保健指導に重点を置いている[2)]。

更年期女性において公的補助のもとで受診可能な検診は特定健診，骨粗鬆症検診，がん検診と

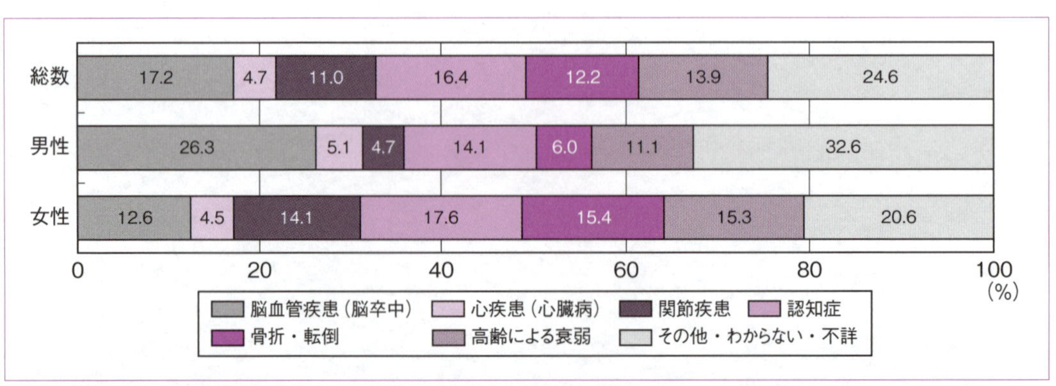

図1 65歳以上の要介護者などの性別に見た介護が必要となった主な原因（厚生労働省：「国民生活基礎調査」平成25年）

なっている。

メタボリックシンドロームの抑制を目的とした特定健診は医療保険者に義務付けられたものであり，40歳から74歳までの健康保険加入者と被扶養者は一定の補助のもとに受診できることになっている。しかし平成27年度で受診率は50.1%にとどまっている[3)]。

高齢者の要介護の要因として運動器障害も多いため，これはロコモティブシンドロームとして健康寿命延長の柱の一つとされている。骨粗鬆症はその大きな要因となるため，健康増進法に基づく検診の対象に指定されている。しかし平成28年度の検診実施率は約62.3%に過ぎず，受診者は年間約30.5万人にとどまっている[4)]。

がん検診として現在有効性が明らかとなっているのは胃がん，大腸がん，肺がん，子宮頸がん，乳がんであり，これらは公的補助によるがん検診の対象となっている。子宮頸がん，乳がんでは，「健康日本21（第2次）」がん検診の受診率の向上 目標値は50%（平成28年度）であるが，子宮頸がん42.4%（20〜69歳），乳がん44.9%（40〜69歳）（それぞれ2年以内の受診率）と依然として欧米諸国に比べて極めて低いレベルである[5)]。

❷ 更年期における健康診断の意義

わが国の健診の制度は女性医学の主要な対象であるメタボリックシンドローム（高血圧，糖尿病，脂質異常症），骨粗鬆症，子宮がん，乳がんを網羅している。しかし，わが国の更年期女性の3分の1は何の健診も受けず，何かあれば医療機関を受診すればよいと考えているのが現状である。したがって日常診療の現場においては少なくとも各種健診受診の有無を確認し，なければそれを補うための検査を行うか，あるいは健診に対する啓蒙を行う必要がある。

一方，更年期女性を対象とした場合，一般的な健診だけでは十分といえない面が存在する。女性にとっては，妊娠・出産・授乳，閉経といった性ホルモンの変化に関わる事象がそれぞれ上記の疾患の発症リスクとなり，将来の健康リスクに大きく関与するものであるという側面が大きい。したがってウィメンズヘルスの側面からデータの解釈や保健指導を行うということが重要である。もう一つの面はメンタルヘルスに関するものである。更年期には更年期障害やうつなどのメンタルヘルスへの関与も重要なことであり，これらは認知症の危険因子にもなっているということを示唆する報告もみられる。メンタルヘルスのスクリーニングは一般の健診に組み入れるよりは，きちんと面接できる医療現場において行われるべきものである。これらのチェックと保健指導もウィメンズヘルスに与えられた役割の一つである。

「健康日本21」の目標とする概念は，ライフステージの早期からの健診と保健指導により個々の自覚を促し，生活習慣の改善により要介護率，死亡率の抑制を重視するというものであり，この点はウィメンズヘルスの概念とも合致している。とくに更年期は内分泌，代謝面ばかりでなく，社会，家庭環境の変化も少なくない時期であるので，健康リスクを自覚するためにもこれらの健診の役割は大きい。

更年期医療を実践する医療者の多くは健診事業として健診を行うわけではなく，任意の健診あるいは日常診療の中での健康チェックの一環として行うことが多いが，現行の公的制度を理解した上で，女性特有のリスクを加味した健診を行い，また同時にウィメンズヘルスの立場での保健指導にも重点が置かれなければならない。

❸ 健診項目とその実際

特定健診やがん検診など公的な制度として存在する項目もあり，必須な項目と医師の判断などにより行われる項目に分けられる。更年期女性に必要な健康チェックの項目は非常に多いが，検査は多く施行するほど受診者の負担が大きくなる。健診は普通の日常生活を送っている人に対する一次スクリーニングであるから，受診者の負担が過大にならないよう配慮し，最小限の検査で有用な情報を引き出すよう務める必要がある。そのため表1には健診として必須な項目と医師の判断により行うものに分けて示した。必須な健診項目（症状，リスクの有無にかかわらず対象者全員が行うべきもの）は生活習慣病（特定健診：表2），子宮頸がん・乳がん検診である。問診の結果や医学的判断によって施行する健診項目は骨粗鬆症検診，子宮体がん・卵巣がん検診，更年期症状関連あるいはメンタルヘルス関連の検査である。示した検査項目は更年期女性のリスクを認識するための最小限の検査に限り，さらなる診断に必要な検査の詳細は他章に譲る。

a. 問診

問診は健康リスクを判断する上で最も重要であるが，更年期女性にとってはチェックしなければならないことは膨大であり，効率的に必要な情報を得るようにしなければならない。目的により必須な項目と必要な健診項目を決定するための項目を適宜組み合わせたり，質問票を利用するなどの工夫が必要である。

一般的問診：妊娠・分娩・月経歴，既往歴，家族歴，服薬歴，アレルギー，喫煙，飲酒，健診受診歴

生活習慣病関連の問診：特定健診質問票の利用（飲酒，喫煙，運動習慣，食習慣，睡眠の状態が含まれる）

骨粗鬆症関連の問診：月経歴，身長の短縮，腰背部痛，カルシウム摂取，ビタミンD摂取，運動習慣，骨折歴，両親の大腿骨近位部骨折歴

がん検診関連の問診：妊娠・分娩・月経歴，不正出血・帯下の有無，高血圧・糖尿病の既往歴，

表1 更年期女性に必要な健診

表1 更年期女性に必要な健診
必須な項目
問診
婦人科的診察（内診，経腟超音波）
子宮頸部細胞診
乳房視触診とマンモグラフィ
特定健診項目
任意の項目
骨密度測定，胸腰椎X線
子宮内膜細胞診
内分泌検査（FSH，エストラジオール，TSH，FT_3，FT_4）
腎機能（電解質，クレアチニン，eGFR，尿中カルシウム）
更年期指数，心理テスト

表2 特定健診における検査項目

表2 特定健診における検査項目
必須項目
質問票（服薬歴，喫煙歴，既往歴，生活習慣など）
身体計測（身長，体重，BMI，腹囲）
理学的検査（身体診察）
血圧測定
血液検査
・脂質検査（中性脂肪，HDL-C，LDL-C）
・血糖検査（空腹時血糖またはHbA1c）
・肝機能検査（AST〔GOT〕，ALT〔GPT〕，γ-GTP）
尿検査（尿糖，尿蛋白）
詳細な健診の項目
心電図検査
眼底検査
貧血検査（赤血球，血色素，ヘマトクリット値）

家族歴（乳がん，大腸がん，子宮がん，卵巣がん），OC・LEP・HRT の使用歴，子宮内膜症の既往歴

更年期関連の問診：非特異的症状を整理するため，更年期指数などの利用，睡眠障害，気分の変動の有無

その他の QOL に関連する問診：尿失禁，頻尿，性交障害，性器脱出感の有無

b. 生活習慣病健診（特定健診）

生活習慣病健診は必須の健診として受診している必要がある。特定健診あるいはそれに準じた健診を受診しているかどうかを確認し，受けていなければ受けるよう勧めるか自施設にて行う。特定健診として実施される場合は表 2 のように必須項目と前年の結果により医師の判断で行われる項目がある[6]。任意の健診として行う場合も特定健診制度の意義，内容を理解し，必須項目は必ず含み特定健診に準じた保健指導を行う必要がある。特定健診を受けている場合，指導内容とその実践状況を確認し必要に応じて高血圧，糖尿病，脂質異常症の診断と治療のための検査を行う。その他に動脈硬化に対する任意の健診として ABI/PWV（ancle-brachial index/pulse wave velocity）や頸動脈超音波検査などが行われている。

貧血検査（赤血球数，血色素量，ヘマトクリット）は医師が必要と認めた場合に行うことになっているが，閉経前女性では貧血の有無は必ず把握しているべきものである。

c. がん検診

胃がん，大腸がん，肺がん，子宮頸がん，乳がん検診は必須の検診として実施されている必要がある。自施設で行わないものは積極的に他施設での検診を勧める必要がある。

子宮頸がん検診は検診事業として実施されるものと希望者による任意の検査に分けられる。現在わが国では全く異常のない女性には 2 年に 1 回の子宮頸部細胞診が推奨されている。また，国の補助により 20 歳，25 歳，30 歳，35 歳，40 歳の女性には無料クーポン券が配布され，検診機関，医療機関により実施されている。

子宮体がん検診は診断精度の問題があり無症状者でスクリーニングを行う有効性のエビデンスがない。検診としては老人保健法では出血が認められる女性を検診の対象としている。しかし，経腟超音波検査による 4mm 以上の内膜肥厚，タモキシフェン使用などの危険因子をもつ場合（表 3）など医師によるリスクの判断により，必要に応じて内膜細胞診あるいは内膜組織診が行われる[7]。

卵巣がん検診も方法や有用性は確立されていない。危険因子の保有（表 3）など医師の判断に従い，経腟超音波検査による卵巣腫瘍の確認によって行われる[7]。CA125 を組み合わせた検診を行う場合もある。

乳がん検診は 40 歳以上で視触診とマンモグラフィ併用によって行われる。全く異常がなければ 2 年に 1 回の検診が推奨されている。乳がん検診も 40 歳，45 歳，50 歳，55 歳，60 歳の女性には無料クーポン券が配布される。超音波検査による検診も広く行われているが，これが視触診とマンモグラフィ併用検診に代わりうるというエビデンスはまだない。ホルモン補充療法（HRT）を行う場合は 1 年に一度の乳がん検診は必要であり，さらに 5 年以上の EPT の場合にはリスクが漸増することを伝える必要がある。また，家族歴や危険因子をもつ場合（表 3）にも，より慎重に乳がん検診を行う必要がある[7]。

表3 がんの危険因子（国立がん研究センターがん対策情報センター：部位別がんのリスク要因・予防要因〔2012年12月20日更新〕より改変）

乳がん	子宮体がん	卵巣がん
一親等の乳がん家族歴	乳がんや大腸がんの家族歴	家族歴
早い初経年齢	遅い閉経年齢	未産
遅い閉経年齢	未産	肥満
未妊・未産，高齢初産，授乳歴なし	肥満	動物性脂肪の多量摂取
閉経後の肥満	エストロゲン産生腫瘍	排卵誘発剤の使用
飲酒	タモキシフェン	長期のHRT
経口避妊薬（ピル）の使用	エストロゲン製剤の単独使用（ERT）	子宮内膜症
5年以上のHRT	糖尿病	多嚢胞性卵巣症候群
良性乳腺疾患の既往	高血圧	骨盤内炎症性疾患
マンモグラフィの乳腺高濃度		
電離放射線への曝露		

d. 骨粗鬆症検診

現行の骨粗鬆症検診制度では，40歳から70歳まで5歳おきの年齢の女性を対象に骨密度測定による検診を行い，要精検，要指導者を選別することになっている[8]。今のところ検診に使用される器機，部位には統一されたものはない。『骨粗鬆症の予防と治療ガイドライン2015年版』では，脆弱性骨折を有する症例，65歳以上の女性，危険因子（過度のアルコール摂取，現在の喫煙，大腿骨近位部骨折の家族歴）を有する65歳未満の閉経後および閉経周辺期の女性では，腰椎および大腿骨近位部の2部位のDXAを行うことが推奨されている。その他，前腕骨DXAや定量的超音波骨量測定（quantitative ultrasound；QUS）も検診現場ではよく使われている。問診により必要があれば胸腰椎X線検査も行う。骨密度測定装置を持たない場合，FRAX®を施行して骨折リスクを算出するとともに，骨密度検診受診の啓蒙を行う。ただしFRAX®が骨粗鬆症検診として有用かどうかはまだ明らかではなく，骨粗鬆症性骨折の確率がどの程度であれば要精検とするのかというカットオフ値は定まっていない。FRAX®による主要な骨折リスクが15%を上回る場合は薬物治療の対象となる可能性が高いので，DXAによる骨密度測定を依頼する（骨粗鬆症の項**53頁〜**を参照）。ただし50代を中心とする世代においてはFRAX®値10%でも治療対象となりうる場合があり，何パーセントを基準とするかは医師の判断による。

骨折の原因となる骨強度の低下は骨密度低下だけによるものだけでなく，糖尿病などによるAGEs（advanced glycation end products）架橋の増加によることも明らかになっている。このことからも，骨粗鬆症の検査と同時に生活習慣病検査を行うことも有用と考えられる。

e. 更年期女性として必要とされる検査

更年期指数などのスコアリングシステムなどを利用して更年期症状の有無，程度を検査する。更年期であるかどうかの判断に迷う場合にはFSH，エストラジオールの測定を，また甲状腺機能異常を疑う場合には，TSH，FT_3，FT_4の測定を行う。また問診により必要があればSDSなどのうつに関連した簡単な心理テストを行う。

表4 特定健診検査結果の判定

項目名	保健指導判定値	受診勧奨判定値	単位	判定基準
血圧（収縮期）	130	140	mmHg	日本高血圧学会『高血圧治療ガイドライン』
血圧（拡張期）	85	90	mmHg	日本高血圧学会『高血圧治療ガイドライン』
中性脂肪	150	300	mg/dL	日本動脈硬化学会『動脈硬化性疾患予防ガイドライン』
HDLコレステロール	39	34	mg/dL	日本動脈硬化学会『動脈硬化性疾患予防ガイドライン』
LDLコレステロール	120	140	mg/dL	日本動脈硬化学会『動脈硬化性疾患予防ガイドライン』
空腹時血糖	100	126	mg/dL	日本糖尿病学会『糖尿病診療ガイドライン』
HbA1c（NGSP値）	5.6	6.5	%	日本糖尿病学会『糖尿病診療ガイドライン』

○健診結果の判定値は診断基準とは異なる。
○特定保健指導は腹囲，BMIと上記判定値および喫煙歴の保有リスクの状態によって階層化して行われる。

f. その他の検査

胸部X線検査：職場などの一般健康診断の項目であり，結果がわかっていれば省略できる。

腎機能検査：CKD（慢性腎臓病）の早期発見のため腎機能検査は有用であり特定健診と併せて施行する場合も多い。CKDはメタボリックシンドロームとの関連も深く，また低骨量の危険因子でもある[9]。血中クレアチニン，eGFR，尿蛋白（定性）を測定する。

電解質検査：必須ではないが，特に骨粗鬆症治療を行っている場合などカルシウム値に注意する。

婦人科的診察：子宮の過可動性，腟萎縮の有無をチェックし，経腟超音波検査時には事前に排尿させ残尿の有無をスクリーニングする。

血液凝固系検査：OC・LEP・HRTを施行することを前提としたスクリーニングとしてD-ダイマーなどの血液凝固系検査を行うことは有用であるというエビデンスがなく，詳細な問診のほうが有用とされる。

④ 健診後の保健指導

健診結果についてきちんと指導を行うことが重要である。特定健診では個別の保健指導が義務付けられており，指導基準も定まっている（表4）[6]。その他の健診においても，要指導のレベルから保健指導の対象となる。また，定期的な健診の必要性についても啓蒙を怠らないようにすることが重要である。

●文献

1）内閣府：平成29年版高齢社会白書　第1章　高齢化の状況　第2節　高齢者の姿と取り巻く環境の現状と動向　3　高齢者の健康・福祉 https://www8.cao.go.jp/kourei/whitepaper/w-2017/html/zenbun/s1_2_3.html
2）厚生科学審議会地域保健健康増進栄養部会，次期国民健康づくり運動プラン策定専門委員会：健康日本21（第2次）の推進に関する参考資料．平成24

第I章 第II章 第III章 第IV章 第V章 第VI章 第VII章 第VIII章 第IX章 付録

年7月
http://www.mhlw.go.jp/bunya/kenkou/dl/kenkounippon21_02.pdf
3) 特定健康診査・特定保健指導の実施状況に関するデータ
https://www.mhlw.go.jp/bunya/shakaihosho/iryouseido01/info02a-2.html
4) 厚生労働省：平成28年度地域保健・健康増進事業報告の概況
https://www.mhlw.go.jp/toukei/saikin/hw/c-hoken/16/index.html
https://www.mhlw.go.jp/toukei/saikin/hw/c-hoken/16/dl/kekka2.pdf
5) 平成28年　国民生活基礎調査の概況
https://www.mhlw.go.jp/toukei/saikin/hw/k-tyosa/k-tyosa16/index.html
Ⅲ 世帯員の健康状況
https://www.mhlw.go.jp/toukei/saikin/hw/k-tyosa/k-tyosa16/dl/04.pdf
6) 日野原重明監修：健診・人間ドックハンドブック 改訂5版．中外医学社，東京，2013，pp19-27
7) 国立がん研究センターがん対策情報センター：部位別がんのリスク要因・予防要因
http://ganjoho.jp/public/pre_scr/cause/part_distinction.html
8) 細井孝之，福永仁夫編：検診の実際．折茂 肇監修．骨粗鬆症検診・保健指導マニュアル．ライフサイエンス出版，東京，2009
9) 日本腎臓学会編：エビデンスに基づくCKD診療ガイドライン2018（ガイドライン）

Exercise 75

誤っているものはどれか。1つ選べ。

a わが国における女性が要介護となる要因として最も多いのは認知症である。

b 特定健診の主要な対象疾患はメタボリックシンドロームである。

c 未産，遅い閉経年齢は乳がんの危険因子である。

d 骨粗鬆症検診は腰椎または大腿骨近位部のDXAで行われなければならない。

e CKDはメタボリックシンドローム，骨粗鬆症との関連が深い。

解答は537頁へ

第 VII 章

更年期医療の歴史

1 更年期医療の歴史

❶ はじめに

「更年期医療の歴史」をひも解くには，まず「更年期」が医学・医療の領域で，また社会的に，どのような過程を経てどのように認知され，医療が展開されるに至ったかを理解しなければならない。本項では，「更年期」に関する代表的な総説と考えられる文献資料をもとに，それらの一部を引用しながら解説を試みたい。

❷ 更年期とその捉え方の変遷

人の生涯にいくつかの節目を設けて，区切られたそれぞれの期間を特徴付ける考え方は古くからみられる。人生の「段階」は7年ごとに区切られ，各「段階」の境目に重要な転機となる変化が生じるとする考え方もその一つである。19世紀前半には，今日一般的に女性に特化した時期とされている「climacteric：更年期」は年齢や性差に関係なく7年ごとの変化や転換期の一つとして捉えられ，「活力が衰え始める：40～60歳」を意味するようになった。特に「全体的に力が落ちてきた」男性を指すことが多く，「climactericの病気は，時には男性と同じくらい女性にも顕著であるが，女性に特徴的にあるとは思えない」との記述もみられる。この時期には不安感と悲しみ，死に対する恐れを体験し，これらが病気のもとであり，心の平和を乱す原因となる，との捉え方が一般的であったとされている。

20世紀の初頭には卵巣の分泌機能が既に認知されてはいたが，医学界をリードする医師のなかでも性差をあまり重視しないmenopauseへのアプローチが行われており，「男女とも同じような老化を経験し，たくさんの男性，女性，子供が卵巣なしで（あるいはあっても働いていない状態で）健康を保っているのだから，climactericは病的過程ではないし，menopauseは症状とはいえない」との主張がみられる。「10人の女性のうち1人くらい更年期で顔や首にかけてかっと熱くなり，時に体中に熱さが広がるという症状を体験する。この複雑なプロセスには神経系統が大きな役割を果たす」として神経の興奮によって生じるとの考えを発表している。そして更年期は期間ではなく出来事であって，男性のゆっくりした生物的変化に比べて，女性では若さから老年への転換が突然起こるとし，生殖器官自体の老化の影響をそれほど重視せず，性差によって全般的な老化と身体的健康に大きな差があると考えられていない[1]。

わが国に「更年期」という言葉が導入されたのは明治20年代後半であり，国語辞典，百科事典に最初に記載されたのは1932年（昭和7年）に平凡社から発行された『大百科事典』であったとされている。『大漢和辞典修訂版』（大修館書店，1985年）によると「更年期」を構成する文字である「更」には「かえる」，「かわる」，「あらたまる」，「いれかわる」，「とりかえる」，「つづく」，「へる」，「ふける」の意味があり，「年」は「みのり」，「穀物」，「とし」，そして「期」は「あう」，「きめる」，「ちぎる」，「おわる」，「とき」，「かぎり」，「ひとまわり」を表すので，「更年期」は「女性の一生において時が一回りして，あらたまり，いれかわる，きまった時期」を意味する言葉となる[2]。

一般の文章に「更年期」という言葉が登場したのは，山本によると明治時代の小説『青春』であり，閉経期女性の情緒不安定を表現する文脈で用いられているとされている。このような流れのなかで,「更年期」には上記の女性の生涯における一時期を特定する本来の意味とともに,わが国ではこの時期にネガティブな印象を与える「更年期の症状・障害」をも含む言葉として用いられることもある。例えばある女性が不定愁訴を訴えた場合に,時には年齢と無関係に,彼女は「更年期」だと決めつけてしまうことがある。その根底には,健康問題をはじめ心身に何らかの問題が生じるのが「更年期」であるとする概念が一般的であるといえよう。このような趨勢に対し山本は,「更年期」は本来 change of life を意味し「生活を改める時期」とすべきであり,医療概念として生まれた語であるために閉経と結び付けられてきたが,新たにより広義な意味付けとして,諸々の社会的役割から解放される時期,「個性化」のための時期と捉えることを提唱した。これにより「更年期」は男女両性に適用可能な概念となり,閉経や「更年期障害」は更年期に起こる諸々の事象の一部に過ぎないとする考え方を表明している[3)]。

③ 更年期医療の変遷

a. 19 世紀から HRT が導入されるまで

更年期医療の対象は更年期に発症する症状と障害・疾患である。医療は医学的に明らかにされた病因・病態に基づいて,作用機序が明らかな方法を用いての治療を目的とする行為であるが,しかし今日に至っても更年期に発症する症状と障害・疾患の病因・病態に関する解明は限られた範囲にとどまっており,新たな知見の集積が続けられているのが現状である。したがって治療法に関しても,新しい方法の開発が進められている一方,これまでに行われていた方法についての種々の面での再評価が行われている。

更年期に生じる変化を単純な解剖学的因果関係からではなく,機能の面から追求する動きが明確になったのは 20 世紀に入ってからである。しかし当時の大多数の婦人科教科書では,「menopause の扱いはせいぜい 1 頁に過ぎず,議論は解剖的変化と血管運動神経症状の域を出ず,menopause は病理的状態ではないことを強調する考え」が主流であった。主に動物実験で得られた知見から,卵巣が実際に「月経の流れを決定して女性の健康を司る」物質を分泌し,それが更年期になると「欠乏しはじめる」ことが仮定された。この「仮定」が検証され「事実」として認知されたことが,その後の更年期の「身体に関する医学的考え方を完全に刷新する」ことになるが,当初は「女性の生殖器官と行動との結びつきをめぐる理解を劇的に変えること」はなかった。

20 世紀前半の menopause に関する研究では,「90%の女性にとって更年期は正常な出来事だが,30%は精査が必要な症状を訴えて医師を訪れる。最も多い症状は,めまい,ホットフラッシュ,コールドフラッシュ,発汗,動悸,目のかすみ,頭痛,吐き気,耳鳴りである。更年期の主な特徴は月経の停止や減少ではなく神経症である」とされていた。治療法としては「冷水浴,蒸し風呂,マッサージ,臭化ナトリウム,吉根草,阿魏(アギ)が奨められた」とされている。

一方,「若返り」を目的とし,これを治療としたヨーロッパでの臓器療法 (organotherapy) の歴史は 19 世紀末に遡る。臓器の解剖学的構造ではなく,それが産出する分泌物に関する研究が進んだ結果をもとに開発された治療法であるが,男性の被験者に対する「睾丸抽出物の調合剤」,女性の子宮の障害とヒステリーの治療にモルモットの卵巣抽出液を注射した記録がみられる。

このような動物での臓器を用いた基礎研究の上に性腺で産生される物質に関する研究が進み,

1905年Starlingによって化学物質「ホルモン」と，それが産生臓器から標的臓器まで血流で運搬されるシステム「内分泌」の理論がまとめられた。臨床的には，1920年代には卵巣からの抽出物質を使った卵巣療法が可能となり，治療効果として「改善」(37%)，「コントロールできる状態となる」(25%)が1カ月から数カ月，あるいは3年に及ぶ治療期間で得られたとの報告がある[1]。

以上の流れは，その後のホルモン療法を含む薬物療法へつながる更年期医療の黎明期での実情の一端を知る上で興味深いといえよう。

臓器またはそれからの抽出物を用いる治療法のさらなる可能性を求める動きは，産婦人科医・科学研究者に加えて製薬企業の関心を集めたが，臓器治療法には限界があることが明らかになり，1940年代には更年期医療での主要な治療としては実施されなくなった。次なる治療法の開発において大きな推進力となったのが，当時に開発され完成したステロイドホルモンの分離精製法によってもたらされたエストロゲンと黄体ホルモンであり，卵巣療法に代わるエストロゲン補充療法の臨床応用の到来に至るプロローグでの主役を演じることになった。

1950～1960年代には一般社会において，「更年期」には健康問題をはじめ心身に何らかの問題が生じる時期であるとする概念が広がった。また医療の分野でも，中年期の女性が経験する段階を表現するドイツ語の「Klimakterium」，英語の「climacteric」には，「はしごの最も上の横木」という意味があることから，この時期は「一生のうちで根本的な変化が起こる時期」とされ，また「卵巣機能が弱まって起こる閉経を中心とする，女性の生殖期間が終わる比較的短い時期」とする見方が定着するようになった。

わが国の更年期医療の歴史を，この領域でのわが国における先駆者の一人である九嶋勝司氏の「更年期障害」に関する考え方の一部を紹介することでひも解いてみたい。氏の「更年期医療」との関わりは終戦直後に遡る。当時の状況を解説するなかでの記述を原文のまま引用する。

「思うに，人間である限り，女性である限り，更年期を避けて老人になるということは，所詮できないことである。早世でもしない限り，一度は必ず，更年期をすぎて，老境におもむかねばならぬ運命にあるのである。したがって，卵巣ホルモンの分泌は，どんな女性でも減少し，最後には，ほとんどゼロになってしまうものである。しかし，更年期障害といわれるものは，一部（実際は約半分）の女性だけがなるもので，けっしてだれもかれもがなるというものではない。すなわち，更年期障害という苦しい峠を越えないで，ここをトンネルでやすやすと通り抜けて，静かな老年期に出ている人があるのである。このトンネル効果があることを認識すれば，更年期を更年期障害なしに通過するコツがわかるはずである。また，ホルモン分泌が少なくなるだけでは，必ずしも更年期障害を起こすものではないのだから，不足するホルモンを補ってやるのでなければ，更年期障害は治らない……などという考えは誤りであることがわかる」。

また「老醜の訪れるのが恐ろしく，これが心の負担となって」，「更年期障害は，訴えがしつこく，しかし外部からは健康人と変わらないように見えるため，周囲からは，物狂いしているのではないかと思われるほどである」とし，「更年期の心構えをしっかりもつようにすれば，心の負担から来る更年期障害を予防でき」，「更年期を迎える婦人をもつ家庭の人びとは，よき理解者となるように心がけねばならない。更年期にさしかかる人たちのしっかりした心構え，症状が出たら，これに適切な治療を，早い時期に加えること，周囲の人びとのよき理解……などは，トンネル効果としてはたらくものであり，これによってすべての人たちが，苦痛のない明るい更年期を過ごすことができ，平穏な老年期を静かに迎えることができるようになるに相違ない」。氏は，こう述べている[4)]。

また，同氏が1955年に発表した論文「更年期障害のホルモン療法批判」に，それまでの更年期障害に関する報告をもとに，同氏の理論が展開されている。ここでは「更年期に発現する自律神経症候群を更年期障害と言う」を一応の定義とした場合の症状の種類と頻度から，「本症候群を以って来る疾患は単に内分泌性に起こるのみでなく，心因性（精神葛藤が原因となるもの）にも起こることは今日の常識である」とし，そして欧米を中心として普及してきたと思われるエストロゲン療法は，更年期障害に有効であるが，「これは本症婦人に同ホルモンが欠乏しているから効くのではなくて，同ホルモンの間脳整調作用が効を奏するのである」として，その根拠となる研究成績を紹介している。

以上の九嶋らの考え方は，欧米と異なるわが国の更年期症状・障害の特徴を把握し，その上に立ったわが国の更年期医療のあり方を提起しており，今日のわが国における更年期医療の底流の一部を形作っているといえよう。

b. HRTの導入から現在まで

「更年期障害」の発症に3要因，すなわち内分泌性の「生物学的要因」と個人的性格や態度に由来する「心理学的要因」，その閉経前後の女性が置かれている家族的状況，すなわち「環境的要因」が絡み合って関与するとの考え方の上に立って，「更年期障害」への医療を行うにあたっては，「更年期」の定義と「更年期障害」の診断基準を明確にすることが必要となる。この点に関する国際的なコンセンサスが1976年に開催された第1回国際閉経学会（International Congress on the Menopause）でのワークショップでまとめられた。「更年期」は「生殖期から生殖不能期への移行期」とされ，この時期に発症する症状・障害は急性期と慢性期に分けられるとしている。

わが国では1985年に五十嵐により「更年期」および「更年期障害」の新たな視点での捉え方が示された。狭義の「更年期」を「卵巣機能の急激な衰えに随伴してエストロゲンの分泌が低下する時期」と限定し，「更年期障害」も「女性の更年期に出現する症状のうち，エストロゲンの減少によって起こってくる特定の症状（月経不順から閉止，顔面紅潮，不眠，寝汗，その他エストロゲン投与で治癒する症状）をさす」とした。そして「閉経期精神症候群」，「老年期障害」を追加し，「閉経症候群」と総称する考え方である。

国際閉経学会（International Menopause Society；IMS）は，学会に加盟している国で構成する委員会（CAMS）の活動として各地域に即した更年期医療をまとめたガイドラインを作成しているが，2002年にアジア・パシフィックのガイドラインである“Health Plan for the Adult Woman, Asia-Pacific Guidelines 2002”が公表された。ここでは，20～80歳以上の成人女性に対する医療（adult women's medicine）のなかで，平均閉経年齢50歳を挟む10年間（perimenopause）の医療をmenopausal medicineとし，さらに35～65歳（Pre-，Peri-，Post-menopause）をカバーする医療をclimacteric medicineとしている。対象とする症状・疾患としては，血管運動神経症状・精神神経症状・泌尿性器症状に加えてpremenopauseでの月経前症候群や機能性出血，不妊を含み，また心血管疾患，骨粗鬆症，アルツハイマー病の潜伏期・顕在期全体を包含した医療を提示している（図1）。

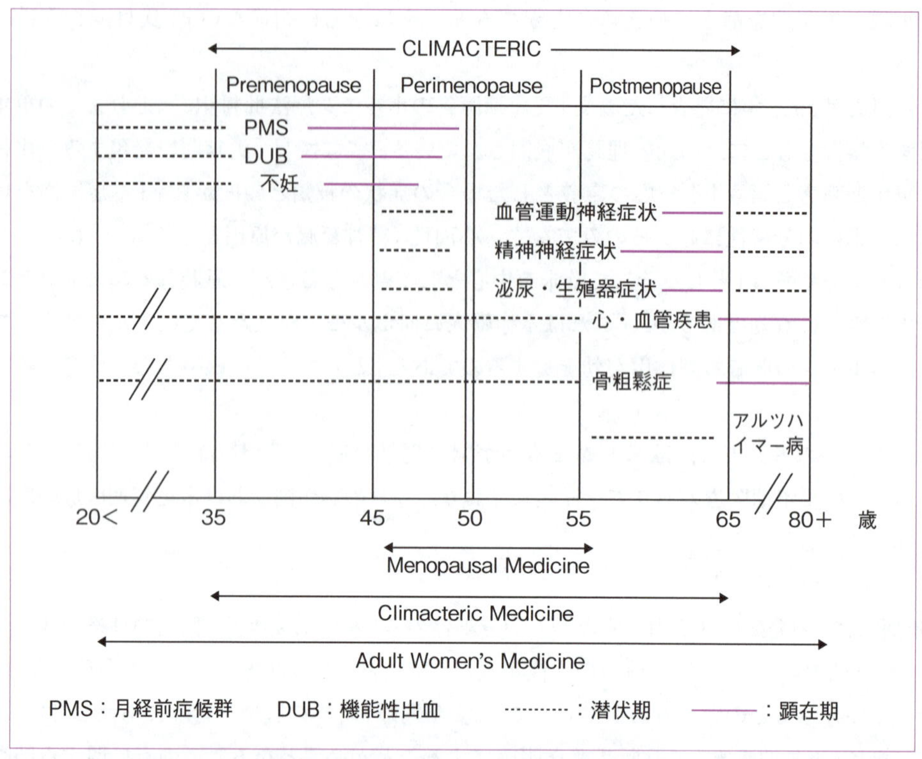

図1 成人女性に対する医療：adult women's medicine の対象となる主な症状と疾患
(Health Plan for the Adult Woman, Asia-Pacific Guidelines 2002 より)

c. HRT のあゆみ (アンチテーゼを経て)

ホルモン補充療法 (HRT) が更年期医療に登場したのは 1940 年頃であり，米国でホットフラッシュと泌尿性器症状の改善を目的にエストロゲン補充療法 (ERT) として導入された。症状の改善には極めて有用であったが，エストロゲンを単独で使用した結果として子宮内膜癌発症頻度の上昇と血管疾患の増加の危険性が問題となった。この欠点を改善する方法として，1980 年頃に子宮のある女性でのエストロゲンと黄体ホルモンを併用する HRT が登場し，子宮内膜癌発症の減少が証明され，1986 年には米国 FDA によって骨粗鬆症に対する予防・治療と心疾患の予防に HRT を用いることが承認された。これを受けて 1992 年に American College of Physicians が "Guidelines for counseling postmenopausal women about preventive hormone therapy"[5] を提示し，HRT が臨床の場で定着することとなった。

一方，欧米を中心に 1970 年代から HRT を総合的に評価する臨床試験が実施され，子宮内膜癌や乳癌の発症リスク，更年期障害の治療効果に加えて，骨・脂質代謝に対するベネフィットが明らかにされ，リスクを下げベネフィットをさらに向上させる HRT の試みが積み重ねられていく。その結果に基づいて各種ガイドラインが提示された結果，45〜64 歳までの女性で HRT を受けている欧米女性の割合は 30〜50％に達し，また韓国，台湾などのアジア諸国でも普及する動きがみられた。

このような状況にあった米国において，閉経後の女性における疾患の発症予防対策を総合的に評価することを目的とした大規模前方視的臨床試験 WHI が National Institutes of Health (NIH) によって 1991 年から 15 年の計画で開始された。この試験の一部である WHI Hormone Program では，子宮のある女性を HRT 群 (CEE 0.625mg/日，MPA 2.5mg/日の配合剤を連続服用) と対照群 (プラセボを服用) の 2 群に分け，冠動脈疾患，浸潤性乳癌，脳卒中，肺塞栓，子宮内膜癌，結腸・直腸癌，大腿骨頚部骨折の発症の比較が行われた。試験開始後約 5 年を経過した時点で，HRT 群では対照群に比して骨折と結腸・直腸癌のリスクは有意に減少するものの，浸潤性乳癌はあらかじめ設定したリスクの範囲を逸脱しているとの判定が下された。また総合評価においてもリスクがベネフィットを上回る可能性があると結論され，平均試験期間 5.2 年の時点で WHI Hormone Program の一部が中止されることとなった。そしてこの配合剤を連続服用する HRT を冠動脈疾患の一次予防を目的として開始すべきではなく，現在それのみを主たる目的にこの HRT を行っている場合には継続すべきでないとの見解が発表された。

この 2002 年の報告に続いて，2004 年にはエストロゲン単独投与 (ET) による WHI 報告もなされた。ET の結果では黄体ホルモン併用に比し，中止すべき重大な結果はみられなかったが，脳卒中に対するリスクが想定よりも高いことから試験終了となった。

しかし，WHI 試験には次のような問題点が指摘されていた。まず，試験対象女性が 50〜79 歳の米国女性であり，卵巣欠落症状を訴える女性の年齢よりも高齢にシフトしていること，次に，試験開始以前に既に HRT を受けていた女性，BMI が 30 以上の肥満女性，喫煙歴を有する女性，という危険因子を有する女性が多く含まれていることであった。さらに，試験における服用薬剤は，CEE 0.625mg + MPA 2.5mg の経口合剤を 1 錠ずつ連日服用するというものであり，用量や投与経路に関する検討はなされていない。

WHI 報告が与えた影響は大きく，2000 年以降，HRT の施行は急激に減少していった。しかしながら，WHI 報告に基づき HRT 施行を制限することには，当初より疑問が示されており，WHI の試験対象を用いた詳細な解析がその後も続けられた。

HRT は様々な臨床効果を有する薬物療法であり，中でも周閉経期に特徴的な卵巣欠落症状については，確実な効果を有するという点で唯一無二の治療法といってよい。このため，WHI 試験で指摘された危険因子の軽減を図りつつ投与法の検討がなされることとなった。従来唯一のエストロゲン製剤として使用されていた経口剤の CEE に加えて，純粋なエストラジオール経口剤が使用可能となった。また薬剤投与経路も経口剤のほかに経皮吸収剤が加わり，投与方法，用量についても様々な方法が試みられるようになった。同時期に SERM の 1 薬剤であるラロキシフェンの臨床応用が始まり，症例によっては有効な治療法となり得ることが期待された。しかしながら，ラロキシフェンをめぐる臨床試験について常に安定した成績が得られるわけではなく，その効果は確立していない。

更年期を迎えた女性に対するホルモン剤を中心とした医療は，大規模臨床試験の結果を受け一度は HRT の放棄に傾いたが，今また HRT は見直されてきている。ただそこでは，以前のようにすべての女性の健康増進のために一律に行う，という方法ではなく，症例ごとの条件を個別に勘案して，それぞれに応じた適切な用法で行うことが推奨され，また名称も HRT ではなく HT (hormone therapy) であり，もはや補うだけのものではないというスタンスに変わっている[6)]。日本女性医学学会もこの考え方を積極的に取り入れたガイドラインを提唱している[7)]。

④ おわりに

更年期医療は，女性の人生のうち卵巣機能が低下する時期に起こる様々な症状・所見に対して行われる医療である。卵巣機能低下を補うことを目的としてHRTが行われることが主たる治療手段と考えられているが，HRTだけでなく，他にも効果の認められる薬物療法は少なくない。薬物療法以外にも多くの心理的療法や代替療法が有効であることは更年期医療の歴史からも示唆される。また，更年期女性の全身的な健康保持の観点からみると，運動療法や食事療法の重要性は今後ますます強調されるであろう。卵巣機能の低下が女性ホルモン分泌の下降を伴うことは事実であろうが，その点だけにとらわれることなく，個々の女性に合った治療法の選択に努めることが重要である。

●文献

1）マーガレット・ロック：更年期―日本女性が語るローカル・バイオロジー．江口重幸，他訳．みすず書房，東京，2005
2）安部徹良：更年期であるということ．学陽書房，東京，1994
3）山本祥子：更年期の構築―医療が描く女性像．女性学年報 18：78-87，1997
4）九嶋勝司：更年期のはなし．同文書院，東京，1974
5）American College of Physicians：Guidelines for counseling postmenopausal women about preventive hormone therapy. Ann Intern Med 117：1038-1041, 1992［PMID：1443972］
6）The NAMS 2017 Hormone Therapy Position Statement Advisory Panel：The 2017 hormone therapy position statement of The North American Menopause Society. Menopause 24：728-753, 2017［PMID：28650869］
7）日本産科婦人科学会，日本女性医学学会：ホルモン補充療法ガイドライン 2017年度版．日本産科婦人科学会，東京，2017

2 日本女性医学学会の歴史

❶ はじめに

わが国における更年期医学を専門とする全国的な学術団体としては，1986 年に産婦人科更年期研究会が設立され，翌年の 1987 年に更年期医学研究会に名称を変更して活動が開始された。本研究会はその後 1992 年に設立された日本更年期医学会の母体となり，その歩みは 2019 年現在において通算 34 年間に及ぶことになる。2011 年 4 月 1 日より学会名称を「日本女性医学学会（英文名：The Japan Society for Menopause and Women's Health）」に改めた。さらに，任意団体であった本会は 2012 年 4 月 1 日より一般社団法人となった。事務局を東京都千代田区麹町 5-1 弘済会館ビルに置いている。1992 年，斉藤 幹 東京医科歯科大学教授が研究会代表世話人から学会初代理事長に就任し，1995～2005 年は麻生武志 東京医科歯科大学教授が二代目理事長を務め，2005～2017 年は水沼英樹 弘前大学教授が三代目理事長を務め，2017 年からは若槻明彦 愛知医科大学教授が理事長である。

❷ 日本更年期医学会，日本女性医学学会の設立

更年期医学研究会が発展して設立された日本更年期医学会は，それまでの研究会での活動をもとに設立にあたり会則を定めた。その目的は，「更年期・老年期の生理，病理及び実地臨床に関する研究の進歩・発展を図り，もって人類・社会の福祉に貢献すること」であり，目的達成のための事業として「(1) 学術集会の開催，(2) 学会誌，その他必要な出版物の刊行，(3) 本会の目的に沿った各種学術的研究調査，(4) 研修事業の開催，(5) 各国関連学会との連絡ならびに提携，(6) 日本学術会議・日本医学会・日本医師会・日本産科婦人科学会・その他諸団体との連携，(7) その他本会の目的に必要な事業」を掲げている。2011 年に名称変更した日本女性医学学会では，その目的を「更年期を中心とした実地臨床・病理および女性のライフステージに応じた健康管理の進歩・発展を図り，もって人類・社会の福祉増進に貢献すること」として，女性の生涯にわたるヘルスケアに関与することを謳っている。

以上の目的と事業に賛同して本学会に加入された会員数は 1992 年には 625 人であったが，1994 年には 1,300 人に倍増し，2014 年には 2,040 人，2016 年には 2,808 人，2019 年 1 月現在 3,633 人と年々増加傾向にある。

❸ 日本女性医学学会の事業

a. 学術集会の開催

会則に謳われているように，本学会にとって学術集会の開催は最も重要な事業である。産婦人科更年期研究会（第 1 回学術集会），更年期医学研究会（第 2 回～第 7 回学術集会），そして日本更年期医学会（第 8 回以降）として開催されたこれまでの学術集会の記録を以下にまとめた。

1986. 4　**産婦人科更年期研究会発足**　代表世話人　斉藤 幹（東京医科歯科大学）

■**第 1 回学術集会　1986. 11. 30**　ツムラホール（東京）

特別講演：卵巣の寿命をめぐって 一戸喜兵衛（北海道大学）

特別講演：更年期をめぐる諸問題 森 一郎（鹿児島大学）

シンポジウム：更年期のメカニズム

シンポジウム：更年期をめぐる最近の話題

一般演題：13 題

1987. 4 更年期医学研究会に名称変更

■第 2 回学術集会 1987. 11. 29 笹川記念館（東京）

特別講演：中高年女性の精神障害における更年期の役割 斉藤陽一ほか（東京大学精神医学）

特別講演：男子更年期をめぐって（加齢とインポテンスの問題）熊本悦明（札幌医大泌尿器科）

シンポジウム：精神面から見た更年期

シンポジウム：更年期をめぐる最近の話題

一般演題：18 題

■第 3 回学術集会 1988. 11. 27 虎ノ門パストラル（東京）

特別講演：生殖期終了時（閉経期）における内分泌ホルモンと大脳辺縁系について 荻野信義（テキサス大学分子生物学）

シンポジウム：神経内分泌からみた更年期

ラウンドテーブルディスカッション：更年期の定義と範囲

一般演題：26 題

■第 4 回学術集会 1989. 11. 26 コクヨショーホール（東京）

シンポジウム：代謝からみた更年期

ラウンドテーブルディスカッション：更年期の薬物療法

一般演題：31 題

■第 5 回学術集会 1990. 11. 25 コクヨショーホール（東京）

特別講演：The effects of estrogen on the cardiovascular system in women RA Lobo（南カリフォルニア大学産婦人科）

シンポジウム：更年期エストロゲン療法の実際

ラウンドテーブルディスカッション：更年期から老年期への対応

一般演題：33 題

■第 6 回学術集会 1991. 11. 17 コクヨショーホール（東京）

特別講演：閉経後婦人の健康管理における産婦人科の役割 水口弘司，植村次雄，多賀理吉，五來逸雄（横浜市立大学）

シンポジウム：閉経後の薬物療法

ラウンドテーブルディスカッション：更年期―閉経外来

一般演題：25 題

■第 7 回学術集会 1992. 11. 29 全共連ビル 4F（東京）

特別講演：Menopause, hormone replacement therapy, and quality of life WH Utian（北米閉経学会会長）

シンポジウム：骨粗鬆症の診断と初期治療

シンポジウム：更年期指数の臨床的再評価
シンポジウム：閉経婦人の脂質代謝異常の初期評価法と婦人科における対応
シンポジウム：閉経後における認知機能障害と初期痴呆の臨床評価方法
シンポジウム：閉経後における悪性腫瘍のとりあつかい
シンポジウム：閉経婦人と排尿障害
一般演題：19題

1992. 11. 29　日本更年期医学会　設立集会

■第8回学術集会　1993. 11. 27～28　砂防会館（東京）
学術集会長　麻生武志（東京医科歯科大学）
メインテーマ「皆で考えましょう更年期」
特別講演：女性の中年からの生き方の選択　日野原重明（聖路加看護大学学長）
特別講演：脳の老化と痴呆　宮武 正（東京医科歯科大学神経内科）
シンポジウムⅠ：更年期の生活習慣の改善
シンポジウムⅡ：更年期のQOLからみたホルモン補充療法の可能性
シンポジウムⅢ：看護からみた更年期
シンポジウムⅣ-1：更年期医学の基礎と臨床（Ⅰ）子宮内膜の生理と病理
シンポジウムⅣ-2：更年期医学の基礎と臨床（Ⅱ）骨代謝の基礎と臨床
サテライトミーティング：3，ラウンドテーブル：40，一般演題：43題，総会・理事会・評議員会・幹事会・懇親会

■第9回学術集会　1994. 11. 26～27　砂防会館（東京）
学術集会長　熊坂高弘（獨協医科大学）
会長講演：ホルモン補充療法におけるプロゲスチンの選択
特別講演：加齢と免疫　伊藤幸治（東京大学医学部物療内科）
シンポジウムⅠ：ホルモン補充療法（HRT）の基礎と臨床
シンポジウムⅡ：更年期医学における学際的交流
シンポジウムⅢ：骨粗鬆症の今日的課題
シンポジウムⅣ：更年期における最近の話題
パネルディスカッション：2，サテライトミーティング：4，ラウンドテーブル：30，一般演題：63題，総会・理事会・評議員会・幹事会・懇親会

■第10回学術集会　1995. 11. 11～12　アクロス福岡（福岡）
学術集会長　中野仁雄（九州大学）
メインテーマ「更年期の生理と病理」
特別講演Ⅰ：性ステロイドと動脈硬化　名和田 新（九州大学医学部第3内科）
特別講演Ⅱ：性ステロイドと女性の心血管系　BG Wren（オーストラリア）
パネルディスカッション：1，ラウンドテーブル：5，一般演題：87題，オープンフォーラム，総会・理事会・評議員会・幹事会・懇親会

■第11回学術集会　1996. 11. 16～17　笹川記念会館（東京）
学術集会長　矢内原 巧（昭和大学）

メインテーマ「Feminine Forever」
特別講演：日本の女性 曽野綾子（作家）
シンポジウム：アジア・オセアニアの更年期を考える
パネルディスカッション：2，ラウンドテーブル：10，一般演題：74題，オープンフォーラム，総会・学会賞受賞講演・理事会・評議員会・幹事会・懇親会

■第12回学術集会 1997. 11. 15〜16 大阪国際交流センター（大阪）

学術集会長 相良祐輔（高知医科大学）
特別講演Ⅰ：Melatonin, free radical and aging：Relation to the female reproductive system RJ Reiter（The University of Texas）
特別講演Ⅱ：老化と脳機能 養老孟司（東京大学名誉教授）
シンポジウム：加齢と脳
シンポジウム：更年期指数を考える
サテライトシンポジウム：4，ラウンドテーブル：8，一般演題：90題，総会・学会賞受賞講演・理事会・評議員会・懇親会

■第13回学術集会 1998. 12. 5〜6 パシフィコ横浜（神奈川）

学術集会長 雨宮 章（聖マリアンナ医科大学）
メインテーマ「21世紀への船出・本邦における中高年女性のQOL向上にむけて」
特別講演Ⅰ：中高年婦人と皮膚 溝口昌子（聖マリアンナ医大皮膚科）
特別講演Ⅱ：中高年婦人と糖代謝 大森安恵（東京女子医大名誉教授）
シンポジウムⅠ：日本における更年期医療の現状と展望
シンポジウムⅡ：日本人女性の血液，血管機能の変化と治療効果
パネルディスカッション：1，ミートザエキスパート：2，Q & Aコーナー：7，一般演題：86題，オープンフォーラム，サテライトセミナー：3，総会・学会賞受賞講演・理事会・評議員会・懇親会

■第14回学術集会 1999. 10. 17 パシフィコ横浜（神奈川）

学術集会長 前原澄子（三重県立看護大学）
メインテーマ「更年期医療への学際的アプローチ」
基調講演Ⅰ：Menopause-Lessons from anthropology M Lock（McGill University）
基調講演Ⅱ：Women's strategies for being health during midlife and beyond-A view from the US NF Woods（Washington University）
シンポジウムⅠ：メノポーズ・そのパラダイムの転換
シンポジウムⅡ：メディカル・コメディカルの更年期へのアプローチとその役割
ワークショップⅠ：HRTは日本に根付くか？
ワークショップⅡ：中高年女性のトータルケア
総会・学会賞受賞講演・理事会・評議員会

●第9回国際閉経学会 1999. 10. 17〜21 パシフィコ横浜（神奈川）

The 9th International Menopause Society World Congress on the Menopause
Host：Japan Menopause Society

President：Takeshi Aso

■第 15 回学術集会　2000. 10. 14～15　ロイトン札幌（北海道）

学術集会長　藤本征一郎（北海道大学）

メインテーマ「更年期女性のしあわせのために」

特別講演：女性のライフサイクルにおける女人講の意味するもの―日本人の経験と智恵を生かして―　宮里和子（北里大学看護学部）

特別講演：不定愁訴のとらえ方　筒井末春（人間総合科学大学Ⅰ群）

シンポジウムⅠ：更年期と精神症状とのかかわり

シンポジウムⅡ：境界領域への取りくみ

シンポジウムⅢ：男子更年期障害をもっと真剣に考えてほしい

パネルディスカッション：1，教育セミナー：8，一般演題：84 題，サテライトシンポジウム：1，総会・学会賞受賞講演・理事会・評議員会・懇親会

■第 16 回学術集会　2001. 11. 10～11　日本都市センター会館（東京）

学術集会長　野澤志朗（慶應義塾大学）

メインテーマ「更年期の新たなスタート― Healthy aging を志向して」

特別講演：エストロゲンレセプターの機能　加藤茂明（東京大学分子細胞生物学研究所）

特別講演：平成乱気流　はらたいら（漫画家）

鼎談：「輝く午後の光―メノポーズ物語」を演じて

シンポジウムⅠ：HRT と発癌リスク

シンポジウムⅡ：更年期からの生活習慣病の一次予防

教育セミナー：4，イブニングセミナー：1，モーニングセミナー：2，ランチョンセミナー：8，一般演題：52 題，総会・学会賞受賞講演・理事会・評議員会・懇親会

■第 17 回学術集会　2002. 10. 26～27　城山観光ホテル（鹿児島）

学術集会長　永田行博（鹿児島大学）

メインテーマ「21 世紀の更年期医療は何をなすべきか―ヘルシーエイジングのために」

特別講演：長寿王国沖縄に学ぶ・長寿七か条　宮城重二（女子栄養大学）

特別講演：老化のメカニズムとその制御　名和田 新（九州大学大学院医学研究院病態制御内科学）

招請講演：Practice of HRT in Korea　WW Kim（Pusan National University）

シンポジウム：更年期外来における私たちのサポート

ワークショップ：1，教育講演：4，イブニングセミナー：1，ランチョンセミナー：10，一般演題：75 題，公開講座：メノポーズ物語 2002 ―輝く午後の光に，総会・学会賞受賞講演・理事会・評議員会・懇親会

■第 18 回学術集会　2003. 11. 8～9　都市センターホテル（東京）

学術集会長　武谷雄二（東京大学）

メインテーマ「女性のエイジングとエストロゲン・転換期を迎えた HRT」

特別講演：エストロゲンとアルツハイマー病　植木 彰（自治医科大学神経内科）

特別講演：エストロゲンと虚血性心疾患　大内尉義（東京大学老年病科）

シンポジウムⅠ：New Horizon of HRT-Asian Perspective

シンポジウムⅡ：更年期女性の健康支援における看護の役割

教育講演：2，イブニングセミナー：1，ランチョンセミナー：8，一般演題：61題，総会・学会賞受賞講演・理事会・評議員会・懇親会

■第19回学術集会 2004. 10. 23～24 広島国際会議場（広島）

学術集会長 大濱紘三（広島大学）

メインテーマ「更年期医療の多様性と個別化を求めて」

特別講演：メノポーズ革命―時の贈りものを快適に 落合恵子（作家）

特別講演：世界の更年期医療の現状 麻生武志（日本更年期医学会理事長）

招請講演：今後の性差医学・医療について 松谷有希雄（厚生労働省）

シンポジウムⅠ：更年期医療の個別化を求めて

シンポジウムⅡ：学際的に更年期女性のヘルスケアを考える

教育シンポジウム：男性更年期障害

教育講演：1，ランチョンセミナー：8，一般演題：77題，総会・学会賞受賞講演・理事会・評議員会・懇親会

■第20回学術集会 2005. 11. 12～13 大宮ソニックシティ（埼玉）

学術集会長 大蔵健義（獨協医科大学越谷病院）

メインテーマ「今，求められている中高年女性のヘルスケアとQOLの向上を目指して―本邦における更年期医療20年を振りかえる」

会長講演：女性ホルモンと脳機能 大蔵健義（獨協医科大学越谷病院）

特別講演：アンチエイジングの理論と実践 吉川敏一（京都府立医科大学生体機能分析医学）

記念講演：本邦の更年期医療20年の歩みと今後の展望 麻生武志（日本更年期医学会前理事長）

招請講演：Menopause management in USA after the WHI reports MLS Gass（University of Cincinnati College of Medicine）

招請講演：Use of complimentary and alternative medicine（CAM）therapies for menopause symptoms in USA；Current and future expectation GL Blackburn（Harvard Medical School）

シンポジウムⅠ：HRTの問題点について考える―動脈硬化と脳機能を中心に

シンポジウムⅡ：更年期から快適に

教育講演：3，ランチョンセミナー：7，イブニングセミナー：1，一般演題：66題，総会・学会賞受賞講演・理事会・評議員会・懇親会・公開講座

■第21回学術集会 2006. 10. 14～15 国立京都国際会議場（京都）

学術集会長 本庄英雄（京都府立医科大学）

メインテーマ「女性の考える更年期学会」

特別講演：更年期女性におけるクリニカルアロマセラピー 今西二郎（京都府立医科大学感染免疫病態制御学）

特別講演：真言密教と更年期女性 岡田祐雄（京都醍醐寺）

シンポジウムⅠ：更年期女性に対する心理療法

シンポジウムⅡ：更年期障害のための代替療法

HRT コンセンサス・ミーティング

教育講演：4，ランチョンセミナー：7，一般演題：54 題，総会・学会賞受賞講演・理事会・評議員会・懇親会

■第 22 回学術集会　2007. 11. 17～18　大手町サンケイプラザ（東京）

学術集会長　太田博明（東京女子医科大学）

メインテーマ「伝統の継承と更なる発展を目指して」

会長講演：女性のライフイベントと更年期医療の役割　太田博明（東京女子医科大学産婦人科）

特別講演：Estrogen modulation of vascular function：benefit or risk?　VM Miller（Mayo Clinic College of Medicine）

特別講演：適切な更年期医療は費用と時間が節約できる　西村周三（京都大学大学院経済学研究科）

招請講演：新たな生活習慣病対策について　矢島鉄也（厚生労働省大臣官房厚生科学課）

招請講演：大規模介入試験の功罪― WHI などを例に　佐々木敏（東京大学社会予防疫学）

シンポジウムⅠ：更年期医療における骨粗鬆症治療の重要性

シンポジウムⅡ：更年期医療におけるチーム医療の必要性

シンポジウムⅢ：更年期医療が抱える今後の課題

シンポジウムⅣ：更年期をどう捉え，どう対応するか？

教育講演：6，ランチョンセミナー：7，イブニングセミナー：3，一般演題：79 題，総会・学会賞受賞講演・理事会・評議員会・懇親会

■第 23 回学術集会　2008. 11. 15～16　ワークピア横浜（神奈川）

学術集会長　石塚文平（聖マリアンナ医科大学）

メインテーマ「日本における更年期医療のあり方を考える」

会長講演：川崎市北部における 50 歳女性の更年期症状に関する一般住民調査　石塚文平（聖マリアンナ医科大学）

招請講演：Current Status of HRT in Korea　Byung-Koo Yoon（Sungkyunkwan University, Korea）

招請講演：Varieties of Menopausal Experience：Anthropological Lessons from Japan　Melissa K. Melby（独立行政法人国立健康・栄養研究所）

シンポジウム：日本における HRT のあり方を考える

ワークショップ：日本における更年期からのヘルスケアの現状と展望

医師と薬剤師をつなぐワークショップ：処方箋～服薬指導～お薬手帳をめぐる点と線

教育講演：4，ランチョンセミナー：5，イブニングセミナー：1，学会指定プログラム：1，一般演題：73 題，総会・学会賞受賞講演・理事会・評議員会・懇親会

■第 24 回学術集会　2009. 10. 3～4　ホテル青森（青森）

学術集会長　水沼英樹（弘前大学）

メインテーマ「更年期医療―新たな領域への展開」

会長講演：閉経後女性のヘルスケアとホルモン　水沼英樹（弘前大学）

招請講演：The Recent Trend of Climacteric Medicine in Taiwan Tsang-Tang Hsieh (Chang Gung Memorial Hospital, Taiwan)

招請講演：更年期とSexuality 廣井正彦（山形大学）

招請講演：エストロゲン依存性腫瘍 Endocrinologyから Intracrinologyへ 笹野公伸（東北大学病理病態学）

シンポジウム：HRTガイドライン―発行後の現状と今後

ワークショップ1：閉経後女性のヘルスケアのための新展開

ワークショップ2：医師と薬剤師をつなぐWS2009

教育講演：3，モーニングセミナー：1，ランチョンセミナー：6，イブニングセミナー：3，学会指定プログラム：1，一般演題：77題，総会・学会賞受賞講演・理事会・評議員会・懇親会

■第25回学術集会 2010. 10. 2〜3 城山観光ホテル（鹿児島）

学術集会長 堂地 勉（鹿児島大学）

メインテーマ「Change for the better〜さつまからの提言〜」

会長講演：体脂肪分布・体組織成分と骨塩量の関連性 堂地 勉（鹿児島大学）

特別講演：閉経後女性のヘルスケア―心血管系疾患を中心に― 倉智博久（山形大学）

特別講演：これからの日本更年期医学会に期待すること 麻生武志（東京医科歯科大学）

招請講演：Care of aging women in the USA 矢沢珪二郎（ハワイ大学）

招請講演：生活習慣病と骨代謝 杉本利嗣（島根大学 内科学）

招請講演：Menopause in cross-cultural perspective：Variation in experience and alternative medicine approaches Melissa K. Melby（独立行政法人国立健康・栄養研究所）

シンポジウム：女性のヘルスケア〜私のやり方とこれからの展望

ワークショップ1：更年期のヘルスケアと医療においてコメディカルは何を期待されているか

ワークショップ2：医師と薬剤師をつなぐWS2010

教育講演：7，モーニングセミナー：1，ランチョンセミナー：8，イブニングセミナー：2，スポンサードセミナー：3，学会指定プログラム：1，一般演題：101題，総会・学会賞受賞講演・理事会・評議員会・懇親会

2011. 4. 1 日本女性医学学会に名称変更

■第26回学術集会 2011. 11. 12〜13 神戸国際会議場（兵庫）

学術集会長 苛原 稔（徳島大学）

メインテーマ「これからのウイメンズヘルスを求めて」

会長講演：女性医学と乳腺疾患管理 苛原 稔（徳島大学）

特別講演：骨粗鬆症診療の現状と展望 松本俊夫（徳島大学 生体情報内科）

理事長講演：女性医学への期待と展望 水沼英樹（弘前大学）

APMF会長講演：メノポーズをめぐる国際学会の動向 麻生武志（東京医科歯科大学）

招請講演：核内受容体を介したエストロゲン作用機構 加藤茂明（東京大学 分子細胞生物学研究所）

スポンサードシンポジウム1：女性医学からみたライフステージにわたる脂質管理

スポンサードシンポジウム2：思春期から閉経に至るまでの月経に伴う異常

スポンサードシンポジウム 3：HRT の可能性を探る— Practice & Starategy
スポンサードシンポジウム 4：中高年女性のメンタルサポートを考える
ワークショップ 1：オフィスギネコロジーをマネージメントする
ワークショップ 2：JNHS 報告
教育講演：11，エキスパートレクチャー：8，スポンサードレクチャー：2，ランチョンセミナー：8，HRT コンセンサス・ミーティング，学会指定プログラム：1，一般演題：90 題，総会・学会賞受賞講演・理事会・評議員会・懇親会

2012. 4. 1　一般社団法人日本女性医学学会に移行

■第 27 回学術集会　2012. 10. 13〜14　山形国際ホテル（山形）
学術集会長　倉智博久（山形大学）
メインテーマ「あらゆるライフステージにおける女性のヘルスケア」
会長講演：あらゆるライフステージにおける女性の QOL 向上をめざして　倉智博久（山形大学）
特別講演：女性のライフステージと肥満，体脂肪分布異常，痩せ　堂地 勉（鹿児島大学）
APMF 会長講演：アジア・パシフィックにおける Women's Health の現状と APMF に求められるもの　麻生武志（東京医科歯科大学）
招請講演：メタボリックシンドロームと女性　下村伊一郎（大阪大学 内分泌・代謝内科学）
招請講演：細胞老化と発癌　原 英二（がん研究所）
シンポジウム 1：生涯にわたる女性の骨の管理（第 23 回婦人科骨粗鬆症研究会）
シンポジウム 2：生涯にわたる女性の血圧管理
ワークショップ：医師と薬剤師をつなぐ WS2012
HRT ガイドライン解説「HRT ガイドライン 2012 年度版改訂の要点」
動脈硬化性疾患予防ガイドライン解説
教育講演：6，モーニングセミナー：1，ランチョンセミナー：6，イブニングセミナー：2，スポンサードセミナー：1，学会指定プログラム：1，一般演題：95 題，総会・学会賞受賞講演・学会奨励賞受賞講演・理事会・代議員会・懇親会

●第 5 回アジア太平洋閉経学会　2013. 10. 18〜20　京王プラザホテル（東京）
5th Scientific Meeting of the Asia Pacific Menopause Federation（APMF）
President of 5th Scientific Meeting of APMF：Hideki Mizunuma
President of APMF：Takeshi Aso
Theme：Women's Healthcare for Successful Aging across All Life Stages
Presidential Lecture：The time has come to reconsider women's health care through their whole life（by Hideki Mizunuma）
The Henry Burger Oration：East and West：The Contrasts in Menopausal Perspectives（by Ko-En Huang）
Invited Lecture：1，Plenary Session：3，Symposium：6，Sponsored Symposium：3，Member Country Session：3，Morning Seminar：2，Luncheon Seminar：7，Free Communications：109，Young Investigator Award Ceremony and Gala Dinner

■第 28 回学術集会　2013. 10. 19　京王プラザホテル（東京）

学術集会長 河端恵美子（帝京平成大学）
メインテーマ「あらゆる方向性から考えるウイメンズヘルス」
基調講演 1：ウイメンズヘルスと女性ホルモン―臨床からの課題と提案
基調講演 2：ウイメンズヘルスと統合医療
シンポジウム：統合医療から考えるウイメンズヘルス―それぞれの役割と連携
総会・学会賞受賞講演・学会奨励賞受賞講演・理事会・代議員会

■第 29 回学術集会　2014. 11. 1～2　都市センターホテル（東京）

学術集会長 久保田俊郎（東京医科歯科大学）
メインテーマ「次世代の女性医学の発展を見据えて」
会長講演：「系統的栄養・健康教育プログラム」の歴史・役割とその成果 久保田俊郎（東京医科歯科大学）
特別講演：オートファジーによる細胞内分解の生理的意義と分子機構 水島 昇（東京大学分子生物学）
特別講演：骨を基軸とした臓器間ネットワークによる代謝調節機構―骨は全身の司令塔？―竹田 秀（東京医科歯科大学 細胞生理学）
特別招請講演：日本再生の処方箋 桜井 充（参議院議員）
海外招請講演：コレステロール代謝物によるエストロゲン作用の調節 梅溪通久（University of Texas Southwestern Medical Center Departments of Pediatrics and Pharmacology）
JNHS 特別講演：JNHS の進捗状況と今後の展望 林 邦彦（群馬大学）
シンポジウム 1：女性アスリートのヘルスケアとその指針（公開）
シンポジウム 2：中高年女性における子宮内膜症の問題点とその対策
シンポジウム 3：産婦人科における乳がん検診と乳房管理のあり方
シンポジウム 4：女性の各ライフステージでの感染症の実態と対策
ワークショップ：女性医学における食・栄養の果たす役割
特別企画：日産婦専門委員会各委員長による座談会「今後の女性医学と他領域との連携について」
女性医学・外来実践講座：7，教育講演：7，ランチョンセミナー：10，スポンサードセミナー：3，学会指定プログラム：1，一般演題：103 題，総会・学会賞受賞講演・学会奨励賞受賞講演・理事会・代議員会・懇親会
第 25 回産婦人科骨粗鬆症研究会学術集会（同時開催）

■第 30 回学術集会　2015. 11. 7～8　メルパルク名古屋（名古屋）

学術集会長 若槻明彦（愛知医科大学）
メインテーマ「女性医学の未来像を考える」
会長講演：女性の脂質研究とその歩み 若槻明彦（愛知医科大学）
特別講演：女性と認知症 秋下雅弘 （東京大学加齢医学講座）
特別講演：睡眠科による女性の睡眠障害の治療 塩見利明（愛知医科大学睡眠科）
特別招請講演：2020 年東京オリンピック・パラリンピック競技大会に向けて 丹羽秀樹（衆議院議員）

海外招請講演：Pre- and Post-Menopausal Melatonin：Implications for Improving Health
Russel J Reiter（UT Health Science Center, San Antonio, TX USA）
JNHS 特別講演：JNHS かたみた子宮内膜症と女性医学　安井俊之（徳島大学）
シンポジウム 1：婦人科悪性腫瘍の手術・治療と生活習慣病
シンポジウム 2：骨盤臓器脱手術のリスク・ベネフィット
シンポジウム 3：産婦人科医師が行う女性アスリートの管理
シンポジウム 4：妊娠高血圧症候群既往妊婦と生活習慣病
ワークショップ 1：OC/LEP ガイドラインの解説
ワークショップ 2：HRT ガイドライン改定に向けて
スポンサード特別シンポジウム：女性アスリートの月経困難症をいかに克服するか？
スポンサードシンポジウム 1：ホルモン製剤のベネフィットを再考する
スポンサードシンポジウム 2：40 代女性のヘルスケアサポート
スポンサードシンポジウム 3：帝王切開における子宮創部癒合不全の防止法及びその治療法
クリニカルレポート：1，女性医学・外来実践講座：4，教育講演：4，モーニングセミナー：3，ランチョンセミナー：8，スポンサードセミナー：3，学会指定プログラム：1，一般演題：119 題，総会・学会賞受賞講演・学会奨励賞受賞講演・理事会・代議員会・懇親会
第 26 回産婦人科骨粗鬆症研究会学術集会（同時開催）

■第 31 回学術集会　2016. 11. 5〜6　ウェスティン都ホテル京都（京都）
学術集会長　北脇　城（京都府立医科大学）
メインテーマ「女性医学の多様性―他領域との連携―」
会長講演：女性医学における子宮内膜症　北脇　城（京都府立医科大学）
特別講演：女性における抗加齢　吉川敏一　（京都府立医科大学学長）
特別講演：不妊治療，卵子提供のち障害児の母として　野田聖子（衆議院議員）
海外招請講演：Current Status of Women's Health in Korea　Mee-Ran Kim（Seoul St. Mary's Hospital, The Catholic University of Korea）
シンポジウム 1：骨盤臓器脱の治療
シンポジウム 2：性教育・性感染症
シンポジウム 3：婦人科領域と関係のある自律神経研究
シンポジウム 4：在宅医療現場での高齢女性へのケアと他職種連携
シンポジウム 5：産婦人科医に求められる乳がん診療
シンポジウム 6：重症不定愁訴のその裏に
スポンサードシンポジウム：女性アスリートのヘルスケアへの取り組み― AMED 研究をふまえて―
教育講演：2，モーニングセミナー：3，イブニングセミナー：2，ランチョンセミナー：8，スポンサードセミナー：2，HRT ガイドライン　コンセンサス・ミーティング：1，学会指定プログラム：1，一般演題：172 題，総会・学会賞受賞講演・学会奨励賞受賞講演・理事会・代議員会・懇親会
第 27 回産婦人科骨粗鬆症研究会学術集会（同時開催）

■第 32 回学術集会　2017. 11. 4〜5　大阪国際会議場（大阪）

学術集会長　大道正英（大阪医科大学）

メインテーマ「これからの女性医学〜予防とオーダーメイド医療〜」

会長講演：女性のトータルヘルスケアを目指して　大道正英（大阪医科大学）

特別講演：女性医師のキャリアプラン：産婦人科における男女共同参画をめざして　加藤聖子（九州大学）

特別講演：更年期医学から女性医学へ：その歩みと今後の展望　水沼英樹（福島県立医科大学 ふくしま子ども・女性医療センター）

招請講演：オミックス科学と医療応用の新展開　林崎良英（理化学研究所）

招請講演：女性のための遺伝子検査―生活習慣病予防的自己介入プログラム―　山崎義光（AMC 西梅田クリニック）

シンポジウム 1：HBOC 診療の現状

シンポジウム 2：婦人科術後のヘルスケア

シンポジウム 3：女性の循環器疾患予防のために〜健康サポート薬局を活用した地域多職種連携による健康指導〜

シンポジウム 4：女性医療における循環器疾患〜心血管病予防に向けた女性のオーダーメイド医療〜

ワークショップ 1：適応に応じた骨盤臓器脱の管理

ワークショップ 2：リスクに応じた HRT 製剤の使い分け

教育講演：2，セミナー：3，モーニングセミナー：2，ランチョンセミナー：8，イブニングセミナー：3，第 2 回産婦人科医のため乳がん検診参画に向けての講習会：1，学会指定プログラム：1，一般演題：213 題，総会・学会賞受賞講演・学会奨励賞受賞講演・理事会・代議員会・懇親会

第 28 回産婦人科骨粗鬆症研究会学術集会（同時開催）

■第 33 回学術集会　2018. 11. 3〜4　長良川国際会議場（岐阜）

学術集会長　森重健一郎（岐阜大学）

メインテーマ「もう一度原点に返って未来を語ろう〜女性医学の楽市楽座〜」

会長講演：女性医学と婦人科腫瘍学との連携〜婦人科がんサバイバーシップ〜　森重健一郎（岐阜大学）

特別講演：将来の女性医学学会の発展に向けて　若槻明彦（愛知医科大学）

招請講演：生涯を通じた女性の健康支援　野田聖子（衆議院議員）

招請講演：健康経営の推進―働く女性の視点を踏まえて―　江崎禎英（内閣官房健康・医療戦略室）

招請講演：最新の可視化技術でとらえる免疫炎症・がんの生体　石井　優（大阪大学　免疫細胞生物学）

シンポジウム 1：女性のライフステージにおけるメンタルヘルス

シンポジウム 2：骨盤臓器脱

シンポジウム 3：女性医学における骨粗鬆症の予防と治療に対する多職種連携

シンポジウム4：若年（AYA）がんと妊娠

教育講演：2，セミナー：4，モーニングセミナー：3，ランチョンセミナー：8，イブニングセミナー：1，第3回産婦人科医のため乳がん検診参画に向けての講習会：1，学会指定プログラム：1，一般演題：259題，総会・学会賞受賞講演・学会奨励賞受賞講演・理事会・代議員会・懇親会

第29回産婦人科骨粗鬆症研究会学術集会（同時開催）

■第34回学術集会　2019. 11. 2〜3　ヒルトン福岡シーホーク（福岡）

学術集会長　加藤聖子（九州大学）

メインテーマ「女性の一生を診る」

以上を通覧すると，初期の研究会時代には1日であった開催日数が学会に移行してからは2日となり，一般演題の数が増え，種々の発表形式が取り入れられるようになっていることに気づく。これは，各学術集会を担当された会長が中心となり，検討されたメインテーマに沿った特徴ある企画運営が行われた結果であるといえよう。2013年までの学術集会参加人数は600〜800人であったが，2014年は913人，2016年は1,620人，2018年は2,056人と大幅に増加している。これは，2013年から専門医制度が正式に導入されたことも大きく影響していると考えられる。

b. 学会誌，その他出版物の刊行と広報活動

学会誌は学会活動の実情を会員に，さらに関係学術団体に周知する重要な情報伝達手段である。本学会は1993年に日本更年期医学会雑誌：The Journal of the Japan Menopause Society 第1巻第1号を発行して以来，現在は日本女性医学学会雑誌：The Journal of the Japan Society for Menopause and Women's Health と名称変更し2019年4月までに26巻（年2号）を発行してきた。学術集会のプログラム・要旨集は，毎巻サプリメントとして発行している。また，よりアップデートなトピックスを収録した日本更年期医学会ニューズレター（現：日本女性医学学会ニューズレター）は当初年に4回発行されていたが，2008年からは年3回の発行になった。2019年2月現在，日本女性医学学会の編集・監修により『女性医学ガイドブック 思春期・性成熟期編 2016年度版』，『ホルモン補充療法ガイドライン 2017年度版』，『女性アスリートのヘルスケアに関する管理指針』，『女性の動脈硬化性疾患発症予防のための管理指針 2018年度版』，そして，本書『女性医学ガイドブック 更年期医療編 2019年度版』が刊行されている。さらに，速報性を必要とする事項の報告や，社会との接点となることを目的とした日本女性医学学会WEBサイトは，定期的に更新されている。

c. 本会の目的に沿った各種学術的研究調査

本学会にとって，日本女性の各ライフステージの健康状態とそれに関連する事項についての信頼に足る情報を収集することは，極めて重要な活動の一つである。この点に着目して以下の調査研究が行われ，また現在進行中である。

① 更年期外来アンケート

1996年にニューズレター第3巻1号の配布に合わせて，本学会会員および非会員を対象に更年期外来の現状に関するアンケートが行われ，計303人から得られた回答についての解析結果が学会誌4巻2号に掲載された。

② HRT アンケート

第1次から第3次にわたる学会員を対象とするHRTについてのアンケートが行われた。第1次アンケート（学会誌9巻1号に掲載）と第2次アンケート（学会誌10巻2号に掲載）は2001年当時のHRTに対する関心度と実施状況に関するものであり，WHIの中間報告以前に行われた。第3次のアンケート（学会誌12巻1号に掲載）は同報告の後に行われた。いずれもわが国における各時期のHRTの実態を明らかにするものである。

③ 本邦女性の生活習慣と健康に関する疫学研究

更年期に関する臨床研究を行う上で必要な，わが国の女性を対象とした包括的な疫学データが求められていた。これを受けて本学会は1994年に上記調査研究に着手した。研究の骨子としては，過去および現在の健康状態と，これに関連する検査データを総合的に収集し，かつ定期的に追跡することであった（学会誌7巻2号に掲載）。しかし研究開始後3年を経た時点でも目標とする回答数が得られなかった。その一因としては当時，個人情報の取り扱いが厳しくなり，医療機関や検診センターの協力が得られなくなったことが挙げられる。

この事態を打開する方法として，既に群馬大学医学部保健学科においてパイロットスタディが開始されていたナースを対象にした日本人の疫学調査（Japan Nurses' Health Study；JNHS）を本学会との共同調査研究とすることにした。女性における生活習慣の健康への影響，女性ホルモン剤の長期的使用に関わる有効性や安全性の評価など，わが国の女性の健康増進に役立つ疫学的知見を得ることを目的に，25歳以上の女性看護職を対象に開始した大規模前方視的コホート研究（n＝15,019）は，20年間にわたる観察調査の達成を目標に目下進行中である。コホート研究の対象者には，生活保健習慣や身体状況の変化，また各種疾患の発生状況について，各自のベースライン調査時（コホート登録時）から2年ごとに継続して調査が行われている。各種疾患の発症例には，発症状況確認のための詳細調査が行われ，正確な疾患発生の把握が可能となっている。

JNHSのベースライン調査およびその後の追跡調査から得られた知見は，日本女性医学学会・学術集会や国際的学術雑誌において，その都度，報告されている。閉経期の健康に関する代表的報告論文には，閉経年齢および早発卵巣不全・早発閉経に関連する因子の検討，閉経年齢と高血圧症・脂質異常症・糖尿病の発症との関連の検討などがある。また，女性の健康について閉経前後を通じたライフコースとして検討した報告論文には，若年時発症疾患と後年発症疾患の既往歴併存リスクの検討，出生時体重や若年時やせと成人期発症の糖尿病との関連の検討，卵巣機能起因の不妊歴とより後年の循環器疾患発症との関連の検討などが挙げられる。

JNHSは英国MRCの支援をうけたクロス・コホート研究プロジェクトであるInterLACEに参加している。InterLACEでは，世界の主な女性コホート研究班がコンソーシアムを組織して，国際比較のための統合解析を行っている。これまで，早発閉経に関する国際比較結果などが報告されている。

d. 研修事業の開催

更年期医療の現場における具体的な課題を選び，研修するための日本更年期医学会ワークショップ（現：日本女性医学学会ワークショップ）は，1996年から毎年1回開催されている。学術集会とは異なり，十分に時間をかけての発表と出席者が気軽に参加する質疑応答が行われるように運営されている。毎回の参加者数は100～300名で，参加者には研修修了書が交付される。

これまでに取り上げられた主なテーマと実行委員長，開催場所を以下に示す。

■ **1996. 2. 17（土）**「更年期におけるコメディカルの役割について」
実行委員長　山口百子（国立健康・栄養研究所）東京医科歯科大学講堂（東京）

■ **1996. 2. 18（日）**「更年期医学概論・更年期障害・骨代謝・脂質代謝」
実行委員長　五來逸雄（横浜市立大学）東京医科歯科大学講堂（東京）

■ **1997. 2. 16（日）**「HRT の実際・更年期女性の心理」 Case presentations
実行委員長　伊藤博之（聖路加国際病院）東京医科歯科大学講堂（東京）

■ **1998. 2. 8（日）**「HRT と漢方医療・HRT と脳機能・更年期と栄養・カウンセリングの実際」
実行委員長　三宅 侃（三宅婦人科内科医院）千里ライフサイエンスセンター（大阪）

■ **1999. 2. 14（日）**「更年期女性のトータルケアへの新たな挑戦」
実行委員長　伊藤博之（聖路加国際病院）聖路加看護大学（東京）

■ **2000. 2. 13（日）**「女性の生き方―更年期をむかえる女性へのメッセージ―」
実行委員長　五來逸雄（横浜市立大学）東京ウィメンズプラザ（東京）

■ **2001. 2. 4（日）**「HRT と漢方・骨粗鬆症の診断と実際」
実行委員長　本庄英雄（京都府立医科大学）京都テルサ（京都）

■ **2002. 2. 24（日）**「いきいき長生きを目指す女性のための健康情報―21 世紀の女性たちへのメッセージ―」
実行委員長　中野仁雄（九州大学）エルガーラホール（福岡）

■ **2003. 2. 23（日）**「日本の中高年女性医療の将来を考える」
実行委員長　石塚文平（聖マリアンナ医科大学）パシフィコ横浜（神奈川）

■ **2004. 2. 15（日）**「中高年女性医療における個別化，統合医療」
実行委員長　後山尚久（大阪医科大学）大阪国際会議場（大阪）

■ **2005. 2. 27（日）**「更年期医療におけるクロス・トーク―質の向上のために―」
実行委員長　太田博明（東京女子医科大学）六本木アカデミーヒルズ（東京）

■ **2006. 2. 26（日）**「あなたの健康大丈夫？」
実行委員長　青木孝允（婦人科青木クリニック）ウィルあいち（愛知）

■ **2007. 3. 24（日）**「更年期障害 Q & A」
実行委員長　水沼英樹（弘前大学）ユートリー（青森）

■ **2008. 2. 10（日）**「ホルモン補充療法の有効性と安全性」
実行委員長　苛原 稔（徳島大学）ホテルクレメント徳島（徳島）

■ **2009. 2. 7（土）**「メインテーマ：設定なし」
実行委員長　堂地 勉（鹿児島大学）城山観光ホテル（鹿児島）

■ **2010. 3. 13（土）**「メインテーマ：設定なし」
実行委員長　倉智博久（山形大学）ホテルメトロポリタン山形（山形）

■ **2011. 2. 19（土）**「更年期・老年期のヘルスケアとその性差を考える」
実行委員長　久保田俊郎（東京医科歯科大学）東京医科歯科大学（東京）

■ **2012. 2. 5（日）**「若さを保つ女性医学の最前線」
実行委員長　可世木久幸（日本医科大学武蔵小杉病院）はまぎんヴィアマーレ（神奈川）

■2013. 2. 24（日）「女性医学に求められるウィメンズヘルスケア」
実行委員長 若槻明彦（愛知医科大学）愛知県産業労働センターウインクあいち（愛知）
■2014. 3. 23（日）「女性の生涯にわたる健康管理のポイント」
実行委員長 櫻木範明（北海道大学）北海道大学学術交流会館（北海道）
■2015. 2. 28（土）「女性医学の実現に向けて—連携と協働」
実行委員長 望月善子（獨協医科大学）宇都宮東武グランドホテル（栃木）
■2016. 2. 28（土）「もう一度女性医学の原点を考える」
実行委員長 髙松 潔（東京歯科大学市川総合病院）両国 KFC Hall & Rooms（東京）
■2017. 3. 18（土）「女性医学フロンティアへの挑戦」
実行委員長 森重健一郎（岐阜大学）じゅうろくプラザ（岐阜）
■2018. 3. 17（土）「ときめき—女性医学—新たな医療・仲間との出会い—」
実行委員長 倉林 工（新潟市民病院）朱鷺メッセ（新潟）
■2019. 3. 23（土）「最先端の女性医学を明日からの臨床へ」
実行委員長 大須賀 穣（東京大学）お茶の水ソラシティカンファレンスセンター（東京）

e. 各国関連学会との連絡ならびに提携

本学会の国際的な交流としては，多くの学会員が個人としての参加に加え，学会同士の交流も行われている。

歴史的には北米閉経学会（North American Menopause Society；NAMS）との関係が深く，学会運営，学術集会の企画などでの情報の交換が盛んに行われている。

国際閉経学会（International Menopause Society；IMS）が3年に1回開催する World Congress on the Menopause の第9回が1999年，本学会がホストを務め開催された。1992年に主催学会として立候補し，1996年に欧米以外での初めての日本における開催が決定された。メインテーマを“Global and multidisciplinary approaches to menopausal care”として10月17〜21日にパシフィコ横浜で開催された学術集会には，68カ国から2,200人以上の参加者と40社以上の企業から協賛が得られた。学術集会の抄録はIMS雑誌：Climacteric 2巻の別冊に，Memorial lecture (1)，Plenary lecture (13)，Symposia (24)，Oral free communication (144)，Poster presentation (380) が収録され，第9回国際閉経学会記録集として The Menopause at the Millennium などが刊行された。横浜での学術集会の後に，第9回国際閉経学会京都サテライトシンポジウムも開催された。

また，IMSに附属する組織として Council of Affiliated Menopause Societies（CAMS）があり，各国と地域の更年期・閉経学会が団体として会費を払って参加している。事業としては，Projection on Minimal Standards for Best Health Care や Implementation of the Adult Women's Health Plan があり，World Menopause Day の企画運営などを行っている。本学会は CAMS 発足当初から会員学会となり，上記の事業に参画している。

アジア・パシフィック閉経連合（Asia Pacific Menopause Federation；APMF）は，1999年の横浜での第9回国際閉経学会の折に，アジア・パシフィック地域の14カ国が参加して設立された。主にこれらの地域に関連する医学情報の交換のための APMF News & Reports を WEB サイトで発信し，3年ごとの学術集会を開催している。第1回は韓国・ソウル，第2回はタイ・パタヤ，第3回は台湾・台北で開催された。そして第4回のオーストラリア・シドニーの後の第5回学術集会は2013年10月18～20日に本学会がホストを務めた。

以上の各学会・団体とは本学会のWEBサイトがリンクしているので参照されたい。また，これらの各会長であるAmos Pines：IMS President，Wulf Utian：NAMS Executive Director，Ko-En Huang：APMF Presidentから本学会設立20周年に対する祝辞が寄せられた（日本更年期医学会雑誌14巻1号：79-81頁）。

f. その他，本会の目的に必要な事業

本学会は，学会員の優れた業績を顕彰し，若手会員の研究活動を促進・助成する目的で以下の賞とFellowship/Grantを設けている。

① 学会賞

女性医学に関する卓越した研究業績を挙げ，さらに本学会の運営面において顕著な貢献をした正会員に授与されるもので，1996年から2018年までに21人の会員が受賞した。2008年と2011年は，該当者なしであった。これまでの受賞者は，本会WEBサイトに掲載。

② 学会奨励賞

女性医学に関する優れた研究業績を挙げた若手の正会員に授与されるもので，2012年に新規に設けられた。基礎研究，臨床研究，看護研究の3つの受賞部門がある。2012年から2018年までに14人の会員が受賞した。これまでの受賞者は，本会WEBサイトに掲載。

③ 優秀演題賞

当該年度の本学会学術集会で発表した若手研究者の優れた研究について，その発展を奨励するために授与されるものである。毎回，数名が選出される。これまでの受賞者は，本会WEBサイトに掲載。2011年の第26回学術集会までは，学術奨励賞と呼ばれていた。

④ 日本女性医学学会 JMS Schering Fellowship/JMS Schering Grant/JMS Bayer Schering Pharma Grant/JMWH Bayer Grant

1998年に発足した本助成金制度：Fellowship Grantは，更年期医学について医療，看護学，保健学の分野で優れた研究を行っている個人・団体を対象に，当初は海外研修留学ないしは国際学会での発表に対する助成（Fellowship）を目的としていたが，その後，更年期医学に関する優れた研究プロジェクトも助成（Grant）の対象となった。また発足時のスポンサーは日本シェーリング株式会社であったが，現在はバイエル薬品株式会社である。2011年からはJMWH Bayer Grantと名称変更され，女性医学全般に対する研究助成金となっている。これまでの助成対象者は，本会WEBサイトに掲載。

4 日本女性医学学会認定制度，専門医制度

本学会では，更年期医療分野で活動する医療者を更年期分野における専門家として基本的知識と技能を認定し，その水準を向上させることを目的として2008年度より認定制度を開始した。さらに，2012年度総会の決議にて，本学会認定制度が専門医制度に移行することが決定された。このため，2013年度認定医師から「日本女性医学学会認定女性ヘルスケア専門医」と名称変更した。2014年11月，日本産科婦人科学会から「女性ヘルスケア専門医」を産婦人科専門医のサブスペシャルティ領域専門医とすることが承認された。2014年以降毎年，日本専門医機構の専門医制度整備指針に沿って本学会専門医制度規則細則を改定している。2021年の専門医認定申請者より，日本

産科婦人科学会などの基本領域専門医資格取得後3年間以上認定研修施設にて研修を受けた上での申請が必要となる。専門医審査委員会は，申請された書類および試験（筆記試験，口頭試問）により認定申請者の知識および資格を審査し認定を行う。

5 おわりに

学会にとって，専門領域を同じくする者が相集い，より高いレベルへの向上を目指しての交流と親睦を図るための情報と機会を提供することが重要な使命である。日本女性医学学会の大きな特質は，医療人のみならず多彩な職種の会員を擁していることであり，したがって専門領域も多岐にわたることになる。このような特質をもつ学術集団を，ある一定の共通の目的をもった活動へと集約することによって得られる成果は絶大であると考えられる。

創立33年を経た今日，本学会のこれまでの歩みを振り返り，展開してきた活動の概要を述べてきたが，これをもとに今後の課題と展望について触れてみたい。学問の進歩は目覚ましく，新たな知見が日々追加されている今日，満ち溢れる情報を整理し，適切に会員のみならず社会へ向けても発信することは一段と重要な学会の役割となっている。近年の種々の大規模臨床試験の結果により大きな混乱が生じたが，今後もこのような事態が発生することが予想されるので，これまで以上に，本学会としてもこの面での積極的な取り組みが求められる。

社会構造の急速な変化とこれに伴う健康問題は，医療の内容と質の転換を必要としている。少子・高齢社会における医療は，疾患の治療から予防を主眼とした展開へと転換すべきであり，そのための女性医学・医療の普及と啓蒙を通じて，社会に開かれた学会としての活動をさらに促進しなければならない。また，その任において中心的な役割を担う本学会としては，わが国の特質に即した女性ヘルスケアのガイドラインを設定し，かつ実践する専門家集団の育成を図らなければならない。とかく利益誘導・排他的な認定制度や専門医制度が横行している現状は，必ずしも医療の質の向上には結び付かないことを銘記すべきである。その本質を見極めた本学会としての制度の確立に向けての検討を行うべきである。

近年，わが国においても疫学研究の重要性が認識され，種々のプロジェクトが進行中である。目下，本学会が取り組んでいる長期追跡調査研究の進捗状況は満足すべきものとはいえない。今後も，本調査研究の意義と重要性の理解，その遂行に向けての会員の一層の協力と努力が要請されている。

大規模研究の結果

1 NHS (Nurses' Health Study)

CQ 76 NHSとはどのような研究か？

① Nurses' Health Study（NHS）の概要

NHSは，Harvard School of Public Healthが中心となって実施している，女性の主要慢性疾患の危険因子に関する大規模前方視的コホート研究である。本研究は，1976年に始められたNHS，1989年に開始されたNHSⅡと，現在も対象者を募集しているNHSⅢからなっている[1)]。

a. Nurses' Health Study (NHS)

NHSは，多くの健康女性に処方されていた経口避妊薬使用の長期的影響を検討するため，1976年にHarvard School of Public HealthのDr. Frank Speizerによって開始されたものである（表1）。対象者は当時30～55歳の既婚女性看護師であり，11の州に在住している121,700人である。看護師を対象とした理由は，看護教育を受けていることによって簡潔で専門的な質問に正確に回答することができ，長期の研究参加への動機付けができていると考えたからである。追跡対象者には，2年ごとに疾病の発生状況や喫煙，ホルモン剤使用状況，月経状態などの健康関連項目に関する質問調査票が郵送される。

慢性疾患の進展には食事・栄養が重要な役割を担っていると認識されるようになったことから，1980年に食物摂取頻度調査を実施し，以来4年ごとに当該調査が行われている。また，一部の対象者や研究チームに新たに加わった研究者の要請で，1992年には生活の質（QOL）に関する調査項目が追加され，以来4年ごとにQOLに関する質問が行われている。2年ごとの質問票の回答率は90%台である。

NHSは質問票による調査がベースになっているが，その他に足の爪，血液などの生体試料を収集しており，これらのサンプルは凍結保存され，再現性研究，妥当性研究やコホート内症例対照研究に用いられている（表2）。

b. Nurses' Health Study Ⅱ（NHSⅡ）

最初のNHSより若い集団における経口避妊薬，食事や生活習慣の影響を検討するため，1989年にDr. Walter WillettによってNHSⅡが開始されている（表1）。対象者は1989年当時，14州に在住の25～42歳の女性看護師116,430人である。NHSⅡの対象者がNHSの対象者と異なるのは，ベースライン時の年齢が若く，既婚者に限定していないため，その人生コースにおいて結婚による名前や住所の変更が多くなることが予想されたことである。NHSⅡでは，質問票の開発のためにパイロット研究を実施するほか，米国で販売されている経口避妊薬の写真をつけるなどの工夫をこらしている。NHSと同様，2年ごとの追跡調査を実施している。NHSⅡで食物摂取頻度調査が実施されたのは1991年であり，その後4年ごとに当該調査が行われている。NHSⅡの2年ごとの調査の回答率も90%台である[2)]。

NHSⅡでも，NHS同様に生体試料を収集している（表2）。

表 1 The Nurses' Health Study の概要

	Nurses' Health Study (NHS)	Nurses' Health Study Ⅱ (NHS Ⅱ)	Nurses' Health Study Ⅲ (NHS Ⅲ)
開始者	Dr. Frank Speizer	Dr. Walter Willett	Drs. Jorge Chavarro, Walter Willett, Janet Rich-Edwards, and Stacey Missmer
現主任研究者	Dr. Meir Stampfer	Dr. Walter Willett	Dr. Jorge Chavarro
開始年	1976年	1989年	2010年（対象者募集開始年）
対象者	女性看護師（既婚者のみ）	女性看護師（未婚・既婚者）	看護師・看護学生（女性・男性）
対象数	121,700人	116,430人	100,000人を目標（40,000人以上が登録し，依然募集中）
対象者年齢（研究開始時）	30～55歳	25～42歳	19～46歳
研究デザイン	大規模前方視的コホート研究	大規模前方視的コホート研究	大規模前方視的コホート研究
調査方法	郵送調査	郵送調査あるいはWEB調査	WEB調査
当初の主目的	経口避妊薬の長期影響の検討	NHSより若い集団における経口避妊薬，食事や生活習慣の影響の検討	食事パターン，生活習慣，環境，看護における職業性曝露の健康影響の検討（男女） 新しいホルモン療法や妊娠に関連する女性の健康問題の検討および思春期における食事と乳がんとの関連
ベースライン時の対象者の居住地	11州（カリフォルニア，コネチカット，フロリダ，メリーランド，マサチュウセッツ，ミシガン，ニュージャージー，ニューヨーク，オハイオ，ペンシルバニア，テキサス）	14州（カリフォルニア，コネチカット，インディアナ，アイオワ，ケンタッキー，マサチューセッツ，ミシガン，ミズーリ，ニューヨーク，ノースカロライナ，オハイオ，ペンシルバニア，サウスカロライナ，テキサス）	全米・カナダ

コンピュータおよびソフトウェア能力の発達があったことと，経費削減のため，2001年にWEBベースの調査のオプションが追跡調査で開始され，2011年には対象者の70%がオンラインでの調査方式を選択している。

また，NHSⅡでは，1996年と2004年に，対象者の子ども達（9～14歳）27,805人を登録して，体重変動に影響する要因を検討するため，Graham Colditzが中心となってGrowing Up Today Studyを実施している（現主任研究者はStacy Missmer）。

c. Nurses' Health Study Ⅲ（NHSⅢ）

2010年には，現在（2019年3月現在）も対象者をリクルートしているNurses' Health Study（NHSⅢ）が開始され，米国とカナダの19～46歳の女性の看護師（Licensed practical nurse；LPN，Licensed Vocational Nurses；LVNs，Registered nurse；RN）および看護学生あわせて40,000人以上が登録した。2015年には対象者を男性看護師にも拡げた。NHSⅢの対象者は，6カ月毎のWEB上での調査票に回答することになっている。

NHSからNHSⅢの対象者年齢（2010年時点）は，NHSⅢ：19～46歳，NHSⅡ：46～63歳，NHS

表2 生体試料の収集状況（Bao Y, et al：Am J Public Health 106：1573-1581, 2016 より）

目的		収集年	収集試料	収集試料数（人数）	備考
NHS	Main toenail cohort	1982～1984	足の指の爪	68,213	10本の指から採取
	Main blood cohort	1989～1990	血液	32,826	
	Main blood cohort, 2nd collection	2000～2002	血液，尿	18,743	1989～1990年の第1回の血液収集をした女性を対象 尿は早朝第1尿
	Reproducibility study	1989～1990；1991；1992	血液	227	同一対象者から繰り返し収集
	Nested folate trial	1996；1999	血液	685	同一対象者から繰り返し収集
	Main cheek cohort	2002～2004	口内（頬）細胞	33,040	血液採取のなかった女性
	Renal function cohort	2003；2007～2008	血液，尿	1992	2003年と2007～2008年の対象者は同じ
	Cognitive function cohort	2007	血液	130	
	Diet and lifestyle validation study	2009～	血液，尿，唾液	375	4回の24時間蓄尿，2回の血液採取
NHSⅡ	Main blood cohort	1996～1999	血液	29,611	閉経前の女性を対象 試料は，月経周期の卵胞期と黄体期の間に採取
	Reproducibility study	1996～1999；2000；2001	血液，尿	297	同一対象者から繰り返し収集
	Renal function cohort	2003；2008	血液，尿	1,847	2003年と2008年の対象者は同じ
	Main cheek cohort	2004～2006	口内（頬）細胞	29,392	血液採取のなかった女性
	Melatonin study	2009	24時間蓄尿	180	
	Diet and lifestyle validation study	2009～	血液，尿，唾液	375	4回の24時間蓄尿，2回の血液採取
	Main blood cohort, 2nd collection	2008～2011	血液，尿	17,275	1996～1999年の第1回の血液収集をした女性を対象 尿は早朝第1尿
	Diabetes and Women's Health	2012	血液，尿，足の指の爪	2,089	妊娠糖尿病の病歴保有女性のみ
	Mind Body Study	2013～2014	血液，尿，唾液，大便，毛髪，足の指の爪	250	lifestyle validation studyの参加者の中から対象者を抽出

Ⅰ：64～89歳となり，各コホートの年齢がつながるような年齢設定になっている。NHSⅢでも，これまでと同様，生活習慣，妊孕性／妊娠，環境，看護職特有の曝露要因などに関連する健康問題を検討することとなっている。

❷ NHSによってもたらされた結果

NHSが開始されてから40年以上が経過しているが，その間の大規模追跡データから，女性における各種の保健習慣・生活習慣と疾病発生の関連について多くの論文（1,500件以上）が出されており，疾病と曝露要因との関連についての様々な組み合わせに関するエビデンスを提供し続けている。それらの結果については，女性の健康に関する主要な知見を，NHSのWEBサイトにまとめている（表3）[3]。ここで特記すべきことは，NHSでは乳癌の発生に対して，HRTの現在の使用は，エストロゲン単独投与では10年以上，黄体ホルモンを加えた併用療法でも5年以上の使用経験がある場合にリスクが増加することが示されたことである。

これに対しては，いわゆるhealthy user effectを避けるために，乳癌の発生だけでなく乳癌による死亡に対するHRTの影響も，コホート内症例対照研究（nested case control study）のデザインで検討している（表4）[4]。すなわち，NHSコホートの閉経後女性のデータを用いて，追跡観察期間中に死亡した3,637例を症例とし，各ケースに対して年齢，閉経年齢，閉経タイプ（自然・手術）などでマッチングした生存者から，無作為に対照を抽出してHRT使用の影響を検討したのである。それによれば，HRTの使用経験なし群と比較して，現使用者，過去使用者ともに有意ではないが，乳癌による死亡のリスクは減少する傾向であった。全死亡や冠動脈疾患による死亡リスクは有意に減少しており，総括的指標として死亡で評価した場合，HRTは大きなリスクの減少を示していた。これに関してNHSでは，HRT使用の判断やその使用期間は，女性の特性に応じたリスクとベネフィットを十分に考慮して行うべきと述べている[5]。

その後も多くの論文が出されており，症例を増やした形で再検討したり，新たに出てきた健康問題や知見に対して，対象者の血液サンプルや新たな質問などを用いた研究（例えば高感度CRPと冠動脈疾患との関連，飲酒量と認知機能との関連など）で積極的に対処している。

卵巣癌に対する閉経後のホルモン剤の使用の影響については不明な点があることから，NHSでは1976～2002年における82,905人の閉経女性について新たな検討を行っている。それによると，卵巣癌を発症したのは389人であり，エストロゲン単独の現使用者および使用期間が5年以上の過去における使用者において，卵巣癌のリスクが有意に増加していたが，エストロゲンと黄体ホルモンの併用療法では卵巣癌リスクとの関連は認められていない[6]。

これらの研究活動は，NHSのWEBサイト[7]で紹介されており，使用された質問票，データ処理の過程や論文リスト（現時点では，研究開始から2018年まで）などが掲載されている。また，研究チームメンバー以外の研究者にもNHSのデータを用いた研究を認めており，わが国の研究者による論文も出されている。NHSデータを使用した研究の申請については，WEBサイトをご覧いただきたい。

疫学研究のなかでも，観察研究は，リスク要因間で関連が生じ結果への見かけ上の影響が歪められやすい（交絡）。そのため，研究の内的妥当性（比較可能性）の点では，RCTより一段階低いエビデンスレベルとされる。しかしながら，外的妥当性（普遍性）の点では，RCTより優れることが多い。NHSは，観察研究のなかでも最もエビデンスレベルが高いとされる前方視的コホート研究である。

表3 Nurses' Health Study による主な知見（文献3, 7より）

疾患 / 曝露要因	乳がん	冠動脈疾患・脳卒中	大腸がん	腰部骨折	認知機能	眼疾患
喫煙	・現喫煙および過去の喫煙歴ともに関連なし	・冠動脈疾患，脳卒中と強い正の関連 ・禁煙後2～4年以内でリスク減少	・結腸がんと強い関連	・現喫煙でリスク増加 ・1日あたりの喫煙本数の増加に伴いリスク増加	・未検討	・白内障および滲出型黄斑変性（加齢黄斑変性の重篤タイプ）のリスク増加
経口避妊薬	・現使用者でリスク増加 ・過去の使用は関連なし	・現使用者でリスク増加 ・過去の使用は関連なし	・結腸がんのリスク減少	・未検討	・未検討	・滲出型黄斑変性のリスク減少
閉経後ホルモン剤	・エストロゲンと黄体ホルモン併用5年以上の使用でリスク増加 ・エストロゲン単独10年以上の使用でリスク増加	・現使用者で脳卒中のリスク増加 ・閉経して間もない女性の現使用は冠動脈疾患のリスクを減少させる可能性	・結腸がんのリスク減少	・現使用でリスク減少	・関連なし	・現使用で高眼圧の緑内障，滲出型黄斑変性のリスク増加
肥満	・閉経女性ではリスク増加 ・閉経後の体重減少でリスク減少	・BMIと冠動脈疾患，脳卒中が強い正の関連 ・18歳以降の体重増加が脳卒中および冠動脈疾患のリスク増加	・結腸がんのリスク増加	・強い予防効果	・未検討	・白内障および黄斑変性のリスク増加
飲酒	・1日1ドリンク（純アルコール約20g）以上の飲酒でリスク増加	・適度な飲酒は冠動脈疾患のリスク減少	・1日2ドリンク（純アルコール約40g）以上の飲酒でリスク増加	・過度の飲酒でリスク増加 ・しかし，少量あるいは適量の飲酒では骨密度の増加と関連	・適度な飲酒（1日あたり1/2～1ドリンク）で認知機能障害のリスク低下	・加齢性眼疾患と関連なし
食事	・赤身肉の多量摂取は閉経前女性の乳がんリスクを増加	・地中海式ダイエットは冠動脈疾患，脳卒中の発症リスクを減少 ・魚摂取は脳卒中のリスク減少 ・種実，全粒穀類は冠動脈疾患のリスク減少 ・精製炭水化物，トランス脂肪はリスク増加	・葉酸，ビタミンB6，カルシウム，ビタミンDでリスク減少 ・赤身肉，加工肉製品でリスク増加	・カルシウム摂取量の少ない女性に対して，カルシウムサプリメントでリスク減少 ・食事からのカルシウムを多く摂取しても効果なし ・ビタミンDを多く摂取するとリスク減少 ・レチノールを多く摂取するとリスク増加	・野菜，特に緑色野菜を多く摂取すると認知機能障害のリスク減少	・いくつかの種類の抗酸化物で白内障，黄斑変性のリスク減少 ・魚を多く摂取すると白内障，黄斑変性のリスク増加の可能性
身体活動	・週3時間以上の身体活動でリスク減少	・歩行を含む身体活動で冠動脈疾患，脳卒中のリスク減少	・リスク減少	・歩行を含む身体活動を増やすとリスク減少	・適度な身体活動で認知機能障害のリスク減少	・加齢性眼疾患と関連なし
その他の要因	・乳がんの家族歴，高乳腺密度，高循環ホルモンレベル，交代勤務でリスク増加	・いびきは冠動脈疾患，脳卒中のリスクをそれほどではないが有意に増加する	・アスピリン10年間の使用でリスク減少 ・家族歴があるとリスクは4倍に増加	・糖尿病があるとリスク増加 ・交代勤務の年数が多いほどリスク増加	・2型糖尿病でリスク増加 ・糖尿病ではないがインスリンレベルが高いとリスク増加	・糖尿病があると緑内障，白内障のリスク増加 ・家族歴およびアフリカ出身者はリスク増加

表4 NHS (1976〜1994年) における閉経後ホルモン剤使用による死亡リスク

死因	使用状況		
	使用経験なし	現使用者	過去の使用経験者
全死亡			
死亡数	2,051	574	574
相対危険度 (95% CI)			
粗リスク	1.0	0.58 (0.52-0.64)	0.58 (0.52-0.64)
調整後リスク	1.0	0.63 (0.56-0.70)	0.63 (0.56-0.70)
冠動脈疾患			
死亡数	289	43	129
相対危険度 (95% CI)			
粗リスク	1.0	0.35 (0.25-0.49)	0.84 (0.67-1.05)
調整後リスク	1.0	0.47 (0.32-0.69)	0.99 (0.75-1.30)
脳卒中			
死亡数	91	28	48
相対危険度 (95% CI)			
粗リスク	1.0	0.56 (0.35-0.89)	1.00 (0.68-1.47)
調整後リスク	1.0	0.68 (0.39-1.16)	1.07 (0.68-1.69)
全がん			
死亡数	1,103	353	529
相対危険度 (95% CI)			
粗リスク	1.0	0.67 (0.59-0.76)	1.01 (0.90-1.13)
調整後リスク	1.0	0.71 (0.62-0.81)	1.04 (0.92-1.17)
乳がん			
死亡数	246	85	94
相対危険度 (95% CI)			
粗リスク	1.0	0.77 (0.59-1.00)	0.80 (0.62-1.03)
調整後リスク	1.0	0.76 (0.56-1.02)	0.83 (0.63-1.09)

●文献

1) Bao Y, Bertoia ML, Lenart EB, et al：Origin, methods, and evolution of the three Nurses' Health Study. Am J Public Health 106：1573-1581, 2016 [PMID：27459450]
2) 藤巻 淑，林 邦彦：ナースヘルス研究の四半世紀. からだの科学 229：7-10, 2002
3) Colditz GA, Manson JE, Hankinson SE：The Nurses' Health Study：20-year contribution to the understanding of health among women. J Womens Health 6：49-62, 1997 [PMID：9065374]
4) Grodstein F, Stampher MJ, Colditz GA, et al：Postmenopausal hormone therapy and mortality. N Engl J Med 336：1769-1775, 1997 (レベルⅢ) [PMID：9187066]
5) 林 邦彦：疫学調査研究からみたホルモン補充療法. 産婦人科治療 90：841-848, 2005
6) Danforth KN, Tworoger SS, Hecht JL, et al：A prospective study of postmenopausal hormone use and ovarian cancer risk. Br J Cancer 96：151-156, 2007 (レベルⅢ) [PMID：17179984]
7) Nurse's Health Study：WEBサイト http://www.channing.harvard.edu/nhs/

Exercise 76

ホルモン補充療法（HRT）の利用者においてNHSで観察された結果として，正しいものはどれか。1つ選べ。

a 乳癌の発生，乳癌による死亡，全死亡のいずれもリスクが高くなった。
b 乳癌の発生および死亡のリスクは高くなるが，全死亡のリスクは変わらない。
c 乳癌の発生リスクは高くなるが，乳癌による死亡リスクは上がらず，全死亡リスクでは大きな低下を示していた。
d 乳癌の発生および死亡のリスクは変わらず，全死亡リスクは低下していた。
e 乳癌の発生，乳癌による死亡，全死亡のいずれもリスク低下がみられた。

解答は537頁へ

2 WHI (Women's Health Initiative)

CQ 77 WHIとはどのような研究か？

❶ 研究デザイン

Women's Health Initiative（WHI）研究は，閉経後女性における生活保健習慣と，癌・心血管系疾患・骨粗鬆症の発生との関連を検討した米国の大規模疫学研究であり，介入研究と観察研究の2つの異なる研究法を含んだものである（図1a）[1]。1991年にプロジェクト事務局が米国国立衛生研究所（National Institutes of Health；NIH）の心肺血液研究所に開設され，2005年までの15年間でNIHは総額6億2,800万ドルの研究支援をして，国を挙げて女性におけるヘルスケアの予防効果を長期大規模疫学研究で検証しようとしたものである。その後もWHI Extension Studies（2005-2010，2010-2020）として，フォローアップ研究が継続している[2]。

Fred Hutchinson Cancer Research Center（主任研究者Ross Prentice教授）を中心に，全米7カ所に研究コーディネーション・センターと，40カ所に臨床センターを設けて，50〜79歳の閉経後女性161,808人を対象とした。

1993〜1998年に応募した女性のうち，介入対象としての条件に合致した女性68,132人が無作為化臨床試験部分に，対象条件に合わない女性や介入が不要と考えられる女性93,676人は前方視的コホート研究部分に参加した。臨床試験部分では，ホルモン補充療法（HRT），食事改善（DM），カルシウム＋ビタミンDのサプリメント（CaD）の3種類のケア法を，同時に無作為に割り付ける要因実験のデザインがとられた（図1a, b）。いずれの研究部分も，2005年3月までに予定の研究期間を終了した。さらに2010年まで経過観察を延長する継続研究（WHI Extension Study）が実施され，115,400人の女性が参加した。また，HRT試験の一部参加者を対象に，認知症に対するHRTの予防効果を検討する付随研究（WHI Memory Study）も行われた。

❷ ホルモン補充療法（HRT）試験

WHI研究の計画時において，Nurses' Health Studyなどの観察研究からは，閉経後HRTによる冠動脈疾患のリスク減少の報告がなされていた。しかし，この一次予防効果を確認する臨床試験はなかった。また，骨粗鬆症の発症リスク減少や骨量増加の効果は知られていたものの，骨折に対する予防効果を実証する臨床試験は実施されていなかった。そこで，HRT試験では，冠動脈疾患を有効性の主要評価項目，骨折を副次的評価項目とし，リスク増加の可能性がある浸潤性乳癌を安全性の主要評価項目とした。また，HRTのリスクとベネフィットを概括するため，脳卒中，静脈血栓塞栓症，大腸癌，死亡などが評価された。平均追跡期間を9年間とし，HRTによって冠動脈疾患が21％減少すると想定して，必要対象者数が設定された。

HRT試験の対象者は，子宮の有無によって，エストロゲンとともに子宮内膜癌予防のため黄体ホルモンを服用する併用試験（E＋P試験）と，エストロゲンのみを服用する単独試験（E単独試験）

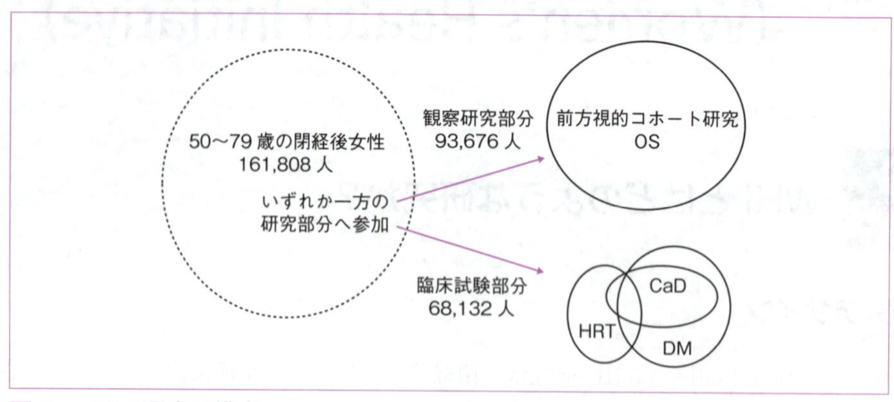

図 1a WHI 研究の構成

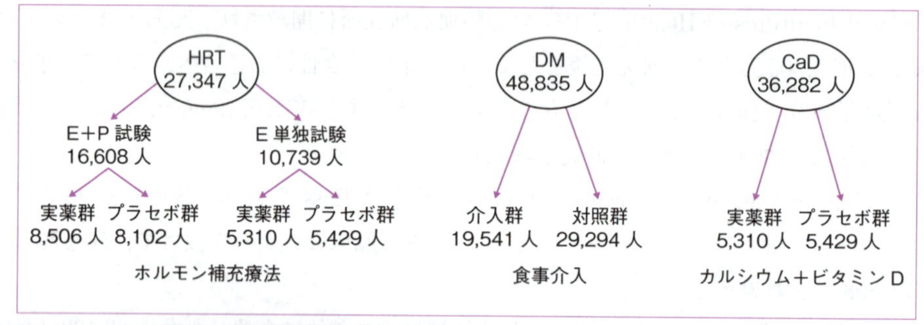

図 1b WHI 研究・臨床試験部分の構成

に分けられた (図 1b)。E+P 試験では，子宮をもつ女性 16,608 人が実薬群 (CEE 0.625mg 連日 + MPA 2.5mg 連日) とプラセボ群に無作為に割り付けられた。E 単独試験では，子宮摘出術既往のある女性 10,739 人が，実薬群 (CEE 0.625mg 連日) とプラセボ群に無作為に割り付けられた。

長期にわたる試験のため，データ安全性モニタリング委員会が，計画時の想定から大きな逸脱がないかを監視し，進行途中に中間解析が実施された。その結果，計画時に想定した冠動脈疾患の減少がみられず，試験薬剤の投与をこれ以上続けてもリスクを上回るベネフィットは観察できないだろうと判断した。そこで，研究スポンサーの NIH は 2002 年 6 月に E+P 試験，2004 年 3 月に E 単独試験の早期中止を決め，試験薬剤投与を終了させた[3,4)]。対象者の経過観察は予定通り 2005 年 3 月まで続けられた。E+P 試験では，実薬群での浸潤乳癌の増加 (重み付け Logrank 統計量) が事前に設定した限界値を超え，かつ，ベネフィットとリスクを概括する指標 (global index) もリスク側限界値を超えたため，データ安全性モニタリング委員会は早期中止を勧告した。E 単独試験では，事前に設定した限界値を超える事象はなく，データ安全性モニタリング委員会の中止勧告はなかったが，NIH は脳卒中の増加がみられたこと，また試験を継続しても冠動脈疾患の減少を検証できそうにないことを理由に早期中止した[5)]。このように，予防効果をみる RCT での早期中止の判断は極めて難しい。WHI 研究班データ安全性モニタリング委員会も，E+P 試験と E 単独試験との結果の大きな相違，複数のエンドポイント項目を組み合わせてのリスクとベネフィットの勘案法，HERS など他試験結果の判断への影響，途中経過の対象者への伝達などを問題として挙げている[6]。

早期中止時における両試験の結果を表1に示す。大腿骨頚部骨折や脊椎圧迫骨折の減少，脳卒中や静脈血栓塞栓症の増加を除いては，両試験の結果は必ずしも一致していない。また，主要評価項目の冠動脈疾患では，コホート研究部分で想定していたリスク減少がみられており（表2）[7,8]，WHI研究内での臨床試験とコホート研究結果の相違の理由が検討された。その結果，閉経後年数が経ている高齢女性ではリスクが増加し，閉経後10年未満の若年齢層ではリスク減少がみられるとする報告[9]などが公表され（表2），冠動脈疾患への影響は一律ではなく，各女性の特性によって大きく異なることが示された。

これら一連のWHI研究報告を受け，国際閉経学会（International Menopause Society；IMS）では，更年期症状緩和の第一選択として閉経後HRTの処方を見合わせることはないと結論付けた。IMSは，WHI研究で，少なくとも50代までは心血管系疾患のリスク増加がないこと，また心配された乳癌でも再解析の結果，E+P併用治療の7年間，E単独治療の15年間にリスク増加はみられていないことなどを挙げ，HRTの開始や終了の判断は一律に行うのではなく，十分なエビデンス情報のもと，各疾患発症率や国・地域の医療事情を考慮して各患者とその治療者が決めることを勧めている[10]。

表1　WHI研究HRT試験におけるホルモン補充療法の影響（文献3, 4より）

	E+P試験			E単独試験		
	プラセボ群 n=8,102	E+P群 n=8,506	ハザード比	プラセボ群 n=5,429	E群 n=5,310	ハザード比
冠動脈疾患	122 (0.30)	164 (0.37)	1.29 [1.02-1.63]	199 (0.54)	177 (0.49)	0.91 [0.75-1.12]
脳卒中	85 (0.21)	127 (0.29)	1.41 [1.07-1.85]	118 (0.32)	158 (0.44)	1.39 [1.10-1.77]
静脈血栓塞栓症	67 (0.16)	151 (0.34)	2.11 [1.58-2.82]	78 (0.21)	101 (0.28)	1.33 [0.99-1.79]
浸潤乳癌	124 (0.30)	166 (0.38)	1.26 [1.00-1.59]	124 (0.33)	94 (0.26)	0.77 [0.59-1.01]
子宮内膜癌	25 (0.06)	22 (0.05)	0.83 [0.47-1.47]	—	—	—
大腸癌	67 (0.16)	45 (0.10)	0.63 [0.43-0.92]	58 (0.16)	61 (0.17)	1.08 [0.75-1.55]
大腿骨頚部骨折	62 (0.15)	44 (0.10)	0.66 [0.45-0.98]	64 (0.17)	38 (0.11)	0.61 [0.41-0.93]
脊椎圧迫骨折	60 (0.15)	41 (0.09)	0.66 [0.44-0.98]	64 (0.17)	39 (0.11)	0.62 [0.42-0.93]
全死亡	218 (0.53)	231 (0.52)	0.98 [0.82-1.18]	289 (0.78)	291 (0.81)	1.04 [0.88-1.22]

発生数（100人年あたり発生率）とハザード比 [95% CI]

表2　臨床試験（HRT）とコホート研究（OS）での心血管系疾患の発生率比（文献7-9より）

	E+P併用		E単独		HRT 2試験を併合した層別解析a)					
					年齢			閉経後年数		
	E+P試験a) (HRT)	コホート研究b) (OS)	E単独試験a) (HRT)	コホート研究b) (OS)	50代	60代	70代	<10年	10～19年	20年以上
冠動脈疾患	1.21	0.71	0.96	0.68	0.93	0.98	1.26	0.76	1.10	1.28
脳卒中	1.33	0.77	1.37	0.95	1.13	1.50	1.21	1.77	1.23	1.26
静脈血栓塞栓症	2.10	1.06	1.33	0.78	—	—	—	—	—	—

a) プラセボ群に対する実薬群の年齢調整発生率比
b) 非使用群に対する使用群の年齢調整発生率比

③ 食事改善（DM）試験

閉経後女性では，脂肪摂取が多いほど乳癌や大腸癌の発生が多いこと，食物繊維摂取と大腸癌発生には負の関連があることが観察研究で知られていた。また，飽和脂肪酸摂取量と血清低比重リポ蛋白濃度との関連も報告されていたが，飽和脂肪酸摂取量を減らすことが冠動脈疾患を予防するかは不明であった。そこで，閉経後女性の食事を改善することで，乳癌，大腸癌，冠動脈疾患の予防ができるかを検討する臨床試験が計画された。

摂取カロリーの32％以上を脂肪として摂取している閉経後女性48,835人が対象となり，対照群と食事介入群の人数が6：4の比率となるように，無作為に割り付けられた。対照群ではそれまでの食生活を続けることとし，食事介入群では，脂肪エネルギー比率を20％以下とし，1日5サービング以上の果物・野菜，1日6サービング以上の穀類を摂取することが指導された。

2005年3月までの平均8.1年の試験期間中，1,727人で浸潤乳癌が発症した。食事介入群では10,000人年あたり42人と，対照群の45人に比べて9％少ないものであったが，統計学的に有意な減少ではなかった。大腸ポリープの報告が食事介入群で少なかったものの，大腸癌では両群に差はみられなかった。また，冠動脈疾患の発症でも両群で有意な差はみられなかった。なお，主要評価項目ではないが，食事介入群では卵巣癌の発症が有意に少ないことが報告された。

④ カルシウム＋ビタミンD補助（CaD）試験

食事やサプリメントによるカルシウム摂取は，骨粗鬆症の発症リスクを低下させ，骨量を増加させることが示唆され，カルシウム吸収を助けるため，ビタミンDが一緒に摂取されている。しかし，カルシウムとビタミンD（CaD）の摂取が実際に骨折を予防するかは不明であった。そこで，CaDサプリメントが大腿骨頚部骨折（主要評価項目），他の骨折や大腸癌（副次的評価項目）を予防するかを検討する臨床試験が計画された。HRT試験もしくはDM試験に参加している女性のうち36,282人が対象となり，実薬群（カルシウム1,000mg＋ビタミンD_3 400IUを毎日分2）とプラセボ群に無作為に割り付けられた。割付時にCaDサプリメントを既に使用していた女性では，いずれの群でも試験薬剤とともに継続使用が許された。2005年3月の試験終了時に，指示通り試験薬剤を服用していた女性は全体の約75％であった。

平均7年間の試験期間中に発生した大腿骨頚部骨折は，実薬群で10,000人年あたり14人と，プラセボ群の16人と比べて12％少なかった。しかし，この減少は想定より小さなもので，統計学的にも有意ではなかった。他部位も含めた全骨折でも4％の減少と，有意なものではなかった。ただし，試験薬剤をきちんと服用していた対象者に限ると29％の減少，60歳以上の女性に限ると21％の減少と，ある特性をもつ部分集団では大腿骨頚部骨折で統計学的に有意な減少がみられた。一方，大腸癌の発生では実薬群とプラセボ群に違いはなかった。また，実薬群では体重増加が有意に少ないことが報告された[11)]。

⑤ 前方視的コホート研究（OS）

生活保健習慣に長期間介入する大規模臨床試験は，その実施が困難なばかりでなく，特殊な集団を対象にして極めて人工的環境の下で実施される。そのため，現実社会で実際に起きている現象から遊離したものとなる可能性がある。その欠点を補完する研究部分が，介入を一切行わず経過観察した前方視的コホート研究 (observational study；OS) である。高脂肪の食生活ではない女性や，現在 HRT を受けている女性などは，臨床試験対象条件に合わないか，または新たな介入や指導自体が不要となる。そのような一般女性 93,676 人がコホート研究に参加した。実際，前述した HRT 試験での冠動脈疾患増加に対する解釈でも，コホート研究部分の結果が役立っている。年齢や閉経後年数など治療対象者の特性を誤らなければ，期待する結果となりうることを示した。

この研究部分の対象者は，6〜10 年の追跡期間に生活保健習慣や健康に関する調査票に毎年回答し (回答率 94%)，また参加開始 3 年後には検診を受けた。86%の対象者は血液サンプルも提供した。これらの調査から，運動習慣，食生活，マンモグラフィなどの各種がん検診，血圧管理，体重管理，睡眠，非ステロイド性抗炎症薬など，米国の閉経後女性における生活保健習慣の実態や変化が報告された。また，それらの要因と，乳癌や心疾患との関連についての報告もなされている。

⑥ HRT 試験早期中止後の影響

2002 年の早期中止の発表を境に，世界に広く普及していた HRT が急速に衰退した。WHI 研究は，数ある大規模臨床試験の中で最も甚大な社会的影響を与えた一つとされている。発癌リスクに関して，早期中止以降の米国内における乳癌だけでなく 50 歳以降の卵巣癌の年齢調整発症率は明らかな減少を示したが，HRT レジメンや卵巣癌の組織型による発症リスクが異なるため，その解釈は一定していない[12,13]。また，ホルモン製剤の種類，投与法や至適投与量が検討され始めたが，RCT が存在しない。一方，試験中止後 3〜8 年間の追跡調査によって LDL, LDL/HDL 等のバイオマーカーや遺伝子マーカーが見出され，これらを指標にホルモン製剤の種類，投与法，さらに投与量を選択して心血管系リスクを回避した個別化医療が提唱されつつある[14]。

●文献

1) The Women's Health Initiative Study Group：Design of the Women's Health Initiative clinical trial and observational study. Control Clin Trials 19：61-109, 1998 (レベルII) [PMID：9492970]
2) The Women's Health Initiative Study Group：WHI Extension Studies (2005-2010, 2010-2020). https://www.whi.org/SitePages/WHI%20Home.aspx
3) Writing Group for the Women's Health Initiative Investigators：Risks and benefits of estrogen plus progestin in healthy postmenopausal women：principal results from the Women's Health Initiative randomized controlled trial. JAMA 288：321-333, 2002 (レベルII) [PMID：12117397]
4) The Women's Health Initiative Steering Committee：Effects of conjugated equine estrogen in postmenopausal women with hysterectomy. JAMA 291：1701-1712, 2004 (レベルII) [PMID：15082697]
5) Anderson GL, Kooperberg C, Geller N, et al：Monitoring and reporting of the Women's Health Initiative randomized hormone therapy trials. Clin Trials 4：207-217, 2007 (レベルI) [PMID：17715246]
6) Wittes J, Barrett-Connor E, Braunwald E, et al：Monitoring the randomized trials of the Women's Health Initiative：the experience of the Data and Safety Monitoring Board. Clin Trials 4：218-234, 2007 (レベルI) [PMID：17715247]
7) Prentice RL, Langer R, Stefanick ML, et al：Combined postmenopausal hormone therapy and cardiovascular disease：toward resolving the discrepancy between observational studies and the Women's Health Initiative clinical trial. Am J Epidemiol 162：404-414, 2005 (レベルII) [PMID：6033876]
8) Prentice RL, Langer RD, Stefanick ML, et al：Combined analysis of Women's Health Initiative observational and clinical trial data on postmenopausal hormone treatment and cardiovascular disease. Am J Epidemiol 163：589-599, 2006 (レベルII) [PMID：16484450]
9) Rossouw JE, Prentice RL, Manson JE, et al：Postmenopausal hormone therapy and risk of cardiovascular disease by age and years since meno-

第I章 第II章 第III章 第IV章 第V章 第VI章 第VII章 第VIII章 第IX章 付録

pause. JAMA 297：1465-1477, 2007（レベルⅠ）[PMID：17405972]

10) Baber RJ, Panay N, Fenton A：2016 IMS Recommendations on women's midlife health and menopause hormone therapy. Climacteric 19：109-150, 2016（レベルⅣ）[PMID：26872610]

11) Caan B, Neuhouser M, Aragaki A, et al：Calcium plus vitamin D supplementation and the risk of postmenopausal weight gain. Arch Intern Med 167：893-902, 2007（レベルⅡ）[PMID：17502530]

12) Lobo RA：Where are we 10 years after the Women's Health Initiative? J Clin Endocrinol Metab 98：1771-1780, 2013（レベルⅣ）[PMID：23493433]

13) Lee AW, Ness RB, Roman LD, et al：Association between menopausal estrogen-only therapy and ovarian carcinoma risk. Obstet Gynecol 127：828-836, 2016（レベルⅡ）[PMID：27054934]

14) Miller VM, Manson JE：Women's Health Initiative hormone therapy trials：new insights on cardiovascular disease from additional years of follow up. Curr Cardiovasc Risk Rep 7：196-202, 2013（レベルⅠ）[PMID：23682305]

Exercise 77

HRT の使用者において WHI で観察された結果として，正しいものはどれか。1 つ選べ。

a エストロゲン単独は，プラセボ群と比較して乳癌発症リスクが増加する。

b エストロゲン単独は，プラセボ群と比較して大腸癌発症リスクが減少する。

c 黄体ホルモン併用は，プラセボ群と比較して子宮内膜癌発症リスクが減少する。

d エストロゲン単独，黄体ホルモン併用いずれにおいても，骨折リスクが減少する。

e エストロゲン単独，黄体ホルモン併用いずれにおいても，冠動脈疾患発症リスクが増加する。

解答は 537 頁へ

3 MWS (Million Women Study)

CQ 78 MWS とはどのような研究か？

① 研究デザイン

Million Women Study (MWS) は，乳癌，その他関連癌の発生や死亡に対する HRT の影響を明らかにすることを第一の目的とする大規模前方視的コホート研究である。主任研究者はオックスフォード大学 ICRF (Imperial Cancer Research Fund) の癌疫学部門の Valerie Beral 教授であり，同部門が研究事務局でもある。英国内の 66 カ所の乳癌スクリーニングセンターとの共同研究として行われ (Million Women Study Collaborative Group, 1999)，最終的には 126 の倫理審査委員会の承認を得て実施された[1]。MWS は従来の前方視的コホート研究に比べ，追跡期間は 20 年を超え，対象者数も女性のみで 100 万人を超える規模が特徴といえる。

a. 対象集団

研究対象者は乳がん検診 (National Health Service Breast Screening Program：3 年に 1 度のマンモグラフィによる無料のスクリーニング) の対象者である 50〜64 歳の閉経後女性 (平均年齢 56 歳，標準偏差 5 歳) である。1996 年から 2001 年までのリクルート期間に約 130 万人の研究参加者を得ている。これは 1935〜1950 年に出生した英国女性の 4 人に 1 人にあたる。

b. ベースライン調査

MWS では自記式質問紙による郵送調査が行われ，HRT による治療期間と薬剤，出産児数，初産年齢，経口避妊薬の使用歴および子宮摘出術の有無，さらには飲酒，喫煙，肥満 (BMI)，身体活動，食生活などの生活習慣などが主な調査項目である[1]。このベースライン時に癌既往歴がある者は研究対象から除かれるが，悪性黒色腫以外の皮膚癌は除外基準に含めていない。英国で HRT に用いられる薬剤には，エストロゲン単独，エストロゲンと黄体ホルモンの併用，チボロンなどがある。

c. 継続調査

継続調査では，承諾の得られた対象者に数年間隔で調査票を送付し，HRT の変更内容，乳癌等の診断について確認を行っている。これまでの追跡調査は，ベースライン調査から 3 年後，8 年後，12 年後，15 年後に行われている。研究対象者の異動による脱落率は 1.4% (約 2 万人) と報告されている。乳癌発生の同定は，乳癌スクリーニングによる診断ファイルや癌登録データとのレコード・リンケージ，死亡確認は死亡登録 (Office of National Statistics) とのレコード・リンケージによる。なお，研究対象者の有病 (入院) の把握は National Health Service (NHS) の医療記録とのレコード・リンケージによる。

d. 予備的研究

MWS の予備的研究から，MWS の実施は乳癌スクリーニングプログラムにおける受診率に影響を与えないと推測されている[2]。また，ベースラインデータの基本解析から，2 人に 1 人が HRT

を受けたことがわかり，3 人に 1 人が現在も HRT を継続，2 人に 1 人が経口避妊薬を使用，4 人に 1 人が子宮摘出術を受け，11 人に 1 人の近縁者に乳癌患者がいたことが示されている。

スクリーニング後 12 カ月間の乳癌の診断確定をエンドポイントにした場合，マンモグラフィによるスクリーニングの感度と特異度を低下させる要因は，HRT の現在使用，胸部の手術，BMI であり，年齢，乳癌の家族歴，出産児数，経口避妊薬の使用歴，子宮摘出術の既往，運動量，喫煙あるいは飲酒量は影響を及ぼさなかったと報告された[3]。

❷ HRTと乳癌，子宮体癌および卵巣癌との関係

HRT と乳癌，子宮体（内膜）癌および卵巣癌をエンドポイントにした報告の概要を表 1[4-7] に

表 1　MWS の研究結果概要

	乳癌			卵巣癌	
エンドポイント	発生	死亡	発生（更新データ）	発生	死亡
対象者	1,084,110		1,129,025	948,576	
イベント数	9,364	637	15,759	2,273	1,591
平均追跡期間（年）	2.6	4.1	4,050,000（人年）	5.3	6.9
	相対危険度（RR）			相対危険度（RR）	
HRT 非使用（参照群）	1.00	1.00	1.00	1.00	1.00
HRT 過去使用	1.01	1.05	1.08*	0.98	0.97
HRT 現在使用	1.66*	1.22*	1.68*	1.20*	1.23*
エストロゲンのみ	1.30*			1.34*	1.48*
チボロンのみ	1.45*				
エストロゲン・黄体ホルモン併用	2.00*			1.14*	1.15
RR 推定の際の調整要因注)	年齢，閉経後年数，出産歴と初産年齢，乳がん家族歴，BMI，地域，貧困		年齢，居住地，社会経済状態，BMI，閉経年齢，第一子出産年齢，出産数，飲酒	年齢，子宮摘出の有無，居住地，社会経済状態，閉経後年数，出産歴，BMI，飲酒量，経口避妊薬歴	
文献	文献 4		文献 7	文献 6	

	子宮体（内膜）癌	
エンドポイント		発生
対象者		716,738
イベント数		1,320
平均追跡期間（年）		3.4
		相対危険度（RR）
HRT 非使用（参照群）	HRT 非使用（参照群）	1.00
HRT 過去使用	持続的併用（毎日）	0.71*
HRT 現在使用	周期的併用（10〜14 日/月）	1.05
エストロゲンのみ		1.45*
チボロンのみ		1.79*
RR 推定の際の調整要因注)	年齢，閉経後年数，出産歴，経口避妊薬歴，BMI，飲酒量，地域，社会経済状態	
文献	文献 5	

注）相対危険（RR）は年齢，地域，社会経済状態などの要因を考慮して推定されている。したがって研究によって調整に用いた交絡要因は異なる。

*$p<0.05$

示す。

a. 乳癌

HRT の内容 (使用薬剤，使用期間，使用中止後の期間など) は乳癌の発生および死亡 (リスクの増加) に関係している[4]。少なくとも，HRT の現在使用者は非使用者に比べて，乳癌の発生 (相対危険度 RR：1.66) および死亡リスク (RR：1.22) が統計学的に有意に高いが，過去に HRT を使用した者 (5 年後) ではリスク増加はみられない。エストロゲンと黄体ホルモン併用群 (RR：2.00) が他の HRT よりも乳癌発生のリスクが高い (エストロゲン単独：1.30，チボロン：1.45)。HRT は使用期間が長いほど，乳癌発生のリスクが高い (RR：1.38〔エストロゲン群・10 年以上〕，RR：2.31〔黄体ホルモン併用群・10 年以上〕)。なお，HRT の使用薬剤別には乳癌死亡リスクが示されていない。

乳癌発生のリスク増加は乳癌の組織型によって異なることが示されている[8]。英国における白人女性を対象とした MWS では乳管癌が全体の 58%，小葉癌 11%，管状癌 3%，粘液癌 1%，髄様癌 1% などであり，例えば乳管癌増加の RR は，HRT 非使用者を基準とすると，HRT 現在使用者で 1.63，HRT 過去使用者で 1.09 であった。エストロゲン単独でもエストロゲン・黄体ホルモン併用でも，乳癌の組織型にかかわらず，使用期間 (5 年未満，5〜9 年，10 年以上) が長くなるに伴ってリスクが増加している。また，組織型や HRT の使用薬剤にかかわらず，BMI の増加に伴って，HRT が乳癌発生に及ぼす影響がみえにくくなっている。

乳癌発生の更新データから (表 2)，乳癌の発生リスク (相対危険度) が閉経後の HRT の開始時期によって異なることが示されている[7]。HRT 非使用群を基準にすると，閉経後まもなく HRT を開始した群は乳癌の発生リスクが最も高く，エストロゲンと黄体ホルモン併用群は約 2 倍，エストロゲン単独群では約 1.4 倍であった。また閉経後 5 年以上経過してから HRT を開始した群でも，エストロゲンと黄体ホルモン併用群は約 1.5 倍であったが，エストロゲン単独群は約 1 倍で乳癌の発生リスクは増えていなかった。

ヒトではともかく実験動物においては，夜勤・交代制勤務のようにサーカディアンリズムを乱す要因には発癌性が疑われてきた。しかし，MWS を含む 3 つの大規模前方視的コホート研究のメタアナリシスから，20 年以上の夜勤・交代制勤務でも，乳癌発生率にほとんど影響を及ぼさない結果が得られている[9]。

b. 子宮体癌

子宮体癌では，エストロゲンと黄体ホルモンの持続的併用 (毎日) は子宮体癌発生を防ぐ方向に働き (RR：0.71)，エストロゲンと黄体ホルモンの周期的併用 (1 カ月あたり 10〜14 日) は HRT 非

表 2 HRT の使用開始時期と乳癌発生リスクとの関係 (Beral V, et al：J Natl Cancer Inst 103：296-305, 2011 より)

	乳癌の発生リスク* RR (95% CI)	
	閉経後まもなく HRT 開始	閉経後 5 年以上経過してから HRT 開始
エストロゲンのみ	1.43 (1.35-1.51)	1.05 (0.89-1.24)
エストロゲン・黄体ホルモン併用	2.04 (1.95-2.14)	1.53 (1.38-1.51)

*HRT 非使用群を参照群とする。

使用群と有意差がみられず（RR：1.05），エストロゲン単独（RR：1.45）やチボロン（RR：1.79）は子宮体癌発生を促進する結果となっている。持続的併用に利点があるようにみえるが，乳癌発生への影響を考えると併用療法は選択すべきではないと結論付けられた。MWSを含む6つの研究のメタアナリシスでも，持続的併用が子宮体癌の発生を防ぐという統合結果は得られていない[5]。

c. 卵巣癌

閉経後において，過去HRT使用群（使用期間：平均5.6年，標準偏差4.3年）での卵巣癌のリスクは発生も死亡も増加していないが，HRT非使用群に比べてHRTの現在使用群は1.20倍の発生リスク，1.23倍の死亡リスクが報告されている[6]。ただし，HRTの使用薬剤や使用法（経口，経皮）による違いが少なく，卵巣癌の発生はHRT使用者のおよそ2,500人あたり1人，同じく死亡はおよそ3,300人あたり1人と推定されている。

これまでも卵管結紮などの避妊により，卵巣癌の発生リスクは低下することが知られていた。MWSから得られた8,035人（平均追跡期間13.8年）の卵巣癌の発生者において，避妊処置群と非処置群を比較した結果，発生リスクの減少は卵巣癌（上皮性腫瘍）の組織型（漿液性，類内膜，粘液性，明細胞）によって異なることが報告された[10]。すなわち，避妊処置の効果は，漿液性癌の高悪性度の場合，粘液性癌および明細胞癌でみられ，避妊処置のタイミングの影響は小さいとされた。さらに，乳癌，子宮体（内膜）癌，子宮頸癌を含む26の他のがんにおいて，卵巣癌の他に避妊処置と関連したのは，卵管および腹膜（腹腔の内層）の稀ながんのみであった[11]。

❸ 今後への発展的見解

がんや手術の既往，凝血上の問題のない対象者において，ゲル剤や貼付剤を除く経口製剤のHRTでは静脈血栓塞栓症のリスクが増加することや，MPAを含む併用HRTでリスクが最も高くなることが報告されている[12]。

MWSの一部としてthe Disease Susceptibility Studyが計画され，2006年から4万人以上の血液試料が収集されている。目的は遺伝的要因と環境要因（ライフスタイルなど）の相互作用の解明である。2つの研究成果では，遺伝的要因の寄与は2割程度で，これと独立した要因と判断できるライフスタイル（HRTの使用，飲酒，肥満など）が予防可能な乳癌リスクとしている[13,14]。

これまで女性において明確に示されていなかった研究成果として，喫煙者は非喫煙者の3倍も早世しやすく，平均11年も寿命が短くなり，禁煙を開始する年齢が60代であっても死亡リスクが低下し，50代，40代，そして30代と禁煙が早いほどその効果が大きいことが報告されている[15]。加えて，非喫煙者の肺がん（主として腺癌）の罹患リスクは，高身長，非白人，要治療の喘息であり，食事（肉，魚，果物，野菜，食物繊維），間接喫煙，HRT，およびその他の社会人口学的要因には統計学的な関連が認められなかった[16]。

最近，MWSのコホート・プロファイルの報告により[17]，健康に及ぼす悪影響として，特にHRTによる乳癌リスク，喫煙による死亡リスクは，女性自ら取り除ける原因と結論されている。これまで観察人年やサンプルサイズが十分でないために結論保留となっていた健康影響が解き明かされ，今後のMWSとMWSを中核としたメタアナリシスにより，新たな知見が蓄積されると思われる。

●文献

1）The Million Women Study Collaborative Group：The Million Women Study：design and characteristics of the study population. Breast Cancer Res 1：73-80, 1999（レベルⅢ）[PMID：11056681]
2）Banks E, Richardson A, Beral V, et al：Effect on attendance at breast cancer screening of adding a self administered questionnaire to the usual invitation to breast screening in southern England. J Epidemiol Commun Health 52：116-119, 1998（レベルⅢ）[PMID：9578859]
3）Banks E, Reeves G, Beral V, et al：Influence of personal characteristics of individual women on sensitivity and specificity of mammography in the Million Women Study：cohort study. BMJ 329：477, 2004（レベルⅢ）[PMID：15331472]
4）Million Women Study Collaborators：Breast cancer and hormone-replacement therapy in the Million Women Study. Lancet 362：419-427, 2003（レベルⅢ）[PMID：12927427]
5）Million Women Study Collaborators：Endometrial cancer and hormone-replacement therapy in the Million Women Study. Lancet 365：1543-1551, 2005（レベルⅡ）[PMID：15866308]
6）Million Women Study Collaborators：Ovarian cancer and hormone replacement therapy in the Million Women Study. Lancet 369：1703-1710, 2007（レベルⅡ）[PMID：17512855]
7）Beral V, Reeves G, Bull D, et al；The Million Women Study Collaborators：Breast cancer risk in relation to the interval between menopause and starting hormone therapy. J Natl Cancer Inst 103：296-305, 2011（レベルⅢ）[PMID：21278356]
8）Million Women Study Collaborators：Hormonal therapy for menopause and breast-cancer risk by histological type：a cohort study and meta-analysis. Lancet Oncol 7：910-918, 2006（レベルⅡ）[PMID：17081916]
9）Travis RC, Balkwill A, Fensom GK, et al；Night Shift Work and Breast Cancer Incidence：Three Prospective Studies and Meta-analysis of Published Studies. J Natl Cancer Inst 108：djw169, 2016（レベルⅡ）[PMID：27758828]
10）Gaitskell K, Green J, Pirie K, et al：Tubal ligation and ovarian cancer risk in a large cohort：Substantial variation by histological type. Int J Cancer 138：1076-1084, 2016（レベルⅢ）[PMID：26378908]
11）Gaitskell K, Coffey K, Green J, et al：Tubal ligation and incidence of 26 site-specific cancers in the Million Women Study. Br J Cancer 114：1033-1037, 2016（レベルⅢ）[PMID：27115569]
12）Sweetland S, Beral V, Balkwill A, et al；Million Women Study Collaborators：Venous thromboembolism risk in relation to use of different types of postmenopausal hormone therapy in a large prospective study. J Thromb Haemost 10：2277-2286, 2012（レベルⅢ）[PMID：22963114]
13）Travis RC, Reeves GK, Green J, et al；Million Women Study Collaborators：Gene-environment interactions in 7,610 women with breast cancer：prospective evidence from the Million Women Study. Lancet 375：2143-2151, 2010（レベルⅢ）[PMID：20605201]
14）Reeves GK, Pirie K, Green J, et al；Million Women Study Collaborators：Comparison of the effects of genetic and environmental risk factors on in situ and invasive ductal breast cancer. Int J Cancer 131：930-937, 2012（レベルⅢ）[PMID：21952983]
15）Pirie K, Peto R, Reeves GK, et al；Million Women Study Collaborators：The 21st century hazards of smoking and benefits of stopping：a prospective study of one million women in the UK. Lancet 381：133-141, 2013（レベルⅢ）[PMID：23107252]
16）Pirie K, Peto R, Green J, et al；Million Women Study Collaborators：Lung cancer in never-smokers. Int J Canver 139：347-354, 2016（レベルⅢ）[PMID：23107252]
17）Green J, Reeves GK, Floud S, et al：Million Women Study Collaborators. Cohort Profile：the Million Women Study. Int J Epidemiol doi：10.1093/ije/dyy065, 2018（レベルⅡ）[PMID：29873753]

Exercise 78

MWS について，正しいものはどれか。1 つ選べ。

a　HRT の使用期間は子宮体癌の発生頻度を高めなかった。
b　HRT の使用方法（使用薬剤）は卵巣癌の発生頻度と関連がみられた。
c　HRT の使用期間は乳癌の発生頻度を高めなかった。
d　HRT の使用方法（使用薬剤）は乳癌の発生頻度と関連がみられた。
e　HRT の開始時期と乳癌の発生頻度とは関連がなかった。

解答は 537 頁へ

4 JNHS (Japan Nurses' Health Study)

CQ 79 JNHSとはどのような研究か？

① はじめに

「女性の生活習慣と健康に関する疫学研究（日本ナースヘルス研究，Japan Nurses' Health Study；JNHS)」は，わが国の女性看護職を対象とした前方視的コホート研究である。米国のNHSをモデルとし，女性の生活習慣・保健医療習慣と各種疾患との関連を調べることを目的として2001年末に開始された。ベースライン調査およびコホート新規登録は2007年春に終了した。前方視的コホート研究の対象者では，登録後20年間以上のフォローアップを予定しており，現在，継続調査および各種の妥当性確認研究が進行している。本項ではJNHSの研究デザイン，ベースライン調査やその後の継続調査から判明した，日本女性における閉経の状況，ホルモン補充療法（HRT）使用状況，疾患既往状況，また，ライフコース疫学的分析や生体試料調査について述べる。

② 研究デザイン[1)]

JNHSは前方視的コホート研究であるため，ベースライン調査で把握した曝露要因と，継続調査で把握する疾病の罹患・死亡との時間的前後関係を正しく評価することができる。RCTと異なり，ヘルスケアの利用を研究者が意図的に操作して比較することができないため，コホート研究では，リスク要因間の関連から生じる見かけ上の影響の歪み（交絡）に注意して，データ解析を行わなくてはならない。しかし一方で，意図的操作がないため，現実社会で起きているヘルスケアの健康への影響をそのまま観察できる利点をもつ。これをリアルワールド・エビデンスという。また，前方視的コホート研究では，1つの研究で多くの曝露要因を評価することができ，研究の遂行が他試験の結果に影響を受けるといったこともない。

a. 対象集団

全国47都道府県の30歳以上（2005年4月以降は25歳以上）の女性看護職有資格者（看護師，准看護師，保健師，助産師）を対象集団とした。2001年10月～2007年3月に，日本女性医学学会，日本看護協会，都道府県看護協会などの協力を得て，第1次～第5次の研究参加者募集が行われた。合計49,927人がベースライン調査に回答し，うち15,019人が継続調査に参加している。

b. ベースライン調査

ベースライン調査は自記式調査票で行われた。質問項目の概要は以下のとおりである。

対象者の背景：年齢，学歴，職域，婚姻状況，家族歴など

生活習慣：喫煙歴，食事，飲酒，運動など

身体状況：身長，体重，ウエスト周囲長，ヒップ周囲長，血圧，血糖値，血中脂質濃度など

検診受診歴：子宮がん検診，マンモグラフィ受診歴など

生殖機能関連既往歴：初経年齢，妊娠・出産歴，妊娠中毒症歴，月経の有無，閉経年齢など

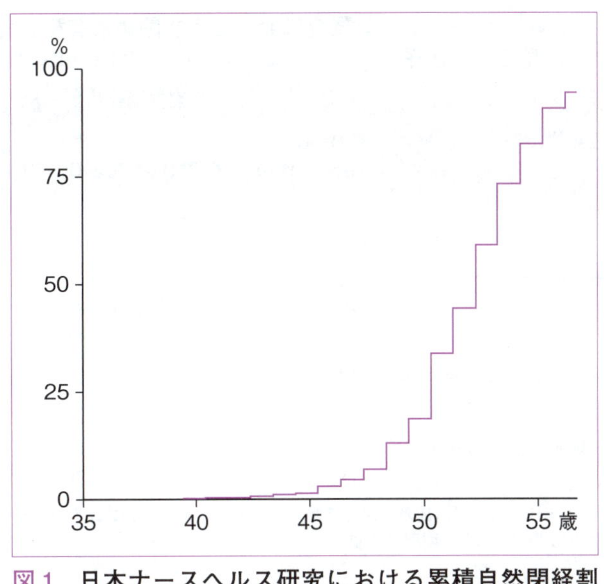

図 1 日本ナースヘルス研究における累積自然閉経割合 (Yasui T, et al：Maturitas 69：279-283, 2011 を改変)

医薬品使用歴：女性ホルモン剤，降圧薬，骨粗鬆症治療薬など

疾患の既往：高血圧症，糖尿病，脂質異常症，心筋梗塞，狭心症，脳卒中，子宮内膜症，子宮筋腫，子宮頸癌，子宮内膜癌，卵巣癌，乳癌，骨粗鬆症など

先行するコホート研究と比較して，リプロダクティブ・ヘルスに関する項目，女性ホルモン剤使用状況に関する質問項目が多いことが特徴である。特に女性ホルモン剤の使用に関する質問では，HRT とそれ以外の使用を明確に分け，使用薬剤を写真付きリストから選ぶ方法を採用することで正確な情報の把握を図っている。ベースライン調査の横断的分析の結果として，初経年齢の年代変化[2)]，閉経年齢に影響を与える要因[3,4)]，閉経年齢と高コレステロール血症・高血圧症・糖尿病との関連[5)]，喫煙習慣と生殖機能関連事項[6)] などについて報告がなされている。

c. 継続調査

継続調査参加同意者に対しては 2 年に 1 回の継続調査を行っている。調査内容は，過去 2 年間の生活習慣および疾患診断の有無などである。

③ 自然閉経年齢と関連する因子[4)]

JNHS ベースライン調査における 40 歳以上の参加者を対象にして Kaplan-Meier 法によって累積自然閉経割合を推定した (図 1)。その結果，自然閉経年齢の中央値は 52.1 歳，第 1 四分位数～第 3 四分位数は 50.3～53.8 歳と，多くの女性は 50 代前半に最終月経を迎えていた。また，自然閉経が早いことに関連する因子として，喫煙習慣，低 BMI，18～22 歳時の月経周期が規則的，片側卵巣摘出術の既往歴を有するといった因子が見出された (表 1)。

④ ベースライン調査における HRT 使用状況[7, 8)]

2001～2004 年に行われた JNHS の第 1 次～第 3 次募集のベースライン調査に回答した 45～64 歳

表1 JNHSベースライン調査において自然閉経と有意な関連が見られた因子 (Yasui T, et al : Maturitas 72 : 249-255, 2012)

		多変数調整ハザード比*
出生年代	<1950 1950-1959	1.00 0.818 (0.762-0.879)
喫煙歴	なし あり	1.00 1.20 (1.12-1.29)
BMI (kg/m²)	<18.5 18.5-24.9 25.0+	1.00 0.766 (0.668-0.879) 0.694 (0.597-0.807)
18〜22歳の時の月経周期	定期的 不規則	1.00 0.778 (0.722-0.839)
片側卵巣摘出術の既往	なし あり	1.00 1.40 (1.22-1.60)

*：出生年代，喫煙歴，BMI，初経年齢，出産回数，月経周期の定期性，片側卵巣摘出既往，OC使用歴で調整

表2 JNHSベースライン調査 (2001〜2004年) における年齢階級別HRT使用状況

	閉経前後問わず			閉経後のみ		
年齢階級	対象者数	HRT使用経験者(%)	HRT現在使用者(%)	対象者数	HRT使用経験者(%)	HRT現在使用者(%)
45〜49歳	7,572	4.7%	2.1%	1,000	17.8%	9.8%
50〜54歳	5,542	9.5%	4.3%	3,060	12.2%	5.5%
55〜59歳	2,018	12.0%	4.5%	1,811	11.7%	4.5%
60〜64歳	309	10.4%	3.6%	286	10.5%	3.5%
計	15,441	7.5%	3.2%	6,157	12.9%	5.8%

女性において，HRT使用経験者 (調査時の現在使用者＋過去使用者) の割合は8%，現在使用者の割合は3%であった (表2)。閉経後女性に限ると13%が使用経験者，6%が現在使用者であった。米国のNHSでは1976年のベースライン調査の時点で，30〜55歳の閉経後女性のうち約半数が使用経験者であった[9]。また，欧州の共同調査では1993〜1996年の時点で，50〜64歳の女性のうち使用経験者はドイツの2都市で50%強，英国の2都市で40%強，デンマークで45%，オランダで26%，参加した国の中で最も低かったギリシャでも約7%であった[10]。調査実施年に違いはあるが，わが国におけるHRT使用は多くの欧米諸国に比べて少ないものであった。

2002年7月，WHI研究のRCTにおいて，エストロゲン・黄体ホルモン併用試験が中間解析の結果に基づいて中止となったことが報告され[11]，HRTの使用者の多い欧米諸国では，この報告後の使用者の減少が報告された[12,13]。これに対して，JNHSの第1次募集 (2001〜2002年) と第2次・第3次募集 (2003〜2004年) との比較では，HRT現在使用者割合に有意な変化はみられなかった[7]。また，JNHS継続調査において，コホート登録8年後で閉経後であった女性5,691人を解析対象として，継続観察8年間のHRT使用状況を中間的に分析した[8]。その結果，継続観察8年間でHRTを使用した女性は10.7%，登録前 (ベースライン調査前) のみに使用していた過去使用者も

加えたHRT使用経験者は14.6%であった。現在，JNHS研究班では，登録後10年間の継続観察でのHRT使用状況の詳細，およびHRT使用と循環器疾患・悪性腫瘍・骨粗鬆症の発症との関連を検討している。

⑤ ベースライン調査における疾患既往状況[14,15]

第1次～第3次募集のベースライン調査回答者において，既往ありと答えた疾患（回答者の比率）は，子宮筋腫（10%），高コレステロール血症（8%），子宮内膜症（5%），高血圧症（5%），甲状腺疾患（4%），良性乳腺腫瘍（3%），肝炎（3%）などであった[14]。また，発症時年齢の情報から，各疾患の罹患ピーク時年齢を算出して，若年時に好発する疾患（罹患ピーク年齢<45歳）と周閉経期以降の後年に好発する疾患に分類した。そして，若年時好発疾患と後年好発疾患の間の既往併存状況を分析した[15]。例えば，若年時好発疾患の子宮内膜症では，その既往歴を有する女性では，卵巣癌（3.7倍），子宮体癌（2.4倍），脳梗塞（2.1倍），一過性脳虚血（1.9倍）など，後年好発疾患の既往歴を有している女性が多かった。これら提示された関連性の仮説は，前方視的観察研究において検証されなくてはならない。

⑥ ライフコース疫学的分析[16-18]

ベースライン調査データのライフコース疫学的な分析として，妊娠高血圧症候群（HDP）の既往と高血圧症・高コレステロール血症・糖尿病の関連の検討がなされた[16]。まず，HDPの母娘間の発症リスクをみたところ，母親にHDP既往があるとその娘のHDP発症リスクは2.7倍（95% CI 2.1-3.5）になっていた。また，HDP既往がない女性に比べて，HDP既往をもつ女性での高血圧症の発症リスクは2.9倍（95% CI 2.5-3.1）に，高コレステロール血症の発症リスクは1.5倍（95% CI 1.3-1.7）に，糖尿病の発症リスクは1.5倍（95% CI 1.1-2.1）に増加していた。HDPの既往は，これら生活習慣病の危険因子の一つとなっていることが示唆された。また，出生時体重が小さい女性では，たとえ現体重が標準的であっても，成人期での糖尿病発症リスクが高いこと[17]，思春期のやせ体型と肥満体型は，ともに成人期の糖尿病発症の危険因子となることが[18]，ライフコース疫学的分析の結果として報告された。

⑥ JNHS生体試料測定委員会

JNHS研究班には生体試料測定委員会が設置されている。JNHS継続調査参加者から応募があった4,472人の尿が採取され，尿中のイソフラボン濃度や女性ホルモン濃度の測定が行われた。その結果，わが国におけるエクオール産生能の有無を判断する最適カットオフ値の報告がなされ[19]，また，閉経後女性のうち，尿中イソフラボンレベルが高い女性では，尿中E_1，E_2レベルが高いことが報告された[20]。

●文献

1) Hayashi K, Mizunuma H, Fujita T, et al：Design of the Japan Nurses' Health Study：a prospective occupational cohort study of women's health in Japan. Ind Health 45：679-686, 2007（レベルⅢ）[PMID：18057811]

2) Hosokawa M, Imazeki S, Mizunuma H, et al：Secular trends in age at menarche and time to establish regular menstrual cycling in Japanese women

born between 1930 and 1985. BMC Women's Health 12：19, 2012（レベルⅣ）[PMID：22800445]
3) Yasui T, Hayashi K, Mizunuma H, et al：Association of endometriosis-related infertility with age at menopause. Maturitas 69：279-283, 2011（レベルⅣ）[PMID：21605953]
4) Yasui T, Hayashi K, Mizunuma H, et al：Factors associated with premature ovarian failure, early menopause and earlier onset of menopause in Japanese Women. Maturitas 72：249-255, 2012（レベルⅣ）[PMID：22572589]
5) Lee JS, Hayashi K, Mishra G, et al：Independent association between age at menopause and hypercholesterolemia, hypertension and diabetes mellitus：Japan Nurses' Health Study. J Atheroscler Thromb 20：161-169, 2013（レベルⅣ）[PMID：23079582]
6) Miyazaki Y, Hayashi K, Mizunuma H, et al：Smoking habits in relation to reproductive events among Japanese women：findings of the Japanese Nurses' Health Study. Prev Med 57：729-731, 2013（レベルⅣ）[PMID：23933225]
7) 林 邦彦：全国看護婦コホートにおける女性の生活習慣と健康に関する経時的観察調査．平成14年度～17年度科学研究費補助金（基盤研究B）研究成果報告書．2006（レベルⅣ）
8) 井手野由季，林 邦彦．我が国の自然閉経女性におけるホルモン補充療法利用者の特性．第24回日本薬剤疫学会学術総会（仙台）．第24回日本薬剤疫学会学術総会抄録集：150-151，2018（レベルⅢ）
9) Buring JE, Hennekens CH, Lipnick RJ, et al：A prospective cohort study of postmenopausal hormone use and risk of breast cancer in US women. Am J Epidemiol 125：939-947, 1987（レベルⅢ）[PMID：3578252]
10) Banks E, Barnes I, Baker K, et al：Use of hormonal therapy for menopause in nine European countries. IARC Sci Publ 156：301-303, 2002（レベルⅣ）[PMID：12484192]
11) Rossouw JE, Anderson GL, Prentice RL, et al；Writing Group for the Women's Health Initiative Investigators：Risks and benefits of estrogen plus progestin in healthy postmenopausal women：principal results from the Women's Health Initiative randomized controlled trial. JAMA 288：321-333, 2002（レベルⅡ）[PMID：12117397]
12) Hillman JJ, Zuckerman IH, Lee E：The impact of the Women's Health Initiative on hormone replacement therapy in a Medicaid program. J Womens Health (Larchmt) 13：986-992, 2004（レベルⅢ）[PMID：15665655]
13) Ness J, Aronow WS, Newkirk E, et al：Use of hormone replacement therapy by postmenopausal women after publication of the Women's Health Initiative Trial. J Gerontol A Biol Sci Med Sci 60：460-462, 2005（レベルⅢ）[PMID：15933383]
14) Fujita T, Hayashi K, Katanoda K, et al：Prevalence of diseases and statistical power of the Japan Nurses' Health Study. Ind Health 45：687-694, 2007（レベルⅣ）[PMID：18057812]
15) Nagai K, Hayashi K, Yasui T, et al：Disease history and risk of comorbidity in the women's life course：a comprehensive analysis of the Japan Nurses' Health Study baseline survey. BMJ Open 5：e006360, 2015（レベルⅣ）[PMID：25762230]
16) Kurabayashi T, Mizunuma H, Kubota T, et al：Pregnancy-induced hypertension is associated with maternal history and a risk of cardiovascular disease in later life：Japanese cross-sectional study. Maturitas 75：227-231, 2013（レベルⅣ）[PMID：23664317]
17) Katanoda K, Noda M, Goto A, et al：Impact of birth weight on adult-onset diabetes mellitus in relation to current body mass index：The Japan Nurses' Health Study. J Epidemiol 27：428-434, 2017（レベルⅣ）[PMID：28645520]
18) Katanoda K, Noda M, Goto A, et al：Being underweight in adolescence is independently associated with adult-onset diabetes among women：The Japan Nurses' Health Study. J Diabetes Investig 10：827-836, 2019（レベルⅣ）[PMID：30290067]
19) Ideno Y, Hayashi K, Nakajima-Shimada J, et al：Optimal cut-off value for equol-producing status in women：The Japan Nurses' Health Study urinary isoflavone concentration survey. PLoS One 13：e0201318, 2018（レベルⅣ）[PMID：30048499]
20) Yasui T, Ideno Y, Onizuka Y, et al：The association of urinary estrogen levels with urinary isoflavone levels：Difference between premenopausal women and postmenopausal women. Maturitas 121：41-47, 2019（レベルⅣ）[PMID：30704564]

Exercise 79

自然閉経が早いことに関連する因子として JNHS 研究が報告した因子はどれか。1 つ選べ。

a 片側卵巣摘出術の既往がないこと

b 喫煙習慣があること

c 肥満であること

d 18〜22 歳時の月経周期が不規則であったこと

e 出産回数が多いこと

解答は 537 頁へ

5 KEEPS (Kronos Early Estrogen Prevention Study)

CQ 80 KEEPSとはどのような研究か？

❶ はじめに

ホルモン補充療法（HRT）は，それまでの大規模なコホート研究や後方視的研究などの観察研究の結果から，心血管系疾患に対して予防効果があると考えられていた。しかし，2002年に報告された大規模多施設共同無作為化二重盲検プラセボ対照試験であるWHI試験では，HRTの心血管系疾患の一次予防効果は認められなかった。また，同時に乳癌や血栓症の発症リスクも報告されたため，本来ならば更年期症状や骨粗鬆症予防のためにHRTを必要とする症例にも処方されない事態となった。このような経緯から，それまでの観察研究とWHI試験の結果の矛盾を解明するためWHIデータのさらなる分析が行われた。それらの結果から，観察研究では更年期症状の治療のために閉経後早期の比較的若年期からHRTを開始していたのに比し，WHI試験の参加者は平均年齢が60歳以上の高齢者であり，また，使用された経口CEEの様々な凝固能への影響が，高齢であるが故の動脈硬化リスクを増大させたためと考えられるようになった。このためHRTを閉経後の早期から開始すれば心血管系疾患発症を予防できるのではないかという，いわゆるタイミング仮説が提唱された。KEEPSは，タイミング仮説を検証するために計画された，前方視的RCTである。この研究は，Kronos Longevity Research Instituteから資金提供され，製薬会社から薬物の無償提供を受けて行われた[1]。

❷ 研究デザイン

KEEPSは，経口または経皮HRTの閉経後早期の投与開始による動脈硬化症への予防効果を評価するための無作為化二重盲検プラセボ対照試験としてデザインされた。対象は閉経後まもない比較的若年の女性727人であり，一次エンドポイントは当時心血管系の動脈硬化の程度を反映するとされていた総頸動脈内膜中膜複合体厚（carotid artery intima-media thickness；CIMT）の変化を，二次エンドポイントは虚血性冠動脈疾患の予後予測に有用とされていた冠動脈カルシウム蓄積量（coronary artery calcium；CAC）をAgatston法によって点数化したCACスコアを設定した。48カ月を観察期間とし，有害事象の有無と薬剤使用状況を90日ごとに確認し，また，CIMTの測定を年1回行った。

対象集団

年齢および閉経からの年数は，一般にHRTを開始する時期と類似するように設定された。このため42～58歳の女性で，閉経から3年以内で，血清FSHレベルが35IU/L以上，エストラジオール（E_2）レベルが40pg/mL未満，またはその両方であったものを対象とした。1年以内に，子宮頸部細胞診およびマンモグラフィに異常がないことも条件とされた。また，既に心血管系疾患を有する女性へのHRTは有害であるとされていたため，心血管系疾患のリスクがある人を対象から厳しく除外した。心筋梗塞，狭心症，虚血性心不全，脳卒中，一過性脳虚血発作，または血栓塞栓症を含む心血管系疾患の病歴を有する女性は除外された。また，既往者だけでなく，心血管系疾患のリスク保持者を排除するため大量喫煙（10本/日以上），病的肥満（BMI>35），脂質異常症（LDLコレステロール190mg/dL以上，トリグリセリド400mg/dL以上），高血圧症（収縮期血圧150mmHg以上および/または拡張期血圧95mmHg以上），および空腹時血糖値126mg/dL以上の症例も除外された。さらに，すべての被験者のCACを測定し，無症候性の冠動脈疾患のリスクとなるスコア50U以上の女性を除外した。

使用薬剤

経口CEE 0.45mg/日，または経皮E_2（17β-エストラジオール）50μg/日，およびプラセボ群に振り分けられた。エストロゲン投与群には，毎月1〜12日目に，微粒子化プロゲステロン200mg/日も併用投与された。骨量減少を予防し更年期症状を軽減し，かつ，同時に有害事象の発生リスクを最小限にするためWHI試験（経口CEE 0.625mg/日）よりも低用量にエストロゲン投与量が設定された。

評価項目

一次エンドポイントとして，高解像度超音波検査装置により測定されたCIMTを，二次エンドポイントとして，高速軸方向断層撮影による単純胸部CT画像から定量化したCACスコアを評価した。更年期症状（排尿障害，ほてり，寝汗，不眠症，動悸，うつ病，腟乾燥，気分変動）をアンケートなどで用いられる心理検査尺度の一つであるリッカート尺度で評価した。

その他に心血管系疾患のリスクと関連が考えられる収縮期および拡張期血圧と生化学的項目として，血清HDL-C，LDL-Cおよびトリグリセリド値，インターロイキン6，高感度CRP，性ホルモン結合グロブリンを測定し，評価した。また，空腹時血糖値とインスリン濃度からインスリン抵抗性の程度を示すとされるHOMA-IR指数を算出した。

③ 結果

参加者ベースライン

経口CEE群が230人（31.6%），経皮E_2群が222人（30.5%），およびプラセボ群が275人（37.8%）の計727人が無作為に3群に割り当てられた。平均年齢は52.7歳（42〜58歳）であり，閉経後の平均年数は1.4年（0.5〜3.0年）であった。 また，参加者の77%が白人であり，72%が大学の学位以上の学歴があり，62%が年収6万ドルを超えていた。

血管画像検査

一時エンドポイントであるCIMTの測定値は，4年間の調査期間中，3群間すべてで平均0.0076mm/年の平均速度で同様に増加し，各群間に有意差はなかった（図1）。二次エンドポイントであるCACスコアは，経口CEE群が17.4%，経皮E_2群が18.9%，およびプラセボ群が21.0%とそれぞれ増加したが，各群間に有意差はなかった（表1）。

心血管系疾患の危険因子

プラセボ群に比して，経口CEE群ではLDL-C値は減少し，HDL-C，CRPは増加した。経皮E_2群ではインスリンレベルならびにHOMA-IR指数は減少した。血圧およびインターロイキン6値において，各群間に有意差はなかった（表2）。

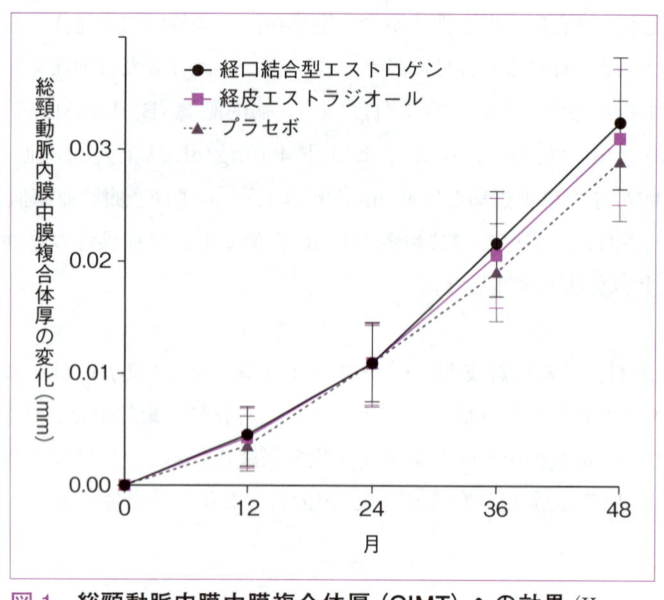

図 1 **総頸動脈内膜中膜複合体厚 (CIMT) への効果** (Harman SM, et al：Ann Intern Med 161：249-260, 2014 より)

表 1 **CAC スコアの変化** (Harman SM, et al：Ann Intern Med 161：249-260, 2014 より一部改編)

治療	参加者数およびCACスコア上昇率 (%)	プラセボに対するリスク差 (95% CI)	p 値
プラセボ	217 (21.0)	-	
経口CEE	181 (17.4)	-3.6 (-11.4 to 4.1)	0.36
経皮E_2	172 (18.9)	-2.1 (-10.0 to 5.7)	0.59

更年期症状

ベースライン時には，全員の43.7%が中等度以上のホットフラッシュを自覚していたが，6カ月時点では，プラセボ群で28.3%，経口CEE群で4.2%，経皮E_2群で7.4%に症状発現を認め，プラセボ群とエストロゲン群との間に有意差を認めた。観察全期間でプラセボ群は，エストロゲン群よりも多くの症状発現を認めた。しかし，観察終了の48カ月の時点ではプラセボ群と比して経口CEE群は有意に症状発現が低下していたが，経皮E_2群では有意差はなかった。

有害事象

エストロゲン群では48%に発疹 (15.0%) や頭痛 (10.9%) などの軽微な有害事象を認めたが，プラセボ群との間に有意差はなかった。乳癌などの悪性腫瘍や，脳梗塞，心筋梗塞などの重度な有害事象はごくわずかであり，プラセボ群との間に有意差はなかった。

④ その他の研究結果

KEEPSでは動脈硬化症への予防効果を目的とした研究だけではなく，いくつかの附随研究も行われた。

表2 エストロゲン製剤による心血管系疾患の危険因子への影響 (Harman SM, et al：Ann Intern Med 161：249-260, 2014 より作成)

因子	経口 CEE	経皮 E_2
収縮期血圧	影響なし	影響なし
拡張期血圧	影響なし	影響なし
LDL コレステロール	有益	影響なし
トリグリセリド	有害	影響なし
HDL コレステロール	有益	影響なし
空腹時血糖	影響なし	有益
HOMA-IR（インスリン抵抗性）	影響なし	有益
IL-6	影響なし	影響なし
CRP	有害	影響なし

骨密度

プラセボ群（31例），経口 CEE 群（20例），および経皮 E_2 群（25例）と小規模研究であるが，橈骨遠位端の骨密度計測を行い，プラセボ群では骨密度が減少し，骨微細構造も悪化したが，エストロゲン群ではこれらの変化を予防した[2)]。

認知機能，気分障害

HRT は，65歳以上の女性では認知機能低下のリスクを高めるとされているが，閉経直後の女性を対象にした KEEPS では経口でも経皮でもエストロゲン群は認知機能に影響を与えなかった。気分障害に関しては経口 CEE 群では中程度の改善効果が認められたが，経皮 E_2 群では認められなかった[3)]。

更年期症状

従来よりも低用量の経口または経皮エストロゲンで，ホットフラッシュや寝汗が著明に減少し，48カ月の投与期間中，効果は持続した。不眠症は，エストロゲン群で有意に改善した[4,5)]。

皮膚のしわ

皮膚のしわを顔面および頚部の11カ所で評価し，皮膚の硬さを額および頬で評価した結果，エストロゲン群とプラセボ群との間に有意差はなかった。皮膚のしわ，および硬さは主に人種/民族性の影響が大きいという結果であった[6)]。

性機能

女性の性機能（性的欲求，オーガズム，満足度，疼痛など）は評価表を用いて検討された。経皮 E_2 群では性機能がやや改善したが，経口 CEE 群ではプラセボ群との間に有意差はなかった[7)]。

フォローアップ研究

HRT の中止による動脈硬化症への影響は，ほとんど知られていない。このためメイヨークリニックから KEEPS に参加したサブグループを対象に，KEEPS での治療後3年間の CIMT の変化を評価した。結果として，CIMT は治療中4年間と治療後3年間の計7年間の全期間にわたってすべての群で増加し，群間の差はなかった。CIMT への影響は治療内容ではなく，年齢と閉経のタイミングが関与したことが示唆された。また，この結果は，4 年間の低用量の HRT を中止してもその後の CIMT にリバウンド効果がないことも示唆された[8]。

5 まとめ

高齢で閉経後年数を経た女性を対象とした WHI 試験とは異なり，KEEPS は心血管系疾患のリスクがほとんどない，健康でかつ閉経直後の比較的若年の女性を対象とした RCT である。WHI 試験よりも低用量の HRT レジメンであったが，LDL-C やインスリン抵抗性などの心血管危険因子を有利に変化させた。しかし，これらの好ましい結果にもかかわらず，CIMT や CAC で評価される動脈硬化の予防に対しては影響を及ぼさず，タイミング仮説を裏付ける結果とはならなかった。この理由として，心血管疾患発症リスクの低い参加者を厳格に選択したことと，確実な臨床データを得るには観察期間と研究規模のサイズが小さすぎることが考えられた。しかし，低用量であっても HRT の更年期症状や性機能，骨密度への改善効果を認め，経口 CEE では不安症状の改善を，経皮 E_2 ではインスリン抵抗性の改善を認め，低用量での有用性と投与経路の違いによる特性も示された。また，WHI 試験の結果とは対照的に，認知機能に対して有害ではなく，乳癌などの悪性腫瘍のリスクを高めないことも示された。評価の解釈に制限はあるが，KEEPS の研究結果から健康な閉経後早期の女性に対する HRT の安全性と効果を再認識できた。

●文献

1) Harman SM, Black DM, Naftolin F, et al：Arterial imaging outcomes and cardiovascular risk factors in recently menopausal women：A randomized trial. Ann Intern Med 161：249-260, 2014（レベルⅡ）[PMID：25069991]
2) Farr JN, Khosla S, Miyabara Y, et al：Effects of estrogen with micronized progesterone on cortical and trabecular bone mass and microstructure in recently postmenopausal women. J Clin Endocrinol Metab 98：249-257, 2013（レベルⅡ）[PMID：23322818]
3) Gleason CE, Dowling NM, Wharton W, et al：Effects of Hormone Therapy on Cognition and Mood in Recently Postmenopausal Women：Findings from the Randomized, Controlled KEEPS-Cognitive and Affective Study. PLoS Med 12：1-25, 2015（レベルⅡ）[PMID：26035291]
4) Santoro N, Allshouse A, Neal-Perry G, et al：Longitudinal changes in menopausal symptoms comparing women randomized to low-dose oral conjugated estrogens or transdermal estradiol plus micronized progesterone versus placebo：The kronos early estrogen prevention study. Menopause 24：238-246, 2017（レベルⅡ）[PMID：27779568]
5) Cintron D, Lahr BD, Bailey K, et al：Effects of oral versus transdermal menopausal hormone treatments on self-reported sleep domains and their association with vasomotor symptoms in recently menopausal women enrolled in the Kronos Early Estrogen Prevention Study（KEEPS）. Menopause 25：145-153, 2018（レベルⅡ）[PMID：28832429]
6) Owen CM, Pal L, Mumford SL, et al：Effects of hormones on skin wrinkles and rigidity vary by race/ethnicity：four-year follow-up from the ancillary skin study of the Kronos Early Estrogen Prevention Study. Fertil Steril 106：1170-1175, 2016（レベルⅡ）[PMID：27393520]
7) Taylor HS, Tal A, Pal L, et al：Effects of oral vs transdermal estrogen therapy on sexual function in early postmenopause：Ancillary study of the Kronos Early Estrogen Prevention Study（KEEPS）. JAMA Intern Med 177：1471-479, 2017（レベルⅡ）[PMID：28846767]
8) Miller VM, Hodis HN, Lahr BD, et al：Changes in carotid artery intima-media thickness 3 years after cessation of menopausal hormone therapy. Menopause 26：1, 2018（レベルⅡ）

Exercise 80

KEEPS 試験について，正しいものはどれか。1 つ選べ。

a 多施設共同の大規模コホート研究である。
b 一次評価項目は虚血性心疾患の発生率である。
c エストロゲン投与により乳癌発症リスクが増大した。
d エストロゲン投与により心血管系疾患の予防効果が認められた。
e エストロゲン投与によるホットフラッシュの改善効果を認めた。

解答は 537 頁へ

6 ELITE (Early versus Late Intervention Trial with Estradiol)

CQ 81 ELITEとはどのような研究か？

❶ はじめに

これまでHRTが冠動脈疾患に対して悪影響を及ぼすか否かを理解することは困難であった。その理由として，観察研究ではRCT（平均年齢が60代，閉経から10年以上経過していることが多い）に比べて，実臨床と同様にホルモン療法開始時の年齢が若く（50歳前後），閉経に近い（閉経後2年以内が多い）ことが挙げられる。アテローム性動脈硬化や冠動脈疾患に対するホルモン療法の効果は，閉経後にホルモン療法を開始するタイミング（いわゆるタイミング仮説）や年齢，またはその両方に依存していると考えられている。そしてこれらは，背景にある血管組織の健康状態またはエストロゲン受容体の減少やダウンレギュレーションといったその他の要因と関連していると仮定している。冠動脈疾患のない女性においてHRTと関連したアテローム性動脈硬化の進行低減を示したEstrogen in Prevention of Atherosclerosis Trial（EPAT）[1]と，冠動脈疾患が証明されている女性においてホルモン療法がアテローム性動脈硬化の進行に有意な効果を示さなかったWomen's Estrogen Lipid-Lowering Hormone Atherosclerosis Regression Trial（WELL-HART）[2]は，初期段階においてこのホルモン療法のタイミング仮説に対して臨床試験による裏付けを示した。しかし，ホルモン療法がアテローム性動脈硬化の進行に及ぼす効果に関するこれらの試験結果は，背景にある血管組織の健康状態によって異なっていた。EPATとWELL-HARTの完了後，2002年の初めにEarly versus Late Intervention Trial with Estradiol（ELITE）が米国国立衛生研究所（NIH）に提案された。

ELITEは閉経後女性におけるアテローム性動脈硬化の進行に関連して，ホルモン療法のタイミング仮説を検証することに特化して計画されたものである。試験が開始されて以来，このホルモン療法のタイミング仮説を裏付けるデータの量は大幅に増えているが，この研究の一次仮説は，HRTは閉経後まもなく（6年未満）開始すると無症候性のアテローム性動脈硬化の進行を抑制するが，閉経から長時間（10年以上）が経過後に開始すると抑制しない，というものであった。

❷ 研究デザイン[3]

ELITEは単一施設無作為化二重盲検プラセボ比較試験であり，頸動脈を連続的に非侵襲的に測定している。参加者は，糖尿病や心血管疾患がなく，6カ月以上にわたって定期的な月経がないか外科的に閉経しており，血清中のエストラジオール濃度が25pg/mL（92pmol/L）未満の健康な閉経後女性である。無作為割り付け時点で閉経からの経過年数（6年未満か10年以上か）によって女性を層別化した。

参加者を閉経直後層（閉経から6年未満）と閉経後長期層（閉経から10年以上）に層別化した上で，17β-エストラジオール（1mg/日）経口投与群とプラセボ投与群のいずれかに1：1の比で無作為に割り付けた。その他の無作為割り付けの層別因子はベースライン時の頸動脈内膜中膜厚（CIMT）（0.75mm 未満または 0.75mm 以上）と子宮摘出の有無である。エストラジオール群の子宮を有する女性は微粒子化プロゲステロン（45mg）を 4%経腟ジェルとして併用し，プラセボ群の子宮を有する女性はマッチさせたプラセボジェルを併用した。エストラジオールジェルまたはプラセボジェルは逐次使用した（すなわち，30 日間の各サイクルのうち，10 日間 1 日 1 回使用）。

参加者のリクルートは当初 5 年であったが 2.5 年延長され，参加者の評価は専門研究クリニックにおいて，最初の 6 カ月間は毎月，その後試験完了までは隔月で実施された。

主要評価項目はベースライン時の 2 回の検査（平均して基礎 CIMT 値を得た）および経過観察期間中の 6 カ月ごとの検査で測定した右総頸動脈遠位壁の内膜中膜厚の変化率とした。ベースライン時の CIMT 測定に対する変動係数は 0.69%であった。副次評価項目は，認知機能の測定の他に，心臓画像撮影用 64 列マルチスライス CT スキャナ（GE Healthcare）を利用した冠動脈アテローム性硬化の程度の測定などであった。

③ ホルモン補充療法の開始年齢によって効果は異なるのか[4)]

スクリーニング対象となった女性 2,166 人中 643 人が無作為割り付けされた。閉経直後層では 271 人が無作為割り付けされ，うち 134 人がプラセボ群，137 人がエストラジオール群に割り付けられた。閉経後長期層では 372 人が無作為割り付けされ，186 人がプラセボ群，186 人がエストラジオール群に割り付けられた。閉経直後層の合計 248 人（プラセボ群 123 人とエストラジオール群 125 人）と閉経後長期層の合計 348 人（プラセボ群 176 人とエストラジオール群 172 人）の CIMT データが主要評価項目に関する解析対象となったが，47 人の参加者はフォローアップの超音波検査を受ける前に脱落したことから，解析対象となる CIMT データがなかった。

組み入れ時の年齢中央値は閉経直後層が 55.4 歳，閉経後長期層が 63.6 歳で，閉経後の経過年数中央値は閉経直後層が 3.5 年，閉経後長期層が 14.3 年であった。平均 CIMT は閉経直後層が 0.75mm，閉経後長期層が 0.79mm であった（表 1）。

中央値で 5 年間の介入において，CIMT の進行に対するホルモン療法の効果は閉経直後層と閉経後長期層間で異なっていた（$p = 0.007$）（表 1）。閉経直後層では，CIMT 進行率はエストラジオール群がプラセボ群よりも有意に低く（図 1），平均進行率におけるエストラジオール群とプラセボ群の絶対差は -0.0034mm/年（$p = 0.008$）であった。閉経後長期層では，CIMT 進行率はエストラジオール群とプラセボ群で同等であった（差 0.0012mm/年，$p = 0.29$）。事後解析では，エストラジオールのみを投与された女性とエストラジオールとプロゲストーゲンを併用投与された女性の結果は同等で，脂質降下薬または降圧薬を使用した女性とこれらの薬剤を使用しなかった女性の間でも結果は同等であった。さらに，CIMT データが欠測していた参加者 47 人についてデータを補完した場合の結果も同等であった。ホルモン療法が 5 年時点の CIMT の絶対値に及ぼす効果にも，閉経直後層と閉経後長期層との間で有意差があった（$p = 0.03$）（図 1）。

心臓 CT を用いて閉経直後層の 167 人（プラセボ群 79 人とエストラジオール群 88 人）および閉経後長期層の 214 人（プラセボ群 113 人とエストラジオール群 101 人）を評価した。冠動脈アテローム性硬化の測定値は閉経後長期層の女性が閉経直後層の女性よりも有意に高かったが，CT 測定値はこれらの層のいずれでもプラセボ群とエストラジオール群の間で有意差がなかった。

表1 頸動脈内膜中膜厚の変化（Hodis HN, et al：N Engl J Med 374：1221-1231, 2016 より）

	プラセボ群 (n=299)	エストラジオール群 (n=297)	p値	閉経時期による 群間差
CIMTの平均変化(mm/年) (95% CI)				0.007
閉経直後層	0.0078 (0.0060-0.0096)	0.0044 (0.0026-0.0061)	0.008	
閉経後長期層	0.0088 (0.0073-0.0103)	0.0100 (0.0085-0.0115)	0.29	
CIMTの基礎値(mm) (95% CI)				
閉経直後層	0.75 (0.73-0.76)	0.75 (0.73-0.76)		
閉経後長期層	0.79 (0.77-0.81)	0.78 (0.77-0.80)		

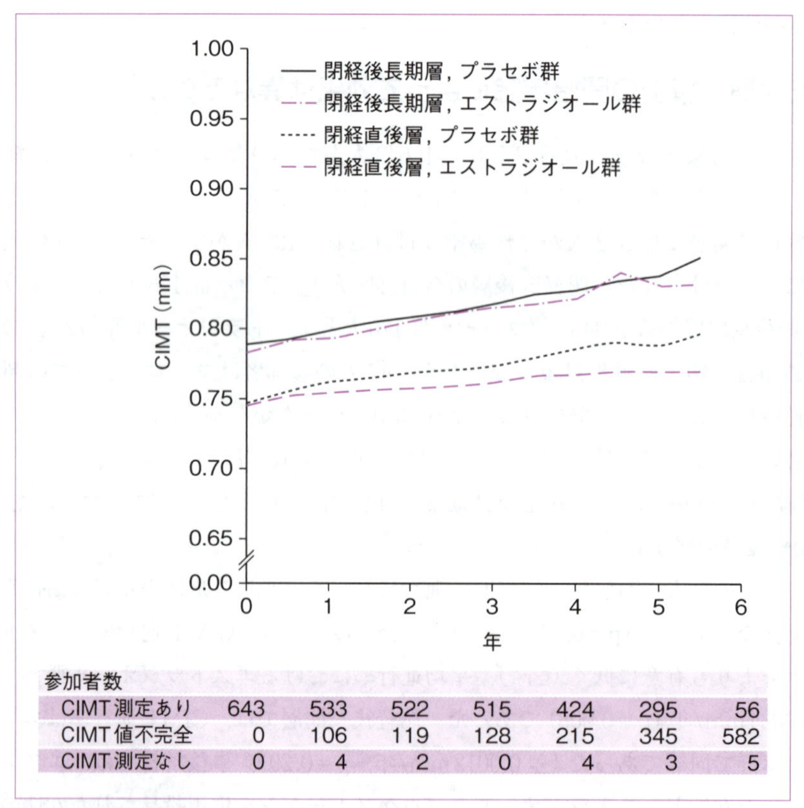

図1 閉経時期やホルモン治療の有無による CIMT 厚の変化（Hodis HN, et al：N Engl J Med 374：1221-1231, 2016 より）

本 RCT では，プロゲステロン併用の有無にかかわらずエストラジオール療法が CIMT 進行に及ぼす効果は閉経後の経過年数によって有意に異なっていた。CIMT の進行率は，閉経後 6 年未満の女性ではエストラジオール群がプラセボ群よりも有意に低かったが，閉経後 10 年以上の女性ではそのような有意差を認めなかった。

これらの結果は，心血管疾患に対するホルモン療法の効果が閉経に対する治療開始のタイミングに依存する可能性を示唆した他の研究結果と合致している。Women's Health Initiative (WHI) を含むRCTを対象とした大規模メタアナリシスにおいて，無作為割り付け時点で60歳未満，閉経後10年未満またはその両方に該当する女性では，ホルモン療法により冠動脈疾患 (HR 0.68，95% CI 0.48-0.96) および全死因死亡 (HR 0.61，95% CI 0.39-0.95) のリスクがプラセボに比べて有意に低減することを認めたが，60歳以上，閉経後10年以上またはその両方に該当する女性ではそのような差を認めなかった[5-9]。WHIの13年間のフォローアップでは，CEE単独による治療が心筋梗塞 (副次評価項目) に及ぼす効果が年齢によって有意に異なっており，無作為割り付け時点で50～59歳であった女性群では，心筋梗塞リスクはCEEを投与された女性がプラセボを投与された女性よりも40%低かったが，無作為割り付け時点で60歳以上であった女性では，このような効果を認めなかった。エストラジオール単独療法またはノルエチステロン酢酸塩の逐次的投与との併用療法に無作為割り付けされた時点で平均50歳，閉経後7カ月が経過していた女性のコホート研究が含まれたDanish Osteoporosis Prevention Studyは，治療を受けた女性では無治療の女性に比べて10年間および16年間のフォローアップにおいて冠動脈疾患のリスクが有意に低下することを示しているが，この試験は比較的小規模なものであった。

対照的に，Kronos Early Estrogen Prevention Study (KEEPS) では，冠動脈疾患のベースラインリスクが低い女性に対するCEE経口製剤 (0.45mg/日) またはエストラジオール貼付剤 (50μg/日) と経口プロゲステロン製剤 (200mgを月に12日) による低用量治療は，CIMTの進行に有意な効果をもたらさなかった。動脈壁レベルでのエストラジオールによる明らかな用量反応効果によって，KEEPSの結果と著者らのELITE試験結果の違いが説明できるとしている。

ELITE試験では，閉経直後層と閉経後長期層の間で心血管疾患の危険因子に対するホルモン療法の効果に差はなかった。一方，平均6年間のフォローアップにおいて，閉経直後層と閉経後長期層のいずれでも，エストラジオール群とプラセボ群の治療後の冠動脈石灰化および心臓CTによる血管造影所見に有意差はなかった。これらの結果は，平均7.4年間のフォローアップにおいてCEEに無作為割り付けされた女性ではプラセボに無作為割り付けされた女性に比べて冠動脈石灰化スコアが低かったWHIの結果とは異なっており，症例数と観察期間が不十分であった可能性がある。しかし，著者らの結果は，血管造影で証明可能な冠動脈病変 (確立された病変) に対するホルモン療法の有意な効果がないことを示した他のRCTの結果と合致している。

本試験では，CIMTで評価したアテローム性動脈硬化の進行に対してエストラジオールが (プロゲステロンの有無にかかわらず) 及ぼす効果が治療開始の時期によって異なっており，閉経後6年未満で開始した場合はベネフィットを認めるが，閉経後10年以上で開始した場合はベネフィットを認めないことを結論付けている。しかし，閉経に対するエストラジオール治療開始のタイミングがアテローム性動脈硬化に関するCT測定値に影響を及ぼさなかった。

●文献

1) Hodis HN, Mack WJ, Lobo RA, et al：Estrogen in the prevention of atherosclerosis：a randomized, double-blind, placebo-controlled trial. Ann Intern Med 135：939-953, 2001 (レベルⅡ) [PMID：11730394]

2) Hodis HN, Mack WJ, Azen SP, et al：Hormone therapy and the progression of coronary-artery atherosclerosis in postmenopausal women. N Engl J Med 349：535-545, 2003 (レベルⅢ) [PMID：12904518]

3) Hodis HN, Mack WJ, Shoupe D, et al：Methods and baseline cardiovascular data from the Early versus Late Intervention Trial with Estradiol testing the menopausal hormone timing hypothesis. Menopause 22：391-401, 2015（レベルⅢ）［PMID：25380275］
4) Hodis HN, Mack WJ, Henderson VW, et al：Vascular Effects of Early versus Late Postmenopausal Treatment with Estradiol. N Engl J Med 374：1221-1231, 2016（レベルⅢ）［PMID：27028912］
5) Salpeter SR, Walsh JME, Greyber E, et al：Coronary heart disease events associated with hormone therapy in younger and older women：a meta-analysis. J Gen Intern Med 21：363-366, 2006（レベルⅢ）［PMID：16686814］
6) Salpeter SR, Walsh JM, Greyber E, et al：Mortality associated with hormone replacement therapy in younger and older women：a meta-analysis. J Gen Intern Med 19：791-804, 2004（レベルⅢ）［PMID：15209595］
7) Salpeter SR, Cheng J, Thabane L, et al：Bayesian meta-analysis of hormone therapy and mortality in younger postmenopausal women. Am J Med 122：1016-1022.e1, 2009（レベルⅢ）［PMID：19854329］
8) Salpeter SR, Buckley NS, Liu H, et al：The cost-effectiveness of hormone therapy in younger and older postmenopausal women. Am J Med 122：42-52.e2, 2009（レベルⅢ）［PMID：19114171］
9) Boardman HM, Hartley L, Eisinga A, et al：Hormone therapy for preventing cardiovascular disease in post-menopausal women. Cochrane Database Syst Rev (3)：CD002229-CD002229, 2015（レベルⅢ）［PMID：25754617］

Exercise 81

ELITE について，正しいものはどれか。1 つ選べ。

a 頸動脈内膜中膜厚の進行率は，閉経直後層ではエストラジオール群がプラセボ群より有意に低かった。

b 頸動脈内膜中膜厚の進行率は，閉経後長期層ではエストラジオール群がプラセボ群より有意に低かった。

c 頸動脈内膜中膜厚の進行率は，エストラジオール単独よりプロゲストーゲンを併用した方が有意に低かった。

d アテローム性動脈硬化の測定値は，エストラジオール群がプラセボ群より有意に低かった。

e 本研究では，参加者を閉経直後層（閉経から 3 年以内）と閉経後長期層（閉経から 10 年以上）に層別化している。

解答は 537 頁へ

7 その他の大規模研究

1 ホルモン補充療法（HRT）の二次予防効果

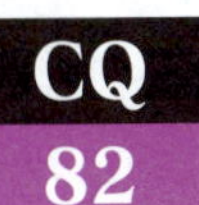

CQ 82 ホルモン補充療法（HRT）の二次予防効果を検討した大規模臨床試験には，どのようなものがあるか？

ホルモン補充療法（HRT）が循環器疾患の二次予防に有効であるかを明らかにする介入研究は，日本では実施されていないが，欧米では閉経後の有病者（有所見者）を対象として実施されている。

コクラン共同計画（Cochrane Collaboration）は2014年2月までに報告されたRCT 10件をレビューし，循環器死亡，非致死性心筋梗塞，脳卒中，狭心症，静脈血栓塞栓症，肺塞栓症，血行再建術についてメタ解析した結果を2015年に報告している[1]。これによると，静脈血栓塞栓症以外は有意差を認めず，静脈血栓塞栓症はむしろリスクが高まるという結果であり（表1），循環器疾患の二次予防効果は認められなかった。

メタアナリシスに採用された10件の概要は以下のとおりである。

❶ HALL

1998年[2]，スウェーデン1施設で行われた狭心症症状の再発に関するRCT（盲検不明）。

対象：冠動脈疾患を有する44〜75歳の閉経女性60人（経皮ホルモン群20人，経口ホルモン群20人，プラセボ群20人）

介入：① 経皮17β-エストラジオール50μg/日，MPA 5mg/日

　　　② 経口CEE 0.625mg/日，MPA 5mg/日

評価：12カ月以内の狭心症症状の再発。

結果：狭心症症状の再発率は有意差を認めなかった。

表1　ホルモン療法による循環器疾患の二次予防効果のメタアナリシス（Boardman HM, et al：Cochrane Database Syst Rev (3)：CD002229, 2015）

アウトカム	RR（95% CI）	対象者数 ホルモン群/プラセボ群（研究数）
循環器死亡	1.00（0.78-1.29）	2,684/2,575（6）
非致死性心筋梗塞	0.98（0.81-1.18）	2,733/2,626（7）
脳卒中	1.09（0.89-1.33）	2,640/2,532（5）
狭心症	0.91（0.74-1.12）	1,624/1,531（3）
静脈血栓塞栓症	2.02（1.13-3.62）	2,251/2,148（6）
肺塞栓症	2.48（0.92-6.70）	1,964/1,956（3）
血行再建術	0.98（0.63-1.53）	1,624/1,531（3）

❷ HERS（Heart and Estrogen/progestin Replacement Study）

1998 年[3]，米国 20 施設で行われた心血管イベントの再発に関する RCT（二重盲検）。

対象：冠動脈疾患を有する 80 歳未満の閉経女性 2,763 人（ホルモン群 1,380 人，プラセボ群 1,383 人）

介入：CEE 0.625mg/日，MPA 2.5mg/日

評価：観察期間中（平均 4.1 年）の心血管イベントの再発。

結果：心血管イベントの再発率は有意差を認めなかった。

❸ ERA（Estrogen Replacement and Atherosclerosis Trial）

2000 年[4]，米国 6 施設で行われた冠動脈狭窄の進展に関する RCT（二重盲検）。

対象：冠動脈 1 枝以上に狭窄 30% 以上を認めた閉経女性 309 人（エストロゲン群 100 人，エストロゲン＋プロゲステロン群 104 人，プラセボ群 105 人）

介入：CEE 0.625mg/日，MPA 2.5mg/日

評価：観察終了時（平均 3.2 年）の冠動脈の血管造影（狭窄率，最小内腔径）。観察期間中の心血管イベントの発症。

結果：血管造影による狭窄率と最小内腔径ならびに心血管イベントの発症率は有意差を認めなかった。

❹ EVTET（Estrogen in Venous Thromboembolism Trial）

2000 年[5]，ノルウェー 4 施設で行われた静脈血栓塞栓症の再発に関する RCT（二重盲検）。

対象：深部静脈血栓症または肺塞栓症の既往を有する 70 歳未満の閉経女性 140 人（ホルモン群 71 人，プラセボ群 69 人）

介入：エストラジオール 2mg/日，norethisterone acetate（NETA）1mg/日

評価：観察期間中（平均 485 日）の静脈血栓塞栓症の再発。

結果：ホルモン群はプラセボ群に比べ，静脈血栓塞栓症の再発率が有意に高かった。

❺ WEST（Women's Estrogen for Stroke Trial）

2001 年[6]，米国 21 施設で行われた脳卒中の再発に関する RCT（二重盲検）。

対象：虚血性脳梗塞または一過性脳虚血発作を 90 日以内に発症した 44 歳以上の閉経女性 664 人（ホルモン群 337 人，プラセボ群 327 人）

介入：17 β-エストラジオール 1mg/日

評価：観察期間中（平均 2.8 年）の脳血管イベントの再発。

結果：脳血管イベントの再発率は有意差を認めなかった。

❻ ESPRIT（Estrogen in the Prevention of Reinfarction Trial）

2002 年[7]，英国 35 施設で行われた心筋梗塞の再発に関する RCT（二重盲検）。

対象：心筋梗塞（初回）で 31 日以内に退院した 50〜69 歳の閉経女性 1,017 人（ホルモン群 513 人，プラセボ群 514 人）

介入：エストラジオール吉草酸エステル 2mg/日
評価：24カ月以内の心血管イベントの再発。
結果：心血管イベントの再発率は有意差を認めなかった。

❼ WAVE（Women's Angiographic Vitamin and Estrogen Trial）

2002年[8]，米国7施設で行われた冠動脈狭窄の進展に関するRCT（二重盲検）。

対象：冠動脈1枝以上に狭窄15～75％を認めた閉経女性423人（ホルモン＋ビタミン群108人，ホルモン単独群103人，ビタミン単独群105人，プラセボ群107人）

介入：① CEE 0.625mg/日，MPA 2.5mg/日
　　　② ビタミンE 400IU/日，ビタミンC 500mg/日

評価：観察終了時（平均2.8年）の冠動脈の血管造影（最小内腔径）。観察期間中の心血管イベントの発症。

結果：ホルモンを投与された群は血管造影による最小内腔径の縮小が有意に大きかった。心血管イベントの発症率は有意差を認めなかった。

❽ WELL-HEART（Women's Estrogen-Progestin Lipid Lowering Hormone Atherosclerosis Regression Trial）

2003年[9]，米国・カナダ5施設で行われた冠動脈狭窄の進展に関するRCT（二重盲検）。

対象：冠動脈1枝以上に狭窄30％以上を認めた75歳未満の閉経女性226人（エストロゲン群76人，エストロゲン＋プロゲステロン群74人，プラセボ群76人）

介入：17β-estradiol 1mg/日，MPA 5mg/日

評価：観察終了時（中央3.3年）の冠動脈の血管造影（狭窄率，最小内腔径）。

結果：血管造影による狭窄率と最小内腔径は有意差を認めなかった。

❾ WHISP（Women's Hormone Intervention Secondary Prevention Study）

2006年[10]，英国17施設で行われた脂質・凝固への影響に関するRCT（二重盲検）。

対象：心筋梗塞または不安定性狭心症で48時間～28日以内に入院した閉経女性100人（ホルモン群49人，プラセボ群51人）

介入：17β-estradiol 1mg/日，norethisterone acetate（NETA）0.5mg/日

評価：6カ月後の脂質・凝固マーカー。

結果：ホルモン群はプラセボ群に比べ，アンチトロンビンと第7凝固因子の低下が有意に大きかった。

❿ EAGAR（Estrogen And Graft Atherosclerosis Research）

2006年[11]，米国8施設で行われたバイパスグラフトの狭窄に関するRCT（二重盲検）。

対象：冠動脈バイパス術（CABG）を6カ月以内に受けた閉経女性83人（ホルモン群40人，プラセボ群43人）

介入：17β-エストラジオール 1mg/日，MPA 2.5mg/日（有子宮者）

評価：6カ月後の伏在静脈グラフトの血管造影（狭窄率，最小内腔径）と血管内超音波（総内腔容積，総プラーク容積）。観察期間中の心血管イベントの発症。

※42カ月後の評価は研究中止の判断により行われなかった

結果：ホルモン群はプラセボ群に比べ，血管造影による狭窄率と最小内腔径の縮小，血管内超音波による総プラーク容積の増加が有意に抑えられた。心血管イベントの発症率は有意差を認めなかった。

●文献

1) Boardman HM, Hartley L, Eisinga A, et al：Hormone therapy for preventing cardiovascular disease in post-menopausal women. Cochrane Database Syst Rev (3)：CD002229, 2015（レベルⅠ）[PMID：25754617]
2) Hall G, Pripp U, Schenck-Gustafsson K, et al：Long-term effects of hormone replacement therapy on symptoms of angina pectoris, quality of life and compliance in women with coronary artery disease. Maturitas 28：235-242, 1998（レベルⅡ）[PMID：9571599]
3) Hulley S, Grady D, Bush T, et al：Randomized trial of estrogen plus progestin for secondary prevention of coronary heart disease in postmenopausal women. JAMA 280：605-13, 1998（レベルⅡ）[PMID：9718051]
4) Herrington DM, Reboussin DM, Brosnihan KB, et al：Effects of estrogen replacement on the progression of coronary-artery atherosclerosis. N Engl J Med 343：522-529, 2000（レベルⅡ）[PMID：10954759]
5) Høibraaten E, Qvigstad E, Arnesen H, et al：Increased risk of recurrent venous thromboembolism during hormone replacement therapy：results of the randomized, double-blind, placebo-controlled estrogen in venous thromboembolism trial (EVTET). Thromb Haemost 84：961-967, 2000（レベルⅡ）[PMID：11154141]
6) Viscoli CM, Brass LM, Kernan WN, et al：A clinical trial of estrogen-replacement therapy after ischemic stroke. N Engl J Med 345：1243-1249, 2001（レベルⅡ）[PMID：11680444]
7) Cherry N, Gilmour K, Hannaford P, et al：Oestrogen therapy for prevention of reinfarction in postmenopausal women：a randomised placebo controlled trial. Lancet 360：2001-2008, 2002（レベルⅡ）[PMID：12504395]
8) Waters DD, Alderman EL, Hsia J, et al：Effects of hormone replacement therapy and antioxidant vitamin supplements on coronary atherosclerosis in postmenopausal women：a randomized controlled trial. JAMA 288：2432-2440, 2002（レベルⅡ）[PMID：12435256]
9) Hodis HN, Mack WJ, Azen SP, et al：Hormone therapy and the progression of coronary-artery atherosclerosis in postmenopausal women. N Engl J Med 349：535-545, 2003（レベルⅡ）[PMID：12904518]
10) Collins P, Flather M, Lees B, et al：Randomized trial of effects of continuous combined HRT on markers of lipids and coagulation in women with acute coronary syndromes：WHISP Pilot Study. Eur Heart J 27：2046-2053, 2006（レベルⅡ）[PMID：16899475]
11) Ouyang P, Tardif JC, Herrington DM, et al：Randomized trial of hormone therapy in women after coronary bypass surgery. Evidence of differential effect of hormone therapy on angiographic progression of disease in saphenous vein grafts and native coronary arteries. Atherosclerosis 189：375-386, 2006（レベルⅡ）[PMID：16442114]

Exercise 82

ホルモン補充療法（HRT）による循環器疾患の二次予防効果について，コクラン共同計画が2015年に実施したメタアナリシスの結果から，再発リスクの有意な上昇を認められたものはどれか。1つ選べ。

a 循環器死亡
b 非致死性心筋梗塞
c 脳卒中
d 静脈血栓塞栓症
e 狭心症

解答は537頁へ

2 中高年の一般女性の大規模コホート研究

CQ 83 女性の健康に関する大規模縦断研究には，どのようなものがあるか？

中高年の一般女性を対象とした大規模コホート研究として，以下が知られている。

・Massachusetts Women's Health Study（MWHS）

1981〜1982年に米国・マサチューセッツ州の住民登録者から45〜55歳女性を無作為に抽出した。更年期の健康状態の変化とその関連要因などを明らかにした。

・Iowa Women's Health Study

1985年に米国・アイオワ州の運転免許証保有者から55〜69歳女性を無作為に抽出した。がんや糖尿病などの発症と生活習慣の関係などを明らかにした。

・Women's Health Initiative（WHI）

493頁〜を参照のこと。

https://www.whi.org/

・Million Women Study（MWS）

499頁〜を参照のこと。

http://www.millionwomenstudy.org/

・Study of Women's Health Across the Nation（SWAN）

1996〜1997年に米国で42〜52歳女性（白人，黒人，ヒスパニック系，中国人，日本人）から参加者を募集した。更年期の健康状態の変化とその関連要因などを明らかにした。

https://www.swanstudy.org/

・Shanghai Women's Health Study（SWHS）

1996〜2000年に中国・上海に在住する40〜74歳女性を対象とした。がんなどの発症と生活習慣

表1 ALSWHのねらい

- Identifying the social, psychological, physical and environmental factors which determine good health, and those which cause ill-health, in women throughout adult life
（女性の健康を決定づける社会的，精神的，身体的，環境的因子を特定する）
- Identifying when, if and how the health system meets the health needs of women and helping to guide future policy and planning of women's health care services
（いつどのように保健サービスを健康ニーズに合致させるかを見極めて，将来の政策に活かす）
- Providing information on the long term health effects of events in women's lives and on the factors that modify these effects
（人生のイベントがもたらす長期的な健康影響とその修飾因子に関する情報を提供する）
- Giving an opportunity for Australian women to have a say about their health and health services
（自分の健康と保健サービスについて発言する機会を与える）
- Providing a national research resource on women's health issues
（女性の健康課題に対する国家的な研究資源を提供する）
- Providing data which will help motivate women to participate in decision making on health
（健康上の意思決定に参加する動機となるデータを提供する）

表2 ALSWHのコホートの概要

コホート	参加者数	調査時期	調査結果（一部）
1921～1926年出生者 〔Older（70～75歳）〕	12,432人	第1回1996年 第2回1999年 第3回以降，3年毎 第6回以降，半年毎	健康状態が非常に良いと思う—15% 記憶力が良いと思う—48% 買い物に介助なしで行っている—59% 自動車を運転する—38% ボランティア活動を行っている—29% 孫の世話を週1回以上している—2%
1946～1951年出生者 〔Mid-age（45～50歳）〕	13,714人	第1回1996年 第2回1998年 第3回以降，3年毎 （終了）	記憶力は20代から変わらない—34% 有給の仕事を退職した—38% 自分の孫や他人の子供の世話をしている—57% ヨガや瞑想を行ったことがある—27%
1973～1978年出生者 〔Young（18～23歳）〕	14,247人	第1回1996年 第2回2000年 第3回以降，3年毎 （現在進行中）	民間の医療保険に加入している—72% 最近2年間にパップスメアを受けたことがない—30% うつ病と診断されたことがある—15% 女医のほうが好ましい—15% 愛してくれる人がいる—85%
1989～1995年出生者 〔Young（18～23歳）〕	17,011人	第1回2012年 第2回以降，毎年 （現在進行中）	—

の関係などを検討している。

https://www.mc.vanderbilt.edu/swhs-smhs/

・Australian Longitudinal Study on Women's Health（ALSWH）

1996年にオーストラリアに在住する18～23歳，45～50歳，70～75歳女性を対象とした。心身の健康に関連する要因や保健サービスの利用状況などを検討している。

https://www.alswh.org.au/

このうち，ALSWHは若年者から高齢者まで複数の年齢層を含めた人口ベースのコホート研究としてユニークである。本研究のねらいは女性の健康政策の策定に資する科学的根拠を得ることにある（表1）。1996年から3つのコホートが開始され，2012年から1つのコホートが追加された（表2）。研究成果はそれぞれ論文として公表されている。文献リストとアブストラクトをWEBサイトから閲覧できるので，参考にされたい。

日本では，対象を女性に限定した人口ベースのコホート研究は実施されていない。厚生労働省が所管する縦断調査として「21 世紀出生児縦断調査（平成 13 年出生児）」「21 世紀出生児縦断調査（平成 22 年出生児）」「21 世紀成年者縦断調査（平成 14 年成年者）」「21 世紀成年者縦断調査（平成 22 年成年者）」「中高年縦断調査」が進められており，今後，これら調査から日本独自のデータを得られることが期待される。

Exercise 83

若年者から高齢者まで複数の年齢層を含めた人口ベースのコホート研究はどれか。1 つ選べ。

a　Massachusetts Women's Health Study
b　Iowa Women's Health Study
c　Shanghai Women's Health Study
d　Australian Longitudinal Study on Women's Health
e　Study of Women's Health Across the Nation

解答は 537 頁へ

第 IX 章

日本の医療制度と更年期医療・女性医学

CQ 84 日本の医療制度と更年期医療・女性医学の特徴は？

❶ 日本の医療制度の特徴

日本の医療制度は，2000年にWHO（世界保健機関）の保健医療制度評価レポートで総合1位であった（World Health Report 2000 Health Systems：Improving Performance）。

世界各国と比べて日本の医療制度の最大の長所は，受診のしやすさであるが，この長所が医療費の高騰を推し進めている面もある[1]。近年では，1983年に老人保健法，2000年に介護保険法など，高齢社会の医療制度の持続可能性を担保するため，介護を含めた全体的なシステムが整備されており，2008年には後期高齢者医療制度も開始されている。

日本の医療制度の特徴として，国民皆保険と出来高払い制度がある。国民皆保険は1961年に導入され，国民は保険証で国内の医療機関や診療科を自由にいつでも受診できる体制になった。

日本の医療制度は，「だれでも，どこでも，いつでも」をスローガンとして平等を重視している。日本国民は，医療機関を自由に選択することはできるが，保険診療と保険外診療の併用をする混合診療は認められない[2]。また，保険診療では薬剤ごとに適用が定められており，薬理学的に有効である薬剤であっても保険適用を外れての使用はできない。

❷ 更年期医療・女性医学の特徴

a. 医療費からみた特徴

医療経済学者の検討によると，更年期障害を有する女性が，発症から適切な治療を受けるまでに受診する診療科数は，多い人で10以上，平均2.4で，その過程で重複して受けた検査の費用は，骨粗鬆症のレントゲン検査，骨量検査，高血圧の心電図検査，うつ症状の脳波測定など，年間計434億円と報告されている。また，更年期の年代にあたる45〜59歳の女性全体に使われた骨粗鬆症や高血圧，高コレステロールの治療薬（年間1,640億円）のうち，更年期障害と正しく診断されず不適切に処方されたのは188億円であった[3,4]。

過剰な検査や投薬の背景は，更年期障害の診断が困難なために複数の診療科を受診し，同様の検査を重複して受けることが原因と考えられる。また，医療者側からみれば更年期障害をはじめとするエストロゲン欠落関連疾患，病態に対する認識不足も関係している。エストロゲン低下に伴い発症する疾患群の病態あるいはエストロゲン投与の効果と有用性を十分認識できていれば，更年期以後の女性が抱える多くの疾患の予防や治療が安価で可能となる。

b. 更年期医療・女性医学に求められるもの

更年期医療を受ける女性や，その健康課題となる身体的・精神的，あるいは心理社会的現象の特徴から，更年期医療・女性医学に求められるものは，①アクセスのしやすさ（物理的・心理的な受診のしやすさ），②医療者に話を聞いてもらえる仕組み（カウンセリングや癒しのコミュニケーションなどに対する対価の仕組みづくり），③総合的医療（患者を中心とした多職種・市民の連携と協同，チーム医療），④代替医療の研究と活用が挙げられる[5]。

c. 未病介入とトータルヘルスケア

更年期医学・医療を実践して行く上で最も重要なのは，予防医学である。女性はそれぞれのライフステージにおいて特有の生理機能を発揮しており，その変調は各ステージにおける疾患として顕性化するが，骨粗鬆症や動脈硬化症など，顕性化に至らないまでも病態として存続し将来において疾患として発病するものが少なくない。

女性の一生を通して健康を守るという，いわゆるトータルヘルスケアのためには更年期以後の女性を対象とするだけでは不十分で，思春期から老年期に至るすべての女性の健康管理が必要である。

妊娠高血圧症候群（HDP）や妊娠糖尿病妊婦は妊娠中，多くの合併症を引き起こすが，将来においても心血管疾患リスクが上昇することや，多嚢胞性卵巣症候群の場合も将来の生活習慣病リスクになることが報告されている。しかし，わが国ではその予防的介入はなされていない。

悪性疾患に対する手術や抗がん剤，放射線治療後のQOL低下に対する積極的な予防や治療もまだ不十分といわざるを得ない。

更年期・老年期医学に加え，予防医学が今後極めて重要になると考えられ，その確立にはこれまでの産科婦人科領域に加えて，脂質や血圧管理など内科的知識も必要となる。

●文献

1) 岡本祐三：医療保険制度の課題。麻生武志編，更年期・老年期医学 新女性医学大系 21. 中山書店，東京，2001，pp361-364（レベルⅣ）
2) 厚生労働省：保険診療と保険外診療の併用について
https://www.mhlw.go.jp/topics/bukyoku/isei/sensiniryo/heiyou.html
3) 小山嵩夫，石塚文平，水沼英樹，他：中高年女性のヘルスケアに関する医療政策提言の必要性について．更年期と加齢のヘルスケア 6：298-312，2007（レベルⅣ）
4) 西村周三：更年期の過剰検査 434 億円 不適切投薬 188 億円 総合診断が不足．読売新聞第 47308 号，平成 19 年 11 月 17 日朝刊，2007（レベルⅣ）
5) 対馬ルリ子：女性外来が変える日本の医療．築地書館，東京，2002（レベルⅣ）

Exercise 84

正しいものはどれか。1 つ選べ。

a　わが国の医療制度における特徴は，医療機関を自由に選べることである。
b　薬理学的に有効であれば，その薬剤は保険診療で認められる。
c　更年期医療において，保険診療と保険外診療の併用をする混合診療は認められる。
d　更年期・女性医学において代替医療の活用は不要である。
e　妊娠高血圧症候群（HDP）や妊娠糖尿病妊婦は妊娠中，多くの合併症を引き起こすが，妊娠が終了すれば，将来においての心血管疾患リスクは，一般母集団と同レベルである。

解答は 537 頁へ

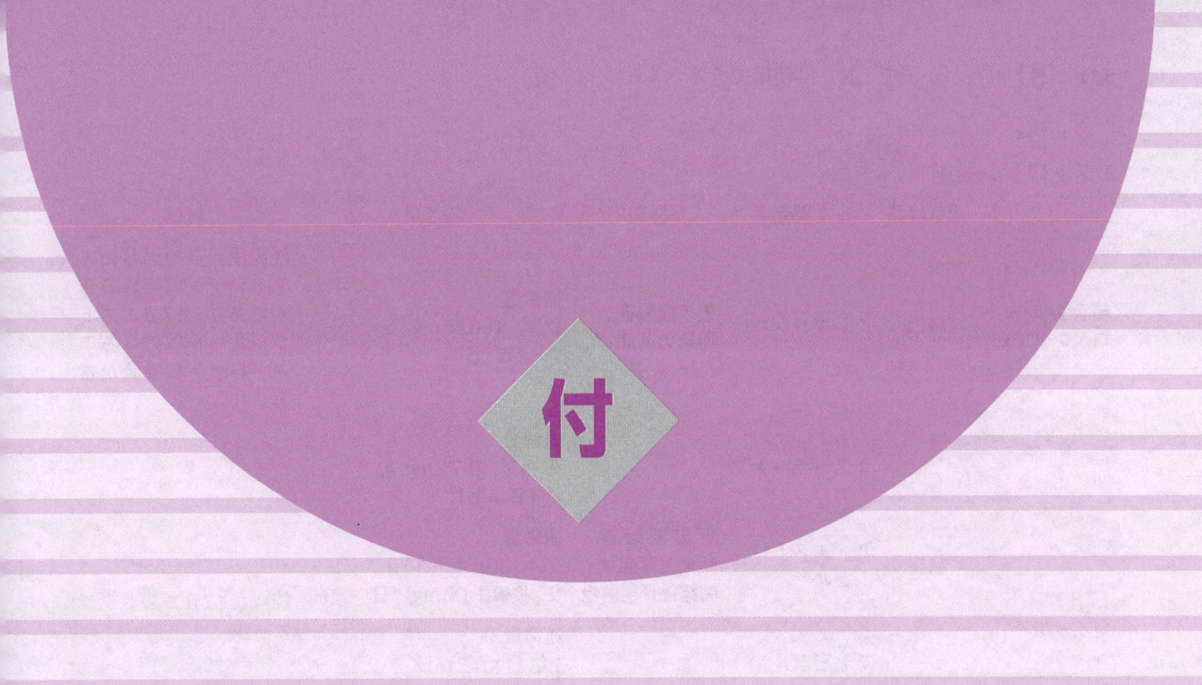

現在わが国で HRT に使用できるホルモン剤一覧

エストロゲン製剤

	投与経路	主な薬剤名	保険適応	投与量	特徴
結合型エストロゲン（CEE）	経口	プレマリン®	更年期障害・卵巣欠落症状	通常量： 錠剤　0.625mg/錠 1～2錠/日	妊馬尿から抽出したエストロゲン様物質の合剤であり，17βエストラジオール以外にもエストロゲン様物質が含有されている。
17βエストラジオール	経皮	エストラーナ®	更年期障害・卵巣欠落症状・閉経後骨粗鬆症	通常量： テープ　0.72mg/枚 2日毎に貼付	純粋な17βエストラジオール
		ル・エストロジェル®		通常量： ゲル（80gボトル）2プッシュ（E_2換算1.08mg）/日　塗布	
		ディビゲル®		通常量： 1包（1g/包）/日 （E_2換算1mg）/日　塗布	
	経口	ジュリナ®	更年期障害・卵巣欠落症状	通常量： 錠剤　0.5mg/錠 1～2錠/日	
エストリオール	経口	エストリール® ホーリン®	更年期障害・老人性骨粗鬆症・腟炎	通常量： 錠剤　1mg/錠 1～2錠/日	
	経腟	エストリール® ホーリン®V	腟炎	通常量： 錠剤　0.5mg/錠 1～2錠/日	

卵胞ホルモン・黄体ホルモン配合剤

	投与経路	主な薬剤名	保険適応	投与量	特徴
卵胞ホルモン・黄体ホルモン配合剤	経皮	メノエイド®コンビパッチ	更年期障害・卵巣欠落症状	エストラジオール0.62mg， 酢酸ノルエチステロン2.70mg， 貼付剤，週2回	子宮のない女性には使用しない
	経口	ウェールナラ®	閉経後骨粗鬆症	エストラジオール1mg， レボノルゲストレル0.04mg， 錠剤，1錠/日	

コメント

1. 本邦においては低用量の結合型エストロゲン（0.3125mg）は発売されていない。しかし，下記のような効能および効果が報告されている。
   1）血管運動神経症状に対して通常量と同等の効果がある
   2）骨密度増加に対して通常量と同等の効果がある
   3）通常量と比較して中性脂肪増加作用が少ない
   4）凝固線溶系因子への影響が少ない
   5）血管炎症マーカーを上昇させない
   6）不正性器出血の頻度が少ない
2. 結合型エストロゲン（0.625mg）の隔日投与については，下記のような効能および効果が報告されている。
   1）血管運動神経症状に対して連日投与と同等の効果がある
   2）骨密度増加に対して連日投与と同等の効果がある
   3）連日投与と比較して中性脂肪増加作用が少ない
   4）凝固線溶系因子への影響が少ない
   5）不正性器出血の頻度が少ない

追補

以下のようなホルモン製剤が発売されているが，エビデンスに乏しく，積極的に推奨されない。

	投与経路	主な薬剤	保険適応	投与量	主薬成分
エストラジオール誘導体	注射（筋注）	プロギノンデポー®	更年期障害 卵巣欠落症状	通常，成人1回5〜10mgを1〜4週間毎に筋肉内注射する	エストラジオール吉草酸エステル
		ペラニンデポー®			
エストロゲン・アンドロゲン合剤	注射（筋注）	ボセルモンデポー®	更年期障害 骨粗鬆症	通常，2〜4週毎に1回1mLを筋肉内注射する．なお，症状により適宜増減する	テストステロンエナント酸エステル，テストステロンプロピオン酸エステル，エストラジオール吉草酸エステル
		プリモジアンデポー®	更年期障害 卵巣欠落症状 骨粗鬆症		テストステロンエナント酸エステル，エストラジオール吉草酸エステル
		ダイホルモンデポー®			

黄体ホルモン製剤

	投与経路	主な薬剤名	投与量	特徴
メドロキシプロゲステロン酢酸エステル（MPA）	経口	プロベラ® ヒスロン®	通常量 錠剤， 2.5mg 5mg	1）アンドロゲン作用が弱い 2）周期投与の場合，分泌期内膜に変化させ，子宮内膜増殖症の発生を予防するためには5〜10mgを10日以上投与することが必要である 3）持続投与の場合，子宮内膜を保護でき，脂質代謝に有効である量は2.5mgである
ジドロゲステロン	経口	デュファストン®	錠剤， 5mg	1）周期投与では，エストラジオール1mgに対して10mgを14日間併用，持続投与ではエストラジオール1mgに対して5mgを併用することが報告されている 2）周期投与の場合，子宮内膜に対する保護効果はMPAと変わらない 3）持続投与の場合，子宮内膜に対する保護効果はエストラジオール0.5mgに対してジドロゲステロン2.5mgでみられる

コメント
1. 黄体ホルモン製剤は子宮内膜保護作用があるが，保険適用はない。
2. ジエノゲストやミレーナなどがHRTの黄体ホルモン製剤として将来用いられる可能性はあるが，現在のところエビデンスはない。

投与方法については353頁 図1を参照。

Exercise解答

Exercise 01	c	Exercise 28	d	Exercise 58	d
Exercise 02	c	Exercise 29	a	Exercise 59	b
Exercise 03	e	Exercise 30	d	Exercise 60	e
Exercise 04	c	Exercise 31	d	Exercise 61	a
Exercise 05-1	d	Exercise 32	a	Exercise 62-1	e
Exercise 05-2	b	Exercise 33	b	Exercise 62-2	c
Exercise 05-3	c	Exercise 34	c	Exercise 62-3	d
Exercise 06-1	b	Exercise 35	e	Exercise 62-4	d
Exercise 06-2	d	Exercise 36	a	Exercise 63	a
Exercise 07	b	Exercise 37	c	Exercise 64	b
Exercise 08	a	Exercise 38	d	Exercise 65	c
Exercise 09	b	Exercise 39	a	Exercise 66	b
Exercise 10-1	a	Exercise 40	b	Exercise 67	c
Exercise 10-2	d	Exercise 41-1	d	Exercise 68	e
Exercise 11	a	Exercise 41-2	a	Exercise 69	e
Exercise 12	a	Exercise 42	b	Exercise 70	c
Exercise 13	d	Exercise 43	c	Exercise 71	d
Exercise 14	d	Exercise 44	b	Exercise 72	a
Exercise 15	d	Exercise 45	e	Exercise 73	d
Exercise 16	a	Exercise 46	a	Exercise 74	a
Exercise 17	b	Exercise 47	b	Exercise 75	d
Exercise 18	c	Exercise 48	c	Exercise 76	c
Exercise 19	d	Exercise 49	d	Exercise 77	d
Exercise 20	e	Exercise 50	d	Exercise 78	d
Exercise 21	a	Exercise 51	e	Exercise 79	b
Exercise 22	d	Exercise 52	b	Exercise 80	e
Exercise 23	a	Exercise 53	d	Exercise 81	a
Exercise 24	e	Exercise 54	d	Exercise 82	d
Exercise 25	a	Exercise 55	e	Exercise 83	d
Exercise 26	c	Exercise 56	a	Exercise 84	a
Exercise 27	d	Exercise 57	a		

略語一覧

ACE	angiotensin converting enzyme
AD	Alzheimer's disease（アルツハイマー病）
ADL	activities of daily living（日常生活動作）
AMH	anti-müllerian hormone（抗ミュラー管ホルモン）
APP	amyloid precursor protein
ARB	angiotensin II receptor blocker
ART	assisted reproductive technology（生殖補助医療）
ATE	arterial embolism and thrombosis（動脈血栓塞栓症）
baPWV	brachial-ankle PWV
BMI	body mass index
BPSD	behavioral and psychological symptoms of dementia
CAVI	cardio-ankle vascular index
CBT	cognitive behavioral therapy（認知行動療法）
CEE	conjugated equine estrogen（結合型エストロゲン）
cfPWV	carotid-femoral PWV
CKD	chronic kidney disease（慢性腎臓病）
CV	coefficient of variation
CVD	cardiovascular disease（心血管疾患）
EBM	evidence-based medicine
EPT	combined estrogen-progestogen therapy
ET	estrogen therapy
FMD	flow-mediated dilation
FRAX®	fracture risk assessment tool
FSH	follicle stimulating hormone（卵胞刺激ホルモン）
GAD	generalized anxiety disorder（全般性不安障害）
GFR	glomerular filtration rate
GnRHa	gonadotoropin releasing hormone agonist
HDL-C	high-density lipoprotein cholesterol（HDLコレステロール）
HDP	hypertensive disorders of pregnancy（妊娠高血圧症候群）
HPV	human papillomavirus
HRT	hormone replacement therapy（ホルモン補充療法）
HSV	herpes simplex virus
HT	hormone therapy（ホルモン療法）
IMC	intima-media complex
IMT	intima-media thickness
JNHS	Japan Nurses' Health Study
LDL-C	low-density lipoprotein cholesterol（LDLコレステロール）
LEP	low dose estrogen progestin
LH	luteinizing hormone（黄体化ホルモン）
LOD	laparoscopic ovarian drilling（腹腔鏡下卵巣多孔術）

MPA	medroxyprogesterone acetate（メドロキシプロゲステロン酢酸エステル）
MWS	Million Women Study
NaSSA	noradrenergic and specific serotonergic antidepressants （ノルアドレナリン作動性・特異的セロトニン作動性抗うつ薬）
NHS	Nurses' Health Study
NSAIDs	non-steroidal anti-inflammatory drugs（非ステロイド性抗炎症薬）
OC	oral contraceptive（経口避妊薬）
OHSS	ovarian hyperstimulation syndrome（卵巣過剰刺激症候群）
OS	overall survival（全生存期間）
PAD	peripheral arterial disease（末梢動脈疾患）
PAI-1	plasminogen activator inhibitor-1
PCOS	polycystic ovary syndrome（多嚢胞性卵巣症候群）
PMDA	Pharmaceuticals and Medical Devices Agency （独立行政法人 医薬品医療機器総合機構）
PMDD	premenstrual dysphoric disorder（月経前不快気分障害）
PMS	premenstrual syndrome（月経前症候群）
POI	primary ovarian insufficiency（早発卵巣不全）
POP	pelvic organ prolapse（骨盤臓器脱）
PRL	prolactin（プロラクチン）
PWV	pulse wave velocity（脈波伝播速度）
QOL	quality of life（生活の質）
RCT	randomized controlled trial（ランダム化比較試験）
ROI	region of interest
SERM	selective estrogen receptor modulator
SHBG	sex hormone binding globulin
SNRI	serotonin noradrenaline reuptake inhibitors （セロトニン・ノルアドレナリン再取り込み阻害薬）
SSRI	selective serotonin reuptake inhibitors （選択的セロトニン再取り込み阻害薬）
STI	sexually transmitted infections（性感染症）
TC	total cholesterol（総コレステロール）
TG	triglyceride（中性脂肪）
TSH	thyroid stimulating hormone（甲状腺刺激ホルモン）
VTE	venous thromboembolism（静脈血栓塞栓症）
WHI	Women's Health Initiative
YAM	young adult mean（若年成人平均値）

和文索引

す

せ

そ

た

ち

つ

て

と

な

欧文索引

女性医学ガイドブック
更年期医療編　2019年度版

2014年 4月25日　第1版発行
2019年11月 5日　第2版第1刷発行
2021年 6月 1日　　　　第2刷発行

編　集　日本女性医学学会
発行者　福村直樹
発行所　金原出版株式会社
〒113-0034 東京都文京区湯島 2-31-14
電話　編集――(03)3811-7162
　　　営業――(03)3811-7184
FAX――(03)3813-0288
郵便振替――00120-4-151494
http://www.kanehara-shuppan.co.jp/

Printed in Japan

ISBN978-4-307-30141-1
印刷・製本／真興社